FÍSICO-QUÍMICA

para as ciências químicas e biológicas

FÍSICO-QUÍMICA
para as ciências químicas e biológicas

Volume 1

Raymond Chang
WILLIAMS COLLEGE

Tradução técnica:

Elizabeth P. G. Arêas
Professora associada do departamento de Química Fundamental
Instituto de Química, Universidade de São Paulo

Fernando R. Ornellas
Professor titular do departamento de Química Fundamental
Instituto de Química, Universidade de São Paulo

McGraw Hill

Bangcoc Beijing Bogotá Caracas Cidade do México
Cingapura Londres Madri Milão Montreal Nova Délhi Nova York
Santiago São Paulo Seul Sydney Taipé Toronto

The McGraw·Hill Companies

FÍSICO-QUÍMICA PARA AS CIÊNCIAS QUÍMICAS E BIOLÓGICAS — Volume 1
ISBN 978-85-7726-062-1

Av. Brigadeiro Faria Lima, 201 - 17º andar
São Paulo, SP, CEP 05426-100

Prol. Paseo de la Reforma 1015 Torre A Piso 17, Col. Desarrollo Santa Fé, Delegación Alvaro Obregón
México 01376, D. F., México

Tradução do original em inglês *Physical chemistry for the chemical and biological sciences*

ISBN da obra original: 1-891389-06-8

Coordenadora editorial: *Guacira Simonelli*
Editora de desenvolvimento: *Mel Ribeiro*
Supervisora de pré-impressão: *Natália Toshiyuki*
Preparação de texto: *Lumi Casa de Edição*
Editoração eletrônica: *Crontec Ltda.*
Design de capa: *megaart design*

Dados Internacionais de Catalogação na Publicação (CIP)
(Câmara Brasileira do Livro, SP, Brasil)

Chang, Raymond
Físico-química: para as ciências químicas e biológicas/Raymond Chang; [tradução técnica] Elizabeth P. G. Arêas, Fernando R. Ornellas. – São Paulo : McGraw-Hill, 2008.

Título original: Physical chemistry for the chemical and biological sciences.
Bibliografia.
ISBN 978-85-7726-062-1

1. Bioquímica 2. Físico-química I. Título

08-06139 CDD-541.3

Índices para catálogo sistemático:
1. Físico-química 541.3

A McGraw-Hill tem forte compromisso com a qualidade e procura manter laços estreitos com seus leitores. Nosso principal objetivo é oferecer obras de qualidade a preços justos e um dos caminhos para atingir essa meta é ouvir o que os leitores têm a dizer. Portanto, se você tem dúvidas, críticas ou sugestões entre em contato conosco – preferencialmente por correio eletrônico (mh_brasil@mcgraw-hill.com) – e nos ajude a aprimorar nosso trabalho. Teremos prazer em conversar com você.
Em Portugal, use o endereço servico_clientes@mcgraw-hill.com.

Sumário

CAPÍTULO 4 A primeira lei da termodinâmica 75

CAPÍTULO 5 A segunda lei da termodinâmica 125

CAPÍTULO 6 Energias de Gibbs e de Helmholtz e suas aplicações 165

Prefácio

Este livro* se destina a um curso de um semestre ou ano letivo em físico-química em nível de graduação para estudantes de química e de ciências biológicas. Espera-se que a maioria dos estudantes matriculados nesse curso já tenha concluído previamente disciplinas de química geral, química orgânica e um ano de física e cálculo. Ao escrever esta versão inteiramente revista, mantive o objetivo original de colocar ênfase na compreensão dos conceitos físicos mais do que no desenvolvimento matemático preciso ou em detalhes experimentais. Os princípios da físico-química são apresentados do ponto de vista de sua aplicação a sistemas químicos e bioquímicos.

As duas primeiras edições deste livro foram publicadas sob o título de *Physical chemistry with applications to biological systems* (Físico-química com aplicações a sistemas biológicos. MacMillan Publishing Company, Nova York). Nesta edição, *Físico-química para as ciências químicas e biológicas*, adicionei alguns tópicos e expandi muitos outros para ampliar o apelo do livro. Os principais aspectos desta nova edição estão resumidos abaixo.

- A maioria dos capítulos foi reescrita e reorganizada. Os capítulos sobre o estado sólido e o estado líquido foram transferidos para o final do livro (Capítulos 20 e 21). O tratamento de termodinâmica foi expandido para três capítulos (Capítulos 4, 5 e 6). Foi acrescentado um novo capítulo sobre termodinâmica estatística (Capítulo 23).
- O número de problemas de fim de capítulo foi aumentado para cerca de 1 000. Esses problemas estão arranjados de acordo com os tópicos de cada capítulo. A seção Problemas adicionais contém mais problemas desafiadores. São fornecidas respostas a problemas computacionais de numeração par ao final do livro.
- A parte de ilustrações foi completamente refeita. A adição de uma segunda cor (vermelho) facilita a interpretação dos gráficos e dos diagramas mais elaborados e acrescenta um aspecto agradável ao livro.
- A lista de Equações principais ao final de cada capítulo fornece uma visão geral rápida das equações mais importantes apresentadas naquele capítulo.
- Foi acrescentado um glossário.

Um esforço considerável foi empreendido para tornar a leitura deste texto agradável e orientado ao estudante. Foram acrescentados mais apêndices de capítulos de maneira que pudesse fornecer derivações matemáticas de equações e/ou extensões de material discutido nos capítulos. A seção Sugestões de leitura para aprofundamento fornece extensivas referências a revistas e artigos apropriados a este nível.

---

* NE: Esta edição traduzida para o Brasil foi dividida em dois volumes; o primeiro inclui os capítulos 1 a 13 da obra original e o segundo, os capítulos 14 a 23. Os apêndices são incluídos nos dois volumes; glossário e índice foram divididos de acordo com cada volume.

É um prazer agradecer às seguintes pessoas que forneceram comentários e sugestões úteis para esta edição: Robert Blankenship (Arizona State University), Victor Bloomfield (University of Minnesota), L. D. Burtnick (University of British Columbia), Alan Campion (University of Texas at Austin), Jim Davis (Harvard University), Roger DeKock (Calvin College), Darryl G. Howery (Brooklyn College), Helen Leung (Mount Holyoke College), Charles M. Lovett, Jr. (Williams College), John Santa Lucia, Jr. (Wayne State University), Anne B. McCoy (Ohio State University), Mark D. Marshall (Amherst College), John Parson (Ohio State University), Lee Y. Park (Williams College), David Richardson (Williams College), Rod Schoonover (Cal Poly at San Luis Obispo) e John W. Thoman, Jr. (Williams College). Minha apreciação vai também para Anne McCoy e Jim Davis pelo trabalho de testes em classe com as primeiras versões do livro.

Agradeço também a meu editor, Bruce Armbruster, por encorajar-me neste projeto e por seu apoio; a Kathy Armbruster pela assistência em geral; a Susanna Tadlock pela supervisão especializada da produção; a Bob Ishi pela edição; a John e Judy Waller por suas efetivas e agradáveis ilustrações; e a Judith Kromm pela ajuda em tornar muito mais claro o texto. Finalmente, meus agradecimentos vão para Jane Ellis por seu entusiasmo, encorajamento e supervisão em cada estágio da elaboração desta edição.

Raymond Chang
Williamston, Massachusetts
raymond.chang@williams.edu

CAPÍTULO 1

Introdução

E é difícil, e é difícil, é mesmo difícil, meu Deus.
— Woody Guthrie*

1.1 A natureza da físico-química

A físico-química pode ser descrita como um conjunto de abordagens ao estudo de problemas químicos de características quantitativas. Um físico-químico procura predizer e/ou explicar eventos químicos usando modelos e postulados.

Pelo fato de serem diversificados e freqüentemente complexos, os problemas encontrados em físico-química requerem diferentes abordagens. Por exemplo, no estudo da termodinâmica e das velocidades de reações químicas, empregamos uma abordagem fenomenológica e macroscópica. Contudo, uma abordagem microscópica e molecular é necessária para entender o comportamento cinético de moléculas e mecanismos de reação. Idealmente, estudamos todos os fenômenos no nível molecular, porque é aí que as mudanças ocorrem. Nosso conhecimento de átomos e moléculas, porém, não é nem extensivo nem completo o suficiente para permitir esse tipo de investigação em todos os casos; algumas vezes, temos de nos conformar com uma boa compreensão semiquantitativa. Recomenda-se ter em mente a abrangência e as limitações de determinada abordagem.

Os princípios da físico-química podem ser aplicados ao estudo de qualquer sistema químico; por exemplo, para compreender a ligação do oxigênio molecular (O_2) à hemoglobina. Esse sistema é uma das mais importantes reações bioquímicas e é provavelmente a mais amplamente estudada. A hemoglobina, molécula de proteína com massa molar de cerca de 65 000 g mol^{-1}, contém quatro subunidades: duas cadeias α (141 aminoácidos cada) e duas cadeias β (146 aminoácidos cada). Cada cadeia contém um grupo heme ao qual pode se ligar uma molécula de oxigênio. As principais funções da hemoglobina são carregar o oxigênio no sangue dos pulmões para os tecidos, onde transfere a molécula de oxigênio para a mioglobina, e transportar o dióxido de carbono de volta dos tecidos para os pulmões. A mioglobina, que possui apenas uma cadeia polipeptídica (153 aminoácidos) e um grupo heme, armazena o oxigênio para os processos metabólicos.

Uma compreensão detalhada da estrutura tridimensional de uma molécula de proteína, tal como a hemoglobina, é talvez a chave crucial para que se revelem os segredos

---

* Tradução livre de *Hard, ain't it hard.* Letra e música de GUTHRIE, Woody. Nova York: Ludlow Music, TRO-© Copyright 1952. Utilizado com permissão.

de suas funções. A físico-química nos fornece diversas técnicas, incluindo espectroscopia e difração de raios X, para essas determinações estruturais.

Outra questão para a qual usamos os princípios da físico-química diz respeito à ligação do oxigênio à hemoglobina. Para compreender como o oxigênio e outras moléculas, como o monóxido de carbono, ligam-se ao grupo heme, precisamos investigar a química de coordenação dos íons de metais de transição, em geral, e complexos de ferro, em particular. Por exemplo, é importante saber quais orbitais estão envolvidos no complexo ferro-ligante e as razões de a constante de ligação para o CO ser duzentas vezes maior do que para o O_2. O conhecimento dos orbitais moleculares envolvidos também ajudará a explicar as propriedades espectroscópicas da hemoglobina, incluindo a cor púrpura do sangue venoso (deoxiemoglobina) e a cor vermelha do sangue arterial (oxiemoglobina).

Um fenômeno muito importante é a natureza cooperativa da ligação do oxigênio à hemoglobina. Há muitos anos, os cientistas observaram que as moléculas de oxigênio não se ligam aos quatro grupos hemes independentemente; na verdade, a presença da primeira molécula facilita a ligação da segunda e assim por diante. De modo semelhante, quando a primeira molécula de oxigênio é liberada da hemoglobina totalmente oxigenada, as moléculas remanescentes saem com facilidade crescente. A função biológica da ligação cooperativa é aumentar a eficiência do transporte e da liberação do oxigênio. Os detalhes cinéticos e termodinâmicos desse fenômeno têm sido sustentados por teorias correntes que se baseiam na *interação alostérica*, que é a interação de longo alcance entre sítios de ligação espacialmente distantes mediados pela estrutura de uma molécula de proteína.

A função e a eficiência da maioria das proteínas e enzimas dependem criticamente do pH. A hemoglobina não é uma exceção. O processo de transporte CO_2–O_2 no sangue é tamponado pelo sistema bicarbonato–ácido carbônico. Sendo anfotérica, isto é, possuindo a habilidade de agir como ácido ou como base, a hemoglobina pode atuar como um tampão. Esse processo é uma reação de equilíbrio ácido–base.

Finalmente, podemos levantar a seguinte questão: das possíveis e numerosas estruturas que uma molécula desse tamanho pode assumir, por que é observada apenas uma estrutura predominante para a hemoglobina? Devemos entender que, além das ligações químicas normais, existem muitos outros tipos de interações moleculares, como as forças eletrostáticas, ligações de hidrogênio e forças de van der Waals. Em princípio, uma molécula pode dobrar-se de muitas formas diferentes; a conformação nativa representa a estrutura com energia de Gibbs mínima. A especificidade da ligação depende precisamente do ambiente do sítio ativo e de sua vizinhança, um ambiente que é mantido pelo restante da molécula. Para apreciar quão delicado pode ser o balanço dessas forças em alguns casos, considere o deslocamento de um ácido glutâmico pela valina nas cadeias β da hemoglobina:

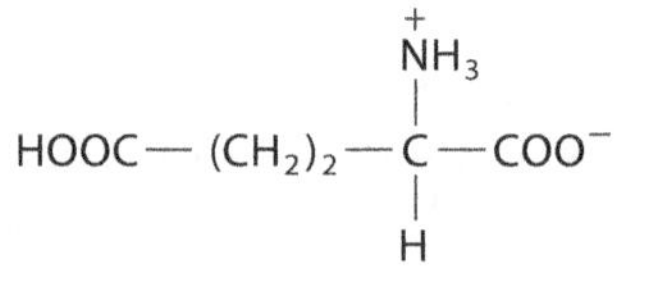

Ácido glutâmico

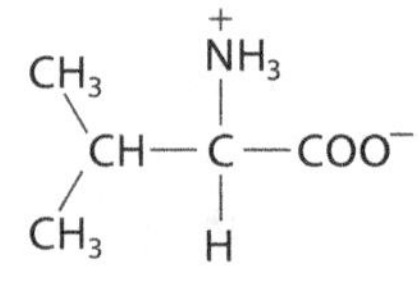

Valina

Essa alteração aparentemente pequena é suficiente para produzir uma mudança conformacional significativa – um aumento na atração entre as moléculas de proteína que resulta em polimerização. Os polímeros insolúveis que se formam distorcem os glóbulos vermelhos do sangue e os levam a adquirir a forma de foice, causando os sintomas da anemia falciforme.

Todos esses fenômenos podem ser compreendidos, ao menos em teoria, aplicando-se os princípios da físico-química. Obviamente, muitas abordagens diferentes são necessárias para uma investigação completa da química da hemoglobina – ou da fotossíntese ou da química atmosférica. O ponto importante é que os princípios da físico-química fornecem uma fundamentação para o estudo de muitos fenômenos químicos e bioquímicos excitantes.

1.2 Unidades

Antes de prosseguirmos no estudo da físico-química, vamos rever as unidades utilizadas pelos químicos para as medidas quantitativas.

Por muitos anos, os cientistas registraram medidas em *unidades métricas*, relacionadas na forma decimal, ou seja, por potências de 10. Em 1960, no entanto, a Conferência Geral de Pesos e Medidas, autoridade internacional em unidades de medida, propôs um sistema métrico revisado chamado *Sistema Internacional de Unidades* (abreviado como SI). A vantagem do SI é o fato de que muitas de suas unidades podem ser derivadas de constantes naturais. Por exemplo, o SI define metro (m) como o comprimento igual a 1 650 763,73 comprimentos de onda da radiação correspondente à transição eletrônica específica $6d - 5p$ do criptônio.* A unidade de tempo, segundo, é equivalente a 9 192 631 770 ciclos da radiação associada a uma transição eletrônica particular do átomo de césio. Por outro lado, a unidade fundamental de massa, o quilograma (kg), é definida como um artefato, não como um fenômeno de ocorrência natural. Um quilograma é a massa de uma liga de platina-irídio mantida pelo Escritório Internacional de Pesos e Medidas em Sèvres, França.

A Tabela 1.1 apresenta as sete unidades básicas SI e a Tabela 1.2 mostra os prefixos utilizados com as unidades SI. Note-se que, em unidades SI, a temperatura é dada em K sem o símbolo de grau e a unidade é plural – por exemplo, 300 kelvins (300 K). Um grande número de quantidades físicas pode ser derivada da lista da Tabela 1.1. Discutiremos apenas algumas delas.

Tabela 1.1
Unidades básicas SI

Quantidade básica	Nome da unidade	Símbolo
Comprimento	metro	m
Massa	quilograma	kg
Tempo	segundo	s
Corrente elétrica	ampère	A
Temperatura	kelvin	K
Quantidade de substância	mol	mol
Intensidade luminosa	candela	cd

* NRT: Desde 20 de outubro de 1983, um novo padrão para o metro foi estabelecido como "a distância percorrida pela luz no vácuo em um intervalo de tempo igual a 1/c", em que c = 299 792 458 m s^{-1} é a velocidade da luz.

Tabela 1.2
Prefixos utilizados com unidades SI e métricas

Prefixo	Símbolo	Significado	Exemplo
Tera-	T	1 000 000 000 000, ou 10^{12}	1 terâmetro (Tm) = 1×10^{12} m
Giga-	G	1 000 000 000, ou 10^{9}	1 gigâmetro (Gm) = 1×10^{9} m
Mega-	M	1 000 000, ou 10^{6}	1 megâmetro (Mm) = 1×10^{6} m
Quilo-	k	1 000, ou 10^{3}	1 quilômetro (km) = 1×10^{3} m
Deci-	d	1/10, ou 10^{-1}	1 decímetro (dm) = 0,1 m
Centi-	c	1/100, ou 10^{-2}	1 centímetro (cm) = 0,01 m
Mili-	m	1/1 000, ou 10^{-3}	1 milímetro (mm) = 0,001 m
Micro-	μ	1/1 000 000, ou 10^{-6}	1 micrômetro (μm) = 1×10^{-6} m
Nano-	n	1/1 000 000 000, ou 10^{-9}	1 nanômetro (nm) = 1×10^{-9} m
Pico-	p	1/1 000 000 000 000, ou 10^{-12}	1 picômetro (pm) = 1×10^{-12} m

Força

A unidade de força no SI é o *newton* (N) (em homenagem ao físico inglês Sir Isaac Newton, 1642–1726), definido como a força requerida para produzir uma aceleração de 1 m s^{-2} a uma massa de 1 kg; isto é:

$$1\ \text{N} = 1\ \text{kg m s}^{-2}$$

É interessante notar que 1 newton é aproximadamente igual à atração gravitacional em uma maçã.

Pressão

Pressão é definida como

$$\text{pressão} = \frac{\text{força}}{\text{área}}$$

A unidade SI de pressão é o *pascal* (Pa) (em homenagem ao matemático e físico francês Blaise Pascal, 1623–1662), em que

$$1\ \text{Pa} = 1\ \text{N m}^{-2}$$

As seguintes relações são exatas:

$$\begin{aligned} 1\ \text{bar} &= 1 \times 10^{5}\ \text{Pa} = 100\ \text{kPa} \\ 1\ \text{atm} &= 1{,}01325 \times 10^{5}\ \text{Pa} = 101{,}325\ \text{kPa} \\ 1\ \text{atm} &= 1{,}01325\ \text{bar} \\ 1\ \text{atm} &= 760\ \text{torr} \end{aligned}$$

O torr leva o nome do matemático italiano Evangelista Torricelli (1608–1674). A atmosfera-padrão (1 atm) é utilizada para definir os pontos de fusão e de ebulição normais das substâncias, e o bar é empregado para definir os estados-padrão em físico-química. Usaremos todas essas unidades neste texto.

Algumas vezes, a pressão é expressa em milímetros de mercúrio (mmHg): 1 mmHg é a pressão exercida por uma coluna de mercúrio de 1 mm de altura quando sua densidade é 13,5951 g cm^{-3} e a aceleração devido à gravidade é 980,67 cm s^{-2}. A relação entre mmHg e torr é

$$1 \text{ mmHg} = 1{,}000000142 \text{ torr}$$

Exceto em trabalhos de alta precisão, vamos tratar essas duas unidades como idênticas, isto é

$$1 \text{ mmHg} = 1 \text{ torr}$$

Um instrumento que mede a pressão atmosférica é o barômetro. Um barômetro simples pode ser construído enchendo-se um tubo longo de vidro, fechado em uma das pontas, com mercúrio. Inverte-se, então, cuidadosamente o tubo em um prato de mercúrio, de modo que não penetre ar no tubo. Um pouco de mercúrio fluirá para baixo, dentro do prato, criando um vácuo no topo (Figura 1.1). O peso da coluna de mercúrio remanescente no tubo é contrabalançado pela pressão atmosférica que age na superfície do mercúrio no prato.

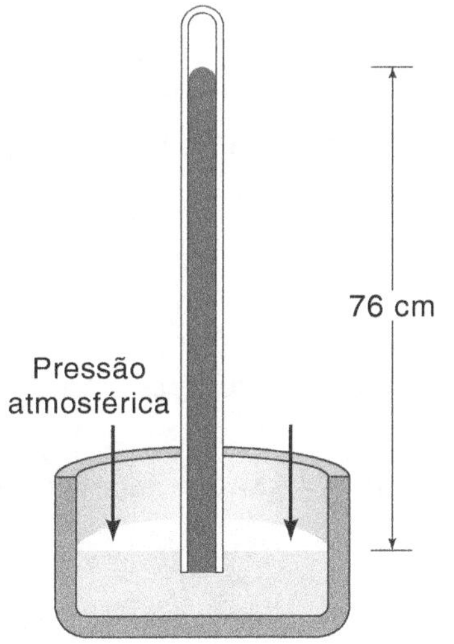

Figura 1.1
Barômetro para medir pressão atmosférica. Acima do mercúrio, no tubo, há vácuo. A coluna de mercúrio é contrabalançada pela pressão atmosférica.

O dispositivo utilizado para medir a pressão de outros gases que não seja a atmosfera é chamado de manômetro. Seu princípio de operação é semelhante ao de um barômetro. Há dois tipos de manômetro (Figura 1.2): o manômetro de tubo fechado (Figura 1.2a) é normalmente utilizado para medir pressões abaixo da pressão atmosférica; e o manômetro de tubo aberto (Figura 1.2b) é mais adequado para medir pressões iguais ou maiores que a pressão atmosférica.

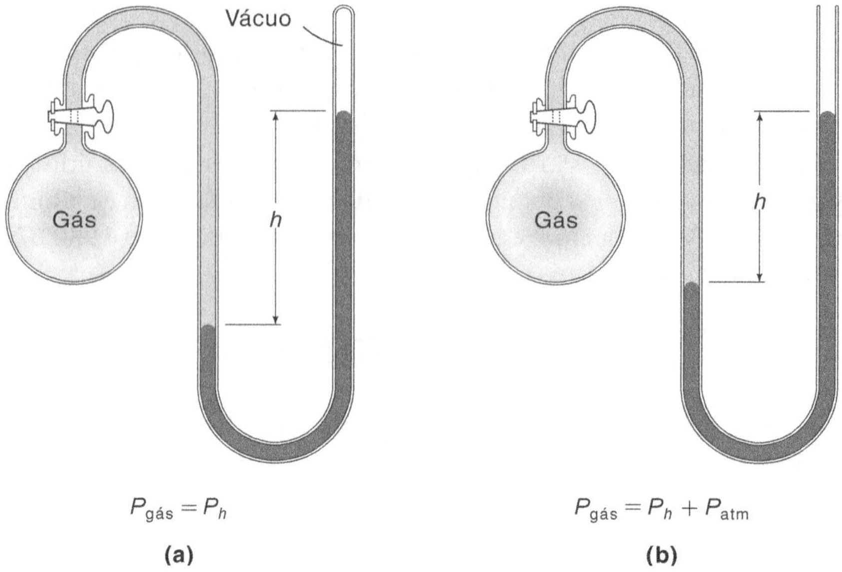

Figura 1.2
Dois tipos de manômetro utilizados para medir pressão de gás. (a) Manômetro de tubo fechado, que mostra a pressão do gás menor que a pressão atmosférica. (b) Manômetro de tubo aberto, que mostra a pressão do gás maior que a pressão atmosférica.

Energia

A unidade SI de energia é o joule (J) (em homenagem ao físico inglês James Prescott Joule, 1818–1889). Como energia é a capacidade de executar trabalho, e trabalho é força vezes distância, temos

$$1 \text{ J} = 1 \text{ N m}$$

Alguns químicos continuam a usar a caloria (cal), que não faz parte do SI, em que

$$1 \text{ cal} = 4{,}184 \text{ J (exatamente)}$$

1.3 Massa atômica, massa molecular e mol químico

Uma unidade de massa atômica é também denominada *dalton*.

Por um acordo internacional, um átomo do isótopo carbono-12, com seis prótons e seis nêutrons, tem exatamente 12 unidades de massa atômica (u). Uma unidade de massa atômica é igual a exatamente 1/12 da massa de um átomo de carbono-12. Experimentos mostraram que um átomo de hidrogênio é apenas 8,400% tão massivo quanto o átomo-padrão de carbono-12. Assim, a massa atômica do hidrogênio deve ser $0{,}08400 \times 12 = 1{,}008$ u. Experimentos similares mostraram que a massa atômica do oxigênio é 16,00 u e a do ferro, 55,85 u.

Quando se procura a massa atômica do carbono em uma tabela como a que consta nas páginas finais deste livro, encontra-se o valor de 12,01 u e não de 12,00 u.

A razão para a diferença é o fato de que a maioria dos elementos de ocorrência natural (incluindo carbono) tem mais de um isótopo. Isso significa que, quando medimos a massa atômica de um elemento, devemos em geral estabelecer a massa média da mistura de isótopos de ocorrência natural. Por exemplo, as abundâncias naturais do carbono-12 e do carbono-13 são 98,90% e 1,10%, respectivamente. A massa atômica do carbono-13 foi determinada como igual a 13,00335 u. Assim, a massa atômica média do carbono pode ser calculada como se segue:

$$\begin{aligned}\text{massa atômica média do carbono} &= (0{,}9890)\,(12{,}0000\text{ u}) + \\ &\quad (0{,}0110)\,(13{,}00335\text{ u}) \\ &= 12{,}01\text{ u}\end{aligned}$$

Pelo fato de haver muito mais isótopos carbono-12 do que carbono-13, a massa atômica média é muito mais próxima de 12 u do que de 13 u. Essa média é chamada *ponderada*.

Se soubermos as massas atômicas dos átomos componentes, podemos calcular a massa da molécula. Assim, a massa molecular da H_2O é

$$2(1{,}008\text{ u}) + 16{,}00\text{ u} = 18{,}02\text{ u}$$

Um *mol* de uma substância qualquer é a massa dessa substância que contém tantos átomos, moléculas, íons ou quaisquer outras entidades quantos são os átomos em exatamente 12 g de carbono-12. Determinou-se experimentalmente que o número de átomos em um mol de carbono-12 é $6{,}0221367 \times 10^{23}$, chamado de *número de Avogadro* (em homenagem ao físico e matemático italiano Amedeo Avogadro, 1776–1856). O número de Avogadro não tem unidades, mas, dividindo-o por 1 mol, tem-se a constante de Avogadro (N_A), em que

$$N_A = 6{,}0221367 \times 10^{23}\text{ mol}^{-1}$$

Para a maior parte dos propósitos, N_A pode ser arredondado para $6{,}022 \times 10^{23}\text{ mol}^{-1}$. Os seguintes exemplos indicam o número e o tipo de partículas em 1 mol de qualquer substância.

1. Um mol de átomos de hélio contém $6{,}022 \times 10^{23}$ átomos de He.
2. Um mol de moléculas de água contém $6{,}022 \times 10^{23}$ moléculas de H_2O, ou $2 \times (6{,}022 \times 10^{23})$ átomos de H e $6{,}022 \times 10^{23}$ átomos de O.
3. Um mol de NaCl contém $6{,}022 \times 10^{23}$ unidades de NaCl, ou $6{,}022 \times 10^{23}$ íons Na^+ e $6{,}022 \times 10^{23}$ íons Cl^-.

A *massa molar* de uma substância é a massa em gramas ou quilogramas de 1 mol da substância. Assim, a massa molar do átomo de hidrogênio é 1,008 g mol^{-1}; do hidrogênio molecular, 2,016 g mol^{-1}; da hemoglobina, 65 000 g mol^{-1}. Em muitos cálculos, massas molares são mais convenientemente expressas em kg mol^{-1}.

Sugestões de leitura para aprofundamento

Os seguintes livros didáticos são referências úteis. Os textos físicos e biofísicos contêm muitas derivações matemáticas de equações e fornecem detalhes experimentais para muitos tópicos abordados neste livro. Os textos bioquímicos fornecem os fundamentos necessários para os exemplos biológicos.

FÍSICO-QUÍMICA

ALBERTY, R. A.; SILBEY, R. J. *Physical chemistry*. 2. ed. Nova York: John Wiley & Sons, 1997.

ATKINS, P. W. *Physical chemistry*. 6. ed. Nova York: W. H. Freeman, 1998.

BARROW, G. M. *Physical chemistry*. 6. ed. Nova York: McGraw-Hill, 1996.

LAIDLER, K. J.; MEISER, J. H. *Physical chemistry*. 3. ed. Boston: Houghton Mifflin, 1999.

LEVINE, I. N. *Physical chemistry*. 4. ed. Nova York: McGraw-Hill, 1995.

McQUARRIE, D. A.; SIMON, J. D. *Physical chemistry*. Sausalito, CA: University Science Books, 1997.

NOGGLE, J. H. *Physical chemistry*. 3. ed. Nova York: Harper Collins College Publishers, 1996.

WINN, J. S. *Physical chemistry*. Nova York: Harper Collins College Publishers, 1995.

Desenvolvimento histórico da Físico-química

LAIDLER, K. J. *The world of physical chemistry*. Nova York: Oxford University Press, 1993.

WILSON JR., E. B. One hundred years of physical chemistry, *Am. Sci.* **74**, 70, 1986.

BIOFÍSICO-QUÍMICA

BERGETHON, P. R. *The physical basis of biochemistry*. Nova York: Springer-Verlag, 1998.

BERGETHON, P. R.; SIMONS, E. R. *Biophysical chemistry*: molecules to membranes. Nova York: Springer-Verlag, 1990.

CANTOR, C. R.; SCHIMMEL, P. R. *Biophysical chemistry*. San Francisco: W. H. Freeman, 1980.

FREIFELDER, D. *Physical biochemistry*. 2. ed. Nova York: W. H. Freeman, 1982.

VAN HOLDE, K. *Physical biochemistry*. 2. ed. Englewoods Cliff, NJ: Prentice Hall, 1984.

VAN HOLDE, K.; JOHNSON, W. C.; HO, P. S. *Principles of physical biochemistry*. Upper Saddle River, NJ: Prentice Hall, 1998.

BIOQUÍMICA

ABELES, R. H.; FREY, P. A.; JENCKS, W. P. *Biochemistry*. Boston: Jones and Barlett Publishers, 1992.

LEHNINGER, A. L.; NELSON, D. L.; COX, M. M. *Principles of biochemistry*. 2. ed. Nova York: Worth Publishers, 1993.

MATHEWS, C. K.; VAN HOLDE, K. E. *Biochemistry*. Menlo Park, CA: Benjamin/Cummings Publishing, 1996.

STRYER, L. *Biochemistry*. 4. ed. Nova York: W. H. Freeman, 1995.

VOET, D.; VOET, J. G. *Biochemistry*. 2. ed. Nova York: John Wiley e Sons, 1995.

ZUBAY, G. L. *Biochemistry*. 4. ed. Dubuque, IA: Wm. C. Brown Publishers, 1996.

CAPÍTULO 2

Leis dos gases

O melhor e mais seguro método de filosofar parece ser primeiro investigar diligentemente as propriedades das coisas e estabelecê-las por experimentação e daí procurar hipóteses para explicá-las. Pois as hipóteses devem ser ajustadas meramente para explicar as propriedades das coisas e não para se tentar predeterminá-las, exceto nos casos em que elas possam auxiliar nos experimentos.

— Isaac Newton*

O estudo do comportamento dos gases deu origem a várias teorias químicas e físicas. Sob muitos aspectos, o estado gasoso é o mais fácil de ser investigado. Neste capítulo, examinamos várias leis dos gases com base em observações experimentais e introduzimos o conceito de temperatura.

2.1 Algumas definições básicas

Antes de discutir as leis dos gases, é conveniente definir alguns termos básicos que serão utilizados em todo o livro. Freqüentemente, falamos do *sistema* nos referindo a uma parte determinada do universo na qual estamos interessados. Assim, um sistema pode ser uma coleção de moléculas de oxigênio em um recipiente, uma solução de NaCl, uma bola de tênis ou um gato siamês. Tendo definido um sistema, chamamos o resto do universo de *vizinhança*. Existem três tipos de sistema. *Sistema aberto* é aquele que pode trocar tanto massa como energia com sua vizinhança. *Sistema fechado* é aquele que não troca massa com sua vizinhança, mas pode trocar energia. *Sistema isolado* é aquele que não pode trocar nem massa nem energia com sua vizinhança (Figura 2.1). Para definir um sistema completamente, precisamos entender certas variáveis experimentais como pressão, volume, temperatura e composição, que coletivamente descrevem o *estado do sistema*.

A maior parte das propriedades da matéria pode ser dividida em duas classes: *extensivas* e *intensivas*. Considere, por exemplo, dois béqueres com as mesmas quantidades de água, na mesma temperatura. Se combinarmos esses dois sistemas, despejando a água de um béquer no outro, veremos que o volume final é duas vezes maior, como também a massa. Por outro lado, a temperatura e a densidade da água não mudam. Propriedades cujos valores são diretamente proporcionais à quantidade de material presente no sistema são chamadas *extensivas*; aquelas que não dependem da

* Newton, I. *Principia*. V. 2, Berkeley: University of California Press, 1934. p. 673. Tradução de Motte revista por Cajori. Direitos autorais © 1962 pelo Conselho Curador da Universidade da Califórnia.

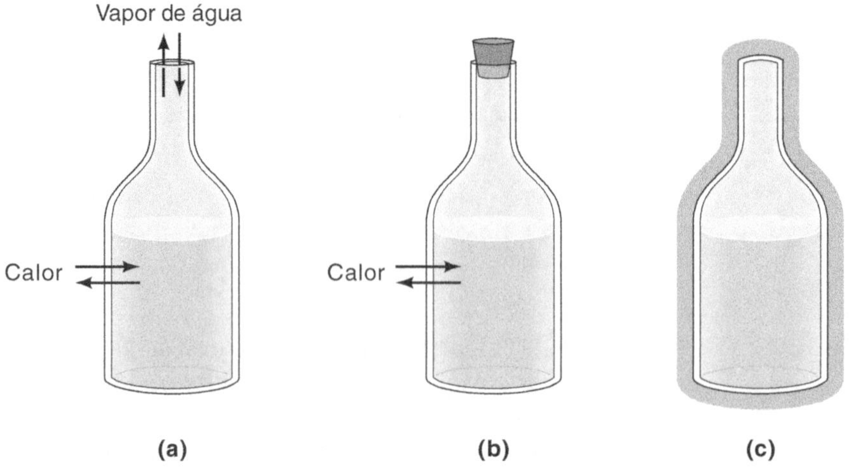

Figura 2.1
(a) Um sistema aberto permite a troca tanto de massa como de energia; (b) um sistema fechado permite a troca de energia, mas não de massa; e (c) um sistema isolado não permite a troca nem de massa nem de energia.

quantidade de material são chamadas *intensivas*. Propriedades extensivas incluem massa, área, volume, energia e carga elétrica. Como já mencionado, temperatura e densidade são propriedades intensivas, assim como a pressão e o potencial elétrico. Note que as propriedades intensivas são normalmente definidas como a razão entre duas propriedades extensivas; por exemplo,

$$\text{pressão} = \frac{\text{força}}{\text{área}}$$

$$\text{densidade} = \frac{\text{massa}}{\text{volume}}$$

2.2 Uma definição operacional de temperatura

A temperatura é uma propriedade muito importante em vários ramos da ciência e, não surpreendentemente, pode ser definida de diferentes maneiras. A experiência diária nos diz que a temperatura é uma medida de quão frio ou quente se encontra um objeto, mas para nossos propósitos precisamos de uma definição operacional. Considere o seguinte sistema composto de um recipiente com o gás A. As paredes do recipiente são flexíveis de forma que seu volume pode expandir e contrair. Esse é um sistema fechado que permite que calor flua para dentro e para fora do sistema, mas não a massa. A pressão inicial (P) e o volume (V) são P_A e V_A. Agora, vamos colocá-lo em contato com um recipiente similar do gás B a uma pressão P_B e volume V_B. Ocorrerá troca de calor até que o equilíbrio térmico seja atingido. No equilíbrio, as pressões e os volumes de A e B terão mudado para P'_A, V'_A e P'_B, V'_B. É possível remover o recipiente A temporariamente, reajustar sua pressão e volume para P''_A e V''_A e ainda ter A em equilíbrio térmico com B à pressão P'_B e volume V'_B. De fato, pode ser obtido um conjunto infinito desses valores (P'_A, V'_A), (P''_A, V''_A), (P'''_A, V'''_A), ... que vão satisfazer as condições de equilíbrio. A Figura 2.2 mostra um gráfico desses pontos.

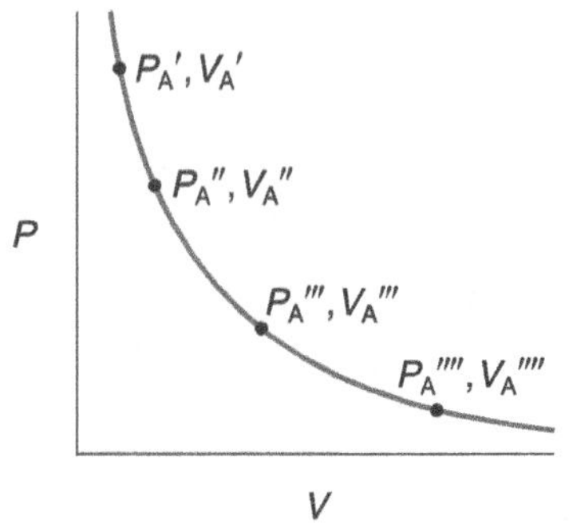

Figura 2.2
Gráfico da pressão (P) em razão do volume (V) à temperatura constante para determinada quantidade de gás. Essa curva é chamada isoterma.

Para que estejam em equilíbrio térmico com B, todos esses estados de A devem ter o mesmo valor da variável que chamamos temperatura. Disso segue que, se dois sistemas estão em equilíbrio térmico com um terceiro sistema, eles devem também estar em equilíbrio térmico entre si. Essa afirmação é geralmente conhecida como a *lei zero da termodinâmica*. A curva na Figura 2.2 corresponde a todos os pontos representativos dos estados que podem estar em equilíbrio térmico com o sistema B. Essa curva é chamada *isoterma*, ou "mesma temperatura". Em outra temperatura, é obtida uma isoterma distinta.

2.3 Lei de Boyle

Em um estudo de 1662 sobre o comportamento físico dos gases, o químico inglês Robert Boyle (1627–1691) descobriu que o volume (V) de determinada quantidade de gás, a uma temperatura constante, é inversamente proporcional à pressão (P):

$$V \propto \frac{1}{P}$$

ou

$$PV = \text{constante} \tag{2.1}$$

A Equação 2.1 é conhecida como *lei de Boyle*. Um gráfico de P em razão de V a uma temperatura constante resulta em uma hipérbole, que é a isoterma ilustrada na Figura 2.2.

A lei de Boyle é utilizada para prever a pressão de um gás quando seu volume é variado e vice-versa. Tomando-se os valores iniciais da pressão e do volume como P_1 e V_1 e os correspondentes valores finais como P_2 e V_2, temos

$$P_1 V_1 = P_2 V_2 \qquad (n \text{ e temperatura constantes}) \tag{2.2}$$

em que n é o número de mols do gás presente.

2.4 Lei de Charles e de Gay-Lussac

A lei de Boyle requer que a quantidade de gás e a temperatura do sistema permaneçam constantes. Suponhamos, entretanto, que a temperatura varie. Como uma

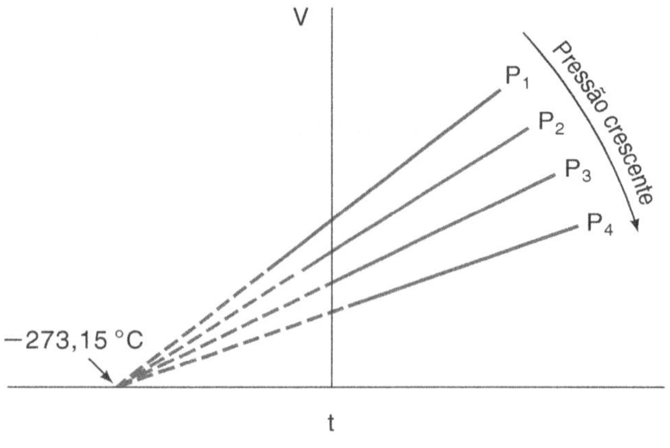

Figura 2.3
Gráficos do volume (V) de uma dada quantidade de gás em razão da temperatura (t) para diferentes pressões. Todos os gases acabam por se condensar se esfriados a temperaturas suficientemente baixas. Quando são extrapoladas, todas essas linhas convergem para um ponto correspondente a volume zero e temperatura −273,15 °C.

variação na temperatura afeta o volume e a pressão do gás? Primeiro, vamos verificar o efeito da temperatura sobre o volume do gás. Os primeiros a investigar essa relação foram os físicos franceses Jacques Alexandre Charles (1746–1823) e Joseph Louis Gay-Lussac (1778–1850). Seus estudos mostraram que, a uma pressão constante, o volume de uma amostra de gás expande quando aquecida e contrai quando esfriada. As relações quantitativas envolvidas nas variações da temperatura e do volume do gás mostraram-se notavelmente consistentes. Por exemplo, observamos um fenômeno interessante ao estudar a relação temperatura–volume sob várias pressões. Em determinada pressão, o gráfico do volume em razão da temperatura resulta em uma linha reta. Estendendo-se essa linha até que o volume seja zero, sua intersecção com o eixo da temperatura ocorre em −273,15 °C. Para qualquer outra pressão, vamos obter uma linha reta diferente para esse gráfico volume–temperatura, mas com a *mesma* intersecção em −273,15 °C associada ao volume zero (Figura 2.3). (Na prática, podemos medir o volume de um gás somente em um intervalo limitado de temperaturas, pois todos os gases se condensam a temperaturas baixas, formando líquidos.)

Em 1848, o matemático e físico escocês William Thomson (Lord Kelvin, 1824–1907) compreendeu o significado desse fenômeno. Identificou a temperatura −273,15 °C como *zero absoluto*, que teoricamente é a temperatura mais baixa que se pode atingir, e estabeleceu uma *escala de temperatura absoluta*, hoje chamada escala de temperatura kelvin, com o zero absoluto como ponto inicial. Nessa escala, um kelvin (K) é igual *em valor* a um grau Celsius. A única diferença entre a escala de temperatura absoluta e a escala Celsius é a posição do zero, que está deslocada. A relação entre as duas escalas é

$$T/\text{K} = t/°\text{C} + 273{,}15$$

Os pontos correspondentes importantes nas duas escalas são os seguintes:

	Escala Kelvin	Escala Celsius
Zero absoluto	0 K	−273,15 °C
Ponto de congelamento da água	273,15 K	0 °C
Ponto de ebulição da água	373,15 K	100 °C

O ponto de ebulição normal e o ponto de congelamento normal são medidos à pressão de 1 atm.

Na maior parte dos casos, usaremos 273 em vez de 273,15 para relacionar as duas escalas. Por convenção, usamos T para denotar a temperatura absoluta (kelvin) e t para indicar a temperatura na escala Celsius. Como veremos, o zero absoluto de temperatura tem um significado teórico importante; temperaturas absolutas devem ser utilizadas em problemas sobre as leis dos gases e em cálculos termodinâmicos.

A uma pressão constante, o volume de determinada quantidade de gás é diretamente proporcional à temperatura absoluta:

$$V \propto T$$

ou

$$\frac{V}{T} = \text{constante} \tag{2.3}$$

A Equação 2.3 é conhecida como *lei de Charles*, ou como *lei de Charles e de Gay-Lussac*. Uma forma alternativa da lei de Charles relaciona a pressão de determinada quantidade de gás à sua temperatura, a um volume constante:

$$P \propto T$$

ou

$$\frac{P}{T} = \text{constante} \tag{2.4}$$

As equações 2.3 e 2.4 nos permitem relacionar os valores de volume–temperatura e pressão–temperatura de um gás nos estados 1 e 2:

$$\frac{V_1}{T_1} = \frac{V_2}{T_2} \qquad (n \text{ e } P \text{ constantes}) \tag{2.5}$$

$$\frac{P_1}{T_1} = \frac{P_2}{T_2} \qquad (n \text{ e } V \text{ constantes}) \tag{2.6}$$

Uma conseqüência prática da Equação 2.6 é a pressão do pneu de um automóvel, que deve ser verificada somente depois que o carro estiver parado por algum tempo. Após um longo passeio, os pneus ficam muito quentes e a pressão do ar dentro deles aumenta.

2.5 Lei de Avogadro

Em 1811, outra importante lei dos gases foi formulada por Amedeo Avogadro: volumes iguais de gases à mesma temperatura e pressão contêm o mesmo número de moléculas.

Esse conceito implica que

$$V \propto n$$

ou

$$\frac{V}{n} = \text{constante} \quad (T \text{ e } P \text{ constantes}) \tag{2.7}$$

A Equação 2.7 é conhecida como *lei de Avogadro*.

2.6 Equação do gás ideal

Segundo as Equações 2.1, 2.3 e 2.7, o volume de um gás depende da pressão, da temperatura e do número de mols, como segue:

$$V \propto \frac{1}{P} \quad (T \text{ e } n \text{ constantes}) \quad \text{(Lei de Boyle)}$$

$$V \propto T \quad (P \text{ e } n \text{ constantes}) \quad \text{(Lei de Charles)}$$

$$V \propto n \quad (T \text{ e } P \text{ constantes}) \quad \text{(Lei de Avogadro)}$$

Portanto, V deve ser proporcional ao produto desses três termos, isto é,

$$V \propto \frac{nT}{P}$$
$$= R\frac{nT}{P}$$

ou

$$PV = nRT \tag{2.8}$$

em que R, uma constante de proporcionalidade, é a *constante dos gases*. A Equação 2.8 é denominada *equação do gás ideal*. A equação do gás ideal é um exemplo de uma *equação de estado*, que fornece as relações matemáticas entre as propriedades que definem o estado do sistema, como P, T e V.

O valor de R pode ser definido da seguinte forma. Experimentalmente, sabe-se que 1 mol de um gás ideal ocupa 22,414 L, à pressão de 1 atm e de temperatura 273,15 K (conhecida como *condição-padrão de temperatura e pressão*, ou CPTP). Então,

$$R = \frac{(1 \text{ atm})(22{,}414 \text{ L})}{(1 \text{ mol})(273{,}15 \text{ K})} = 0{,}08206 \text{ L atm K}^{-1} \text{ mol}^{-1}$$

Para expressar R em unidades de J K^{-1} mol^{-1}, usamos os fatores de conversão:

$$1 \text{ atm} = 1{,}01325 \times 10^5 \text{ Pa}$$

$$1 \text{ L} = 1 \times 10^{-3} \text{ m}^3$$

e obtemos

$$R = \frac{(1{,}01325 \times 10^5 \text{ N m}^{-2})(22{,}414 \times 10^{-3} \text{ m}^3)}{(1 \text{ mol})(273{,}15 \text{ K})}$$

$$= 8{,}314 \text{ N m K}^{-1} \text{ mol}^{-1}$$

$$= 8{,}314 \text{ J K}^{-1} \text{ mol}^{-1} \quad (1 \text{ J} = 1 \text{ N m})$$

Desses dois valores de R, podemos escrever

$$0{,}08206 \text{ L atm K}^{-1} \text{ mol}^{-1} = 8{,}314 \text{ J K}^{-1} \text{ mol}^{-1}$$

ou

$$1 \text{ L atm} = 101{,}3 \text{ J}$$

e

$$1 \text{ J} = 9{,}87 \times 10^{-3} \text{ L atm}$$

EXEMPLO 2.1

O ar que entra nos pulmões se aloja em pequenas bolsas chamadas alvéolos, de onde o oxigênio se difunde para o sangue. O raio médio dos alvéolos é de 0,0050 cm e o ar dentro deles contém oxigênio na proporção molar de 14%. Supondo que a pressão nos alvéolos seja 1,0 atm e a temperatura 37 °C, calcule o número de moléculas de oxigênio em um dos alvéolos.

RESPOSTA

O volume de um alvéolo é

$$V = \frac{4}{3}\pi r^3 = \frac{4}{3}\pi(0{,}0050 \text{ cm})^3$$

$$= 5{,}2 \times 10^{-7} \text{ cm}^3 = 5{,}2 \times 10^{-10} \text{ L} \quad (1 \text{ L} = 10^3 \text{ cm}^3)$$

O número de mols em um alvéolo é dado por

$$n = \frac{PV}{RT} = \frac{(1{,}0 \text{ atm})(5{,}2 \times 10^{-10} \text{ L})}{(0{,}08206 \text{ L atm K}^{-1} \text{ mol}^{-1})(310 \text{ K})} = 2{,}0 \times 10^{-11} \text{ mol}$$

Como o ar dentro do alvéolo contém 14% de oxigênio, o número de moléculas de oxigênio é

$$2{,}0 \times 10^{-11} \text{ mols de ar} \times \frac{14\% \text{ O}_2}{100\% \text{ ar}} \times \frac{6{,}022 \times 10^{23} \text{ moléculas de O}_2}{1 \text{ mol de O}_2}$$

$$= 1{,}7 \times 10^{12} \text{ moléculas de O}_2$$

2.7 Lei de Dalton das pressões parciais

Até agora discutimos o comportamento pressão–volume–temperatura de um gás puro. Freqüentemente, entretanto, trabalhamos com misturas de gases. Um químico, ao investigar a redução do ozônio na atmosfera, deve lidar com vários componentes gasosos. Para um sistema com dois ou mais gases diferentes, a pressão total (P_T) é a soma das pressões individuais que cada gás exerceria se estivesse sozinho e ocupando o mesmo volume. Assim,

$$\begin{aligned} P_T &= P_1 + P_2 + \cdots \\ &= \sum_i P_i \end{aligned} \tag{2.9}$$

em que P_1, P_2, ... são as pressões individuais ou *parciais* dos componentes 1, 2, ... e $\sum$ é o sinal de somatório. A Equação 2.9 é conhecida como *lei de Dalton das pressões parciais* (em homenagem ao químico e matemático inglês John Dalton, 1766–1844).

Considere um sistema com dois gases (1 e 2) à temperatura T e volume V. As pressões parciais dos gases são P_1 e P_2, respectivamente. Da Equação 2.8,

$$P_1V = n_1RT \quad \text{ou} \quad P_1 = \frac{n_1RT}{V}$$

$$P_2V = n_2RT \quad \text{ou} \quad P_2 = \frac{n_2RT}{V}$$

em que n_1 e n_2 são os números de mols dos dois gases. Segundo a lei de Dalton,

$$\begin{aligned} P_T &= P_1 + P_2 \\ &= n_1\frac{RT}{V} + n_2\frac{RT}{V} \\ &= (n_1 + n_2)\frac{RT}{V} \end{aligned}$$

Dividindo as pressões parciais pela pressão total e rearranjando, obtemos

$$P_1 = \frac{n_1}{n_1 + n_2}P_T = x_1P_T$$

e

$$P_2 = \frac{n_2}{n_1 + n_2}P_T = x_2P_T$$

em que x_1 e x_2 são as frações molares dos gases 1 e 2. A fração molar, definida como a razão entre o número de mols de um gás e o número total de mols de todos os gases presentes, é uma quantidade adimensional. Além disso, por definição, a soma de todas as frações molares na mistura deve ser igual a um, ou seja,

$$\sum_i x_i = 1$$

Como são determinadas as pressões parciais? O manômetro pode medir apenas a pressão total de uma mistura gasosa. Para obter as pressões parciais, precisamos conhecer as frações molares dos componentes. O método mais direto para medir as pressões parciais é usar um espectrômetro de massa. As intensidades relativas dos picos em um espectro de massa são diretamente proporcionais às quantidades e, conseqüentemente, às frações molares dos gases presentes.

EXEMPLO 2.2

O gás oxigênio gerado *in vitro* em um experimento de fotossíntese (que ilumina um extrato de cloroplastos com luz visível) é coletado sobre a água. O volume do gás coletado a 22 °C e à pressão atmosférica de 758,0 torr é 186 mL. Calcule a massa de oxigênio obtida. A pressão de vapor da água a 22,0 °C é 19,8 torr.

RESPOSTA

Nosso primeiro passo é calcular a pressão parcial do oxigênio. Segundo a lei de Dalton, a pressão total é igual à soma das pressões do gás oxigênio e do vapor de água; portanto, podemos escrever

$$P_T = P_{O_2} + P_{H_2O}$$

ou

$$\begin{aligned} P_{O_2} &= P_T - P_{H_2O} \\ &= (758{,}0 - 19{,}8) \text{ torr} \\ &= 738{,}2 \text{ torr} \\ &= 0{,}971 \text{ atm} \end{aligned}$$

Da Equação 2.8, escrevemos

$$\begin{aligned} PV &= nRT \\ &= \frac{m}{\mathcal{M}} RT \end{aligned}$$

em que m e $\mathcal{M}$ são a massa de O_2 coletado e a massa molar do O_2, respectivamente. Assim,

$$\begin{aligned} m &= \frac{PV\mathcal{M}}{RT} \\ &= \frac{(0{,}971 \text{ atm})(0{,}186 \text{ L})(32{,}00 \text{ g mol}^{-1})}{(0{,}08206 \text{ L atm K}^{-1} \text{ mol}^{-1})(295 \text{ K})} \\ &= 0{,}239 \text{ g} \end{aligned}$$

A pressão exercida pela água do mar é denominada pressão *hidrostática*.

As leis dos gases desempenharam um papel importante no desenvolvimento da teoria atômica e muitas ilustrações práticas dessas leis aparecem no dia-a-dia. Os dois exemplos sucintos mostrados a seguir são particularmente importantes para mergulhos com cilindro. A água do mar tem densidade ligeiramente maior do que a água doce — aproximadamente 1,03 g mL^{-1} comparada com 1,00 g mL^{-1}. A pressão exercida por uma coluna de 33 pés (10 m) de água do mar é equivalente a 1 atm. O que aconteceria se um mergulhador subisse à superfície muito rapidamente segurando a respiração? Se a subida começasse a 40 pés de profundidade, a diminuição na pressão a partir dessa profundidade até a superfície seria de (40 pés/33 pés) $\times$ 1 atm, ou 1,2 atm. Supondo a temperatura constante, quando o mergulhador alcançar a superfície, o volume de ar armazenado nos pulmões terá aumentado (1 + 1,2) atm/1 atm, ou 2,2 vezes! Essa expansão repentina do ar poderia causar danos ou rupturas nas membranas dos pulmões, lesando seriamente ou matando o mergulhador.

A lei de Dalton tem uma aplicação direta em mergulhos com cilindro. A pressão parcial do oxigênio no ar é de aproximadamente 0,2 atm. Como o oxigênio é essencial para a nossa sobrevivência, podemos passar por maus momentos acreditando ser danoso respirá-lo mais do que o normal. De fato, a toxicidade do oxigênio é bem documentada.* Fisiologicamente, nosso corpo funciona melhor quando a pressão parcial do oxigênio é de 0,2 atm. Por essa razão, a composição do ar no cilindro de mergulho é ajustada quando o mergulhador submerge. Por exemplo, a uma profundidade onde a pressão total (hidrostática mais atmosférica) é de 4 atm, a quantidade de oxigênio no suprimento de ar deve ser reduzida para 5% por volume para manter a pressão parcial ótima (0,05 $\times$ 4 atm = 0,2 atm). A uma profundidade maior, a quantidade de oxigênio deve ser ainda menor. Embora o nitrogênio pareça ser a escolha óbvia para ser misturado com o oxigênio no cilindro de mergulho por ser o maior componente do ar, ele não é a melhor opção. Quando a pressão parcial do nitrogênio exceder 1 atm, uma quantidade apreciável dele se dissolverá no sangue a ponto de causar narcose por nitrogênio. Sintomas dessa condição, que se assemelham à de intoxicação por álcool, incluem pouco senso de direção e julgamento prejudicado. Sabe-se que mergulhadores com narcose por nitrogênio fazem coisas estranhas como dançar no fundo do mar e perseguir tubarões. Por essa razão, o hélio é normalmente empregado para diluir o oxigênio nos cilindros de mergulho. O hélio, um gás inerte, é muito menos solúvel no sangue do que o nitrogênio e não produz efeitos narcóticos.

2.8 Gases reais

A equação do gás ideal é válida somente para gases que têm as seguintes propriedades: (1) as moléculas do gás têm um volume desprezível, e (2) não existe interação, atrativa ou repulsiva, entre as moléculas. Obviamente, esses gases não existem. Apesar disso, a Equação 2.8 é bastante útil para muitos gases em temperaturas altas e pressão moderadamente baixa ($\leq$ 10 atm).

Quando um gás é comprimido, suas moléculas se aproximam muito umas das outras; o gás, então, se desvia apreciavelmente do comportamento ideal. Uma forma de medir esse desvio da condição ideal é fazer um gráfico do *fator de compressibilidade* (*Z*) do gás em função de sua pressão. Partindo da equação do gás ideal, escrevemos

$$PV = nRT$$

* Para pressões parciais acima de 2 atm, o oxigênio se torna tóxico a ponto de produzir convulsões e coma. No passado, recém-nascidos colocados em incubadoras freqüentemente desenvolviam *fibroplasia retrolental*, um dano aos tecidos da retina causado por excesso de oxigênio. Esse dano usualmente resultava em cegueira parcial ou total.

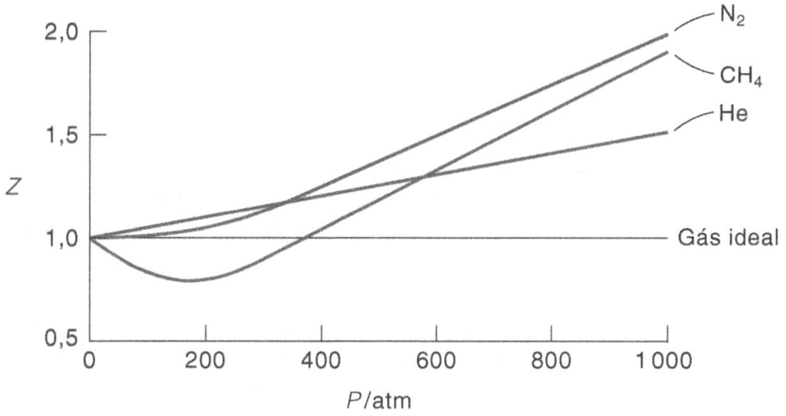

Figura 2.4
Gráfico do fator de compressibilidade (*Z*) em razão da pressão (*P*) para gases reais e um gás ideal à temperatura de 273 K. Note que, para um gás ideal $Z = 1$, não importa quanto é a pressão.

ou

$$Z = \frac{PV}{nRT} = \frac{P\overline{V}}{RT} \tag{2.10}$$

em que $\overline{V}$ é o volume molar do gás (V/n) ou o volume de um mol de gás em temperatura e pressão específicas. Para um gás ideal, $Z = 1$ para qualquer valor de P em determinada T. Entretanto, como ilustra a Figura 2.4, os fatores de compressibilidade para gases reais mostram dependências bem distintas com a pressão. Para pressões baixas, os fatores de compressibilidade da maioria dos gases são próximos da unidade. De fato, no limite de P tendendo a zero, temos $Z = 1$ para todos os gases. Esse resultado é esperado porque todos os gases reais se comportam de modo ideal para pressões baixas. À medida que a pressão aumenta, alguns gases têm $Z < 1$, significando que são mais facilmente comprimidos que um gás ideal. Em seguida, à medida que a pressão aumenta ainda mais, todos os gases passam a ter $Z > 1$. Nessa região, os gases são mais difíceis de serem comprimidos do que um gás ideal. Esses comportamentos são consistentes com nossa compreensão das forças intermoleculares. Em geral, forças atrativas são de longo alcance, ao passo que forças repulsivas operam somente dentro de um curto alcance (ver mais sobre esse tópico no Capítulo 16). Quando as moléculas estão muito distantes (por exemplo, a pressões baixas), a interação molecular predominante é a atração. À medida que diminui a distância entre as moléculas, a interação de repulsão se torna preponderante.

Com o passar dos anos, esforços consideráveis foram investidos para adaptar a equação do gás ideal aos gases reais. Das numerosas equações propostas, vamos considerar duas: a equação de van der Waals e a equação virial de estado.

A equação de van der Waals

A *equação de estado de van der Waals* (em homenagem ao físico holandês Johannes Diderik van der Waals, 1837–1923) procura levar em conta o volume finito de cada molécula individualmente em um gás não ideal e as forças atrativas entre elas.

$$\left(P + \frac{an^2}{V^2}\right)(V - nb) = nRT \tag{2.11}$$

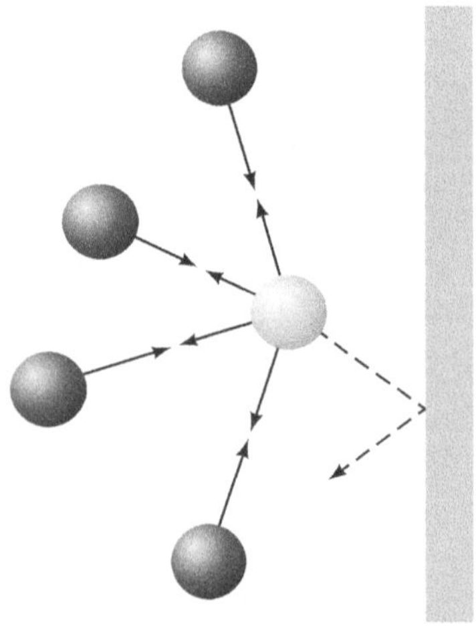

Figura 2.5
Efeito das forças intermoleculares na pressão exercida por um gás. A velocidade de uma molécula que está se movendo em direção à parede do recipiente (esfera vermelha) é reduzida pelas forças atrativas exercidas pelas moléculas vizinhas (esferas cinzas). Conseqüentemente, o impacto dessa molécula com a parede não é tão grande como seria se as forças intermoleculares não estivessem presentes. Em geral, a pressão medida de um gás é mais baixa do que a pressão que ele exerceria caso se comportasse idealmente.

A pressão exercida pelas moléculas individualmente nas paredes do recipiente depende tanto da freqüência de suas colisões com as paredes quanto do momento transferido por elas às paredes. Essas contribuições são diminuídas pelas forças intermoleculares atrativas (Figura 2.5). Em cada caso, a diminuição na pressão depende do número de moléculas presentes ou da densidade do gás, n/V, tal que

$$\text{redução na pressão em virtude das forças atrativas} \propto \left(\frac{n}{V}\right)\left(\frac{n}{V}\right)$$
$$= a\frac{n^2}{V^2}$$

em que a é uma constante de proporcionalidade.

Note que na Equação 2.11, P é a pressão *medida* do gás e $(P + an^2/V^2)$ seria a pressão do gás se não houvesse forças intermoleculares presentes. Como an^2/V^2 deve ter unidades de pressão, a é expresso em atm $L^2\ mol^{-2}$. Para se levar em conta o volume finito das moléculas, substituímos V na equação do gás ideal por $(V - nb)$, em que nb representa o volume efetivo total de n mols do gás. Assim, nb deve ter a unidade de volume e b deve ter as unidades $L\ mol^{-1}$. Ambas as constantes a e b são características do gás em estudo. A Tabela 2.1 lista valores de a e b para vários gases. O valor de a está relacionado à magnitude das forças atrativas. Usando o ponto de ebulição como medida da magnitude das forças intermoleculares (quanto maior o ponto de ebulição, mais fortes são as forças intermoleculares), vê-se que existe uma correlação grosseira entre os valores de a e os pontos de ebulição dessas substâncias. A quantidade b é mais difícil de ser interpretada. Embora b seja proporcional ao tamanho da molécula, a correlação nem sempre é direta. Por exemplo, o valor de b para o hélio é 0,0237 $L\ mol^{-1}$ e para o neônio é 0,0174 $mol\ L^{-1}$. Com base nesses valores, seria de esperar que o hélio fosse maior que o neônio, o que não é verdade. Os valores de a e b para um gás podem ser determinados por vários métodos. A prática comum é aplicar a equação de van der Waals para o gás no estado crítico. Voltaremos a esse ponto na Seção 2.9.

Tabela 2.1
Constantes de van der Waals e pontos de ebulição de algumas substâncias

Substância	a/atm · L^2 · mol^{-2}	b/L · mol^{-1}	Ponto de ebulição/K
He	0,0341	0,0237	4,2
Ne	0,214	0,0174	27,2
Ar	1,34	0,0322	87,3
H_2	0,240	0,0264	20,3
N_2	1,35	0,0386	77,4
O_2	1,34	0,0312	90,2
CO	1,45	0,0395	83,2
CO_2	3,60	0,0427	195,2
CH_4	2,26	0,0430	109,2
H_2O	5,47	0,0305	373,15
NH_3	4,25	0,0379	239,8

A equação de van der Waals é válida em um intervalo mais amplo de pressões e temperaturas do que o da equação do gás ideal. Além disso, ela fornece uma interpretação molecular para a equação de estado. Abaixo, são listadas comparações de medidas experimentais da pressão ($P_{\text{observada}}$) de CO_2 com as pressões obtidas usando a equação do gás ideal (Equação 2.8), a equação de van der Waals (Equação 2.11) e as constantes na Tabela 2.1 para os mesmos n e V a 298 K:

$P_{\text{observada}}$/atm	P_{ideal}/atm	P_{vdWaals}/atm
50	56,9	49,4
75	92,2	73,4
100	136	96

Para pressões muito altas e temperaturas baixas, a equação de van der Waals deixa de ser confiável.

EXEMPLO 2.3

Para sintetizar amônia usando o processo de Haber, 2000 mols de nitrogênio (N_2) são aquecidos em um recipiente de 800-L a 625 °C. Calcule a pressão do gás se o N_2 se comporta (a) como um gás de van der Waals e (b) como um gás ideal.

RESPOSTA

(a) A Equação 2.11 pode ser rearranjada como segue:

$$P = \frac{nRT}{V - nb} - \frac{an^2}{V^2}$$

Usando as constantes de van der Waals para o nitrogênio mostradas na Tabela 2.1, podemos escrever

$$P = \frac{(2000 \text{ mol})(0{,}08206 \text{ L atm K}^{-1} \text{ mol}^{-1})(898 \text{ K})}{800 \text{ L} - (2000 \text{ mol} \times 0{,}0386 \text{ L mol}^{-1})} - \frac{(1{,}35 \text{ atm L}^2 \text{ mol}^{-2})(2000 \text{ mol})^2}{(800 \text{ L})^2}$$

$$= 195 \text{ atm}$$

(b) Para um gás ideal, a Equação 2.8 se torna

$$P = \frac{nRT}{V}$$

$$= \frac{(2000 \text{ mol})(0{,}08206 \text{ L atm K}^{-1} \text{ mol}^{-1})(898 \text{ K})}{800 \text{ L}}$$

$$= 184 \text{ atm}$$

COMENTÁRIO

Nesse caso, a pressão calculada com a equação de van der Waals é aproximadamente 6% maior do que a calculada para um gás ideal. Como muitos processos industriais são conduzidos sob pressão alta, é importante ter uma estimativa confiável da pressão que o recipiente pode suportar.

Equação virial de estado

A palavra "virial" vem do latim e significa "força". A causa do comportamento não ideal do gás são as forças intermoleculares.

Outra forma de representar a não-idealidade de um gás é a *equação virial de estado.* Nessa relação, o fator de compressibilidade é expresso como uma expansão em série de potências inversas do volume molar $\overline{V}$:

$$Z = 1 + \frac{B}{\overline{V}} + \frac{C}{\overline{V}^2} + \frac{D}{\overline{V}^3} + \cdots \tag{2.12}$$

em que B, C, D, ... são chamados segundo, terceiro, quarto, ... coeficientes viriais. O primeiro coeficiente virial é 1. O segundo coeficiente virial e os coeficientes mais altos são todos dependentes da temperatura. Para determinado gás, eles são calculados a partir de um conjunto $P-V-T$ de dados do gás por meio de um procedimento de ajuste de curvas usando um computador. Para um gás ideal, o segundo e os coeficientes viriais mais altos são zero, e a Equação 2.12 se torna a Equação 2.8.

Uma forma alternativa da equação virial é dada por uma expansão em série do fator de compressibilidade em termos da pressão, P:

$$Z = 1 + B'P + C'P^2 + D'P^3 + \cdots \tag{2.13}$$

Como P e V são relacionados, não é surpreendente que existam relações entre B e B', C e C', e assim por diante (ver o Problema 2.62). Em cada equação, os valores dos coeficientes decrescem rapidamente. Na Equação 2.13, por exemplo, a magnitude dos coeficientes é tal que $B' \gg C' \gg D'$ de forma que para pressões, digamos, entre zero e 10 atm precisamos incluir somente o segundo termo, sob a condição de que a temperatura não seja muito baixa:

$$Z = 1 + B'P \tag{2.14}$$

As Equações 2.11 e 2.12 ou 2.13 exemplificam duas abordagens bem distintas. A equação de van der Waals leva em conta a não-idealidade dos gases, introduzindo correções para o volume molecular finito e as forças intermoleculares. Embora essas correções resultem em uma melhoria clara relativamente à equação do gás ideal, a Equação 2.11 é ainda aproximada. A razão para isso é que nosso conhecimento atual sobre forças intermoleculares é insuficiente para explicar quantitativamente o comportamento macroscópico. É claro que podemos melhorar ainda mais essa equação, adicionando mais termos de correção; de fato, muitas outras equações de estado foram propostas desde quando van der Waals apresentou sua análise pela primeira vez. Por outro lado, a Equação 2.12 é exata para gases reais, mas não nos fornece nenhuma interpretação molecular direta. A não-idealidade do gás é levada em conta matematicamente por meio de uma expansão em séries em que os coeficientes B, C, ... podem ser determinados experimentalmente. Esses coeficientes não têm nenhum significado físico, embora possam ser relacionados às forças intermoleculares de modo indireto. Assim, nossa escolha nesse caso é entre uma equação aproximada que nos dá alguma idéia física ou uma equação que descreve o comportamento do gás exatamente (se os coeficientes são conhecidos), mas não nos diz nada sobre seu comportamento molecular.

EXEMPLO 2.4

Calcule o volume molar do metano a 300 K e 100 atm, sabendo que o segundo coeficiente virial (B) do metano é $-0{,}042$ L mol^{-1}. Compare seu resultado com o obtido usando a equação do gás ideal.

RESPOSTA

Da Equação 2.12, desprezando os termos que contêm C, D, ...

$$\begin{aligned} Z &= 1 + \frac{B}{\overline{V}} \\ &= 1 + \frac{BP}{RT} \\ &= 1 + \frac{(-0{,}042 \text{ L mol}^{-1})(100 \text{ atm})}{(0{,}08206 \text{ L atm K}^{-1} \text{ mol}^{-1})(300 \text{ K})} \\ &= 1 - 0{,}17 = 0{,}83 \end{aligned}$$

$$\begin{aligned} \overline{V} &= \frac{ZRT}{P} \\ &= \frac{(0{,}83)(0{,}08206 \text{ L atm K}^{-1} \text{ mol}^{-1})(300 \text{ K})}{100 \text{ atm}} \\ &= 0{,}20 \text{ L mol}^{-1} \end{aligned}$$

Para um gás ideal:

$$\overline{V} = \frac{RT}{P}$$
$$= \frac{(0{,}08206 \text{ L atm K}^{-1} \text{ mol}^{-1})(300 \text{ K})}{100 \text{ atm}}$$
$$= 0{,}25 \text{ L mol}^{-1}$$

COMENTÁRIO

A 100 atm e 300 K, o metano é mais compressível que um gás ideal ($Z = 0{,}83$ comparado com $Z = 1$) em razão das forças atrativas entre as moléculas de CH_4.

2.9 Condensação de gases e o estado crítico

A condensação de um gás em líquido é um fenômeno familiar. Em 1869, o primeiro estudo quantitativo da relação pressão–volume desse processo foi feito pelo químico irlandês Thomas Andrews (1813–1885). Ele mediu o volume de determinada quantidade de dióxido de carbono em razão da pressão em várias temperaturas e obteve a série de isotermas mostrada na Figura 2.6. Em temperaturas altas, as curvas são aproximadamente hiperbólicas, indicando que o gás obedece à lei de Boyle. À medida que a temperatura diminui, desvios se tornam evidentes e um comportamento drasticamente diferente é observado em T_4. Movimentando-se ao

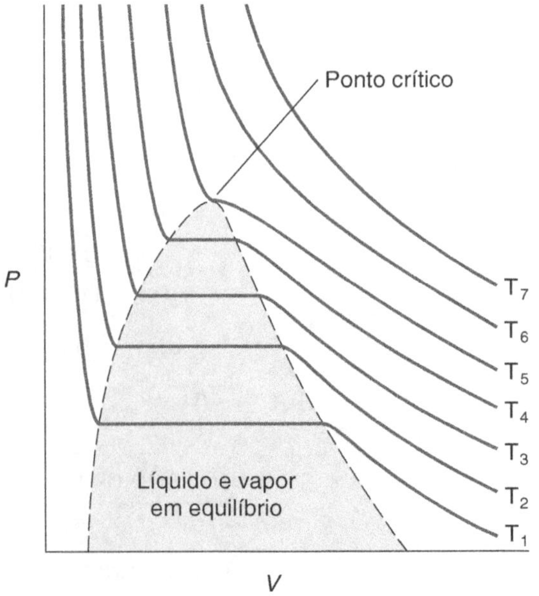

Figura 2.6
Isoterma de dióxido de carbono em várias temperaturas (a temperatura aumenta de T_1 a T_7). A temperatura crítica é T_5. Acima dessa temperatura, o dióxido de carbono não pode mais ser liquefeito não importa quão grande seja a pressão.

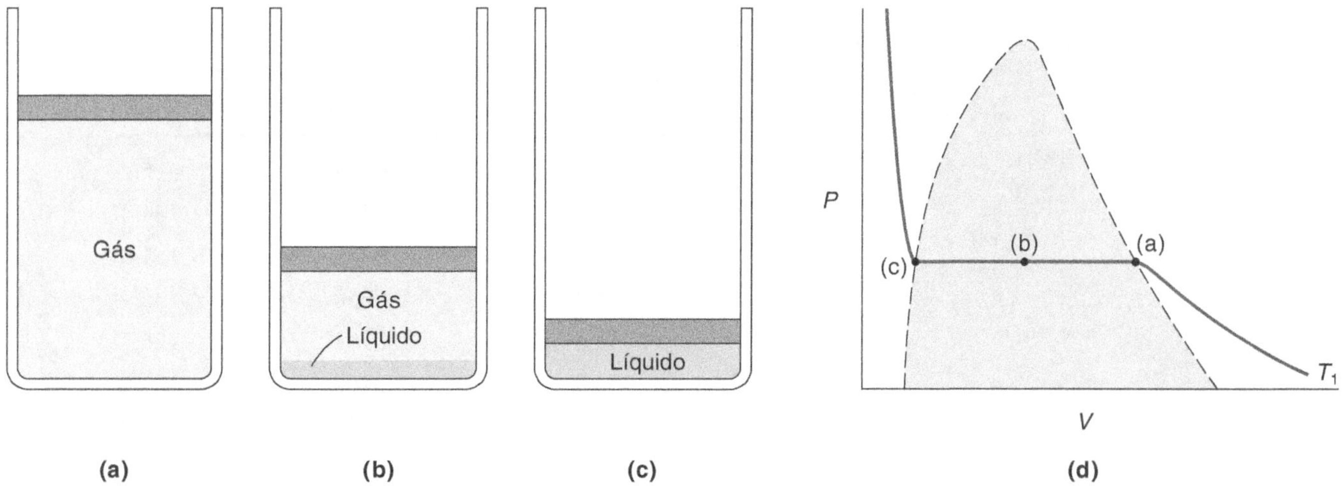

Figura 2.7
Liquefação do dióxido de carbono em T_1 (ver Figura 2.6). Na parte (a), aparece a primeira gota do líquido. De (b) a (c), o gás é gradual e completamente convertido em líquido a pressão constante. Depois da parte (c), o volume decresce muito pouco com o aumento na pressão, porque os líquidos são altamente incompressíveis. A parte (d) apresenta um gráfico geral dos estágios mostrados em (a), (b) e (c).

longo da isoterma da direita para a esquerda, vemos que, embora o volume do gás diminua com a pressão, o produto PV não é mais uma constante (porque a curva não é mais uma hipérbole). Aumentando mais a pressão, alcançamos um ponto que é a intersecção entre a isoterma e a linha tracejada da direita. Se pudéssemos observar esse processo, notaríamos a formação de dióxido de carbono líquido a essa pressão. Com a pressão mantida constante, o volume continua a diminuir (pois mais vapor é convertido em líquido) até que todo o vapor tenha se condensado. Além desse ponto (a intersecção entre a linha horizontal e a linha tracejada à esquerda), o sistema está inteiramente líquido e qualquer aumento adicional na pressão resultará em uma diminuição muito pequena no volume, porque os líquidos são muito menos compressíveis do que os gases (Figura 2.7).

A pressão correspondente à linha horizontal (a região em que vapor e líquido coexistem) é denominada *pressão de vapor de equilíbrio,* ou simplesmente *pressão de vapor* do líquido na temperatura do experimento. O comprimento da linha horizontal diminui com o aumento da temperatura. Em determinada temperatura (T_5, no caso), a isoterma é tangencial à linha tracejada, e somente uma fase (a fase gasosa) está presente. A linha horizontal se reduz agora a um ponto conhecido como *ponto crítico.* A temperatura, a pressão e o volume correspondentes a esse ponto são chamados temperatura crítica (T_c), pressão crítica (P_c) e volume crítico (V_c), respectivamente. A *temperatura crítica* é a temperatura acima da qual nenhuma condensação pode ocorrer, não importa quão grande seja a pressão. As constantes críticas de vários gases estão listadas na Tabela 2.2. Note que o volume crítico é usualmente expresso como uma quantidade molar, chamada volume crítico molar ($\overline{V}_c$), dado por V_c/n, em que n é o número de mols da substância presente.

Tabela 2.2
Constantes críticas de algumas substâncias

Substância	P_c/atm	$\overline{V}_c$/L · mol^{-1}	T_c/K
He	2,25	0,0578	5,2
Ne	26,2	0,0417	44,4
Ar	49,3	0,0753	151,0
H_2	12,8	0,0650	32,9
N_2	33,6	0,0901	126,1
O_2	50,8	0,0764	154,6
CO	34,5	0,0931	132,9
CO_2	73,0	0,0957	304,2
CH_4	45,4	0,0990	190,2
H_2O	217,7	0,0560	647,6
NH_3	109,8	0,0724	405,3
SF_6	37,6	0,2052	318,7

O fenômeno da condensação e a existência de uma temperatura crítica são conseqüências diretas do comportamento não ideal dos gases. No final das contas, se as moléculas não se atraíssem mutuamente, não ocorreria condensação e, se as moléculas não tivessem volume, não seríamos capazes de observar os líquidos. Como mencionado anteriormente, a natureza das interações moleculares é tal que a força entre as moléculas é atrativa mesmo quando estão relativamente longe umas das outras, mas, à medida que se aproximam (por exemplo, um líquido sob pressão), essa força se torna repulsiva em virtude das repulsões eletrostáticas entre núcleos e entre elétrons. Em geral, a força atrativa tem um alcance máximo a determinada distância intermolecular finita. Para temperaturas abaixo de T_c, é possível comprimir o gás e trazer as moléculas para dentro do intervalo atrativo, onde a condensação ocorrerá. Acima de T_c, a energia cinética das moléculas do gás é tal que elas serão sempre capazes de se livrar dessa atração; nesse caso, nenhuma condensação ocorrerá. A Figura 2.8 mostra o fenômeno crítico para o hexafluoreto de enxofre (SF_6).

Existe uma relação interessante entre as constantes de van der Waals a e b e as constantes críticas. Dividindo toda a Equação 2.11 por n e rearranjando-a, obtemos

$$\overline{V}_3 - \left(b + \frac{RT}{P}\right)\overline{V}_2 + \frac{a\overline{V}}{P} - \frac{ab}{P} = 0 \qquad (2.15)$$

Uma raiz imaginária contém o termo $\sqrt{-1}$.

em que $\overline{V}$ é o volume molar. Essa é uma equação cúbica, e sua solução fornece três valores de $\overline{V}$. Em temperaturas abaixo de T_c, a equação tem três raízes reais; duas delas correspondem à intersecção da linha horizontal com a linha tracejada na Figura 2.6, e a terceira raiz não tem significado físico. Acima de T_c, a equação tem uma raiz

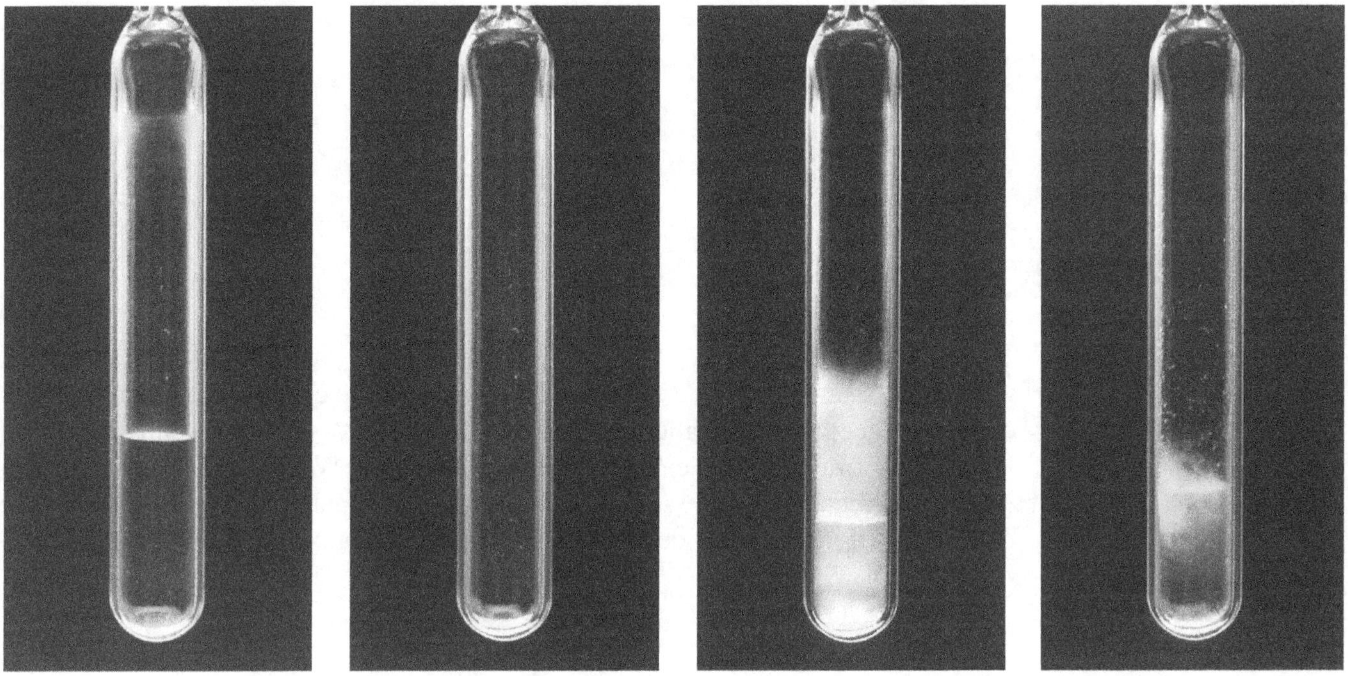

(a) (b) (c) (d)

Figura 2.8
O fenômeno crítico do hexafluoreto de enxofre ($T_c = 318{,}7$ K; $P_c = 37{,}6$ atm). (a) Abaixo da temperatura crítica, é visível uma fase líquida transparente. (b) Acima da temperatura crítica, a fase líquida desaparece. (c) A substância é esfriada um pouco abaixo da sua temperatura crítica. (d) Finalmente, a fase líquida reaparece.

real e duas raízes imaginárias. Em T_c, entretanto, as três raízes da equação são reais e idênticas; isto é,

$$(\overline{V} - \overline{V}_c)^3 = 0$$

ou

$$\overline{V}^3 - 3\overline{V}_c\overline{V}^2 + 3\overline{V}_c^2\overline{V} = \overline{V}_c^3 = 0 \tag{2.16}$$

A comparação dos coeficientes de $\overline{V}^3$, $\overline{V}^2$ e $\overline{V}$ nas Equações 2.15 e 2.16 fornece o seguinte:

Para $\overline{V}^2$:

$$3\overline{V}_c = b + \frac{RT_c}{P_c} \tag{2.17}$$

Para $\overline{V}$:

$$3\overline{V}_c^2 = \frac{a}{P_c} \tag{2.18}$$

Também,

$$\overline{V}_c^3 = \frac{ab}{P_c} \tag{2.19}$$

Das Equações 2.17, 2.18 e 2.19, obtemos

$$a = 3P_c\overline{V}_c^2 \tag{2.20}$$

$$b = \frac{\overline{V}_c}{3} \tag{2.21}$$

$$R = \frac{8a}{27T_cb} \tag{2.22}$$

Portanto, se as constantes críticas de uma substância são conhecidas, podemos calcular tanto a como b. Na realidade, quaisquer duas das três equações acima podem ser utilizadas para se obter a e b. Se a equação de van der Waals fosse exatamente obedecida na região crítica, essa escolha não seria importante. Entretanto, esse não é o caso. Os valores de a e b dependem de forma significativa de usarmos as combinações P_c–T_c, T_c–$\overline{V}_c$ ou P_c–$\overline{V}_c$. É costume escolher P_c e T_c, visto que $\overline{V}_c$ é geralmente a menos exata das constantes críticas. Da Equação 2.21, temos

$$\overline{V}_c = 3b$$

que, quando substituída na Equação 2.20, fornece

$$a = 3P_c(3b)^2 = 27P_cb^2 \tag{2.23}$$

Substituindo a Equação 2.23 na Equação 2.22 resulta

$$b = \frac{RT_c}{8P_c} \tag{2.24}$$

e

$$a = \frac{27R^2T_c^2}{64P_c} \tag{2.25}$$

Embora as Equações 2.24 e 2.25 devam ser consideradas relações aproximadas, em razão da não-confiabilidade da equação de van der Waals na região crítica, são freqüentemente utilizadas para se obter as constantes de van der Waals. Dessa forma, os valores de a e b listados na Tabela 2.1 são na maioria calculados a partir das constantes críticas (ver Tabela 2.2) e das Equações 2.24 e 2.25.

Nos últimos anos tem havido muito interesse nas aplicações práticas de *fluidos supercríticos* (FSC), isto é, do estado da matéria acima da temperatura crítica. Um dos FSC mais estudados é o dióxido de carbono. Sob condições apropriadas de temperatura e pressão, o CO_2 FSC pode ser utilizado como solvente para remover cafeína de grãos de café cru e óleo comestível de batatas, para produzir batatas *chips* crocantes e sem óleo. Também está sendo utilizado na limpeza do meio ambiente, porque dissolve hidrocarbonetos clorados. FSC de CO_2, de NH_3 e de certos hidrocarbonetos como hexano e heptano são utilizados em cromatografia. FSC de CO_2 tem se mostrado um meio efetivo de transporte de substâncias como antibióticos e hormônios, que são instáveis nas altas temperaturas necessárias para separações cromatográficas normais.

Equações principais

$P_1 V_1 = P_2 V_2$	(n e T constantes)	(2.2)
$\dfrac{V_1}{T_1} = \dfrac{V_2}{T_2}$	(n e P constantes)	(2.5)
$\dfrac{P_1}{T_1} = \dfrac{P_2}{T_2}$	(n e V constantes)	(2.6)
$\dfrac{V}{n} = \text{constante}$	(T e P constantes)	(2.7)
$P V = n R T$	(Equação do gás ideal)	(2.8)
$P_T = \sum_i P_i$	(Lei de Dalton das pressões parciais)	(2.9)
$Z = \dfrac{PV}{nRT} = \dfrac{P\overline{V}}{RT}$	(Fator de compressibilidade)	(2.10)
$\left(P + \dfrac{an^2}{V^2}\right)(V - nb) = nRT$	(Equação de van der Waals)	(2.11)
$Z = 1 + \dfrac{B}{\overline{V}} + \dfrac{C}{\overline{V}^2} + \dfrac{D}{\overline{V}^3} + \cdots$	(Equação virial)	(2.12)
$Z = 1 + B'P + C'P^2 + D'P^3 + \cdots$	(Equação virial)	(2.13)

Sugestões de leitura para aprofundamento

LIVROS

TABOR, D. *Gases, liquids, and solids*. 3. ed. Nova York: Cambridge University Press, 1996.

WALTON, A. J. *The three phases of matter*. 2. ed. Nova York: Oxford University Press, 1983.

ARTIGOS

BOWMAN, W. H. e LAWRENCE, R. M. The cabin atmosphere in manned space vehicles. *J. Chem. Educ.*, **48**, 152, 1971.

CLARK, D. B. The ideal gas law at the center of the sun. *J. Chem. Educ.*, **66**, 826, 1989.

COMROE, J. H. The lung. *Sci. Am.*, fev. 1966.

COOKE, E. D. Scuba diving and the gas laws. *J. Chem. Educ.*, **50**, 425, 1973.

EBERHART, J. G. The many faces of van der Waals's equation of state. *J. Chem. Educ.*, **66**, 906, 1989.

HOUSTON, C. S. Mountain sickness. *Sci. Am.*, out. 1992.

LEVINE, S. Derivation of the ideal gas law. *J. Chem. Educ.*, **62**, 399, 1985.

MEYER, E. F.; MEYER, T. P. Supercritical fluids: liquid, gas, both, or neither? A different approach. *J. Chem. Educ.*, **63**, 463, 1986.

OTT, J. B. GOALES, J. R.; HALL, H. T. Comparisons of equations of state in effectively describing PVT relations. *J. Chem. Educ.*, **48**, 515, 1971.

PHELPS, C. L.; SMART, N. G.; WAI, C. M. Past, present, and possible future applications of supercritical fluid extraction technology. *J. Chem. Educ.*, **73**, 1163, 1996.

PILAR, F. L. The critical temperature: a necessary consequence of gas nonideality. *J. Chem. Educ.*, **44**, 284, 1967.

ROSS, M. Equations of state. *Encyclopedia of Applied Physics*, In: TRIGG, G. L. (Ed.) Nova York: VCH Publishers, 1993, vol. 6, p. 291.

RHODES, G. Does a one-molecule gas obey boyle's law?. *J. Chem. Educ.*, **69**, 16, 1992.

SCOTT, A. F. The invention of the balloon and the birth of modern chemistry. *Sci. Am.*, Jan. 1984.

SWINBOURNE, F. S. The van der Waals gas equation. *J. Chem. Educ.*, **32**, 366, 1955.

WINTER, S. S. A simple model for van der Waals. *J. Chem. Educ.*, **33**, 459, 1959.

WISNIAK, J. Interpretation of the second virial coefficient. *J. Chem. Educ.*, **76**, 671, 1999.

Problemas

Leis do gás ideal

2.1 Classifique cada uma das seguintes propriedades como intensiva ou extensiva: força, pressão (P), volume (V), temperatura (T), massa, densidade, massa molar, volume molar ($\overline{V}$).

2.2 Alguns gases, como NO_2 e NF_2, não obedecem à lei de Boyle em qualquer pressão. Explique.

2.3 Um gás ideal originalmente a 0,85 atm e 66 °C foi expandido até que o volume, a pressão e a temperatura finais fossem 94 mL, 0,60 atm e 45 °C, respectivamente. Qual era seu volume inicial?

2.4 Algumas canetas esferográficas têm um pequeno orifício no corpo principal. Qual é o propósito desse orifício?

2.5 Começando com a equação do gás ideal, mostre como se pode calcular a massa molar de um gás conhecendo sua densidade.

2.6 Na CPTP (condição-padrão de temperatura e pressão), 0,280 L de um gás pesa 0,400 g. Calcule a massa molar desse gás.

2.7 As moléculas de ozônio na atmosfera absorvem muito da radiação nociva do Sol. Tipicamente, a temperatura e a pressão parcial do ozônio na estratosfera são 250 K e $1{,}0 \times 10^{-3}$ atm, respectivamente. Quantas moléculas de ozônio estão presentes em 1,0 L de ar nessas condições? Suponha um comportamento de gás ideal.

2.8 Calcule a densidade de HBr em g L^{-1} a 733 mmHg e 46 °C. Suponha um comportamento de gás ideal.

2.9 Dissolvendo 3,00 g de uma amostra impura de $CaCO_3$ em excesso de ácido HCl, produz-se 0,656 L de CO_2 (medidos a 20 °C e 792 mmHg). Calcule a porcentagem em massa de $CaCO_3$ na amostra.

2.10 A pressão de vapor saturado de mercúrio é 0,0020 mmHg a 300 K, e a densidade do ar a 300 K é 1,18 g L^{-1}. **(a)** Calcule a concentração de vapor de mercúrio no ar em mol L^{-1}. **(b)** Qual é o número em partes por milhão (ppm) por massa do mercúrio no ar?

2.11 Um balão muito flexível com um volume de 1,2 L a 1,0 atm e 300 K sobe até a estratosfera, onde a temperatura e a pressão são 250 K e $3{,}0 \times 10^{-3}$ atm, respectivamente. Qual é o volume final do balão? Suponha um comportamento de gás ideal.

2.12 O bicarbonato de sódio ($NaHCO_3$) é chamado de fermento químico porque, quando aquecido, libera dióxido de carbono, que causa o crescimento das massas de biscoitos, roscas e pão durante o cozimento. **(a)** Calcule o volume (em litros) de CO_2 produzido pelo aquecimento de 5,0 g de $NaHCO_3$ a 180 °C e 1,3 atm. **(b)** O bicarbonato de amônio (NH_4HCO_3) também tem sido utilizado como agente capaz de fermentar. Sugira uma vantagem e uma desvantagem de se usar NH_4HCO_3 em vez do $NaHCO_3$ para cozimento.

2.13 Uma unidade não-SI muito empregada para pressão é a libra por polegada quadrada (psi). Mostre que 1 atm = 14,7 psi. Um pneu de automóvel é inflado até 28,0 psi de pressão quando frio, a 18 °C. **(a)** Qual será a pressão se o pneu for aquecido a 32 °C quando o carro estiver se movendo? **(b)** Que percentual de ar no pneu teria de escapar para que a pressão ficasse reduzida à original de 28,0 psi? Suponha que o volume do pneu permaneça constante com a temperatura. (O medidor de pressão de pneu não mede a pressão do ar dentro do pneu, mas seu excesso sobre a pressão externa, que é 14,7 psi.)

2.14 **(a)** Que volume de ar a 1,0 atm e 22 °C é necessário para encher um pneu de bicicleta de 0,98 L a uma pressão de 5,0 atm, à mesma temperatura. (Note que 5,0 atm é a pressão no medidor de pressão, que é a diferença entre a pressão no pneu e a pressão atmosférica. Inicialmente, a pressão medida no pneu era de 0 atm.) **(b)** Qual é a pressão total no pneu quando o medidor registra 5,0 atm? **(c)** O pneu é inflado com uma bomba manual cheia de ar a 1,0 atm; comprimindo o ar no cilindro, todo o ar na bomba é adicionado ao ar no pneu. Se o volume da bomba é 33% do volume do pneu, que pressão o medidor registrará após três bombeadas completas?

2.15 Um estudante quebra um termômetro e esparrama a maior parte do mercúrio (Hg) no chão do laboratório, que mede 15,2 m de comprimento, 6,6 m de largura e 2,4 m de altura. **(a)** Calcule a massa de vapor de mercúrio (em gramas) na sala a 20 °C. **(b)** A concentração de vapor de mercúrio excede o valor de 0,050 mg Hg m^{-3} especificado na regulamentação da qualidade do ar? **(c)** Uma maneira de tratar pequenas quantidades de mercúrio derramado é jogar pó de enxofre sobre o metal. Sugira uma razão física e outra química para esse tratamento. A pressão de vapor do mercúrio a 20 °C é $1{,}7 \times 1{,}0^{-6}$ atm.

2.16 O nitrogênio forma vários óxidos gasosos. Um deles tem densidade de 1,27 g L^{-1} medida a 764 mmHg e 150 °C. Escreva a fórmula do composto.

2.17 O dióxido de nitrogênio (NO_2) não pode ser obtido na forma pura na fase gasosa porque existe como uma mistura de NO_2 e N_2O_4. A 25 °C e 0,98 atm, a densidade dessa mistura de gases é 2,7 g L^{-1}. Qual é a pressão parcial de cada gás?

2.18 Uma bomba de vácuo ultra-alto pode reduzir a pressão do ar de 1,0 atm a $1{,}0 \times 10^{-12}$ mmHg. Calcule o número de moléculas de ar em um volume de um litro a esta última pressão e a 298 K. Compare seu resultado com o obtido para um volume de um litro, à pressão de 1,0 atm e a 298 K. Suponha um comportamento de gás ideal.

2.19 Uma bolha de ar com raio de 1,5 cm no fundo de um lago, onde a temperatura é 8,4 °C e a pressão 2,8 atm, sobe à superfície, onde a temperatura é 25,0 °C e a pressão é 1,0 atm. Calcule o raio dessa bolha quando ela alcança a superfície. Suponha um comportamento de gás ideal. [*Dica*: O volume de uma esfera é dado por $(4/3)\pi r^3$, em que r é o raio.]

2.20 A densidade do ar seco a 1,00 atm e 34,4 °C é 1,15 g L^{-1}. Calcule a composição do ar (porcentagem em massa) supondo que ele contenha somente nitrogênio e oxigênio e se comporte como um gás ideal. [*Dica*: Primeiro, calcule a "massa molar" do ar, depois as frações molares, e depois as frações em massa de O_2 e N_2.]

2.21 Um gás liberado durante a fermentação da glicose tem volume de 0,78 L quando medido a 20,1 °C e 1,0 atm. Qual era o volume desse gás à temperatura de fermentação de 36,5 °C? Suponha um comportamento de gás ideal.

2.22 Dois frascos redondos de volume V_A e V_B são conectados por uma torneira. Os números de mols de gases nos frascos são n_A e n_B e, inicialmente, os gases estão à mesma pressão P e temperatura T. Mostre que a pressão final do sistema, depois de aberta a torneira, é igual a P. Suponha um comportamento de gás ideal.

2.23 A composição do ar seco ao nível do mar é 78,03% de N_2, 20,99% de O_2 e 0,033% de CO_2 em volume. **(a)** Calcule a massa molar média dessa amostra de ar. **(b)** Calcule as pressões parciais do N_2, do O_2 e do CO_2 em atm. (Para temperatura e pressão constantes, o volume de um gás é diretamente proporcional ao número de mols do gás.)

2.24 Uma mistura com nitrogênio e hidrogênio pesa 3,50 g e ocupa um volume de 7,46 L a 300 K e 1,00 atm. Calcule a porcentagem em massa desses dois gases. Considere um comportamento de gás ideal.

2.25 A umidade relativa em uma sala fechada com um volume de 645,2 m^3 é 87,6% a 300 K, e a pressão de vapor da água a 300 K é 0,0313 atm. Calcule a massa de água no ar. [*Dica*: A umidade relativa é definida como $(P/P_s) \times 100\%$, em que P e P_s são a pressão parcial e a pressão parcial saturada da água, respectivamente.]

2.26 A morte por sufocação em um recinto fechado é normalmente causada não pela falta de oxigênio, mas por envenenamento por CO_2, que ocorre quando temos cerca de 7% de CO_2 por volume. Por quanto tempo seria seguro ficar em uma sala fechada com dimensões 10 pés $\times$ 10 pés $\times$ 20 pés? [Fonte: Eco-Chem, CAMPBELL, J. A. Eco-Chem. *J. Chem. Educ.* **49**, 538, 1972.]

2.27 Um frasco contém uma mistura de dois gases ideais, A e B. Mostre graficamente como a pressão total do sistema depende da quantidade de A no frasco; isto é, faça um gráfico da pressão total em função da fração molar de A. Faça o mesmo para B no mesmo gráfico. O número total de mols de A e B é constante.

2.28 Um mistura dos gases hélio e neônio é coletada sobre água a 28 °C e 745 mmHg. Se a pressão parcial do hélio for 368 mmHg, qual será a pressão parcial do neônio? (*Nota*: A pressão de vapor da água a 28 °C é 28,3 mmHg.)

2.29 Se a pressão barométrica cai em uma parte do mundo, ela deve subir em alguma outra parte. Explique por quê.

2.30 Um pedaço de sódio metálico reage completamente com a água como segue:

$$2\text{Na}(s) + 2\text{H}_2\text{O}(l) \rightarrow 2\text{NaOH}(aq) + \text{H}_2(g)$$

O gás hidrogênio gerado é coletado sobre água a 25,0 °C. O volume do gás é 246 mL, medido a 1,00 atm. Calcule o número de gramas de sódio utilizado na reação. (*Nota*: A pressão de vapor da água a 25 °C é 0,0313 atm.)

2.31 Uma amostra de zinco metálico reage completamente com excesso de ácido clorídrico:

$$\text{Zn}(s) + 2\text{HCl}(aq) \rightarrow \text{ZnCl}_2(aq) + \text{H}_2(g)$$

O gás hidrogênio gerado é coletado sobre água a 25,0 °C. O volume do gás é 7,80 L e a pressão é de 0,980 atm. Calcule em gramas a quantidade de zinco metálico consumida na reação. (*Nota*: A pressão de vapor da água a 25 °C é 23,8 mmHg.)

2.32 O gás hélio é misturado com o oxigênio em cilindros para mergulhos em alto mar. Calcule a porcentagem em volume de oxigênio em uma mistura se o mergulhador tiver de submergir a uma profundidade onde a pressão total é 4,2 atm. A pressão parcial do oxigênio é mantida a 0,20 atm nessa profundidade.

2.33 Uma amostra de gás amônia (NH_3) é completamente decomposta nos gases nitrogênio e hidrogênio quando passada por palha de aço aquecida. Se a pressão total é 866 mmHg, calcule as pressões parciais do N_2 e do H_2.

2.34 A pressão parcial do dióxido de carbono no ar varia com as estações. Você esperaria que a pressão parcial no hemisfério Norte fosse maior no verão ou no inverno? Explique.

2.35 Um adulto saudável exala cerca de $5{,}0 \times 10^2$ mL de uma mistura gasosa em cada respirada. Calcule o número de moléculas presentes nesse volume a 37 °C e 1,1 atm. Liste os principais componentes dessa mistura gasosa.

2.36 Descreva como você mediria, por meios químicos ou físicos (que não seja espectrometria de massa), as pressões parciais das misturas de gases: **(a)** CO_2 e H_2; **(b)** He e N_2.

2.37 As leis dos gases são vitalmente importantes para mergulhos com cilindros de ar. A pressão exercida por 33 pés de água do mar é equivalente a 1 atm. **(a)** Um mergulhador ascende rapidamente para a superfície da água de uma profundidade de 36 pés sem exalar o gás de seus pulmões. Por que fator o volume de seu pulmão terá aumentado no momento em que ele alcançar a superfície? Suponha que a temperatura seja constante. **(b)** A pressão parcial do oxigênio no ar é cerca de 0,20 atm. (O ar é 20% em volume de oxigênio.) Em mergulhos em alto mar, a composição do ar que o mergulhador respira deve ser mudada para que essa pressão parcial seja mantida. Qual deve ser o conteúdo de oxigênio (em porcentagem por volume) quando a pressão total exercida sobre o mergulhador é de 4,0 atm?

2.38 Dois frascos redondos, um de 1,00 L e outro de 1,50 L, conectados por uma torneira, são preenchidos, respectivamente, com argônio a 0,75 atm e hélio a 1,20 atm, à mesma temperatura. Calcule a pressão total, as pressões parciais e as frações molares de cada gás depois de aberta a torneira. Suponha um comportamento de gás ideal.

2.39 Uma mistura de hélio e neônio que pesa 5,50 g ocupa um volume de 6,80 L a 300 K e 1,00 atm. Calcule a composição da mistura em porcentagem de massa.

Comportamento de gás não-ideal e o estado crítico

2.40 Sugira duas demonstrações para mostrar que os gases não se comportam idealmente.

2.41 Quais das seguintes combinações de condições mais influenciam um gás para se comportar idealmente: **(a)** baixa pressão e baixa temperatura; **(b)** baixa pressão e alta temperatura; **(c)** alta pressão e alta temperatura; **(d)** alta pressão e baixa temperatura.

2.42 As constantes a e b de van der Waals para o benzeno são 18,00 atm L^2 mol^{-2} e 0,115 L mol^{-1}, respectivamente. Calcule as constantes críticas do benzeno.

2.43 Usando os dados mostrados na Tabela 2.1, calcule a pressão exercida por 2,500 mols de dióxido de carbono confinados em um volume de 1,000 L a 450 K. Compare essa pressão com aquela calculada supondo um comportamento ideal.

2.44 Sem consultar uma tabela, selecione da seguinte lista de gases aquele com o maior valor de b na equação de van der Waals: CH_4, O_2, H_2O, CCl_4, Ne.

2.45 Com referência à Figura 2.4, vemos que para o He o gráfico tem um coeficiente angular positivo, mesmo a pressões baixas. Explique esse comportamento.

2.46 A uma temperatura de 300 K, os coeficientes viriais (B) do N_2 e do CH_4 são $-4{,}2$ cm^3 mol^{-1} e -15 cm^3 mol^{-1}, respectivamente. Que gás se comporta mais idealmente nessa temperatura?

2.47 Calcule o volume molar do dióxido de carbono a 400 K e 30 atm, sabendo que o segundo coeficiente virial (B) do CO_2 é $-0{,}0605$ L mol^{-1}. Compare seu resultado com aquele obtido usando a equação do gás ideal.

2.48 Considere a equação virial $Z = 1 + B'P + C'P^2$, que descreve o comportamento de um gás a determinada temperatura. Do gráfico de Z em razão de P, deduza os sinais de B' e C'(< 0; $= 0$; > 0).

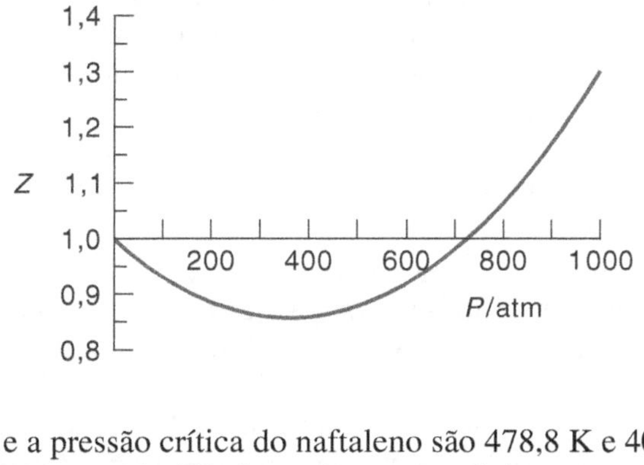

2.49 A temperatura crítica e a pressão crítica do naftaleno são 478,8 K e 40,6 atm, respectivamente. Calcule as constantes de van der Waals a e b para o naftaleno.

2.50 Obtenha as constantes a e b de van der Waals em função das constantes críticas notando que, no ponto crítico, $(\partial P/\partial \overline{V})_T = 0$ e $(\partial^2 P/\partial \overline{V}^2)_T = 0$. (Este problema exige o conhecimento de derivadas parciais.)

2.51 Das relações entre as constantes de van der Waals e as constantes críticas, mostre que $Z_c = P_c\overline{V}_c/RT_c = 0{,}375$, em que Z_c é o fator de compressibilidade no ponto crítico.

2.52 Um extintor de incêndio de CO_2 está localizado no lado de fora de um prédio em Massachusetts. Durante os meses de inverno pode-se ouvir o barulho de um líquido se deslocando ao se sacudir levemente o extintor. No verão, freqüentemente não se ouve nenhum som quando o extintor é sacudido. Explique. Suponha que o extintor não tenha nenhum vazamento e que ainda não tenha sido utilizado.

Problemas adicionais

2.53 Um barômetro com uma secção transversal de área igual a 1,00 cm^2 mede uma pressão de 76,0 cm de mercúrio ao nível do mar. A pressão exercida por essa coluna de mercúrio é igual à pressão exercida por todo o ar acima de uma área de 1 cm^2 na superfície da Terra. Dado que a densidade do mercúrio é 13,6 g cm^{-3} e que o raio médio da Terra é 6 371 km, calcule a massa total em quilogramas da atmosfera da Terra. (*Dica*: A área de uma superfície esférica é $4\pi r^2$, em que r é o raio da esfera.)

2.54 Diz-se que cada respirada nossa contém, na média, moléculas exaladas em algum momento por Wolfgang Amadeus Mozart (1756–1791). Os seguintes cálculos demonstram a validade dessa afirmação. **(a)** Calcule o número total de moléculas na atmosfera. (*Dica*: Use o resultado do Problema 2.53 e 29,0 g mol^{-1} como a massa molar do ar.) **(b)** Supondo que o volume de cada respirada (inalada e exalada) é 500 mL, calcule o número de moléculas exaladas em cada respirada a 37 °C, que é a temperatura do corpo. **(c)** Se o tempo de vida de Mozart foi de exatamente 35 anos, quantas moléculas ele exalou nesse período (dado que uma pessoa respira 12 vezes por minuto em média)? **(d)** Calcule a fração de moléculas na atmosfera que foram exaladas por Mozart. Quantas das moléculas de Mozart inalamos em cada respirada de ar? Arredonde sua resposta para um dígito significativo. **(e)** Liste três suposições importantes nesses cálculos.

2.55 Um supervisor de almoxarifado mediu o conteúdo de um tambor de 25 galões de acetona em um dia em que a temperatura era 18,0 °C e a pressão atmosférica, 750 mmHg e descobriu que só restavam 15,4 galões do solvente. Depois de vedar bem o tambor, um assistente o derrubou enquanto o transportava para o laboratório de química orgânica no andar de cima. Com isso, o tambor ficou amassado e seu volume, reduzido para 20,4 galões. Qual é a pressão total dentro do tambor depois do acidente? A pressão de vapor da acetona a 18,0 °C é 400 mmHg. (*Dica*: No momento em que foi vedado, a pressão interna no tambor, que é igual à soma da pressão do ar e da acetona, era igual à pressão atmosférica.)

2.56 Uma relação conhecida como fórmula barométrica é útil para se estimar a variação da pressão atmosférica com a altitude. **(a)** Sabendo que a pressão atmosférica decresce com a altitude, temos $dP = -\rho g dh$, em que ρ é a densidade do ar, g, a aceleração da gravidade (9,81 m s^{-2}), e P e h, a pressão e a altura, respectivamente. Supondo um comportamento de gás ideal e a temperatura constante, mostre que a pressão P a uma altura h está relacionada com a pressão ao nível do mar P_0 ($h = 0$) pela expressão $P = P_0 e^{-g\mathcal{M}h/RT}$. (*Dica*: Para um gás ideal, $\rho = P\mathcal{M}/RT$, em que $\mathcal{M}$ é a massa molar.) **(b)** Calcule a pressão atmosférica a uma altura de 5,0 km, supondo uma temperatura constante de 5,0 °C e sabendo que a massa molar média do ar é 32,0 g mol^{-1}.

2.57 Em um modelo de gás de esferas duras, supõe-se que as moléculas têm um volume finito, mas sem nenhuma interação entre elas. **(a)** Compare a isoterma P-V de um gás ideal com a de um modelo de gás de esferas duras. **(b)** Seja b o volume efetivo do gás. Escreva uma equação de estado para esse gás. **(c)** Dessa equação, obtenha uma expressão para $Z = P\overline{V}/RT$ para o gás de esferas duras e faça um gráfico de Z em razão de P para dois valores de T (T_1 e T_2, $T_2 > T_1$). Não deixe de indicar o valor da intersecção com o eixo Z. **(d)** Faça um gráfico de Z em função de T, a P constante, para um gás ideal e para um gás de esferas duras.

2.58 Uma forma de obter uma compreensão física de b na equação de van der Waals é calcular o "volume excluído". Suponha que a distância de maior aproximação entre duas moléculas esféricas semelhantes é a soma de seus raios ($2r$). **(a)** Calcule o volume ao redor de cada molécula de modo que o centro de outra molécula não possa penetrar. **(b)** Do resultado da parte **(a)**, calcule o volume excluído para um mol de moléculas, que é a constante b. Como ele se compara com a soma dos volumes de um mol das mesmas moléculas?

2.59 Você pode ter presenciado uma demonstração na qual uma vela em chamas sobre a água é coberta com um copo virado para baixo. A chama se apaga e a água sobe no copo. A explicação usualmente dada para esse fenômeno é que o oxigênio no copo é consumido pela combustão, levando a uma diminuição no volume e daí a um aumento no nível da água. Entretanto, a perda de oxigênio é somente uma consideração menor. **(a)** Usando $C_{12}H_{26}$ como fórmula para a cera de parafina, escreva uma equação balanceada para a combustão. Com base na natureza dos produtos, mostre que a subida prevista no nível da água, em razão da remoção do oxigênio, é muito menor do que a mudança observada. **(b)** Imagine um processo químico que permitiria a você medir o volume de oxigênio no ar aprisionado. (*Dica*: Use lã de aço.) **(c)** Qual é a principal razão para a água subir no copo depois que a chama foi extinta?

2.60 Expresse a equação de van der Waals na forma da Equação 2.12. Obtenha relações entre as constantes de van der Waals (a e b) e os coeficientes viriais (B, C e D), sabendo que

$$\frac{1}{1-x} = 1 + x + x^2 + x^3 + \cdots \quad |x| < 1$$

2.61 A temperatura de Boyle é aquela na qual o coeficiente B é zero. Portanto, nessa temperatura, um gás real se comporta como um gás ideal. **(a)** Dê uma interpretação física para esse comportamento. **(b)** Usando o resultado do Problema 2.60 para B na equação de van der Waals, calcule a temperatura de Boyle para o argônio, sabendo que $a = 1{,}345$ atm L^2 mol^{-2} e $b = 3{,}22 \times 10^{-2}$ L mol^{-1}.

2.62 Das Equações 2.12 e 2.13 mostre que $B' = B/RT$ e $C' = (C - B^2)/(RT)^2$. (*Dica*: Da Equação 2.12, primeiro obtenha expressões para P e P^2. Em seguida, substitua essas expressões na Equação 2.13.)

2.63 Estime a distância (em Å) entre moléculas de vapor de água a 100 °C e 1,0 atm. Suponha um comportamento de gás ideal. Repita o cálculo para água líquida a 100 °C, sabendo que a densidade da água nessa temperatura é 0,96 g cm^{-3}. Comente seus resultados. (O diâmetro de uma molécula de água é aproximadamente 3Å, 1Å = 10^{-8} cm.)

CAPÍTULO 3

Teoria cinética dos gases

É estranho pensar que haja uma palavra para algo que, estritamente falando, não existe, como "repouso".

— Max Born*

O estudo das leis dos gases exemplifica uma abordagem macroscópica, fenomenológica, à físico-química. As equações que descrevem as leis dos gases são relativamente simples, e dados experimentais são prontamente acessíveis. Ainda assim, o estudo das leis dos gases não nos fornece uma visão física real dos processos que ocorrem em nível molecular. Embora tente levar em consideração o comportamento não-ideal nas interações moleculares, a equação de van der Waals faz isso de modo muito vago. Ela não responde a perguntas do tipo: Como a pressão de um gás está relacionada com o movimento individual das moléculas, e por que os gases se expandem quando aquecidos a pressão constante? Então, o próximo passo lógico é tentar explicar o comportamento dos gases pela dinâmica do movimento molecular. Para interpretar as propriedades das moléculas de um gás de forma mais quantitativa, passamos agora à teoria cinética dos gases.

3.1 O modelo

Sempre que tentamos desenvolver uma teoria que explique observações experimentais, precisamos primeiro definir nosso sistema. Se não entendemos todas as propriedades de um sistema, como é usualmente o caso, precisamos fazer determinadas suposições. Nosso *modelo para a teoria cinética dos gases* baseia-se nas seguintes suposições:

1. Um gás é formado por um grande número de átomos ou moléculas separados por distâncias enormes quando comparadas com seu tamanho.
2. As moléculas têm massa, mas seus volumes são desprezivelmente pequenos.
3. As moléculas estão constantemente em movimento caótico.
4. Colisões entre as moléculas e entre as moléculas e as paredes do recipiente são *elásticas*, isto é, a energia cinética pode ser transferida de uma molécula para outra, mas não é convertida em outras formas de energia.
5. Não existe interação, atrativa ou repulsiva, entre as moléculas.

As suposições 2 e 5 são familiares, conforme a nossa discussão sobre gases ideais no Capítulo 2. A diferença entre as leis dos gases ideais e a teoria cinética dos gases está

* BORN, M. *The Restless Universe*, 2. ed. Nova York: Dover, 1951. Utilizado com permissão.

no fato de que, para esta, usaremos as suposições citadas de forma explícita com o intuito de obter expressões para as propriedades macroscópicas, tais como a pressão e a temperatura, em termos do movimento individual das moléculas.

3.2 Pressão de um gás

Usando esse modelo para a teoria cinética dos gases, podemos obter uma expressão para a pressão de um gás com base em suas propriedades moleculares. Considere um gás ideal que contenha N moléculas, cada uma com massa m, confinadas em uma caixa cúbica de dimensão l. Em qualquer instante, o movimento molecular dentro do recipiente é completamente caótico. Vamos analisar o movimento de uma molécula em particular, com velocidade v. Como a velocidade é uma quantidade *vetorial* — tem tanto magnitude como direção —, v pode ser analisado em seus três componentes mutuamente ortogonais, v_x, v_y e v_z. Esses componentes fornecem as taxas com que uma molécula está se movendo ao longo das três direções x, y e z, respectivamente; v é simplesmente a velocidade resultante (Figura 3.1). A

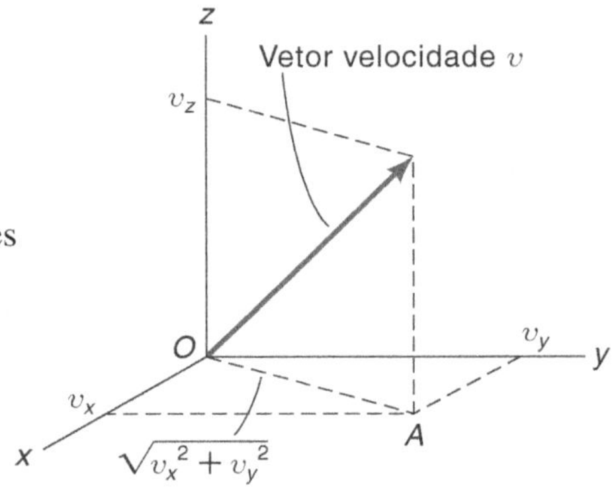

Figura 3.1
Vetor velocidade v e seus componentes ao longo das direções x, y e z.

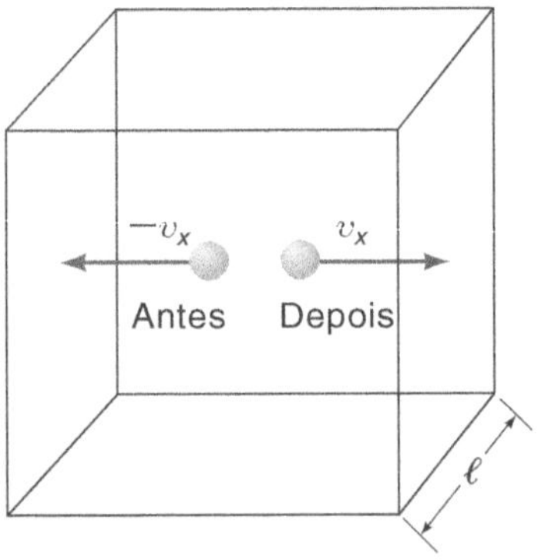

Figura 3.2
Mudança na velocidade, após colisão com a parede do recipiente, de uma molécula movimentando-se com velocidade v_x.

projeção do vetor velocidade no plano xy é $\overline{\text{OA}}$, que, segundo o teorema de Pitágoras, é dada por

$$\overline{\text{OA}}^2 = v_x^2 + v_y^2$$

De modo similar,

$$\begin{aligned} v^2 &= \overline{\text{OA}}^2 + v_z^2 \\ &= v_x^2 + v_y^2 + v_z^2 \end{aligned} \tag{3.1}$$

Por um instante, vamos considerar o movimento de uma molécula ao longo da direção x. A Figura 3.2 mostra as mudanças que ocorrem quando uma molécula com velocidade v_x colide com a parede do recipiente (o plano yz). Como a colisão é elástica, a velocidade depois da colisão é a mesma que antes da colisão, mas oposta na direção. O momento linear da molécula é mv_x, onde m é sua massa, de forma que a *variação* no momento linear é dada por

$$mv_x - m(-v_x) = 2mv_x$$

O sinal de v_x é positivo quando a molécula se move da esquerda para a direita e negativo quando ela se move na direção oposta. Imediatamente após a colisão, a molécula gastará um tempo l/v_x para colidir com a outra parede e, no tempo $2l/v_x$, voltará a colidir novamente com a mesma parede.* Assim, a freqüência de colisão entre a molécula e determinada parede (isto é, o número de colisões por unidade de tempo) é $v_x/2l$, e a variação no momento linear por unidade de tempo é $(2mv_x)(v_x/2l)$ ou mv_x^2/l. De acordo com a segunda lei de Newton do movimento,

$$\begin{aligned}\text{força} &= \text{massa} \times \text{aceleração}\\ &= \text{massa} \times \text{distância} \times \text{tempo}^{-2}\\ &= \text{momento linear} \times \text{tempo}^{-1}\end{aligned}$$

Portanto, a força exercida por uma molécula na parede do recipiente, como resultado da colisão, é mv_x^2/l, e a força total em razão das N moléculas é Nmv_x^2/l. Como a pressão é força/área e a área é igual a l^2, podemos expressar a pressão total exercida em uma parede como

$$\begin{aligned}P &= \frac{F}{A}\\ &= \frac{Nmv_x^2}{l(l^2)} = \frac{Nmv_x^2}{V}\end{aligned}$$

ou

$$PV = Nmv_x^2 \tag{3.2}$$

em que V é o volume do cubo (igual a l^3). Quando lidamos com um enorme número de moléculas (por exemplo, quando N é da ordem de 6×10^{23}), existe uma tremenda variação nas velocidades moleculares. Dessa forma, é mais apropriado substituir v_x^2 na Equação 3.2 pela média ou quantidade média, $\overline{v_x^2}$. Pela Equação 3.1, podemos ver que a relação entre a média dos quadrados dos componentes da velocidade e a média do quadrado da velocidade, $\overline{v^2}$, ainda é

$$\overline{v^2} = \overline{v_x^2} + \overline{v_y^2} + \overline{v_z^2}$$

A quantidade $\overline{v^2}$ é denominada *velocidade quadrática média* e é definida como

$$\overline{v^2} = \frac{v_1^2 + v_2^2 + \cdots + v_N^2}{N} \tag{3.3}$$

Quando N é um número grande, é correto assumir que os movimentos moleculares ao longo das direções x, y e z são igualmente prováveis. Isso significa que

$$\overline{v_x^2} = \overline{v_y^2} = \overline{v_z^2} = \frac{\overline{v^2}}{3}$$

e a Equação 3.2 pode agora ser escrita como

$$P = \frac{Nm\overline{v^2}}{3V}$$

* Estamos supondo que a molécula não colide com outras moléculas ao longo de seu caminho. Um tratamento mais rigoroso que inclui colisões moleculares fornece exatamente o mesmo resultado.

Multiplicando o numerador e o denominador dessa última expressão por 2 e lembrando que a energia cinética da molécula E_{trans} é dada por $\frac{1}{2}mv^2$ (em que o subscrito *trans* denota movimento translacional), obtemos

$$P = \frac{2N}{3V}\left(\frac{1}{2}m\overline{v^2}\right) = \frac{2N}{3V}\overline{E}_{\text{trans}} \tag{3.4}$$

Esta é a pressão exercida por N moléculas em uma parede. O mesmo resultado pode ser obtido não importa a direção (x, y, z) na qual descrevemos o movimento. Vemos que a pressão é diretamente proporcional à energia cinética média ou, mais explicitamente, à velocidade quadrática média da molécula. O significado físico dessa dependência é que, quanto maior a velocidade, mais freqüentes as colisões e maior a variação no momento linear. Desse modo, esses dois termos independentes nos fornecem a quantidade $\overline{v^2}$ na expressão dada pela teoria cinética para a pressão.

3.3 Energia cinética e temperatura

Vamos comparar a Equação 3.4 com a Equação 2.8 (de um gás ideal):

$$\begin{aligned} PV &= nRT \\ &= \frac{N}{N_A}RT \end{aligned}$$

ou

$$P = \frac{NRT}{N_A V} \tag{3.5}$$

em que N_A é a constante de Avogadro. Igualando-se as pressões nas Equações 3.4 e 3.5, obtemos

$$\frac{2}{3}\frac{N}{V}\overline{E}_{\text{trans}} = \frac{N}{N_A}\frac{RT}{V}$$

ou

$$\overline{E}_{\text{trans}} = \frac{3}{2}\frac{RT}{N_A} = \frac{3}{2}k_B T \tag{3.6}$$

em que $R = k_B N_A$ e k_B é a constante de Boltzmann, igual a $1{,}380658 \times 10^{-23}$ J K^{-1} [em homenagem ao físico austríaco Ludwig Eduard Boltzmann (1844–1906)]. (Na maioria dos cálculos, arredondaremos k_B para $1{,}381 \times 10^{-23}$ J K^{-1}.) Vemos, então, que a energia cinética média de uma molécula é proporcional à temperatura absoluta.

A relevância da Equação 3.6 está no fato de que ela fornece uma explicação para a temperatura de um gás com base no movimento molecular. Por essa razão, algumas vezes, o movimento molecular caótico é referido como *movimento térmico*. É importante ter em mente que a teoria cinética é um tratamento *estatístico* de nosso modelo; assim, não faz sentido associar a temperatura com a energia cinética de apenas algumas moléculas. A Equação 3.6 diz que sempre que estão à mesma temperatura T, dois gases ideais devem ter a *mesma* energia cinética média. A razão é que $\overline{E}_{\text{trans}}$ na Equação 3.6 é independente de propriedades moleculares como tamanho ou massa molar, ou quantidade do gás presente, desde que N seja um número grande.

É fácil constatar que $\overline{v^2}$ seria uma grandeza muito difícil de ser medida, se de fato pudesse ser medida. Para isso, precisaríamos medir cada velocidade individualmente, elevá-la ao quadrado e, então, calcular a média (veja a Equação 3.3). Felizmente, esta pode ser obtida de outras grandezas de forma bastante direta. Da Equação 3.6, podemos escrever

$$\frac{1}{2}m\overline{v^2} = \frac{3RT}{2N_A} = \frac{3}{2}k_B T$$

de forma que

$$\overline{v^2} = \frac{3RT}{mN_A} = \frac{3k_B T}{m}$$

ou

$$\sqrt{\overline{v^2}} = v_{\text{rms}} = \sqrt{\frac{3RT}{\mathcal{M}}} = \sqrt{\frac{3k_B T}{m}} \quad (\mathcal{M} = mN_A) \tag{3.7}$$

Lembre-se de que k_B está associado à massa da molécula e R, à massa molar.

em que v_{rms} é a *raiz quadrada da velocidade quadrática média** e m é a massa (em kg) de uma molécula; $\mathcal{M}$ é a massa molar (em kg mol^{-1}). Note que v_{rms} é diretamente proporcional à raiz quadrada da temperatura e inversamente proporcional à raiz quadrada da massa molar da molécula. Portanto, quanto mais pesada uma molécula, mais lento seu movimento.

3.4 Leis de distribuição de Maxwell

A raiz quadrada da velocidade quadrática média fornece uma medida média bastante útil no estudo de um número muito grande de moléculas. Quando estudamos, por exemplo, um mol de um gás, é impossível saber a velocidade de cada molécula individualmente por duas razões. Primeiro, o número de moléculas é tão grande que não há meios de seguir todos os seus movimentos. Segundo, embora o movimento molecular seja bem definido, não podemos medir exatamente sua velocidade. Portanto, em vez de nos preocuparmos com as velocidades moleculares individualmente, perguntamos: para um dado sistema, em determinada temperatura, quantas moléculas estão se movimentando com velocidades entre v e $v + \Delta v$ em qualquer instante? Ou, quantas moléculas em uma amostra macroscópica de gás têm velocidades, digamos, entre 306,5 m s^{-1} e 306,6 m s^{-1} em qualquer instante?

Como o número total de moléculas é muito grande, existe uma faixa contínua, ou *distribuição*, de velocidades como resultado das colisões. Podemos, portanto, fazer o intervalo de velocidades Δv cada vez menor, de tal modo que no limite ele se torne dv. Esse fato tem grande importância, pois nos permite substituir o sinal

* Como a velocidade é uma grandeza vetorial, a velocidade molecular média, $\overline{v}$, deve ser zero; há simplesmente tantas moléculas se movimentando na direção positiva quantas na direção negativa. Por outro lado, v_{rms} é uma grandeza escalar; isto é, tem magnitude, mas não tem direção.

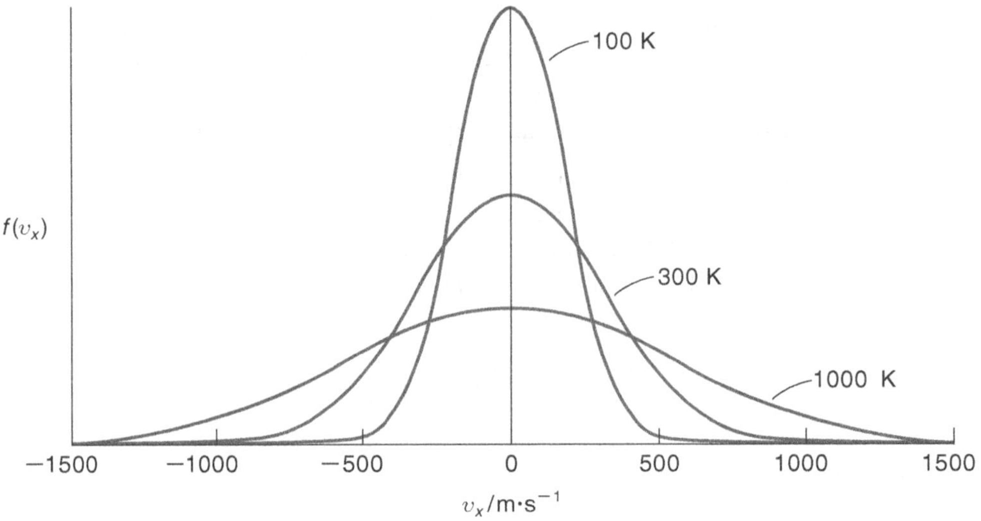

Figura 3.3
Distribuição de velocidade ao longo do eixo x para moléculas de nitrogênio em três temperaturas diferentes. Cada curva mostra a fração de moléculas que se movimentam entre v_x e $v_x + dv_x$ (e entre $-v_x$ e $-v_x - dv_x$). As curvas estão centradas simetricamente em $v_x = 0$.

de somatório pelo de integral no cálculo do número de moléculas cujas velocidades estão entre v e $v + dv$. Matematicamente falando, é mais fácil integrar do que somar uma grande série. Essa abordagem de distribuição de velocidades foi empregada primeiramente pelo físico escocês James Clerk Maxwell (1831–1879) em 1860 e, depois, refinada por Boltzmann. Eles mostraram que, para um sistema com N moléculas de um gás ideal em equilíbrio térmico com sua vizinhança, a fração de moléculas dN/N que se movimentam com velocidades entre v_x e $v_x + dv_x$, ao longo da direção x, é dada por

$$\begin{aligned}\frac{dN}{N} &= \left(\frac{m}{2\pi k_B T}\right)^{1/2} e^{-mv_x^2/2k_BT}dv_x \\ &= f(v_x)dv_x \end{aligned} \tag{3.8}$$

em que m é a massa da molécula, k_B a constante de Boltzmann e T a temperatura absoluta. A quantidade $f(v_x)$, dada por

$$f(v_x) = \left(\frac{m}{2\pi k_B T}\right)^{1/2} e^{-mv_x^2/2k_BT} \tag{3.9}$$

A velocidade varia entre $-\infty$ e $+\infty$.

é a *função distribuição de velocidade de Maxwell* em uma direção (ao longo do eixo x). A Figura 3.3 mostra um gráfico de $f(v_x)$ em função de v_x para o gás nitrogênio a três temperaturas diferentes. O fato de o máximo de $f(v_x)$ estar em $v_x = 0$ não significa necessariamente que essas moléculas estejam paradas; indica que elas estão se movendo perpendicularmente ao eixo x, de forma que as projeções de suas velocidades sobre esse eixo são zero.

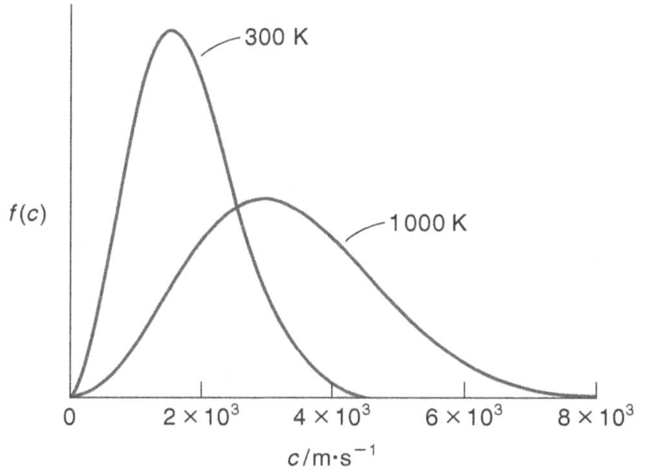

Figura 3.4
Distribuição de velocidade para o gás hidrogênio a 300 K e 1 000 K. Cada curva mostra a fração de moléculas com velocidades entre c e $c + dc$.

Como mencionado anteriormente, a velocidade é uma grandeza vetorial. Em muitos casos, precisamos somente lidar com o módulo (c) dessa velocidade, que é uma grandeza escalar; isto é, tem magnitude, mas não propriedades direcionais. A fração de moléculas dN/N que se movem entre as velocidades c e $c + dc$ é dada por

$$\begin{aligned}\frac{dN}{N} &= 4\pi c^2\left(\frac{m}{2\pi k_B T}\right)^{3/2} e^{-mc^2/2k_BT}dc \\ &= f(c)dc\end{aligned} \tag{3.10}$$

em que $f(c)$ é a *função distribuição de velocidade de Maxwell*, que é dada por

$$f(c) = 4\pi c^2\left(\frac{m}{2\pi k_B T}\right)^{3/2} e^{-mc^2/2k_BT} \tag{3.11}$$

Gráficos da distribuição de velocidade $f(c)$ do H_2 a 300 K e 1 000 K são mostrados na Figura 3.4. A uma temperatura qualquer, o formato geral da curva pode ser explicado como segue. Inicialmente, para pequenos valores de c, o termo c^2 na Equação 3.11 é dominante, de forma que $f(c)$ aumenta com valores crescentes de c. Para valores grandes de c, o termo $e^{-mc^2/2k_BT}$ torna-se mais importante. Esses dois termos de comportamentos opostos fazem com que a curva atinja um máximo, além do qual ela decresce com valores crescentes de c de forma aproximadamente exponencial. A velocidade correspondente ao valor máximo de $f(c)$ é chamada de *velocidade mais provável*, c_{mp}, porque é a velocidade de um número maior de moléculas.

A velocidade varia entre 0 e ∞.

A Figura 3.4 mostra que o formato da curva de distribuição é também influenciado pela temperatura. Para temperaturas baixas, a distribuição abrange um intervalo um tanto estreito. À medida que a temperatura aumenta, a curva se torna mais chata, significando que agora há moléculas movendo-se mais rapidamente. Essa dependência da curva de distribuição com a temperatura tem implicações importantes nas velocidades das reações químicas. Como veremos no Capítulo 12, para reagir, a molécula

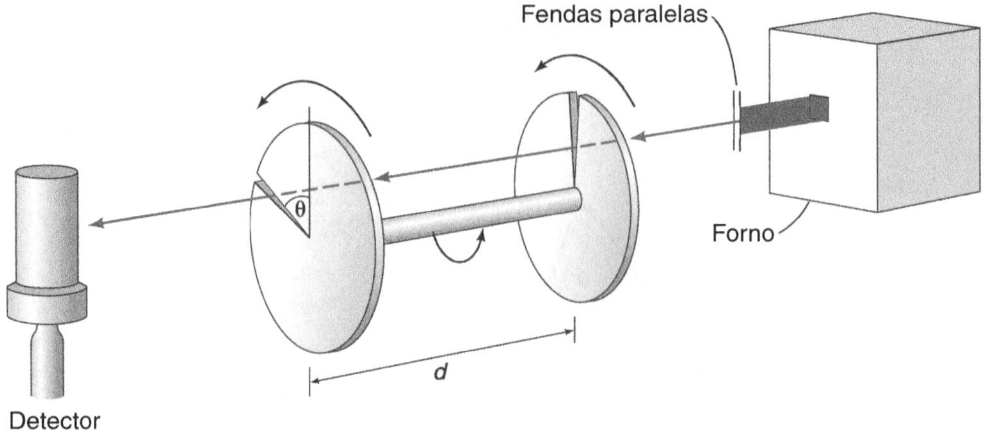

Figura 3.5
Átomos ou moléculas emitidos de um forno em uma temperatura conhecida são colimados em um feixe bem definido por fendas paralelas. O feixe encontra dois discos girando com aberturas na forma de cunha, montados no mesmo eixo. As duas aberturas estão deslocadas uma da outra por um ângulo θ. Somente uma fração das moléculas que passa pela primeira abertura passará pela segunda e alcançará o detector, que registrará o número de moléculas. Mudando-se a velocidade de rotação e a distância, *d*, moléculas de diferentes velocidades poderão alcançar o detector. Dessa forma, é possível construir um gráfico como o número de moléculas em razão de suas velocidades. Esse gráfico é conhecido como a distribuição de velocidade de Maxwell.

deve possuir uma quantidade mínima de energia chamada *energia de ativação*. Em temperaturas baixas, o número de moléculas que se movem rapidamente é pequeno; por isso, a maior parte das reações procede a uma velocidade baixa. Aumentando a temperatura, aumenta o número de moléculas energéticas, o que resulta no aumento da velocidade da reação.

A distribuição de Maxwell tem sido verificada experimentalmente medindo-se o número de moléculas em função de suas velocidades. Uma versão da aparelhagem concebida para esse propósito consiste em dois discos com aberturas na forma de cunha montados em um eixo comum (Figura 3.5). Moléculas (ou átomos) emitidas de um forno a determinada temperatura são colimadas em um feixe estreito pelas fendas. Com o eixo girando, a molécula que passa pela abertura no primeiro disco passará pela abertura no segundo disco somente se o tempo necessário para percorrer o intervalo entre os dois discos for igual a um múltiplo inteiro do tempo necessário para os discos girarem de uma abertura para a outra. Um detector registra o número de moléculas que passa pelo segundo disco. Com o conhecimento da velocidade de rotação, o pesquisador pode determinar as velocidades das moléculas que acabam passando. Um gráfico do número de moléculas em função da velocidade resulta em uma curva similar àquela mostrada na Figura 3.4.

Como a energia cinética está relacionada à velocidade pela expressão $E = \frac{1}{2}mc^2$, não é surpreendente que também exista uma função distribuição de energia. A expressão correspondente para a função distribuição de energia é

$$\begin{aligned}\frac{dN}{N} &= 2\pi E^{1/2}\left(\frac{1}{\pi k_B T}\right)^{3/2} e^{-E/k_B T} dE \\ &= f(E)dE \end{aligned} \tag{3.12}$$

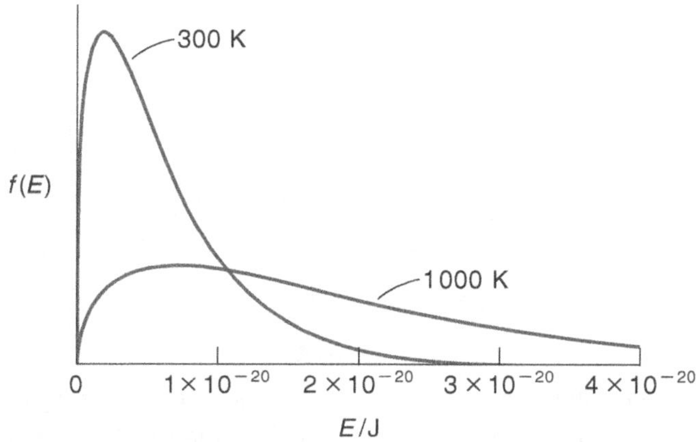

Figura 3.6
Curvas de distribuição de energia para um gás ideal a 300 K e 1 000 K. Cada curva mostra a fração de moléculas com energias entre E e $E + dE$.

em que dN/N é a fração de moléculas com energias cinéticas entre E e $E + dE$, e $f(E)$ é a função distribuição de energia. A Figura 3.6 mostra as curvas de distribuição de energia a 300 K e 1 000 K. Tenha em mente que essas curvas se aplicam a qualquer gás ideal. Como mencionado anteriormente, dois gases diferentes à mesma temperatura têm a mesma energia cinética média e, conseqüentemente, a mesma curva de distribuição de energia.

A função distribuição de velocidade de Maxwell é útil, uma vez que nos permite calcular valores médios. Considere a velocidade média $\bar{c}$ de um grande acúmulo de moléculas a uma temperatura T. A velocidade média é obtida multiplicando-se cada velocidade pela fração de moléculas que têm aquela velocidade e somando-se todos os produtos. Como a fração de moléculas com uma velocidade no intervalo c a $c + dc$ é $f(c)dc$, o produto dessa fração pela velocidade é $cf(c)dc$. Assim, a velocidade média $\bar{c}$ é obtida calculando-se a integral entre os limites $c = 0$ e $c = \infty$:

$$\bar{c} = \int_0^\infty cf(c)dc \tag{3.13}$$

Da Equação 3.10, obtemos

$$\bar{c} = 4\pi\left(\frac{m}{2\pi k_B T}\right)^{3/2}\int_0^\infty c^3 e^{-mc^2/2k_B T}dc$$

Procurando por essa integral-padrão em um manual de química e física*, encontramos que

$$\int_0^\infty x^3 e^{-ax^2}dx = \frac{1}{2a^2}$$

* Ver, por exemplo, WEAST, R. C. *Handbook of Chemistry and Physics*, 74. ed. Cleveland, OH: Chemical Rubber Publishing Company, 1990.

em que

$$a = \frac{m}{2k_B T}$$

Assim

$$\bar{c} = 4\pi\left(\frac{m}{2\pi k_B T}\right)^{3/2} \times \frac{1}{2}\left(\frac{2k_B T}{m}\right)^2$$

$$= \sqrt{\frac{8k_B T}{\pi m}} = \sqrt{\frac{8RT}{\pi \mathcal{M}}} \tag{3.14}$$

A v_{rms} discutida anteriormente é a mesma que a raiz quadrada da velocidade quadrática média, c_{rms},† que também pode ser calculada resolvendo-se, inicialmente, a integral:

$$\int_0^\infty c^2 f(c)dc$$

e, em seguida, extraindo-se a raiz quadrada do resultado (veja o Problema 3.18).

Para calcular o valor da velocidade mais provável, c_{mp}, derivamos a função de distribuição na Equação 3.11 em relação a c e fazemos o resultado igual a zero. Em seguida, resolvemos a equação resultante encontrando o valor de c, que é o valor máximo, isto é, c_{mp} (veja o Problema 3.19). Esse procedimento leva a

$$c_{mp} = \sqrt{\frac{2k_B T}{m}} = \sqrt{\frac{2RT}{\mathcal{M}}} \tag{3.15}$$

†Como o quadrado da velocidade média é uma grandeza escalar, segue-se que $\overline{v^2} = \overline{c^2}$; conseqüentemente, $v_{rms} = c_{rms}$.

EXEMPLO 3.1

Calcule os valores de c_{mp}, $\bar{c}$ e $\bar{c}_{rms}$ para o O_2 a 300 K.

RESPOSTA

As constantes são:

$$R = 8{,}314 \text{ J K}^{-1}\text{ mol}^{-1} \qquad T = 300 \text{ K}$$

$$\mathcal{M} = 0{,}03200 \text{ kg mol}^{-1}$$

A velocidade mais provável é dada por

$$c_{mp} = \sqrt{\frac{2 \times 8{,}314 \text{ J K}^{-1}\text{ mol}^{-1} \times 300 \text{ K}}{0{,}03200 \text{ kg mol}^{-1}}}$$

$$= \sqrt{1{,}56 \times 10^5 \text{ J kg}^{-1}}$$

$$= \sqrt{1{,}56 \times 10^5 \text{ m}^2\text{ s}^{-2}}$$

$$= 395 \text{ m s}^{-1}$$

De modo similar, podemos mostrar que

$$\bar{c} = \sqrt{\frac{8RT}{\pi\mathcal{M}}} = 446 \text{ m s}^{-1}$$

e

$$c_{\text{rms}} = \sqrt{\frac{3RT}{\mathcal{M}}} = 484 \text{ m s}^{-1}$$

COMENTÁRIO

O cálculo mostra, e de fato é geralmente verdade, que $c_{\text{rms}} > \bar{c} > c_{\text{mp}}$. Que c_{mp} é a menor das três velocidades devido à assimetria da curva (ver a Figura 3.4). A razão por que c_{rms} é maior que $\bar{c}$ é o fato de que o processo de elevar ao quadrado na Equação 3.3 tem peso maior para valores maiores de c.

Finalmente, note que ambos os valores de $\bar{c}$ e c_{rms} para N_2 e O_2 são próximos da velocidade do som no ar. Ondas sonoras são ondas de pressão. A propagação dessas ondas está diretamente relacionada ao movimento das moléculas e, conseqüentemente, às suas velocidades.

3.5 Colisões moleculares e caminho livre médio

Agora que temos uma expressão explícita para a velocidade média, $\bar{c}$, podemos usá-la para estudar alguns processos dinâmicos que envolvem gases. Sabemos que a velocidade de uma molécula não é constante, mas que varia freqüentemente como conseqüência de colisões. Portanto, perguntamos: com que freqüência as moléculas colidem umas com as outras? A freqüência de colisão depende da densidade do gás e da velocidade molecular e, portanto, da temperatura do sistema. No modelo de teoria cinética, supomos que cada molécula é uma esfera rígida de diâmetro d. Colisão molecular é aquela em que a separação entre as duas esferas (medida do centro de cada uma) é d.

Vamos considerar o movimento de uma molécula em particular. Uma abordagem simples é supor que em um dado instante todas as moléculas, com exceção desta, estão paradas. No tempo t, essa molécula se desloca uma distância $\bar{c}t$ (em que $\bar{c}$ é a velocidade média) e percorre um tubo de colisão com área transversal πd^2 (Figura 3.7). O vo-

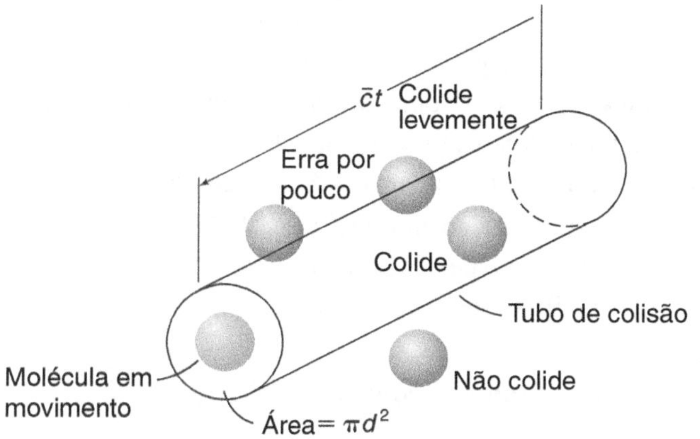

Figura 3.7
O tubo de colisão e a secção de choque. Qualquer molécula cujo centro esteja dentro do tubo ou o toque colidirá com a molécula em movimento (esfera vermelha).

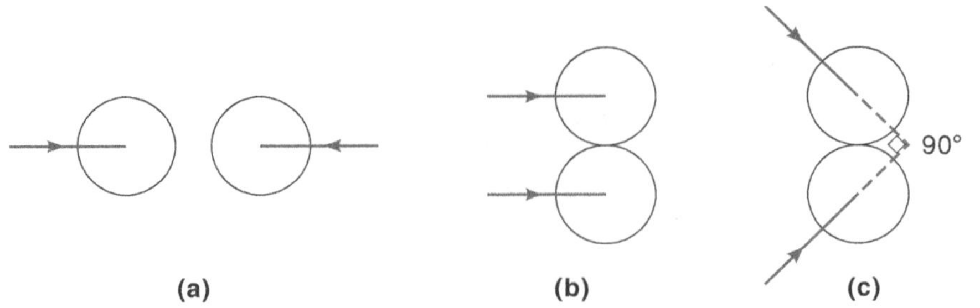

Figura 3.8
Três abordagens diferentes para duas moléculas que colidem. As situações mostradas em (a) e (b) representam dois casos extremos, enquanto aquela mostrada em (c) pode ser tomada como o caso "médio" para encontro molecular.

lume do cilindro é $(\pi d^2)(\bar{c}t)$. Qualquer molécula cujo centro esteja dentro desse cilindro colidirá com a molécula em movimento. Se existem ao todo N moléculas no volume V, então a densidade de número do gás é N/V, o número de colisões por unidade de tempo t é $\pi d^2\bar{c}t(N/V)$, e o número de colisões por unidade de tempo, ou a *freqüência de colisão*, Z_1, é $\pi d^2\bar{c}(N/V)$. A expressão para a freqüência de colisão precisa de uma correção. Com a suposição de que as moléculas restantes não estão fixas em suas posições, devemos substituir $\bar{c}$ pela velocidade *relativa* média. A Figura 3.8 mostra três colisões diferentes para duas moléculas. A velocidade relativa para o caso mostrado na Figura 3.8c é $\sqrt{2}\bar{c}$, de forma que

$$Z_1 = \sqrt{2}\pi d^2\bar{c}\left(\frac{N}{V}\right) \quad \text{colisões s}^{-1} \tag{3.16}$$

Esse é o número de colisões de uma *única* molécula em um segundo. Como existem N moléculas no volume V e cada uma colide Z_1 vezes por segundo, o número total de colisões binárias, ou colisões entre duas moléculas, por unidade de volume por unidade de tempo, Z_{11}, é dado por

$$\begin{aligned} Z_{11} &= \frac{1}{2}Z_1\left(\frac{N}{V}\right) \\ &= \frac{\sqrt{2}}{2}\pi d^2\bar{c}\left(\frac{N}{V}\right)^2 \quad \text{colisões m}^{-3}\text{ s}^{-1} \end{aligned} \tag{3.17}$$

O fator ½ é introduzido na Equação 3.17 para garantir que estamos contando cada colisão entre duas moléculas somente uma vez. A probabilidade de três ou mais moléculas colidirem ao mesmo tempo é muito pequena, exceto para pressões altas. Como a velocidade de uma reação química geralmente depende da freqüência com que as moléculas reagentes entram em contato uma com a outra, a Equação 3.17 é muito importante em cinética na fase gasosa. Retornaremos a essa equação no Capítulo 12.

Uma grandeza estreitamente relacionada ao número de colisões é a distância média percorrida por uma molécula entre colisões sucessivas. Essa distância, chamada de *caminho livre médio*, λ (Figura 3.9), é definida como

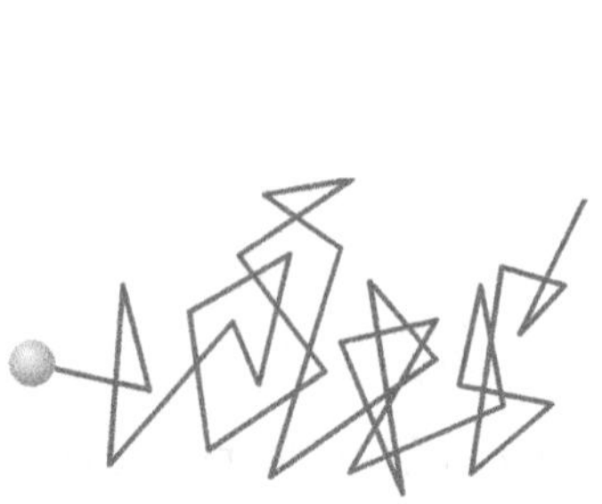

Figura 3.9
Distâncias percorridas por uma molécula entre colisões sucessivas. A média dessas distâncias é denominada *caminho livre médio.*

$$\lambda = (\text{velocidade média}) \times (\text{tempo médio entre colisões})$$

Como o tempo médio entre colisões é o recíproco da freqüência de colisões, temos:

$$\lambda = \frac{\overline{c}}{Z_1} = \frac{\overline{c}}{\sqrt{2}\pi d^2 \overline{c}(N/V)} = \frac{1}{\sqrt{2}\pi d^2 (N/V)} \quad (3.18)$$

Note que o caminho livre médio é inversamente proporcional à densidade de número do gás (N/V). Esse comportamento é razoável porque, em um gás denso, uma molécula realiza mais colisões por unidade de tempo e, conseqüentemente, percorre uma distância menor entre colisões sucessivas. O caminho livre médio também pode ser expresso relativamente à pressão do gás. Supondo um comportamento ideal,

$$\begin{aligned} P &= \frac{nRT}{V} \\ &= \frac{(N/N_A)\,RT}{V} \\ \frac{N}{V} &= \frac{PN_A}{RT} \end{aligned}$$

A Equação 3.18 pode agora ser escrita como

$$\lambda = \frac{RT}{\sqrt{2}\pi d^2 P N_A} \quad (3.19)$$

Pode parecer que λ é diretamente proporcional a T e inversamente proporcional a P, mas não é. Para um volume constante e uma quantidade de gás também constante, os efeitos de P e T se cancelam, de forma que λ acaba dependendo somente da densidade do gás.

Muitos processos do dia-a-dia podem ser entendidos por meio da teoria cinética dos gases. Considere, por exemplo, o movimento molecular dentro de uma lâmpada. As lâmpadas incandescentes comuns são preenchidas com argônio, um gás inerte, a uma pressão maior que 1 atm para evitar a evaporação do filamento de tungstênio à medida que ele se aquece a uma temperatura de cerca de 3 000 °C. É do conhecimento de especialistas, há muito tempo, que a eficiência e a longevidade de uma lâmpada podem ser aumentadas substituindo-se o argônio por outro gás inerte, o criptônio. As massas molares do Ar e do Kr são 39,95 g mol^{-1} e 83,80 g mol^{-1}, respectivamente. De acordo com a Equação 3.14, a razão entre suas velocidades médias é dada por

$$\frac{\overline{c}_{Ar}}{\overline{c}_{Kr}} = \sqrt{\frac{\mathcal{M}_{Kr}}{\mathcal{M}_{Ar}}} = \sqrt{\frac{83{,}80}{39{,}95}} = 1{,}45$$

Como átomos mais leves se movem mais velozmente, eles colidem com as paredes de vidro do bulbo com mais freqüência. Quando as colisões ocorrem, as moléculas transferem o calor gerado pelo filamento ao ar circundante. Como o criptônio é um condutor de calor menos eficiente do que o argônio, a temperatura do filamento será maior, embora a mesma quantidade de eletricidade esteja fluindo pelo filamento. Uma temperatura maior significa luz mais brilhante. A substituição de Ar por Kr também prolonga a vida da lâmpada. Quando aquecido a 3 000 °C, alguns dos átomos de tungstênio na superfície do filamento vão se sublimar e, eventualmente, se condensar na parede de vidro interna. É por esta razão que lâmpadas muito utilizadas apresentam manchas escuras. Quando os átomos de tungstênio colidem com os átomos de gás inerte, parte de sua energia cinética é transferida para eles. Reduzir a velocidade dos átomos de tungstênio dá ao filamento a chance de ter seus átomos de volta em uma outra colisão. Por ser um gás mais pesado que o argônio, o criptônio retarda mais eficientemente a evaporação do filamento. Filamentos aquecidos em uma atmosfera de criptônio não se desgastam tão rapidamente, e as paredes de vidro de uma lâmpada de criptônio apresentam menos depósitos de tungstênio. A razão por que as lâmpadas preenchidas com criptônio não são hoje de uso comum é puramente econômica — o criptônio custa cerca de 100 vezes mais do que o argônio.

EXEMPLO 3.2

A concentração de ar seco a 1,00 atm e 298 K é cerca de $2,5 \times 10^{19}$ moléculas cm^{-3}. Supondo que o ar contenha somente moléculas de nitrogênio, calcule a freqüência de colisão, o número de colisões binárias e o caminho livre médio das moléculas de nitrogênio nessas condições. O diâmetro de colisão do nitrogênio é 3,75 Å. (1Å = 10^{-8}cm.)

RESPOSTA

Nosso primeiro passo é calcular a velocidade média do nitrogênio. Da Equação (3.14), encontramos $\bar{c} = 4,8 \times 10^2$ m s^{-1}. A freqüência de colisão é dada por

$$\begin{aligned} Z_1 &= \sqrt{2}\pi(3,75 \times 10^{-8} \text{ cm})^2(4,8 \times 10^4 \text{ cm s}^{-1})(2,5 \times 10^{19} \text{ moléculas cm}^{-3}) \\ &= 7,5 \times 10^9 \text{ colisões s}^{-1} \end{aligned}$$

Note que substituímos a unidade "moléculas" por "colisões" porque, na derivação de Z_1, cada molécula no volume de colisão representa uma colisão.
O número de colisões binárias é

$$\begin{aligned} Z_{11} &= \frac{Z_1}{2}\left(\frac{N}{V}\right) \\ &= \frac{(7,5 \times 10^9 \text{ colisões s}^{-1})}{2} \times 2,5 \times 10^{19} \text{ moléculas cm}^{-3} \\ &= 9,4 \times 10^{28} \text{ colisões cm}^{-3} \text{ s}^{-1} \end{aligned}$$

Novamente convertemos moléculas para colisões no cálculo do número total de colisões binárias. Finalmente, o caminho livre médio é dado por

$$\begin{aligned} \lambda &= \frac{\bar{c}}{Z_1} = \frac{4,8 \times 10^4 \text{ cm s}^{-1}}{7,5 \times 10^9 \text{ colisões s}^{-1}} \\ &= 6,4 \times 10^{-6} \text{ cm colisão}^{-1} \\ &= 640 \text{ Å colisão}^{-1} \end{aligned}$$

COMENTÁRIO

Usualmente, é suficiente expressar o caminho livre médio somente por meio da distância, em vez de distância por colisão. Assim, neste exemplo, o caminho livre médio do nitrogênio é 640 Å, ou $6,4 \times 10^{-6}$ cm.

3.6 Viscosidade dos gases

Até o presente, nos concentramos nas propriedades de moléculas gasosas no estado de equilíbrio. Vamos agora considerar como medir a velocidade com a qual os gases escoam através de um tubo. Em determinadas temperatura e densidade, a velocidade variará conforme o gás, porque cada um tem viscosidade, ou resistência, diferente ao escoamento.

Uma equação simples para a viscosidade de um gás pode ser obtida da teoria cinética como se segue. O escoamento de moléculas ao longo de um tubo pode ser analisado dividindo-se o gás em uma série de lamelas, como mostrado na Figura 3.10. Lamelas são camadas de espessura desprezível. A camada imediatamente adjacente à superfície da parede interna do tubo é estacionária por causa da adesão, mas, à medida que nos movemos para longe da superfície, a velocidade das camadas aumenta, resultando em um gradiente de velocidade ao longo do eixo z. Considere duas camadas separadas por uma distância λ, onde λ é o caminho livre médio. Se v é a velocidade da camada que se move mais lentamente, então a velocidade da camada que se move mais rapidamente é $v + \lambda(dv/dz)$, em que (dv/dz) é o gradiente de velocidade. Além do escoamento na direção do eixo x, existe um movimento para cima e para baixo na direção do eixo z. Quando uma molécula se move de uma camada mais rápida para outra mais lenta, transfere um momento linear adicional à camada mais lenta e tende a acelerá-la. O contrário é verdadeiro, quando uma molécula se move de uma camada mais lenta para outra que se move mais rapidamente. A conseqüência é resistência ou força de fricção entre essas duas camadas, que produz um efeito de viscosidade. Para manter o gradiente de velocidade, entretanto, uma força externa, F, deve ser aplicada na direção x; essa força é diretamente proporcional tanto à área da camada, A, como ao gradiente de velocidade. Assim,

Gradiente é uma medida de como um parâmetro varia com a distância. Outros exemplos são: o gradiente de temperatura, o gradiente de concentração e o gradiente de campo elétrico.

$$F \propto A\left(\frac{dv}{dz}\right)$$
$$= \eta A\left(\frac{dv}{dz}\right) \tag{3.20}$$

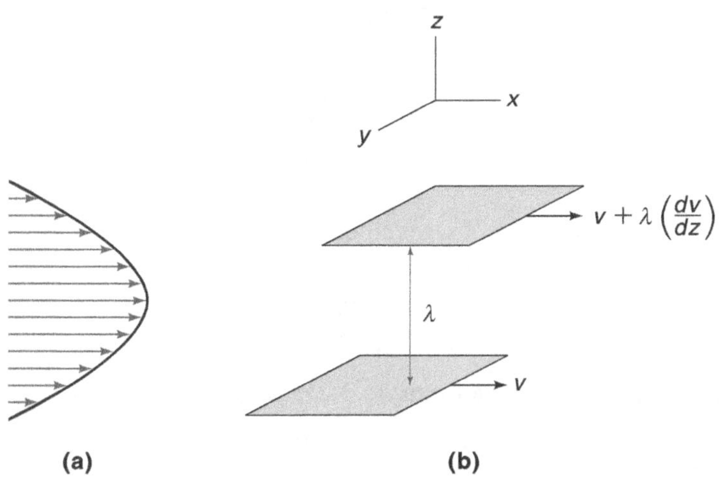

Figura 3.10
(a) Perfil do movimento frontal de um gás ao longo de um tubo. (b) Movimento de duas lamelas separadas pela distância λ, o caminho livre médio.

em que η, a constante de proporcionalidade, é conhecida como o *coeficiente de viscosidade*, ou, simplesmente, a *viscosidade*. Suas unidades são newton vezes segundo por metro quadrado (N s m^{-2}).

Em seguida, vamos obter uma expressão explícita para η. Considere uma lamela em particular a uma altura h acima do plano estacionário (isto é, a parede do tubo). Todas as moléculas vindas de uma distância λ abaixo da altura h realizarão as primeiras colisões e, conseqüentemente, as primeiras transferências de momento linear, quando atingirem a altura h. Se a velocidade das moléculas que se movem no plano é $h(dv/dz)$, então a velocidade das moléculas que se movem no plano λ cm abaixo desse plano é $(h - \lambda)(dv/dz)$. O momento linear transferido por cada molécula que chega do plano que se move mais lentamente para o mais rápido é $m(h - \lambda)(dv/dz)$. De modo similar, para uma molécula que chega de um plano $(h + \lambda)$ cm acima da parede, o momento linear transferido é $m(h + \lambda)(dv/dz)$. Embora em um experimento de viscosidade se meça a taxa de escoamento de um gás, dentro da amostra gasosa, contudo, o movimento é caótico. Portanto, como aproximação, podemos supor que um terço das moléculas estão se movendo ao longo de cada uma das direções x, y e z. Conseqüentemente, a qualquer instante ao longo de um eixo em particular, um sexto das moléculas estará se movendo para cima e um sexto para baixo. O número de moléculas indo de uma camada para a seguinte por unidade de área por segundo é $(\frac{1}{6})(N/V)\bar{c}$ em que $\bar{c}$ é a velocidade média, de forma que a taxa de transferência de momento linear pelas moléculas que se movem para cima por unidade de área é

$$(\tfrac{1}{6})(N/V)\bar{c}m(h - \lambda)(dv/dz)$$

De modo similar, para o movimento para baixo, a taxa de transferência de momento linear por unidade de área é

$$(\tfrac{1}{6})(N/V)\bar{c}m(h + \lambda)(dv/dz)$$

A diferença entre essas duas quantidades, $(\frac{1}{3})(N/V)\bar{c}m\lambda(dv/dz)$ resulta na transferência líquida de momento linear por unidade de área por unidade de tempo, ou F/A. Assim,

$$\frac{F}{A} = \frac{1}{3}\left(\frac{N}{V}\right)\bar{c}m\lambda\left(\frac{dv}{dz}\right)$$

Da Equação 3.20,

$$\frac{F}{A} = \eta\left(\frac{dv}{dz}\right)$$

Combinando essas duas equações, obtemos

$$\eta = \frac{1}{3}\left(\frac{N}{V}\right)m\lambda\bar{c} \tag{3.21}$$

Substituindo a Equação 3.18 na Equação 3.21, obtemos

$$\eta = \frac{m\bar{c}}{3\sqrt{2}\pi d^2} \tag{3.22}$$

Este é um resultado interessante e um tanto inesperado, pois ele diz que a viscosidade é *independente* da densidade. Como podemos ver da Equação 3.21, η parece cres-

Tabela 3.1
Viscosidade e Diâmetro de Colisão de Alguns Gases a 298 K[a]

Gás	$\eta/10^{-4}$ N · s · m^{-2}	Diâmetro de colisão/Å
Ar	0,2196	3,64
Kr	0,2431	4,16
Hg	0,4700[b]	4,26
H_2	0,0871	2,74
Ar	0,1796	3,72
N_2	0,1734	3,75
O_2	0,2003	3,61
CH_4	0,1077	4,14
CO_2	0,1448	4,59
H_2O	0,0926	4,60
NH_3	0,0970	4,43

[a]De KENNAED, E. H. *Kinetic Theory of gases*. Nova York: McGraw-Hill, 1938.
[b]Medido a 492,6 K.

cer com o aumento na densidade do gás (N/V). Entretanto, devemos perceber que, em um gás mais denso, o número de colisões moleculares é maior e, conseqüentemente, o caminho livre médio é menor. Essas duas contribuições opostas para a viscosidade se cancelam exatamente. Além disso, das Equações 3.21 e 3.22, vemos que a viscosidade de um gás *aumenta* com a raiz quadrada da temperatura, porque a velocidade média, $\bar{c}$, é proporcional a $\sqrt{T}$ (ver a Equação 3.14). Esse resultado é certamente contrário ao que conhecemos para líquidos. A experiência diária nos diz, por exemplo, que um xarope quente escorre mais facilmente que um xarope frio. Nós podemos compreender essa aparente contradição reconhecendo que a viscosidade dos gases surge como resultado da transferência de momento linear: em temperaturas mais altas, a taxa de transferência é maior, de forma que uma força maior é necessária para manter o movimento das camadas de gás.

De modo geral, os experimentos têm confirmado a validade das Equações 3.21 e 3.22. A Tabela 3.1 resume dados de viscosidade e de diâmetro de colisão molecular de vários gases. Note-se que o diâmetro de colisão de uma molécula do gás pode ser calculado a partir da Equação 3.22.

EXEMPLO 3.3

Calcule a viscosidade do gás oxigênio a 298 K.

RESPOSTA

As constantes são:

$$\bar{c} = 437 \text{ m s}^{-1}$$
$$d = 3{,}61 \text{ Å} = 3{,}61 \times 10^{-10} \text{ m (da Tabela 3.1)}$$
$$m = 32{,}00 \text{ u} \times 1{,}661 \times 10^{-27} \text{ kg u}^{-1} = 5{,}315 \times 10^{-26} \text{ kg}$$

Da Equação 3.22, escrevemos

$$\eta = \frac{(5{,}315 \times 10^{-26}\,\text{kg})(437\ \text{m s}^{-1})}{3\sqrt{2}\pi(3{,}61 \times 10^{-10}\,\text{m})^2}$$

$$= 1{,}34 \times 10^{-5}\,\text{kg m}^{-1}\,\text{s}^{-1} = 1{,}34 \times 10^{-5}\,\text{N s m}^{-2}$$

COMENTÁRIO

A viscosidade calculada difere um pouco do valor dado na Tabela 3.1 porque a Equação 3.22 é somente uma equação aproximada. Uma derivação mais rigorosa nos fornece $\eta = m\bar{c}/2\sqrt{2}\pi d^2$. Se usássemos essa equação, nossa resposta seria $\eta = 2{,}00\ 10^{-5}$ N s m^{-2}.

3.7 Leis de Graham de difusão e efusão

Talvez sem pensar sobre isso, diariamente testemunhamos o movimento molecular. A fragrância de um perfume e o murchar de um balão de borracha inflado com hélio são exemplos de difusão e efusão, respectivamente. Podemos aplicar a teoria cinética dos gases a ambos os processos.

O fenômeno de difusão de gases oferece evidência direta do movimento molecular. Se não fosse pela difusão, não haveria a indústria de perfumes, e gambás seriam apenas mais uma espécie de belos animais peludos. A remoção da partição que separa dois gases diferentes em um recipiente leva rapidamente a uma mistura completa das moléculas. Esses são processos espontâneos para os quais discutiremos a base termodinâmica no Capítulo 5. Durante a efusão, um gás se desloca de uma região de alta pressão para uma de baixa pressão através de pequena abertura ou orifício (Figura 3.11). Para que a efusão ocorra, o caminho livre médio das moléculas deve ser grande comparado com o diâmetro do orifício. Isso assegura que é improvável que uma molécula colida com outra ao alcançar a abertura e que passará direto por ela. Segue, então, que o número de moléculas que passam através do orifício é igual ao número de moléculas que normalmente atingiriam uma área da parede igual à área da abertura.

Embora os mecanismos moleculares básicos para difusão e efusão sejam bastante distintos (o primeiro envolve um escoamento *macroscópico*, ao passo que o segundo, um escoamento molecular), esses dois fenômenos obedecem ao mesmo tipo de lei. Ambas as leis foram descobertas pelo químico escocês Thomas Graham (1805–1869): a lei da difusão, em 1831, e a lei da efusão, em 1864. Essas leis nos dizem que, sob as mesmas condições de temperatura e pressão, as taxas de difusão (ou efusão) de gases são inversamente proporcionais às raízes quadradas de suas massas molares. Assim, para os gases 1 e 2, temos

$$\frac{r_1}{r_2} = \sqrt{\frac{\mathcal{M}_2}{\mathcal{M}_1}} \tag{3.23}$$

em que r_1 e r_2 são as taxas de difusão (ou efusão) dos dois gases.

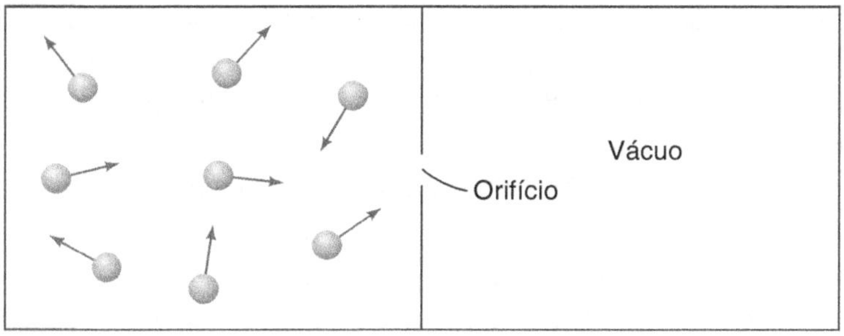

Figura 3.11
Em um processo de efusão, as moléculas movem-se através de uma abertura (orifício) em uma região evacuada. As condições para efusão exigem que o caminho livre médio das moléculas seja grande comparado com o tamanho da abertura, e que a parede com a abertura seja fina para que nenhuma colisão molecular ocorra durante a saída. Também, a pressão no lado direito da câmara deve ser baixa o suficiente para não obstruir o movimento molecular através do buraco.

Ilustrações práticas de efusão são bastante comuns. Como mencionado, um balão cheio de hélio esvazia-se muito mais rapidamente do que um balão cheio de ar. Embora as condições não sejam precisas, porque os buracos na borracha esticada não são suficientemente pequenos, trata-se essencialmente de um processo de efusão, com a taxa dada pela Equação 3.23. A pressão do gás dentro do balão é maior do que a atmosférica, e a superfície esticada da borracha tem muitos buracos pequeninos que permitem que as moléculas do gás escapem. Talvez a aplicação mais conhecida de efusão seja a separação dos isótopos de urânio ^{235}U e ^{238}U, cujas abundâncias naturais são aproximadamente 0,72% e 99,28%, respectivamente. Somente o ^{235}U é um material físsil. Embora seja um sólido, o urânio pode ser prontamente convertido em hexafluoreto de urânio (UF_6), que é facilmente vaporizado acima da temperatura ambiente. Assim, esses dois isótopos podem ser separados um do outro por efusão, porque o $^{238}UF_6$ é mais pesado que o $^{235}UF_6$ e, portanto, sua efusão é mais lenta.* Definimos uma quantidade *s*, chamada de fator de separação, como

$$s = \frac{\text{taxa de efusão de } ^{235}\text{UF}_6}{\text{taxa de efusão de } ^{238}\text{UF}_6}$$

Da Equação 3.23, temos

$$s = \sqrt{\frac{238 + (6 \times 19)}{235 + (6 \times 19)}} = 1{,}0043$$

* O flúor tem somente um isótopo estável; portanto, a separação envolve somente duas espécies: $^{235}UF_6$ e $^{238}UF_6$.

Assim, em uma efusão de um único estágio, o fator de separação é muito próximo da unidade. Depois de um segundo processo de efusão, entretanto, o fator de separação total se torna $(1{,}0043)^2$ ou 1,0086, uma ligeira melhora. Em geral, então, o valor de s para um processo de n estágios é $(1{,}0043)^n$. Se n é um número grande, por exemplo 2 000, é realmente possível obter urânio com aproximadamente 99% de enriquecimento do isótopo ^{235}U.

No estudo da efusão, é importante saber a taxa com a qual as moléculas atingem uma área (por exemplo, o orifício). O número de colisões por unidade de área por unidade de tempo, Z_A, está relacionado à pressão e à temperatura do gás por

$$Z_A = \frac{P}{(2\pi m k_B T)^{1/2}} \tag{3.24}$$

em que P é a pressão ou a pressão parcial do gás (o Apêndice 3.1 fornece sua derivação). Como mostra o exemplo a seguir, essa equação é também útil para estudar a taxa da fotossíntese.

EXEMPLO 3.4

Calcule a massa em gramas de CO_2 que colide a cada segundo com uma folha com área de 0,020 m^2 a 25 °C. Suponha que a composição de CO_2 no ar seja 0,033% por volume e a pressão atmosférica 1,0 atm.

RESPOSTA

As quantidades relevantes são

$$P = \frac{0{,}033}{100} \times 1{,}00 \text{ atm} \times \frac{101\,325 \text{ Pa}}{1 \text{ atm}} = 33{,}4 \text{ Pa}$$

$$m = 44{,}01 \text{ u} \times 1{,}661 \times 10^{-27} \text{ kg u}^{-1} = 7{,}31 \times 10^{-26} \text{ kg}$$

Da Equação 3.4, escrevemos

$$Z_A = \frac{33{,}4 \text{ Pa}}{[2\pi(7{,}31 \times 10^{-26} \text{ kg})(1{,}381 \times 10^{-23} \text{ J K}^{-1})(298 \text{ K})]^{1/2}}$$

$$= 7{,}7 \times 10^{23} \text{ m}^{-2} \text{ s}^{-1}$$

Os fatores de conversão são: 1 Pa = 1 N m^{-2} e 1 J = 1 kg m^2 s^{-2}.

O número de moléculas de CO_2 que colidem com a folha por segundo é

$$7{,}7 \times 10^{23} \text{ m}^{-2} \text{ s}^{-1} \times 0{,}020 \text{ m}^2 = 1{,}5 \times 10^{22} \text{ s}^{-1}$$

Finalmente, a massa de CO_2 que colide com a folha por segundo é

$$1{,}5 \times 10^{22} \text{ moléculas s}^{-1} \times 7{,}31 \times 10^{-23} \text{ g molécula}^{-1} = 1{,}1 \text{ g s}^{-1}$$

3.8 Eqüipartição de energia

Vimos na Seção 3.3 que a energia cinética média é $\frac{3}{2}k_BT$ para uma molécula, ou $\frac{3}{2}RT$, para 1 mol de um gás. Como essa energia é distribuída? Nesta seção, consideramos um teorema para a distribuição de energia em uma molécula, com base na mecânica clássica e diretamente aplicável ao comportamento dos gases.

Segundo o *teorema da eqüipartição de energia*, a energia de uma molécula é igualmente dividida entre todos os tipos de movimento, ou *graus de liberdade*. Para gases monoatômicos, cada átomo precisa de três coordenadas (x, y e z) para definir completamente sua posição. Segue-se que um átomo tem três graus de liberdade translacionais, cada um deles com energia $\frac{1}{2}k_BT$. Outros tipos de movimento, como rotação e vibração, também estão presentes em moléculas; portanto, deve haver graus de liberdade adicionais para eles. Para uma molécula com N átomos, precisamos de um total de $3N$ coordenadas para descrever seu movimento. Três coordenadas são necessárias para descrever o movimento translacional (por exemplo, o movimento do centro de massa da molécula), restando $(3N - 3)$ coordenadas para rotação e vibração. Três ângulos são necessários para definir a rotação da molécula em torno de três eixos mutuamente perpendiculares que passam pelo seu centro de massa, restando $(3N - 6)$ graus de liberdade para a vibração. Se a molécula é linear, dois ângulos serão suficientes. Como a rotação da molécula em torno do eixo internuclear não muda as posições dos núcleos, esse movimento não constitui rotação.* Assim, uma molécula como HCl ou CO_2 tem $(3N - 5)$ graus de liberdade para vibração. A Figura 3.12 mostra os movimentos translacional, rotacional e vibracional de uma molécula diatômica.

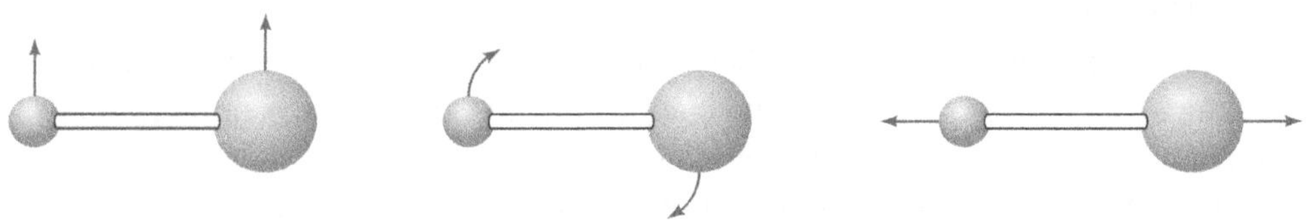

(a) (b) (c)

Figura 3.12
Movimentos (a) translacional, (b) rotacional e (c) vibracional de uma molécula diatômica, como HCl.

A Tabela 3.2 lista a eqüipartição de energia para diferentes tipos de moléculas. Para 1 mol de um gás, cada grau de liberdade translacional e rotacional possui energia igual a $\frac{1}{2}RT$, ao passo que cada grau de liberdade vibracional possui energia igual a RT. A razão é que a energia vibracional contém dois termos, um cinético ($\frac{1}{2}RT$) e um potencial ($\frac{1}{2}RT$). Conseqüentemente, as contribuições para a energia total de 1 mol de um gás diatômico são

$$\overline{U} = \underset{\text{(translação)}}{\tfrac{3}{2}RT} + \underset{\text{(rotação)}}{RT} + \underset{\text{(vibração)}}{RT} = \tfrac{7}{2}RT \qquad (3.25)$$

em que $\overline{U}$ é a energia interna molar do sistema.

* O mesmo é verdadeiro para o movimento de rotação de um átomo em torno de um eixo que passa por seu centro. Assim, o átomo não gira como a molécula.

Tabela 3.2
Eqüipartição de energia para 1 mol de gás

Espécie	Translação	Rotação	Vibração
Átomo	$\frac{3}{2}RT$	—	—
Molécula linear	$\frac{3}{2}RT$	RT	$(3N - 5)RT$
Molécula não-linear	$\frac{3}{2}RT$	$\frac{3}{2}RT$	$(3N - 6)RT$

Podemos testar o teorema da eqüipartição de energia usando medidas de capacidade calorífica. O *calor específico* de uma substância é a energia necessária para aumentar a temperatura de 1 g da substância por 1 °C, ou 1 K. Ela tem unidades de joules por grama por kelvin (J g^{-1} K^{-1}). Por outro lado, a *capacidade calorífica* (C) é a energia necessária para aumentar a temperatura de determinada quantidade de uma substância por 1 K. A capacidade calorífica é dada pelo produto do calor específico pela massa da substância em gramas e é medida em joules por kelvin (J K^{-1}). A capacidade calorífica é definida como

O símbolo grego Δ significa "variação na".

$$C = \frac{\Delta U}{\Delta T} \tag{3.26}$$

em que ΔU é a quantidade de energia necessária para aumentar a temperatura da substância por ΔT.

Como veremos com mais detalhes no Capítulo 4, a capacidade calorífica de uma substância também depende de como o aquecimento ocorre. Por exemplo, C pode ter valores bastante diferentes, dependendo se aquecemos o gás a um volume constante ou a uma pressão constante. No último caso, o gás se expandirá. Embora ambas as condições sejam importantes em medidas de capacidade calorífica, aqui somente discutimos a capacidade calorífica a volume constante (C_V). Para um processo infinitesimal em volume constante, a Equação 3.26 pode ser escrita como

$$C_V = \left(\frac{\partial U}{\partial T}\right)_V \tag{3.27}$$

em que ∂ denota a derivada parcial (ver Apêndice 3.2) e o V subscrito lembra que este é um processo a volume constante.

Para os químicos, expressar a capacidade calorífica como quantidade molar é freqüentemente mais conveniente. A *capacidade calorífica molar*, $\overline{C}$, é dada por C/n, em que n é o número de mols do gás presente. Note-se que tanto o calor específico como a capacidade calorífica molar são propriedades intensivas, mas a capacidade calorífica é uma propriedade extensiva, porque depende da quantidade de substância presente.

Para 1 mol de um gás monoatômico com energia $\frac{3}{2}RT$, a capacidade calorífica molar é dada por

$$\overline{C}_V = \left(\frac{\partial(\frac{3}{2}RT)}{\partial T}\right)_V = \frac{3}{2}R = 12{,}47 \text{ J K}^{-1}\text{ mol}^{-1}$$

Tabela 3.3
Valores calculados e medidos de capacidades caloríficas molares de gases a 298 K

Gás	$\bar{C}_V$/J · K^{-1} · mol^{-1} Calculado	$\bar{C}_V$/J · K^{-1} · mol^{-1} Medido
He	12,47	12,47
Ne	12,47	12,47
Ar	12,47	12,47
H_2	29,10	20,50
N_2	29,10	20,50
O_2	29,10	21,05
CO_2	54,06	28,82
H_2O	49,87	25,23
SO_2	49,87	31,51

Para 1 mol de uma substância diatômica (veja a Equação 3.25), a capacidade calorífica molar é

$$\bar{C}_V = \left(\frac{\partial(\frac{7}{2}RT)}{\partial T}\right)_V = \frac{7}{2}R = 29{,}10 \text{ J K}^{-1}\text{ mol}^{-1}$$

Para moléculas poliatômicas, $\bar{C}_V$ pode ser obtida de maneira similar.

A Tabela 3.3 compara valores de capacidade calorífica preditos e medidos experimentalmente para vários gases. A concordância é excelente para gases monoatômicos, mas discrepâncias consideráveis foram encontradas para moléculas. Para explicar essas discrepâncias, precisamos usar a mecânica quântica, segundo a qual as energias eletrônica, vibracional e rotacional de uma molécula são quantizadas (assunto discutido mais profundamente nos Capítulos 14 e 15). Isto é, diferentes níveis de energia molecular estão associados a cada tipo de movimento, como mostrado na Figura 3.13. Note-se que o espaçamento entre níveis sucessivos de energia

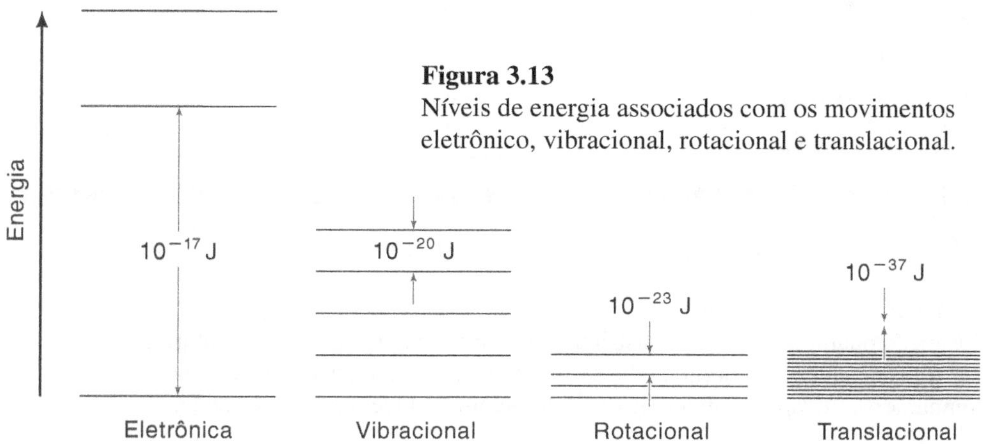

Figura 3.13
Níveis de energia associados com os movimentos eletrônico, vibracional, rotacional e translacional.

eletrônica é muito maior que aquele entre os níveis de energia vibracional, que, por sua vez, é muito maior do que entre os níveis de energia rotacional. O espaçamento entre os níveis sucessivos de energia translacional é tão pequeno que os níveis praticamente se fundem em um contínuo de energia. De fato, para a maioria dos propósitos práticos, eles podem ser tratados como um contínuo. O movimento translacional, então, é tratado como um fenômeno clássico e não de mecânica quântica, porque sua energia pode variar continuamente.

O que esses níveis de energia têm a ver com as capacidades caloríficas? Quando um sistema (por exemplo, uma amostra de moléculas de gás) absorve calor da vizinhança, a energia é utilizada para promover vários tipos de movimento. Nesse sentido, o termo *capacidade calorífica* realmente significa *capacidade energética*, porque seu valor informa a capacidade do sistema de armazenar energia. A energia pode ser armazenada parcialmente no movimento vibracional; as moléculas podem ser excitadas para níveis mais altos de energia vibracional, ou a energia pode ser armazenada parcialmente no movimento eletrônico ou rotacional. Em cada caso, as moléculas são promovidas a um nível mais alto de energia.

A Figura 3.13 sugere que é muito mais fácil excitar uma molécula para um nível mais alto de energia rotacional do que para um nível mais alto de energia vibracional ou eletrônica, e isso é realmente verdadeiro. Quantitativamente, a razão das populações (isto é, o número de moléculas) em dois níveis de energia quaisquer, E_2 e E_1, N_2/N_1, é dada pela *lei de distribuição de Boltzmann*:

$$\frac{N_2}{N_1} = e^{-\Delta E/k_B T} \tag{3.28}$$

em que $\Delta E = E_2 - E_1$ (supondo que $E_2 > E_1$), k_B é a constante de Boltzmann e T é a temperatura absoluta. A Equação 3.28 diz que, para um sistema em equilíbrio térmico a uma temperatura finita, $N_2/N_1 < 1$, ou seja, o número de moléculas no nível mais alto é *sempre* menor que no nível mais baixo (Figura 3.14).

Podemos fazer algumas estimativas simples usando a Equação 3.28. Para o movimento translacional, o espaçamento entre níveis de energia adjacentes, ΔE, é

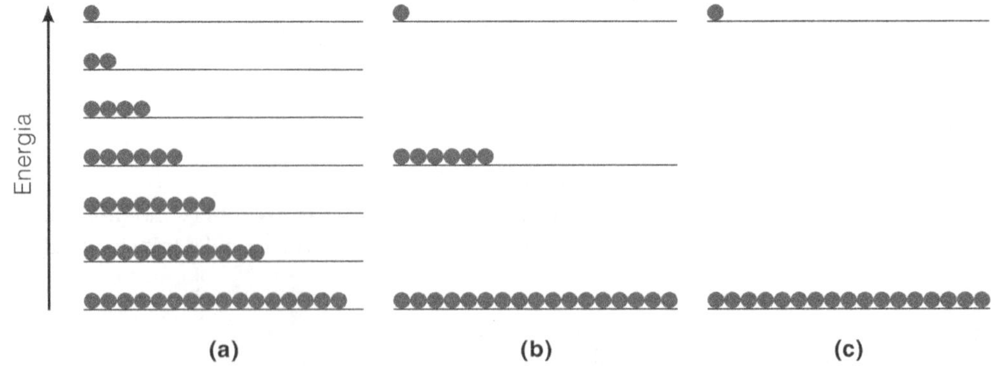

Figura 3.14
Ilustração qualitativa da lei de distribuição de Boltzmann a uma temperatura finita T para três tipos de níveis de energia. Observe-se que, se o espaçamento de energia é grande comparado com k_BT, as moléculas se aglomeram no nível mais baixo de energia.

aproximadamente 10^{-37} J, de forma que $\Delta E/k_B T$ a 298 K é

$$\frac{10^{-37}\,\text{J}}{(1{,}381\times 10^{-23}\,\text{J K}^{-1})(298\,\text{K})} = 2{,}4\times 10^{-17}$$

Esse número é tão pequeno que o termo exponencial no lado direito da Equação 3.28 é essencialmente a unidade. Dessa forma, o número de moléculas em um nível de energia mais alto é o mesmo que no nível abaixo dele. O significado físico desse resultado é que a energia cinética não é quantizada, e uma molécula pode absorver qualquer quantidade arbitrária de energia para aumentar seu movimento cinético.

Para o movimento rotacional, verificamos que ΔE é também pequena comparada com o termo $k_B T$; portanto, a razão N_2/N_1 é próxima da unidade (embora um pouco menor). Esse resultado significa que as moléculas estão distribuídas de modo bastante regular entre os níveis de energia rotacional. A diferença entre os movimentos rotacional e translacional é que somente no primeiro as energias são quantizadas.

A situação é bastante diferente para o movimento vibracional. Nesse caso, o espaçamento entre os níveis é grande (isto é, $\Delta E \gg k_B T$); portanto, a razão N_2/N_1 é muito menor que 1. Assim, a 298 K, a maioria das moléculas está no nível mais baixo de energia vibracional, e somente uma pequena fração delas está em níveis mais altos. Finalmente, como o espaçamento entre os níveis de energia eletrônica é muito grande, quase todas as moléculas são encontradas no nível mais baixo de energia eletrônica, na temperatura ambiente.

Dessa discussão, podemos tirar várias conclusões a respeito das capacidades caloríficas. Esperaríamos que, para moléculas na temperatura ambiente, somente os movimentos de translação e rotação pudessem contribuir para a capacidade calorífica. Tome a molécula O_2 como exemplo. Se desprezarmos tanto a contribuição vibracional como a eletrônica para a capacidade calorífica, a energia do sistema se torna (ver a Equação 3.25)

$$\bar{U} = \tfrac{3}{2}RT + RT = \tfrac{5}{2}RT$$

e

$$\overline{C}_V = \tfrac{5}{2}R = 20{,}79\ \text{J K}^{-1}\,\text{mol}^{-1}$$

Esse valor calculado está de fato próximo ao valor medido de 21,05 J K^{-1} mol^{-1} (veja a Tabela 3.3). A discrepância significa que o movimento vibracional realmente contribui pouco para $\overline{C}_V$ a 298 K. Uma boa concordância é também obtida para outras moléculas diatômicas e poliatômicas ao se incluir somente os movimentos translacional e rotacional. Além disso, prevemos que à medida que aumenta a temperatura, mais moléculas serão promovidas para níveis vibracionais mais altos. Portanto, em temperaturas elevadas, os movimentos de vibração devem começar a contribuir de modo apreciável para a capacidade calorífica. Essa previsão está apoiada nos dados a seguir. As capacidades caloríficas a volume constante do O_2, a várias temperaturas, são:

T/K	$\overline{C}_V/\ \text{J}\cdot\text{K}^{-1}\cdot\text{mol}^{-1}$
298	21,05
600	23,78
800	25,43
1 000	26,56
1 500	28,25
2 000	29,47

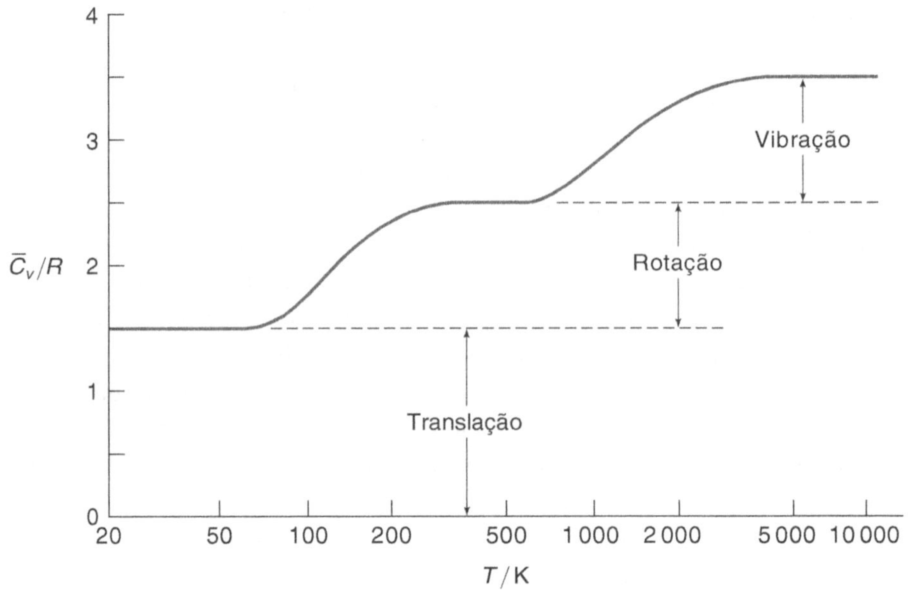

Figura 3.15
Capacidade calorífica molar ($\overline{C}_V$) do H_2 em função da temperatura. Em temperaturas baixas ($T < 100$ K), somente o movimento de translação contribui para $\overline{C}_V$. O movimento de vibração contribui para $\overline{C}_V$ em temperaturas acima de 1 000 K. Note que a escala de temperaturas é logarítmica e que a unidade de $\overline{C}_V$ é R, a constante dos gases. Nesse gráfico desprezamos a contribuição relativa ao movimento eletrônico.

À medida que aumenta a temperatura, o valor medido de $\overline{C}_V$ para O_2 aproxima-se do valor calculado pelo teorema da eqüipartição de energia. O valor a 1 500 K é bastante próximo de 29,10 J K^{-1} mol^{-1}. De fato, a 2 000 K, o valor medido é maior que o valor calculado! A única maneira de explicar esse comportamento é supor que o movimento eletrônico começa a contribuir para a capacidade calorífica a essa temperatura.

Em resumo, devemos nos lembrar de que, à temperatura ambiente, somente os movimentos de translação e de rotação contribuem para a capacidade calorífica. Para temperaturas elevadas, o movimento vibracional deve também ser considerado. Somente em temperaturas muito altas o movimento eletrônico contribui para a determinação dos valores de $\overline{C}_V$. A Figura 3.15 mostra a variação com a temperatura da capacidade calorífica molar da molécula de H_2, supondo nenhuma contribuição do movimento eletrônico para $\overline{C}_V$.

Equações principais

$\bar{E}_{\text{trans}} = \frac{3}{2}\frac{RT}{N_A} = \frac{3}{2}k_BT$	(Energia cinética média)	(3.6)
$v_{\text{rms}} = \sqrt{\frac{3k_BT}{m}} = \sqrt{\frac{3RT}{\mathcal{M}}}$	(Raiz quadrada da velocidade quadrática média)	(3.7)
$\frac{dN}{N} = \left(\frac{m}{2\pi k_BT}\right)^{1/2} e^{-mv_x^2/2k_BT}\,dv_x$	(Distribuição de velocidade de Maxwell)	(3.8)
$\frac{dN}{N} = 4\pi c^2\left(\frac{m}{2\pi k_BT}\right)^{3/2} e^{-mc^2/2k_BT}\,dc$	(Distribuição de velocidade de Maxwell)	(3.10)
$\frac{dN}{N} = 2\pi E^{1/2}\left(\frac{1}{\pi k_BT}\right)^{3/2} e^{-E/k_BT}\,dE$	(Distribuição de energia de Maxwell)	(3.12)
$\bar{c} = \sqrt{\frac{8k_BT}{\pi m}} = \sqrt{\frac{8RT}{\pi\mathcal{M}}}$	(Velocidade média)	(3.14)
$c_{\text{mp}} = \sqrt{\frac{2k_BT}{m}} = \sqrt{\frac{2RT}{\mathcal{M}}}$	(Velocidade mais provável)	(3.15)
$Z_1 = \sqrt{2}\pi d^2\bar{c}\frac{N}{V}$	(Freqüência de colisão)	(3.16)
$Z_{11} = \frac{\sqrt{2}}{2}\pi d^2\bar{c}\left(\frac{N}{V}\right)^2$	(Número de colisões binárias)	(3.17)
$\lambda = \frac{1}{\sqrt{2}\pi d^2(N/V)}$	(Caminho livre médio)	(3.18)
$\eta = \frac{m\bar{c}}{3\sqrt{2}\pi d^2}$	(Viscosidade do gás)	(3.22)
$\frac{r_1}{r_2} = \sqrt{\frac{\mathcal{M}_2}{\mathcal{M}_1}}$	(Leis de Graham de difusão e efusão)	(3.23)
$C_V = \left(\frac{\partial U}{\partial T}\right)_V$	(Capacidade calorífica a volume constante)	(3.27)
$\frac{N_2}{N_1} = e^{-\Delta E/k_BT}$	(Lei de distribuição de Boltzmann)	(3.28)

APÊNDICE **3.1**

Derivação da Equação 3.24

Considere uma molécula com velocidade v_x que se move em direção a uma parede de área A ao longo do eixo x perpendicular à parede (Figura 3.16). A molécula colidirá com a parede em um tempo Δt se a distância até a parede for $v_x\Delta t$. Se todas as moléculas no

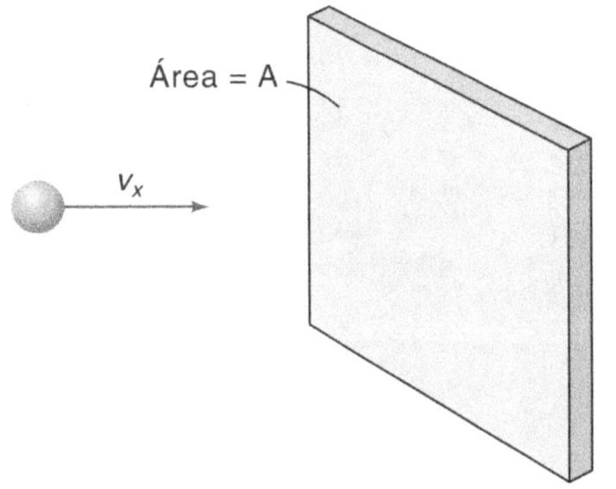

Figura 3.16
Uma molécula que se move com velocidade v_x na direção positiva (da esquerda para a direita) em direção à parede de área A. Somente moléculas dentro da distância $v_x\Delta t$ ($v_x > 0$) podem alcançar a parede no intervalo de tempo Δt.

recipiente moverem-se com a mesma velocidade $|v_x|$, então, as moléculas dentro do volume $Av_x\Delta t$ com componente x positivo da velocidade colidirão com a parede no intervalo Δt. (O símbolo | | significa que consideramos somente a magnitude e não o sinal de v_x.) O número total de colisões nesse intervalo é dado pelo produto do volume pela densidade de número (N/V), isto é, $Av_x\ \Delta t\ (N/V)$, em que N é o número total de moléculas e V é o volume do recipiente. Existe, entretanto, uma distribuição de velocidades e devemos somar o resultado sobre todos os valores positivos de v_x segundo a Equação 3.8. Portanto, o número total de colisões no tempo Δt deve ser dado por

$$\left(\frac{N}{V}\right)A\Delta t\int_0^\infty v_x f(v_x)dv_x$$

e, da Equação 3.9, o número de colisões por unidade de área por unidade de tempo, Z_A, é dado por

$$\begin{aligned}Z_A &= \left(\frac{N}{V}\right)\int_0^\infty v_x f(v_x)dv_x \\ &= \left(\frac{N}{V}\right)\left(\frac{m}{2\pi k_B T}\right)^{1/2}\int_0^\infty v_x e^{-mv_x^2/2k_BT}dv_x \qquad (1)\end{aligned}$$

Calculando a integral-padrão e rearranjando a expressão, obtemos

$$Z_A = \left(\frac{N}{V}\right)\left(\frac{k_B T}{2\pi m}\right)^{1/2} \tag{2}$$

Para um gás ideal,

$$\begin{aligned} PV &= nRT \\ &= \left(\frac{N}{N_A}\right)RT \end{aligned} \tag{3}$$

de forma que

$$\begin{aligned} \left(\frac{N}{V}\right) &= \frac{PN_A}{RT} \\ &= \frac{P}{k_B T} \quad (R = k_B N_A) \end{aligned} \tag{4}$$

Substituindo a Equação 4 na Equação 2, obtemos

$$\begin{aligned} Z_A &= \frac{P}{k_B T}\left(\frac{k_B T}{2\pi m}\right)^{1/2} \\ &= \frac{P}{(2\pi m k_B T)^{1/2}} \end{aligned} \tag{5}$$

que é a Equação 3.24.

APÊNDICE **3.2**

Diferenciação total e parcial

Se y é uma função de x, então a derivada de $y(x)$ em algum valor de x é definida como

$$\frac{dy}{dx} = \lim_{\Delta x \to 0} \frac{y(x + \Delta x) - y(x)}{\Delta x}$$

A quantidade dy/dx, chamada de derivada total, fornece a taxa de variação de y em relação a x, isto é, quanto y varia enquanto x está mudando em um ponto no gráfico de y em função de x. O Apêndice A fornece regras para diferenciação total de funções elementares, como as trigonométricas e as logarítmicas.

Na termodinâmica, freqüentemente lidamos com funções de duas ou mais variáveis. Por exemplo, a pressão P de um gás ideal depende da temperatura, do volume e do número de mols ($P = nRT/V$). Podemos expressar P em termos de três variáveis independentes, como

$$P = f(n, T, V)$$

Considere a função z de duas variáveis independentes, x e y:

$$z = f(x, y)$$

Essa função pode ser diferenciada em relação a x enquanto y é mantido constante:

$$\left(\frac{\partial z}{\partial x}\right)_y = \left[\frac{\partial f(x,y)}{\partial x}\right]_y$$

Assim, se

$$z = 3x^2 - 4xy + 6y^2 \qquad (1)$$

então

$$\left(\frac{\partial z}{\partial x}\right)_y = 6x - 4y$$

Note que usamos o símbolo "∂" para denotar a diferenciação parcial, e o subscrito nos lembra que y é mantido constante.

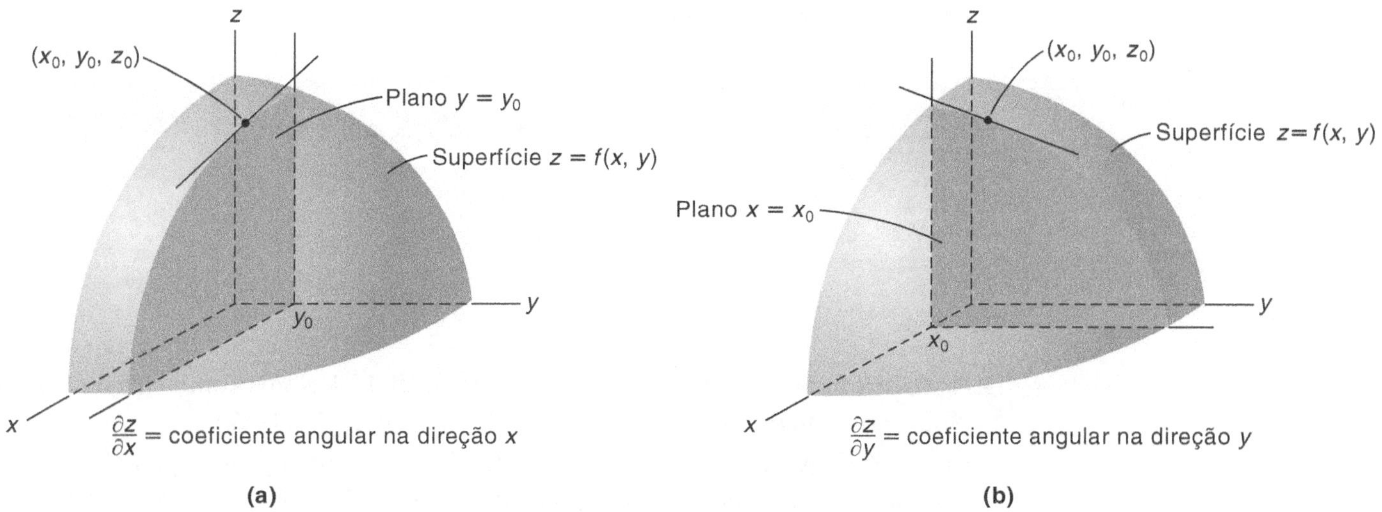

Figura 3.17
Interpretação geométrica das derivadas parciais. (a) $(\partial z/\partial x)_y$. Para cada número fixo, y_0, os pontos (x, y_0, z) formam um plano vertical cuja equação é $y = y_0$. Se $z = f(x, y)$ e se y é mantido fixo em $y = y_0$, então os pontos correspondentes $[x, y_0, f(x, y_0)]$ formam uma curva no espaço tridimensional, que é a intersecção da superfície $z = f(x, y)$ com o plano $y = y_0$. Em cada ponto dessa curva, a derivada parcial $(\partial z/\partial x)$ é simplesmente o coeficiente angular da reta no plano $y = y_0$ tangente à curva naquele ponto em particular. Isto é, $(\partial z/\partial x)$ é o coeficiente angular da tangente na direção x. (b) $(\partial z/\partial y)_x$. A derivada parcial pode ser interpretada de modo similar.

De modo similar, a derivada parcial de z em relação a y que mantém x constante é dada por

$$\left(\frac{\partial z}{\partial y}\right)_x = -4x + 12y$$

A Figura 3.17 mostra a interpretação geométrica dessas quantidades.

Para uma quantidade fixa de um gás ideal (n é constante), podemos escrever a derivada parcial de P ($= nRT/V$) em relação a T e V, como segue:

$$\left(\frac{\partial P}{\partial T}\right)_V = \frac{nR}{V} \quad \text{e} \quad \left(\frac{\partial P}{\partial V}\right)_T = -\frac{nRT}{V^2}$$

Em geral, a ordem de diferenciação não é importante. Para a Equação 1, pode-se mostrar que a segunda derivada é a mesma se diferenciamos primeiro em relação a x ou primeiro em relação a y, isto é

$$\left(\frac{\partial^2 z}{\partial x \partial y}\right) = \left(\frac{\partial^2 z}{\partial y \partial x}\right) = -4$$

Não indicamos qual das variáveis é mantida constante porque elas mudam com cada diferenciação.

Finalmente, se temos uma função y tal que

$$y = f(x_1, x_2, x_3, \ldots)$$

então, devemos escrever a derivada de y em relação a x_1 como

$$\left(\frac{\partial y}{\partial x_1}\right)_{x_2, x_3, \ldots}$$

Fontes

ANACKER E, W; ANACKER, S. E.; SWARTZ W. J., J. Some comments on partial derivatives in thermodynamics, *J.Chem. Educ*. 64, 670 (1987).

ESTÉVEZ, G. A.; YANG, K; DASGRUPTA, B. B.; Thermodynamic partial derivatives and experimentally measurable quantities *J. Chem. Educ*. 66, 890 (1989).

Exercício

Obtenha as derivadas parciais $(\partial P/\partial V)_T$ e $(\partial P/\partial T)_V$ para um mol de um gás de van der Waals. (*Dica*: Primeiro, rearranje a Equação 2.11 para expressar P em função de V e T.)

Sugestões de leitura para aprofundamento

LIVROS

HILDEBRAND, J. H. *An introduction to molecular kinetic theory*. London: Chapman & Hall, 1963 (Van Nostrand Reinhold Company, Nova York).

HIRSCHFELDER, J. O.; CURTISS, C. F.; BIRD, R. B. *The molecular theory of gases and liquids*, Nova York: John Wiley & Sons, 1954.

TABOR, D. *Gases, liquids, and solids,* 3. ed., Nova York: Cambridge University Press, 1996.

WALTON, A. J. *The three phases of matter,* 2. ed., Nova York: Oxford University Press, 1983.

ARTIGOS

AHERNE, J. C. Kinetic energies of gas molecules. *J. Chem. Educ.* **42**, 655 (1965).

CARPENTER, D. K. Kinetic theory, temperature, and equilibrium. *J. Chem. Educ.* **43**, 332 (1966).

COHEN, S. M. Temperature, cool but quick. *J. Chem. Educ.* **63**, 1038 (1986).

DENCE, J. B. Heat capacity and the equipartition theorem. *J. Chem. Educ.* **49**, 798 (1972).

HAWKES, S. J. Misuse of Graham's laws. *J. Chem. Educ.* **70**, 836 (1993).

HAWKES, S. J. Graham's law and perpetuation of error. *J. Chem. Educ.* **74**, 1069 (1997).

MORROW, B. A; TESSIER, D. F. Velocity and energy distribution in gases *J. Chem. Educ.* **59**, 193 (1982).

MASON, E. A; KRONSTADT, B. Graham's laws of diffusion and effusion, *J. Chem. Educ.* **44**, 740 (1967).

PECKHAM, G. D.; MCNAUGHT, I. J. Applications of Maxwell-Boltzmann distribution diagrams. *J. Chem. Educ.* **69**, 554 (1992).

RICE B; RAW, C. J. G. The assumption of elastic collisions in elementary gas kinetic theory. *J. Chem. Educ.* **51**, 139 (1974).

Problemas

Teoria cinética dos gases

3.1 Aplique a teoria cinética dos gases para explicar as leis de Boyle, de Charles e de Dalton.

3.2 A temperatura é um conceito microscópico ou macroscópico? Explique.

3.3 Ao aplicar a teoria cinético-molecular aos gases, fizemos uma suposição de que as paredes do recipiente têm um comportamento elástico relativamente às colisões. De fato, se essas colisões são elásticas ou inelásticas não faz nenhuma diferença, desde que as paredes estejam à mesma temperatura do gás. Explique.

3.4 Se $2{,}0 \times 10^{23}$ átomos de argônio (Ar) atingem uma área de 4,0 cm^2 de parede por segundo em um ângulo de 90º relativamente à parede quando se movimentam a uma velocidade de 45 000 cm s^{-1}, que pressão (em atm) eles exercerão sobre a parede?

3.5 Uma caixa quadrada contém He a 25 °C. Se os átomos colidem perpendicularmente (a 90º) a uma taxa de $4{,}0 \times 10^{22}$ vezes por segundo, calcule a força e a pressão exercidas na parede, sabendo que a área da parede é 100 cm^2 e a velocidade dos átomos é 600 m s^{-1}.

3.6 Calcule a energia cinética de translação média para uma molécula de N_2 e para 1 mol de N_2 a 20 °C.

3.7 A que temperatura átomos de He devem ser esfriados para que tenham a mesma v_{rms} do O_2 a 25 °C?

3.8 A c_{rms} do CH_4 é 846 m s^{-1}. Qual é a temperatura do gás?

3.9 Calcule o valor da c_{rms} de moléculas de ozônio na estratosfera, em que a temperatura é 250 K.

3.10 A que temperatura átomos de He terão o mesmo valor da c_{rms} de moléculas de N_2 a 25 °C? Resolva esse problema sem calcular o valor da c_{rms} para o N_2.

Distribuição de velocidade de Maxwell

3.11 Liste as condições utilizadas para se obter a distribuição de velocidade de Maxwell.

3.12 Faça um gráfico da função distribuição de velocidade para: **(a)** He, O_2 e UF_6 à mesma temperatura; **(b)** CO_2 a 300 K e 1 000 K.

3.13 Justifique o máximo na curva de distribuição de velocidade de Maxwell (Figura 3.4) colocando as duas curvas seguintes no mesmo gráfico: (1) c^2 em função de c; e (2) $e^{-mc^2/2k_BT}$ em função de c. Use neônio (Ne) a 300 K para o gráfico em (2).

3.14 Uma molécula de N_2 a 20 °C é solta no nível do mar para ascender. Supondo-se que a temperatura é constante e que a molécula não colide com outras moléculas, qual distância (em metros) ela percorrerá antes de atingir o repouso? Faça o mesmo cálculo para o átomo de He. [*Dica*: Para calcular a altitude, h, que a molécula atingirá, iguale sua energia cinética com a energia potencial, mgh, em que m é a massa e g a aceleração devido à gravidade (9,81 m s^{-2}).]

3.15 As velocidades de 12 partículas (em cm s^{-1}) são: 0,5; 1,5; 1,8; 1,8; 1,8; 1,8; 2,0; 2,5; 2,5; 3,0; 3,5 e 4,0. Ache: **(a)** a velocidade média; **(b)** a raiz quadrada da velocidade quadrática média; **(c)** a velocidade mais provável dessas partículas. Explique seus resultados.

3.16 Em determinada temperatura, as velocidades de seis moléculas gasosas em um recipiente são: 2,0 m s^{-1}; 2,2 m s^{-1}; 2,6 m s^{-1}; 2,7 m s^{-1}; 3,3 m s^{-1} e 3,5 m s^{-1}. Calcule a raiz quadrada da velocidade quadrática média e a velocidade média das moléculas. Esses dois valores médios são próximos um do outro, mas o da raiz quadrada da velocidade quadrática média é sempre o maior dos dois. Por quê?

3.17 O diagrama seguinte mostra curvas de distribuição de velocidade de Maxwell para determinado gás ideal a duas temperaturas diferentes (T_1 e T_2). Calcule o valor de T_2.

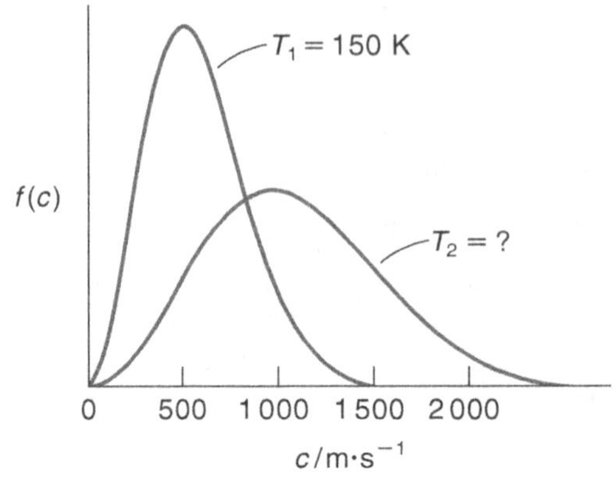

3.18 Seguindo o mesmo procedimento utilizado no capítulo para achar o valor de $\bar{c}$, obtenha uma expressão para c_{rms}. (*Dica*: Você deve consultar uma tabela de integrais para calcular as integrais definidas.)

3.19 Obtenha uma expressão para c_{mp}, seguindo o mesmo procedimento descrito no capítulo.

3.20 Calcule os valores de c_{rms}, c_{mp} e $\bar{c}$ para o argônio a 298 K.

3.21 Calcule o valor de c_{mp} para o C_2H_6 a 25 °C. Qual é a razão entre o número de moléculas com velocidade de 989 m s^{-1} e com o valor c_{mp}?

3.22 Obtenha uma expressão para a energia de translação mais provável para um gás ideal. Compare seu resultado com a energia de translação média para o mesmo gás.

3.23 Considerando-se somente a magnitude das velocidades moleculares, explique por que leva tanto tempo (da ordem de minutos) para sentirmos o odor da amônia quando alguém abre uma garrafa de amônia concentrada no outro lado da bancada do laboratório.

3.24 Como o caminho livre médio de um gás depende **(a)** da temperatura, a volume constante, **(b)** da densidade, **(c)** da pressão, a temperatura constante, **(d)** do volume, a temperatura constante, e **(e)** do tamanho das moléculas?

3.25 Um saco com 20 bolinhas de gude é chacoalhado violentamente. Calcule o caminho livre médio das bolinhas de gude se o volume do saco é 850 cm^3. O diâmetro de cada bolinha de gude é 1,0 cm.

3.26 Calcule o caminho livre médio e o número de colisões binárias por litro por segundo entre moléculas de HI a 300 K e 1,00 atm. O diâmetro de colisão das moléculas de HI pode ser dado como 5,10 Å. Suponha um comportamento de gás ideal.

3.27 Experimentos em vácuo ultra-alto são realizados rotineiramente à pressão de $1{,}0 \times 10^{-10}$ torr. Calcule o caminho livre médio das moléculas de N_2 a 350 K sob essas condições.

3.28 Suponha que átomos de hélio em um recipiente selado tenham no início a mesma velocidade de $2{,}74 \times 10^4$ cm s^{-1}. Permite-se, a seguir, que os átomos colidam um com o outro até que a distribuição de Maxwell seja estabelecida. Qual é a temperatura do gás no equilíbrio? Suponha que não há troca de calor entre o gás e a vizinhança.

3.29 Compare o número de colisões e o caminho livre médio para moléculas de ar **(a)** no nível do mar ($T = 300$ K e densidade = 1,2 g L^{-1}) e **(b)** na estratosfera ($T = 250$ K e densidade = $5{,}0 \times 10^{-3}$ g L^{-1}). Considere que a massa molar do ar é 29,0 g mol^{-1} e o diâmetro de colisão, 3,72 Å.

3.30 Calcule os valores de Z_1 e Z_{11} para o vapor de mercúrio (Hg) a 40 °C, ambos a $P = 1{,}0$ atm e a $P = 0{,}10$ atm. Como essas duas quantidades dependem da pressão?

Viscosidade dos gases

3.31 Explique a diferença entre a dependência da viscosidade com a temperatura para um líquido e para um gás.

3.32 Calcule os valores da velocidade média e do diâmetro de colisão do etileno a 288 K. A viscosidade do etileno é $99{,}8 \times 10^{-7}$ N s m^{-2} na mesma temperatura.

3.33 A viscosidade do dióxido de enxofre a 21,0 °C e 1,0 atm de pressão é $1{,}25 \times 10^{-5}$ N s m^{-2}. Calcule o diâmetro de colisão da molécula de SO_2 e o caminho livre médio à temperatura e à pressão dadas.

Difusão e efusão dos gases

3.34 Obtenha a Equação 3.23 da Equação 3.14.

3.35 Um gás inflamável é gerado em terras pantanosas e no esgoto por certa bactéria anaeróbica. Uma amostra pura desse gás sofre efusão através de um orifício em 12,6 min. Sob condições idênticas de pressão e temperatura, o oxigênio gasta 17,8 min para sofrer efusão pelo mesmo orifício. Calcule a massa molar do gás e sugira o que ele pode ser.

3.36 O níquel forma um composto gasoso de fórmula $Ni(CO)_x$. Qual é o valor de x, sabendo que, nas mesmas condições de temperatura e pressão, o metano (CH_4) sofre efusão 3,3 vezes mais rápido que esse composto?

3.37 Em 2,00 min, 29,7 mL de He sofrem efusão por um pequeno buraco. Sob as mesmas condições de temperatura e pressão, 10,0 mL de uma mistura de CO e CO_2 sofre efusão pelo buraco no mesmo intervalo de tempo. Calcule a composição percentual por volume da mistura.

3.38 O urânio 235 pode ser separado do urânio 238 por um processo de efusão que envolve o composto UF_6. Supondo uma mistura em partes iguais no começo do processo, qual é a porcentagem de enriquecimento depois de um único estágio de separação?

3.39 Uma mistura eqüimolar de H_2 e D_2 sofre efusão por um orifício em determinada temperatura. Calcule a composição (em frações molares) do gás que passa através do orifício. A massa molar do deutério é 2,014 g mol^{-1}.

3.40 A taxa (r_{eff}) com a qual moléculas confinadas em um volume V sofrem efusão através de um orifício de área A é dada por $(1/4)nN_A\bar{c}A/V$, em que n é o número de mols do gás. O pneu de um automóvel, de volume 30,0 L e pressão de 1 500 torr, é perfurado ao passar por um prego pontudo. **(a)** Calcule a taxa de efusão, se o diâmetro do furo é 1,0 mm.
(b) Quanto tempo levará para o pneu perder a metade do ar através da efusão? Suponha a taxa de efusão constante e o volume constante. A massa molar do ar é 29,0 g mol^{-1} e a temperatura, 32,0 °C.

Eqüipartição de energia

3.41 Calcule os vários graus de liberdade para as seguintes moléculas: **(a)** Xe; **(b)** HCl; **(c)** CS_2; **(d)** C_2H_2; **(e)** C_6H_6; **(f)** uma molécula de hemoglobina que contém 9 272 átomos.

3.42 Explique o teorema da eqüipartição de energia. Por que ele falha para moléculas diatômicas e poliatômicas?

3.43 Uma quantidade de energia de 500 J é fornecida a um mol de cada um dos seguintes gases a 298 K e em um mesmo volume fixo: Ar, CH_4, H_2. Que gás terá o maior aumento de temperatura?

3.44 Calcule a energia cinética média ($\bar{E}_{\text{trans}}$) em joules das seguintes moléculas a 350 K: **(a)** He; **(b)** CO_2; e **(c)** UF_6. Explique os resultados.

3.45 Uma amostra do gás neônio é aquecida de 300 K para 390 K. Calcule o aumento percentual na sua energia cinética.

3.46 Calcule o valor de $\bar{C}_V$ para H_2, CO_2 e SO_2, supondo que somente os movimentos de translação e rotação contribuem para as capacidades caloríficas. Compare seus resultados com os valores listados na Tabela 3.3. Explique as diferenças.

3.47 Um mol de amônia, inicialmente a 5 ºC, é colocado em contato com 3 mols de hélio, inicialmente a 90 ºC. Dado que a $\overline{C}_V$ para a amônia é $3R$, se o processo é conduzido a um volume total constante, qual é a temperatura final dos gases?

3.48 As diferenças de energia típicas entre níveis de energia de rotação, vibração e eletrônico sucessivos são $5{,}0 \times 10^{-22}$ J, $0{,}50 \times 10^{-19}$ J e $1{,}0 \times 10^{-17}$ J, respectivamente. Calcule as razões entre os números de moléculas nos dois níveis adjacentes de energia (do mais alto para o mais baixo) em cada caso a 298 K.

3.49 O primeiro nível excitado de energia eletrônica do átomo de hélio está $3{,}13 \times 10^{-18}$ J acima do estado fundamental. Estime a temperatura na qual o movimento eletrônico começará a contribuir de modo significativo para a capacidade calorífica. Isto é, a que temperatura a razão entre a população do primeiro estado excitado para o estado fundamental será de 5,0%?

3.50 Considere 1 mol de cada um dos gases He e N_2 nas mesmas temperatura e pressão. Diga qual gás (se há algum) tem um maior valor de: **(a)** $\overline{c}$; **(b)** c_{rms}; **(c)** $\overline{E}_{trans}$; **(d)** Z_1; **(e)** Z_{11}; **(f)** densidade; **(g)** caminho livre médio e **(h)** viscosidade.

3.51 A raiz quadrada da velocidade quadrática média de certo óxido gasoso é 493 m s^{-1} a 20 ºC. Qual é a fórmula molecular do composto?

3.52 A 298 K, a $\overline{C}_V$ do SO_2 é maior que a do CO_2. Para temperaturas muito altas (> 1 000 K), a $\overline{C}_V$ do CO_2 é maior do que a do SO_2. Explique.

3.53 Calcule a energia cinética de translação total das moléculas de ar em um balão esférico de raio 43,0 cm a 24 ºC e 1,2 atm. Essa energia é suficiente para aquecer 200 mL de água de 20º C a 90º C para uma xícara de chá? A densidade da água é 1,0 g cm^{-3} e seu calor específico é 4,184 J g^{-1} $ºC^{-1}$.

Problemas adicionais

3.54 A seguinte aparelhagem pode ser utilizada para medir as velocidades atômica e molecular. Um feixe de átomos metálicos é direcionado a um cilindro rotatório no vácuo. Uma pequena abertura no cilindro permite que os átomos atinjam a área-alvo. Como o cilindro está girando, átomos com velocidades diferentes atingirão o alvo em posições diferentes. Com o tempo, uma camada do metal será depositada na área-alvo, e a variação na sua espessura tem correspondência com a distribuição de velocidade de Maxwell. Em um experimento a 850 ºC foi verificado que alguns átomos de bismuto (Bi) atingiram o alvo em um ponto a 2,80 cm do local diretamente oposto à fenda. O diâmetro do cilindro é 15,0 cm e ele está girando a 130 revoluções por segundo. **(a)** Calcule a velocidade (em m s^{-1}) com a qual o alvo está se movendo. (*Dica*: A circunferência de um círculo é $2\pi r$, em que r é o raio.) **(b)** Calcule o tempo (em segundos) que leva para o alvo se deslocar 2,80 cm. **(c)** Determine a velocidade dos átomos de Bi. Compare o resultado em **(c)** com o valor c_{rms} para o Bi a 850 ºC. Comente a diferença.

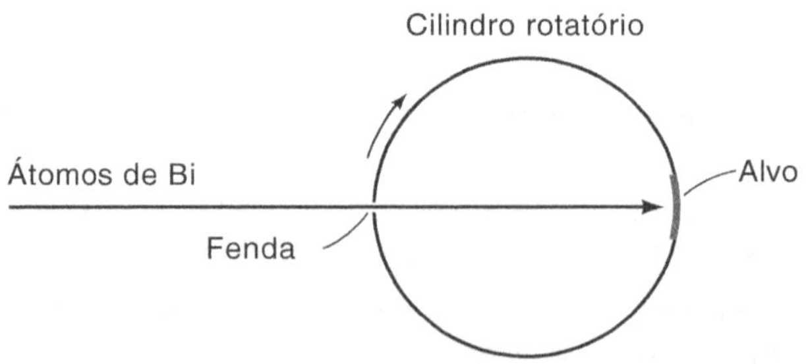

3.55 Considerando seu conhecimento sobre capacidade calorífica, explique por que o ar quente e úmido é mais desconfortável que o ar quente e seco, e o ar frio e úmido mais desconfortável que o ar frio e seco.

3.56 A velocidade de escape, v, do campo gravitacional da Terra é dada por $(2GM/r)^{1/2}$, em que G é a constante gravitacional universal ($6{,}67 \times 10^{-11}$ m^3 kg^{-1} s^{-2}), M é a massa da Terra

($6{,}0 \times 10^{24}$ kg) e r a distância do centro da Terra ao objeto, em metros. Compare as velocidades médias das moléculas de He e N_2 na termosfera (altitude de cerca de 100 km, $T = 250$ K). Qual das duas moléculas terá maior tendência de escape? O raio da Terra é $6{,}4 \times 10^6$ m.

3.57 Suponha que você esteja viajando em um veículo espacial para a Lua. A atmosfera no veículo consiste de 20% de oxigênio e 80% de hélio por volume. Antes da decolagem, alguém percebeu um pequeno vazamento que, se não vistoriado, levaria à perda contínua do gás a uma taxa de 0,050 atm dia^{-1} através da efusão. Se a temperatura no veículo espacial é mantida a 22 °C e o volume do veículo é $1{,}5 \times 10^4$ L, calcule a quantidade de hélio e oxigênio em gramas que deve ser armazenada em uma jornada de 10 dias para permitir o vazamento. (*Dica*: Calcule primeiro a quantidade de gás perdida a cada dia, usando $PV = nRT$. Note que a taxa de efusão é proporcional à pressão do gás. Suponha que a efusão não afete a pressão nem o caminho livre médio do gás no veículo espacial.)

3.58 Calcule a razão entre o número de moléculas de O_3 com velocidade de 1 300 m s^{-1} a 360 K e o número com essa velocidade a 293 K.

3.59 Calcule a freqüência de colisão para 1 mol de criptônio (Kr) em equilíbrio a 300 K e 1,0 atm de pressão. Quais das seguintes alterações aumentam mais a freqüência de colisão: **(a)** dobrar a temperatura, a uma pressão constante ou **(b)** dobrar a pressão, a uma temperatura constante? (*Dica*: Use o diâmetro de colisão mostrado na Tabela 3.1.)

3.60 Aplique seu conhecimento da teoria cinética dos gases às seguintes situações. **(a)** Dois frascos de volumes V_1 e V_2 (em que $V_2 > V_1$) contêm o mesmo número de átomos de hélio à mesma temperatura. **(i)** Compare a raiz quadrada das velocidades quadráticas médias (rms) e as energias cinéticas médias de átomos de hélio (He) nos dois frascos. **(ii)** Compare a freqüência e a força com que os átomos de hélio colidem com as paredes dos recipientes. **(b)** Números iguais de átomos de He são colocados em dois frascos de mesmo volume em temperaturas T_1 e T_2 (em que $T_2 > T_1$). **(i)** Compare as velocidades rms dos átomos nos dois frascos. **(ii)** Compare a freqüência e a força com que os átomos de He colidem com as paredes dos seus recipientes. **(c)** Números iguais de átomos de He e neônio (Ne) são colocados em dois frascos com o mesmo volume. A temperatura de ambos é 74 °C. Comente sobre a validade das seguintes afirmações: **(i)** A velocidade rms do He é igual à do Ne. **(ii)** As energias cinéticas médias dos dois gases são iguais. **(iii)** A velocidade rms de cada átomo de He é $1{,}47 \times 10^3$ m s^{-1}.

CAPÍTULO 4

A primeira lei da termodinâmica

*Quanto mais quente melhor.**

Termodinâmica é a ciência do calor e da temperatura, em particular, das leis que governam a conversão da energia térmica em energia mecânica, elétrica ou em outras formas de energia. É um ramo central da ciência que tem importantes aplicações em química, física, biologia e engenharia. O que torna a termodinâmica uma ferramenta tão poderosa? Ela é uma disciplina completamente lógica e pode ser aplicada sem técnicas matemáticas sofisticadas. O imenso valor prático da termodinâmica reside no fato de que ela sistematiza a informação obtida de experimentos realizados em sistemas e permite traçar conclusões, sem experimentação posterior, sobre outros aspectos dos mesmos sistemas e sobre aspectos similares de outros sistemas. Além disso, permite predizer se uma dada reação vai ocorrer e qual poderá ser o seu rendimento máximo.

Termodinâmica é uma ciência macroscópica que trata de propriedades como pressão, temperatura e volume. De modo distinto da mecânica quântica, a termodinâmica não se baseia em um modelo molecular específico e, portanto, não é afetada por mudanças em nossos conceitos de átomos e moléculas. Na verdade, os principais fundamentos da termodinâmica foram estabelecidos muito antes do conhecimento em detalhes das teorias atômicas. Esse fato é uma de suas maiores forças. Por outro lado, as equações derivadas das leis da termodinâmica não fornecem uma interpretação molecular de fenômenos complexos. Além disso, embora ajude a predizer a direção e a extensão de reações químicas, a termodinâmica não nos diz nada sobre a velocidade de um processo; esse assunto é abordado pela cinética química, o tópico do Capítulo 12.

Este capítulo introduz a primeira lei da termodinâmica e discute alguns exemplos da termoquímica.

4.1 Trabalho e calor

Nesta seção, devemos estudar dois conceitos que formam a base da primeira lei da termodinâmica: trabalho e calor.

---

* NT: Título em português do filme *Some like it hot*, comédia famosa de 1959, dirigida por Billy Wilder e estrelada por Marilyn Monroe, Tony Curtis e Jack Lemmon.

Trabalho

Em mecânica clássica, o *trabalho* é definido como o produto da força pela distância. Em termodinâmica, trabalho vem a ser um conceito mais sutil; engloba um maior número de processos, incluindo o trabalho de superfície, elétrico, de magnetização e assim por diante (Tabela 4.1). Vamos considerar um exemplo particularmente útil de um sistema que realiza trabalho: a expansão de um gás. Uma amostra de gás é colocada em um cilindro adaptado com um pistão sem peso e sem fricção. Consideramos que a temperatura do sistema é mantida constante em T. Permite-se que o gás se expanda de seu estado inicial (P_1, V_1, T) para P_2, V_2, T como mostrado na Figura 4.1. Supomos que a pressão atmosférica não esteja presente, de tal forma que o gás se expanda apenas contra o peso de um objeto de massa m colocado sobre o pistão. O trabalho realizado (w) para levantar a massa da altura inicial, h_1, à altura final, h_2, é dado por

$$\begin{aligned} w &= -\text{força} \times \text{distância} \\ &= -\text{massa} \times \text{aceleração} \times \text{distância} \\ &= -mg\,(h_2 - h_1) \\ &= -mg\Delta h \end{aligned} \tag{4.1}$$

em que g é a aceleração (9,81 m s^{-2}) devido à gravidade e $\Delta h = h_2 - h_1$. Como m é dado em quilogramas (kg) e h em metros (m), w tem a unidade de energia (J).

Tabela 4.1
Diferentes tipos de trabalho

Tipo de trabalho	Expressão[a]	Significado dos símbolos
Trabalho mecânico	$f\,dx$	f: força; dx: distância percorrida
Trabalho de superfície	γdA	γ: tensão superficial; dA: variação de área
Trabalho elétrico	$E\,dQ$	E: diferença de potencial; dQ: carga elétrica
Trabalho gravitacional	$mg\,dh$	m: massa; g: aceleração da gravidade; dh: variação de altura
Trabalho de expansão	$P\,dV$	P: pressão; dV: variação de volume

[a] O trabalho realizado em cada caso corresponde a um processo infinitesimal e é representado pelo símbolo d.

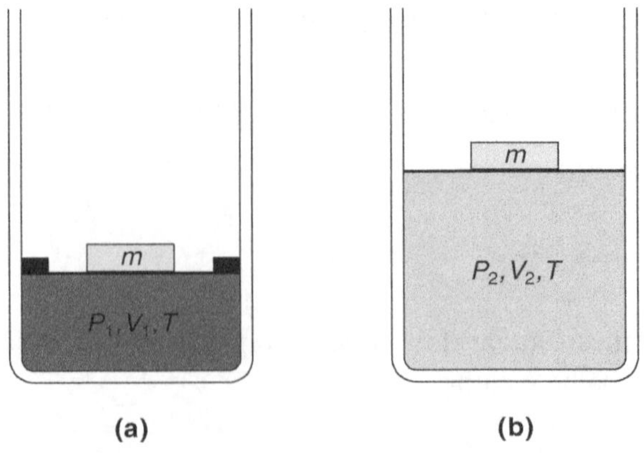

Figura 4.1
Uma expansão isotérmica de um gás: (a) estado inicial; (b) estado final.

O sinal negativo na Equação 4.1 tem o seguinte significado: em um processo de expansão, $h_2 > h_1$, w é negativo. Essa notação segue a convenção segundo a qual, quando um sistema realiza trabalho sobre a sua vizinhança, o trabalho realizado é uma quantidade negativa. Em um processo de compressão, $h_2 < h_1$, portanto, o trabalho é realizado sobre o sistema e w é positivo.

A pressão externa oposta, P_{ex}, agindo sobre o gás é igual a força/área, de modo que

$$P_{ex} = \frac{mg}{A}$$

ou

$$\begin{aligned} w &= -P_{ex}A\Delta h = -P_{ex}(V_2 - V_1) \\ &= -P_{ex}\Delta V \end{aligned} \tag{4.2}$$

em que A é a área do pistão, e o produto $A\Delta h$ dá a variação no volume. A Equação 4.2 mostra que a quantidade de trabalho realizado durante a expansão depende do valor de P_{ex}. Dependendo das condições experimentais, a quantidade de trabalho realizado por um gás durante a expansão de V_1 a V_2, a uma temperatura T, pode variar consideravelmente de um caso para outro. Em um extremo, o gás se expande contra o vácuo (por exemplo, se a massa m for removida do pistão). Como $P_{ex} = 0$, o trabalho realizado, $-P_{ex}\Delta V$, também é zero. Um arranjo mais comum é ter alguma massa descansando sobre o pistão de forma que o gás se expanda contra uma pressão externa *constante*. Como vimos, a quantidade de trabalho realizado pelo gás nesse caso é $-P_{ex}\Delta V$, em que $P_{ex} \neq 0$. Observe que, à medida que o gás se expande, a pressão do gás, P_{in}, diminui de maneira contínua. Para o gás expandir-se, entretanto, devemos ter $P_{in} > P_{ex}$ em cada estágio da expansão. Por exemplo, se inicialmente $P_{in} = 5$ atm e o gás está se expandindo contra uma pressão externa constante de 1 atm ($P_{ex} = 1$ atm) a uma temperatura constante T, o pistão irá finalmente parar quando P_{in} diminuir para exatamente 1 atm.

É possível que o gás realize uma quantidade maior de trabalho para o mesmo aumento de volume? Suponha que tenhamos um número infinito de pesos idênticos exercendo a pressão total de 5 atm sobre o pistão. Como $P_{in} = P_{ex}$, o sistema está em equilíbrio mecânico. A remoção de um peso fará diminuir a pressão externa de uma quantidade infinitesimal, de forma que $P_{in} > P_{ex}$ e, muito lentamente, o gás se expandirá até que P_{in} seja novamente igual a P_{ex}. Quando o segundo peso for removido, o gás se expandirá um pouco mais, e assim por diante, até que um número suficiente de pesos tenha sido levantado do pistão para reduzir a pressão externa a 1 atm. Nesse ponto, teremos completado o processo de expansão como antes. Como calculamos a quantidade de trabalho realizado neste caso? Em cada estágio de expansão (isto é, cada vez que um peso é levantado), a quantidade infinitesimal de trabalho realizado é dada por $-P_{ex}\,dV$, em que dV é o aumento infinitesimal no volume. O trabalho total realizado ao se expandir de V_1 para V_2 é, portanto,

$$w = -\int_{V_1}^{V_2} P_{ex}dV \tag{4.3}$$

Como P_{ex} não é mais um valor constante, a integral não poderá mais ser calculada desse modo.* Salientamos, entretanto, que a cada instante P_{in} é apenas infinitesimalmente maior do que P_{ex}, isto é,

$$P_{in} - P_{ex} = dP$$

de modo que podemos reescrever a Equação 4.3 como

$$w = -\int_{V_1}^{V_2} (P_{in} - dP)dV$$

Considerando que $dPdV$ é um produto de duas quantidades infinitesimais, temos $dPdV \approx 0$, e podemos escrever

$$w = -\int_{V_1}^{V_2} P_{in}dV \tag{4.4}$$

A Equação 4.4 é uma forma mais tratável, porque P_{in} é a pressão do sistema (isto é, do gás) e podemos expressá-la como uma equação de estado específica. Para um gás ideal,

$$P_{in} = \frac{nRT}{V}$$

tal que

$$\begin{aligned} w &= -\int_{V_1}^{V_2} \frac{nRT}{V} dV \\ &= -nRT \ln\frac{V_2}{V_1} = -nRT \ln\frac{P_1}{P_2} \end{aligned} \tag{4.5}$$

porque $P_1V_1 = P_2V_2$ (com n e T constantes).

A Equação 4.5 parece bem diferente da expressão anterior para o trabalho realizado ($-P_{ex}\Delta V$) e, de fato, representa a *máxima* quantidade de trabalho de expansão de V_1 a V_2. A razão para esse resultado não é difícil de notar. Como o trabalho na expansão é realizado contra uma pressão externa, podemos maximizá-lo ajustando a pressão externa de modo que seja apenas infinitesimalmente menor que a pressão interna a cada estágio, como descrito anteriormente. Sob essas condições, a expansão é um processo *reversível*. Por reversível queremos dizer que, se aumentarmos a pressão externa de uma quantidade infinitesimal, dP, podemos interromper a expansão. Um aumento posterior em P_{ex} de dP resultaria de fato em uma compressão. Assim, um processo reversível é aquele no qual o sistema está sempre infinitesimalmente próximo do equilíbrio.

Levaria uma duração infinita de tempo para remover um número infinito de pesos do pistão à velocidade de um peso por vez.

Um processo verdadeiramente reversível levaria uma duração infinita de tempo para se completar e, portanto, nunca poderia realmente ser realizado. Naturalmente, podemos preparar um sistema de modo que o gás se expanda muito lentamente e tente se aproximar da reversibilidade, porém atingi-la de fato é impossível. No laboratório, devemos trabalhar com processos *reais* que são sempre irreversíveis. A razão pela qual estamos interessados em um processo reversível é o fato de que ele permite calcular a quantidade máxima de trabalho que se pode extrair de um processo. Essa quantidade é importante para se estimar a eficiência de processos químicos e biológicos, conforme veremos no Capítulo 5.

---

* Se P_{ex} fosse constante, essa integral seria $-P_{ex}(V_2 - V_1)$ ou $-P_{ex}\Delta V$.

EXEMPLO 4.1

Uma quantidade de 0,850 mols de um gás ideal inicialmente à pressão de 15,0 atm e 300 K se expande isotermicamente até a pressão final ser de 1,00 atm. Calcule o valor do trabalho realizado se a expansão for exercida: (a) contra o vácuo; (b) contra uma pressão externa de 1,00 atm; (c) reversivelmente.

RESPOSTA

(a) Como $P_{ex} = 0$, $-P_{ex}\Delta V = 0$, portanto nenhum trabalho é realizado neste caso.

(b) Neste caso, a pressão externa oponente é de 1,00 atm; portanto, será realizado trabalho na expansão. Os volumes inicial e final podem ser obtidos da equação do gás ideal

$$V_1 = \frac{nRT}{P_1} \quad V_2 = \frac{nRT}{P_2}$$

Além disso, a pressão final do gás é igual à pressão externa; portanto $P_{ex} = P_2$. Da Equação 4.2, escrevemos

$$\begin{aligned} w &= -P_2(V_2 - V_1) \\ &= -nRTP_2\left(\frac{1}{P_2} - \frac{1}{P_1}\right) \\ &= -(0{,}850 \text{ mol})(0{,}08206 \text{ L atm K}^{-1}\text{mol}^{-1})(300 \text{ K})(1{,}00 \text{ atm}) \\ &\quad \times\left(\frac{1}{1{,}00 \text{ atm}} - \frac{1}{15{,}0 \text{ atm}}\right) \\ &= -19{,}5 \text{ L atm} \end{aligned}$$

Para expressar o resultado na unidade mais conveniente de joules, usamos o fator de conversão 1 L atm = 101,3 J, de modo que o trabalho realizado passa a ser

$$\begin{aligned} w &= -19{,}5 \text{ L atm} \times \frac{101{,}3 \text{ J}}{1 \text{ L atm}} \\ &= -1{,}98 \times 10^3 \text{ J} \end{aligned}$$

(c) Para um processo isotérmico reversível, o trabalho realizado é dado pela Equação 4.5

$$\begin{aligned} w &= -nRT \ln\frac{V_2}{V_1} \\ &= -nRT \ln\frac{P_1}{P_2} \\ &= -(0{,}850 \text{ mol})(8{,}314 \text{ J K}^{-1}\text{mol}^{-1})(300 \text{ K})\ln\frac{15}{1} \\ &= -5{,}74 \times 10^3 \text{ J} \end{aligned}$$

COMENTÁRIO

Os sinais negativos em (b) e (c) indicam que o trabalho é realizado pelo sistema sobre a vizinhança.

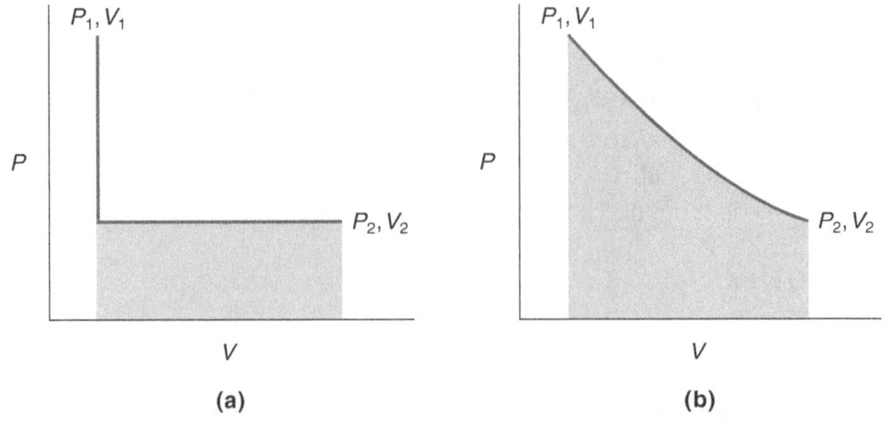

Figura 4.2
Expansão isotérmica de um gás de P_1, V_1 a P_2, V_2. (a) Um processo irreversível. (b) Um processo reversível. Nos dois casos, a área sombreada representa o trabalho realizado durante a expansão. O processo reversível realiza o trabalho maior.

Como podemos ver, o processo reversível produz a maior quantidade de trabalho. A Figura 4.2 mostra graficamente o trabalho feito nos casos (b) e (c) do Exemplo 4.1. Em um processo irreversível (Figura 4.2a), a quantidade de trabalho realizado é dada por $P_2(V_2 - V_1)$, que é a área sob a curva. Para um processo reversível, a quantidade de trabalho também é dada pela área sob a curva (Figura 4.2b); entretanto, como a pressão externa não é mais mantida constante, a área é consideravelmente maior.

Dessa discussão, podemos tirar várias conclusões sobre o trabalho. Primeiro, o trabalho deve ser pensado como um modo de transferência de energia. O gás se expande porque há uma diferença de pressão. Quando as pressões interna e externa se tornam iguais, a palavra *trabalho* não mais se aplica. Segundo, a quantidade de trabalho realizado depende de como o processo ocorre — isto é, do *caminho* (por exemplo, reversível *versus* irreversível) —, embora os estados inicial e final sejam os mesmos nos dois casos. Por isso, o trabalho não é uma *função de estado*, uma propriedade determinada pelo estado do sistema; nós não podemos dizer que um sistema tem, em si mesmo, um tanto de trabalho ou um conteúdo de trabalho.

Alguns dos termos usados na termodinâmica estão explicados no Capítulo 2.

Uma propriedade importante de funções de estado é a seguinte: quando o estado de um sistema é alterado, uma mudança em qualquer função de estado depende apenas dos estados inicial e final do sistema, não de como a transformação é realizada. Vamos supor que a mudança envolva a expansão de um gás do volume inicial V_1 (2 L) para o volume V_2 (4 L), a temperatura constante. A variação, ou o aumento, no volume é dada por

$$\begin{aligned}\Delta V &= V_2 - V_1 \\ &= 4\,\text{L} - 2\,\text{L} = 2\,\text{L}\end{aligned}$$

A variação pode ocorrer de vários modos. Podemos deixar o gás expandir-se diretamente de 2 L para 4 L como descrito, ou, primeiro, permitir que ele se expanda para 6 L e, então, comprimir o volume para 4 L, e assim por diante. Não importa como se realiza o processo, a mudança no volume será sempre 2 L. De modo semelhante, podemos mostrar que pressão e temperatura, assim como volume, são funções de estado.

Calor

Calor é a transferência de energia entre dois corpos que estão em temperaturas diferentes. Assim como o trabalho, o calor aparece apenas na fronteira do sistema e é definido por um processo. A energia é transferida do objeto mais quente para o mais frio porque há diferença de temperatura. Quando as temperaturas dos dois objetos se igualam, a palavra *calor* não é mais aplicável. Calor não é uma propriedade de um sistema e, assim, não é uma função de estado. É, portanto, dependente do caminho. Suponha que aumentemos a temperatura de 100,0 g de água inicialmente a 20,0 °C e 1 atm para 30,0 °C e 1 atm. Qual é o calor transferido para esse processo? Não sabemos a resposta porque o processo não está especificado. Uma forma de aumentar a temperatura é aquecer a água usando um bico de Bunsen ou eletricamente, com um aquecedor de imersão. O calor q (transferido da vizinhança para o sistema) é dado por

Embora o termo *calor* já implique em transferência de energia, é comum falar de fluxo de calor, calor absorvido e calor liberado.

$$\begin{aligned} q &= ms\Delta T \\ &= (100{,}0 \text{ g})\,(4\,184 \text{ J g}^{-1}\text{ K}^{-1})\,(10{,}0 \text{ K}) \\ &= 4\,184 \text{ J} \end{aligned}$$

em que s é o calor específico da água. Alternativamente, podemos promover o aumento da temperatura realizando trabalho mecânico sobre o sistema; por exemplo, agitando a água com um agitador magnético até que a temperatura desejada seja atingida como resultado da fricção. A transferência de calor nesse caso é zero. Poderíamos ainda aumentar primeiro a temperatura da água de 20,0 °C para 25,0 °C por aquecimento direto e, então, agitar a barra para levá-la a 30,0 °C. Nesse caso, o valor de q está em algum ponto entre zero e 4 184 J. É claro, portanto, que há um número infinito de caminhos possíveis para aumentar igualmente a temperatura do sistema, mas o calor trocado sempre dependerá do caminho do processo.

Em conclusão, trabalho e calor não são funções de estado. São medidas de transferência de energia, e alterações nessas medidas dependem do caminho. O fator de conversão entre a *caloria termoquímica* e o joule, que é o equivalente mecânico do calor, é

$$1 \text{ cal} = 4\,184 \text{ J} \quad \text{exatamente}$$

EXEMPLO 4.2

Uma pessoa de 73 kg bebe 500 g de leite, o qual tem um valor "calórico" de aproximadamente 720 cal g^{-1}. Se apenas 17% da energia do leite for convertida em trabalho mecânico, a que altura (em metros) poderá a pessoa subir com base nesse consumo de energia?

RESPOSTA

O consumo de energia para o trabalho mecânico é dado por

$$0{,}17 \times 500 \text{ g} \times \frac{720 \text{ cal}}{1 \text{ g}} \times \frac{4\,184 \text{ J}}{1 \text{ cal}} = 2{,}6 \times 10^5 \text{ J}$$

Em seguida, equacionamos essa quantidade de energia com a energia potencial necessária para levantar uma pessoa:

$$2{,}6 \times 10^5 \text{ J} = mgh$$

em que m é o peso da pessoa, g a aceleração devido à gravidade (9,81 m s^{-2}) e h a altura em metros. Como 1 J = 1 kg m^2 s^{-2}, escrevemos

$$h = \frac{2{,}6 \times 10^5 \text{ kg m}^2 \text{ s}^{-2}}{73 \text{ kg} \times 9{,}81 \text{ m s}^{-2}} = 3{,}6 \times 10^2 \text{ m}$$

4.2 A primeira lei da termodinâmica

A *primeira lei da termodinâmica* estabelece que a energia pode ser convertida de uma forma para outra, mas não pode ser criada ou destruída. Colocando em outras palavras, essa lei diz que a energia total do universo é uma constante. Em geral, podemos dividir a energia do universo em duas partes:

$$E_{\text{univ}} = E_{\text{sis}} + E_{\text{viz}}$$

em que os subscritos denotam o universo, o sistema e a vizinhança, respectivamente. Para qualquer processo dado, as variações nas energias serão

$$\Delta E_{\text{univ}} = \Delta E_{\text{sis}} + \Delta E_{\text{viz}} = 0$$

ou

$$\Delta E_{\text{sis}} = -\Delta E_{\text{viz}}$$

Assim, se um sistema sofre uma variação na energia, ΔE_{sis}, a energia do resto do universo, ou da vizinhança, deve sofrer uma variação igual em magnitude, mas oposta em sinal; a energia ganha em um lugar deve ter sido perdida em algum outro lugar. Além disso, como a energia pode ser mudada de uma forma para outra, a energia perdida por um sistema pode ser ganha por outro sistema em forma diferente. Por exemplo, a energia perdida na queima de óleo em uma usina pode, em última análise, aparecer em nossos lares como energia elétrica, calor, luz e assim por diante.

Em química, normalmente estamos interessados nas mudanças de energia associadas ao sistema, não à vizinhança. Temos visto que, como o calor e o trabalho não são funções de estado, não há sentido em perguntar quanto calor ou trabalho um sistema possui. Por outro lado, a energia interna de um sistema é uma função de estado porque ela depende apenas dos parâmetros termodinâmicos do estado, tais como temperatura, pressão e composição. Observe que o adjetivo *interno* significa que outros tipos de energia podem estar associados ao sistema. Por exemplo, o sistema como um todo pode estar em movimento e, portanto, possuir energia cinética (EC) ou também energia potencial (EP). Assim, a energia total do sistema, E_{total}, é dada por

$$E_{\text{total}} = \text{EC} + \text{EP} + U$$

em que U denota energia interna. Essa energia interna consiste das energias translacional, rotacional, vibracional, eletrônica e nuclear, assim como de interações intermoleculares. Na maioria dos casos que vamos considerar, o sistema ficará em repouso, e campos externos (por exemplo, os campos elétrico ou magnético) não estarão presentes. Assim, tanto EC como EP serão zero e $E_{total} = U$. Como mencionado anteriormente, a termodinâmica não tem por base um modelo particular; portanto, não temos necessidade de saber a natureza exata de U. De fato, normalmente não temos nenhum modo de calcular essa quantidade com precisão. Como veremos abaixo, só estamos interessados em métodos para medir a *variação* em U para um processo. Por simplicidade, freqüentemente nos referiremos à energia interna simplesmente como energia e escreveremos sua variação, ΔU, como

$$\Delta U = U_2 - U_1$$

em que U_2 e U_1 são as energias internas do sistema nos estados inicial e final, respectivamente.

A energia difere tanto do calor como do trabalho pelo fato de ela sempre variar na mesma quantidade ao ir de um estado a outro, independentemente da natureza do caminho. Matematicamente, a primeira lei da termodinâmica pode ser expressa como

$$\Delta U = q + w \tag{4.6}$$

Supomos que todo trabalho realizado é do tipo $P-V$.

ou, para uma variação infinitesimal,

$$dU = đq + đw \tag{4.7}$$

As Equações 4.6 e 4.7 mostram que a variação na energia interna de um sistema em um dado processo é a soma da troca de calor, q, entre o sistema e a sua vizinhança e o trabalho realizado, w, sobre o (ou pelo) sistema. As convenções de sinal para q e w estão resumidas na Tabela 4.2. Observe que omitimos deliberadamente o sinal Δ para q e w, porque essa notação representa a diferença entre o estado final e o estado inicial e não é, portanto, aplicável ao calor e ao trabalho, que não são funções de estado. De modo semelhante, embora dU seja uma *diferencial exata* (veja Apêndice 4.1), isto é, uma integral do tipo $\int_1^2 dU$ é independente do caminho, a notação $đ$ nos

Tabela 4.2
Convenções de sinais para trabalho e calor

Processo	Sinal
Trabalho realizado pelo sistema na vizinhança	−
Trabalho realizado sobre o sistema pela vizinhança	+
Calor absorvido da vizinhança pelo sistema (processo endotérmico)	+
Calor absorvido do sistema pela vizinhança (processo exotérmico)	−

lembra que $đq$ e $đw$ são *diferenciais inexatas* e, portanto, são dependentes do caminho. Neste livro, usaremos letras maiúsculas para quantidades termodinâmicas (tais como U, P, T e V), que são funções de estado, e letras minúsculas para quantidades termodinâmicas (tais como q e w), que não são funções de estado.

Uma aplicação direta da Equação 4.6 é a expansão irreversível de um gás contra uma pressão constante P, em que $w = -P\Delta V$. Essa equação pode agora ser reescrita como

$$\Delta U = q - P\Delta V$$

Como $\Delta V > 0$ para expansões de gases, a energia interna do sistema diminui como resultado do trabalho do gás sobre a vizinhança. Se o gás absorve calor da vizinhança, então $q > 0$ e há um aumento na energia interna do sistema. Vemos que as convenções de sinal na Tabela 4.2 para o trabalho e o calor são consistentes com o enunciado matemático da primeira lei.

A primeira lei da termodinâmica é uma lei de conservação de energia: sua formulação baseia-se em nossa vasta experiência no estudo das relações entre diferentes formas de energias. Conceitualmente, a primeira lei é fácil de compreender e pode ser prontamente aplicada a qualquer problema prático. Considere, por exemplo, as mudanças termoquímicas em uma bomba calorimétrica adiabática a volume constante (Figura 4.3). Esse dispositivo permite medir o calor de combustão das substâncias. É um recipiente de aço inoxidável, fortemente vedado, de paredes espessas e termicamente isolado de sua vizinhança. (O termo *adiabático* significa que não há nenhuma troca de calor com a vizinhança.) A substância sob investigação é colocada dentro do recipiente, preenchido com oxigênio a cerca de 30 atm. A combustão começa por uma descarga elétrica através de um par de fios que estão em contato com a substância.

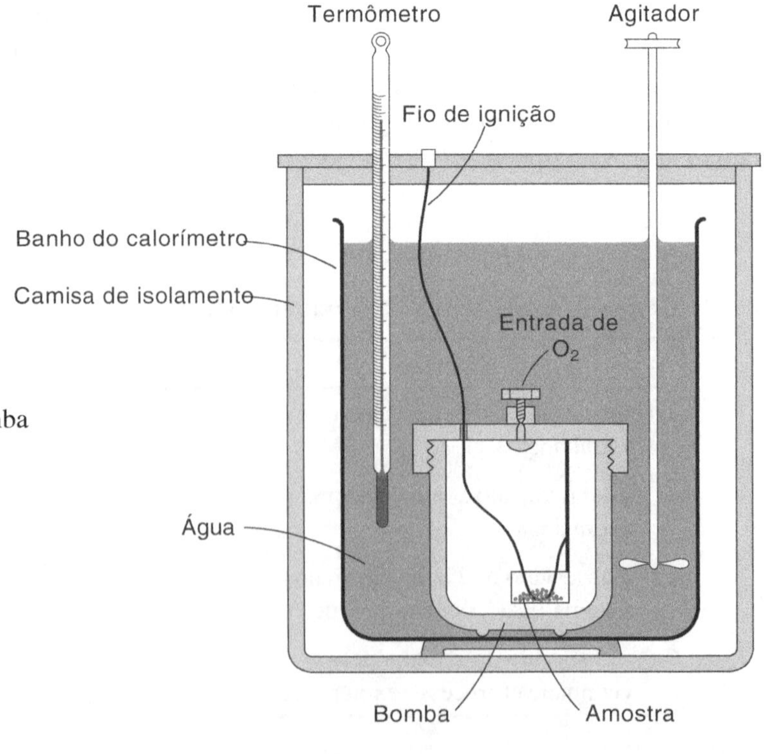

Figura 4.3
Diagrama esquemático de uma bomba calorimétrica a volume constante.

O calor liberado pela reação pode ser medido registrando-se o aumento na temperatura da água que preenche a camisa interna do calorímetro. Usando a capacidade calorífica do calorímetro, podemos calcular a variação na energia como resultado da combustão, que é dada por

$$\begin{aligned}\Delta U &= q_v + w \\ &= q_v - P\Delta V \\ &= q_v \end{aligned} \tag{4.8}$$

Em nosso arranjo, o volume é mantido constante de modo que $P\Delta V = 0$ e $\Delta U = q_v$. Usamos o v subscrito em q para nos lembrarmos dessa condição. A Equação 4.8 pode parecer estranha à primeira vista: ΔU é igualado ao calor liberado, o qual, como dito anteriormente, não é uma função de estado. Entretanto, restringimo-nos a um processo particular ou caminho, isto é, aquele que ocorre a volume constante; portanto q_v pode ter apenas um valor para uma dada quantidade do composto em questão queimado no calorímetro.

4.3 Entalpia

No laboratório, a maioria dos processos químicos e físicos é realizada sob pressão constante, mais do que sob condições de volume constante. Nesses casos, escrevemos

$$\Delta U = q + w = q_p - P\Delta V$$

ou

$$U_2 - U_1 = q_p - P(V_2 - V_1)$$

em que o p subscrito denota o processo a pressão constante. O rearranjo da equação acima fornece

$$q_p = (U_2 + PV_2) - (U_1 + PV_1) \tag{4.9}$$

Anteriormente discutimos que q não é uma função de estado, mas que U, P e V são. Portanto, definimos uma função, chamada *entalpia* (H), como se segue:

$$H = U + PV \tag{4.10}$$

em que U, P e V são a energia, a pressão e o volume do sistema. Todos os termos na Equação 4.10 são funções de estado; H tem unidades de energia. Da Equação 4.10, podemos escrever a variação em H como

$$\Delta H = H_2 - H_1 = (U_2 + P_2V_2) - (U_1 + P_1V_1)$$

Fazendo $P_2 = P_1 = P$ para um processo a pressão constante, obtemos, por comparação com a Equação 4.9,

$$\Delta H = (U_2 + PV_2) - (U_1 + PV_1) = q_p$$

Novamente, restringimos a variação a um caminho específico – desta vez a pressão constante — de tal forma que a troca de calor, q_p, possa ser equacionada diretamente à variação na função de estado, H.

Em geral, quando um sistema sofre uma mudança do estado 1 para o estado 2, a variação na entalpia é dada por

$$\begin{aligned} \Delta H &= \Delta U + \Delta(PV) \\ &= \Delta U + P\Delta V + V\Delta P + \Delta P\Delta V \end{aligned} \tag{4.11}$$

Essa equação se aplica quando nem a pressão nem o volume são mantidos constantes. O último termo, $\Delta P\Delta V$, não é desprezível.* Lembre-se de que ambos P e V na Equação 4.11 se referem ao sistema. Se a variação é realizada, digamos, a pressão constante e se a pressão exercida pelo sistema na vizinhança (P_{in}) é igual à pressão exercida pela vizinhança no sistema (P_{ex}), isto é,

$$P_{\text{in}} = P_{\text{ex}} = P$$

então temos $\Delta P = 0$, e a Equação 4.11 agora se torna

$$\Delta H = \Delta U + P\Delta V \tag{4.12}$$

De modo semelhante, para uma variação infinitesimal que ocorra sob condições de pressão constante, com a pressão externa igual à pressão interna, temos

$$dH = dU + PdV$$

Qual é a diferença entre ΔU e ΔH? Ambos os termos representam uma variação de energia, mas seus valores diferem porque as condições não são as mesmas. Para ilustrar esse fato, considere a seguinte situação. O calor liberado quando dois mols de sódio reagem com a água,

$$2\text{Na}(s) + 2\text{H}_2\text{O}(l) \rightarrow 2\text{NaOH}(aq) + \text{H}_2(g)$$

é 367,5 kJ. Como a reação ocorre sob pressão constante, $q_p = \Delta\text{H} = -367{,}5$ kJ. Para calcular a variação na energia interna, a partir da Equação 4.12, escrevemos

$$\Delta U = \Delta H - P\Delta V$$

Se considerarmos uma temperatura de 25 °C e ignorarmos a pequena variação no volume da solução, podemos mostrar que o volume de 1 mol de H_2 gerado a 1 atm é 24,5 L, de tal forma que $-P\Delta V = -24{,}5$ L atm ou $-2{,}5$ kJ. Finalmente,

$$\begin{aligned} \Delta U &= -367{,}5 \text{ kJ} - 2{,}5 \text{ kJ} \\ &= -370{,}0 \text{ kJ} \end{aligned}$$

---

* Observe que, para uma variação infinitesimal, escreveríamos $dH = dU + PdV + VdP + dPdV$. Como $dPdV$ é o produto de duas quantidades infinitesimais, nós o ignoramos e, então, escrevemos $dH = dU + PdV + VdP$.

Esse cálculo mostra que ΔU e ΔH são ligeiramente diferentes. A razão pela qual ΔH é menor do que ΔU neste caso é o fato de que uma parte da energia interna liberada é usada para realizar o trabalho de expansão do gás (o H_2 gerado tem de empurrar o ar de volta), portanto é liberado menos calor. De um modo geral, a diferença entre ΔH e ΔU em reações que envolvem gases é $\Delta(PV)$ ou $\Delta(nRT) = RT\Delta n$ (se T for constante), em que Δn é a variação no número de mols dos gases, isto é,

$$\Delta n = n_{\text{produtos}} - n_{\text{reagentes}}$$

Para essa reação, $\Delta n = 1$ mol. Assim, em $T = 298$ K, $RT\Delta n$ é aproximadamente igual a 2,5 kJ, que é uma quantidade pequena mas não desprezível em trabalhos de precisão. Por outro lado, para reações químicas que ocorrem em fases condensadas (líquidos e sólidos), ΔV geralmente é um número pequeno ($\leq 0{,}1$ L por mol de reagente convertido em produto) de tal forma que $P\Delta V = 0{,}1$ L atm, ou 10 J, que pode ser desprezado em comparação com ΔU e ΔH. Assim, variações na entalpia e na energia em reações que não envolvem gases ou em casos para os quais $\Delta n = 0$ são iguais para todos os propósitos práticos.

EXEMPLO 4.3

Uma amostra de 0,4089 g de ácido benzóico (C_6H_5COOH) foi queimada em uma bomba calorimétrica a volume constante. Como conseqüência, a temperatura da água na camisa interna (ver Figura 4.3) subiu de 20,17 °C para 22,22 °C. Se a capacidade calorífica efetiva da bomba calorimétrica mais a água é 5 267,8 J K^{-1}, calcule os valores de ΔU e ΔH para a combustão do ácido benzóico em kJ mol^{-1}.

RESPOSTA

A reação é

$$C_6H_5COOH(s) + \tfrac{15}{2}O_2(g) \rightarrow 7CO_2(g) + 3H_2O(l)$$

Como é um processo a volume constante, $\Delta U = q_v$. A quantidade de calor liberada é dada por

$$C\Delta T = (5\,267{,}8 \text{ J K}^{-1})(2{,}05 \text{ K}) = 10{,}80 \text{ kJ}$$

Com base na massa molar do ácido benzóico (122,12 g), escrevemos

$$q_v = \Delta U = -\frac{(10{,}80 \text{ kJ})(122{,}12 \text{ g mol}^{-1})}{0{,}4089 \text{ g}} = -3\,226 \text{ kJ mol}^{-1}$$

O sinal negativo indica que a reação é exotérmica.

Para calcular o valor de ΔH, começamos com $\Delta H = \Delta U + \Delta(PV)$. Quando todos os reagentes e produtos estão em fases condensadas, $\Delta(PV)$ é desprezível em comparação com ΔH e ΔU. Quando gases estão envolvidos, $\Delta(PV)$ não pode ser ignorado. Supondo um comportamento de gás ideal, temos $\Delta(PV) = \Delta(nRT) = RT\,\Delta n$, em que Δn é a variação no número de mols do gás na reação. Observe que neste caso T se refere à temperatura *inicial* porque estamos comparando reagentes e produtos sob as mesmas condições. Para a nossa reação, $\Delta n = (7 - 7{,}5)$ mol $= -0{,}5$ mol de tal forma que

$$\begin{aligned}\Delta H &= \Delta U + RT\Delta n \\ &= -3\,226 \text{ kJ mol}^{-1} + \frac{(8{,}314 \text{ J K}^{-1}\text{ mol}^{-1})(293{,}32 \text{ K})(-0{,}5)}{1\,000 \text{ J/kJ}} \\ &= -3\,227 \text{ kJ mol}^{-1}\end{aligned}$$

COMENTÁRIO

(1) A diferença entre ΔU e ΔH é muito pequena para essa reação. A razão é que $\Delta(PV)$ (que neste caso é igual a $RT\Delta n$) é pequeno comparado com ΔU ou ΔH. Como supusemos um comportamento de gás ideal (ignoramos a variação de volume das fases condensadas), ΔU tem o mesmo valor ($-3\,226$ kJ mol^{-1}) se o processo ocorrer a volume constante ou a pressão constante, porque a energia interna é independente da pressão ou do volume. De modo semelhante, $\Delta H = -3\,227$ kJ mol^{-1} se o processo ocorrer a V constante ou a P constante. A troca de calor, q, entretanto, é $-3\,226$ kJ mol^{-1} a V constante e $-3\,227$ kJ mol^{-1} a P constante, porque ela é dependente do caminho.
(2) Em nossos cálculos, ignoramos as capacidades caloríficas da água e do dióxido de carbono porque as quantidades dessas substâncias formadas são pequenas comparadas com a bomba calorimétrica em si. Essa omissão não introduz erros graves.

EXEMPLO 4.4

Compare a diferença entre ΔH e ΔU para as seguintes mudanças físicas: (a) 1 mol de gelo $\rightarrow$ 1 mol de água a 273 K e 1 atm; (b) 1 mol de água $\rightarrow$ 1 mol de vapor a 373 K e 1 atm. Os volumes molares do gelo e da água a 273 K são 0,0196 L mol^{-1} e 0,0180 L mol^{-1}, respectivamente, e os volumes molares da água e do vapor a 373 K são 0,0188 L mol^{-1} e 30,61 L mol^{-1}, respectivamente.

RESPOSTA

Ambos os casos são processos a pressão constante:

$$\Delta H = \Delta U + \Delta(PV) = \Delta U + P\Delta V$$

ou

$$\Delta H - \Delta U = P\Delta V$$

(a) A variação no volume molar quando o gelo derrete é

$$\begin{aligned}\Delta V &= \overline{V}(l) - \overline{V}(s) \\ &= (0{,}0180 - 0{,}0196) \text{ L mol}^{-1} \\ &= -\,0{,}0016 \text{ L mol}^{-1}\end{aligned}$$

Portanto,

$$P\Delta V = (1 \text{ atm})\,(-0{,}0016 \text{ L mol}^{-1})$$
$$= -0{,}0016 \text{ L atm mol}^{-1}$$
$$= -0{,}16 \text{ J mol}^{-1}$$

(b) A variação no volume molar quando a água ferve é

$$\Delta V = \overline{V}(g) - \overline{V}(l)$$
$$= (30{,}61 - 0{,}0188) \text{ L mol}^{-1}$$
$$= 30{,}59 \text{ L mol}^{-1}$$

Portanto,

$$P\Delta V = (1 \text{ atm})\,(30{,}59 \text{ L mol}^{-1})$$
$$= 30{,}59 \text{ L atm mol}^{-1}$$
$$= 3\,100 \text{ J mol}^{-1}$$

COMENTÁRIO

Este exemplo mostra claramente que ($\Delta H - \Delta U$) é desprezivelmente pequeno para fases condensadas, mas pode ser bastante apreciável se o processo envolver gases. Além disso, em (a), $\Delta U > \Delta H$; isto é, o aumento na energia interna do sistema é maior do que o calor absorvido pelo sistema porque, quando o gelo derrete, há uma diminuição no volume. Conseqüentemente, a vizinhança realiza trabalho sobre o sistema. A situação oposta se aplica para (b) porque, nesse caso, o vapor realiza trabalho sobre a vizinhança.

Para muitos processos físicos (como transição de fase) e reações químicas (como neutralização ácido–base), ΔH pode ser medido em um calorímetro a pressão constante. Para fazer um calorímetro a pressão constante, podemos arranjar dois copos de isopor de café como mostrado na Figura 4.4. Como o aparelho é todo aberto para a atmosfera, a pressão é constante e a variação de calor para o processo é igual à variação da entalpia ($q_p = \Delta H$). Desde que saibamos a capacidade calorífica do calorímetro, assim como a variação de temperatura, podemos determinar o calor ou a variação da entalpia. Nesse sentido, o calorímetro a pressão constante é semelhante ao calorímetro a volume constante.

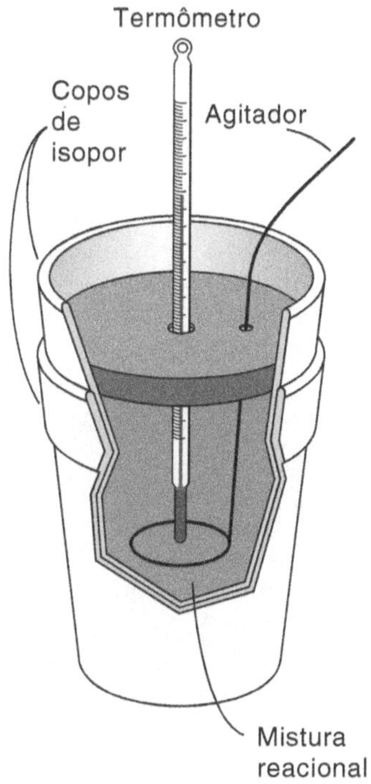

Figura 4.4
Calorímetro a pressão constante feito com dois copos de isopor de café. O copo externo ajuda a isolar termicamente a mistura reacional da vizinhança. Duas soluções de volumes conhecidos contendo os reagentes à mesma temperatura são misturadas cuidadosamente no calorímetro. O calor produzido ou absorvido pela reação pode ser determinado com base na variação da temperatura, nas quantidades e nos calores específicos das soluções utilizadas e na capacidade calorífica do calorímetro.

4.4 Um olhar mais cuidadoso sobre as capacidades caloríficas

O conceito de capacidade calorífica foi introduzido primeiro no Capítulo 3. Até aqui, neste capítulo, examinamos o uso da capacidade calorífica em calorimetria, isto é, a medida das trocas de calor em processos químicos e físicos. Nesta seção, vamos examinar mais cuidadosamente como a capacidade calorífica é determinada. Em particular, veremos que a capacidade calorífica de um gás depende da natureza do processo; isto é, se ele se dá a pressão constante ou a volume constante.

Para esta discussão de capacidade calorífica, assumimos que não há nenhuma mudança de fase.

Quando se adiciona calor a uma substância, a temperatura sobe. Esse fato conhecemos bem. Quanto, porém, a temperatura subirá depende (1) da quantidade de calor fornecido, (2) da quantidade de substância presente, (3) da natureza química e do estado físico da substância e (4) das condições sob as quais a energia é adicionada à substância. O aumento da temperatura (ΔT) para uma dada quantidade de uma substância está relacionado ao calor adicionado (q) pela equação

$$q = C\Delta T$$

ou

$$C = \frac{q}{\Delta T} \text{ J K}^{-1} \tag{4.13}$$

em que C, a constante de proporcionalidade, é chamada capacidade calorífica. Como o aumento na temperatura depende da quantidade de substância presente, é em geral conveniente falar da capacidade calorífica de 1 mol de uma substância, ou capacidade calorífica molar, $\overline{C}$, expressa como

$$\overline{C} = \frac{C}{n} = \frac{q}{n\Delta T} \text{ J K}^{-1}\text{ mol}^{-1} \tag{4.14}$$

em que n é o número de mols da substância presente em uma medida em particular. Repare que C é uma propriedade extensiva, porém $\overline{C}$, como todas as outras quantidades molares, é intensiva.

A capacidade calorífica é uma quantidade diretamente mensurável. Conhecendo a quantidade de substância presente, o calor adicionado e o aumento da temperatura podemos prontamente calcular o valor de $\overline{C}$ usando a Equação 4.14. Entretanto, o valor que calculamos também depende de como o processo de aquecimento é realizado. Embora muitas condições diferentes possam ser consideradas na prática, aqui nós consideraremos apenas dois casos importantes: volume constante e pressão constante. Já vimos na Seção 4.2 que, para um processo a volume constante, o calor absorvido pelo sistema é igual ao aumento na energia interna, isto é, $\Delta U = q_v$. Assim, a capacidade calorífica a volume constante, C_V, é dada por

$$C_V = \frac{q_v}{\Delta T} = \frac{\Delta U}{\Delta T}$$

ou, expressa como derivadas parciais,

$$C_V = \left(\frac{\partial U}{\partial T}\right)_V \tag{4.15}$$

ou

$$dU = C_V dT \tag{4.16}$$

De modo semelhante, para um processo a pressão constante temos $\Delta H = q_p$, de modo que a capacidade calorífica a pressão constante pode ser expressa como

$$C_P = \frac{q_P}{\Delta T} = \frac{\Delta H}{\Delta T}$$

ou, como derivadas parciais,

$$C_P = \left(\frac{\partial H}{\partial T}\right)_P \tag{4.17}$$

ou

$$dH = C_P dT \tag{4.18}$$

A partir das definições de C_V e C_P, podemos calcular os valores de ΔU e ΔH para processos realizados sob condições de volume constante ou de pressão constante. Integrando as Equações 4.16 e 4.18 entre as temperaturas T_1 e T_2, obtemos

$$\Delta U = \int_{T_1}^{T_2} C_V dT = C_V(T_2 - T_1) = C_V \Delta T = n\overline{C}_V \Delta T \tag{4.19}$$

$$\Delta H = \int_{T_1}^{T_2} C_P dT = C_P(T_2 - T_1) = C_P \Delta T = n\overline{C}_P \Delta T \tag{4.20}$$

em que n é o número de mols da substância presente. Supomos que tanto C_V como C_P são independentes da temperatura. No entanto, nem sempre isso é verdade. Para temperaturas baixas ($\leq$ 300 K), somente os movimentos translacional e rotacional descritos na Seção 3.8 fornecem uma contribuição importante à capacidade calorífica. Para temperaturas altas, quando as transições entre os níveis de energia vibracional tornam-se apreciáveis, a capacidade calorífica aumentará de modo apropriado. Estudos da dependência da capacidade calorífica com a temperatura para muitas substâncias mostram que ela pode ser representada por uma equação do tipo $C_P = a + bT$, em que a e b são constantes para uma dada substância em um intervalo particular de temperaturas. Essa expressão deve ser usada na Equação 4.20 em trabalhos de precisão. Na maioria dos casos, no entanto, se a variação da temperatura em um processo for pequena, digamos 50 K ou menos, pode-se freqüentemente tratar C_V e C_P como se fossem independentes da temperatura.

Em geral, C_V e C_P para uma dada substância não são iguais uma à outra. A razão está no fato de que, em um processo a pressão constante, realiza-se trabalho sobre a vizinhança, de modo que é necessário mais trabalho para *aumentar* a temperatura por um valor definido em um processo a pressão constante do que em um processo a volume constante. Segue-se, portanto, que $C_P > C_V$. Isso é verdadeiro principalmente para gases. O volume de um líquido ou sólido não varia de modo significativo com a temperatura; conseqüentemente, o trabalho realizado conforme eles se expandem é bastante pequeno, de modo que, para a maioria dos propósitos, C_V e C_P são idênticas para fases condensadas.

Nosso próximo passo é ver como C_P difere de C_V para um gás ideal. Começamos por escrever

$$H = U + PV = U + nRT$$

Para uma variação infinitesimal na temperatura, dT, a variação na entalpia para uma dada quantidade de um gás ideal é

$$\begin{aligned} dH &= dU + d(nRT) \\ &= dU + nRdT \end{aligned}$$

Substituindo $dH = C_P dT$ e $dU = C_V dT$ na equação anterior, obtemos

$$\begin{aligned} C_P dT &= C_V dT + nRdT \\ C_P &= C_V + nR \qquad (4.21a) \\ C_P - C_V &= nR \end{aligned}$$

ou

$$\overline{C}_P - \overline{C}_V = R \qquad (4.21b)$$

Assim, para um gás ideal, a capacidade calorífica molar a pressão constante é maior que a capacidade calorífica molar a volume constante por R, a constante dos gases. O Apêndice B lista os valores de $\overline{C}_P$ de muitas substâncias.

EXEMPLO 4.5

Calcule os valores de ΔU e ΔH para o aquecimento de 55,40 g de xenônio de 300 K a 400 K. Suponha comportamento de gás ideal e que as capacidades caloríficas a volume constante e a pressão constante sejam independentes da temperatura.

RESPOSTA

O xenônio é um gás monoatômico. Na Seção 3.8, vimos que $\overline{C}_V = \frac{3}{2}R = 12{,}47$ J K^{-1} mol^{-1}. Assim, da Equação 4.21b, temos: $\overline{C}_P = \frac{3}{2}R + R = \frac{5}{2}R = 20{,}79$ J K^{-1} mol^{-1}. A quantidade 55,40 g de Xe corresponde a 0,4219 mol. Das Equações 4.19 e 4.20,

$$\begin{aligned} \Delta U &= n\overline{C}_V \Delta T \\ &= (0{,}4219 \text{ mol})\,(12{,}47 \text{ J K}^{-1}\text{ mol}^{-1})(400 - 300) \text{ K} \\ &= 526 \text{ J} \end{aligned}$$

$$\begin{aligned} \Delta H &= n\overline{C}_p \Delta T \\ &= (0{,}4219 \text{ mol})\,(20{,}79 \text{ J K}^{-1}\text{ mol}^{-1})(400 - 300) \text{ K} \\ &= 877 \text{ J} \end{aligned}$$

EXEMPLO 4.6

A capacidade calorífica molar do oxigênio a pressão constante é dada por $(25{,}7 + 0{,}0130T)$ J K^{-1} mol^{-1}. Calcule a variação de entalpia quando 1,46 mol de O_2 é aquecido de 298 K a 367 K.

RESPOSTA

Da Equação 4.20,

$$\Delta H = \int_{T_1}^{T_2} n\bar{C}_P dT = \int_{298\text{ K}}^{367\text{ K}} (1{,}46\text{ mol})(25{,}7 + 0{,}0130T)\text{ J K}^{-1}\text{mol}^{-1}\,dT$$

$$= (1{,}46\text{ mol})\left(25{,}7T + \frac{0{,}0130T^2}{2}\right)_{298\text{ K}}^{367\text{ K}} \text{J K}^{-1}\text{mol}^{-1}$$

$$= 3{,}02 \times 10^3\text{ J}$$

4.5 Expansão de um gás

A expansão de um gás ideal é um processo simples ao qual podemos aplicar o que aprendemos até aqui sobre a primeira lei da termodinâmica. Embora não tenha muito significado químico, a expansão do gás ideal nos permite usar algumas das equações derivadas nas seções anteriores para calcular variações nas quantidades termodinâmicas. Consideramos dois casos especiais: expansão isotérmica e expansão adiabática.

Expansão isotérmica

Processo *isotérmico* é aquele no qual a temperatura é mantida constante. O trabalho realizado em expansões isotérmicas reversíveis e irreversíveis foi discutido com algum detalhe na Seção 4.1 e não será repetido aqui. Em vez disso, consideraremos as trocas de calor e as variações na energia interna e na entalpia.

Como a temperatura não se altera em um processo isotérmico, a variação na energia é zero; isto é, $\Delta U = 0$. Isso decorre do fato de que moléculas de um gás ideal não se atraem nem se repelem mutuamente. Conseqüentemente, sua energia total é independente da distância de separação e, portanto, do volume. Matematicamente, essa relação é expressa como

$$\left(\frac{\partial U}{\partial V}\right)_T = 0$$

Essa derivada parcial mostra que a variação na energia interna do sistema em relação ao volume é zero a temperatura constante. Por exemplo, para um mol de um gás ideal, $U = \frac{3}{2}RT$ e $\left[\partial(\frac{3}{2}RT)/\partial V\right]_T = 0$. Da Equação 4.6,

$$\Delta U = q + w = 0$$

ou

$$q = -w$$

Assim, na expansão isotérmica, o calor absorvido pelo gás é igual ao trabalho realizado pelo gás ideal sobre sua vizinhança. Com relação ao Exemplo 4.1, vemos que o calor absorvido por um gás ideal que se expande de uma pressão de 15 atm para 1 atm a 300 K é zero em (a), 1 980 J em (b) e 5 740 J em (c). Como o trabalho realizado em um processo reversível é máximo, não é surpreendente que o calor absorvido seja maior para (c).

Finalmente, queremos também calcular a variação de entalpia para esse processo isotérmico. Começando por

$$\Delta H = \Delta U + \Delta(PV)$$

vemos que $\Delta U = 0$, como mencionado, e como PV é constante a T e n constantes (lei de Boyle), $\Delta(PV) = 0$, de modo que $\Delta H = 0$. Alternativamente, poderíamos escrever $\Delta(PV) = \Delta(nRT)$. Como a temperatura não se altera e nenhuma reação química está ocorrendo, tanto n como T são constantes e $\Delta(nRT) = 0$; portanto $\Delta H = 0$.

Expansão adiabática

Com referência à Figura 4.1, suponha agora que se isole termicamente o cilindro de sua vizinhança de tal modo que não haja troca de calor durante a expansão. Isso significa que $q = 0$ e que o processo é *adiabático*. Conseqüentemente, haverá queda de temperatura e T não será mais uma constante. Primeiro, vamos supor que a expansão seja reversível. As duas perguntas que fazemos são: qual é a relação $P-V$ para os estados inicial e final, e quanto trabalho é feito na expansão?

Para uma expansão adiabática infinitesimal, a primeira lei toma a forma

$$\begin{aligned} dU &= đq + đw \\ &= đw = -PdV = -\frac{nRT}{V}dV \end{aligned}$$

ou

$$\frac{dU}{nT} = -R\frac{dV}{V}$$

Observe que $đq = 0$ e que a pressão externa de oposição foi substituída pela pressão interna do gás porque o processo é reversível. Substituindo $dU = C_V dT$ na equação anterior, obtemos

$$\frac{C_V dT}{nT} = \bar{C}_V\frac{dT}{T} = -R\frac{dV}{V} \tag{4.22}$$

Integrando a Equação 4.22 entre os estados inicial e final, temos

$$\int_{T_1}^{T_2} \bar{C}_V\frac{dT}{T} = -R\int_{V_1}^{V_2}\frac{dV}{V}$$

$$\bar{C}_V \ln\frac{T_2}{T_1} = R \ln\frac{V_1}{V_2}$$

Como $\bar{C}_P - \bar{C}_V = R$ para um gás ideal, escrevemos

$$\bar{C}_V \ln\frac{T_2}{T_1} = (\bar{C}_P - \bar{C}_V) \ln\frac{V_1}{V_2}$$

Dividindo por $\bar{C}_V$ em ambos os lados, obtemos

$$\ln\frac{T_2}{T_1} = \left(\frac{\bar{C}_P}{\bar{C}_V} - 1\right) \ln\frac{V_1}{V_2}$$

$$= (\gamma - 1) \ln\frac{V_1}{V_2}$$

em que γ é chamado de *razão da capacidade calorífica*, dada por

$$\gamma = \frac{\bar{C}_P}{\bar{C}_V} \tag{4.23}$$

Para um gás monoatômico, $\bar{C}_V = \frac{3}{2}R$ (ver Seção 3.8) e $\bar{C}_P = \frac{5}{2}R$, tal que $\gamma = \frac{5}{3}$, ou 1,67. Para moléculas diatômicas, temos $\bar{C}_V = \frac{5}{2}R$ e $\bar{C}p = \frac{7}{2}R$, tal que $\gamma = \frac{7}{5}$, ou 1,4. Finalmente, chegamos aos seguintes resultados úteis:

Estamos supondo que o teorema da eqüipartição da energia é válido neste caso.

$$\left(\frac{V_1}{V_2}\right)^{\gamma-1} = \frac{T_2}{T_1} = \frac{P_2V_2}{P_1V_1} \quad \left(\frac{P_1V_1}{T_1} = \frac{P_2V_2}{T_2}\right)$$

ou

$$\left(\frac{V_1}{V_2}\right)^{\gamma} = \frac{P_2}{P_1}$$

Assim, para um processo adiabático, a relação $P-V$ torna-se

$$P_1V_1^{\gamma} = P_2V_2^{\gamma} \tag{4.24}$$

Lembre-se das condições sob as quais essa equação foi derivada: aplica-se a um gás ideal e a uma transformação adiabática reversível. A Equação 4.24 difere da lei de Boyle ($P_1V_1 = P_2V_2$) no expoente γ, porque a temperatura não é mantida constante em uma expansão adiabática.

O trabalho realizado em um processo adiabático é dado por

$$w = \int_1^2 dU = \Delta U = \int_{T_1}^{T_2} C_V dT$$

$$= C_V(T_2 - T_1)$$

$$= n\bar{C}_V(T_2 - T_1) \tag{4.25}$$

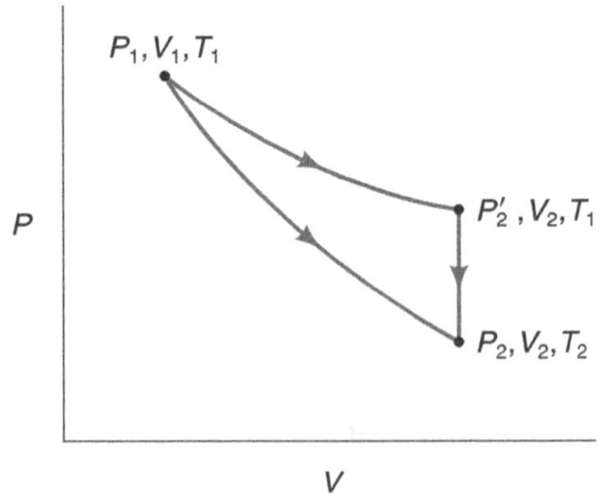

Figura 4.5
Como U é uma função de estado, ΔU não se altera, independentemente de a mudança do gás de P_1, V_1, T_1 para P_2, V_2, T_2 ocorrer direta ou indiretamente.

em que $T_2 < T_1$, à medida que o gás se expande. Supomos que $\overline{C}_V$ seja independente da temperatura.

O aparecimento da quantidade $\overline{C}_V$ na Equação 4.25 pode parecer estranho porque o volume não é mantido constante. No entanto, a expansão adiabática (de P_1, V_1, T_1 para P_2, V_2, T_2) pode ser pensada como um processo de dois passos, como mostrado na Figura 4.5. Primeiro, o gás se expande isotermicamente de P_1, V_1 para P_2', V_2 a uma temperatura T. Como a temperatura é constante, $\Delta U = 0$. Em seguida, o gás é resfriado a volume constante de T_1 para T_2 e sua pressão cai de P_2' para P_2. Nesse caso, $\Delta U = n\overline{C}_V (T_2 - T_1)$, que é a Equação 4.25. O fato de que U é uma função de estado permite-nos analisar o processo empregando um caminho diferente.

Esta comparação mostra que nem todos os processos reversíveis realizam a mesma quantidade de trabalho.

Os Exemplos 4.1 e 4.7 mostram que menos trabalho é realizado em uma expansão adiabática reversível do que em uma expansão isotérmica reversível. No último caso, é absorvido calor da vizinhança para compensar o trabalho realizado pelo gás; como, porém, isso não ocorre em um processo adiabático, a temperatura cai. Gráficos de expansões reversíveis, isotérmica e adiabática, são mostrados na Figura 4.6.

Finalmente, consideremos o que acontece em uma expansão adiabática irreversível. Vamos supor que comecemos com um gás ideal a P_1, V_1 e T_1 e que P_2 seja a pressão externa constante. O volume final e a temperatura do gás são V_2 e T_2. Novamente, $q = 0$ de modo que

$$\Delta U = n\overline{C}_V(T_2 - T_1) = w = -P_2(V_2 - V_1) \tag{4.26}$$

Além disso, a partir da equação do gás ideal escrevemos

$$V_1 = \frac{nRT_1}{P_1} \quad \text{e} \quad V_2 = \frac{nRT_2}{P_2}$$

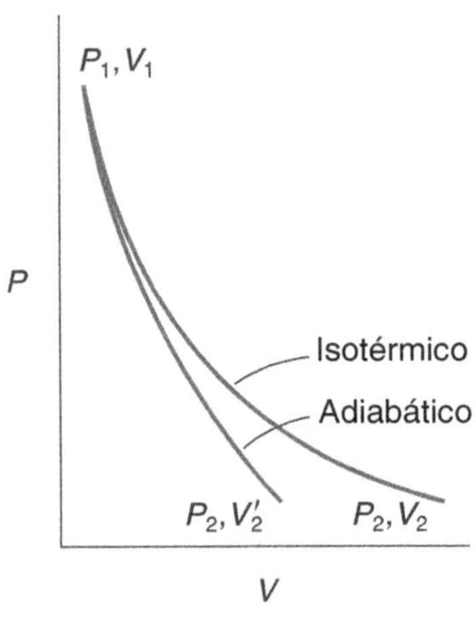

Figura 4.6
Gráficos de pressão em função do volume de uma expansão adiabática reversível e de uma expansão isotérmica reversível de um gás ideal. Em cada caso, o trabalho realizado na expansão é representado pela área sob a curva. Observe que a curva é mais inclinada para a expansão adiabática porque γ é maior que um. Conseqüentemente, a área é menor do que no caso isotérmico.

EXEMPLO 4.7

Uma quantidade de 0,850 mol de um gás monoatômico ideal, inicialmente a uma pressão de 15,0 atm e 300 K, expande-se até que a pressão final seja 1,00 atm (ver Exemplo 4.1). Calcule o trabalho realizado se a expansão for efetuada adiabática e reversivelmente.

RESPOSTA

Nossa primeira tarefa é calcular a temperatura final, T_2. Isso é feito em três passos. Primeiro, precisamos determinar V_1, dado por $V_1 = nRT_1/P_1$.

$$V_1 = \frac{(0{,}850 \text{ mol})(0{,}08206 \text{ L atm K}^{-1}\text{ mol}^{-1})(300 \text{ K})}{15{,}0 \text{ atm}}$$

$$= 1{,}40 \text{ L}$$

A seguir, calculamos o valor de V_2 usando a seguinte relação:

$$P_1V_1^\gamma = P_2V_2^\gamma$$

$$V_2 = \left(\frac{P_1}{P_2}\right)^{1/\gamma} V_1 = \left(\frac{15{,}0}{1{,}00}\right)^{3/5} (1{,}40 \text{ L}) = 7{,}1 \text{ L}$$

Finalmente, temos $P_2V_2 = nRT_2$, ou

$$T_2 = \frac{P_2V_2}{nR} = \frac{(1{,}00 \text{ atm})(7{,}1 \text{ L})}{(0{,}850 \text{ mol})(0{,}08206 \text{ L atm K}^{-1}\text{ mol}^{-1})}$$

$$= 102 \text{ K}$$

Portanto,

$$\Delta U = w = n\overline{C}_V(T_2 - T_1)$$

$$= (0{,}850 \text{ mol})(12{,}47 \text{ J K}^{-1}\text{ mol}^{-1})(102 - 300) \text{ K}$$

$$= -2{,}1 \times 10^3 \text{ J}$$

Substituindo as expressões para V_1 e V_2 na Equação 4.26, obtemos

$$n\overline{C}_V(T_2 - T_1) = -P_2\left(\frac{nRT_2}{P_2} - \frac{nRT_1}{P_1}\right)$$

Assim, conhecendo as condições iniciais e P_2, podemos achar T_2 e daí o trabalho realizado (ver Problema 4.34).

A diminuição na temperatura, ou o efeito de resfriamento que ocorre na expansão adiabática, tem algumas conseqüências práticas interessantes. Um exemplo familiar é a formação de uma névoa quando as tampas das garrafas de refrigerantes ou rolhas de garrafas de champanha são removidas. Inicialmente, as garrafas são pressurizadas com dióxido de carbono e ar, e o espaço acima do líquido é saturado com vapor de água. Quando a tampa é removida, os gases do interior do frasco escapam. O processo ocorre tão rapidamente que a expansão dos gases pode ser comparada com a expansão adiabática. Como resultado, a temperatura cai e o vapor de água se condensa para formar a névoa observada.

A liquefação dos gases baseia-se no mesmo princípio. Normalmente, as etapas são: (1) comprimir o gás isotermicamente, (2) deixar o gás comprimido expandir-se adiabaticamente, (3) recomprimir isotermicamente o gás resfriado e assim por diante, até que o gás se condense em líquido.

4.6 Termoquímica

Nesta seção, aplicaremos a primeira lei da termodinâmica à *termoquímica*, o estudo das trocas de calor nas reações químicas.

Entalpia-padrão de formação

Reações químicas quase sempre envolvem trocas de calor. O *calor de reação* pode ser definido como a troca de calor na transformação de reagentes, em uma dada temperatura e pressão, a produtos nas mesmas temperatura e pressão. Para um processo a pressão constante, o calor de reação, q_p, é igual à variação de entalpia da reação, $\Delta_r H$, em que o *r* subscrito denota reação. Uma *reação exotérmica* é um processo que libera calor para a vizinhança e para a qual $\Delta_r H$ é negativo; para uma *reação endotérmica*, $\Delta_r H$ é positivo porque o processo absorve calor da vizinhança (Figura 4.7).

Considere a seguinte reação:

$$\text{C(grafite)} + O_2(g) \rightarrow CO_2(g)$$

Quando 1 mol de grafite é queimado em um excesso de oxigênio a 1 bar e 298 K para formar 1 mol de dióxido de carbono à mesma temperatura e pressão, são liberados 393,5 kJ de calor.* A variação de entalpia para esse processo é denominada

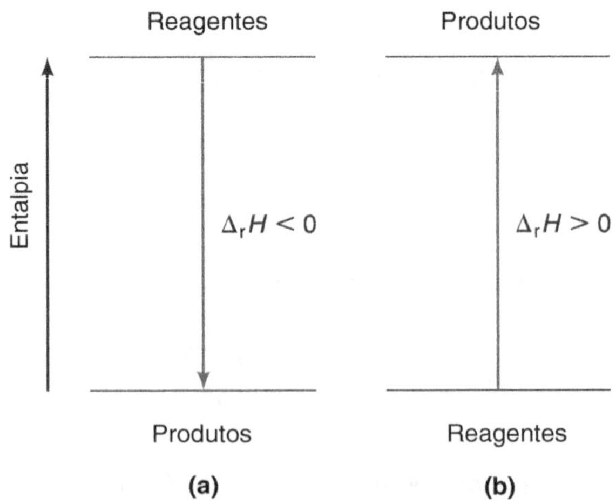

Figura 4.7
Variações de entalpia para (a) uma reação exotérmica e (b) uma reação endotérmica.

* A temperatura durante a combustão é muito mais alta do que 298 K, porém estamos medindo a troca de calor total a partir dos reagentes a 1 bar e 298 K para o produto a 1 bar e 298 K. Portanto, o calor liberado quando o produto é resfriado a 298K é parte da entalpia da reação.

entalpia-padrão de reação, denotada por $\Delta_r H°$. Ela tem unidades de kJ (mol reação)$^{-1}$. Um mol de reação ocorre quando as quantidades apropriadas de mols de substâncias (como especificado pelos coeficientes estequiométricos) no lado esquerdo da equação são convertidas nas substâncias do lado direito da equação. Expressamos $\Delta_r H°$ para a combustão da grafite como $-393{,}5$ kJ mol^{-1}, definido como a variação de entalpia quando os reagentes nos estados-padrão são convertidos ao produto no estado-padrão. O estado-padrão é definido assim: para um sólido ou líquido puro, é o estado à pressão $P = 1$ bar (ver Seção 1.2) e alguma temperatura T. Para um gás puro, o estado-padrão refere-se ao hipotético gás ideal à pressão de 1 bar e a uma temperatura de interesse. O símbolo para o estado-padrão é o zero sobrescrito.

Para simplificar, expressaremos $\Delta_r H°$ como kJ mol^{-1}.

O estado-padrão é definido apenas em termos da pressão.

Em geral, a variação de entalpia-padrão de uma reação química pode ser entendida como a entalpia total dos produtos menos a entalpia total dos reagentes:

$$\Delta_r H° = \Sigma v \overline{H}° \text{ (produtos)} - \Sigma v \overline{H}° \text{(reagentes)}$$

em que $\overline{H}°$ é a entalpia molar padrão e v é o coeficiente estequiométrico. As unidades de $\overline{H}°$ são kJ mol^{-1} e v é um número sem unidades. Para a reação hipotética

$$a\text{A} + b\text{B} \rightarrow c\text{C} + d\text{D}$$

a entalpia-padrão de reação é dada por

$$\Delta_r H° = c\overline{H}°(\text{C}) + d\overline{H}°(\text{D}) - a\overline{H}°(\text{A}) - b\overline{H}°(\text{B})$$

Não podemos, no entanto, medir os valores *absolutos* da entalpia molar de qualquer substância. Para contornar esse dilema, usamos a *entalpia molar-padrão de formação* ($\Delta_f \overline{H}°$) de reagentes e produtos, em que o *f* subscrito denota formação. A entalpia molar-padrão de formação é uma quantidade intensiva. É a variação da entalpia quando 1 mol de um composto se forma a partir de seus elementos constituintes a 1 bar e 298 K. A variação de entalpia-padrão para a reação acima pode agora ser escrita como

$$\Delta_r H° = c\Delta_f \overline{H}°(\text{C}) + d\Delta_f \overline{H}°(\text{D}) - a\Delta_f \overline{H}°(\text{A}) - b\Delta_f \overline{H}°(\text{B}) \tag{4.27}$$

Em geral, escrevemos

$$\Delta_r H° = \Sigma v \Delta_f \overline{H}°(\text{produtos}) - \Sigma v \Delta_f \overline{H}°(\text{reagentes}) \tag{4.28}$$

Para a formação do CO_2 mostrada acima, expressamos a entalpia-padrão de reação assim:

$$\begin{aligned}\Delta_r H° &= \Delta_f \overline{H}°(CO_2) - \Delta_f \overline{H}°(\text{grafite}) - \Delta_f \overline{H}°(O_2)\\ &= -393{,}5 \text{ kJ mol}^{-1}\end{aligned}$$

Alótropos são duas ou mais formas do mesmo elemento que diferem nas propriedades físicas e químicas.

Por convenção, arbitrariamente atribuímos um valor zero a $\Delta_f\overline{H}^\circ$ para elementos em suas formas alotrópicas mais estáveis a uma temperatura particular. Se escolhermos 298 K, então

$$\Delta_f\overline{H}^\circ(O_2) = 0$$
$$\Delta_f\overline{H}^\circ(\text{grafite}) = 0$$

porque O_2 e grafite são as formas alotrópicas mais estáveis do oxigênio e do carbono a essa temperatura. No entanto, como nem o ozônio nem o diamante são as formas alotrópicas mais estáveis a 1 bar e 298 K, temos que

$$\Delta_f\overline{H}^\circ(O_3) \neq 0 \quad \text{e} \quad \Delta_f\overline{H}^\circ\,(\text{diamante}) \neq 0$$

A entalpia-padrão para a combustão da grafite pode agora ser escrita como

$$\Delta_r H^\circ = \Delta_f\overline{H}^\circ(CO_2) = -393{,}5 \text{ kJ mol}^{-1}$$

Assim, a entalpia molar-padrão de formação para o CO_2 é igual à entalpia-padrão de reação.

Não há mistério na atribuição de um valor zero ao $\Delta_f\overline{H}^\circ$ para os elementos. Como mencionado, não podemos determinar o valor absoluto da entalpia de uma substância. Podem-se dar apenas valores *relativos* a uma referência arbitrária. Em termodinâmica, estamos interessados primariamente nas variações de H. Embora se pudesse usar qualquer valor de $\Delta_f\overline{H}^\circ$ arbitrariamente atribuído para um elemento, o zero torna os cálculos mais simples. A importância das entalpias molares de formação relativas ao estado-padrão é que, uma vez conhecidos seus valores, podemos calcular as entalpias-padrão de reação. Os valores de $\Delta_f\overline{H}^\circ$ são obtidos ou pelo método direto ou pelo método indireto, descritos a seguir.

O método direto. Este método de medir $\Delta_f\overline{H}^\circ$ se aplica a compostos que possam ser prontamente sintetizados a partir de seus elementos. A formação de CO_2 a partir da grafite e O_2 é um exemplo disso. Outros compostos que podem ser diretamente sintetizados a partir de seus elementos são SF_6, P_4O_{10} e CS_2. As equações que representam suas sínteses são:

$$\text{S(rômbico)} + 3F_2(g) \rightarrow SF_6(g) \qquad \Delta_r H^\circ = -1\,209 \text{ kJ mol}^{-1}$$
$$\text{4P(branco)} + 5O_2(g) \rightarrow P_4O_{10}(s) \qquad \Delta_r H^\circ = -2\,984{,}0 \text{ kJ mol}^{-1}$$
$$\text{C(grafite)} + \text{2S(rômbico)} \rightarrow CS_2(l) \qquad \Delta_r H^\circ = 89{,}7 \text{ kJ mol}^{-1}$$

Observe que S(rômbico) e P(branco) são os alótropos mais estáveis do enxofre e do fósforo, respectivamente, a 1 bar e 25 °C, de forma que seus valores de $\Delta_f\overline{H}^\circ$ são iguais a zero. Em relação ao CO_2, a entalpia-padrão de reação ($\Delta_r H^\circ$) para as três reações mostradas é igual ao $\Delta_f\overline{H}^\circ$ para o composto em cada caso.

O método indireto. A maioria dos compostos não pode ser sintetizada diretamente dos seus elementos. Em alguns casos, a reação procede lentamente demais ou não ocorre, ou reações secundárias produzem compostos diferentes daqueles desejados. Nesses casos, o valor de $\Delta_f\overline{H}^\circ$ pode ser determinado por uma abordagem indireta, com base na lei de Hess. A *lei de Hess* (em homenagem ao químico suíço Germain Henri Hess, 1802-1850) pode ser enunciada como se segue: quando os reagentes são convertidos em produtos, a variação na entalpia é a mesma quer a reação ocorra em uma etapa quer em várias etapas. Em outras palavras, se quebrarmos uma reação em uma série de reações para as quais o valor de $\Delta_r H°$ possa ser medido, poderemos então calcular o valor de $\Delta_r H°$ para a reação total. A lógica da lei de Hess se fundamenta no fato de que, como a entalpia é uma função de estado, sua variação é independente do caminho.

Uma analogia simples para a lei de Hess é a seguinte: suponha que você vá de elevador do primeiro ao sexto andar de um edifício. O ganho na sua energia potencial gravitacional (que corresponde à variação de entalpia para o processo total) será o mesmo se você for diretamente ao sexto andar ou se parar em cada andar (quebrando a reação em uma série de etapas).

Vamos aplicar a lei de Hess para encontrar o valor de $\Delta_f \overline{H}°$ para o monóxido de carbono. Representaremos a síntese do CO a partir de seus elementos como

$$\text{C(grafite)} + \tfrac{1}{2}\text{O}_2(g) \rightarrow \text{CO}(g)$$

No entanto, não podemos queimar grafite em oxigênio sem formar algum CO_2, portanto essa abordagem não vai funcionar. Para contornar essa dificuldade, podemos realizar separadamente as duas reações abaixo até que se completem:

$$(1) \quad \text{C(grafite)} + \text{O}_2 \rightarrow \text{CO}_2(g) \qquad \Delta_r H° = -393{,}5 \text{ kJ mol}^{-1}$$

$$(2) \quad \text{CO}(g) + \tfrac{1}{2}\text{O}_2(g) \rightarrow \text{CO}_2(g) \qquad \Delta_r H° = -283{,}0 \text{ kJ mol}^{-1}$$

Primeiro, revertemos a equação 2 para obter

$$(3) \quad \text{CO}_2(g) \rightarrow \text{CO}(g) + \tfrac{1}{2}\text{O}_2(g) \qquad \Delta_r H° = +283{,}0 \text{ kJ mol}^{-1}$$

Quando revertemos uma equação, $\Delta_r H°$ troca de sinal.

Como equações químicas podem ser adicionadas e subtraídas de modo semelhante a equações algébricas, realizamos a operação 1 + 3 e obtemos

$$(4) \quad \text{C(grafite)} + \tfrac{1}{2}\text{O}_2(g) \rightarrow \text{CO}(g) \qquad \Delta_r H° = -110{,}5 \text{ kJ mol}^{-1}$$

Assim, $\Delta_f \overline{H}°(\text{CO}) = -110{,}5 \text{ kJ mol}^{-1}$. Em retrospectiva, vemos então que a reação total é a formação do CO_2 (reação 1), a qual pode ser desdobrada em duas partes (reações 2 e 4). A Figura 4.8 mostra o esquema geral do nosso procedimento.

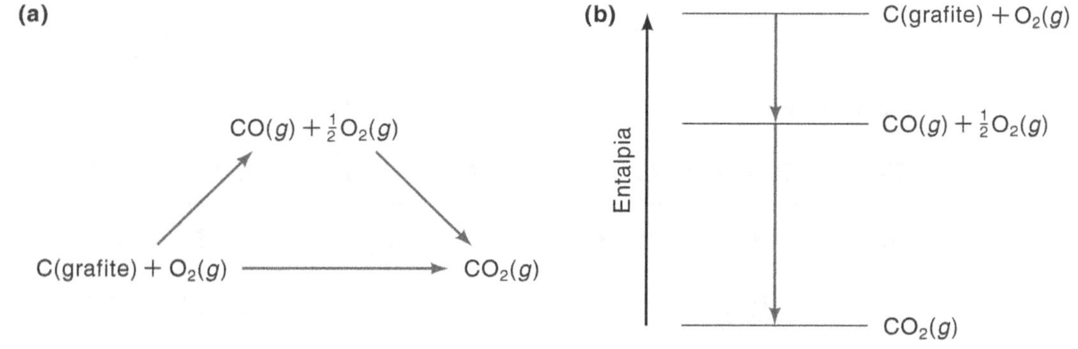

Figura 4.8
(a) A formação de CO_2 a partir de grafite e O_2 pode ser desdobrada em duas etapas. (b) A variação de entalpia para a reação total é igual à soma das variações de entalpia para as duas etapas.

A regra geral para a aplicação da lei de Hess estabelece que devemos arranjar uma série de equações químicas (correspondentes a uma série de passos ou etapas) de tal modo que, quando adicionadas umas às outras, todas as espécies se cancelem exceto os reagentes e os produtos que aparecem na reação total. Isso significa que queremos os elementos à esquerda e o composto visado à direita da flecha. Para atingir esse objetivo, freqüentemente precisamos multiplicar algumas ou todas as equações que representam as etapas individuais pelos coeficientes apropriados. O que se segue é outro exemplo que mostra essa abordagem.

EXEMPLO 4.8

Calcule a entalpia molar-padrão de formação do acetileno (C_2H_2) a partir de seus elementos:

$$2C(\text{grafite}) + H_2(g) \rightarrow C_2H_2(g)$$

As equações para a combustão e as variações de entalpia correspondentes são:

$$(1) \quad C(\text{grafite}) + O_2(g) \rightarrow CO_2(g) \qquad \Delta_r H^\circ = -393{,}5 \text{ kJ mol}^{-1}$$

$$(2) \quad H_2(g) + \tfrac{1}{2}O_2(g) \rightarrow H_2O(l) \qquad \Delta_r H^\circ = -285{,}8 \text{ kJ mol}^{-1}$$

$$(3) \quad 2C_2H_2(g) + 5O_2(g) \rightarrow 4CO_2(g) + 2H_2O(l) \qquad \Delta_r H^\circ = -2\,598{,}8 \text{ kJ mol}^{-1}$$

RESPOSTA

Como queremos obter uma equação com C e H_2 como reagentes e C_2H_2 como produto, precisamos eliminar O_2, CO_2 e H_2O das equações 1, 2 e 3. Observamos que a equação 3 contém 5 mols de O_2, 4 mols de CO_2 e 2 mols de H_2O. Primeiro, revertemos a equação 3 para obter C_2H_2 no lado do produto:

$$(4) \quad 4CO_2(g) + 2H_2O(l) \rightarrow 2C_2H_2(g) + 5O_2(g) \qquad \Delta_r H^\circ = +2\,598{,}8 \text{ kJ mol}^{-1}$$

Em seguida, multiplicamos a equação 1 por 4 e a equação 2 por 2 e realizamos a operação 4 (equação 1) + 2 (equação 2) + (equação 4):

$$4C(\text{grafite}) + 4O_2(g) \rightarrow 4CO_2(g) \qquad \Delta_r H^\circ = -1\,574{,}0 \text{ kJ mol}^{-1}$$

$$+ \quad 2H_2(g) + O_2(g) \rightarrow 2H_2O(l) \qquad \Delta_r H^\circ = -571{,}6 \text{ kJ mol}^{-1}$$

$$+ \quad 4CO_2(g) + 2H_2O(l) \rightarrow 2C_2H_2(g) + 5O_2(g) \qquad \Delta_r H^\circ = +2\,598{,}8 \text{ kJ mol}^{-1}$$

$$4C(\text{grafite}) + 2H_2(g) \rightarrow 2C_2H_2(g) \qquad \Delta_r H^\circ = +453{,}2 \text{ kJ mol}^{-1}$$

$$\text{ou} \quad 2C(\text{grafite}) + H_2(g) \rightarrow C_2H_2(g) \qquad \Delta_r H^\circ = +226{,}6 \text{ kJ mol}^{-1}$$

Como a equação acima representa a síntese de C_2H_2 a partir de seus elementos, temos $\Delta_f \overline{H}^\circ (C_2H_2) = \Delta_r H = +226{,}6 \text{ kJ mol}^{-1}$. (Quando a equação é dividida por 2, o valor de $\Delta_r H^\circ$ cai pela metade.)

Tabela 4.3
Entalpias molares-padrão de formação para algumas substâncias inorgânicas e orgânicas no estado-padrão a 298 K e 1 Bar.

Substância	$\Delta_f \overline{H}°$/kJ · mol^{-1}	Substância	$\Delta_f \overline{H}°$/kJ · mol^{-1}
C(grafite)	0	$CH_4(g)$	−74,85
C(diamante)	1,90	$C_2H_6(g)$	−84,7
$CO(g)$	−110,5	$C_3H_8(g)$	−103,8
$CO_2(g)$	−393,5	$C_2H_2(g)$	226,6
$HF(g)$	−268,6	$C_2H_4(g)$	52,3
$HCl(g)$	−92,3	$C_6H_6(l)$	49,04
$HBr(g)$	−36,4	$CH_3OH(l)$	−238,7
$HI(g)$	26,48	$C_2H_5OH(l)$	−277,0
$H_2O(g)$	−241,8	$CH_3CHO(l)$	−192,3
$H_2O(l)$	−285,8	$HCOOH(l)$	−424,7
$NH_3(g)$	−46,3	$CH_3COOH(l)$	−484,2
$NO(g)$	90,4	$C_6H_{12}O_6(s)$	−1274,5
$NO_2(g)$	33,9	$C_{12}H_{22}O_{11}(s)$	−2221,7
$N_2O_4(g)$	9,7		
$N_2O(g)$	81,56		
$O_3(g)$	142,7		
$SO_2(g)$	−296,1		
$SO_3(g)$	−395,2		

A Tabela 4.3 lista os valores de $\Delta_f \overline{H}°$ para um número de compostos inorgânicos e orgânicos comuns. (Uma listagem mais ampla é dada no Apêndice B.) Observe que os compostos diferem não apenas na magnitude de $\Delta_f \overline{H}°$ mas também no sinal. A água e outros compostos que têm valores de $\Delta_f \overline{H}°$ negativos situam-se na parte baixa da escala de entalpia em relação aos seus elementos constituintes (Figura 4.9). Esses compostos tendem a ser mais estáveis do que aqueles que têm

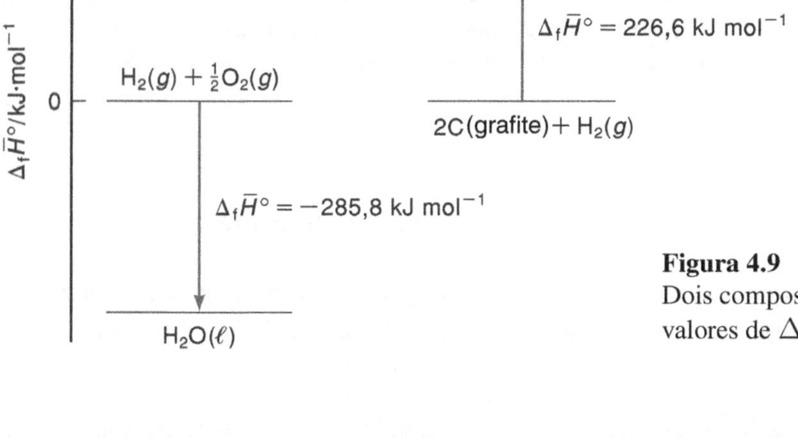

Figura 4.9
Dois compostos representativos com valores de $\Delta_f \overline{H}°$ negativo e positivo.

valores positivos de $\Delta_f \overline{H}°$. A razão é o fato de que, para os primeiros, deve-se fornecer energia de modo a decompô-los em seus elementos, enquanto os últimos se decompõem com liberação de calor.

EXEMPLO 4.9

O metabolismo é uma quebra gradativa do alimento que ingerimos com a finalidade de prover a energia para crescimento e função. Uma equação geral para esse processo complexo representa a degradação da glicose ($C_6H_{12}O_6$) a CO_2 e H_2O:

$$C_6H_{12}O_6(s) + 6O_2(g) \rightarrow 6CO_2(g) + 6H_2O(l)$$

Calcule a entalpia-padrão de reação a 298 K.

RESPOSTA

Da Equação 4.28,

$$\Delta_r H° = [6\Delta_f \overline{H}°(CO_2) + 6\Delta_f \overline{H}°(H_2O)] - [\Delta_f \overline{H}°(C_6H_{12}O_6) + 6\Delta_f \overline{H}°(O_2)]$$

Usando os valores de $\Delta_f \overline{H}°$ da Tabela 4.3, escrevemos

$$\begin{aligned}\Delta_r H° &= 6(-393{,}5 \text{ kJ mol}^{-1}) + 6(-285{,}8 \text{ kJ mol}^{-1}) - (-1\,274{,}5 \text{ kJ mol}^{-1}) \\ &= -2\,801{,}3 \text{ kJ mol}^{-1}\end{aligned}$$

COMENTÁRIO

(1) A entalpia de reação nesse caso é também chamada entalpia de combustão. A mesma quantidade de calor é produzida tanto se queimarmos 1 mol de glicose no ar como se deixarmos o processo metabólico fazê-lo. (2) Em tabelas de valores de $\Delta_f \overline{H}°$, será necessário não apenas achar o composto correto como também o seu estado físico próprio. Por exemplo, o valor de $\Delta_f \overline{H}°$ da água líquida a 298 K e 1 bar é $-285{,}8$ kJ mol^{-1}, enquanto o do vapor de água é $-241{,}8$ kJ mol^{-1}. A diferença, 44,0 kJ mol^{-1}, é a entalpia de vaporização a 298 K:

$$H_2O(l) \rightarrow H_2O(g) \qquad \Delta_{vap}H° = 44{,}0 \text{ kJ mol}^{-1}$$

(3) O processo metabólico é extremamente complexo e envolve muitas etapas. No entanto, como H é uma função de estado, podemos calcular o valor de $\Delta_r H°$ simplesmente a partir dos valores de $\Delta_f \overline{H}°$ dos reagentes e dos produtos finais.

Dependência da entalpia de reação com a temperatura

Suponha que você tenha medido a entalpia-padrão de uma reação a uma dada temperatura, digamos 298 K, e queira saber o seu valor a 350 K. Um modo de descobrir isso é repetir a medida na temperatura mais alta. Felizmente, também podemos obter a quantidade desejada a partir de dados termodinâmicos tabulados sem fazer outro experimento. Para qualquer reação, a variação na entalpia a uma temperatura em particular é

$$\Delta_r H = \Sigma H \text{ (produtos)} - \Sigma H \text{ (reagentes)}$$

Para ver como a entalpia de reação ($\Delta_r H$) varia com a temperatura, diferenciamos essa equação em relação à temperatura, a pressão constante, como se segue

$$\begin{aligned} \left(\frac{\partial \Delta_r H}{\partial T}\right)_P &= \left(\frac{\partial \Sigma H(\text{produtos})}{\partial T}\right)_P - \left(\frac{\partial \Sigma H(\text{reagentes})}{\partial T}\right)_P \\ &= \Sigma C_P(\text{produtos}) - \Sigma C_P(\text{reagentes}) \\ &= \Delta C_P \end{aligned} \tag{4.29}$$

porque $(\partial H/\partial T)_P = C_P$. Integrando a Equação 4.29, temos

$$\int_1^2 d\Delta_r H = \Delta_r H_2 - \Delta_r H_1 = \int_{T_1}^{T_2} \Delta C_P dT = \Delta C_P(T_2 - T_1) \tag{4.30}$$

em que $\Delta_r H_1$ e $\Delta_r H_2$ são as entalpias de reação a T_1 e T_2, respectivamente. A Equação 4.30 é conhecida como *lei de Kirchhoff* (em homenagem ao físico alemão Gustav-Robert Kirchhoff, 1824-1887). Essa lei estabelece que a diferença entre as entalpias de uma reação a duas temperaturas diferentes é somente a diferença entre as entalpias de aquecimento dos produtos e dos reagentes de T_1 para T_2 (Figura 4.10). Observe que ao derivarmos essa equação, supusemos que todos os valores de C_P são independentes da temperatura. Se não for esse o caso, eles devem ser expressos como uma função de T na integração, como mencionado na Seção 4.4.

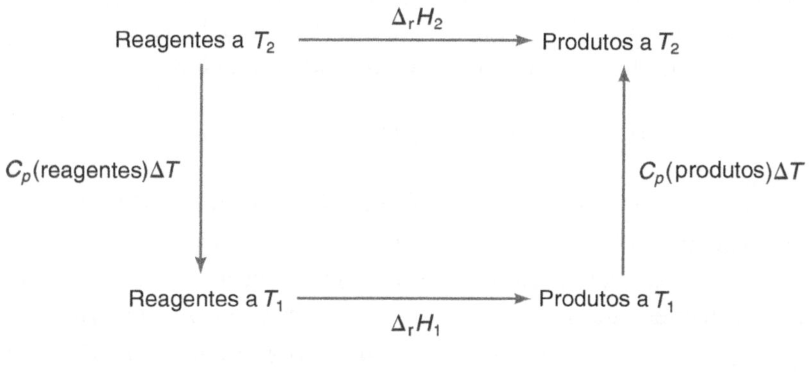

Figura 4.10
Diagrama esquemático que ilustra a aplicação da lei de Kirchhoff (Equação 4.30). A variação de entalpia é $\Delta_r H_2 = \Delta_r H_1 + \Delta C_P (T_2 - T_1)$, em que ΔC_P é a diferença nas capacidades caloríficas entre produtos e reagentes.

EXEMPLO 4.10

A variação da entalpia-padrão para a reação

$$3O_2(g) \rightarrow 2O_3(g)$$

é dada por $\Delta_r H° = 285{,}4$ kJ mol^{-1} a 298 K e 1 bar. Calcule o valor de $\Delta_r H°$ a 380 K. Suponha que todos os valores de $\overline{C}_P$ são independentes da temperatura.

RESPOSTA

No Apêndice B, vemos que as capacidades caloríficas molares a pressão constante para O_2 e O_3 são 29,4 J K^{-1} mol^{-1} e 38,2 J K^{-1} mol^{-1}, respectivamente. Da Equação 4.30

$$\Delta_r H°_{380} - \Delta_r H°_{298} = \frac{[(2)38{,}2 - (3)29{,}4] \text{ J K}^{-1} \text{ mol}^{-1}}{(1\,000 \text{ J/kJ})} \times (380 - 298) \text{ K}$$

$$= -0{,}97 \text{ kJ mol}^{-1}$$

$$\Delta_r H°_{380} = (285{,}4 - 0{,}97) \text{ kJ mol}^{-1}$$

$$= 284{,}4 \text{ kJ mol}^{-1}$$

COMENTÁRIO

Observe que o valor de $\Delta_r H°_{380}$ não é apreciavelmente diferente daquele de $\Delta_r H°_{298}$. Para reações em fase gasosa, o aumento na entalpia de T_1 para T_2 para os produtos tende a anular o aumento para os reagentes.

4.7 Energias de ligação e entalpias de ligação

Como as reações químicas envolvem a quebra e a formação de ligações químicas nas moléculas de reagentes e produtos, um entendimento adequado da natureza termoquímica das reações requer um conhecimento detalhado das energias de ligação. A energia de ligação é a energia necessária para quebrar uma ligação entre dois átomos. Considere a dissociação de 1 mol de moléculas de H_2 a 298 K e 1 bar:

$$H_2(g) \rightarrow 2H(g) \qquad \Delta_r H° = 436{,}4 \text{ kJ mol}^{-1}$$

Atribuir à energia da ligação H–H um valor de 436,4 kJ mol^{-1} deve ser tentador; no entanto, a situação é mais complicada. O que é medido na verdade é a entalpia de ligação do H_2, não sua energia de ligação. Para entender a diferença entre essas duas quantidades, considere antes de tudo o que queremos dizer por energia de ligação.

A Figura 4.11 mostra a *curva de energia potencial* da molécula de H_2. Vamos começar perguntando como a molécula é formada. Primeiro, os dois átomos de hidrogênio estão distantes um do outro e não exercem influência um sobre o outro. Conforme a distância de separação diminui, tanto a atração coulômbica (entre elétron e núcleo) como a repulsão coulômbica (entre elétron e elétron e entre núcleo e núcleo) começam a afetar

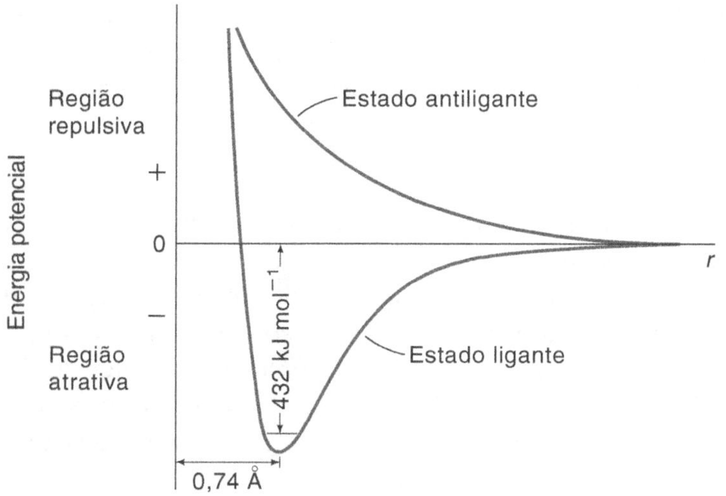

Figura 4.11
Curva de energia potencial para a molécula de H_2 como função da distância internuclear r. A pequena linha horizontal representa o nível de energia vibracional mais baixo (a energia do ponto zero) da molécula. As interseções dessa linha com a curva mostram os comprimentos de ligação máximo e mínimo durante uma vibração.

cada átomo. Como a atração se sobrepõe à repulsão, a energia potencial do sistema decresce com a diminuição da distância de separação. Esse processo continua até que a força de atração líquida atinja um máximo, levando à formação de uma molécula de hidrogênio. Com a continuação da diminuição da distância entre os átomos, aumenta a repulsão, e o potencial sobe abruptamente. O estado de referência (de energia potencial zero) corresponde ao caso de dois átomos de hidrogênio infinitamente separados. A energia potencial é uma quantidade negativa para o estado ligado (isto é, H_2) e, como resultado da formação da ligação, é liberada energia sob a forma de calor.

Os aspectos mais importantes na Figura 4.11 são o ponto de mínimo na curva de energia potencial para o estado ligante, o qual representa o estado mais estável para a molécula, e a distância de separação correspondente, chamada de *distância de equilíbrio*. No entanto, as moléculas estão constantemente executando movimentos vibracionais que persistem mesmo no zero absoluto. Além disso, as energias associadas com a vibração, assim como as energias de um elétron em um átomo, são quantizadas. A energia vibracional mais baixa não é zero, mas igual a $\frac{1}{2}\,h\nu$, chamada de *energia do ponto zero*, em que ν é a freqüência de vibração do H_2. Conseqüentemente, os dois átomos de hidrogênio não podem ser mantidos rigidamente na molécula, como seria o caso se a molécula estivesse situada no ponto mínimo. Em vez disso, o estado vibracional mais baixo para o H_2 é representado por uma linha horizontal. As interseções entre essa linha e a curva de energia potencial representam as duas distâncias extremas de ligação durante o curso de uma vibração. Podemos ainda falar em distância de equilíbrio nesse caso, embora tecnicamente seja a média de dois comprimentos extremos de ligação.* A energia de ligação do H_2 é a distância vertical desde o nível mais baixo da energia vibracional até o estado de referência de energia potencial zero.

A variação de entalpia medida (436,4 kJ mol^{-1}) não deve ser identificada com a energia de ligação do H_2 por duas razões. Em primeiro lugar, o número de mols do

---

* NRT: Na realidade, a mecânica quântica afirma que há uma probabilidade finita, mas pequena, de que a distância entre os átomos durante a vibração se estenda além desses limites.

gás dobra na dissociação e, portanto, o gás realiza trabalho de expansão sobre a vizinhança. A variação da entalpia (ΔH) não é igual à variação da energia interna (ΔU), que é a energia de ligação, porém está relacionada a ela pela equação

$$\Delta H = \Delta U + P\Delta V$$

Em segundo lugar, as moléculas de hidrogênio têm energia vibracional, rotacional e translacional antes de se dissociarem, enquanto os átomos de hidrogênio têm somente energia translacional. Assim, a energia cinética total dos reagentes difere daquela do produto. Embora essas energias cinéticas não sejam relevantes para a energia de ligação, sua diferença é inevitavelmente incorporada no valor de $\Delta_r H°$. Assim, a despeito do fato de que a energia de ligação tem uma base teórica mais fundamentada, por razões práticas usaremos entalpias de ligação como ajuda no estudo das variações de energia de reações químicas.

Entalpia de ligação e entalpia de dissociação de ligação

Com respeito a moléculas diatômicas como H_2 e os seguintes exemplos,

$$N_2(g) \rightarrow 2N(g) \qquad \Delta_r H° = 941{,}4 \text{ kJ mol}^{-1}$$
$$HCl(g) \rightarrow H(g) + Cl(g) \qquad \Delta_r H° = 430{,}9 \text{ kJ mol}^{-1}$$

a entalpia de ligação tem um significado especial, porque só há uma ligação em cada molécula, de modo que a variação de entalpia pode ser atribuída inequivocamente a essa ligação. Por esse motivo, usaremos o termo *entalpia de dissociação de ligação* para moléculas diatômicas. Para moléculas poliatômicas, a atribuição não é tão direta. Medidas mostram que a energia necessária para quebrar a primeira ligação O–H de H_2O, por exemplo, é diferente daquela necessária para quebrar a segunda ligação O–H:

$$H_2O(g) \rightarrow H(g) + OH(g) \qquad \Delta_r H° = 502 \text{ kJ mol}^{-1}$$
$$OH(g) \rightarrow H(g) + O(g) \qquad \Delta_r H° = 427 \text{ kJ mol}^{-1}$$

Nos dois casos, uma ligação O–H é quebrada, porém o primeiro passo é mais endotérmico que o segundo. A diferença entre os dois valores de $\Delta_r H°$ sugere que a segunda ligação O–H sofre uma mudança, porque o ambiente químico se alterou. Se estudássemos o processo de quebra da ligação O–H em outros compostos como H_2O_2, CH_3OH, e assim por diante, descobriríamos ainda outros valores de $\Delta_r H°$. Assim, para moléculas poliatômicas, podemos falar apenas da entalpia de ligação *média* de uma ligação em particular. Por exemplo, podemos medir a entalpia de ligação de O–H em 10 moléculas poliatômicas diferentes e obter a entalpia de ligação média O–H dividindo a soma das entalpias de ligação por 10. Assim, quando usamos o termo *entalpia de ligação* fica subentendido que estamos nos referindo a uma quantidade média, enquanto *entalpia de dissociação de ligação* significa um valor medido com precisão. A Tabela 4.4 lista as entalpias de ligação de um número de ligações químicas comuns. Como pode ser visto, ligações triplas são mais fortes do que ligações duplas, as quais, por sua vez, são mais fortes do que as ligações simples.

A utilidade das entalpias de ligação se reflete no fato de elas nos possibilitarem estimar valores de $\Delta_r H°$ quando dados termoquímicos precisos (isto é, $\Delta_f H°$) não estão disponíveis.

Tabela 4.4
Entalpias de ligação médias/kJ mol^{-1} [a]

Ligação	Entalpia de ligação	Ligação	Entalpia de ligação
H–H	436,4	C–S	255
H–N	393	C=S	477
H–O	460	N–N	393
H–S	368	N=N	418
H–P	326	N≡N	941,4
H–F	568,2	N–O	176
H–Cl	430,9	N–P	209
H–Br	366,1	O–O	142
H–I	298,3	O=O	498,8
C–H	414	O–P	502
C–C	347	O=S	469
C=C	619	P–P	197
C≡C	812	P=P	490
C–N	276	S–S	268
C=N	615	S=S	351
C≡N	891	F–F	150,6
C–O	351	Cl–Cl	242,7
C=O [b]	724	Br–Br	192,5
C–P	264	I–I	151,0

[a] Entalpias de ligação para moléculas diatômicas têm mais algarismos significativos do que aquelas para moléculas poliatômicas, porque são quantidades diretamente mensuráveis e não constituem médias de muitos compostos como no caso de moléculas poliatômicas.

[b] A entalpia da ligação C=O no CO_2 é 799 kJ mol^{-1}.

Como é necessário energia para quebrar ligações químicas e é liberado calor na formação de uma ligação química, podemos estimar os valores de $\Delta_r H°$ contando o número total de ligações quebradas e formadas na reação e registrando todas as variações de energia correspondentes. A entalpia de reação na *fase gasosa* é dada por

$$\begin{aligned}\Delta_r H° &= \Sigma\text{EL (reagentes)} - \Sigma\text{EL (produtos)} \\ &= \text{energia total fornecida} - \text{energia total liberada} \qquad (4.31)\end{aligned}$$

em que EL significa entalpia de ligação média. Do modo como está escrita, a Equação 4.31 leva em conta a convenção de sinal para $\Delta_r H°$. Se a energia total fornecida for maior do que a energia total liberada, o valor de $\Delta_r H°$ será positivo e a reação será endotérmica. Ao contrário, se mais energia for liberada do que absorvida, o valor de $\Delta_r H°$ será negativo e a reação será exotérmica (Figura 4.12). Se todos os reagentes

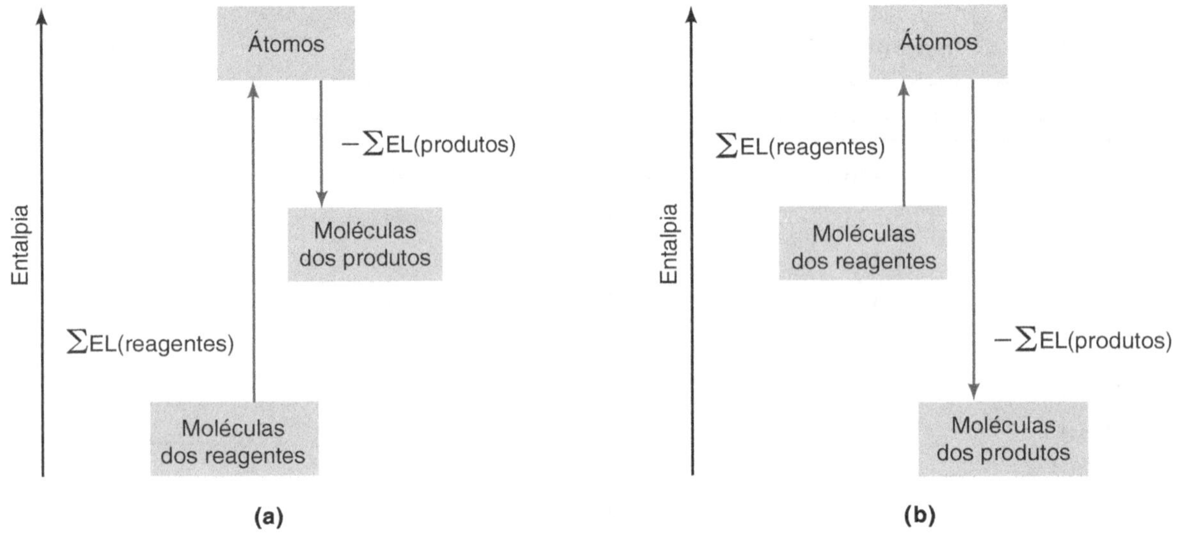

Figura 4.12
Variações de entalpia de ligação em (a) uma reação endotérmica e (b) uma reação exotérmica.

e produtos forem moléculas diatômicas, então a Equação 4.31 produzirá resultados precisos, porque as entalpias de dissociação de ligação de moléculas diatômicas são conhecidas com precisão. Se alguns ou todos os reagentes e produtos forem moléculas poliatômicas, a Equação 4.31 produzirá apenas resultados aproximados, porque as entalpias de ligação para os cálculos serão valores médios.

EXEMPLO 4.11

Estime a entalpia de combustão para o metano

$$CH_4(g) + 2O_2(g) \rightarrow CO_2(g) + 2H_2O(g)$$

a 298 K e 1 bar usando as entalpias de ligação da Tabela 4.4. Compare o seu resultado com aquele calculado a partir das entalpias de formação de produtos e reagentes.

RESPOSTA

O primeiro passo é contar o número de ligações quebradas e o de ligações formadas. A melhor maneira de se fazer isso é criar uma tabela:

Tipo de ligações quebradas	*Número de ligações quebradas*	*Entalpia de ligação* kJ mol^{-1}	*Variação de entalpia* kJ mol^{-1}
C–H	4	414	1 656
O=O	2	498,8	997,6

Tipo de ligações formadas	*Número de ligações formadas*	*Entalpia de ligação* kJ mol^{-1}	*Variação de entalpia* kJ mol^{-1}
C=O	2	799	1 598
O–H	4	460	1 840

Da Equação 4.31,

$$\begin{aligned}\Delta_r H^\circ &= [(1\,656 \text{ kJ mol}^{-1} + 997{,}6 \text{ kJ mol}^{-1}) - (1\,598 \text{ kJ mol}^{-1} + 1\,840 \text{ kJ mol}^{-1})] \\ &= -784{,}4 \text{ kJ mol}^{-1}\end{aligned}$$

Para calcular o valor de $\Delta_r H^\circ$ usando a Equação 4.28, obtemos os valores de $\Delta_f H^\circ$ da Tabela 4.3 e escrevemos

$$\begin{aligned}\Delta_r H^\circ &= [\Delta_f H^\circ(CO_2) + 2\Delta_f H^\circ(H_2O)] - [\Delta_f H^\circ(CH_4) + 2\Delta_f H^\circ(O_2)] \\ &= [-393{,}5 \text{ kJ mol}^{-1} + 2(-241{,}8 \text{ kJ mol}^{-1})] - (-74{,}85 \text{ kJ mol}^{-1}) \\ &= -802{,}3 \text{ kJ mol}^{-1}\end{aligned}$$

COMENTÁRIO

A concordância entre o valor estimado de $\Delta_r H^\circ$ usando as entalpias de ligação e o valor verdadeiro de $\Delta_r H^\circ$ é satisfatória nesse caso. Em geral, quanto mais exotérmica (ou endotérmica) a reação, melhor a concordância. Se o valor verdadeiro de $\Delta_r H^\circ$ for uma quantidade positiva ou negativa pequena, então o valor obtido a partir das entalpias de ligação torna-se não-confiável. Tais valores podem até mesmo resultar no sinal errado para a reação.

Equações principais

$w = -P_{ex}\Delta V$	(Trabalho de expansão irreversível de um gás)	(4.2)
$w = -nRT \ln\dfrac{V_2}{V_1} = -nRT \ln\dfrac{P_1}{P_2}$	(Trabalho de expansão isotérmica reversível de um gás ideal)	(4.5)
$\Delta U = q + w$	(Primeira lei da termodinâmica)	(4.6)
$dU = đq + đw$	(Primeira lei da termodinâmica)	(4.7)
$H = U + PV$	(Definição de entalpia)	(4.10)
$C_V = \left(\dfrac{\partial U}{\partial T}\right)_V$	(Capacidade calorífica a volume constante)	(4.15)
$C_P = \left(\dfrac{\partial H}{\partial T}\right)_P$	(Capacidade calorífica a pressão constante)	(4.17)
$\Delta U = n\bar{C}_V\Delta T$	(Variação na energia interna)	(4.19)
$\Delta H = n\bar{C}_P\Delta T$	(Variação na entalpia)	(4.20)
$C_P - C_V = nR$	(Diferença nas capacidades caloríficas de um gás ideal)	(4.21)
$P_1V_1^\gamma = P_2V_2^\gamma$	(Expansão reversível adiabática de um gás ideal)	(4.24)
$\Delta_r H^\circ = \Sigma v\Delta_f \bar{H}^\circ(\text{produtos}) - \Sigma v\Delta_f \bar{H}^\circ(\text{reagentes})$	(Entalpia-padrão de reação)	(4.28)
$\Delta_r H_2 - \Delta_r H_1 = \Delta C_P(T_2 - T_1)$	(Lei de Kirchhoff)	(4.30)
$\Delta_r H^\circ = \Sigma\text{EL(reagentes)} - \Sigma\text{EL(produtos)}$	(Entalpia-padrão de reação)	(4.31)

Diferenciais Exatas e Inexatas

Como no Apêndice 3.2, vamos considerar uma função z de duas variáveis x e y:

$$z = f(x, y)$$

Se houver em x uma variação infinitesimal com y constante, a variação correspondente em z será dz, dada por $dz = (\partial z/\partial x)_y dx$. De modo semelhante, para uma variação infinitesimal dy mantendo x constante, teremos $dz = (\partial z/\partial y)_x dy$. Agora, se ambos x e y sofrerem variações infinitesimais, a variação em z será a soma das variações devidas a dx e a dy:

$$dz = \left(\frac{\partial z}{\partial x}\right)_y dx + \left(\frac{\partial z}{\partial y}\right)_x dy \tag{1}$$

Aqui, dz é chamada *diferencial total* porque é expressa em função das duas diferenciais dx e dy.

Considere o seguinte exemplo de uma diferencial total. A pressão de um mol de um gás é uma função de volume e temperatura:

$$P = f(V, T)$$

Podemos escrever a diferencial total, dP, como

$$dP = \left(\frac{\partial P}{\partial V}\right)_T dV + \left(\frac{\partial P}{\partial T}\right)_V dT \tag{2}$$

Do exercício no Apêndice 3.2 encontramos que, para um gás de van der Waals:

$$\left(\frac{\partial P}{\partial V}\right)_T = -\frac{RT}{(V-b)^2} + \frac{2a}{V^3} \text{ e } \left(\frac{\partial P}{\partial T}\right)_V = \frac{R}{V-b}$$

Substituindo essas expressões na Equação 2, obtemos a diferencial total, dP, para um gás de van der Waals:

$$dP = \left[-\frac{RT}{(V-b)^2} + \frac{2a}{V^3}\right]dV + \frac{R}{V-b}dT \tag{3}$$

Diferenciais totais são exatas ou inexatas, com diferenças importantes. Diz-se que a diferencial do tipo

$$dz = M(x, y)dx + N(x, y)dy$$

é uma diferencial exata se a seguinte condição for satisfeita:

$$\left(\frac{\partial M}{\partial y}\right)_x = \left(\frac{\partial N}{\partial x}\right)_y$$

Esse teste é conhecido como teorema de Euler (em homenagem ao matemático suíço Leonhard Euler, 1707-1783). Suponha que tenhamos uma função dada por

$$dz = (y^2 + 3x)dx + e^x dy$$

em que $M(x,y) = y^2 + 3x$ e $N(x,y) = e^x$. Aplicando o teorema de Euler, escrevemos

$$\left(\frac{\partial M}{\partial y}\right)_x = \left[\frac{\partial(y^2 + 3x)}{\partial y}\right]_x = 2y$$

e

$$\left(\frac{\partial N}{\partial x}\right)_y = \left(\frac{\partial e^x}{\partial x}\right)_y = e^x$$

Portanto, dz não é uma diferencial exata.

Por outro lado, dP na Equação 3 é uma diferencial exata porque

$$\left[\frac{\partial\left(-\frac{RT}{(V-b)^2} + \frac{2a}{V^3}\right)}{\partial T}\right]_V = -\frac{R}{(V-b)^2}$$

e

$$\left[\frac{\partial\left(\frac{R}{V-b}\right)}{\partial V}\right]_T = -\frac{R}{(V-b)^2}$$

O significado de diferenciais exatas está no fato de que se df é uma diferencial exata (em que f é uma função de x e y), então o valor da integral abaixo depende apenas dos limites de integração; isto é,

$$\int_1^2 df = f_2 - f_1$$

No entanto, se $đf$ for uma diferencial inexata, então

$$\int_1^2 đf \neq f_2 - f_1$$

Observe que usamos o símbolo $đ$ para denotar uma diferencial inexata. A menos que a relação funcional entre as variáveis x e y seja conhecida, a integral $\int_1^2 đf$ não poderá ser efetuada. Vimos anteriormente que dU e dH são diferenciais exatas, enquanto $đw$ e $đq$ são inexatas. Isso significa que a quantidade de trabalho realizado ou de calor trocado em um processo depende do caminho e não apenas dos estados inicial e final do sistema. É importante concluir que se qualquer função termodinâmica X for uma função de estado, então dX será uma diferencial exata.

Exercício 1

Para uma dada quantidade de um gás ideal, podemos escrever $V = f(P, T)$. Prove que dV é uma diferencial exata.

Exercício 2

Usando o resultado do Exercício 1, mostre que $đw$, expresso como $đw = -PdV$, é uma diferencial inexata.

Sugestões de leituras para aprofundamento

LIVROS

EDSALL, J. T.; GUTFREUND, H. *Biothermodynamics*. Nova York: John Wiley & Sons, 1983.

KLOTZ, I. M.; ROSENBERG, R. M. *Chemical thermodynamics: basic theory and methods*. 5. ed. Nova York: John Wiley & Sons, 1994.

McQUARRIE, D. A.; SIMON, J. D. *Molecular thermodynamics*. Sausalito, CA: University Science Books, 1999.

ROCK, P. A. *Chemical thermodynamics*. Mill Valley, CA: University Science Books, 1983.

ARTIGOS

ANGRIST, S. W. Perpetual motion machines. *Sci. Am.*, jan. 1968.

BOYKO, E. R.; BELLIVEAU, J. F. Simplification of some thermochemical calculations. *J. Chem. Educ.*, **67**, 743, 1990.

CONVERSION of standard (1 atm) thermodynamic data to the new standard-state pressure, 1 bar (10^5 Pa). *Bull. Chem. Thermodynamics,* **25**, 523, 1982.

CORKERN, W. H.; HOLMES Jr., L. H. Why there's frost on the pumpkin. *J. Chem. Educ.*, **68**, 825, 1991.

DYSON, F. J. What is heat. *Sci. Am.*, set. 1954.

FREEMAN, R. D. Conversion of standard thermodynamic data to the new standard-state pressure. *J. Chem. Educ.*, **62**, 681, 1985.

GISLASON, E. A.; CRAIG, N. C. General definitions of work and heat in thermodynamic processes. *J. Chem. Educ.*, **64**, 660, 1987.

HAMBY, M. understanding the language: problem solving and the first law of thermodynamics. *J. Chem. Educ.*, **67**, 923, 1990.

HELLER, H. C.; CRAWSHAW, L. L.; HAMMEL, H. T. The thermostat of vertebrate animals. *Sci. Am.*, ago. 1978.

KIMBROUGH, D. R. Heat capacity, body temperature, and hypothermia. *J. Chem. Educ.*, **75**, 48, 1998.

O'HARE, P. A. G. Thermochemistry. *Encyclopedia of applied physics*. In: TRIGG, G. L. (Ed.). New York: VCH Publishers, v. 21, p. 265, 1997.

PENNEY, T. R.; BHARATHAN, P. Power from the sea. *Sci. Am.*, jan. 1987.

SOLOMON, T. Standard enthalpies of formation of ions in solution. *J. Chem. Educ.*, **68**, 41, 1991.

SPENCER, J. N. Heat, work, and metabolism. *J. Chem. Educ.*, **62**, 571, 1985.

THOMPSON, R. Q. The thermodynamics of drunk driving. *J. Chem. Educ.*, **74**, 532, 1997.

TREPTOW, R. S. Bond energies and enthalpies. *J. Chem. Educ.*, **72**, 497, 1995.

TREPTOW, R. S. How thermodynamic data and equilibrium constants changed when the standard-state pressure became 1 bar. *J. Chem. Educ.*, **76**, 212, 1999.

TRIPP, T. B. The definition of heat. *J. Chem. Educ.*, **53**, 782, 1976.

Problemas

Trabalho e calor

4.1 Explique o termo *função de estado*. Quais destas são funções de estado: P, V, T, w ou q?

4.2 O que é calor? Como o calor difere da energia térmica? Sob quais condições o calor é transferido de um sistema para outro?

4.3 Mostre que 1 L atm = 101,3 J.

4.4 Uma amostra de etano de 7,24 g ocupa 4,65 L a 294 K. **(a)** Calcule o trabalho realizado quando o gás se expande isotermicamente contra uma pressão externa constante de 0,500 atm até seu volume atingir 6,87 L. **(b)** Calcule o trabalho realizado se essa mesma expansão ocorrer reversivelmente.

4.5 Uma quantidade de 19,2 g de gelo-seco (dióxido de carbono sólido) é posta para sublimar (evaporar) em um aparelho como aquele mostrado na Figura 4.1. Calcule o trabalho de expansão realizado contra uma pressão externa constante de 0,995 atm, à temperatura constante de 22 °C. Suponha que o volume inicial do gelo-seco seja desprezível e que o CO_2 se comporte como um gás ideal.

4.6 Calcule o trabalho realizado pela reação

$$\mathrm{Zn}(s) + \mathrm{H_2SO_4}(aq) \rightarrow \mathrm{ZnSO_4}(aq) + \mathrm{H_2}(g)$$

quando 1 mol de hidrogênio é coletado a 273 K e 1,0 atm. (Despreze variações de volume que não sejam a variação no volume do gás.)

A primeira lei da termodinâmica

4.7 Um caminhão que viaja a 60 quilômetros por hora pára completamente em um sinal de trânsito. Essa variação de velocidade viola a lei da conservação de energia?

4.8 Alguns manuais de exame de motorista declaram que a distância percorrida até a parada do carro é quadruplicada se a velocidade for duplicada. Justifique essa afirmação usando argumentos mecânicos e termodinâmicos.

4.9 Forneça uma análise da primeira lei para cada um dos seguintes casos: **(a)** Quando o pneu de uma bicicleta é inflado com uma bomba manual, a temperatura dentro do pneu aumenta. Pode-se sentir o efeito de aquecimento no bico da válvula. **(b)** Neve artificial é produzida liberando-se rapidamente de uma máquina de neve para a vizinhança uma mistura de ar comprimido e vapor de água a cerca de 20 atm.

4.10 Um gás ideal é comprimido isotermicamente por uma força de 85 newtons agindo por 0,24 metros. Calcule os valores de ΔU e q.

4.11 Calcule a energia interna de 2 mols de gás argônio (supondo comportamento ideal) a 298 K. Sugira dois modos de aumentar em 10 J sua energia interna.

4.12 Uma garrafa térmica com leite é agitada vigorosamente. Considere o leite como o sistema. **(a)** A temperatura subirá como conseqüência da agitação? **(b)** Foi adicionado calor ao sistema? **(c)** Foi realizado trabalho sobre o sistema? **(d)** A energia interna do sistema sofreu variação?

ΔU e ΔH

4.13 Uma amostra de 1,00 mol de amônia a 14,0 atm e 25 °C em um cilindro acoplado a um pistão móvel se expande contra uma pressão externa constante de 1,00 atm. No equilíbrio, a pressão e o volume do gás são 1,00 atm e 23,5 L, respectivamente. **(a)** Calcule a temperatura final da amostra. **(b)** Calcule os valores de q, w e ΔU para o processo.

4.14 Um gás ideal é comprimido isotermicamente de 2 atm e 2,0 L para 4,0 atm e 1,0 L. Calcule os valores de ΔU e ΔH se o processo for realizado **(a)** reversivelmente e **(b)** irreversivelmente.

4.15 Explique as variações de energia em nível molecular quando acetona líquida é convertida em vapor em seu ponto de ebulição.

4.16 Um pedaço de potássio metálico é adicionado à água em um béquer. A reação que ocorre é

$$2K(s) + 2H_2O(l) \rightarrow 2KOH(aq) + H_2(g)$$

Preveja os sinais de w, q, ΔU e ΔH.

4.17 A 373,15 K e 1 atm, o volume molar da água líquida e do vapor de água são $1{,}88 \times 10^{-5}$ m^3 e $3{,}06 \times 10^{-2}$ m^3, respectivamente. Considerando que o calor de vaporização da água é 40,79 kJ mol^{-1}, calcule os valores de ΔH e ΔU para 1 mol no seguinte processo:

$$H_2O(l,\ 373{,}15\ K;\ 1\ atm) \rightarrow H_2O(g,\ 373{,}15\ K;\ 1\ atm)$$

4.18 Considere um processo cíclico que envolve um gás. Se a pressão do gás varia durante o processo, mas retorna ao valor original no final, é correto escrever $\Delta H = q_p$?

4.19 Calcule o valor de ΔH quando a temperatura de 1 mol de um gás monoatômico aumenta de 25 °C para 300 °C.

4.20 Um mol de um gás ideal sofre uma expansão isotérmica a 300 K de 1,00 atm até uma pressão final enquanto realiza um trabalho de expansão de 200 J. Calcule a pressão final do gás se a pressão externa for de 0,20 atm.

Capacidades caloríficas

4.21 Uma peça de 6,22 kg de cobre metálico é aquecida de 20,5 °C a 324,3 °C. Dado que a capacidade calorífica do Cu é 0,385 J g^{-1} °C^{-1}, calcule o calor absorvido (em kJ) pelo metal.

4.22 Uma folha de 10,0 g de ouro à temperatura de 18,0 °C é colocada sobre uma folha de ferro que pesa 20,0 g e tem uma temperatura de 55,6 °C. Dado que os calores específicos do Au e do Fe são 0,129 J g^{-1} °C^{-1} e 0,444 J g^{-1} °C^{-1}, respectivamente, qual é a temperatura final dos metais combinados? Considere que nenhum calor é perdido para a vizinhança. (*Dica:* O calor ganho pelo ouro deve ser igual ao calor perdido pelo ferro.)

4.23 São gastos 330 joules de energia para elevar a temperatura de 24,6 g de benzeno de 21,0 °C para 28,7 °C, a pressão constante. Qual é a capacidade calorífica molar do benzeno a pressão constante?

4.24 O calor de vaporização molar da água é 44,01 kJ mol^{-1} a 298 K e 40,79 kJ mol^{-1} a 373 K. Dê uma explicação qualitativa da diferença nesses dois valores.

4.25 A capacidade calorífica molar a pressão constante do nitrogênio é dada pela expressão

$$\overline{C}_P = (27{,}0 + 5{,}90 \times 10^{-3}T - 0{,}34 \times 10^{-6}\,T^2)\ \text{J K}^{-1}\ \text{mol}^{-1}$$

Calcule o valor de ΔH para o aquecimento de 1 mol de nitrogênio de 25 °C a 125 °C.

4.26 A razão da capacidade calorífica (γ) para um gás com a fórmula molecular X_2Y é 1,38. O que se pode deduzir sobre a estrutura da molécula?

4.27 Uma forma de medir a razão da capacidade calorífica (γ) de um gás é medir a velocidade do som no gás (c), a qual é dada por

$$c = \left(\frac{\gamma RT}{\mathcal{M}}\right)^{1/2}$$

em que $\mathcal{M}$ é a massa molar do gás. Calcule a velocidade do som no hélio a 25 °C.

4.28 Qual dos seguintes gases tem o maior valor de $\overline{C}_V$ a 298 K? He, N_2, CCl_4, HCl.

4.29 (**a**) Para um uso mais eficiente, os compartimentos do congelador de uma geladeira devem estar completamente preenchidos com alimento. Qual é a base termodinâmica para essa recomendação? (**b**) Estando inicialmente à mesma temperatura, o chá e o café permanecem quentes por mais tempo em uma garrafa térmica do que a sopa. Explique.

4.30 No século XIX, dois cientistas chamados Dulong e Petit perceberam que o produto da massa molar de um elemento sólido e seu calor específico é aproximadamente 25 J °C^{-1}. Essa observação, agora chamada lei de Dulong e Petit, foi usada para estimar o calor específico dos metais. Verifique a lei para o alumínio (0,900 J g^{-1} °C^{-1}), cobre (0,385 J g^{-1} °C^{-1}) e ferro (0,444 J g^{-1} °C^{-1}). A lei não se aplica a um dos metais. Qual é esse metal? Por quê?

Expansão de um gás

4.31 O seguinte diagrama representa as variações $P-V$ de um gás. Escreva uma expressão para o trabalho total realizado.

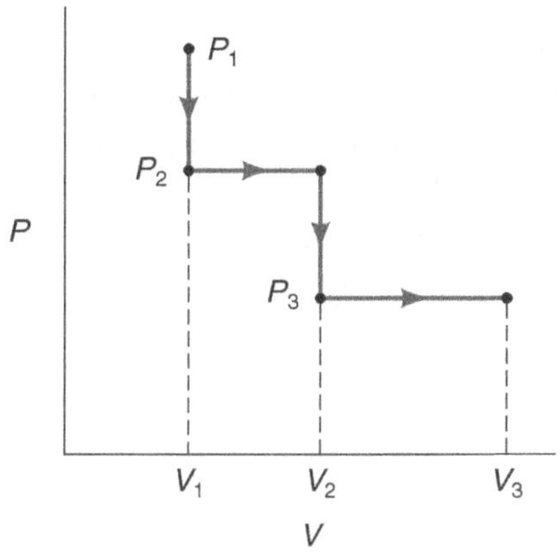

4.32 A equação de estado máximo para certo gás é dada por $P[(V/n) - b] = RT$. Obtenha uma expressão para o trabalho realizado pelo gás em uma expansão isotérmica reversível de V_1 a V_2.

4.33 Calcule os valores de q, w, ΔU e ΔH para a expansão adiabática reversível de 1 mol de um gás ideal de 5,00 m^3 a 25,0 m^3. A temperatura do gás inicialmente é 298 K.

4.34 Uma quantidade de 0,27 mol de neônio é confinada em um recipiente a 2,50 atm e 298 K e então se expande adiabaticamente sob duas condições diferentes: **(a)** reversivelmente a 1,00 atm e **(b)** contra uma pressão constante de 1,00 atm. Calcule a temperatura final em cada caso.

4.35 Um mol de um gás monoatômico ideal inicialmente a 300 K e pressão de 15,0 atm se expande até uma pressão final de 1,00 atm. A expansão pode ocorrer em qualquer um de quatro caminhos diferentes: **(a)** isotérmico e reversível, **(b)** isotérmico e irreversível, **(c)** adiabático e reversível e **(d)** adiabático e irreversível. Em processos irreversíveis, a expansão ocorre contra uma pressão externa de 1,00 atm. Para cada caso, calcule os valores de q, w, ΔU e ΔH.

Calorimetria

4.36 Uma amostra de 0,1375 g de magnésio é queimada em uma bomba calorimétrica a volume constante que tem uma capacidade calorífica de 1 769 J °C^{-1}. O calorímetro contém exatamente 300 g de água e a temperatura sobe 1,126 °C. Calcule o calor liberado pelo magnésio em combustão, em kJ g^{-1} e kJ mol^{-1}.

4.37 A entalpia de combustão do ácido benzóico (C_6H_5COOH) é comumente usada como padrão para a calibração de bombas calorimétricas a volume constante; seu valor foi determinado com precisão como sendo igual a $-3\,226{,}7$ kJ mol^{-1}. **(a)** Quando 0,9862 g de ácido benzóico foi oxidado, a temperatura subiu de 21,84 °C para 25,67 °C. Qual é a capacidade calorífica do calorímetro? **(b)** Em um experimento separado, 0,4654 g de α-D-glicose ($C_6H_{12}O_6$) foi oxidada no mesmo calorímetro e a temperatura subiu de 21,22 °C para 22,28 °C. Calcule a entalpia de combustão da glicose, o valor de $\Delta_r U$ para a combustão e a entalpia molar de formação da glicose.

4.38 Uma quantidade de $2{,}00 \times 10^2$ mL de HCl 0,862 *M* HCl é misturada a $2{,}00 \times 10^2$ mL de $Ba(OH)_2$ 0,431 *M* em um calorímetro a pressão constante que tem uma capacidade calorífica de 453 J °C^{-1}. A temperatura inicial das soluções de HCl e de $Ba(OH)_2$ é a mesma e igual a 20,48 °C. Para o processo

$$H^+(aq) + OH^-(aq) \rightarrow H_2O(l)$$

o calor de neutralização é $-56{,}2$ kJ mol^{-1}. Qual é a temperatura final da mistura?

4.39 Quando 1 mol de naftaleno ($C_{10}H_8$) é queimado completamente em uma bomba calorimétrica a volume constante a 298 K, são produzidos 5 150 kJ de calor. Calcule os valores de $\Delta_r U$ e $\Delta_r H$ para a reação.

Termoquímica

4.40 Considere a seguinte reação:

$$2CH_3OH(l) + 3O_2(g) \rightarrow 4H_2O(l) + 2CO_2(g) \quad \Delta_r H^\circ = -1\,452{,}8 \text{ kJ mol}^{-1}$$

Qual é o valor de $\Delta_r H^\circ$ se: (**a**) a equação for toda ela multiplicada por 2; (**b**) a direção da reação for revertida de tal modo que os produtos se tornem os reagentes e vice-versa; (**c**) o produto for vapor de água em vez de água líquida?

4.41 Quais dos seguintes valores de entalpia-padrão de formação não são zero a 25 °C?

$Na(s)$, $Ne(g)$, $CH_4(g)$, $S_8(s)$, $Hg(l)$, $H(g)$.

4.42 As entalpias-padrão de formação de íons em solução aquosa são obtidas atribuindo arbitrariamente um valor de zero aos íons H^+; isto é, $\Delta_f \overline{H}^\circ [H^+(aq)] = 0$. (**a**) Para a seguinte reação:

$$HCl(g) \rightarrow H^+(aq) + Cl^-(aq) \quad \Delta_r H^\circ = -74{,}9 \text{ kJ mol}^{-1}$$

calcule o valor de $\Delta_f \overline{H}^\circ$ para os íons Cl^-. (**b**) A entalpia-padrão da neutralização entre uma solução de HCl e uma solução de NaOH é $-56{,}2$ kJ mol^{-1}. Calcule a entalpia-padrão de formação do íon hidróxido a 25 °C.

4.43 Determine a quantidade de calor (em kJ) liberado quando $1{,}26 \times 10^4$ g de amônia são produzidos de acordo com a equação

$$N_2(g) + 3H_2(g) \rightarrow 2NH_3(g) \quad \Delta_r H^\circ = -92{,}6 \text{ kJ mol}^{-1}$$

Suponha que a reação ocorra sob condições de estado-padrão a 25 °C.

4.44 Quando 2,00 g de hidrazina se decompõem sob condições de pressão constante, 7,00 kJ de calor são transferidos para a vizinhança:

$$3N_2H_4(l) \rightarrow 4NH_3(g) + N_2(g)$$

Qual é o valor de $\Delta_r H^\circ$ para a reação?

4.45 Considere a reação:

$$N_2(g) + 3H_2(g) \rightarrow 2NH_3(g) \quad \Delta_r H^\circ = -92{,}6 \text{ kJ mol}^{-1}$$

Se 2,0 mols de N_2 reagem com 6,0 mols de H_2 para formar NH_3, calcule o trabalho realizado (em joules) contra uma pressão de 1,0 atm a 25 °C. Qual é o valor de $\Delta_r U$ para essa reação? Considere que a reação se completa.

4.46 As entalpias-padrão de combustão dos ácidos fumárico e maléico (para formar dióxido de carbono e água) são $-1\,336{,}0$ kJ mol^{-1} e $-1\,359{,}2$ kJ mol^{-1}, respectivamente. Calcule a entalpia do seguinte processo de isomerização:

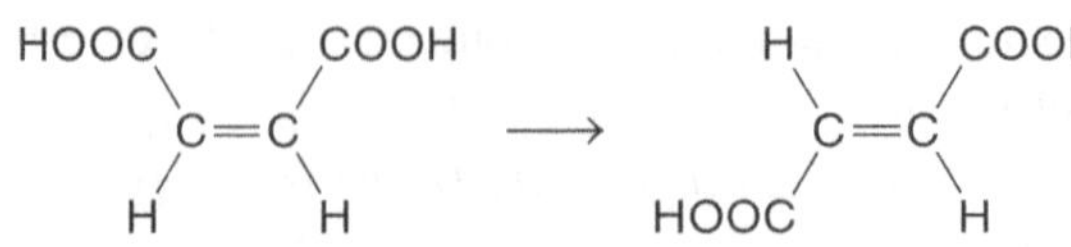

Ácido maléico — Ácido fumárico

4.47 Da reação

$$C_{10}H_8(s) + 12O_2(g) \rightarrow 10CO_2(g) + 4H_2O(l) \qquad \Delta_r H° = -5\,153{,}0 \text{ kJ mol}^{-1}$$

e das entalpias de formação do CO_2 e H_2O (ver Apêndice B), calcule a entalpia de formação do naftaleno ($C_{10}H_8$).

4.48 A entalpia molar-padrão de formação do oxigênio molecular a 298 K é zero. Qual é seu valor a 315 K? (*Dica:* Procure o valor de $\overline{C}_P$ no Apêndice B.)

4.49 Quais das seguintes substâncias têm um valor não-nulo de $\Delta_f\overline{H}°$ a 25 °C? Fe(*s*), $I_2(l)$, $H_2(g)$, Hg(*l*), $O_2(g)$, C(grafite).

4.50 A reação de hidrogenação do etileno é

$$C_2H_4(g) + H_2(g) \rightarrow C_2H_6(g)$$

Calcule a variação na entalpia de hidrogenação de 298 K a 398 K. Os valores de $\overline{C}°_P$ são: C_2H_4: 43,6 J K^{-1} mol^{-1} e C_2H_6: 52,7 J K^{-1} mol^{-1}.

4.51 Use os dados do Apêndice B para calcular o valor de $\Delta_r H°$ para a seguinte reação a 298 K:

$$N_2O_4(g) \rightarrow 2NO_2(g)$$

Qual é esse valor a 350 K? Indique todas as suposições usadas em seu cálculo.

4.52 Calcule a entalpia-padrão de formação para o diamante, dado que

$$C(\text{grafite}) + O_2(g) \rightarrow CO_2(g) \qquad \Delta_r H° = -393{,}5 \text{ kJ mol}^{-1}$$

$$C(\text{diamante}) + O_2(g) \rightarrow CO_2(g) \qquad \Delta_r H° = -395{,}4 \text{ kJ mol}^{-1}$$

4.53 A fotossíntese produz glicose, $C_6H_{12}O_6$, e oxigênio a partir de dióxido de carbono e água:

$$6CO_2 + 6H_2O \rightarrow C_6H_{12}O_6 + 6O_2$$

(a) Como seria determinado experimentalmente o valor de $\Delta_r H°$ para essa reação? **(b)** A radiação solar produz aproximadamente 7,0 × 10^{14} kg de glicose por ano na Terra. Qual é a variação correspondente no valor de $\Delta_r H°$?

4.54 Dos seguintes calores de combustão,

$$CH_3OH(l) + \tfrac{3}{2}O_2(g) \rightarrow CO_2(g) + 2H_2O(l) \qquad \Delta_r H° = -726{,}4 \text{ kJ mol}^{-1}$$

$$C(\text{grafite}) + O_2(g) \rightarrow CO_2(g) \qquad \Delta_r H° = -393{,}5 \text{ kJ mol}^{-1}$$

$$H_2(g) + \tfrac{1}{2}O_2(g) \rightarrow H_2O(l) \qquad \Delta_r H° = -285{,}8 \text{ kJ mol}^{-1}$$

calcule a entalpia de formação do metanol (CH_3OH) a partir de seus elementos:

$$C(\text{grafite}) + 2H_2(g) + \tfrac{1}{2}O_2(g) \rightarrow CH_3OH(l)$$

4.55 A variação da entalpia-padrão para a reação abaixo é 436,4 kJ mol^{-1}:

$$H_2(g) \rightarrow H(g) + H(g)$$

Calcule a entalpia-padrão de formação do hidrogênio atômico (H).

4.56 Calcule a diferença entre os valores de $\Delta_r H°$ e $\Delta_r U°$ para a oxidação da α-D-glicose a 298 K:

$$C_6H_{12}O_6(s) + 6O_2(g) \rightarrow 6CO_2(g) + 6H_2O(l)$$

4.57 A fermentação alcoólica é o processo em que carboidratos são transformados em etanol e dióxido de carbono. A reação é muito complexa e envolve vários estágios catalisados por enzima. A variação total é

$$C_6H_{12}O_6(s) \rightarrow 2C_2H_5OH(l) + 2CO_2(g)$$

Calcule a variação de entalpia-padrão para essa reação, supondo que o carboidrato é α-D-glicose.

Entalpia de ligação

4.58 (**a**) Explique por que a entalpia de ligação de uma molécula é sempre definida como uma reação em fase gasosa. (**b**) A entalpia de dissociação de ligação do F_2 é 150,6 kJ mol^{-1}. Calcule o valor de $\Delta_f \overline{H}°$ para F(*g*).

4.59 A partir da entalpia molar de vaporização da água a 373 K e das entalpias de dissociação de ligação de H_2 e O_2 (ver Tabela 4.4), calcule a energia média da ligação O–H na água, dado que

$$H_2(g) + \tfrac{1}{2}O_2(g) \rightarrow H_2O(l) \quad \Delta_r H° = -285{,}8 \text{ kJ mol}^{-1}$$

4.60 Use os valores de entalpia de ligação dados na Tabela 4.4 para calcular a entalpia de combustão para o etano:

$$2C_2H_6(g) + 7O_2(g) \rightarrow 4CO_2(g) + 6H_2O(l)$$

Compare seu resultado com aquele calculado a partir dos valores de entalpia de formação dos produtos e dos reagentes listados no Apêndice B.

Problemas adicionais

4.61 Uma amostra de 2,10 mols de ácido acético cristalino, inicialmente a 17,0 °C, funde a 17,0 °C e então é aquecida a 118,1 °C (seu ponto de ebulição normal) a 1,00 atm. A amostra vaporiza a 118,1 °C e, então, é rapidamente levada a 17,0 °C, de modo a recristalizar-se. Calcule o valor de $\Delta_r H°$ para o processo total conforme descrito.

4.62 Preveja se os valores de q, w, ΔU e ΔH são positivos, zero ou negativos para cada um dos seguintes processos: **(a)** fusão do gelo a 1 atm e 273 K; **(b)** fusão de cicloexano sólido a 1 atm e no ponto de fusão normal; **(c)** expansão isotérmica reversível de um gás ideal; **(d)** expansão adiabática reversível de um gás ideal.

4.63 Da teoria da relatividade especial de Einstein sabe-se que $E = mc^2$, em que E é energia, m é massa e c é a velocidade da luz. Essa equação invalida a lei da conservação de energia e, conseqüentemente, a primeira lei da termodinâmica?

4.64 A convenção de se atribuir arbitrariamente um valor de entalpia zero a todos os elementos (os mais estáveis) no estado-padrão e (geralmente) a 298 K é um modo conveniente de lidar com as variações de entalpia de processos químicos. No entanto, essa convenção não se aplica a um tipo de processo. Que processo é esse? Por quê?

4.65 Dois mols de um gás ideal são comprimidos isotermicamente a 298 K de 1,00 atm até 200 atm. Calcule os valores de q, w, ΔU e ΔH para o processo se ele for realizado **(a)** reversivelmente e **(b)** aplicando-se uma pressão externa de 300 atm.

4.66 O valor do hambúrguer como combustível é aproximadamente 3,6 kcal g^{-1}. Se uma pessoa comer 1 libra de hambúrguer para o almoço e se nenhuma energia for armazenada em seu corpo, estime a quantidade de água que teria de ser perdida na transpiração para manter sua temperatura corporal constante. (1 lb = 454 g.)

4.67 Uma quantidade de 4,50 g de CaC_2 reage com um excesso de água a 298 K, à pressão atmosférica:

$$CaC_2(s) + 2H_2O(l) \rightarrow Ca(OH)_2(aq) + C_2H_2(g)$$

Calcule o trabalho realizado em joules pelo gás acetileno contra a pressão atmosférica.

4.68 Uma chama de oxiacetileno é freqüentemente usada na solda de metais. Estime a temperatura da chama produzida pela reação

$$2C_2H_2(g) + 5O_2(g) \rightarrow 4CO_2(g) + 2H_2O(g)$$

Suponha que o calor gerado nessa reação seja todo usado para aquecer os produtos. (*Dica*: Primeiramente calcule o valor de $\Delta_r H°$ para a reação. Em seguida, procure as capacidades caloríficas dos produtos. Suponha que as capacidades caloríficas sejam independentes da temperatura.)

4.69 Todos os valores de $\Delta_f \overline{H}°$ listados no Apêndice B referem-se a 1 bar e 298 K. Suponha que uma estudante queira organizar uma nova tabela de valores de $\Delta_f \overline{H}°$ a 1 bar e 273 K. Mostre como ela deveria proceder na conversão, usando acetona como exemplo.

4.70 As entalpias de hidrogenação do etileno e benzeno foram determinadas a 298 K:

$$C_2H_4(g) + H_2(g) \rightarrow C_2H_6(g) \qquad \Delta_r H° = -132 \text{ kJ mol}^{-1}$$

$$C_6H_6(g) + 3H_2(g) \rightarrow C_6H_{12}(g) \qquad \Delta_r H° = -246 \text{ kJ mol}^{-1}$$

Qual seria a entalpia de hidrogenação para o benzeno se ele contivesse três duplas ligações não conjugadas isoladas? A que você atribuiria a diferença entre o valor calculado com base nessa suposição e o valor medido?

4.71 As entalpias molares de fusão e vaporização da água são 6,01 kJ mol^{-1} e 44,01 kJ mol^{-1} (a 298 K), respectivamente. A partir desses valores, estime a entalpia molar de sublimação do gelo.

4.72 A entalpia-padrão de formação a 298 K do HF(*aq*) é −320,1 kJ mol^{-1}; $OH^-(aq)$, −229,6 kJ mol^{-1}; do $F^-(aq)$, −329,11 kJ mol^{-1}; e do $H_2O(l)$, −285,84 kJ mol^{-1}. **(a)** Calcule a entalpia de neutralização do HF(*aq*)

$$HF(aq) + OH^-(aq) \rightarrow F^-(aq) + H_2O(l)$$

(b) Usando o valor de −55,83 kJ mol^{-1} como a variação de entalpia da reação

$$H^+(aq) + OH^-(aq) \rightarrow H_2O(l)$$

calcule a variação de entalpia para a dissociação

$$HF(aq) \rightarrow H^+(aq) + F^-(aq)$$

4.73 Foi estabelecido neste capítulo que, para reações em fase condensada, a diferença entre os valores de $\Delta_r H$ e $\Delta_r U$ é geralmente desprezível. Esse enunciado se aplica para processos realizados sob condições atmosféricas. No entanto, para alguns processos geoquímicos, as pressões externas podem ser tão grandes que os valores de $\Delta_r H$ e $\Delta_r U$ diferem significativamente. Um exemplo muito conhecido é a lenta conversão da grafite em diamante sob a superfície da Terra. Calcule o valor da quantidade ($\Delta_r H - \Delta_r U$) para a conversão de 1 mol da grafite a 1 mol de diamante a uma pressão de 50 000 atm. As densidades da grafite e do diamante são 2,25 g cm^{-3} e 3,52 g cm^{-3}, respectivamente.

4.74 A atividade metabólica do corpo humano libera aproximadamente $1{,}0 \times 10^4$ kJ de calor por dia. Supondo que o corpo seja constituído por 50 kg de água, com que rapidez a temperatura do corpo subiria se ele fosse um sistema isolado? Quanta água o corpo teria de eliminar na forma de transpiração para manter a temperatura corporal normal (98,6 °F)? Comente seus resultados. O calor de vaporização da água pode ser tomado como 2,41 kJ g^{-1}.

4.75 Um gás ideal em um cilindro acoplado a um pistão móvel é comprimido adiabaticamente de V_1 a V_2. Como resultado, a temperatura do gás aumenta. Explique o que causa o aumento da temperatura do gás.

4.76 Calcule a fração da entalpia de vaporização da água usada para a expansão do vapor em seu ponto de ebulição normal.

4.77 A combustão de qual volume de etano (C_2H_6), medido a 23,0 °C e 752 mmHg, seria requerida para aquecer 855 g de água de 25,0 °C a 98,0 °C?

4.78 Calcule a energia interna de um balão dirigível Goodyear preenchido com gás hélio a $1{,}2 \times 10^5$ Pa (comparado com o balão dirigível vazio). O volume do balão dirigível inflado é $5{,}5 \times 10^3$ m^3. Se toda a energia fosse usada para aquecer 10,0 toneladas de cobre a 21 °C, calcule a temperatura final do metal. (*Dica*: 1 tonelada (t) = $9{,}072 \times 10^5$ g.)

4.79 Sem recorrer ao capítulo, enuncie as condições para cada uma das seguintes equações:

(a) $\Delta H = \Delta U + P\Delta V$; **(b)** $C_p = C_v + nR$; **(c)** $\gamma = 5/3$; **(d)** $P_1 V_1^\gamma = P_2 V_2^\gamma$ **(e)** $w = n\bar{C}_V (T_2 - T_1)$;
(b) $w = -P\Delta V$; **(g)** $w = -nRT \ln(V_2/V_1)$; **(h)** $dH = dq$.

4.80 Um gás ideal é comprimido isotermicamente de P_1, V_1 a P_2, V_2. Sob quais condições o trabalho realizado seria mínimo? Em quais seria máximo? Escreva as expressões para os trabalhos mínimo e máximo realizados nesse processo. Explique seu raciocínio.

4.81 Construa uma tabela com os cabeçalhos q, w, ΔU e ΔH. Para os processos seguintes, deduza se cada uma das quantidades listadas é positiva (+), negativa (−) ou zero (0). **(a)** Congelamento da acetona a 1 atm, em seu ponto de fusão normal. **(b)** Expansão isotérmica irreversível de um gás ideal. **(c)** Compressão adiabática de um gás ideal. **(d)** Reação do sódio com a água. **(e)** Fervura de amônia líquida em seu ponto de ebulição normal. **(f)** Expansão adiabática irreversível de um gás contra uma pressão externa. **(g)** Compressão isotérmica reversível de um gás ideal. **(h)** Aquecimento de um gás a volume constante. **(i)** Congelamento da água a 0 °C.

4.82 Indique se cada um dos seguintes enunciados é verdadeiro ou falso: **(a)** $\Delta U \approx \Delta H$ exceto para gases ou processos a altas pressões. **(b)** Na compressão de um gás, um processo reversível realiza trabalho máximo. **(c)** ΔU é uma função de estado. **(d)** $\Delta U = q + w$ para um sistema aberto. **(e)** C_V é independente da temperatura para gases. **(f)** A energia interna de um gás real depende apenas da temperatura.

4.83 Mostre que $(\partial C_V/(\partial V)_T = 0$ para um gás ideal.

4.84 Calcule o trabalho realizado durante uma expansão isotérmica reversível de um gás de van der Waals. Analise fisicamente o modo pelo qual os coeficientes a e b aparecem na expressão final. *Dica:* Você precisará aplicar a expansão em série de Taylor:

$$\ln(1 - x) = -x - \frac{x^2}{2}\cdots \quad \text{para} |x| \ll 1$$

à expressão $\ln(V - nb)$. Lembre-se de que o termo a representa atração e o termo b, repulsão.

4.85 Mostre que, para a expansão reversível adiabática de um gás ideal,

$$T_1^{C_V/R} V_1 = T_2^{C_V/R} V_2$$

CAPÍTULO 5

A segunda lei da termodinâmica

Humpty Dumpty no muro se sentou
Humpty Dumpty um grande tombo levou
Por mais que cavalos e homens do Rei se esforçassem
*Ninguém conseguiu que Humpty, despedaçado, ao que era retornasse.**

Conforme vimos no Capítulo 4, a primeira lei da termodinâmica especifica que a energia não pode ser criada nem destruída, mas flui de uma parte do universo para outra ou é convertida de uma forma em outra. A quantidade total de energia do universo permanece constante. Apesar de seu imenso valor no estudo da energética de reações químicas, a primeira lei tem uma limitação essencial: não consegue prever a direção da mudança. Ela nos ajuda a fazer o balanço contábil da entrada de energia, do calor liberado, do trabalho realizado, e assim por diante, mas não diz se um processo particular pode ocorrer de fato. Para esse tipo de informação devemos recorrer à segunda lei da termodinâmica.

Este capítulo introduz uma nova função termodinâmica, chamada entropia (S), um conceito central no que diz respeito tanto à segunda como à terceira leis da termodinâmica. Veremos que variações na entropia, ΔS, fornecem os critérios necessários para se prever a direção de qualquer processo. Como um prelúdio para discutir a função entropia, primeiro vamos olhar processos espontâneos, que ocorrem por si próprios, sob um dado conjunto de condições.

5.1 Processos espontâneos

Um torrão de açúcar dissolve-se em uma xícara de café, um cubo de gelo funde-se em sua mão e um palito de fósforo, quando riscado, se incendeia no ar; testemunhamos tantos desses processos espontâneos no cotidiano que é quase impossível listar todos. O aspecto interessante de um processo espontâneo é que o processo reverso nunca acontece sob o mesmo conjunto de condições. O gelo funde-se a 20 °C e 1 atm, mas a água, nas mesmas condições de temperatura e pressão, não se torna gelo espontaneamente. Uma folha caída no chão não sobe ao ar por si só e retorna ao galho do qual se desprendeu. Visto ao contrário, o filme de uma bola de futebol estilhaçando uma janela de vidro é engraçado porque todos sabem que tal processo é impossível. Mas por quê? Certamente podemos demonstrar que qualquer das mudanças que descrevemos (e outras incontáveis) pode de fato ocorrer em *uma ou outra* direção de acordo com a primeira lei da termodinâmica; no entanto, de fato, cada processo ocorre em apenas uma direção. Após muitas observações, podemos concluir que processos que ocorrem espontaneamente em uma direção não podem também ocorrer espontaneamente na direção oposta; de outro modo, nunca nada de fato ocorreria (Figura 5.1).

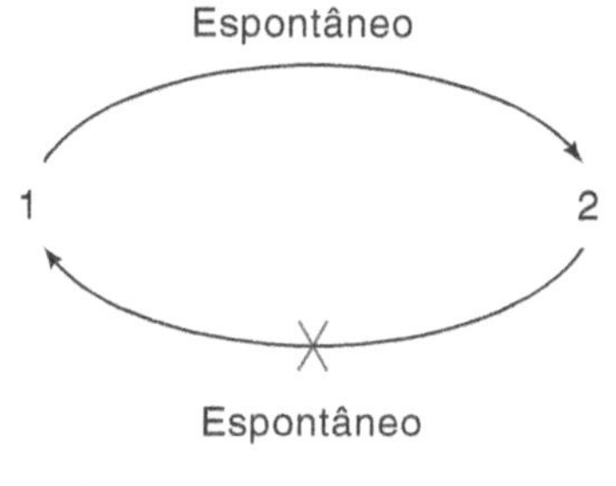

Figura 5.1
Se a mudança do estado 1 para o estado 2 ocorrer espontaneamente, então o processo reverso, isto é, de 2 para 1, não pode ser também um processo espontâneo sob as mesmas condições.

* NRT: Tradução livre de um poema infantil tradicional ingles. No original: *Humpty Dumpty sat on a wall/Humpty Dumpty had a great fall/All the King's horses and all the King's men/Couldn't put Humpty together again.*

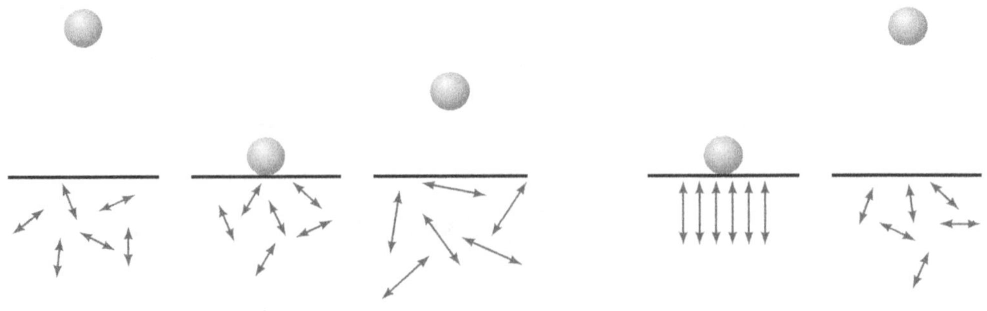

Figura 5.2
(**a**) Um processo espontâneo. Uma bola em queda atinge o solo e perde parte de sua energia cinética para as moléculas do solo. Como resultado, a bola não retorna à mesma altura, e o solo se aquece um pouco. O comprimento das setas indica a amplitude da vibração molecular. (**b**) Um evento impossível. Uma bola parada sobre o solo não pode espontaneamente se elevar no ar absorvendo energia térmica do solo.

Por que o reverso de um processo espontâneo não pode ocorrer por si mesmo? Considere uma bola de borracha mantida a alguma distância do solo. Quando é solta, a bola cai. O impacto da bola no solo faz com que ela suba e, ao atingir certa altura, repita o movimento para baixo. No processo de queda, a energia potencial da bola é convertida em energia cinética. A experiência nos diz que, após cada repique no solo, a bola não sobe tanto quanto antes. A razão é que a colisão entre a bola e o solo é inelástica, de modo que a cada impacto parte da energia cinética da bola é dissipada entre as moléculas do solo. Após cada impacto da bola, o solo se torna um pouco mais quente.* Esse consumo de energia aumenta os movimentos rotacional e vibracional das moléculas do solo (Figura 5.2a). No final, a bola pára completamente, porque sua energia cinética é totalmente perdida para o solo. Descrevendo o processo de outra maneira, podemos dizer que a energia potencial original da bola, por meio de sua conversão em energia cinética, foi transformada em calor.

Vamos agora considerar o que seria necessário para que o processo reverso ocorra por si mesmo; isto é, que uma bola em repouso no solo suba espontaneamente até uma altura qualquer no ar absorvendo calor do solo. Está claro que tal processo não viola a primeira lei. Se a massa da bola é m, e a altura acima do solo à qual ela se eleva é h, temos

$$\text{energia extraída do solo} = mgh$$

em que g é a aceleração devido à gravidade. A energia térmica do solo é movimento molecular aleatório. Para transmitir uma quantidade de energia grande o suficiente para elevar a bola do solo, a maioria das moléculas teria de se alinhar sob a bola e vibrar em fase uma com a outra, conforme mostrado na Figura 5.2b. No instante em que a bola deixa o solo, todos os átomos nessas moléculas devem estar se movendo para cima para que ocorra a transferência apropriada de energia. É concebível que

* Na verdade, as temperaturas da bola e do ar na vizinhança também aumentam levemente após cada impacto. Porém, estamos preocupados aqui apenas com o que acontece com o solo.

dois milhões de moléculas executem esse tipo de movimento sincronizado, porém, em razão da magnitude da transferência de energia, o número de moléculas envolvidas teria de ser da ordem do número de Avogadro, ou 6×10^{23}. Dada a natureza aleatória do movimento molecular, esse é um evento tão improvável que é virtualmente impossível. De fato, ninguém jamais testemunhou a elevação espontânea de uma bola do solo e podemos concluir com segurança que ninguém jamais verá tal fato.

Pensar na improbabilidade de uma bola se elevar espontaneamente do solo ajuda-nos a entender a natureza da maioria dos processos espontâneos. Considere o exemplo familiar de um gás em um cilindro acoplado a um pistão móvel. Se a pressão do gás for maior que a pressão externa, o gás se expandirá até que as pressões interna e externa se igualem. É um processo espontâneo. O que é necessário para que o gás se contraia espontaneamente? A maioria das moléculas do gás teria de se mover para longe do pistão e em direção a outras partes do cilindro ao mesmo tempo. Em um dado momento, muitas moléculas de fato estarão fazendo isso, porém nunca encontraremos 6×10^{23} moléculas envolvidas em um movimento unidirecional, porque o movimento translacional molecular é totalmente aleatório. Pela mesma razão, uma barra metálica a uma temperatura uniforme não se tornará subitamente mais quente em uma extremidade e mais fria na outra. Para estabelecer esse gradiente de temperatura, o movimento térmico resultante das colisões entre átomos vibrando aleatoriamente teria de decrescer em uma extremidade e aumentar na outra – evento altamente improvável.

Vamos olhar esse problema de um ângulo diferente e perguntar quais mudanças acompanham um processo espontâneo. Logicamente, podemos supor que todos os processos espontâneos ocorrem de modo que reduzam a energia do sistema. Essa suposição nos ajuda a explicar por que as coisas caem, por que as molas se desenrolam e assim por diante. Porém, uma variação de energia apenas não é suficiente para predizer se um processo será espontâneo. Por exemplo, no Capítulo 4 vimos que a expansão de um gás ideal contra o vácuo não resulta em variação em sua energia interna. No entanto, o processo é espontâneo. Quando o gelo se funde espontaneamente a 20 °C para formar água, a energia interna do sistema na verdade *aumenta*. De fato, muitos processos físicos e químicos endotérmicos são espontâneos. Se a variação de energia não pode ser usada para indicar a direção de um processo espontâneo, então precisamos da ajuda de outra função termodinâmica. Essa função se chama entropia (S).

5.2 Entropia

Nossa discussão sobre processos espontâneos baseia-se em eventos macroscópicos. Em relação ao caso anterior de um gás que se contrai, podemos imaginar vários milhares ou talvez vários milhões de moléculas movendo-se em uma direção particular simultaneamente, mas com certeza não um número de Avogadro de moléculas. Quando o número de moléculas é tão grande quanto 6×10^{23}, um mesmo número delas, aproximadamente, estará se movendo em cada direção. Na ausência de uma influência externa, não há razão para que todas as moléculas escolham uma direção específica ao mesmo tempo. Ao tentar compreender processos espontâneos, deveríamos, portanto, focalizar nossa atenção no comportamento *estatístico* de um grande número de moléculas, não no movimento de algumas apenas. Nesta seção, vamos obter uma definição estatística de entropia e, em seguida, definimos entropia em função de quantidades termodinâmicas.

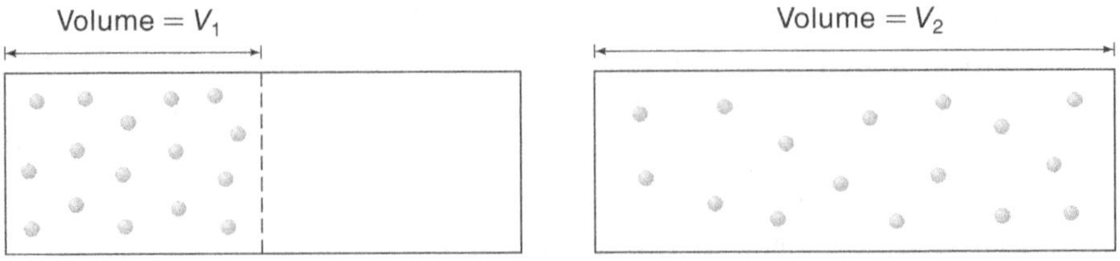

Figura 5.3
Diagrama esquemático que mostra N moléculas ocupando os volumes V_1 e V_2 de um recipiente.

Definição estatística de entropia

Para um cilindro com átomos de hélio, mostrado na Figura 5.3, a probabilidade de encontrar algum átomo de He em V_2, que é o volume inteiro do cilindro, é 1, porque sabe-se que todos os átomos de He estão dentro do cilindro. Por outro lado, a probabilidade de encontrar um átomo de He na metade do volume do cilindro, V_1, é apenas $\frac{1}{2}$. Se o número de átomos de He for aumentado para dois, a probabilidade de encontrar ambos os átomos em V_2 ainda é 1, porém a probabilidade de se encontrar os dois átomos em V_1 torna-se $(\frac{1}{2})(\frac{1}{2})$, ou $\frac{1}{4}$.*

Como $\frac{1}{4}$ é uma quantidade apreciável, encontrar ambos os átomos de He na mesma região a um dado tempo não seria surpreendente. Podemos ver, no entanto, que, conforme o número de átomos de He aumenta, a probabilidade de se encontrar todos eles em V_1 torna-se progressivamente menor:

$$W = (\tfrac{1}{2})(\tfrac{1}{2})(\tfrac{1}{2})\cdots\cdots$$
$$= (\tfrac{1}{2})^N$$

em que N é o número total de átomos presentes. Se $N = 100$, temos

$$W = (\tfrac{1}{2})^{100} = 8 \times 10^{-31}$$

Colocando em perspectiva, essa probabilidade é menor do que a produção dos trabalhos completos de Shakespeare 15 quatrilhões de vezes em seguida, sem um único erro, por uma tribo de macacos selvagens digitando aleatoriamente em teclados de computadores.

Se N é da ordem de 6×10^{23}, a probabilidade torna-se $(\frac{1}{2})^{6\times10^{23}}$, uma quantidade tão pequena que, para todos os propósitos práticos, pode ser considerada zero. Dos resultados desses cálculos simples vem uma mensagem importante. Se tivéssemos inicialmente comprimido todos os átomos de He em V_1 e permitido que o gás se expandisse por si mesmo, descobriríamos que os átomos acabariam por se distribuir homogeneamente por todo o volume, V_2, porque essa situação corresponde ao estado mais provável. Assim, a direção da variação espontânea se dá de uma situação na qual o gás está em V_1 para uma situação em que ele está em V_2, ou de um estado com baixa probabilidade de ocorrência para um de máxima probabilidade.

Agora que sabemos como prever a direção de uma variação espontânea em razão das probabilidades dos estados inicial e final, parece apropriado tratar a entropia como sendo diretamente proporcional à probabilidade, como $S = k_B W$, em que k_B é uma constante de proporcionalidade. Porém, essa expressão é inválida pelas seguin-

* A probabilidade de ambos os eventos ocorrerem é um *produto* das probabilidades de dois eventos independentes. Supomos que o gás He se comporta idealmente, de maneira que a presença de um átomo de He em V_1 não afeta de nenhum modo a presença de outro átomo de He no mesmo volume.

tes razões. A entropia, assim como U e H, é uma propriedade extensiva. Conseqüentemente, dobrar o número de moléculas aumentaria duas vezes a entropia do sistema. Como acabamos de ver, no entanto, a probabilidade é proporcional ao volume elevado ao número de moléculas, isto é, $W \propto V^N$.*

Portanto, mudando de uma para duas moléculas, temos W^2. Assim, os aumentos na entropia (de S para $2S$) e na probabilidade (de W para W^2) não estão relacionados um com o outro como previsto pela equação simples dada acima. Um modo de resolver esse dilema é expressar a entropia como uma função logarítmica natural da probabilidade, como se segue:

$$S = k_B \ln W \tag{5.1}$$

Essa equação nos mostra que à medida que W aumenta para W^2, S aumenta para $2S$, porque $\ln W^2 = 2 \ln W$. A Equação 5.1 é conhecida como a *equação de Boltzmann*, e k_B é a *constante de Boltzmann*, dada por $1{,}381 \times 10^{-23}$ J K^{-1}. Como a quantidade $\ln W$ é adimensional, as unidades de entropia são, portanto, J K^{-1}.

A Equação 5.1 permite calcular variações na entropia quando um sistema muda de um estado inicial, 1, para um estado final, 2. As entropias do sistema nesses dois estados são dadas por

$$S_1 = k_B \ln W_1$$

$$S_2 = k_B \ln W_2$$

Como a entropia é uma função de estado (depende apenas da probabilidade de um estado ocorrer e não do modo pelo qual o estado é criado), sua variação, ΔS, para um processo $1 \rightarrow 2$ é dada por:

$$\Delta S = S_2 - S_1 = k_B \ln \frac{W_2}{W_1} \tag{5.2}$$

A Equação 5.2 pode ser usada para calcular a variação de entropia quando um gás ideal se expande isotermicamente de V_1 para V_2. Como vimos anteriormente, para N moléculas, as probabilidades W_1 e W_2 estão relacionadas aos volumes V_1 e V_2 como se segue:

$$W_1 = (CV_1)^N$$

$$W_2 = (CV_2)^N$$

Substituindo essas relações na Equação 5.2, obtemos

$$\Delta S = k_B \ln \frac{(CV_2)^N}{(CV_1)^N} = k_B \ln \left(\frac{V_2}{V_1} \right)^N$$

Como $k_B N_A = R$, em que R é a constante dos gases e N_A é a constante de Avogadro, escrevemos

$$\Delta S = \frac{N}{N_A} R \ln \frac{V_2}{V_1} = nR \ln \frac{V_2}{V_1} \tag{5.3}$$

* Como $W \propto V$, temos $W = CV$, em que C é uma constante de proporcionalidade. Em relação à situação mostrada na Figura 5.3, essa constante é dada por $1/V_2$. Assim, a probabilidade de encontrar um átomo de He no volume V_1 é dada por $W = (1/V_2)(V_1) = (V_1/V_2) = (\frac{1}{2})$ porque $V_1 = V_2/2$. Em geral, a probabilidade de encontrar N partículas no volume V é dada pelo produto das probabilidades iniciais, isto é, $W = (CV)^N$; conseqüentemente $W \propto V^N$.

em que n é o número do mols de gás presente. Lembre-se de que a Equação 5.3 somente se aplica a uma expansão isotérmica, porque a entropia de um sistema também é afetada por variações na temperatura. Além disso, não temos de especificar a maneira pela qual a expansão ocorreu, isto é, se foi reversível ou irreversível, porque S é uma função de estado.

EXEMPLO 5.1

Calcule a variação de entropia quando 2,0 mols de um gás ideal se expandem isotermicamente de um volume inicial de 1,5 L para 2,4 L. Calcule a probabilidade de que o gás se contraia espontaneamente do volume final para o volume inicial.

RESPOSTA

Da Equação 5.3, escrevemos

$$\begin{aligned}\Delta S &= (2{,}0\ \text{mol})(8{,}314\ \text{J K}^{-1}\,\text{mol}^{-1}) \ln\frac{2{,}4\ \text{L}}{1{,}5\ \text{L}}\\ &= 7{,}8\ \text{J K}^{-1}\end{aligned}$$

Para calcular a probabilidade de uma contração espontânea, consideramos que esse processo deva ser acompanhado de uma *diminuição* na entropia igual a $-7{,}8\ \text{J K}^{-1}$. Como o processo é agora definido como $2 \rightarrow 1$, temos, a partir da Equação 5.2,

$$\begin{aligned}\Delta S &= k_B \ln\frac{W_1}{W_2}\\ -7{,}8\ \text{J K}^{-1} &= (1{,}381 \times 10^{-23}\ \text{J K}^{-1}) \ln\frac{W_1}{W_2}\\ \ln\frac{W_1}{W_2} &= -5{,}7 \times 10^{23}\end{aligned}$$

ou

$$\frac{W_1}{W_2} = e^{-5{,}7\,\times\,10^{23}}$$

Essa razão extremamente pequena significa que a probabilidade de ocorrência do estado 1 é tão menor que a de ocorrência do estado 2 que, virtualmente, não há possibilidade de o processo acontecer por si mesmo. Esse resultado não significa, naturalmente, que o gás não possa ser comprimido de 2,4 L para 1,5 L, mas que isso deve ser feito com a ajuda de uma força externa.

Definição termodinâmica de entropia

A Equação 5.1 é uma formulação estatística da entropia; definir a entropia como probabilidade nos fornece uma interpretação molecular. No entanto, em geral essa equação não é usada para calcular variações na entropia. Calcular o valor de W para sistemas complexos, aqueles nos quais as reações químicas ocorrem, por exemplo, é muito difícil. As variações de entropia podem ser medidas convenientemente a partir de variações de outras quantidades termodinâmicas, como ΔH. Na Seção 4.5, vimos que o calor absorvido por um gás ideal em uma expansão isotérmica e reversível é dado por

$$q = -w$$

$$q_{\text{rev}} = nRT \ln \frac{V_2}{V_1}$$

ou

$$\frac{q_{\text{rev}}}{T} = nR \ln \frac{V_2}{V_1}$$

Como o lado direito dessa equação é igual a ΔS (veja a Equação 5.3), temos

$$\Delta S = \frac{q_{\text{rev}}}{T} \tag{5.4}$$

Descrevendo em palavras, a Equação 5.4 mostra que a variação de entropia de um sistema em um processo reversível é dada pelo calor absorvido dividido pela temperatura em que o processo ocorre. Para um processo infinitesimal, podemos escrever

$$dS = \frac{dq_{\text{rev}}}{T} \tag{5.5}$$

Ambas as Equações 5.4 e 5.5 são a definição termodinâmica de entropia. Embora tenham sido derivadas para a expansão de gases, essas equações são aplicáveis a qualquer tipo de processo a temperatura constante. Repare que a definição se aplica somente para um processo reversível, como o *rev* subscrito indica. Embora S seja uma função de estado independente do caminho, q obviamente não o é, e devemos especificar o caminho reversível ao definir a entropia. Se a expansão fosse irreversível, então o trabalho realizado pelo gás sobre a vizinhança seria menor, assim como o calor absorvido da vizinhança pelo gás, isto é, $q_{\text{irrev}} < q_{\text{rev}}$. Embora a variação de entropia viesse a ser a mesma, isto é, $\Delta S_{\text{rev}} = \Delta S_{\text{irrev}} = \Delta S$, teríamos $\Delta S > q_{\text{irrev}}/T$. Retornaremos a este ponto na próxima seção.

5.3 A máquina térmica de Carnot

Para uma definição termodinâmica mais rigorosa de entropia, podemos analisar o desempenho da máquina térmica de Carnot, assim denominada em homenagem ao engenheiro francês Sadi Carnot (1796–1832). A máquina térmica converte calor em trabalho mecânico. Máquinas térmicas desempenham um papel essencial em nossa sociedade tecnológica; incluem locomotivas a vapor, turbinas a vapor que geram eletricidade e máquinas de combustão interna em automóveis. A máquina térmica de Carnot é um modelo idealizado para a operação de qualquer máquina térmica. O conceito de eficiência termodinâmica, de grande importância no estudo de processos químicos e biológicos, está incorporado nesse modelo.

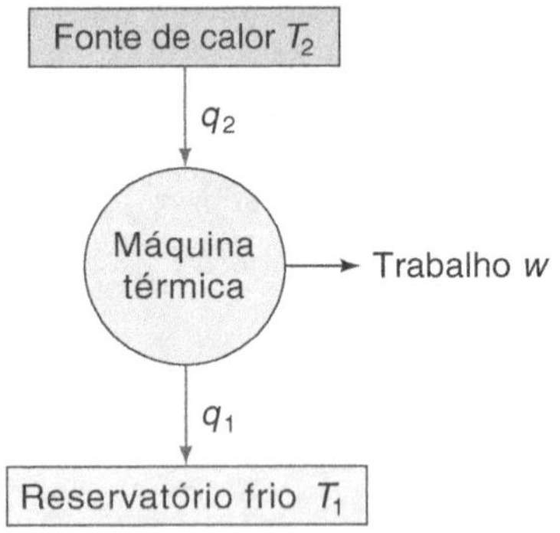

Figura 5.4
Uma máquina térmica retira calor de uma fonte de calor para realizar trabalho na vizinhança e descarrega parte do calor em um reservatório frio.

Para nosso propósito, a máquina térmica de Carnot pode ser representada por um mol de um gás ideal em um cilindro acoplado a um pistão móvel e destituído de fricção, o qual permite a realização de trabalho P–V sobre o gás e pelo gás. A Figura 5.4 mostra as relações entre a máquina e sua vizinhança térmica e mecânica. Um ciclo completo da máquina contém quatro etapas.

ETAPA 1. O gás à temperatura T_2 absorve o calor q_2 da fonte de calor e se expande de modo isotérmico e reversível de V_1 a V_2. As variações são:

$$\Delta U = 0 \qquad \text{(processo isotérmico, gás ideal)}$$

$$\text{trabalho realizado} = w_2 = -RT_2 \ln \frac{V_2}{V_1} \qquad \text{(Equação 4.5)}$$

$$\text{calor absorvido} = q_2 = RT_2 \ln \frac{V_2}{V_1} \qquad (q_2 = -w_2)$$

ETAPA 2. O gás se expande de modo adiabático e reversível de V_2 a V_3. No processo, a temperatura do gás cai de T_2 para T_1. As variações são:

$$q = 0 \qquad \text{(processo adiabático)}$$

$$\text{trabalho realizado} = \Delta U = \overline{C}_V(T_1 - T_2) \qquad \text{(Equação 4.25; suponha que } \overline{C}_V \text{ seja independente da temperatura)}$$

ETAPA 3. O gás é comprimido de modo isotérmico e reversível de V_3 a V_4. O calor liberado é transferido para o reservatório frio à temperatura T_1. As variações são:

$$\Delta U = 0 \qquad \text{(processo isotérmico, gás ideal)}$$

$$\text{trabalho realizado} = w_1 = -RT_1 \ln \frac{V_4}{V_3} \qquad \text{(Equação 4.5)}$$

$$\text{calor liberado} = q_1 = RT_1 \ln \frac{V_4}{V_3} \qquad (q_1 = -w_1)$$

ETAPA 4. O gás é comprimido de modo adiabático e reversível de V_4 a V_1. Como resultado, a temperatura do gás aumenta de T_1 para T_2. As variações são:

$$q = 0 \qquad \text{(processo adiabático)}$$

$$\text{trabalho realizado} = \Delta U = \overline{C}_V(T_2 - T_1) \qquad \text{(Equação 4.25; suponha que } \overline{C}_V \text{ seja independente da temperatura)}$$

A Figura 5.5 ilustra essas quatro etapas, chamadas *ciclo de Carnot*, na operação de uma máquina térmica de Carnot.

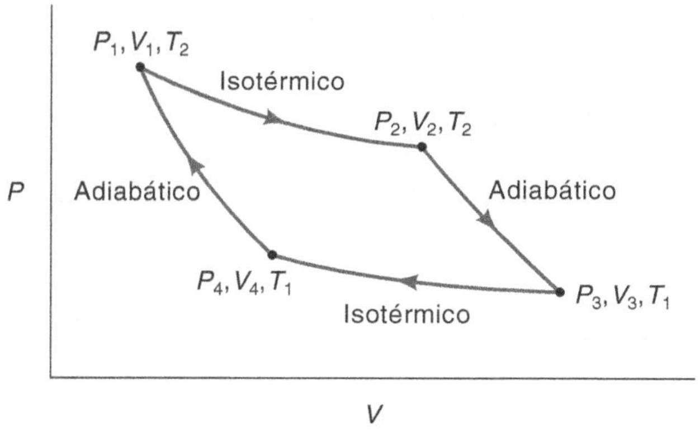

Figura 5.5
As quatro etapas do ciclo de Carnot. A área interna delimitada pelas curvas representa o trabalho realizado pela máquina térmica sobre a vizinhança.

Resumindo os cálculos para o ciclo de Carnot completo, escrevemos

$$\Delta U(\text{ciclo}) = 0 \qquad (U \text{ é uma função de estado})$$

$$q(\text{ciclo}) = q_2 + q_1 \qquad (q_2 \text{ é positivo e } q_1 \text{ é negativo})$$

$$\begin{aligned} w(\text{ciclo}) &= -RT_2 \ln\frac{V_2}{V_1} + \overline{C}_V(T_1 - T_2) - RT_1 \ln\frac{V_4}{V_3} + \overline{C}_V(T_2 - T_1) \\ &= -RT_2 \ln\frac{V_2}{V_1} - RT_1 \ln\frac{V_4}{V_3} \end{aligned}$$

Em seguida, encontramos uma relação entre V_1, V_2 e V_3, V_4. As relações $P-V$ para processos isotérmicos e adiabáticos são

$$P_1V_1 = P_2V_2 \quad P_3V_3 = P_4V_4 \qquad \text{(lei de Boyle)}$$

$$P_2V_2^\gamma = P_3V_3^\gamma \quad P_1V_1^\gamma = P_4V_4^\gamma \qquad \text{(Equação 4.24)}$$

Tomando as razões das relações adiabáticas, escrevemos

$$\frac{P_2V_2^\gamma}{P_1V_1^\gamma} = \frac{P_3V_3^\gamma}{P_4V_4^\gamma}$$

ou

$$\frac{P_2V_2}{P_1V_1} \times \frac{V_2^{\gamma-1}}{V_1^{\gamma-1}} = \frac{P_3V_3}{P_4V_4} \times \frac{V_3^{\gamma-1}}{V_4^{\gamma-1}}$$

de tal forma que

$$\left(\frac{V_2}{V_1}\right)^{\gamma-1} = \left(\frac{V_3}{V_4}\right)^{\gamma-1}$$

Portanto,

$$\frac{V_2}{V_1} = \frac{V_3}{V_4}$$

O trabalho líquido realizado durante o ciclo pode agora ser escrito assim:

$$w = -R(T_2 - T_1)\ln\frac{V_2}{V_1} \tag{5.6}$$

e o calor absorvido do reservatório de calor e aquele descarregado no reservatório frio são dados por

$$q_2 = RT_2\ln\frac{V_2}{V_1} \tag{5.7}$$

$$q_1 = RT_1\ln\frac{V_4}{V_3} = -RT_1\ln\frac{V_2}{V_1} \tag{5.8}$$

Eficiência termodinâmica

Obtidas as expressões para o trabalho líquido realizado e para o calor absorvido, podemos determinar a eficiência da máquina térmica. Tendo em mente que a eficiência representa a razão entre a energia liberada e a energia que entrou no sistema, podemos escrever a eficiência para uma máquina térmica como se segue:

$$\begin{aligned} \text{eficiência} &= \frac{\text{trabalho líquido realizado pela máquina térmica}}{\text{calor absorvido pela máquina}} \\ &= \frac{|w|}{q_2} \\ &= \frac{R(T_2 - T_1)\ln(V_2/V_1)}{RT_2\ln(V_2/V_1)} \\ &= \frac{T_2 - T_1}{T_2} = 1 - \frac{T_1}{T_2} \end{aligned} \tag{5.9}$$

Repare que, para chegar à equação acima, usamos a magnitude, mas não o sinal de w, porque é uma quantidade negativa pela nossa convenção (o trabalho líquido é o trabalho realizado pelo gás sobre a vizinhança). A Equação 5.9 define a eficiência termodinâmica de todas as máquinas térmicas. Ela é dada pela diferença entre as temperaturas da fonte de calor e do reservatório frio, dividida pela temperatura da fonte de calor. Na prática, a eficiência termodinâmica nunca pode ser 1 ou 100%, porque T_1 não pode ser zero e T_2 não pode ser infinito.*

O zero absoluto de temperatura nunca pode ser atingido na prática.

* Jamais poderemos converter totalmente calor em trabalho; alguma parte dele escapa para a vizinhança como não aproveitado.

EXEMPLO 5.2

Em uma usina, o vapor superaquecido a 560 °C é usado para operar uma turbina que gera eletricidade. O vapor é descarregado em uma torre de resfriamento a 38 °C. Calcule a eficiência desse processo.

RESPOSTA

Primeiro, convertemos as temperaturas em kelvin: $T_2 = 833$ K e $T_1 = 311$ K. Da Equação (5.9), escrevemos

$$\begin{aligned} \text{eficiência} &= \frac{833 \text{ K} - 311 \text{ K}}{833 \text{ K}} \times 100\% \\ &= 63\% \end{aligned}$$

COMENTÁRIO

Na realidade, a fricção, a perda de calor e outras complicações reduzem a eficiência máxima de uma turbina a vapor a cerca de 40%. Portanto, para cada tonelada de carvão queimado em uma usina, 0,40 tonelada gera eletricidade e o restante aquece a vizinhança!

A função entropia

Como mencionado anteriormente, a outra descoberta importante na análise do ciclo de Carnot diz respeito à entropia. Vimos que para esse processo cíclico, a variação total em U é zero, porém isso não ocorre para o trabalho realizado e para a troca de calor porque não são funções de estado. Entretanto, se examinarmos a razão q/T, encontraremos

$$\begin{aligned} \frac{q_2}{T_2} + \frac{q_1}{T_1} &= \frac{RT_2 \ln(V_2/V_1)}{T_2} + \frac{-RT_1 \ln(V_2/V_1)}{T_1} \\ &= 0 \end{aligned}$$

De fato, para uma máquina térmica a qual realiza um processo cíclico que envolva um número qualquer de etapas, é verdadeiro que a soma dos termos q/T é igual a zero; isto é,

$$\sum_i \frac{q_i}{T_i} = 0$$

É um resultado notável, porque sugere que há uma função de estado, S, definida por

$$\Delta S = \frac{q_{\text{rev}}}{T}$$

que é igual à Equação 5.4. Para um processo infinitesimal,

$$dS = \frac{dq_{\text{rev}}}{T}$$

O rev subscrito indica que o processo é reversível. Para um processo cíclico, podemos, então, escrever

$$\sum_i \frac{q_i}{T_i} = \sum_i \Delta S_i = 0$$

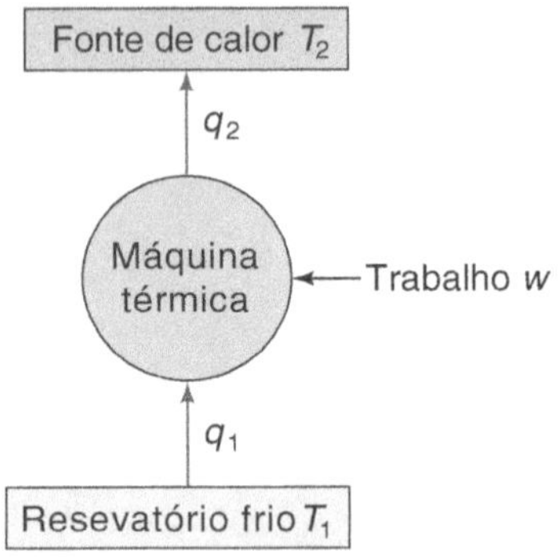

Figura 5.6
Máquina de Carnot que opera na direção reversa. Refrigeradores, condicionadores de ar e bombas térmicas realizam trabalho w para remover calor q_1 de um reservatório frio e depositar calor q_2 em uma fonte de calor.

em que ΔS_i é a variação de entropia para a etapa i-ésima. A variação em S para o ciclo é zero porque é uma função de estado.

Refrigeradores, condicionadores de ar e bombas térmicas

A experiência diária nos diz que o calor flui espontaneamente de um corpo quente para um corpo frio. No entanto, se é fornecido trabalho, o calor pode fluir na direção reversa, contra sua tendência natural. Os três dispositivos familiares que revertem a direção do fluxo de calor são refrigeradores, condicionadores de ar e bombas térmicas. A Figura 5.6 mostra uma máquina de Carnot que opera de modo reverso. É realizado trabalho para extrair uma quantidade de calor, q_1, de um reservatório frio, e uma quantidade de calor, q_2, é depositada na fonte de calor. Como no ciclo de Carnot, a lei da conservação de energia requer que (veja as Equações 5.6, 5.7 e 5.8)

$$-q_2 = q_1 + w$$

Refrigeradores. A Figura 5.7 mostra um diagrama esquemático de um refrigerador. Uma substância gasosa, denominada *refrigerante*, circula em um sistema fechado. Em um ciclo completo, a substância é comprimida, resfriada e então expandida. Como se expande dentro do refrigerador, o refrigerante absorve calor do alimento. Quando circula fora do refrigerador, o refrigerante é comprimido e o calor é liberado para a vizinhança. Por essa razão, a superfície externa (geralmente os lados e a parte de trás) de um refrigerador em operação é morna.

A maior parte dos refrigerantes são clorofluorocarbonetos (CFCs).

O desempenho de um refrigerador é medido por seu *coeficiente de desempenho* (CDD), que é a razão entre o calor extraído do reservatório frio e a quantidade de trabalho fornecida:

$$\text{CDD} = \frac{q_1}{w} \qquad (q_1 \text{ e } w \text{ são positivos}) \qquad (5.10)$$

Nosso próximo passo é derivar uma equação relacionando o CDD às temperaturas da fonte de calor (T_2) e do reservatório frio (T_1). Da Equação 5.9, temos

$$\frac{w}{|q_2|} = 1 - \frac{T_1}{T_2} \qquad (q_2 \text{ é negativo}) \qquad (5.11)$$

Portanto,

$$\frac{T_1}{T_2} = 1 - \frac{w}{|q_2|} = \frac{|q_2| - w}{|q_2|} = \frac{q_1}{|q_2|} \qquad (5.12)$$

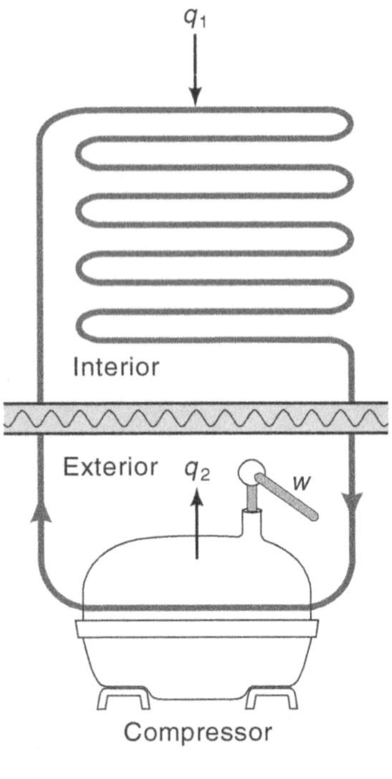

Figura 5.7
Diagrama esquemático de como um refrigerador funciona. As serpentinas de expansão estão localizadas dentro do refrigerador, e um compressor está do lado externo. Quando o gás do refrigerador é comprimido, sua temperatura aumenta e o calor flui do gás para a vizinhança. Após o resfriamento, o gás comprimido passa para dentro do refrigerador, em que ele se expande e sua temperatura cai. O calor (q_1) flui do alimento para o gás na serpentina. O gás agora quente, não comprimido, reentra no compressor e o ciclo é repetido.

Invertendo o primeiro e o último termos na Equação 5.12, obtemos

$$\frac{|q_2|}{q_1} = \frac{T_2}{T_1}$$

ou

$$\frac{|q_2| - q_1}{q_1} = \frac{w}{q_1} = \frac{T_2 - T_1}{T_1}$$

Finalmente, chegamos ao resultado:

$$\text{CDD} = \frac{q_1}{w} = \frac{T_1}{T_2 - T_1} \tag{5.13}$$

Observe que, pelo fato de a derivação ter como base um gás ideal trabalhando reversivelmente, a Equação 5.13 fornece o valor *máximo* do CDD. Por exemplo, se o refrigerador for ajustado a 273 K e a temperatura ambiente for 293 K, então CDD $\approx$ 14. Na realidade, os valores do CDD de refrigeradores disponíveis comercialmente estão na faixa de 2–6 somente, porque esses dispositivos não trabalham sob condições ideais.

Condicionadores de ar. Um condicionador de ar opera de modo semelhante a um refrigerador. Neste caso, a sala se torna o reservatório frio, e o lado de fora é a fonte de calor. O desempenho de um condicionador de ar também é medido pelo valor do CDD.

Bombas térmicas. Em princípio, não há diferença entre uma bomba térmica e um refrigerador (ou um condicionador de ar). Na prática, entretanto, usamos a bomba térmica mais para aquecer um cômodo do que para reduzir sua temperatura. A palavra *bomba*, usada para todos esses dispositivos, descreve o transporte de calor de um reservatório frio para uma fonte de calor. O processo é mais parecido com o bombeamento de água para cima de uma torre contra a gravidade da Terra.

A vantagem da bomba térmica em relação ao aquecedor elétrico convencional pode ser demonstrada com a seguinte análise. Suponha que 500 J de energia estejam disponíveis para aquecer uma sala. Se essa quantidade de energia for canalizada para um aquecedor elétrico, o aquecedor forneceria 500 J de calor para a sala. Por outro lado, uma bomba térmica usa energia para realizar o trabalho de bombear o calor, q_1, da região mais fria do lado externo para a sala mais quente e fornece para o interior uma quantidade de energia, $-q_2 = q_1 + w$. Assim, a bomba térmica coloca mais do que 500 J de calor dentro da sala. O desempenho de uma bomba térmica também é medido pelo valor do coeficiente de desempenho. No entanto, como a função da bomba térmica é fornecer calor, o valor do CDD é a razão entre o calor fornecido, q_2, e o trabalho realizado,

$$\text{CDD} = \frac{|q_2|}{w} \tag{5.14}$$

Seguindo o mesmo procedimento que usamos para os refrigeradores e os condicionadores de ar, podemos mostrar que

$$\text{CDD} = \frac{T_2}{T_2 - T_1} \tag{5.15}$$

Uma comparação da Equação 5.15 com a Equação 5.13 mostra que, para os mesmos valores de T_1 e T_2, o valor de CDD de uma bomba térmica é maior do que o de um refrigerador.

EXEMPLO 5.3

Quanto trabalho deve ser feito por uma bomba térmica para fornecer 5 000 J de calor para dentro de uma casa mantida a 22 °C quando a temperatura do lado externo é (a) 5 °C e (b) −10 °C?

RESPOSTA

Primeiro, precisamos derivar uma expressão relacionando w às temperaturas externa (T_1) e interna (T_2). Da Equação 5.12,

$$w = |q_2| - q_1 = |q_2| - |q_2|\left(\frac{T_1}{T_2}\right) = |q_2|\left(1 - \frac{T_1}{T_2}\right)$$

(a)
$$w = 5\,000 \text{ J}\left(1 - \frac{278 \text{ K}}{295 \text{ K}}\right)$$
$$= 288 \text{ J}$$

(b)
$$w = 5\,000 \text{ J}\left(1 - \frac{263 \text{ K}}{295 \text{ K}}\right)$$
$$= 542 \text{ J}$$

COMENTÁRIO

Em ambos os casos, vemos que a quantidade de trabalho realizado é consideravelmente menor do que o calor fornecido para o interior da casa. Conforme esperado, é preciso mais trabalho para fornecer a mesma quantidade de calor quando a temperatura externa é mais baixa (caso b).

5.4 A segunda lei da termodinâmica

Até aqui, nossa discussão sobre variações de entropia focalizou o sistema. Para uma compreensão adequada da entropia, devemos também examinar o que acontece com a vizinhança. Devido ao tamanho e à quantidade de material nela contida, a vizinhança pode ser considerada como um reservatório infinitamente grande. Portanto, a troca de calor e trabalho entre um sistema e sua vizinhança altera as propriedades da vizinhança apenas em uma quantidade infinitesimal. Como variações infinitesimais são características de processos reversíveis, segue-se que qualquer processo tem o mesmo efeito na vizinhança que um processo reversível. Assim, independentemente do fato de o processo ser reversível ou irreversível em relação ao sistema, podemos escrever a troca de calor na vizinhança:

$$(dq_{\text{viz}})_{\text{rev}} = (dq_{\text{viz}})_{\text{irrev}} = dq_{\text{viz}}$$

Por essa razão, não nos importaremos em especificar o caminho para dq_{viz}. A variação na entropia da vizinhança é dada por

$$dS_{viz} = \frac{dq_{viz}}{T_{viz}}$$

e para um processo isotérmico finito, isto é, para um processo que pode ser estudado no laboratório,

$$\Delta S_{viz} = \frac{q_{viz}}{T_{viz}}$$

Voltando à expansão isotérmica de um gás ideal, vimos anteriormente que o calor absorvido da vizinhança durante um processo reversível é $nRT_{sis}\ln(V_2/V_1)$, em que T_{sis} é a temperatura do sistema. Como o sistema está em equilíbrio térmico com sua vizinhança durante todo o processo, $T_{sis} = T_{viz} = T$. O calor perdido pela vizinhança para o sistema é, portanto, $-nRT\ln(V_2/V_1)$, e a variação correspondente na entropia é

$$\Delta S_{viz} = \frac{q_{viz}}{T}$$

A variação total na entropia do universo (sistema mais vizinhança), ΔS_{univ}, é dada por

$$\begin{aligned}\Delta S_{univ} &= \Delta S_{sis} + \Delta S_{viz} \\ &= \frac{q_{sis}}{T} + \frac{q_{viz}}{T} \\ &= \frac{nRT\ln(V_2/V_1)}{T} + \frac{[-nRT\ln(V_2/V_1)]}{T} = 0\end{aligned}$$

Assim, para um processo reversível, a variação total na entropia do universo é igual a zero.

Vamos agora considerar o que acontece se a expansão for irreversível. No caso extremo, podemos supor que o gás se expande contra o vácuo. Novamente, a variação na entropia do sistema é dada por $\Delta S_{sis} = nR\ln(V_2/V_1)$ porque S é uma função de estado. No entanto, como nenhum trabalho é realizado nesse processo, nenhum calor é trocado entre o sistema e a vizinhança. Portanto, temos $q_{viz} = 0$ e $\Delta S_{viz} = 0$. A variação na entropia do universo é agora dada por

$$\begin{aligned}\Delta S_{univ} &= \Delta S_{sis} + \Delta S_{viz} \\ &= nR\ln(V_2/V_1) > 0\end{aligned}$$

Combinando essas duas expressões para ΔS_{univ}, obtemos

$$\Delta S_{univ} = \Delta S_{sis} + \Delta S_{viz} \geq 0 \tag{5.16}$$

em que o sinal de igualdade se aplica a um processo reversível, e o sinal "maior-do-que" (>) aplica-se a um processo irreversível (isto é, espontâneo). A Equação 5.16 é

EXEMPLO 5.4

Uma quantidade de 0,50 mol de um gás ideal a 20 °C expande-se isotermicamente contra uma pressão constante de 2,0 atm de 1,0 L a 5,0 L. Calcule os valores de ΔS_{sis}, ΔS_{viz} e ΔS_{univ}.

RESPOSTA

A partir das condições iniciais, podemos mostrar que a pressão do gás é 12 atm. Primeiro, calculamos o valor de ΔS_{sis}. Observando que o processo é isotérmico e ΔS_{sis} é o mesmo se o processo for reversível ou irreversível, escrevemos, a partir da Equação 5.3,

$$\begin{aligned}\Delta S_{sis} &= nR \ln \frac{V_2}{V_1}\\ &= (0{,}50\ \text{mol})(8{,}314\ \text{J K}^{-1}\ \text{mol}^{-1}) \ln \frac{5{,}0\ \text{L}}{1{,}0\ \text{L}}\\ &= 6{,}7\ \text{J K}^{-1}\end{aligned}$$

Para calcular o valor de ΔS_{viz}, primeiramente determinamos o trabalho realizado na expansão irreversível do gás

$$\begin{aligned}w &= -P\Delta V\\ &= -(2{,}0\ \text{atm})(5{,}0 - 1{,}0)\ \text{L}\\ &= -8{,}0\ \text{L atm}\\ &= -810\ \text{J}\ (1\ \text{L atm} = 101{,}3\ \text{J})\end{aligned}$$

Como $\Delta U = 0$, $q = -w = +810$ J. O calor perdido pela vizinhança deve ser, então, -810 J. A variação na entropia da vizinhança é dada por

$$\begin{aligned}\Delta S_{viz} &= \frac{q_{viz}}{T}\\ &= \frac{-810\ \text{J}}{293\ \text{K}}\\ &= -2{,}8\ \text{J K}^{-1}\end{aligned}$$

Finalmente, da Equação 5.16,

$$\begin{aligned}\Delta S_{univ} &= 6{,}7\ \text{J K}^{-1} - 2{,}8\ \text{J K}^{-1}\\ &= 3{,}9\ \text{J K}^{-1}\end{aligned}$$

COMENTÁRIO

O resultado mostra que o processo é espontâneo, que é o esperado, dada a pressão inicial do gás.

o enunciado matemático da *segunda lei da termodinâmica*. Descrevendo em palavras, a segunda lei pode ser enunciada como se segue: *A entropia de um sistema isolado aumenta em um processo irreversível e permanece inalterada em um processo reversível. Nunca pode diminuir.* (Ver no Apêndice 5.1 uma lista de enunciados equivalentes para a segunda lei.) Assim, ΔS_{sis} ou ΔS_{viz} pode ser uma quantidade negativa para um processo em particular, porém sua soma nunca pode ser menor do que zero.

Só de pensar em entropia, o seu valor no universo já aumenta.

5.5 Variações de entropia

Tendo aprendido as definições estatística e termodinâmica de entropia e examinado a segunda lei da termodinâmica, estamos agora prontos para estudar como os vários processos afetam a entropia do sistema. Já vimos que a variação de entropia para a expansão reversível isotérmica de um gás ideal é dada por $nR \ln(V_2/V_1)$. Nesta seção, consideraremos vários outros exemplos de variações de entropia.

Variação de entropia decorrente de uma mistura de gases ideais

A Figura 5.8 mostra um recipiente no qual n_A mols de um gás ideal A a T, P e V_A são separados por uma partição de n_B mols de um gás ideal B a T, P e V_B. Quando a partição é removida, os gases se misturam espontaneamente e a entropia do sistema aumenta. Para calcular a entropia de mistura, $\Delta_{mis}S$, podemos tratar o processo como duas expansões isotérmicas do gás.

$$\text{Para o gás A} \qquad \Delta S_A = n_A R \ln \frac{V_A + V_B}{V_A}$$

$$\text{Para o gás B} \qquad \Delta S_B = n_B R \ln \frac{V_A + V_B}{V_B}$$

Portanto,

$$\Delta_{mis}S = \Delta S_A + \Delta S_B = n_A R \ln \frac{V_A + V_B}{V_A} + n_B R \ln \frac{V_A + V_B}{V_B}$$

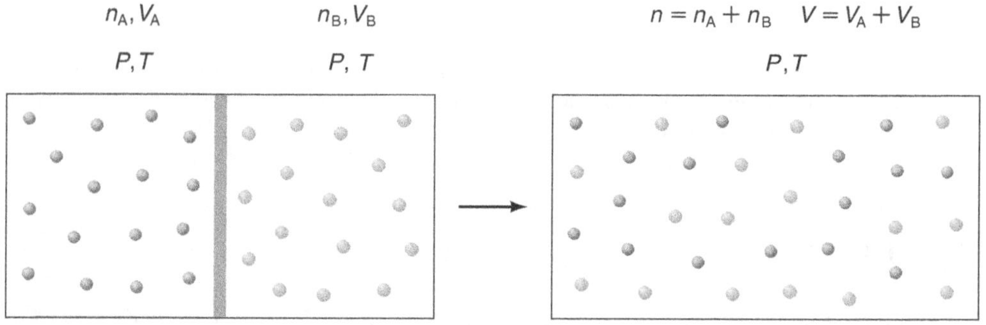

Figura 5.8
A mistura de dois gases ideais à mesma temperatura e à mesma pressão leva a um aumento na entropia.

De acordo com a lei de Avogadro, o volume é diretamente proporcional ao número de moléculas do gás a T e P constantes; desse modo, a equação anterior pode ser escrita como

$$\begin{aligned}\Delta_{\text{mis}}S &= n_A R \ln\frac{n_A + n_B}{n_A} + n_B R \ln\frac{n_A + n_B}{n_B} \\ &= -n_A R \ln\frac{n_A}{n_A + n_B} - n_B R \ln\frac{n_B}{n_A + n_B} \\ &= -n_A R \ln x_A - n_B R \ln x_B \\ &= -R(n_A \ln x_A + n_B \ln x_B) \end{aligned} \tag{5.17}$$

em que x_A e x_B são as frações molares de A e B, respectivamente. Como $x < 1$, segue-se que $\ln x < 0$ e que o lado direito da Equação 5.17 é uma quantidade positiva, o que é consistente com a natureza espontânea do processo.*

Variação de entropia decorrente das transições entre fases

A fusão do gelo é uma transição de fase familiar. A 0 °C e 1 atm, o gelo e a água estão em equilíbrio. Sob essas condições, o calor é absorvido reversivelmente pelo gelo durante o processo de fusão. Além disso, como esse é um processo a pressão constante, o calor absorvido é igual à variação da entalpia do sistema, de modo que $q_{\text{rev}} = \Delta_{\text{fus}}H$, em que $\Delta_{\text{fus}}H$ é denominada *calor* ou *entalpia de fusão.* Observe que, como H é uma função de estado, não é mais necessário especificar o caminho, e o processo de fusão não precisa ser realizado reversivelmente. A entropia de fusão, $\Delta_{\text{fus}}S$, é dada por

$$\Delta_{\text{fus}}S = \frac{\Delta_{\text{fus}}H}{T_f} \tag{5.18}$$

em que T_f é o ponto de fusão (273 K para o gelo). De forma semelhante, podemos escrever a entropia de vaporização, $\Delta_{\text{vap}}S$,

$$\Delta_{\text{vap}}S = \frac{\Delta_{\text{vap}}H}{T_{\text{eb}}} \tag{5.19}$$

em que $\Delta_{\text{vap}}H$ e T_{eb} são a entalpia de vaporização e o ponto de ebulição do líquido, respectivamente.

* Como A e B são gases ideais, não há forças intermoleculares, de modo que não há troca de calor na mistura. Conseqüentemente, a variação de entropia da vizinhança é zero e a direção do processo é apenas dependente da variação da entropia do sistema.

EXEMPLO 5.5

As entalpias molares de fusão e de vaporização da água são 6,01 kJ mol^{-1} e 40,79 kJ mol^{-1}, respectivamente. Calcule as variações de entropia para a fusão e a vaporização de 1 mol de água em seus pontos normais de fusão e de ebulição.

RESPOSTA

Da Equação 5.18, escrevemos

$$\Delta_{\text{fus}}S = \frac{6{,}01 \times 1\,000 \text{ J mol}^{-1}}{273 \text{ K}} = 22{,}0 \text{ J K}^{-1}\text{mol}^{-1}$$

e da Equação 5.19,

$$\Delta_{\text{vap}}S = \frac{40{,}79 \times 1\,000 \text{ J mol}^{-1}}{373 \text{ K}} = 109{,}4 \text{ J K}^{-1} \text{ mol}^{-1}$$

COMENTÁRIOS

(1) Como os valores de entropia são geralmente muito menores que os valores de entalpia, expressamos em J K^{-1}, em vez de kJ K^{-1}. (2) Tanto na fusão como na vaporização, encontramos um aumento na entropia. Esse resultado pode parecer estranho, porque o gelo está em equilíbrio com a água a 273 K e a água está em equilíbrio com o seu vapor a 373 K, de modo que podemos esperar que a variação da entropia em cada caso seja zero. No entanto, as variações da entropia que calculamos se referem somente ao sistema. Como o calor é absorvido reversivelmente em um processo em equilíbrio, as variações na entropia da vizinhança para a fusão e para a vaporização são dadas por $-\Delta_{\text{fus}}H/T_{\text{f}}$ e $-\Delta_{\text{vap}}H/T_{\text{eb}}$, respectivamente. Portanto, a variação total na entropia do universo é zero nos dois casos. (3) Nosso cálculo mostra, e de fato é em geral verdadeiro, que $\Delta_{\text{vap}}S$ é maior que $\Delta_{\text{fus}}S$ para a mesma substância. Como são fases condensadas, tanto sólidos como líquidos possuem uma estrutura considerável, ou uma ordem. Conseqüentemente, a transição sólido-líquido resulta em um aumento relativamente pequeno na desordem molecular. Por outro lado, o arranjo das moléculas no estado gasoso é completamente aleatório, de modo que o processo líquido-vapor é acompanhado de um grande aumento na desordem.

A Tabela 5.1 lista as entropias molares de vaporização de vários líquidos. O aspecto interessante dessa tabela é que esses diferentes líquidos têm aproximadamente

Tabela 5.1
Pontos de ebulição (T_{eb}), entalpias molares de vaporização ($\Delta_{\text{vap}}\overline{H}$) e entropias de vaporização ($\Delta_{\text{vap}}\overline{S}$) de várias substâncias

Substância	T_{eb} /K	$\Delta_{\text{vap}}\overline{H}$/kJ · mol^{-1}	$\Delta_{\text{vap}}\overline{S}$/J · K^{-1} · mol^{-1}
Bromo (Br_2)	331,8	30,0	90,4
Etanol (C_2H_5OH)	351,3	39,3	111,9
Éter dietílico ($C_2H_5OC_2H_5$)	307,6	26,0	84,5
Hexano (C_6H_{12})	341,7	28,9	84,6
Mercúrio (Hg)	630	59,0	93,7
Metano (CH_4)	109	9,2	84,4
Água (H_2O)	373	40,79	109,4

a mesma entropia molar de vaporização (cerca de 88 J K^{-1} mol^{-1}). Essa observação empírica é conhecida como *regra de Trouton*. A interpretação molecular desse fenômeno estabelece que a maior parte dos líquidos e quase todos os gases têm estruturas similares de modo que uma quantidade comparável de desordem é gerada na vaporização; conseqüentemente, os valores de $\Delta_{vap}S$ são similares. Na Tabela 5.1, as exceções são a água e o etanol, os quais têm valores de $\Delta_{vap}S$ visivelmente maiores. A razão é que esses líquidos têm uma estrutura mais ordenada por causa da ligação de hidrogênio e, assim, uma desordem maior é observada nos seus pontos de ebulição.

Variação de entropia decorrente do aquecimento

Quando a temperatura de um sistema é aumentada de T_1 para T_2, sua entropia também aumenta. Essa correlação se deve ao consumo de energia, que excita as moléculas a níveis de energia translacional, rotacional e vibracional mais altos e aumenta a desordem no nível molecular. Podemos calcular esse aumento da entropia como se segue. Vamos considerar que S_1 e S_2 sejam as entropias do sistema nos estados 1 e 2 (caracterizados por T_1 e T_2). Se o calor for transferido reversivelmente para o sistema, então o aumento na entropia para uma quantidade infinitesimal de transferência de calor é dado pela Equação 5.5:

$$dS = \frac{dq_{\text{rev}}}{T}$$

A entropia em T_2 é dada por

$$S_2 = S_1 + \int_{T_1}^{T_2} \frac{dq_{\text{rev}}}{T}$$

Se definirmos isso como um processo a pressão constante, como geralmente é o caso, então $dq_{\text{rev}} = dH$, de forma que

$$S_2 = S_1 + \int_{T_1}^{T_2} \frac{dH}{T}$$

Da Equação 4.18, temos $dH = C_p dT$ e, portanto, podemos escrever

Lembre-se de que $\int \frac{dx}{x} = \ln x$.

$$S_2 = S_1 + \int_{T_1}^{T_2} \frac{C_P}{T} dT = S_1 + \int_{T_1}^{T_2} C_P d\ln T \tag{5.20}$$

Se o intervalo de temperatura for pequeno, podemos considerar que C_P é independente da temperatura. A Equação 5.20 então se torna

$$S_2 = S_1 + C_P \ln\frac{T_2}{T_1} \tag{5.21}$$

e o aumento na entropia, ΔS, como resultado do aquecimento é dado por

$$\begin{aligned} \Delta S = S_2 - S_1 &= C_P \ln\frac{T_2}{T_1} \\ &= n\overline{C}_P \ln\frac{T_2}{T_1} \end{aligned} \tag{5.22}$$

EXEMPLO 5.6

A pressão constante, 200 g de água são aquecidos de 10 °C a 20 °C. Calcule o aumento na entropia para esse processo. A capacidade calorífica molar da água a pressão constante é 75,3 J K^{-1} mol^{-1}.

RESPOSTA

O número de mols de água presente é 200 g/18,02 g mol^{-1} = 11,1 mol. O aumento na entropia, de acordo com a Equação 5.22, é dado por

$$\Delta S = (11{,}1 \text{ mol})(75{,}3 \text{ J K}^{-1}\text{mol}^{-1}) \ln \frac{293 \text{ K}}{283 \text{ K}}$$

$$= 29{,}0 \text{ J K}^{-1}$$

COMENTÁRIO

Para esse cálculo, consideramos que $\overline{C}_P$ é independente da temperatura e que a água não se expande quando aquecida, de modo que nenhum trabalho é realizado.

Suponha que o aquecimento da água no Exemplo 5.6 tivesse sido realizado irreversivelmente (como é o caso na prática), por exemplo, com um bico de Bunsen. Qual seria o aumento na entropia? Observamos que, independentemente do caminho, os estados inicial e final são o mesmo, isto é, 200 g de água aquecidos de 10 °C a 20 °C. Portanto, a integral do lado direito da Equação 5.20 dá ΔS para o aquecimento irreversível. Essa conclusão resulta do fato de que ΔS depende somente de T_1 e T_2 e não do caminho. Assim, ΔS para esse processo é 29,0 J K^{-1}, seja o aquecimento realizado reversível ou irreversivelmente.

EXEMPLO 5.7

Água super-resfriada é água líquida que foi resfriada abaixo de seu ponto de congelamento normal. Esse estado é instável termodinamicamente, e o sistema tende a congelar-se espontaneamente. Suponha que tenhamos 2,0 mols de água super-resfriada tornando-se gelo a −10 °C e 1,0 atm. Calcule os valores de ΔS_{sis}, ΔS_{viz} e ΔS_{univ} para esse processo. Os valores de $\overline{C}_P$ da água e do gelo para o intervalo de temperatura entre 0 e −10 °C são 75,3 J K^{-1} mol^{-1} e 37,7 J K^{-1} mol^{-1}, respectivamente.

RESPOSTA

Primeiro, observamos que uma transição de fase é reversível somente à temperatura em que as duas fases estão em equilíbrio. Como a água super-resfriada a −10 °C e o gelo a −10 °C não estão em equilíbrio, o processo de congelamento não é reversível. Para calcular o valor de ΔS_{sis}, definimos uma série de etapas reversíveis pelas quais a água super-resfriada a −10 °C é convertida em gelo a −10 °C.

Etapa 1. Aquecimento reversível da água super-resfriada de −10 °C a 0 °C:

$$\underset{-10\ ^\circ C}{H_2O(l)} \rightarrow \underset{0\ ^\circ C}{H_2O(l)}$$

Da Equação 5.22,

$$\Delta S_1 = (2{,}0\ \text{mol})(75{,}3\ \text{J K}^{-1}\text{mol}^{-1})\ \ln\frac{273\ \text{K}}{263\ \text{K}}$$
$$= 5{,}6\ \text{J K}^{-1}$$

Etapa 2. A água congela a 0 °C:

$$\underset{0\ ^\circ C}{H_2O(l)} \rightarrow \underset{0\ ^\circ C}{H_2O(s)}$$

Seguindo o procedimento do Exemplo 5.5, escrevemos

$$\Delta S_2 = -(2{,}0\ \text{mol})(22{,}0\ \text{J K}^{-1}\text{mol}^{-1})$$
$$= -44{,}0\ \text{J K}^{-1}$$

Etapa 3. Resfriamento reversível do gelo de 0 °C a −10 °C:

$$\underset{0\ ^\circ C}{H_2O(s)} \rightarrow \underset{-10\ ^\circ C}{H_2O(s)}$$

Novamente, da Equação 5.22,

$$\Delta S_3 = (2{,}0\ \text{mol})(37{,}7\ \text{J K}^{-1}\text{mol}^{-1})\ \ln\frac{263\ \text{K}}{273\ \text{K}}$$
$$= -2{,}8\ \text{J K}^{-1}$$

Finalmente,

$$\Delta S_{sis} = \Delta S_1 + \Delta S_2 + \Delta S_3$$
$$= (5{,}6 - 44{,}0 - 2{,}8)\ \text{J K}^{-1}$$
$$= -41{,}2\ \text{J K}^{-1}$$

Para calcular o valor de ΔS_{viz}, primeiramente determinamos a variação de calor na vizinhança para cada uma das etapas citadas.

Etapa 1. O calor ganho pela água super-resfriada é igual ao calor perdido pela vizinhança, dado por

$$\begin{aligned}(q_{\text{viz}})_1 &= -n\bar{C}_P\Delta T\\ &= -(2{,}0\ \text{mol})(75{,}3\ \text{J K}^{-1}\,\text{mol}^{-1})(10\ \text{K})\\ &= -1{,}5\times 10^3\ \text{J}\end{aligned}$$

Etapa 2. Quando a água congela a 0 °C, é liberado calor para a vizinhança. Usando os dados do Exemplo 5.5,

$$\begin{aligned}(q_{\text{viz}})_2 &= (2{,}0\ \text{mol})(6\,010\ \text{J mol}^{-1})\\ &= 1{,}2\times 10^4\ \text{J}\end{aligned}$$

Etapa 3. O resfriamento do gelo de 0 °C a −10 °C libera calor para a vizinhança igual a

$$\begin{aligned}(q_{\text{viz}})_3 &= (2{,}0\ \text{mol})(37{,}7\ \text{J K}^{-1}\,\text{mol}^{-1})(10\ \text{K})\\ &= 754\ \text{J}\end{aligned}$$

A troca total de calor é dada por

$$\begin{aligned}(q_{\text{viz}})_{\text{total}} &= (-1{,}5\times 10^3 + 1{,}2\times 10^4 + 754)\ \text{J}\\ &= 1{,}1\times 10^4\ \text{J}\end{aligned}$$

e a variação na entropia a −10 °C é

$$\begin{aligned}\Delta S_{\text{viz}} &= \frac{1{,}1\times 10^4\ \text{J}}{263\ \text{K}}\\ &= 41{,}8\ \text{J K}^{-1}\end{aligned}$$

Finalmente,

$$\begin{aligned}\Delta S_{\text{univ}} &= \Delta S_{\text{sis}} + \Delta S_{\text{viz}}\\ &= -41{,}2\ \text{J K}^{-1} + 41{,}8\ \text{J K}^{-1}\\ &= 0{,}6\ \text{J K}^{-1}\end{aligned}$$

COMENTÁRIO

O resultado ($\Delta S_{\text{univ}} > 0$) confirma o enunciado de que água super-resfriada é instável e congelará espontaneamente. Observe que, nesse processo, a entropia do sistema diminui porque a água é convertida em gelo. No entanto, o calor liberado para a vizinhança resulta em um aumento no valor de ΔS_{viz}, que é maior (em magnitude) do que ΔS_{sis}, de modo que o valor de ΔS_{univ} é positivo.

5.6 A terceira lei da termodinâmica

Na termodinâmica, geralmente estamos interessados somente em variações nas propriedades, tais como ΔU e ΔH. Embora não tenhamos como medir os valores absolutos da energia interna e da entalpia de uma substância, podemos determinar sua entropia absoluta. Da forma como está escrita, a Equação 5.20 permite medir a variação na entropia em um intervalo adequado de temperatura entre T_1 e T_2. Suponha que ajustemos a temperatura inferior no zero absoluto, isto é, $T_1 = 0$ K, e chamemos a temperatura superior, T. A Equação 5.20 torna-se agora

$$\Delta S = S_T - S_0 = \int_0^T \frac{C_P}{T} dT \qquad (5.23)$$

Como a entropia é uma propriedade extensiva, seu valor a qualquer temperatura T é igual à soma das contribuições de 0 K à temperatura especificada. Podemos medir a capacidade calorífica como uma função da temperatura e calcular as variações da entropia decorrentes das transições de fase, caso ocorram, para calcular a integral na Equação 5.23. No entanto, essa abordagem apresenta dois obstáculos. Primeiro, o que é a entropia de uma substância no zero absoluto, isto é, o que é S_0? Em segundo lugar, como computamos a parte da contribuição à entropia total que se situa entre o zero absoluto e a temperatura mais baixa na qual as medidas são factíveis?

De acordo com a equação de Boltzmann (Equação 5.1), a entropia está relacionada à probabilidade de um dado estado ocorrer. Também podemos usar W para denotar o número de *microestados* de um sistema macroscópico. O significado de microestado nesse contexto pode ser ilustrado por uma substância cristalina perfeita hipotética, sem impurezas ou defeitos no cristal. Um cristal desse tipo pode ter apenas um arranjo particular de átomos ou moléculas, isto é, apenas um microestado. Conseqüentemente, $W = 1$ e

$$S = k_B \ln W = k_B \ln 1 = 0$$

Esse princípio é conhecido como a *terceira lei da termodinâmica*, que estabelece que *toda substância tem uma entropia positiva finita, mas no zero absoluto de temperatura a entropia pode tornar-se zero, e isso ocorre no caso de uma substância pura, cristalina perfeita.* Matematicamente, a terceira lei pode ser expressa assim:

$$\lim_{T \to 0\,\mathrm{K}} S = 0 \qquad \text{(substância cristalina perfeita)}$$

Para temperaturas acima do zero absoluto, o movimento térmico contribui para a entropia da substância de tal modo que sua entropia não é mais zero, mesmo que seja pura e permaneça perfeitamente cristalina. A importância da terceira lei é que permite calcular os valores absolutos das entropias, conforme discutido a seguir.

Entropias absolutas ou da terceira lei

A terceira lei da termodinâmica permite medir a entropia de uma substância à temperatura T. Para uma substância perfeitamente cristalina, $S_0 = 0$, de tal modo que a Equação 5.23 torna-se

Contribuições a S decorrentes das transições entre fases devem ser também incluídas na Equação 5.24.

$$S_T = \int_0^T \frac{C_P}{T} dT = \int_0^T C_P d \ln T \qquad (5.24)$$

Podemos agora medir a capacidade calorífica na faixa de temperatura desejada. Para temperaturas muito baixas ($\leq$ 15 K), para as quais essas medições são difíceis de realizar, podemos usar a teoria de Debye (em homenagem ao físico holandês-americano Peter Debye, 1884-1966) da capacidade calorífica:

$$C_P = aT^3 \tag{5.25}$$

em que a é uma constante para uma dada substância. A variação de entropia nessa faixa pequena de temperatura é dada por

$$\Delta S = \int_0^T \frac{aT^3}{T} dT = \int_0^T aT^2 dT$$

Observe que a Equação 5.25 é aplicável somente próximo ao zero absoluto. A Tabela 5.2 lista as várias etapas consideradas ao se medir a entropia molar-padrão ($\bar{S}°$) do gás HCl a 298,15 K. Ao trabalhar com a Equação 5.24, devemos nos lembrar de que ela somente se aplica a uma substância perfeitamente ordenada a 0 K. A Figura 5.9 mostra um gráfico de $S°$ em razão da temperatura para substâncias em geral.

Os valores calculados de entropia usando a Equação 5.24 são chamados entropias absolutas ou da terceira lei, porque esses valores não se baseiam em nenhum estado de referência. A Tabela 5.3 lista os valores absolutos de entropia molar-padrão de alguns elementos e compostos comuns a 1 bar e 298 K. Mais dados estão disponíveis no Apêndice B. Observe que, como esses valores são absolutos, omitimos o símbolo Δ e o f subscrito para $\bar{S}°$, mas os mantemos para as entalpias molares de formação relativas ao estado-padrão ($\Delta_f\bar{H}°$).

Por conveniência, omitiremos o termo "absoluto" ao nos referirmos aos valores de entropia molar-padrão.

Tabela 5.2
Determinando a entropia do HCl a 298,15 K a partir de medidas de sua capacidade calorífica[a]

Contribuição	$\bar{S}_T°/\text{J}\cdot\text{K}^{-1}\cdot\text{mol}^{-1}$
1. Extrapolação de 0 a 16 K (Equação 5.25)	1,3
2. $\int C_P d \ln T$ para o sólido I de 16 K a 98,36 K	29,5
3. Transição de fase a 98,36 K, sólido I $\rightarrow$ sólido II, $\Delta H/T = 1190\ \text{J mol}^{-1}/98{,}36\ \text{K}$	12,1
4. $\int C_P d \ln T$ para o sólido II de 98,36 K a 158,91 K	21,1
5. Fusão, $1992\ \text{J mol}^{-1}/158{,}91\ \text{K}$	12,6
6. $\int C_P d \ln T$, para o líquido de 158,91 K a 188,07 K	9,9
7. Vaporização, $\dfrac{16\,150\ \text{J mol}^{-1}}{188{,}07\ \text{K}}$	85,9
8. $\int C_p d \ln T$ para o gás de 188,07 K a 298,15 K	13,5
	$\bar{S}_{298,15}° = 185{,}9$[b]

[a] MOORE, W. J., *Physical Chemistry*, 4. ed., © 1972, Prentice-Hall, Englewood Cliffs, NJ.
[b] Esse valor difere ligeiramente de valor no Apêndice B porque, nesta tabela, o estado-padrão é 1 atm e não 1 bar, como definido atualmente.

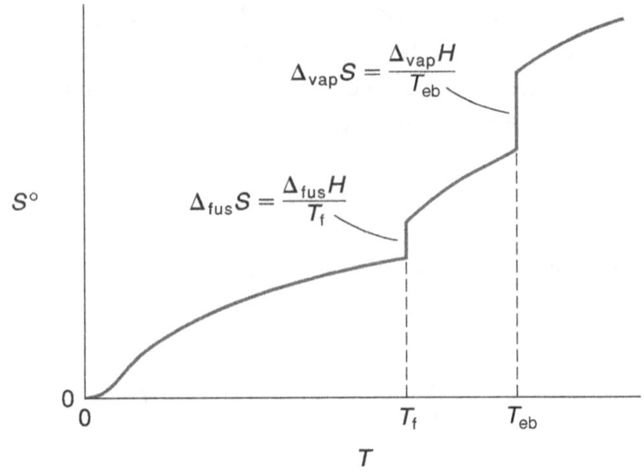

Figura 5.9
O aumento na entropia-padrão de uma substância do zero absoluto ao seu estado gasoso a uma dada temperatura. Observe as contribuições ao valor de $S°$ decorrentes das transições de fase (fusão e ebulição).

Tabela 5.3
Entropias molares para algumas substâncias inorgânicas e orgânicas no estado-padrão a 298 K e 1 bar

Substância	$\bar{S}°/J \cdot K^{-1} \cdot mol^{-1}$	Substância	$\bar{S}°/J \cdot K^{-1} \cdot mol^{-1}$
C(grafite)	5,7	$CH_4(g)$	186,2
C(diamante)	2,4	$C_2H_6(g)$	229,5
$CO(g)$	197,9	$C_3H_8(g)$	269,9
$CO_2(g)$	213,6	$C_2H_2(g)$	200,8
$HF(g)$	173,5	$C_2H_4(g)$	219,5
$HCl(g)$	186,5	$C_6H_6(l)$	172,8
$HBr(g)$	198,7	$CH_3OH(l)$	126,8
$HI(g)$	206,3	$C_2H_5OH(l)$	161,0
$H_2O(g)$	188,7	$CH_3CHO(l)$	160,2
$H_2O(l)$	69,9	$HCOOH(l)$	129,0
$NH_3(g)$	192,5	$CH_3COOH(l)$	159,8
$NO(g)$	210,6	$C_6H_{12}O_6(s)$	210,3
$NO_2(g)$	240,5	$C_{12}H_{22}O_{11}(s)$	360,2
$N_2O_4(g)$	304,3		
$N_2O(g)$	220,0		
$O_2(g)$	205,0		
$O_3(g)$	237,7		
$SO_2(g)$	248,5		

Entropia das reações químicas

Estamos agora prontos para calcular a variação de entropia que ocorre em uma reação química. Assim como para a entalpia de reação (ver a Equação 4.28), a variação na entropia para a reação hipotética

$$aA + bB \rightarrow cC + dD$$

é dada pela equação

$$\begin{aligned}\Delta_r S^\circ &= c\overline{S}^\circ(C) + d\overline{S}^\circ(D) - a\overline{S}^\circ(A) - b\overline{S}^\circ(B)\\ &= \sum \nu\overline{S}^\circ(\text{produtos}) - \sum \nu\overline{S}^\circ(\text{reagentes})\end{aligned} \tag{5.26}$$

em que ν representa o coeficiente estequiométrico. Esse procedimento é ilustrado no exemplo a seguir.

EXEMPLO 5.8

Calcule o valor das variações de entropia molar-padrão para as seguintes reações a 298 K:

(a) $CaCO_3(s) \rightarrow CaO(s) + CO_2(g)$

(b) $2H_2(g) + O_2(g) \rightarrow 2H_2O(l)$

(c) $N_2(g) + O_2(g) \rightarrow 2NO(g)$

RESPOSTA

A variação da entropia de uma reação é dada pela Equação 5.26. Com base nos valores de S° listados no Apêndice B, escrevemos

(a)
$$\begin{aligned}\Delta_r S^\circ &= [\overline{S}^\circ(CaO) + \overline{S}^\circ(CO_2)] - \overline{S}^\circ(CaCO_3)\\ &= (39{,}8 + 213{,}6)\text{ J K}^{-1}\text{mol}^{-1} - 92{,}9\text{ J K}^{-1}\text{mol}^{-1}\\ &= 160{,}5\text{ J K}^{-1}\text{mol}^{-1}\end{aligned}$$

(b)
$$\begin{aligned}\Delta_r S^\circ &= (2)\overline{S}^\circ(H_2O) - [(2)\overline{S}^\circ(H_2) + \overline{S}^\circ(O_2)]\\ &= (2)(69{,}9\text{ J K}^{-1}\text{mol}^{-1}) - [(2)(130{,}6) + (205{,}0)]\text{ J K}^{-1}\text{mol}^{-1}\\ &= -326{,}4\text{ J K}^{-1}\text{ mol}^{-1}\end{aligned}$$

(c)
$$\begin{aligned}\Delta_r S^\circ &= (2)\overline{S}^\circ(NO) - [\overline{S}^\circ(N_2) + \overline{S}^\circ(O_2)]\\ &= (2)(210{,}6\text{ J K}^{-1}\text{mol}^{-1}) - (191{,}5 + 205{,}0)\text{ J K}^{-1}\text{mol}^{-1}\\ &= 24{,}7\text{ J K}^{-1}\text{mol}^{-1}\end{aligned}$$

COMENTÁRIO

Os resultados são consistentes com nossa expectativa de que reações que produzem um aumento líquido no número de moléculas de gás são acompanhadas por um aumento apreciável na entropia como na reação (a), enquanto o inverso se aplica para a reação (b). Em (c), não há variação no número total de moléculas de gás; portanto, a variação na entropia é relativamente pequena. Observe que todas as variações de entropia se aplicam ao sistema.

EXEMPLO 5.9

Calcule os valores de ΔS_{sis}, ΔS_{viz} e ΔS_{univ} para a síntese da amônia a 25 °C:

$$N_2(g) + 3H_2(g) \rightarrow 2NH_3(g) \quad \Delta_r H° = -92{,}6 \text{ kJ mol}^{-1}$$

RESPOSTA

Usando os dados do Apêndice B e seguindo o procedimento do Exemplo 5.8, determinamos que a variação de entropia para a reação é $-198 \text{ J K}^{-1} \text{ mol}^{-1}$, que é o valor para o ΔS_{sis}. Para calcular o valor de ΔS_{viz}, observamos que o sistema está em equilíbrio térmico com a vizinhança. Como $\Delta H_{viz} = -\Delta H_{sis}$, escrevemos

$$\begin{aligned}\Delta S_{viz} &= \frac{\Delta H_{viz}}{T} \\ &= \frac{-(-92{,}6 \times 1\,000) \text{ J mol}^{-1}}{298 \text{ K}} = 311 \text{ J K}^{-1} \text{mol}^{-1}\end{aligned}$$

A variação na entropia para o universo é

$$\begin{aligned}\Delta S_{univ} &= \Delta S_{sis} + \Delta S_{viz} \\ &= -198 \text{ J K}^{-1} \text{ mol}^{-1} + 311 \text{ J K}^{-1} \text{mol}^{-1} \\ &= 113 \text{ J K}^{-1} \text{mol}^{-1}\end{aligned}$$

COMENTÁRIO

Como o valor de ΔS_{univ} é positivo, prevemos que a reação é espontânea a 25 °C. Lembre-se de que o fato de uma reação ser espontânea não significa que ocorrerá a uma velocidade observável. A síntese da amônia é, de fato, extremamente lenta à temperatura ambiente. A termodinâmica pode nos informar se uma reação ocorrerá espontaneamente sob condições específicas, mas não diz com que rapidez ocorrerá. As velocidades de reação serão tratadas quando abordarmos a cinética química (Capítulo 12).

5.7 Entropia residual

Como visto anteriormente, valores de entropia absoluta podem ser determinados aplicando-se a terceira lei da termodinâmica. No entanto, valores de entropia absoluta também podem ser calculados utilizando métodos de termodinâmica estatística (ver o Capítulo 23) com base em dados espectroscópicos a 298 K. Geralmente, essas duas abordagens levam a resultados comparáveis. Em alguns casos, no entanto, o valor da entropia absoluta determinada experimentalmente com a terceira lei mostrase menor do que o valor calculado. Essa diferença se deve à *entropia residual*, ou valor de entropia "maior-do-que-zero", de uma substância a 0 K.

Para ver como a entropia residual pode surgir, vamos considerar o cristal de monóxido de carbono no zero absoluto. O monóxido de carbono tem um momento dipolar pequeno (μ = 0,12 D) e uma leve separação de cargas na molécula. Em conseqüência, as moléculas podem estar orientadas aleatoriamente, como mostra a Figura 5.10b. Se não houver orientação preferencial, então haverá duas, ou 2^1, escolhas de orientação por molécula. Duas moléculas têm quatro, ou 2^2, escolhas e, para 1 mol de CO, a escolha é 2^{N_A}. Lembrando-se de que $R = k_B N_A$, podemos calcular o valor da entropia residual (S_0) para 1 mol de moléculas de CO a partir da equação de Boltzmann:

$$\begin{aligned} S_0 &= k_B \ln W \\ &= k_B \ln 2^{N_A} \\ &= R \ln 2 \\ &= (8{,}314 \text{ J K}^{-1}\text{ mol}^{-1}) \ln 2 = 5{,}8 \text{ J K}^{-1}\text{ mol}^{-1} \end{aligned}$$

A entropia de CO a 298 K, conforme calculada pela termodinâmica estatística, é 4,2 J K^{-1} mol^{-1} maior do que a entropia da terceira lei, uma diferença que sugere haver uma entropia residual no zero absoluto. O fato de que essa discrepância é menor que 5,8 J K^{-1} mol^{-1} significa que a orientação das moléculas de CO no cristal não é totalmente aleatória.

O aumento na entropia (a partir do zero) é o preço por se tentar enganar a natureza.

Outro exemplo de substância que exibe entropia residual é o óxido nitroso (N_2O). Nesse caso, o valor calculado é maior que o valor da terceira lei por 5,8 J K^{-1} mol^{-1}. O óxido nitroso é uma molécula linear com o arranjo atômico NNO. Energeticamente, não faz diferença se a orientação das moléculas é NNO ou ONN. Da mesma forma que para o CO, a equação de Boltzmann prevê uma entropia residual de 5,8 J K^{-1} mol^{-1}, que está de acordo com o resultado experimental.

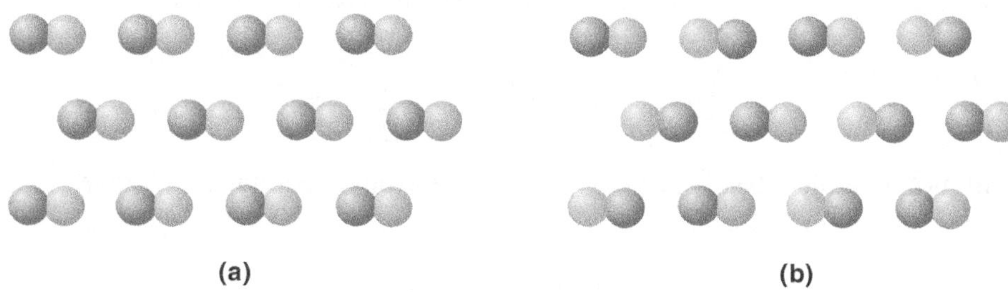

Figura 5.10
(a) Arranjo perfeito de moléculas de monóxido de carbono no cristal; $S_0 = 0$ a 0 K.
(b) Arranjo imperfeito de moléculas de monóxido de carbono no cristal; $S_0 > 0$ a 0 K.
Código de cores: cinza é o carbono e vermelho é o oxigênio.

Tabela 5.4
Arranjos de quatro átomos de H ao redor de um átomo de O no gelo

Descrição	Espécie química	Número de arranjos equivalentes
Todos os átomos de H estão ligados aos átomos de O por ligações sigma	H_4O^{2+}	1
Três átomos de H estão ligados por ligações sigma ao átomo de O e um átomo de H por ligação de hidrogênio	H_3O^+	4
Dois átomos de H estão ligados por ligações sigma ao átomo de O e dois átomos de H por ligação de hidrogênio	H_2O	6
Um átomo de H está ligado por ligação sigma ao átomo de O e três átomos de H por ligação de hidrogênio	OH^-	4
Todos os quatro átomos de H estão ligados ao átomo de O por ligações de hidrogênio	O^{2-}	1

Finalmente consideramos a água. O valor de entropia calculado pela termodinâmica estatística e medidas espectroscópicas no vapor de água a 298 K é 188,7 J K^{-1} mol^{-1}, enquanto o valor determinado pelo método da terceira lei é 185,3 J K^{-1} mol^{-1}. A diferença, 3,4 J K^{-1} mol^{-1}, é atribuída à entropia residual do gelo a 0 K. O químico americano Linus Pauling (1901-1994) forneceu uma explicação precisa desse resultado com base em considerações geométricas. Um cristal de gelo feito de N moléculas de H_2O contém $2N$ átomos de H. Cada um dos átomos de H pode estar em uma de duas posições: próxima a um átomo de O (como na ligação sigma O–H) ou longe dele (como em uma ligação de hidrogênio O $\cdots$ H). Portanto, há 2^{2N} arranjos ao todo. A Tabela 5.4 resume os 2^4, ou 16, modos diferentes de posicionar quatro átomos de H em torno de um átomo de O no gelo. Dez desses arranjos produziriam cargas positivas ou negativas na rede cristalina, porque haveria mais ou menos do que dois átomos de H covalentemente ligados ao átomo de O. Essas separações de carga são energeticamente desfavoráveis e não ocorrem a 0 K. Os seis arranjos remanescentes, mostrados na Figura 5.11, são aceitáveis. Conseqüentemente, os 2^{2N} modos de arranjar os átomos de H ao redor dos N átomos de O podem ser reduzidos por um fator de $(6/16)^N$, isto é,

$$W = 2^{2N} \times \left(\frac{6}{16}\right)^N = \left(\frac{3}{2}\right)^N$$

Para um mol de moléculas de H_2O, $N = N_A$, e a entropia residual é dada por

$$S_0 = k_B \ln\left(\frac{3}{2}\right)^{N_A}$$

$$= (8{,}314) \text{ J K}^{-1}\text{ mol}^{-1}) \ln\left(\frac{3}{2}\right)$$

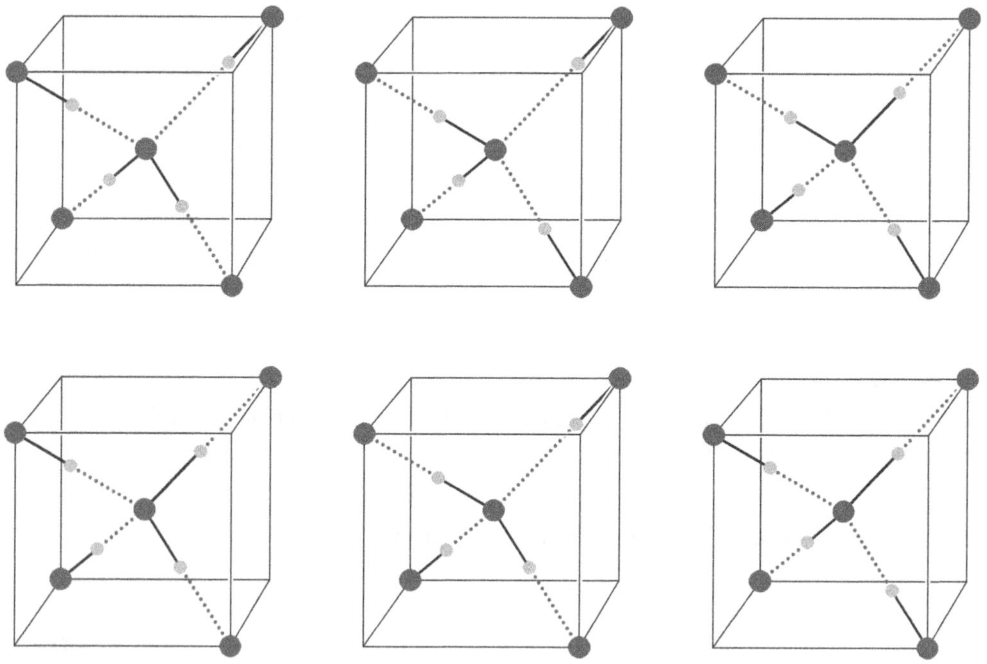

Figura 5.11
Os seis arranjos equivalentes de quatro átomos de H ao redor de um átomo central de O. Observe que, em cada caso, o átomo de O é ligado em forma de tetraedro aos átomos de H por duas ligações sigma e duas ligações de hidrogênio. Código de cores: cinza é H e vermelho é O.

$$S_0 = 3{,}4\ \text{J K}^{-1}\ \text{mol}^{-1}$$

que representa uma concordância excelente com os resultados experimentais.

Note que a entropia residual não existe na maioria das substâncias. No entanto, quando ela ocorre, nos fornece um meio de estudar os arranjos moleculares em um cristal à temperatura inatingível do zero absoluto. A Figura 5.2 mostra os gráficos da entropia em função da temperatura para uma substância pura, perfeitamente cristalina e para uma substância que tem uma entropia residual.

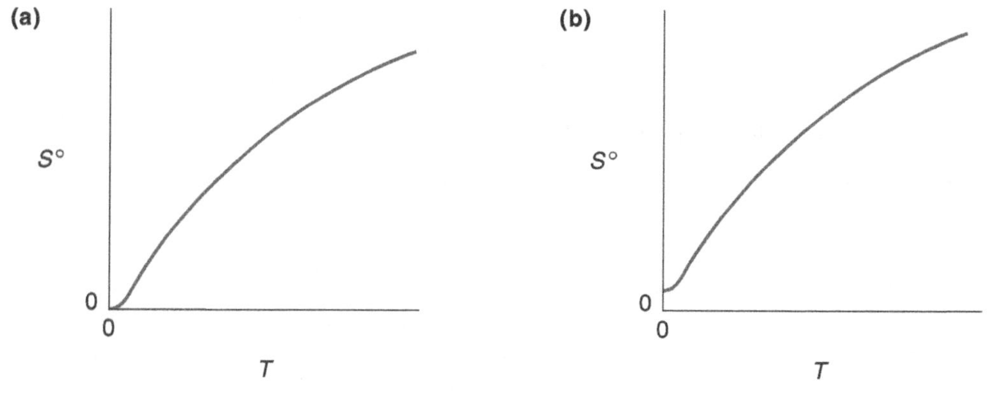

Figura 5.12
(a) Substância pura perfeitamente cristalina tem entropia zero a 0 K, como previsto pela terceira lei da termodinâmica. (b) Substância com uma entropia residual a 0 K.

Equações principais

$S = k_B \ln W$	(A equação de Boltzmann)	(5.1)
$\Delta S = nR\ln\frac{V_2}{V_1}$	(Variação de entropia em virtude da expansão isotérmica de um gás)	(5.3)
$\Delta S = \frac{q_{rev}}{T}$	(Definição termodinâmica de entropia)	(5.4)
$dS = \frac{dq_{rev}}{T}$	(Definição termodinâmica de entropia)	(5.5)
$\text{eficiência} = \frac{T_2 - T_1}{T_2} = 1 - \frac{T_1}{T_2}$	(Eficiência termodinâmica)	(5.9)
$\Delta S_{univ} = \Delta S_{sis} + \Delta S_{viz} \geq 0$	(Segunda lei da termodinâmica)	(5.16)
$\Delta_{mis}S = -R(n_A \ln x_A + n_B \ln x_B)$	(Variação da entropia em virtude da mistura isotérmica)	(5.17)
$\Delta_{fus}S = \frac{\Delta_{fus}H}{T_f}$	(Variação da entropia em virtude da fusão)	(5.18)
$\Delta_{vap}S = \frac{\Delta_{vap}H}{T_{eb}}$	(Variação da entropia em virtude da vaporização)	(5.19)
$\Delta S = S_2 - S_1 = n\bar{C}_P \ln\frac{T_2}{T_1}$	(Variação da entropia em virtude do aquecimento a pressão constante)	(5.22)
$\Delta S = S_T - S_0 = \int_0^T \frac{C_P}{T}\,dT$	(Entropia da terceira lei)	(5.23)
$\Delta_r S^\circ = \sum v\bar{S}^\circ(\text{produtos}) - \sum v\bar{S}^\circ(\text{reagentes})$	(Entropia-padrão de reação)	(5.26)

Enunciados da segunda lei da termodinâmica

A segunda lei da termodinâmica é uma das mais importantes leis da física. Ao longo dos anos, essa lei tem sido estudada e aplicada por cientistas em disciplinas muito distintas. Não é surpreendente que haja muitas formas diferentes (porém equivalentes) de enunciar a segunda lei. Abaixo estão listados alguns dos enunciados mais familiares.

1. "É impossível para uma máquina auto-operante, sem ajuda externa, levar calor de um corpo para outro que esteja a uma temperatura mais alta, ou o calor não pode por si mesmo passar de um corpo mais frio para um corpo mais quente." (Rudolf Julius Clausius, 1822-1888; físico alemão.)
2. "A energia do universo é constante; a entropia aumenta em direção a um máximo." (Clausius)
3. "A entropia é a flecha do tempo." (Sir Arthur Stanley Eddington, 1882-1944; matemático e astrofísico inglês.)
4. "O estado de máxima entropia é o estado mais estável para um sistema isolado." (Enrico Fermi, 1901-1954; físico italiano.)
5. "Em média, todo sistema sem nenhuma interferência externa tenderá a mudar para uma condição de probabilidade máxima." (Gilbert Newton Lewis, 1875-1946; químico americano.)
6. "Em qualquer processo irreversível, a entropia total de todos os corpos envolvidos aumenta." (Lewis)
7. "Quando ocorre um processo real qualquer, é impossível inventar um modo de restabelecer cada sistema envolvido em suas condições originais." (Lewis)
8. "A segunda lei da termodinâmica contém tanta verdade como a afirmação de que, se alguém derramar um copo de água no oceano, não será mais possível ter o mesmo copo de água novamente." (James Clerk Maxwell, 1831-1879; físico escocês.)
9. "É completamente impossível diminuir a entropia de um sistema de corpos sem com isso causar mudanças em outros corpos." (Max Planck, 1858-1947; físico alemão.)
10. "A mudança de trabalho mecânico em calor pode ser completa, porém, o contrário, a mudança de calor em trabalho nunca poderá ser completa, pois sempre que uma certa quantidade de calor é transformada em trabalho, outra quantidade de calor deve sofrer uma mudança correspondente compensatória." (Planck)

Sugestões de leituras para aprofundamento

LIVROS

ATKINS, P. W. *The second law*. Nova York: Scientific American Books, 1984.

BENT, H. A. *The second law*. Nova York: Oxford University Press, 1965.

EDSALL, J. T.; GUTFREUND, H. *Biothermodynamics*. Nova York: John Wiley & Sons, 1983.

FENN, J. B.; *Engines, energy, and entropy*. Nova York: W. H. Freeman, 1982.

KLOTZ, I. M.; ROSENBERG, R. M. *Chemical thermodynamics: basic theory and methods*. 5. ed. Nova York: John Wiley and Sons, 1994.

McQUARRIE, D. A.; SIMON, J. D. *Molecular thermodynamics*. Sausalito, CA: University Science Books, 1999.

ROCK, P. A. *Chemical thermodynamics*. Mill Valley, CA: University Science Books, 1983.

VON BAYER, H. C. *Warmth disperses and time passes*. Nova York: Random House, 1998.

ARTIGOS

A segunda lei da termodinâmica (Princípios gerais)

BENT, H. A. The second law of thermodynamics. *J. Chem. Educ.* **39**, 491, 1962.

CONVERSION of standard (1 atm) thermodynamic data to the new standard-state pressure, 1 bar (10^5 Pa). *Bull. Chem. Thermodynamics.* **25**, 523, 1982.

DENBIGH, K. G. The scope and limitations of thermodynamics. *Chem. Brit.* **4**, 339, 1968.

FREEMAN, R. D. Conversion of standard thermodynamic data to the new standard-state pressure. *J. Chem. Educ.* **62**, 681, 1985.

GRANVILLE, M. F. Student misconceptions in thermodynamics. *J. Chem. Educ.* **62**, 847, 1985.

McGLASHAN, M. L. The use and misuse of the laws of thermodynamics. *J. Chem. Educ.* **43**, 226, 1966.

Entropia

AYER, A. J. Chance. *Sci. Am.*, out. 1965.

BRAUNSTEIN, J. States, indistiguishability, and the formula $S = k \ln W$ in thermodynamics. *J. Chem. Educ.* **46**, 719, 1969.

CAMPBELL, J. A. Reversibility and returnability. *J. Chem. Educ.* **57**, 345, 1980.

CRAIG, N. C. Entropy analyses of four familiar processes. *J. Chem. Educ.* **65**, 760, 1988.

CRAIG, N. C. Entropy diagrams. *J. Chem. Educ.* **73**, 716, 1996.

DJURDJEVIC, P.; GUTMAN I. A simple method for showing that entropy is a function of state. *J. Chem. Educ.* **65**, 399, 1985.

EHRENBERG, W. Maxwell's Demon. *Sci. Am.*, nov. 1967.

GILSON, D. F. R. Order and disorder and entropies of fusion. *J. Chem. Educ.* **69**, 23, 1992.

LAYZER D. The arrow of time. *Sci. Am.*, dez. 1975.

LOWE, J. P. Entropy: conceptual disorder. *J. Chem. Educ.* **65**, 403, 1988.

OCHS, R. S. Thermodynamics and spontaneity. *J. Chem. Educ.* **73**, 952, 1996.

PROCTOR, W. G. Negative absolute temperature. *Sci. Am.*, ago. 1978.

SPENCER J. N.; HOLMBOE, E. S. Entropy and unavailable energy. *J. Chem. Educ.* **60**, 1018, 1983.

THOMS, T. Periodic trends for the entropy of elements. *J. Chem. Educ.* **72**, 16, 1995.

WOOD, A. Temperature-entropy diagrams. *J. Chem. Educ.* **47**, 285, 1970.

Máquinas térmicas, bombas térmicas e eficiência termodinâmica

BENNETT, C. H. Demons, engines, and the second law. *Sci. Am.*, nov. 1987.

BERDAHL, P. Energy conversion. *Encyclopedia of applied physics*. In: TRIGG, G. L. (Ed.). Nova York: VCH Publishers, v. 6, p. 229, 1993
LOWE, J. P. Heat-fall and entropy. *J. Chem. Educ.* **59**, 353, 1982.
LUCHTER, S. Steam engines. In: TRIGG, G. L. (Ed.). *Encyclopedia of applied physics*, Nova York: VCH Publishers, v. 19, p. 563, 1997.
METZ, W. D. Energy conversion: better living through thermodynamics. *Science*. **188**, 820, 1975.
SANDFOOT, J. F. Heat Pumps. *Sci. Am.*, maio 1951.
SUMMERS, C. M. The conversion of energy. *Sci. Am.*, set. 1971.
WINK, D. J. The conversion of chemical energy. *J. Chem. Educ.* **69**, 109, 1992.

A terceira lei da termodinâmica e entropia residual
JULIAN, M. M.; STILLINGER, F. H.; FESTA, R. R. The third law of thermodynamics and the residual entropy of ice. *J. Chem. Educ.* **60**, 65, 1983.
RUNNELS, L. K. Ice, *Sci. Am.*, dez. 1966.
TREPTOW, R. S. How thermodynamic data and equilibrium constants changed when the standard-state pressure became 1 bar. *J. Chem. Educ.* **76**, 212, 1999.

Problemas

Probabilidade

5.1 Determine a probabilidade de todas as moléculas de um gás serem encontradas na metade de um recipiente quando o gás consistir de **(a)** 1 molécula, **(b)** 20 moléculas e **(c)** 2 milhões de moléculas.

5.2 Suponha que seu amigo lhe tenha contado sobre o seguinte evento extraordinário. Um bloco de metal que pesa 500 g foi visto subindo espontaneamente da mesa em que repousava até uma altura de 1,00 cm acima da mesa. Seu amigo declarou que o metal havia absorvido energia térmica da mesa, que foi então utilizada contra a atração gravitacional para fazê-lo subir. **(a)** Esse processo viola a primeira lei da termodinâmica? **(b)** E quanto à segunda lei? Suponha que a temperatura ambiente fosse 298 K e que a mesa fosse grande o suficiente para que a temperatura não tivesse sido afetada por essa transferência de energia. (*Dica*: Primeiro calcule a diminuição na entropia como resultado desse processo e então estime a probabilidade de sua ocorrência. A aceleração causada pela gravidade é 9,81 m s^{-2}.)

A máquina térmica de Carnot

5.3 Compare a geração de eletricidade por uma usina hidroelétrica com o uso de uma máquina térmica. Qual método é mais eficiente? Por quê?

5.4 Converta o diagrama $P–V$ para o ciclo de Carnot em um diagrama $T–S$. Qual é a área da porção delimitada pela curva?

5.5 O motor interno de um carro de 1 200 kg é projetado para rodar com octano (C_8H_{18}), cuja entalpia de combustão é 5510 kJ mol^{-1}. Se o carro estiver subindo uma ladeira, calcule a altura máxima (em metros) que o carro pode atingir com 1,0 galão de combustível. Considere que a temperatura do cilindro do motor seja 2 200 °C e que a temperatura de saída, 760 °C; despreze toda forma de fricção. A massa de 1 galão de combustível é 3,1 kg. [*Dica*: O trabalho realizado para mover o carro em uma distância vertical é mgh, em que m é a massa do carro em kg, g a aceleração causada pela gravidade (9,81 m s^{-2}) e h a altura em metros.]

5.6 Uma máquina térmica opera entre 210 °C e 35 °C. Calcule a quantidade mínima de calor que deve ser retirada da fonte de calor para obter 2 000 J de trabalho.

A segunda lei da termodinâmica

5.7 Comente o enunciado: "Até mesmo pensar na entropia aumenta o seu valor no universo."

5.8 Um dos muitos enunciados da segunda lei da termodinâmica diz que o calor não pode fluir de um corpo mais frio para um corpo mais quente sem ajuda externa. Suponha dois sistemas, 1 e 2, a temperaturas T_1 e T_2 ($T_2 > T_1$). Mostre que, se uma quantidade de calor q fluísse de fato espontaneamente de 1 para 2, o processo resultaria em diminuição da entropia do universo. (Você pode supor que o calor flui muito lentamente, de modo que o processo pode ser considerado como reversível, e que a perda de calor pelo sistema 1 e o ganho de calor pelo sistema 2 não afetam T_1 e T_2.)

5.9 Um navio deslocando-se pelo Oceano Índico utiliza a água mais quente da superfície a 32 °C para operar uma máquina térmica que mantém o navio em funcionamento e descarrega a água usada de volta para a superfície do mar. Esse esquema viola a segunda lei da termodinâmica? Se sua resposta for afirmativa, qual mudança você faria para que o esquema funcionasse?

5.10 Moléculas de um gás a qualquer temperatura T acima do zero absoluto estão em movimento constante. Esse "movimento perpétuo" viola as leis da termodinâmica?

5.11 De acordo com a segunda lei da termodinâmica, a entropia de um processo irreversível em um sistema isolado deve sempre aumentar. Por outro lado, sabe-se que a entropia de sistemas vivos permanece pequena. (Por exemplo, a síntese de moléculas de proteína altamente complexas a partir de aminoácidos individuais é um processo que leva à diminuição na entropia.) A segunda lei não é válida para sistemas vivos? Explique.

5.12 Em um dia quente de verão, uma pessoa tenta refrescar-se abrindo a porta de um refrigerador. É uma ação sábia, em termos de termodinâmica?

Variações de entropia

5.13 O calor molar de vaporização do etanol é 39,3 kJ mol^{-1} e o ponto de ebulição do etanol é 78,3 °C. Calcule o valor de $\Delta_{vap}S$ para a vaporização de 0,50 mol de etanol.

5.14 Calcule os valores de ΔU, ΔH e ΔS para o processo seguinte:

1 mol de água líquida		1 mol de vapor
a 25 °C e 1 atm	→	a 100 °C e 1 atm

O calor molar de vaporização da água a 373 K é 40,79 kJ mol^{-1} e a capacidade calorífica molar da água é 75,3 J K^{-1} mol^{-1}. Considere que a capacidade calorífica molar seja independente da temperatura e suponha comportamento de gás ideal.

5.15 Calcule o valor de ΔS ao se aquecer 3,5 mols de um gás ideal monoatômico de 50 °C a 77 °C a pressão constante.

5.16 Uma quantidade de 6,0 mols de um gás ideal é aquecida reversivelmente a volume constante de 17 °C a 35 °C. Calcule a variação de entropia. Qual seria o valor de ΔS se o aquecimento fosse realizado irreversivelmente?

5.17 Um mol de um gás ideal é primeiro aquecido a pressão constante de T a $3T$ e depois resfriado de volta à temperatura T, a volume constante. **(a)** Derive uma expressão para ΔS para o processo total. **(b)** Mostre que o processo total é equivalente a uma expansão isotérmica do gás à temperatura T, de V a $3V$, em que V é o volume original. **(c)** Mostre que o valor de ΔS para o processo em **(a)** é o mesmo que em **(b)**.

5.18 Uma quantidade de 35,0 g de água a 25,0 °C (denominada A) é misturada com 160,0 g de água a 86 °C (denominada B). **(a)** Calcule a temperatura final do sistema, supondo que a mistura é realizada adiabaticamente. **(b)** Calcule a variação de entropia de A, B e do sistema inteiro.

5.19 A capacidade calorífica do gás cloro é dada por

$$\bar{C}_P = (31{,}0 + 0{,}008T)\ \text{J K}^{-1}\ \text{mol}^{-1}$$

Calcule a variação de entropia quando 2 mols de gás são aquecidos de 300 K a 400 K a pressão constante.

5.20 Uma amostra de gás neônio (Ne) inicialmente a 20 °C e 1,0 atm expande-se de 1,2 L a 2,6 L e simultaneamente se aquece a 40 °C. Calcule a variação de entropia para o processo.

5.21 Um dos primeiros experimentos no desenvolvimento da bomba atômica foi demonstrar que o isótopo físsil era o ^{235}U e não o ^{238}U. Um espectrômetro de massa foi empregado para separar $^{235}UF_6$ de $^{238}UF_6$. Calcule o valor de ΔS para a separação de 100 mg da mistura do gás, considerando que as abundâncias naturais do ^{235}U e do ^{238}U são 0,72% e 99,28%, respectivamente, enquanto a do ^{19}F é 100%.

5.22 Um mol de um gás ideal a 298 K se expande isotermicamente de 1,0 L a 2,0 L **(a)** reversivelmente e **(b)** contra uma pressão externa constante de 12,2 atm. Calcule os valores de ΔS_{sis}, ΔS_{viz} e ΔS_{univ} em ambos os casos. Seus resultados são consistentes com a natureza do processo?

5.23 As entropias molares absolutas de O_2 e N_2 são 205 J K^{-1} mol^{-1} e 192 J K^{-1} mol^{-1}, respectivamente, a 25 °C. Qual é a entropia de uma mistura feita de 2,4 mols de O_2 e 9,2 mols de N_2 nas mesmas condições de temperatura e pressão?

5.24 Uma quantidade de 0,54 mol de vapor inicialmente a 350 °C e 2,4 atm é submetida a um processo cíclico para o qual $q = -74$ J. Calcule o valor de ΔS para o processo.

5.25 Preveja se a variação de entropia é positiva ou negativa para cada uma das seguintes reações a 298 K:

(a) $4Fe(s) + 3O_2(g) \rightarrow 2Fe_2O_3(s)$

(b) $O(g) + O(g) \rightarrow O_2(g)$

(c) $NH_4Cl(s) \rightarrow NH_3(g) + HCl(g)$

(d) $H_2(g) + Cl_2(g) \rightarrow 2HCl(g)$

5.26 Use os dados do Apêndice B para calcular os valores de $\Delta_r S°$ das reações listadas no problema anterior.

5.27 Uma quantidade de 0,35 mol de um gás ideal inicialmente a 15,6 °C se expande de 1,2 L a 7,4 L. Calcule os valores de w, q, ΔU e ΔS se o processo for realizado **(a)** isotermicamente e reversivelmente e **(b)** isotermicamente e irreversivelmente contra uma pressão externa de 1,0 atm.

5.28 Um mol de um gás ideal se expande isotermicamente de 5,0 L a 10 L a 300 K. Compare as variações de entropia para o sistema, a vizinhança e o universo se o processo for realizado **(a)** reversivelmente e **(b)** irreversivelmente contra uma pressão externa de 2,0 atm.

5.29 A capacidade calorífica do hidrogênio pode ser representada por

$$\bar{C}_P = (1{,}554 + 0{,}0022T)\ \text{J K}^{-1}\ \text{mol}^{-1}$$

Calcule as variações de entropia para o sistema, a vizinhança e o universo para **(a)** aquecimento reversível e **(b)** aquecimento irreversível de 1,0 mol de hidrogênio de 300 K a 600 K. [*Dica:* Em **(b)**, suponha que a vizinhança esteja a 600 K.]

5.30 Considere a reação:

$$N_2(g) + O_2(g) \rightarrow 2NO(g)$$

Calcule os valores de $\Delta_r S$ para a mistura de reação, para a vizinhança e para o universo a 298 K. Por que o seu resultado é animador para os habitantes da Terra?

A terceira lei da termodinâmica e a entropia residual

5.31 Os valores de $\Delta_f\overline{H}°$ podem ser negativos, zero ou positivos, porém os valores de $\overline{S}°$ podem ser somente zero ou positivos. Explique.

5.32 Escolha a substância com a maior entropia molar em cada um dos seguintes pares: **(a)** $H_2O(l)$, $H_2O(g)$; **(b)** $NaCl(s)$, $CaCl_2(s)$; **(c)** N_2 (0,1 atm), N_2 (1 atm); **(d)** C (diamante), C (grafite); **(e)** $O_2(g)$, $O_3(g)$; **(f)** etanol (C_2H_5OH); éter dimetílico (C_2H_6O); **(g)** $N_2O_4(g)$, $2NO_2(g)$; **(h)** Fe(s) a 298 K, Fe(s) a 398 K. (Considere que a temperatura seja 298 K, a não ser onde estiver especificado diferentemente.)

5.33 Um químico encontrou uma discrepância entre a entropia da terceira lei e a entropia calculada a partir da termodinâmica estatística para um composto. **(a)** Qual dos valores é o maior? **(b)** Sugira duas razões que possam ter dado origem à discrepância.

5.34 Calcule a entropia residual molar de um sólido em que as moléculas possam adotar **(a)** três, **(b)** quatro e **(c)** cinco orientações de mesma energia no zero absoluto.

5.35 A que se pode atribuir a entropia residual medida de 10,1 J K^{-1} mol^{-1} para a molécula de CH_3D?

5.36 Explique por que o valor de $\overline{S}°$ (grafite) é maior do que o de $\overline{S}°$ (diamante) a 298 K (ver o Apêndice B). Essa desigualdade se aplica a 0 K?

Problemas adicionais

5.37 Algumas vezes, a entropia tem sido descrita como "a flecha do tempo", porque ela é a propriedade que determina a direção do tempo para a frente. Explique.

5.38 Enuncie a condição ou as condições sob as quais as seguintes equações podem ser aplicadas: **(a)** $\Delta S = \Delta H/T$; **(b)** $S_0 = 0$; **(c)** $dS = C_P dT$; **(d)** $dS = dq/T$.

5.39 Sem auxílio de nenhuma tabela, tente prever se a variação da entropia é positiva, próxima de zero ou negativa para cada uma das reações seguintes:

(a) $$N_2(g) + O_2(g) \rightarrow 2NO(g)$$

(b) $$2Mg(s) + O_2(g) \rightarrow 2MgO(s)$$

(c) $$2H_2O_2(l) \rightarrow 2H_2O(l) + O_2(g)$$

(d) $$H_2(g) + CO_2(g) \rightarrow H_2O(g) + CO(g)$$

5.40 Calcule a variação de entropia quando o neônio contido em um recipiente de 0,780 L de volume, a 25 °C e 1,0 atm, se expande para 1,25 L sendo simultaneamente aquecido a 85 °C. Suponha comportamento ideal. (*Dica*: Como S é uma função de estado, pode-se primeiro calcular o valor de ΔS para a expansão e, então, calcular o valor de ΔS para o aquecimento a volume final constante.)

5.41 A fotossíntese utiliza fótons de luz visível para promover mudanças químicas. Explique por que a energia térmica sob a forma de fótons infravermelhos não é efetiva para a fotossíntese.

5.42 Um mol de um gás monoatômico ideal é comprimido de 2,0 atm a 6,0 atm enquanto é resfriado de 400 K a 300 K. Calcule os valores de ΔU, ΔH e ΔS para o processo.

5.43 As três leis da termodinâmica algumas vezes são enunciadas coloquialmente assim: primeira lei: "Não se consegue alguma coisa do nada"; segunda lei: "O melhor que se consegue é empatar"; terceira lei: "Não se consegue nem empatar". Forneça uma base científica para cada um desses enunciados. (*Dica:* Uma conseqüência da terceira lei permite afirmar que é impossível atingir o zero absoluto de temperatura).

5.44 Use os dados seguintes para determinar o ponto de ebulição normal do mercúrio, em kelvin. Que suposições você precisa fazer para realizar os cálculos?

$$\text{Hg}(l)\text{:} \quad \Delta_f\overline{H}° = 0 \text{ (por definição)}$$
$$\overline{S}° = 77{,}4 \text{ J K}^{-1}\text{mol}^{-1}$$
$$\text{Hg}(g)\text{:} \quad \Delta_f\overline{H}° = 60{,}78 \text{ kJ mol}^{-1}$$
$$\overline{S}° = 174{,}7 \text{ J K}^{-1}\text{mol}^{-1}$$

5.45 Em relação à regra de Trouton, explique por que a razão é consideravelmente menor do que 90 J K^{-1} mol^{-1} para o HF líquido.

5.46 Dê um exemplo detalhado de cada um dos itens seguintes, com uma explicação: **(a)** um processo termodinamicamente espontâneo; **(b)** um processo que violaria a primeira lei da termodinâmica; **(c)** um processo que violaria a segunda lei da termodinâmica; **(d)** um processo irreversível; **(e)** um processo de equilíbrio.

5.47 Na expansão adiabática reversível de um gás ideal, há duas contribuições às variações de entropia: a expansão e o resfriamento do gás. Mostre que essas duas contribuições são iguais em magnitude, porém opostas em sinal. Mostre também que, para a expansão adiabática irreversível de um gás, essas duas contribuições não são mais iguais em magnitude. Preveja o sinal de ΔS.

5.48 Um refrigerador ajustado a 0 °C descarrega calor na cozinha a 20 °C. **(a)** Quanto trabalho é requerido para congelar 500 mL de água (cerca do volume de uma bandeja de gelo)? **(b)** Quanto calor deveria ser descarregado durante esse processo? (A entalpia molar de fusão da água é 6,01 kJ mol^{-1} e o refrigerador opera a 35% de eficiência.)

5.49 Água superaquecida é água aquecida acima de 100 °C sem entrar em ebulição. Assim como para a água super-resfriada (ver o Exemplo 5.7), a água superaquecida é termodinamicamente instável. Calcule os valores de ΔS_{sis}, ΔS_{viz} e ΔS_{univ} quando 1,5 mol de água superaquecida a 110 °C e 1,0 atm é convertido em vapor nas mesmas condições de temperatura e pressão. (A entalpia molar de vaporização da água é 40,79 kJ mol^{-1}, e as capacidades caloríficas molares da água e do vapor no intervalo de temperatura 100–110 °C são 75,5 J K^{-1} mol^{-1} e 34,4 J K^{-1} mol^{-1}, respectivamente.)

5.50 O tolueno (C_7H_8) tem um momento dipolar, enquanto o benzeno (C_6H_6) é não-polar:

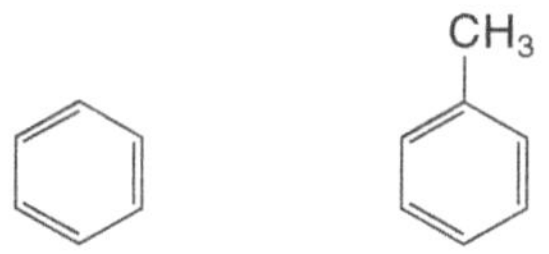

T_f	5,5 °C	−95 °C
T_{eb}	80,1 °C	110,6 °C

Explique por que, ao contrário de nossas expectativas, o benzeno se funde a uma temperatura mais alta do que o tolueno. Por que a temperatura de ebulição do tolueno é mais alta do que a do benzeno?

CAPÍTULO 6

Energias de Gibbs e de Helmholtz e suas aplicações

A Matemática é uma linguagem.
— Josiah Willard Gibbs*

Tendo estudado a função entropia e a segunda e a terceira leis da termodinâmica no capítulo anterior, temos agora, essencialmente, todas as ferramentas de que precisamos para estudar os processos químicos e físicos. Neste capítulo, entretanto, para ajudar a nos concentrar no sistema e em aplicações práticas específicas, vamos desenvolver duas funções que formam a base da termodinâmica química: a energia de Gibbs e a energia de Helmholtz.

6.1 Energias de Gibbs e de Helmholtz

Como a primeira lei da termodinâmica trata do balanço energético e a segunda lei nos ajuda a decidir quais processos podem ocorrer espontaneamente, poderíamos esperar que dispomos de todas as quantidades termodinâmicas suficientes para lidar com qualquer situação. Embora, em princípio, essa expectativa esteja correta, na prática, entretanto, as equações derivadas até o presente não estão na forma mais conveniente de se aplicarem. Por exemplo, para usar a equação da segunda lei da termodinâmica desenvolvida no Capítulo 5 (Equação 5.16), precisaríamos calcular as variações de entropia tanto no sistema como na vizinhança. Como, de modo geral, estamos interessados apenas com o que ocorre no sistema, e não nos preocupamos com os eventos na vizinhança, seria mais simples estabelecer um critério de equilíbrio e espontaneidade relativamente à variação em uma função termodinâmica do sistema e não do universo como um todo, como para ΔS_{univ}.

Considere um sistema em equilíbrio térmico com sua vizinhança a uma temperatura T. Um processo que ocorre no sistema resulta na transferência de uma quantidade infinitesimal de calor, dq, do sistema para a vizinhança. Assim, temos que $-dq_{\text{sis}} = dq_{\text{viz}}$. Segundo a Equação 5.16, a variação total na entropia é

$$\begin{aligned} dS_{\text{univ}} &= dS_{\text{sis}} + dS_{\text{viz}} \geq 0 \\ &= dS_{\text{sis}} + \frac{dq_{\text{viz}}}{T} \geq 0 \\ &= dS_{\text{sis}} - \frac{dq_{\text{sis}}}{T} \geq 0 \end{aligned}$$

* Gibbs fez essa afirmação ao final de um debate prolongado na Universidade de Yale sobre qual seria a melhor disciplina para os estudantes: uma língua clássica ou a matemática.

Note que cada quantidade no lado direito da equação se refere ao sistema. Se o processo ocorrer a pressão constante, então $dq_{sis} = dH_{sis}$, ou

$$dS_{sis} - \frac{dH_{sis}}{T} \geq 0$$

Multiplicando essa equação por $-T$, obtemos

A inversão no sinal da desigualdade segue do fato que se $x > 0$, então $-x < 0$.

$$dH_{sis} - TdS_{sis} \leq 0$$

Agora, definimos uma função, chamada *energia de Gibbs** (em homenagem ao físico americano Josiah Willard Gibbs, 1839–1903), G, como

$$G = H - TS \tag{6.1}$$

Da Equação 6.1, vemos que, por H, T e S serem funções de estado, G é também uma função de estado. Além disso, como a entalpia, G tem unidades de energia.

À temperatura constante, a variação na energia de Gibbs do sistema em um processo infinitesimal é dada por

$$dG_{sis} = dH_{sis} - TdS_{sis}$$

Podemos aplicar dG_{sis} como um critério de equilíbrio e espontaneidade como se segue:

$$dG_{sis} \leq 0 \tag{6.2}$$

em que o sinal $<$ denota um processo espontâneo, e o sinal de igualdade denota equilíbrio, a temperatura e a pressão constantes.

A menos que seja indicado o contrário, de agora em diante consideraremos somente o sistema em nossas discussões de variações na energia de Gibbs. Por essa razão, por simplicidade, o *sis* subscrito será omitido. Para um processo isotérmico finito $1 \rightarrow 2$, a variação na energia de Gibbs é dada por

$$\Delta G = \Delta H - T\Delta S \tag{6.3}$$

e as condições de equilíbrio e espontaneidade a temperatura e a pressão constantes são dadas por

$$\Delta G = G_2 - G_1 = 0 \quad \text{sistema em equilíbrio}$$

$$\Delta G = G_2 - G_1 < 0 \quad \text{processo espontâneo de 1 a 2}$$

Se ΔG é negativo, diz-se que o processo é *exergônico* (da palavra grega para "que produz trabalho"); se positivo, o processo é *endergônico* "que consome trabalho". Note que a pressão tem de ser constante para que possamos estabelecer $q = \Delta H$, e que a temperatura tem de ser constante para se obter a Equação 6.3. Em geral, podemos substituir q por ΔH somente se a pressão for constante *durante todo* o processo.

---

* A energia de Gibbs era chamada anteriormente *energia livre de Gibbs* ou, simplesmente, *energia livre*. Entretanto, a IUPAC (União Internacional de Química Pura e Aplicada) recomendou que o termo *livre* fosse retirado. A mesma recomendação se aplica à energia de Helmholtz, a ser discutida a seguir.

Tabela 6.1
Fatores que afetam o ΔG de uma reação[a]

ΔH	ΔS	ΔG
+	+	Positivo em temperaturas baixas; negativo em temperaturas altas. Reação espontânea na direção reagente–produto em temperaturas altas e espontânea na direção inversa em temperaturas baixas.
+	−	Positivo em todas as temperaturas. Reação espontânea na direção inversa em todas as temperaturas.
−	+	Negativo em todas as temperaturas. Reação espontânea na direção reagente–produto em todas as temperaturas.
−	−	Negativo em temperaturas baixas; positivo em temperaturas altas. Reação espontânea em temperaturas baixas; tende a reverter em temperaturas altas.

[a] Supondo que ambos ΔH e ΔS são independentes da temperatura.

Como G é uma função de estado, ΔG é independente do caminho. Portanto, a Equação 6.3 se aplica a qualquer processo, desde que a temperatura e a pressão sejam as mesmas nos estados inicial e final.

A energia de Gibbs é útil porque incorpora a entalpia e a entropia. Em algumas reações, as contribuições da entalpia e da entropia reforçam uma a outra. Por exemplo, se ΔH é negativo (uma reação exotérmica) e ΔS é positivo (maior desordem), então $(\Delta H - T\Delta S)$ ou ΔG é uma quantidade negativa, e o processo é favorecido da esquerda para a direita. Em outras reações, entalpia e entropia podem se opor uma à outra; isto é, ΔH e $(-T\Delta S)$ têm sinais opostos. Em tais situações, o sinal de ΔG será determinado pelas *magnitudes* de ΔH e $T\Delta S$. Se $|\Delta H| \gg |T\Delta S|$, diz-se que a reação é controlada pela entalpia, porque o sinal de ΔG é determinado predominantemente por ΔH. Ao contrário, se $|T\Delta S| \gg |\Delta H|$, o processo é controlado pela entropia. A Tabela 6.1 mostra como valores positivos e negativos de ΔH e ΔS afetam ΔG a temperaturas diferentes.

Uma função termodinâmica similar pode ser derivada para processos em que a temperatura e o volume são mantidos constantes. A *energia de Helmholtz* (em homenagem ao fisiologista e físico alemão Hermann Ludwig Helmholtz, 1821–1894), A, é definida como

$$A = U - TS \tag{6.4}$$

em que todos os termos se referem ao sistema. Como G, A é uma função de estado e tem as unidades de energia. Seguindo o mesmo procedimento utilizado para a energia de Gibbs, podemos mostrar que, a temperatura e a volume constantes, os critérios para o equilíbrio e para a espontaneidade são dados por

$$dA_{\text{sis}} \leq 0 \tag{6.5}$$

Omitindo o *sis* subscrito, para um processo finito, temos

$$\Delta A = \Delta U - T\Delta S \tag{6.6}$$

6.2 O significado das energias de Helmholtz e de Gibbs

As Equações 6.3 e 6.6 fornecem um critério extremamente útil para lidar com a direção de mudanças espontâneas e com a natureza dos equilíbrios químico e físico. Além disso, essas funções termodinâmicas permitem determinar a quantidade de trabalho que pode ser feita em um dado processo.

Energia de Helmholtz

Para um processo infinitesimal a temperatura constante, a Equação 6.4 toma a forma

$$dA = dU - TdS$$

Para uma mudança reversível, $dq_{rev} = TdS$ (ver a Equação 5.5), de modo que essa equação se torna

$$dA = dU - dq_{rev}$$

Aplicando a primeira lei da termodinâmica (ver a Equação 4.7), escrevemos

$$\begin{aligned} dA &= dq_{rev} + dw_{rev} - dq_{rev} \\ &= dw_{rev} \end{aligned} \tag{6.7}$$

ou, para um processo finito,

$$\Delta A = w_{rev} \tag{6.8}$$

Se $\Delta A < 0$, o processo será espontâneo, e w_{rev} representa o trabalho que pode ser feito *pelo* sistema na vizinhança, se essa mudança for feita reversivelmente. (Nesse caso, de acordo com a nossa convenção, note que w_{rev} é uma quantidade negativa.) Além disso, w_{rev} é o trabalho máximo que se pode obter.

Uma maneira de aplicar a Equação 6.6 é calcular o valor de ΔA para a mistura de dois gases ideais 1 e 2 a T e V constantes. Como é um processo isotérmico, $\Delta U = 0$ e, usando a Equação 5.17, a entropia da mistura é dada por $-R(n_1 \ln x_1 + n_2 \ln x_2)$. Portanto,

$$\begin{aligned} \Delta A &= \Delta U - T\Delta S \\ &= RT\,(n_1 \ln x_1 + n_2 \ln x_2) \end{aligned}$$

que é uma quantidade negativa porque $x < 1$, de modo que $\ln x < 0$. Esse resultado é consistente com nosso conhecimento de que a mistura isotérmica de dois gases ideais é um processo espontâneo. O exemplo a seguir mostra como usar a Equação 6.6 para determinar o trabalho máximo que se pode extrair de uma reação química.

EXEMPLO 6.1

Considere o metabolismo da glicose para água e dióxido de carbono a 25 °C:

$$C_6H_{12}O_6(s) + 6O_2(g) \rightarrow 6CO_2(g) + 6H_2O(l)$$

Para a queima de 1 mol de glicose, os seguintes dados foram obtidos a partir de medidas calorimétricas e do Apêndice B: $\Delta_r U = -2\,801{,}3$ kJ mol^{-1} e $\Delta_r S = 260{,}7$ J K^{-1} mol^{-1}. Quanto da variação na energia pode-se extrair como trabalho?

RESPOSTA

Para calcular a variação na energia de Helmholtz usando a Equação 6.6, escrevemos

$$\begin{aligned}\Delta_r A &= \Delta_r U - T\Delta_r S \\ &= -2\,801{,}3 \text{ kJ mol}^{-1} - (298 \text{ K})\left(\frac{260{,}7 \text{ J K}^{-1}\text{mol}^{-1}}{1\,000 \text{ J/kJ}}\right) \\ &= -2\,879{,}0 \text{ kJ mol}^{-1}\end{aligned}$$

COMENTÁRIO

O resultado mostra que o trabalho máximo que pode ser obtido teoricamente da quebra biológica da glicose (2879,0 kJ mol^{-1}) é, na realidade, maior do que a energia interna do sistema (2801,3 kJ mol^{-1}). A razão para isso é o fato de que o processo é acompanhado por um aumento na entropia, que contribui para o trabalho máximo. Na prática, somente uma porção desse trabalho é convertida em atividade biológica útil.

Energia de Gibbs

Para mostrar a relação entre a variação na energia de Gibbs e o trabalho, começamos com a definição de G:

$$G = H - TS$$

Para um processo infinitesimal,

$$dG = dH - TdS - SdT$$

Agora, como

$$\begin{aligned}H &= U + PV \\ dH &= dU + PdV + VdP\end{aligned}$$

De acordo com a primeira lei da termodinâmica,

$$dU = đq + đw$$

e

$$dU = đq - PdV$$

Para um processo reversível,

$$dq_{rev} = TdS$$

de modo que

$$dU = TdS - PdV \tag{6.9}$$

e

$$\begin{aligned} dH &= (TdS - PdV) + PdV + VdP \\ &= TdS + VdP \end{aligned}$$

Finalmente, temos

$$\begin{aligned} dG &= (TdS + VdP) - TdS - SdT \\ &= VdP - SdT \end{aligned} \tag{6.10}$$

A Equação 6.9 incorpora a primeira e a segunda lei, ao passo que a Equação 6.10 mostra a dependência de G com a pressão e com a temperatura. Ambas são equações importantes e fundamentais da termodinâmica. (Mais relações termodinâmicas são derivadas no Apêndice 6.1.)

A Equação 6.10 é válida para um processo no qual ocorre somente trabalho de expansão. Se, além de trabalho de expansão, é realizado outro tipo de trabalho, precisamos levá-lo em consideração. Por exemplo, para uma reação redox em uma célula eletroquímica que gera elétrons e realiza trabalho elétrico (w_{el}), a Equação 6.9 passa a ser

$$dU = TdS - PdV + dw_{el}$$

e, portanto,

$$dG = VdP - SdT + dw_{el}$$

em que o *el* subscrito denota elétrico. A P e T constantes, temos

$$dG = dw_{el,\,rev}$$

e, para uma variação finita,

$$\Delta G = w_{el,\,rev} = w_{el,\,máx} \tag{6.11}$$

Essa derivação mostra que ΔG é o trabalho de não-expansão máximo que se pode obter para um processo a T e P constantes. Utilizaremos a Equação 6.11 quando discutirmos eletroquímica no Capítulo 10.

EXEMPLO 6.2

No Exemplo 5.5, calculamos o valor de ΔG para a fusão do gelo a (a) 0 °C, (b) 10 °C e (c) -10 °C. A entalpia molar e a entropia molar de fusão da água são iguais a 6,01 kJ mol^{-1} e 22,0 J K^{-1} mol^{-1}, respectivamente, e considerados independentes da temperatura.

RESPOSTA

Precisamos da Equação 6.3 para os três casos.

(a) No ponto de fusão normal do gelo,

$$\begin{aligned}\Delta G &= \Delta H - T\Delta S \\ &= 6{,}01 \text{ kJ} - 273 \text{ K}\left(\frac{22{,}0 \text{ J K}^{-1}}{1\,000 \text{ J/kJ}}\right) \\ &= 0\end{aligned}$$

(b) A 10 °C,

$$\begin{aligned}\Delta G &= 6{,}01 \text{ kJ} - 283 \text{ K}\left(\frac{22{,}0 \text{ J K}^{-1}}{1\,000 \text{ J/kJ}}\right) \\ &= -0{,}22 \text{ kJ}\end{aligned}$$

(c) A -10 °C,

$$\begin{aligned}\Delta G &= 6{,}01 \text{ kJ} - 263 \text{ K}\left(\frac{22{,}0 \text{ J K}^{-1}}{1\,000 \text{ J/kJ}}\right) \\ &= 0{,}22 \text{ kJ}\end{aligned}$$

COMENTÁRIO

Esses resultados são consistentes com nosso conhecimento de que a 0 °C o sistema está em equilíbrio e $\Delta G = 0$ [caso (a)]; a 10 °C, o gelo se derrete espontaneamente e $\Delta G < 0$ [caso (b)]; e a -10 °C, o gelo não se derrete espontaneamente e $\Delta G > 0$ [caso (c)].

EXEMPLO 6.3

Em uma célula a combustível, gases naturais, como o metano, sofrem a mesma reação redox como em um processo de combustão e produzem dióxido de carbono e água, gerando eletricidade (ver a Seção 10.5). Calcule o trabalho elétrico máximo que se pode obter a partir de 1 mol de metano a 25 °C.

RESPOSTA

A reação é

$$CH_4(g) + 2O_2(g) \rightarrow CO_2(g) + 2H_2O(l)$$

Com base nos valores de $\Delta_f \overline{H}°$ e $\overline{S}°$ do Apêndice B, achamos que $\Delta_r H = -890{,}3$ kJ mol^{-1} e $\Delta_r S = -242{,}8$ J K^{-1} mol^{-1}. Portanto, da Equação 6.3

$$\Delta_r G = -890{,}3 \text{ kJ mol}^{-1} - 298 \text{ K}\left(\frac{-242{,}8 \text{ J K}^{-1}\text{mol}^{-1}}{1\,000 \text{ J/kJ}}\right)$$

$$= -818{,}0 \text{ kJ mol}^{-1}$$

Da Equação 6.11, escrevemos

$$w_{\text{el, máx}} = -818{,}0 \text{ kJ mol}^{-1}$$

Assim, o trabalho elétrico máximo que o sistema pode realizar na vizinhança é igual a 818,0 kJ por mol de CH_4 que reagiu.

COMENTÁRIOS

Dois pontos de interesse: primeiro, como a reação resulta em um decréscimo na entropia, o trabalho elétrico realizado é *menor* do que o calor gerado. É o preço que pagamos para ter ordem. Segundo, se a entalpia de combustão fosse usada para realizar trabalho em uma máquina térmica, a eficiência da conversão do calor em trabalho seria limitada pela Equação 5.9. Em princípio, 100% da energia de Gibbs liberada em uma célula de combustível podem ser convertidos em trabalho porque a célula não é uma máquina térmica e, portanto, não é governada por restrições da segunda lei da termodinâmica.

Finalmente, note que as condições de pressão constante são mais comuns que as de volume constante; portanto, a energia de Gibbs é usada com maior freqüência do que a energia de Helmholtz.

6.3 Energia de Gibbs molar-padrão de formação ($\Delta_f \overline{G}°$)

Como para a entalpia, não podemos medir o valor absoluto das energias de Gibbs, e, por conveniência, atribuímos valor zero para a energia de Gibbs molar-padrão de formação de um elemento na sua forma alotrópica mais estável a 1 bar e 298 K. Novamente, usando a reação de combustão da grafite como exemplo (ver a Seção 4.6):

$$\text{C(grafite)} + O_2(g) \rightarrow CO_2(g)$$

Se a reação é conduzida com os reagentes a 1 bar sendo convertidos a produtos a 1 bar, então a variação na energia de Gibbs-padrão, $\Delta_r G°$, para a reação é dada por

$$\Delta_r \overline{G}° = \Delta_f \overline{G}°(CO_2) - \Delta_f \overline{G}°(\text{grafite}) - \Delta_f \overline{G}°(O_2)$$
$$= \Delta_f \overline{G}°(CO_2)$$

ou

$$\Delta_f \overline{G}°(CO_2) = \Delta_r G°$$

porque ambos os valores de $\Delta_f \overline{G}°$ para grafite e O_2 são zero. Para determinar o valor de $\Delta_r G°$, usamos a Equação 6.3:

$$\Delta_r G° = \Delta_r H° - T\Delta_r GS°$$

No Capítulo 4, vimos que $\Delta_r H° = -393{,}5 \text{ kJ} \cdot \text{mol}^{-1}$. Para encontrar o valor de $\Delta_r S°$, usamos a Equação 5.26 e os dados do Apêndice B:

$$\begin{aligned}\Delta_r S° &= \overline{S}°(CO_2) - \overline{S}°(\text{grafite}) - \overline{S}°(O_2)\\ &= (213{,}6 - 5{,}7 - 205{,}0) \text{ J K}^{-1}\text{mol}^{-1}\\ &= 2{,}9 \text{ J K}^{-1}\text{mol}^{-1}\end{aligned}$$

Assim,

$$\begin{aligned}\Delta_r G° &= -393{,}5 \text{ kJ mol}^{-1} - 298 \text{ K}\left(\frac{2{,}9 \text{ J K}^{-1}\text{mol}^{-1}}{1\,000 \text{ J/kJ}}\right)\\ &= -394{,}4 \text{ kJ mol}^{-1}\end{aligned}$$

Finalmente, chegamos ao resultado:

$$\Delta_f \overline{G}°(CO_2) = -394{,}4 \text{ kJ mol}^{-1}$$

Dessa forma, podemos determinar os valores de $\Delta_f \overline{G}°$ para a maioria das substâncias. A Tabela 6.2 lista valores de $\Delta_f \overline{G}°$ para algumas substâncias inorgânicas e orgânicas comuns (uma lista mais extensa é dada no Apêndice B).

Em geral, o $\Delta_r G°$ para uma reação do tipo

$$a\text{A} + b\text{B} \rightarrow c\text{C} + d\text{D}$$

é dado por

$$\begin{aligned}\Delta_r G° &= c\Delta_f \overline{G}°(\text{C}) + d\Delta_f \overline{G}°(\text{D}) - a\Delta_f \overline{G}°(\text{A}) - b\Delta_f \overline{G}°(\text{B})\\ &= \Sigma v\Delta_f \overline{G}°(\text{produtos}) - \Sigma v\Delta_f \overline{G}°(\text{reagentes}) \qquad (6.12)\end{aligned}$$

em que v é o coeficiente estequiométrico. Em capítulos posteriores, veremos que $\Delta_r G°$ pode também ser obtido da constante de equilíbrio e de medidas eletroquímicas.

Tabela 6.2
Energias de Gibbs molares-padrão de formação a 1 bar e 298 K para algumas substâncias inorgânicas e orgânicas

Substância	$\Delta_f\overline{G}^\circ$/kJ · mol^{-1}	Substância	$\Delta_f\overline{G}^\circ$/kJ · mol^{-1}
C(grafite)	0	$CH_4(g)$	−50,79
C(diamante)	2,87	$C_2H_6(g)$	−32,9
$CO(g)$	−137,3	$C_3H_8(g)$	−23,49
$CO_2(g)$	−394,4	$C_2H_2(g)$	209,2
$HF(g)$	−270,7	$C_2H_4(g)$	68,12
$HCl(g)$	−95,3	$C_6H_6(l)$	124,5
$HBr(g)$	−53,45	$CH_3OH(l)$	−166,3
$HI(g)$	1,7	$C_2H_5OH(l)$	−174,2
$H_2O(g)$	−228,6	$CH_3CHO(l)$	−128,1
$H_2O(l)$	−237,2	$HCOOH(l)$	−361,4
$NH_3(g)$	−16,6	$CH_3COOH(l)$	−389,9
$NO(g)$	86,7	$C_6H_{12}O_6(s)$	−910,6
$NO_2(g)$	51,84	$C_{12}H_{22}O_{11}(s)$	−1544,3
$N_2O_4(g)$	98,29		
$N_2O(g)$	103,6		
$O_3(g)$	163,4		
$SO_2(g)$	−300,4		
$SO_3(g)$	−370,4		

Como a variação na energia de Gibbs é composta de duas partes — entalpia e temperatura multiplicada pela entropia —, é instrutivo comparar suas contribuições a $\Delta_r G^\circ$ em um processo. A Figura 6.1 mostra essas contribuições em um diagrama vetorial usando os seguintes dados de combustão da seção anterior:

$C_6H_{12}O_6$* $\quad \Delta_r H^\circ = -2801{,}3$ kJ mol^{-1} $\quad -T\Delta_r S^\circ = -77{,}7$ kJ mol^{-1} $\quad \Delta_r G^\circ = -2879{,}0$ kJ mol^{-1}

CH_4 $\quad \Delta_r H^\circ = -890{,}3$ kJ mol^{-1} $\quad -T\Delta_r S^\circ = 72{,}3$ kJ mol^{-1} $\quad \Delta_r G^\circ = -818{,}0$ kJ mol^{-1}

Aqui, surge uma pergunta: se a combustão da glicose e do metano é tão espontânea como os grandes valores negativos de ΔG° indicam, como podem-se manter essas substâncias em contato com o ar por longos períodos de tempo sem nenhuma mudança aparente? Neste ponto reside uma limitação da termodinâmica, pois ela nos mostra somente a *direção* na qual a reação deverá ocorrer e nada diz sobre a *velocidade* com que ocorrerá. Para começar qualquer reação, os reagentes devem primeiro adquirir energia suficiente para sobrepor a barreira da energia de ativação. As moléculas

* Os dados da glicose são do Exemplo 6.1. Como não há variação no número de mols dos gases, $\Delta\nu = 0$, e, portanto, $\Delta_r U^\circ = \Delta_r H^\circ$ e $\Delta_r A^\circ = \Delta_r G^\circ$.

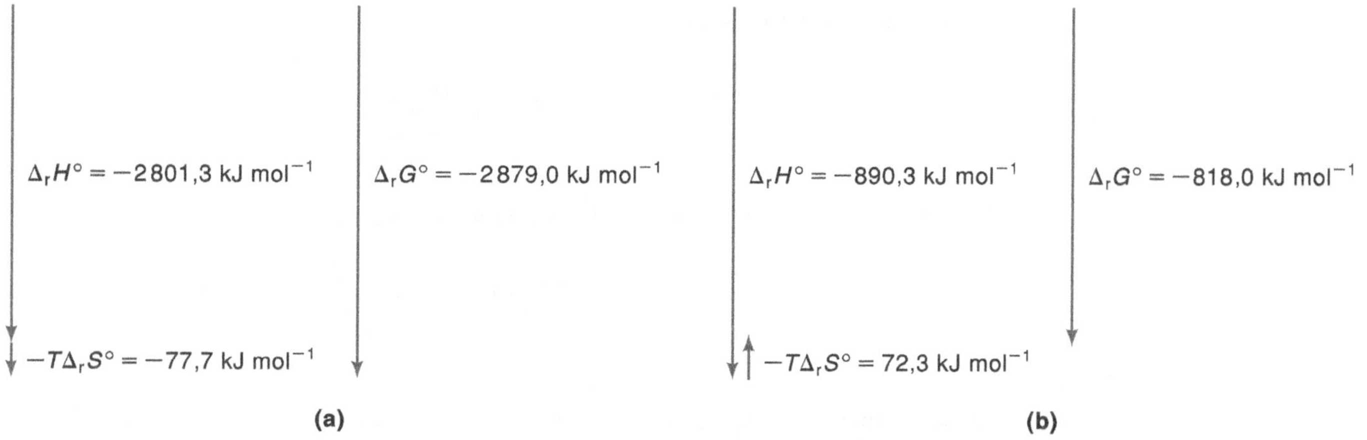

Figura 6.1
Diagramas vetoriais que mostram as variações em $\Delta_r H°$, $-T\Delta_r S°$ e $\Delta_r G°$ a 298 K para a combustão (a) da glicose e (b) do metano.

de glicose (ou metano) em um recipiente à temperatura ambiente não têm essa energia e são, portanto, perfeitamente estáveis. No Capítulo 12, falaremos mais sobre esse tópico.

6.4 Dependência da energia de Gibbs com a temperatura e a pressão

Como a energia de Gibbs tem um papel central na termodinâmica química, é importante compreender suas propriedades. A Equação 6.10 mostra que é uma função da pressão e da temperatura. Aqui, veremos como o valor de G varia em razão de cada uma dessas variáveis.

Dependência de *G* com a temperatura

Começamos com a Equação 6.10:

$$dG = VdP - SdT$$

À pressão constante, essa equação torna-se

$$dG = -SdT$$

de modo que a variação de G com relação a T, a pressão constante, é dada por

$$\left(\frac{\partial G}{\partial T}\right)_P = -S \qquad (6.13)$$

Como a entropia é uma quantidade positiva, esse resultado mostra que a energia de Gibbs de um sistema à pressão constante *diminui* com o aumento da temperatura.

A Equação 6.1 agora se torna

$$G = H + T\left(\frac{\partial G}{\partial T}\right)_P$$

Dividindo essa equação por T^2 e rearranjando-a, obtemos

$$-\frac{G}{T^2} + \frac{1}{T}\left(\frac{\partial G}{\partial T}\right)_P = -\frac{H}{T^2}$$

O lado esquerdo dessa equação é a derivada parcial de G/T com relação a T; isto é,

$$\left[\frac{\partial\left(\frac{G}{T}\right)}{\partial T}\right]_P = -\frac{G}{T^2} + \frac{1}{T}\left(\frac{\partial G}{\partial T}\right)_P$$

Portanto,

$$\left[\frac{\partial\left(\frac{G}{T}\right)}{\partial T}\right]_P = -\frac{H}{T^2} \tag{6.14}$$

A Equação 6.14 é conhecida como a equação de Gibbs–Helmholtz. Quando aplicada a um processo finito, G e H se tornam ΔG e ΔH, de modo que a equação muda para

$$\left[\frac{\partial\left(\frac{\Delta G}{T}\right)}{\partial T}\right]_P = -\frac{\Delta H}{T^2} \tag{6.15}$$

A Equação 6.15 é importante porque ela relaciona a dependência da energia de Gibbs com a temperatura, e daí a posição de equilíbrio, com a variação na entalpia. Retornaremos a essa equação no Capítulo 9.

Dependência de *G* com a pressão

Para ver como a energia de Gibbs depende da pressão, empregamos novamente a Equação 6.10. À temperatura constante,

$$dG = VdP$$

ou

$$\left(\frac{\partial G}{\partial P}\right)_T = V \tag{6.16}$$

Como o volume deve ser uma quantidade positiva, a Equação 6.16 mostra que a energia de Gibbs de um sistema sempre aumenta com a pressão, à temperatura constante. Estamos interessados em saber como o valor de G aumenta quando a pressão do sistema aumenta de P_1 a P_2. Podemos escrever a variação em G, ΔG, para o sistema passar do estado 1 ao estado 2, assim:

$$\Delta G = \int_1^2 dG = G_2 - G_1 = \int_{P_1}^{P_2} VdP$$

Para um gás ideal, $V = nRT/P$, de modo que

$$\Delta G = G_2 - G_1 = \int_{P_1}^{P_2} \frac{nRT}{P} dP$$

$$= nRT \ln \frac{P_2}{P_1} \qquad (6.17)$$

Se fizermos $P_1 = 1$ bar (o estado-padrão), G_1 pode ser substituído pelo símbolo do estado-padrão, $G°$, G_2 por G e P_2 por P. A Equação 6.17 agora se torna

$$G = G° + nRT \ln \frac{P}{1 \text{ bar}}$$

Expressa em termos de quantidades molares, temos

$$\overline{G} = \overline{G}° + RT \ln \frac{P}{1 \text{ bar}} \qquad (6.18)$$

em que $\overline{G}$ depende da temperatura e da pressão, e $\overline{G}°$ é uma função somente da temperatura. A Equação 6.18 relaciona a energia de Gibbs molar de um gás ideal com sua pressão. Mais tarde, veremos uma equação semelhante relacionando a energia de Gibbs de uma substância com sua concentração na mistura.

EXEMPLO 6.4

Uma amostra de 0,590 mol de um gás ideal inicialmente a 300 K e 1,50 bar é comprimida isotermicamente a uma pressão final de 6,90 bar. Calcule a variação na energia de Gibbs para esse processo.

RESPOSTA

Para $P_1 = 1{,}50$ bar e $P_2 = 6{,}90$ bar, usando a Equação 6.17 obtemos

$$\Delta G = (0{,}590 \text{ mol})(8{,}314 \text{ J K}^{-1}\text{mol}^{-1})(300 \text{ K}) \ln \frac{6{,}90}{1{,}50}$$

$$= 2{,}25 \times 10^3 \text{ J}$$

Até este ponto, concentramos-nos nos gases para discutir a dependência de G com a pressão. Como o volume de um sólido ou um líquido é praticamente independente da pressão aplicada, escrevemos

$$\begin{aligned} G_2 - G_1 &= \int_{P_1}^{P_2} VdP \\ &= V(P_2 - P_1) = V\Delta P \end{aligned}$$

ou

$$G_2 = G_1 + V\Delta P$$

O volume, V, é tratado como uma constante e pode ser colocado fora da integral. Em geral, as energias de Gibbs de líquidos e sólidos são muito menos dependentes da pressão, de modo que a variação de G com P pode ser desprezada, exceto quando lidamos com processos geológicos no interior da Terra ou condições de alta pressão criadas especialmente em laboratório.

6.5 Energia de Gibbs e equilíbrios entre fases

Nesta seção, veremos como a energia de Gibbs pode ser aplicada ao estudo de equilíbrios entre fases. Em um sistema, *fase* é uma parte homogênea que está em contato com outras partes de um sistema, mas separada delas por fronteiras bem definidas. Como exemplos de equilíbrios entre fases, temos os processos físicos do congelamento e da ebulição. No Capítulo 9, aplicaremos a energia de Gibbs ao estudo de equilíbrios químicos. Nossa discussão aqui está restrita a sistemas de um componente.

Considere duas fases, digamos, sólida e líquida, de um sistema de um componente, em equilíbrio a uma dada temperatura e pressão. Como essa condição pode ser formulada? Poderíamos ser tentados a igualar as energias de Gibbs assim:

$$G_{\text{sólido}} = G_{\text{líquido}}$$

Mas essa formulação não se verificará, pois é possível ter um pequeno cubo de gelo flutuando em um oceano de água a 0 °C, e a energia de Gibbs da água ainda ser, obviamente, muito maior do que a do cubo de gelo. Em vez disso, podemos insistir que a energia de Gibbs *por mol* (ou energia de Gibbs molar) da substância, uma propriedade intensiva, seja a mesma em ambas as fases em equilíbrio, pois propriedades intensivas são independentes da quantidade de substância presente:

$$\overline{G}_{\text{sólido}} = \overline{G}_{\text{líquido}}$$

Se as condições externas (temperatura e pressão) forem alteradas de modo que $\overline{G}_{\text{sólido}} > \overline{G}_{\text{líquido}}$, então parte do sólido derreteria, pois

$$\Delta G = \overline{G}_{\text{líquido}} - \overline{G}_{\text{sólido}} < 0$$

Por outro lado, se $\overline{G}_{\text{sólido}} < \overline{G}_{\text{líquido}}$, então parte do líquido congelaria espontaneamente.

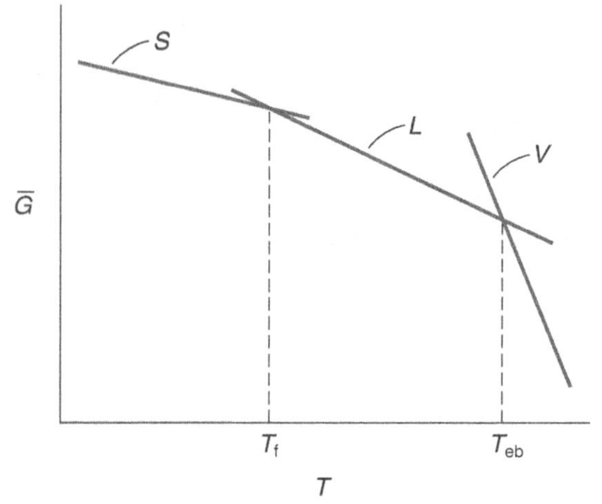

Figura 6.2
Dependência da energia de Gibbs molar com a temperatura para as fases vapor (V), líquida (L) e sólida (S) de uma substância a uma pressão constante. A fase com o valor mais baixo de $\overline{G}$ é a mais estável naquela temperatura. A intersecção das retas de vapor e de líquido dá o ponto de ebulição (T_{eb}), e aquela entre as retas de líquido e de sólido fornece o ponto de fusão (T_f).

A seguir, vamos ver como a energia de Gibbs molar de um sólido, de um líquido e de um vapor dependem da temperatura e da pressão. A Equação 6.13 expressa em quantidades molares torna-se

$$\left(\frac{\partial \overline{G}}{\partial T}\right)_P = -\overline{S}$$

Como a entropia de uma substância em qualquer fase é sempre positiva, um gráfico de $\overline{G}$ em função de T, à pressão constante, fornece-nos uma reta com coeficiente angular negativo. Para as três fases de uma substância, temos*

$$\left(\frac{\partial \overline{G}_{\text{sólido}}}{\partial T}\right)_P = -\overline{S}_{\text{sólido}} \quad \left(\frac{\partial \overline{G}_{\text{líquido}}}{\partial T}\right)_P = -\overline{S}_{\text{líquido}} \quad \left(\frac{\partial \overline{G}_{\text{vap}}}{\partial T}\right)_P = -\overline{S}_{\text{vap}}$$

A qualquer temperatura, as entropias molares de uma substância decrescem na ordem

$$\overline{S}_{\text{vap}} \gg \overline{S}_{\text{líquido}} > \overline{S}_{\text{sólido}}$$

Essas diferenças se refletem nos coeficientes angulares das retas mostradas na Figura 6.2. A altas temperaturas, a fase vapor é a mais estável, porque ela tem a energia de Gibbs molar mais baixa. À medida que a temperatura diminui, entretanto, o líquido se torna a fase estável e, finalmente, a temperaturas ainda mais baixas, o sólido se torna a fase mais estável. A intersecção entre as retas do vapor e do líquido é o ponto em que essas duas fases estão em equilíbrio, isto é, $\overline{G}_{\text{vap}} = \overline{G}_{\text{líquido}}$. A temperatura correspondente é T_{eb}, o ponto de ebulição. De modo semelhante, sólido e líquido coexistem em equilíbrio na temperatura T_f, o ponto de fusão.

Como um aumento na pressão afeta os equilíbrios entre fases? Na seção anterior, vimos como a energia de Gibbs de uma substância aumenta sempre com a pressão (ver a Equação 6.16). Além disso, para uma dada mudança de pressão, o aumento é

* Embora usemos os termos *gás* e *vapor* de forma intercambiável, rigorosamente falando, existe uma diferença. Gás é uma substância que está normalmente na fase gasosa a temperaturas e pressões ordinárias; vapor é uma forma gasosa de qualquer substância que é um sólido ou um líquido a temperaturas e pressões normais. Assim, a 25 °C e 1 atm, falamos de vapor de água e de gás oxigênio.

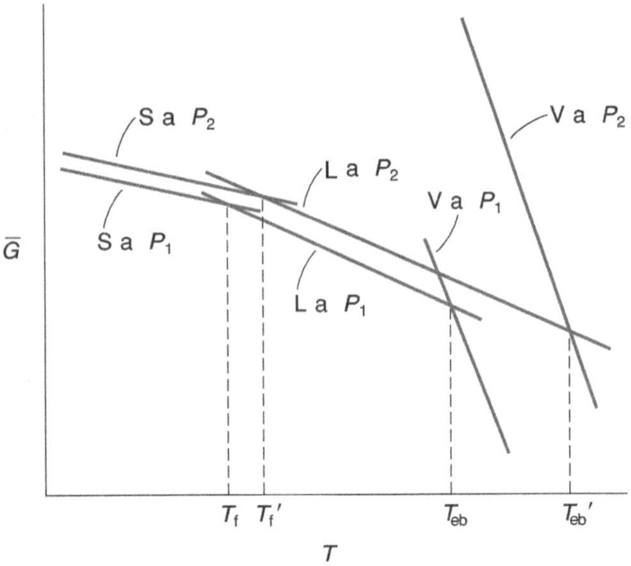

Figura 6.3
Dependência da energia de Gibbs molar com a pressão. Para a maioria das substâncias (a água é uma exceção importante), um aumento na pressão leva a um aumento no ponto de fusão e no ponto de ebulição. (Aqui, temos $P_2 > P_1$.)

maior para vapores, e muito menor para líquidos e sólidos. Esse resultado segue da Equação 6.16, expressa abaixo em quantidades molares

$$\left(\frac{\partial \overline{G}}{\partial P}\right)_T = \overline{V}$$

O volume molar de um vapor é, normalmente, cerca de mil vezes maior que o de um líquido ou de um sólido.

A Figura 6.3 mostra os aumentos no valor de $\overline{G}$ para as três fases, conforme a pressão aumenta de P_1 a P_2. Vemos que as duas temperaturas T_f e T_{eb} se deslocam para valores mais altos, mas o deslocamento em T_{eb} é maior por causa do aumento maior em $\overline{G}$ para o vapor. Assim, em geral, um aumento na pressão externa aumentará o ponto de fusão e o ponto de ebulição de uma substância. Embora não mostrado na Figura 6.3, o inverso também é verdadeiro; isto é, diminuindo a pressão, diminuirão ambos, o ponto de fusão e o ponto de ebulição. Tenha em mente que nossa conclusão acerca do efeito da pressão no ponto de fusão está fundamentada em nossa suposição de que o volume molar de um líquido é maior que o de um sólido. Essa suposição é verdadeira para a maioria das substâncias, mas não para todas. Uma exceção-chave é a água. O volume molar do gelo é, na realidade, maior do que o da água líquida, o que explica o fato de o gelo flutuar sobre a água. Para a água, então, um aumento na pressão *diminuirá* o ponto de fusão. Veremos mais sobre essa propriedade da água mais adiante.

As equações de Clapeyron e de Clausius-Clapeyron

Agora, vamos derivar algumas relações gerais úteis para uma compreensão quantitativa de equilíbrios entre fases. Considere uma substância que exista em duas fases, α e β. A condição de equilíbrio, a temperatura e pressão constantes, é

$$\overline{G}_\alpha = \overline{G}_\beta$$

de modo que

$$d\overline{G}_\alpha = d\overline{G}_\beta$$

Para estabelecer uma relação de dT com dP na mudança que vincula essas duas fases, da Equação 6.10, temos

$$d\overline{G}_\alpha = \overline{V}_\alpha dP - \overline{S}_\alpha dT = d\overline{G}_\beta = \overline{V}_\beta dP - \overline{S}_\beta dT$$

$$(\overline{S}_\beta - \overline{S}_\alpha)dT = (\overline{V}_\beta - \overline{V}_\alpha)dP$$

ou

$$\frac{dP}{dT} = \frac{\Delta\overline{S}}{\Delta\overline{V}}$$

em que $\Delta\overline{V}$ e $\Delta\overline{S}$ são as variações no volume molar e na entropia molar, respectivamente, para a transição de fase $\alpha \longrightarrow \beta$. Como $\Delta\overline{S} = \Delta\overline{H}/T$ no equilíbrio, a equação torna-se

$$\frac{dP}{dT} = \frac{\Delta\overline{H}}{T\Delta\overline{V}} \tag{6.19}$$

em que T é a temperatura da transição de fase (pode ser o ponto de fusão ou o ponto de ebulição ou, ainda, qualquer outra temperatura na qual as duas fases coexistam em equilíbrio). A Equação 6.19 é conhecida como equação de Clapeyron (em homenagem ao engenheiro francês Benoit-Paul-Émile Clapeyron, 1799–1864). Essa expressão simples fornece a razão entre a variação na pressão e a variação na temperatura em razão de algumas quantidades prontamente mensuráveis, tais como volume molar e variação de entalpia para o processo. Aplica-se à fusão, à vaporização e à sublimação, como também a equilíbrios entre duas formas alotrópicas, como grafite e diamante.

A equação de Clapeyron pode ser expressa de uma maneira aproximada conveniente nos casos dos equilíbrios de vaporização e de sublimação. Nesses casos, o volume molar do vapor é tão maior que o da fase condensada, que podemos escrever

$$\Delta_{\text{vap}}\overline{V} = \overline{V}_{\text{vap}} - \overline{V}_{\text{condensado}} \approx \overline{V}_{\text{vap}}$$

Além disso, se assumirmos um comportamento de gás ideal, então

$$\Delta_{\text{vap}}\overline{V} = \overline{V}_{\text{vap}} = \frac{RT}{P}$$

Substituindo $\Delta_{\text{vap}}\overline{V}$ na Equação 6.19, obtém-se

$$\frac{dP}{dT} = \frac{P\Delta_{\text{vap}}\overline{H}}{RT^2}$$

ou

$$\frac{dP}{P} = d\ln P = \frac{\Delta_{\text{vap}}\overline{H}\,dT}{RT^2} \tag{6.20}$$

A Equação 6.20 é conhecida como equação de Clausius-Clapeyron (em homenagem a Clapeyron e ao físico alemão Rudolf Julius Clausius, 1822–1888). Integrando a Equação 6.20 entre os limites de P_1, T_1 e P_2, T_2, obtemos

$$\int_{P_1}^{P_2} d\ln P = \ln\frac{P_2}{P_1} = \frac{\Delta_{\text{vap}}\overline{H}}{R}\int_{T_1}^{T_2}\frac{dT}{T^2} = -\frac{\Delta_{\text{vap}}\overline{H}}{R}\left(\frac{1}{T_2}-\frac{1}{T_1}\right)$$

ou

$$\ln\frac{P_2}{P_1} = \frac{\Delta_{\text{vap}}\overline{H}}{R}\frac{(T_2-T_1)}{T_1T_2} \tag{6.21}$$

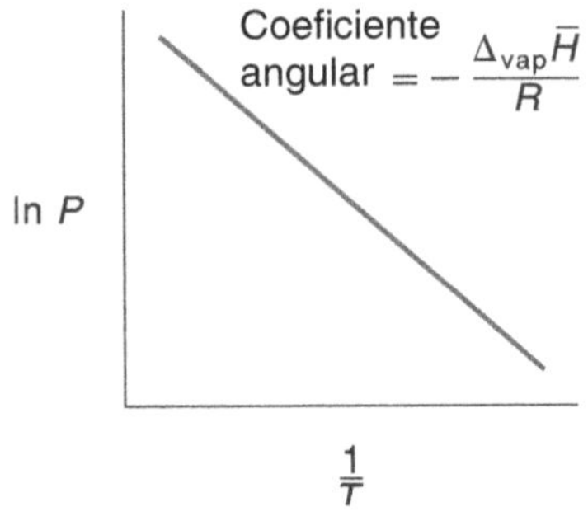

Figura 6.4
Gráfico de ln P em função de $1/T$ para determinar $\Delta_{\text{vap}}\overline{H}$ de um líquido.

Estamos supondo que $\Delta_{\text{vap}}\overline{H}$ é independente da temperatura. Se tivéssemos feito uma integração indefinida (integração sem os limites), poderíamos expressar ln P como uma função da temperatura assim:

$$\ln P = -\frac{\Delta_{\text{vap}}\overline{H}}{RT} + \text{constante} \tag{6.22}$$

Dessa forma, o gráfico de ln P em função de $1/T$ fornece uma linha reta cujo coeficiente angular (que é negativo) é igual a $-\Delta_{\text{vap}}\overline{H}/R$ (Figura 6.4).

Diagramas de fases

Neste ponto, estamos prontos para examinar equilíbrios entre fases de alguns sistemas familiares. As condições de um sistema existir como sólido, líquido ou vapor podem ser convenientemente resumidas em um *diagrama de fases*, que é um gráfico da pressão em razão da temperatura. Vamos considerar os equilíbrios entre fases da água e do gás carbônico.

Água. A Figura 6.5 mostra o diagrama de fases da água, no qual S, L e V representam as regiões em que pode existir somente uma fase (sólido, líquido ou vapor). Ao longo

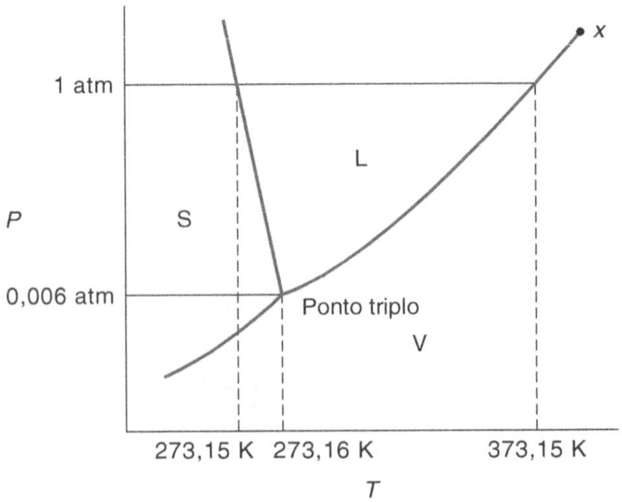

Figura 6.5
Diagrama de fases da água. Note que a curva sólido-líquido tem um coeficiente angular negativo. A curva líquido-vapor pára em x, o ponto crítico (647,6 K e 217,7 atm).

de qualquer uma das curvas, entretanto, as duas fases correspondentes podem coexistir. O coeficiente angular de qualquer curva é dado por dP/dT. Por exemplo, a curva que separa as regiões L e V mostra como a pressão de vapor da água varia com relação à temperatura. A 373,15 K, sua pressão de vapor é 1 atm, e essas condições marcam o ponto de ebulição normal da água. Note que a curva L−V pára abruptamente no ponto crítico, além do qual a fase líquida não pode existir. O ponto de congelamento normal da água (ou ponto de fusão do gelo) é definido de modo semelhante pela curva S−L a 1 atm, que é 273,15 K. Finalmente, todas as três fases podem coexistir em somente um ponto, chamado *ponto triplo*; para a água, o ponto triplo está em $T = 273{,}16$ K e $P = 0{,}006$ atm.

EXEMPLO 6.5

Calcule o coeficiente angular da curva S−L a 273,15 K em atm K^{-1}, dado que $\Delta_{fus}\overline{H} = 6{,}01$ kJ mol^{-1}, $\overline{V}_L = 0{,}0180$ L mol^{-1} e $\overline{V}_S = 0{,}0196$ L mol^{-1}.

RESPOSTA

Precisamos da Equação de Clapeyron (Equação 6.19)

$$\frac{dP}{dT} = \frac{\Delta_{fus}\overline{H}}{T_f \Delta_{fus}\overline{V}}$$

Usando o fator de conversão 1 J = $9{,}87 \times 10^{-3}$ L atm, obtemos

$$\begin{aligned}\frac{dP}{dT} &= \frac{(6\,010 \text{ J mol}^{-1})(9{,}87 \times 10^{-3} \text{ L atm J}^{-1})}{(273{,}15 \text{ K})(0{,}0180 - 0{,}0196) \text{ L mol}^{-1}} \\ &= -136 \text{ atm K}^{-1}\end{aligned}$$

COMENTÁRIO

(1) Como o volume molar da água líquida é menor que o do gelo, o coeficiente angular é negativo, como mostrado na Figura 6.5. Além disso, como a quantidade $(\overline{V}_L - \overline{V}_S)$ é pequena, a inclinação é bem acentuada. (2) Obtém-se um resultado interessante calculando a quantidade dT/dP, que fornece a variação (diminuição) no ponto de fusão em função da pressão. Neste caso, encontramos $dT/dP = -7{,}35 \times 10^{-3}$ K atm^{-1}, que significa que o ponto de fusão do gelo diminui de $7{,}35 \times 10^{-3}$ K sempre que a pressão aumenta de 1 atm. Esse efeito ajuda a tornar a patinação no gelo possível. O peso de um patinador exerce uma pressão considerável no gelo (da ordem de 500 atm) por causa da pequena área das lâminas. Conforme o gelo derrete, a película de água formada entre os patins e o gelo age como um lubrificante para facilitar o movimento sobre o gelo. Entretanto, estudos mais detalhados indicam que o calor de fricção gerado entre os patins e o gelo é a razão principal para o derretimento do gelo.

EXEMPLO 6.6

Os seguintes dados mostram a variação da pressão de vapor da água em razão da temperatura:

P/mmHg	17,54	31,82	55,32	92,51	149,38	233,7
t/°C	20	30	40	50	60	70

Determine a entalpia molar de vaporização da água.

RESPOSTA

Precisamos da Equação 6.22. O primeiro passo é converter os dados em uma forma conveniente para serem colocados no gráfico:

$\ln P$	2,865	3,460	4,013	4,527	5,007	5,454
K/T	$3{,}41\times10^{-3}$	$3{,}30\times10^{-3}$	$3{,}19\times10^{-3}$	$3{,}10\times10^{-3}$	$3{,}00\times10^{-3}$	$2{,}92\times10^{-3}$

A Figura 6.6 mostra o gráfico de ln P em função de $1/T$. Do coeficiente angular medido, temos

$$-5\,090 \text{ K} = -\frac{\Delta_{\text{vap}}\overline{H}}{R}$$

ou

$$\Delta_{\text{vap}}\overline{H} = (8{,}314 \text{ J K}^{-1}\text{ mol}^{-1})(5\,090 \text{ K})$$
$$= 42{,}3 \text{ kJ mol}^{-1}$$

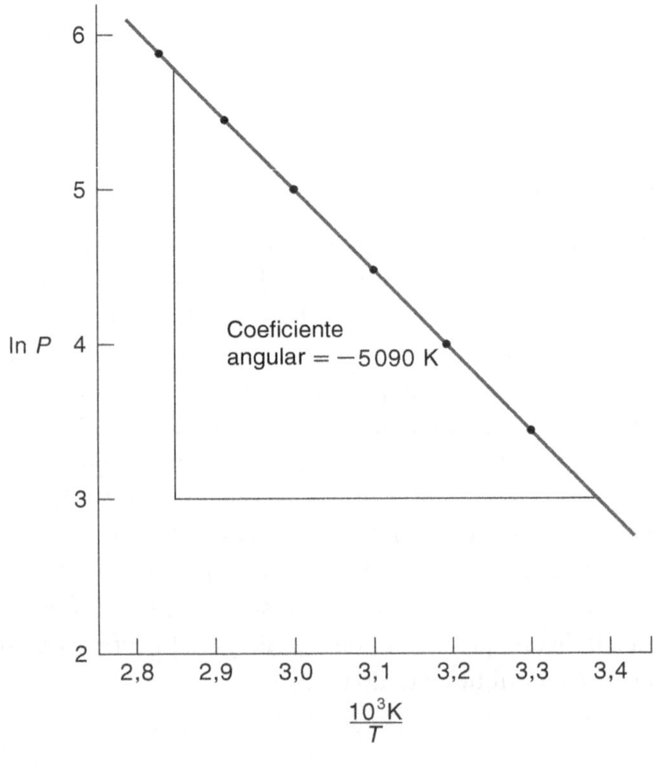

Figura 6.6
Gráfico de ln P em função de $1/T$. O coeficiente angular da reta é dado por $-\Delta_{\text{vap}}\overline{H}/R$.

COMENTÁRIOS

(1) O calor molar de vaporização da água medido no ponto de ebulição normal é 40,79 kJ mol^{-1}. Como o $\Delta_{vap}\overline{H}$ depende até certo ponto da temperatura, nosso valor determinado graficamente, no entanto, pode ser tomado como o valor médio entre 20 °C e 80 °C. (2) Ao colocar os dados no gráfico, a quantidade ln *P* é, obviamente, adimensional. Note que o mesmo valor do coeficiente angular é obtido caso expressemos a pressão em mmHg ou em atm pela seguinte razão: a relação entre atm e mmHg é dada por

$$P' = CP$$

em que P' é a pressão expressa em atm, *P* a pressão expressa em mmHg e *C* é um fator de conversão. Para a pressão expressa em atm, o coeficiente angular da reta é dado por

$$\text{coeficiente angular} = \frac{(\ln P_2' - \ln P_1')}{1/T_2 - 1/T_1} = \frac{\ln CP_2 - \ln CP_1}{1/T_2 - 1/T_1}$$

$$= \frac{\ln P_2 - \ln P_1}{1/T_2 - 1/T_1}$$

Assim, quer a pressão esteja expressa em atm (P_1' e P_2') quer em mmHg (P_1 e P_2), o coeficiente angular será o mesmo.

Dióxido de carbono. A Figura 6.7 mostra o diagrama de fases do dióxido de carbono. A principal diferença entre este diagrama e o da água é a curva S–L do CO_2, que tem um coeficiente angular positivo porque, como $\overline{V}_{\text{líquido}} > \overline{V}_{\text{sólido}}$, a quantidade no lado direito da Equação 6.19 é positiva e, portanto, também o é *dP/dT.* Note que o

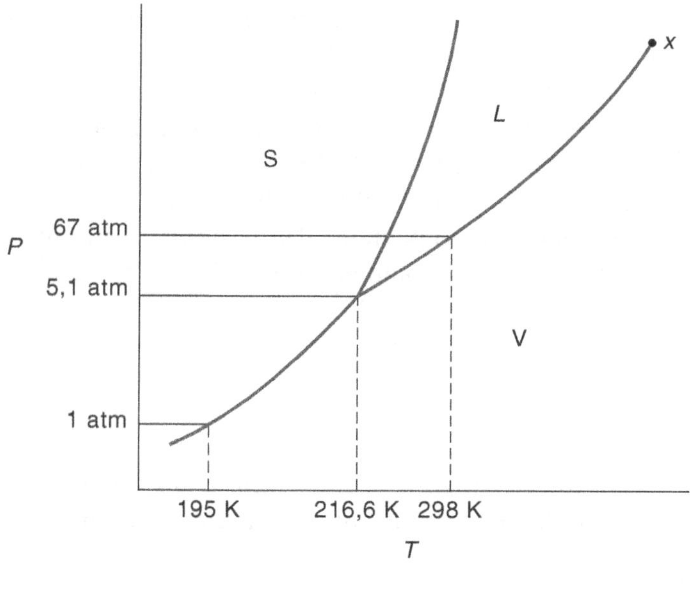

Figura 6.7
Diagrama de fases do dióxido de carbono. Note que a curva sólido–líquido tem um coeficiente angular positivo, o que é verdade para a maioria das substâncias. A curva líquido–vapor pára em *x*, o ponto crítico (304,2 K a 73,0 atm).

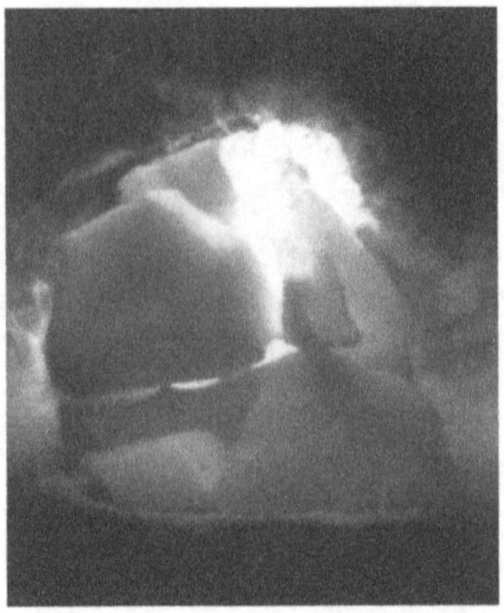

Figura 6.8
A 1 atm, o dióxido de carbono sólido não pode se fundir, somente sublimar-se.

CO_2 líquido não é estável a pressões abaixo de 5 atm. Por essa razão, CO_2 sólido é chamado *gelo-seco* — sob condições atmosféricas ele não se funde; somente pode sublimar-se. Além do mais, ele se parece com o gelo (Figura 6.8). O dióxido de carbono líquido não existe à temperatura ambiente, é claro, mas pode ser confinado em um cilindro metálico a uma pressão de 67 atm!

A regra das fases

Para concluir nossa discussão de equilíbrios entre fases, vamos considerar uma regra útil derivada por Gibbs (para a derivação, veja o Apêndice 6.2):

$$f = c - p + 2 \tag{6.23}$$

em que c é o número de componentes e p é o número de fases presentes no sistema. O termo *graus de liberdade*, f, dá o número de variáveis intensivas (pressão, temperatura e composição) que podem mudar independentemente, sem perturbar o número de fases em equilíbrio. Em um sistema de um único componente e de uma única fase ($c = 1, p = 1$), por exemplo, um gás em um recipiente, a pressão e a temperatura do gás podem variar independentemente, sem alterar o número de fases; portanto, $f = 2$, ou seja, o sistema tem dois graus de liberdade.

O termo graus de liberdade utilizado neste capítulo tem um significado diferente do que consta no Capítulo 3 para os movimentos moleculares.

Vamos agora aplicar a regra das fases à água ($c = 1$). A Figura 6.5 mostra que na região de fase pura (S, L ou V) temos $p = 1$ e $f = 2$, significando que a pressão pode ser variada independentemente da temperatura (dois graus de liberdade). Ao longo de cada uma das fronteiras S–L, L–V ou S–V, entretanto, $p = 2$ e $f = 1$. Assim, para cada valor de P, só pode haver um valor específico de T e vice-versa (um grau de liberdade). Finalmente, no ponto triplo, $p = 3$ e $f = 0$ (nenhum grau de liberdade). Sob essas condições, o sistema está totalmente fixo, e nenhuma variação é possível tanto na pressão como na temperatura. Um sistema desse tipo é chamado *invariante* e é representado por um ponto em um gráfico de pressão em função da temperatura.

6.6 Termodinâmica da elasticidade da borracha

Nesta seção, veremos uma aplicação de funções termodinâmicas a um sistema diferente dos sistemas de gases — o familiar elástico de borracha, que chamaremos simplesmente de elástico.

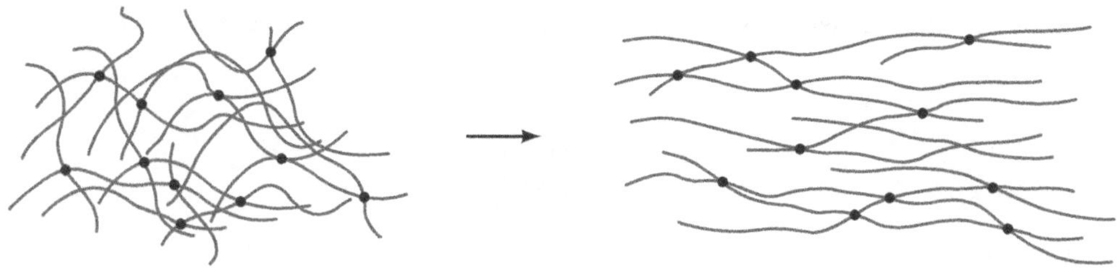

Figura 6.9
Uma borracha não esticada (*à esquerda*) tem muito mais conformações que uma borracha esticada (*à direita*). As longas cadeias de moléculas de borracha vulcanizada são mantidas juntas por ligações de enxofre para evitar deslizamento.

A borracha natural é o poli-*cis*-isopreno e tem a seguinte unidade monomérica que se repete:

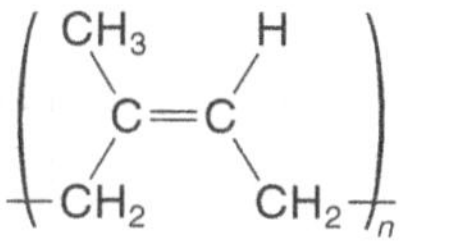

em que *n* é da ordem de centenas. A propriedade característica da borracha é sua elasticidade. Pode ser esticada até 10 vezes seu comprimento, e, se solta, retorna ao tamanho original. Esse comportamento se deve à flexibilidade das moléculas de cadeias longas. No estado natural, a borracha é um emaranhado de cadeias poliméricas. Se a força externa é forte o suficiente, cadeias individuais podem deslizar uma sobre a outra, fazendo com que a borracha perca a maior parte da elasticidade. Em 1839, o químico americano Charles Goodyear (1800–1860), em um processo chamado *vulcanização*, descobriu que a borracha natural poderia reagir com enxofre e dar origem a ligações cruzadas, evitando o deslizamento das cadeias. A Figura 6.9 mostra que a borracha, no estado não esticado, tem muitas conformações possíveis e, por isso, maior entropia que a borracha esticada, que tem relativamente poucas conformações e entropia mais baixa.

Quando a borracha é esticada elasticamente por uma força, f, o trabalho realizado, dw, é dado por dois termos:

A diferença entre os sinais de $f\,dl$ e PdV surge porque, enquanto um valor positivo de dV denota trabalho feito pelo sistema, um valor positivo de dl denota trabalho realizado sobre o sistema.

$$dw = f\,dl - PdV \qquad (6.24)$$

O primeiro termo é a força multiplicada pela distância distendida. Entretanto, o segundo termo é pequeno e, geralmente, pode ser ignorado. (O elástico fica mais fino quando esticado, mas também fica mais longo, de modo que a variação no volume, dV, acaba sendo desprezível.) Se o elástico é esticado lentamente, a força de restauração é igual à força aplicada a cada estágio e, portanto, podemos considerar o processo como reversível. Vimos antes que, para um processo a volume e temperatura constantes, o trabalho máximo realizado é igual à variação na energia de Helmholtz:

$$dw_{\text{rev}} = dw_{\text{máx}} = dA$$

ou

$$dA = f\,dl$$

Podemos agora expressar a força de restauração em função da energia de Helmholtz como

$$f = \left(\frac{\partial A}{\partial l}\right)_T \tag{6.25}$$

Da Equação 6.4,

$$A = U - TS$$

encontramos a variação em A com a distância distendida l como

$$\left(\frac{\partial A}{\partial l}\right)_T = \left(\frac{\partial U}{\partial l}\right)_T - T\left(\frac{\partial S}{\partial l}\right)_T \tag{6.26}$$

Substituindo a Equação 6.25 em 6.26, obtemos

$$f = \left(\frac{\partial U}{\partial l}\right)_T - T\left(\frac{\partial S}{\partial l}\right)_T \tag{6.27}$$

A Equação 6.27 mostra que existem duas contribuições para a força de restauração — uma oriunda da variação da energia com a distância distendida e a outra da variação da entropia.

A Figura 6.10 mostra uma aparelhagem simples que fornece uma estimativa confiável da força de restauração. Uma ponta do elástico esticado é presa em um prato de uma balança de dois pratos. Colocam-se pesos no outro prato para contrabalançar a força de restauração. O elástico é imerso em um béquer com água, que atua como um termostato. A variação da força de restauração com a temperatura pode ser medida aquecendo-se gradualmente a água. Um gráfico de f em função de T é mostrado na Figura 6.11. Note que a reta tem um coeficiente angular positivo, que significa que $(\partial S/\partial l)_T$ é negativo. Esse resultado é consistente com a noção de que as moléculas do polímero se tornam mais ordenadas no estado esticado, levando a um decréscimo na entropia. Resultados experimentais também mostram que o termo $(\partial U/\partial l)_T$ (a intersecção da reta com o eixo y) é 5 a 10 vezes menor que o termo $(\partial S/\partial l)_T$. A razão é o fato de que as forças intermoleculares entre as cadeias de hidrocarbonetos são relativamente pequenas, de maneira que a energia interna do elástico não varia de modo apreciável com o estiramento. Portanto, a contribuição predominante para a força de restauração é a entropia, não a energia. Quando uma borracha esticada volta à posição original, o processo é em grande parte controlado por um aumento na entropia.

Finalmente, note a analogia entre o estiramento de um elástico e a compressão de um gás. Se o elástico e o gás se comportam idealmente, então

$$\left(\frac{\partial U}{\partial l}\right)_T = 0 \quad \text{(elástico)} \qquad \text{e} \qquad \left(\frac{\partial U}{\partial V}\right)_T = 0 \quad \text{(gás)}$$

Um comportamento ideal para o elástico significa que as forças intermoleculares são independentes das conformações, ao passo que para um gás ideal as forças intermoleculares estão ausentes. De modo semelhante, a entropia de um elástico diminui com o estiramento à temperatura constante exatamente como a entropia de um gás diminui quando é comprimido isotermicamente.

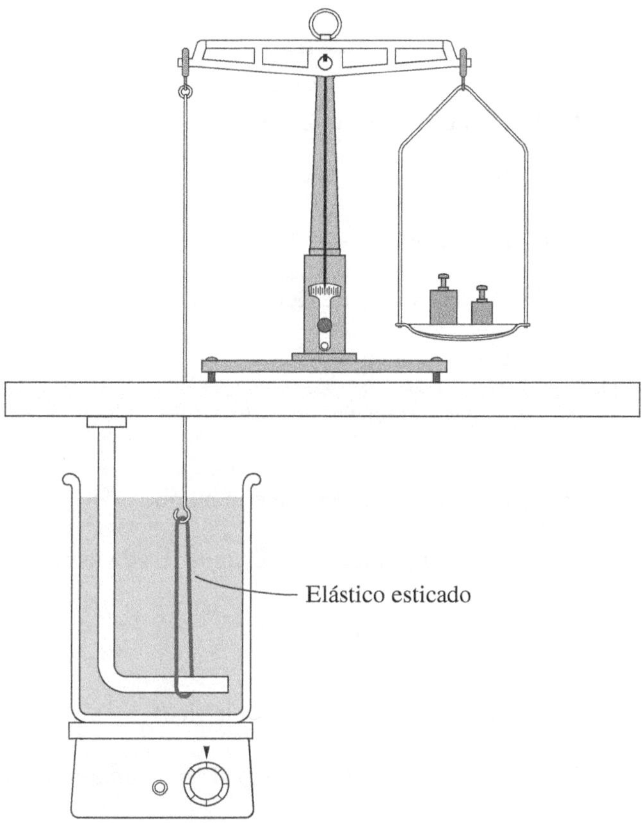

Figura 6.10
Diagrama esquemático de uma aparelhagem usada para medir a força de restauração de um elástico esticado. A força é balanceada por contrapesos no outro prato de uma balança de dois pratos, como mostrado. A temperatura do elástico é alterada imergindo-o em um termostato (um béquer com água sobre um aquecedor elétrico). A variação na força de restauração com a temperatura pode ser calculada a partir dos pesos necessários para o equilíbrio.*

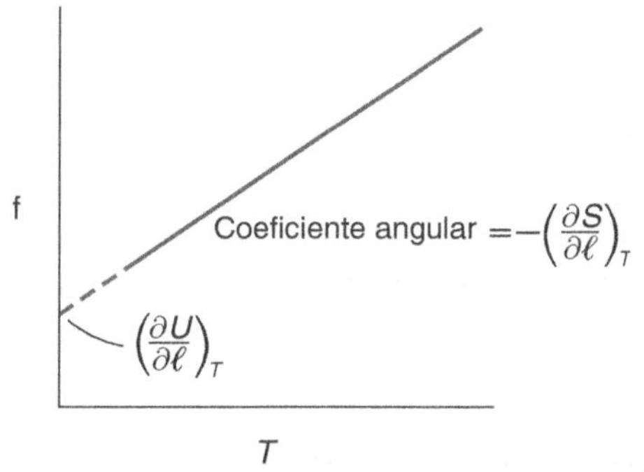

Figura 6.11
Gráfico da força de restauração (f) em função da temperatura (T) em um elástico.

* Para mais detalhes, ver BYRNE, J. P. *J. Chem. Educ.* **71**, 531, 1994.

Equações principais

$G = H - TS$	(Definição de energia de Gibbs)	(6.1)
$dG_{\text{sis}} \leq 0$	(A T e P constantes)	(6.2)
$\Delta G = \Delta H - T\Delta S$	(A T e P constantes)	(6.3)
$A = U - TS$	(Definição de energia de Helmholtz)	(6.4)
$dA_{\text{sis}} \leq 0$	(A T e V constantes)	(6.5)
$\Delta A = \Delta U - T\Delta S$	(A T e V constantes)	(6.6)
$\Delta A = w_{\text{rev}}$	(Relacionando ΔA ao trabalho máximo)	(6.8)
$dU = TdS - PdV$	(Combinando a primeira e a segunda leis da termodinâmica)	(6.9)
$dG = VdP - SdT$	(Dependência de G com T e P)	(6.10)
$\Delta G = w_{\text{el, máx}}$	(Relacionando ΔG ao trabalho elétrico)	(6.11)
$\Delta_r G^\circ = \Sigma v \Delta_f \overline{G}^\circ(\text{produtos}) - \Sigma v \Delta_f \overline{G}^\circ(\text{reagentes})$	(Variação da energia de Gibbs-padrão de uma reação)	(6.12)
$\left[\dfrac{\partial\left(\dfrac{\Delta G}{T}\right)}{\partial T}\right]_P = -\dfrac{\Delta H}{T^2}$	(Equação de Gibbs-Helmholtz)	(6.15)
$\Delta G = nRT \ln \dfrac{P_2}{P_1}$	(Variação em G como conseqüência de uma variação em P)	(6.17)
$\overline{G} = \overline{G}^\circ + RT \ln \dfrac{P}{1\text{ bar}}$	(Energia de Gibbs molar de um gás)	(6.18)
$\dfrac{dP}{dT} = \dfrac{\Delta \overline{H}}{T\Delta \overline{V}}$	(Equação de Clapeyron)	(6.19)
$\ln \dfrac{P_2}{P_1} = \dfrac{\Delta \overline{H}}{R} \dfrac{(T_2 - T_1)}{T_1 T_2}$	(Equação de Clausius-Clapeyron)	(6.21)
$\ln P = -\dfrac{\Delta \overline{H}}{RT} + \text{constante}$	(Equação de Clausius-Clapeyron)	(6.22)
$f = c - p + 2$	(A regra das fases)	(6.23)
$f = \left(\dfrac{\partial U}{\partial l}\right)_T - T\left(\dfrac{\partial S}{\partial l}\right)_T$	(Força de restauração de um elástico distendido)	(6.27)

Algumas relações termodinâmicas

Neste apêndice, derivaremos várias relações termodinâmicas fundamentais.

Das Equações 6.9 e 6.10, temos

$$dU = -PdV + TdS \tag{1}$$

$$dG = VdP - SdT \tag{2}$$

Podemos obter expressões análogas para dH e dA como se segue. Começando com a definição de H ($H = U + PV$) e usando a Equação 1, escrevemos

$$\begin{aligned} dH &= dU + PdV + VdP \\ &= -PdV + TdS + PdV + VdP \\ &= VdP + TdS \end{aligned} \tag{3}$$

e da definição de A ($A = U - TS$),

$$\begin{aligned} dA &= dU - TdS - SdT \\ &= -PdV + TdS - TdS - SdT \\ &= -PdV - SdT \end{aligned} \tag{4}$$

Da Equação 1, vemos que U é uma função de V e S, portanto, podemos escrever a diferencial exata dU como

$$dU = \left(\frac{\partial U}{\partial V}\right)_S dV + \left(\frac{\partial U}{\partial S}\right)_V dS \tag{5}$$

Comparando os coeficientes de dV e dS nas Equações 1 e 5, chegamos aos resultados,

$$\left(\frac{\partial U}{\partial V}\right)_S = -P \tag{6}$$

$$\left(\frac{\partial U}{\partial S}\right)_V = T \tag{7}$$

De maneira similar, para dH procedemos como se segue:

$$dH = \left(\frac{\partial H}{\partial P}\right)_S dP + \left(\frac{\partial H}{\partial S}\right)_P dS \tag{8}$$

Comparando os coeficientes de dP e dS nas Equações 3 e 8, obtemos

$$\left(\frac{\partial H}{\partial P}\right)_S = V \tag{9}$$

$$\left(\frac{\partial H}{\partial S}\right)_P = T \tag{10}$$

Da Equação 4,

$$dA = \left(\frac{\partial A}{\partial V}\right)_T dV + \left(\frac{\partial A}{\partial T}\right)_V dT \tag{11}$$

A comparação dos coeficientes de dV e dT nas Equações 4 e 11 fornece

$$\left(\frac{\partial A}{\partial V}\right)_T = -P \tag{12}$$

$$\left(\frac{\partial A}{\partial T}\right)_V = -S \tag{13}$$

Da Equação 2,

$$dG = \left(\frac{\partial G}{\partial P}\right)_T dP + \left(\frac{\partial G}{\partial T}\right)_P dT \tag{14}$$

Comparando os coeficientes de dP e dT nas Equações 2 e 14, obtemos

$$\left(\frac{\partial G}{\partial P}\right)_T = V \tag{15}$$

$$\left(\frac{\partial G}{\partial T}\right)_P = -S \tag{16}$$

Das Equações 6, 7, 9, 10, 12, 13, 15 e 16, vemos como as quatro funções termodinâmicas (U, H, A e G) variam com a pressão, o volume e a temperatura sob diferentes condições.

As relações de Maxwell

Na década de 1870, Maxwell derivou um conjunto de equações que relacionam S a P, V e T. Começando com a Equação 1, e notando que dU é uma diferencial exata, aplicamos o teorema de Euler (ver o Apêndice 4.1) como se segue:

$$-\left(\frac{\partial P}{\partial S}\right)_V = \left(\frac{\partial T}{\partial V}\right)_S \qquad (17)$$

De modo similar, da Equação 3,

$$\left(\frac{\partial V}{\partial S}\right)_P = \left(\frac{\partial T}{\partial P}\right)_S \qquad (18)$$

da Equação 4,

$$\left(\frac{\partial P}{\partial T}\right)_V = \left(\frac{\partial S}{\partial V}\right)_T \qquad (19)$$

e, da Equação 2,

$$\left(\frac{\partial V}{\partial T}\right)_P = -\left(\frac{\partial S}{\partial P}\right)_T \qquad (20)$$

A utilidade dessas equações derivadas está no fato de fornecerem relações entre as variáveis que podem não parecer óbvias, e que permitem estudar a dependência das funções termodinâmicas com P, V e T. Por exemplo, $(\partial S/\partial V)_T$ não é uma quantidade fácil de medir. Entretanto, segundo a Equação 19, vemos que essa quantidade é igual a $(\partial P/\partial T)_V$, que é a variação na pressão de um sistema com a temperatura, a volume constante, quantidade essa muito mais fácil de ser determinada experimentalmente. Algumas dessas relações também permitem derivar as *equações termodinâmicas de estado*; por exemplo, uma equação que descreva a dependência da energia interna de um sistema com o volume à temperatura constante (ver o Problema 6.41). Usaremos esses resultados neste capítulo e em capítulos posteriores.

APÊNDICE **6.2**

Derivação da regra das fases

Antes de derivar a regra das fases, é útil definir primeiro o termo *componente* (c). O número de componentes de um sistema é o número mínimo de variáveis de composição necessárias para descrever todas as possíveis variações na composição do sistema. Ele é representado por

$$c = s - r \qquad (1)$$

em que s é o número total de constituintes (átomos, moléculas ou íons) presentes, e r é o número de condições restritivas, isto é, o número de relações algébricas entre as variáveis de composição. Os seguintes exemplos ajudam a elucidar a Equação 1.

Exemplo 1 Água pura. O número de constituintes é um ($s = 1$) e, como não há nenhuma reação (ignorando a autodissociação), $r = 0$, de modo que $c = 1$, e temos um sistema de um único componente.

Exemplo 2 Uma mistura de etanol e água. Aqui, temos dois constituintes ($s = 2$). Não existe reação entre o álcool e a água; portanto, $r = 0$ e $c = 2$, dando um sistema de dois componentes.

Exemplo 3 Cloreto de amônio em equilíbrio com amônia e cloreto de hidrogênio. Supomos inicialmente que somente o NH_4Cl está presente.

$$NH_4Cl(s) \rightleftharpoons NH_3(g) + HCl(g)$$

O sistema tem três constituintes ($s = 3$) e duas relações algébricas entre os constituintes: a constante de equilíbrio

$$K = [NH_3]\,[HCl]$$

e

$$[NH_3] = [HCl]$$

Portanto, $r = 2$, e temos

$$c = 3 - 2 = 1$$

ou um sistema de um único componente.

A regra das fases

Suponha que temos um sistema que contém c componentes em p fases em equilíbrio. Quantos termos de concentração precisamos conhecer para definir o sistema completamente em qualquer uma das fases? Se somente um componente está presente ($c = 1$), não são necessários termos de concentração. Para dois ou mais componentes, precisamos saber somente $(c - 1)$ termos de concentração. Por exemplo, se $c = 2$, então, conhecer a fração molar de somente um dos componentes definirá ambos os termos de concentração. Assim, são necessários $p(c - 1)$ termos para definir completamente os termos de concentração em p fases. Tendo em mente que a pressão e a temperatura são duas variáveis adicionais à nossa disposição, escrevemos

$$\text{número total de variáveis intensivas independentes} = p(c - 1) + 2 \tag{2}$$

Como a energia de Gibbs molar de um componente é a mesma em todas as fases (α, β, γ,...) em equilíbrio, o número de equações independentes para essa condição para cada componente é, portanto, $(p - 1)$.* Por exemplo, se um componente está presente em duas fases, a condição para o equilíbrio é

$$\overline{G}_\alpha = \overline{G}_\beta \qquad \text{uma equação}$$

e, para um componente em três fases,

$$\left.\begin{array}{l}\overline{G}_\alpha = \overline{G}_\beta \\ \text{e} \\ \overline{G}_\beta = \overline{G}_\gamma\end{array}\right\} \qquad \text{duas equações}$$

(Note que $\overline{G}_\alpha = \overline{G}_\gamma$ não é uma equação independente.) Cada equação reduz nossa liberdade de mudar todas as variáveis na Equação 2 de um grau de liberdade. Para c componentes, $c(p - 1)$ equações devem ser satisfeitas. Finalmente, a diferença entre o número total de variáveis intensivas e o número total de equações independentes dá o número de variáveis que podem mudar independentemente sem alterar o número de fases presentes no equilíbrio, ou o grau de liberdade (f):

$$\begin{aligned} f &= [p(c - 1) + 2] - c(p - 1) \\ &= c - p + 2 \end{aligned} \tag{3}$$

que é a Equação 6.23.

---

* A derivação apropriada da regra das fases exige o uso da energia de Gibbs molar parcial ou potencial químico (ver o Capítulo 7). Nosso resultado aqui se aplica somente a um sistema de um componente porque usamos a energia de Gibbs molar, mas pode ser generalizado para um sistema de muitos componentes.

Sugestões de leitura para aprofundamento

LIVROS

BENT, H. A. *The second law*. Nova York: Oxford University Press, 1965.

EDSALL, J. T.; GUTFREUND H. *Biothermodynamics*. Nova York: John Wiley & Sons, 1983.

KLOTZ, I. M.; ROSENBERG, R. M. *Chemical thermodynamics: basic theory and methods*. 5. ed. Nova York: John Wiley & Sons, Inc., 1994.

MCQUARRIE, D. A.; SIMON, J. D. *Molecular thermodynamics*. Sausalito, CA: University Science Books, 1999.

ROCK, P. A. *Chemical thermodynamics*. Mill Valley, CA: University Science Books, 1983.

ARTIGOS

Gerais

BENT, H. A. The second law of thermodynamics. *J. Chem. Educ.* **39**, 491, 1962.

CAMPBELL, J. A. Reversibility and returnability. *J. Chem. Educ.* **57**, 345, 1980.

DENBIGH, K. G. The scope and limitations of thermodynamics. *Chem. Brit.* **4**, 339, 1968.

FAIN, D. The true meaning of isothermal. *J. Chem. Educ.* **65**, 187, 1998.

GIBBON, D. L., KENNEDY, K., READING, N. e QUIEROX, M. The thermodynamics of home-made ice cream. *J. Chem. Educ.* **69**, 658, 1992.

GRANVILLE, M. F. Student misconceptions in thermodynamics. *J. Chem. Educ.* **62**, 847, 1985.

HAGEN, A. P. High pressure synthetic chemistry. *J. Chem. Educ.* **55**, 620, 1978.

HALL, H. The synthesis of diamond. *J. Chem. Educ.* **38**, 484, 1961.

KITTEL, C. Introduction to the thermodynamics of biopolymer growth. *Am. J. Phys.* **40**, 60, 1972.

MCGLASHAN, M. L. The use and misuse of the laws of thermodynamics. *J. Chem. Educ.* **43**, 226, 1966.

RUNNELS, L. K. Thermodynamics of hard molecules. *J. Chem. Educ.* **47**, 742, 1970.

STULL, D. E. The thermodynamic transformation of organic chemistry. *Am. Sci.* **54**, 734, 1971.

TREPTOW, R. S. How thermodynamic data and equilibrium constants changed when the standard-state pressure became 1 bar. *J. Chem. Educ.* **76**, 212, 1999.

WINK, D. J. The conversion of chemical energy. *J. Chem. Educ.* **69**, 109, 1992.

WOOD, S. E. e BATTINO R. The gibbs function controversy. *J. Chem. Educ.* **73**, 408, 1996.

Equilíbrio de fases

BATTINO, R. The critical point and the number of degrees of freedom. *J. Chem. Educ.* **68**, 276, 1991.

EARL, B. L. The direct relation between altitude and boiling point. *J. Chem. Educ.* **67**, 45, 1990.

LOUCKS, L. F. Subtleties of phenomena involving ice-water equilibria. *J. Chem. Educ.* **63**, 115, 1986. Ver também *J. Chem. Educ.* **65**, 186, 1988.

PECKHAM, G. D.; MCNAUGHT, I. J. Phase diagrams of one-component systems, *J. Chem. Educ.* **70**, 560, 1993.

SCHOLSKY, K. M. Supercritical phase transitions at very high pressure. *J. Chem. Educ.* **66**, 989, 1989.

SWINTON, F. L. The triple point of .ater, *J. Chem. Educ.* **44**, 541, 1967.

WALKER, J.; VANSE, C. A. Reappearing phases, *Sci. Am.*, maio 1987.

Problemas

ΔG e ΔA

6.1 Uma quantidade de 0,35 mol de um gás ideal inicialmente a 15,6 °C expande-se de 1,2 L a 7,4 L. Calcule os valores de w, q, ΔU, ΔS e ΔG se o processo for realizado: (**a**) isotermicamente e reversivelmente; (**b**) isotermicamente e irreversivelmente contra uma pressão externa de 1,0 atm.

6.2 Em uma época, o gás doméstico utilizado para cozinhar, chamado gás de água, era preparado como se segue:

$$H_2O(g) + C(\text{grafite}) \rightarrow CO(g) + H_2(g)$$

A partir das quantidades termodinâmicas listadas no Apêndice B, preveja se essa reação ocorrerá a 298 K. Se não, a que temperatura ela ocorrerá? Suponha que $\Delta_r H°$ e $\Delta_r S°$ sejam independentes da temperatura.

6.3 Use os valores listados no Apêndice B para calcular o valor de $\Delta_r G°$ para a seguinte fermentação alcoólica:

$$\alpha\text{-D-glicose}(aq) \rightarrow 2C_2H_5OH(l) + 2CO_2(g)$$

$(\Delta_f \overline{G}°[\alpha\text{-D-glicose}(aq)] = -914{,}5 \text{ kJ mol}^{-1})$

6.4 Sem consultar o Apêndice B, calcule a quantidade $(\Delta_r G° - \Delta_r A°)$ para a seguinte reação a 298 K:

$$C(s) + CO_2(g) \rightarrow 2CO(g)$$

Considere comportamento de gás ideal.

6.5 Como uma aproximação, podemos supor que as proteínas existem na forma nativa (fisiologicamente funcional) ou na forma desnaturada. A entalpia e a entropia molar-padrão de desnaturação de determinada proteína são 512 kJ mol^{-1} e 1,60 kJ K^{-1} mol^{-1}, respectivamente. Comente sobre os sinais e as magnitudes dessas quantidades e calcule a temperatura na qual a desnaturação se torna espontânea.

6.6 Certas bactérias no solo obtêm a energia necessária para crescimento da oxidação do nitrito para nitrato:

$$2NO_2^-(aq) + O_2(g) \rightarrow 2NO_3^-(aq)$$

Dado que as energias de Gibbs-padrão de formação do NO_2^- e NO_3^- são $-34{,}6$ kJ mol^{-1} e $-110{,}5$ kJ mol^{-1}, respectivamente, calcule a quantidade de energia de Gibbs liberada quando 1 mol de NO_2^- é oxidado para 1 mol de NO_3^-.

6.7 Considere a síntese da uréia segundo a equação

$$CO_2(g) + 2NH_3(g) \rightarrow (NH_2)_2CO(s) + H_2O(l)$$

A partir dos dados listados no Apêndice B, calcule o valor de $\Delta_r G°$ para a reação a 298 K. Supondo comportamento de gás ideal, calcule o valor de $\Delta_r G$ para a reação a uma pressão de 10,0 bar. O valor de $\Delta_f \overline{G}°$ para a uréia é $-197{,}15$ kJ mol^{-1}.

6.8 Este problema envolve a síntese do diamante a partir da grafite:

$$C(\text{grafite}) \rightarrow C(\text{diamante})$$

(**a**) Calcule os valores de $\Delta_r H°$ e $\Delta_r S°$ para a reação. Ocorrerá conversão espontaneamente a 25 °C ou a outra temperatura qualquer? (**b**) De medidas de densidade, descubriu-se que o volume molar da grafite é 2,1 cm^3 maior que o do diamante. Pode a conversão da grafite em diamante ser realizada a 25 °C aplicando pressão sobre a grafite? Em caso positivo, estime a pressão na qual o processo se torna espontâneo. [*Dica*: A partir da Equação 6.16, derive a equação $\Delta G = (\overline{V}_{\text{diamante}} - \overline{V}_{\text{grafite}})\Delta P$ para um processo a temperatura constante. Em seguida, calcule o valor de ΔP que levaria ao decréscimo necessário na energia de Gibbs.]

6.9 Como as exigências de que T e V sejam constantes entram na derivação de $\Delta A_{\text{sis}} < 0$ para um processo espontâneo?

6.10 Da entalpia molar-padrão de combustão do benzeno a 298 K, calcule o valor de $\Delta_r A$ para esse processo. Compare o valor de $\Delta_r A°$ com o valor de $\Delta_r H°$. Comente sobre a diferença.

6.11 Um estudante colocou 1 g de cada um de três compostos A, B e C em um recipiente e verificou que nenhuma mudança havia ocorrido após uma semana. Ofereça uma possível explicação para a não-ocorrência da reação. Suponha que A, B e C sejam líquidos totalmente miscíveis.

6.12 Antecipe os sinais de ΔH, ΔS e ΔG do sistema para os seguintes processos a 1 atm: (**a**) fusão da amônia a −60 °C; (**b**) fusão da amônia a −77,7 °C; (**c**) fusão da amônia a −100 °C. (O ponto de fusão normal da amônia é −77,7 °C.)

6.13 A cristalização do acetato de sódio a partir de uma solução supersaturada ocorre espontaneamente. O que você pode deduzir sobre os sinais de ΔS e ΔH?

6.14 Um estudante procurou pelos valores de $\Delta_f \overline{G}°$, $\Delta_f \overline{H}°$ e $\overline{S}°$ para o CO_2 no Apêndice B. Substituindo esses valores na Equação 6.3, ele descobriu que $\Delta_f \overline{G}° \neq \Delta_f \overline{H}° - T\overline{S}°$ a 298 K. O que está errado na abordagem dele?

6.15 Uma dada reação é espontânea a 72 °C. Se a variação de entalpia para a reação é 19 kJ, qual é o valor *mínimo* de $\Delta_r S$ (em joules por kelvin) para a reação?

6.16 Sabe-se que o $\Delta_r G°$ para uma dada reação é −122 kJ. A reação necessariamente ocorrerá de maneira espontânea se os reagentes forem misturados?

Equilíbrio entre fases

6.17 A pressão do vapor de mercúrio a várias temperaturas foi determinada como se segue:

T/K	P/mmHg
323	0,0127
353	0,0888
393,5	0,7457
413	1,845
433	4,189

Calcule o valor de $\Delta_{\text{vap}}\overline{H}$ para o mercúrio.

6.18 A pressão exercida sobre o gelo por um patinador de 60,0 kg é cerca de 300 atm. Calcule o abaixamento no ponto de congelamento. Os volumes molares são: $\overline{V}_L = 0{,}0180$ L mol^{-1} e $\overline{V}_S = 0{,}0196$ L mol^{-1}.

6.19 Use o diagrama de fases da água (Figura 6.5) para prever a direção das seguintes mudanças: (**a**) no ponto triplo da água, a temperatura é diminuída à pressão constante; (**b**) em algum lugar ao longo da curva S−L da água, a pressão é aumentada à temperatura constante.

6.20 Use o diagrama de fases da água (Figura 6.5) para prever a dependência dos pontos de congelamento e ebulição da água com a pressão.

6.21 Considere o seguinte sistema em equilíbrio:

$$CaCO_3(s) \rightleftharpoons CaO(s) + CO_2(g)$$

Quantas fases estão presentes?

6.22 Um esquema aproximado do diagrama de fases do carbono é mostrado abaixo. (**a**) Quantos pontos triplos existem e quais são as fases que podem coexistir em cada ponto triplo? (**b**) Qual tem a maior densidade, grafite ou diamante? (**c**) Diamante sintético pode ser feito a partir de grafite. Usando o diagrama de fases, como você procederia para fazer diamante?

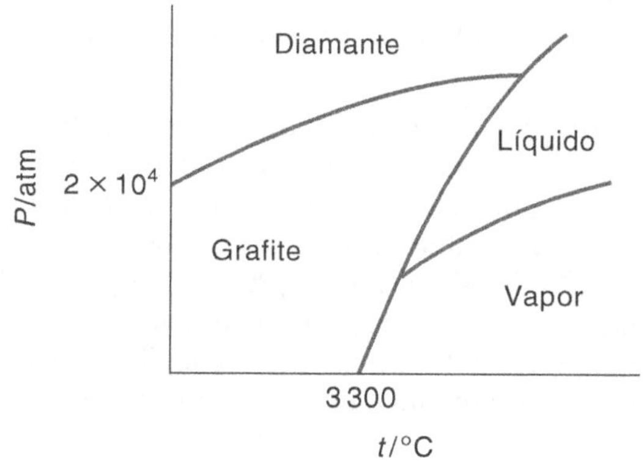

6.23 O que está errado com o seguinte diagrama de fases para um sistema de um componente?

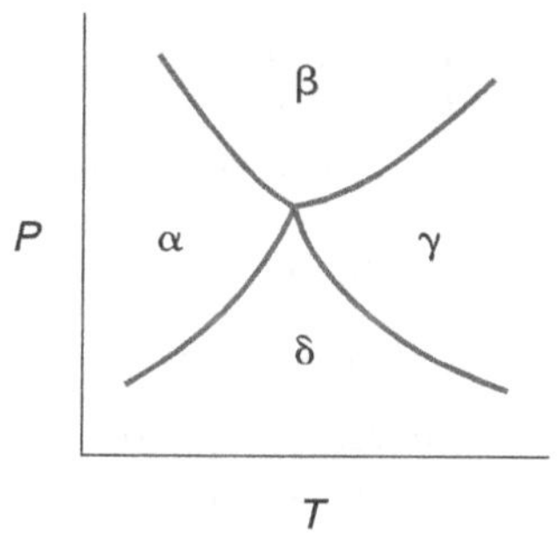

6.24 O gráfico na Figura 6.4 não é mais linear a temperaturas altas. Explique.

6.25 O pico Pike no Colorado está a aproximadamente 4 300 m acima do nível do mar (0 °C). Qual é o ponto de ebulição da água no topo? (*Dica*: Ver o Problema 2.56. A massa molar do ar é 29,0 g mol^{-1}, e $\Delta_{vap}\overline{H}$ para a água é 40,79 kJ mol^{-1}.)

6.26 O ponto de ebulição normal do etanol é 78,3 °C, e sua entalpia molar de vaporização é 39,3 kJ mol^{-1}. Qual é sua pressão de vapor a 30 °C?

6.27 Calcule o número de componentes presentes em cada uma das seguintes situações:

(**a**) Água, incluindo a autodissociação em íons H^+ e OH^-.

(**b**) Considere a seguinte reação em um recipiente fechado:

$$2NH_3(g) \rightleftharpoons N_2(g) + 3H_2(g)$$

(**i**) Inicialmente, as três fases estavam presentes em quantidades arbitrárias, mas a temperatura era muito baixa para a reação ocorrer.

(**ii**) Como em (**i**), mas a temperatura foi elevada o suficiente para permitir que o equilíbrio fosse estabelecido.

(**iii**) Inicialmente, somente NH_3 estava presente. A partir daí, o sistema evoluiu para atingir o equilíbrio.

Problemas adicionais

6.28 Dê as condições sob as quais cada uma das seguintes equações pode ser aplicada.

(**a**) $dA \leq 0$ (para equilíbrio e espontaneidade); (**b**) $dG \leq 0$ (para equilíbrio e espontaneidade);

(**c**) $\ln\frac{P_2}{P_1} = \frac{\Delta\overline{H}}{R}\frac{(T_2 - T_1)}{T_1T_2}$; (**d**) $\Delta G = nRT\ln\frac{P_2}{P_1}$.

6.29 Quando o nitrato de amônio é dissolvido em água, a solução se esfria. Que conclusão você pode tirar sobre $\Delta S°$ para o processo?

6.30 Moléculas de proteínas são cadeias de polipeptídios formadas de aminoácidos. No seu estado fisiologicamente funcional, ou estado nativo, essas cadeias se dobram de uma forma única de tal modo que os grupos não-polares dos aminoácidos ficam enterrados na região interior das proteínas, em que há pouco ou nenhum contato com a água. Quando uma proteína desnatura-se, a cadeia desdobra-se de tal modo que esses grupos não-polares ficam expostos à água. Uma estimativa útil das variações nas quantidades termodinâmicas como conseqüência da desnaturação é considerar a transferência de um hidrocarboneto como o metano (substância não-polar) de um solvente inerte (como o benzeno ou tetracloreto de carbono) para um meio aquoso:

(**a**) CH_4 (solvente inerte) $\rightarrow CH_4(g)$

(**b**) $CH_4(g) \rightarrow CH_4(aq)$

Se os valores de $\Delta H°$ e $\Delta G°$ são aproximadamente iguais a 2,0 kJ mol^{-1} e $-14{,}5$ kJ mol^{-1}, respectivamente, para (**a**) e $-13{,}5$ kJ mol^{-1} e 26,5 kJ mol^{-1}, respectivamente, para (**b**), calcule os valores de $\Delta H°$ e $\Delta G°$ para a transferência de 1 mol de CH_4 segundo a equação

$$CH_4 \text{ (solvente inerte)} \rightarrow CH_4\ (aq)$$

Comente sobre seus resultados. Considere $T = 298$ K.

6.31 Pegue um elástico de borracha com cerca de 0,5 cm de largura. Estique-o rapidamente e, então, pressione-o contra os lábios. Você sentirá um ligeiro efeito de aquecimento. Em seguida, faça o contrário. Estenda um elástico e mantenha-o nessa posição por alguns segundos. Então, solte rapidamente a tensão e pressione o elástico contra os lábios. Agora, você sentirá um ligeiro efeito de resfriamento. Use a Equação 6.3 para apresentar uma análise termodinâmica deste comportamento.

6.32 Um elástico sob tensão contrairá quando aquecido. Explique.

6.33 Reações de hidrogenação são facilitadas pelo uso de um metal de transição catalisador, como Ni ou Pt. Antecipe os sinais de $\Delta_r H$, $\Delta_r S$ e $\Delta_r G$ para a adsorção de gás hidrogênio na superfície do níquel metálico.

6.34 Uma amostra super-resfriada congela a -10 °C. Quais são os sinais de ΔH, ΔS e ΔG para esse processo? Todas as mudanças referem-se ao sistema.

6.35 O ponto de ebulição do benzeno é 80,1 °C. Estime (**a**) seu valor de $\Delta_{vap}\overline{H}$; (**b**) sua pressão de vapor a 74 °C. (*Dica*: Use a regra de Trouton.)

6.36 Um químico sintetizou um hidrocarboneto (C_xH_y). Descreva, brevemente, que medidas são necessárias para determinar os valores de $\Delta_f\overline{H}°$, $\overline{S}°$ e $\Delta_f\overline{G}°$ do composto.

6.37 Um frasco de 7,8 L fechado contém 1,0 g de água. A que temperatura metade da água estará na fase de vapor? (*Dica*: Procure as pressões de vapor da água nas tabelas no final do livro.)

6.38 Uma pessoa aqueceu água para chá em uma garrafa fechada em forno de microondas. Depois de remover a garrafa do forno, adicionou um saquinho de chá à água quente. Para sua surpresa, a água começou a entrar em ebulição violentamente. Explique o que ocorreu.

6.39 Considere uma compressão isotérmica reversível de 0,45 mol de gás hélio de 0,50 atm e 22 L para 1,0 atm a 25 °C. (**a**) Calcule os valores de w, ΔU, ΔH, ΔS e ΔG para o processo. (**b**) Você pode usar o sinal de ΔG para prever se o processo é espontâneo? Explique. (**c**) Qual é o trabalho máximo que pode ser feito para o processo de compressão? Considere um comportamento de gás ideal.

6.40 A entropia molar do argônio (Ar) é dada por

$$\bar{S}° = (36{,}4 + 20{,}8 \ln T)\ \text{J K}^{-1}\ \text{mol}^{-1}$$

Calcule a variação na energia de Gibbs quando 1,0 mol de argônio é aquecido, à pressão constante, de 20 °C a 60 °C. (*Dica*: Use a relação $\int \ln x\, dx = x \ln x - x$.)

6.41 Derive a equação de estado termodinâmica:

$$\left(\frac{\partial U}{\partial V}\right)_T = -P + T\left(\frac{\partial P}{\partial T}\right)_V$$

Aplique a equação a (**a**) um gás ideal e (**b**) um gás de van der Waals. Comente os seus resultados. (*Dica*: Ver as relações termodinâmicas no Apêndice 6.1.)

CAPÍTULO 7

Soluções não-eletrolíticas

Se uma solução de iodo em benzeno é resfriada, a cor vermelha se acentua, ao passo que se ela é aquecida, a cor se aproxima do violeta do vapor de iodo, indicando que a solvatação diminui com o aumento da temperatura, como seria esperado.

— J. H. Hildebrand e C. A. Jenks*

O estudo de soluções é de grande importância porque muitos processos químicos e biológicos interessantes e úteis ocorrem em soluções líquidas. De modo geral, a solução é definida como uma mistura homogênea de dois ou mais componentes que forma uma única fase. As soluções, em grande parte, são líquidas, embora existam também soluções gasosas (por exemplo, ar) e soluções sólidas (por exemplo, solda). Este capítulo é dedicado ao estudo termodinâmico de soluções ideais e não-ideais de não-eletrólitos — soluções que não contêm espécies iônicas — e às propriedades coligativas dessas soluções.

7.1 Unidades de concentração

Qualquer estudo quantitativo de soluções exige que saibamos a quantidade de soluto dissolvido num solvente ou a concentração da solução. Os químicos empregam várias unidades diferentes de concentração, cada uma com vantagens e limitações. Geralmente, é a forma como a solução é usada que determina como expressamos sua concentração. Nesta seção, definiremos quatro unidades de concentração: porcentagem em peso, fração molar, molaridade e molalidade.

Porcentagem em peso

A porcentagem em peso (também chamada porcentagem em massa) de um soluto numa solução é definida como

$$\text{porcentagem em peso} = \frac{\text{peso do soluto}}{\text{peso do soluto} + \text{peso do solvente}} \times 100\%$$

$$= \frac{\text{peso do soluto}}{\text{peso da solução}} \times 100\% \qquad (7.1)$$

* HILDEBRAND, J. H.; JENKS, C. A. *J. Am. Chem. Soc.* **42**, 2180, 1920.

Fração molar (x)

O conceito de fração molar foi introduzido na Seção 2.7. Definimos a fração molar de um componente i de uma solução, x_i, como

$$x_i = \frac{\text{número de mols do componente } i}{\text{número de mols de todos os componentes}}$$

$$= \frac{n_i}{\sum_i n_i} \tag{7.2}$$

A fração molar não tem unidades.

Molaridade (M)

A molaridade é definida como o número de mols de soluto dissolvido em 1 litro de solução, isto é,

$$\text{molaridade} = \frac{\text{número de mols de soluto}}{\text{1 L de solução}} \tag{7.3}$$

Assim definida, a molaridade tem unidades de mols por litro (mol L^{-1}). Por convenção, usamos colchetes [ ] para representar a molaridade.

Molalidade (m)

A molalidade é definida como o número de mols de soluto dissolvido em 1 kg (1 000 g) de solvente, isto é,

$$\text{molalidade} = \frac{\text{número de mols de soluto}}{\text{peso de solvente em kg}} \tag{7.4}$$

Assim definida, a molalidade tem unidades de mols por quilograma de solvente (mol kg^{-1}).

Vamos agora comparar a utilidade desses quatro modos de expressar a concentração. A porcentagem em peso tem a vantagem de não precisarmos conhecer a massa molar do soluto. Essa unidade é útil para os bioquímicos, que trabalham muitas vezes com macromoléculas de massa molar desconhecida ou de pureza desconhecida. (Uma unidade comum para soluções de proteínas e de DNA é mg mL^{-1}, ou mg por mililitro.) Além disso, a porcentagem em peso de um soluto numa solução é independente da temperatura, porque ela é definida em peso. As frações molares são úteis para o cálculo de pressões parciais de gases (ver a Seção 2.7) e o estudo das pressões de vapor de soluções (introduzido mais adiante). A molaridade é uma das unidades de concentração mais comumente empregadas. A vantagem de usar a molaridade é o fato de ser mais fácil, de um modo geral, medir o volume de uma solução usando frascos volumétricos precisamente calibrados do que pesar o solvente. A inconveniência principal é sua dependência da temperatura, porque, de um modo geral, o volume de uma solução aumenta com o aumento da temperatura. Outro inconveniente é a molaridade nada informar sobre a quantidade de solvente presente. A molalidade, por outro lado, é independente da temperatura, porque é a razão do número de mols do soluto pelo peso do solvente. Por esse motivo, a molalidade é a unidade de concentração preferida em estudos que envolvem mudanças na temperatura, como em algumas das propriedades coligativas de soluções (ver a Seção 7.7)

7.2 Quantidades molares parciais

As propriedades extensivas de um sistema com um componente a temperatura e pressão constantes dependem somente da quantidade do sistema presente. Por exemplo, o volume de água depende da quantidade de água presente. Entretanto, se o volume é expresso como uma quantidade molar, é uma quantidade intensiva. Dessa forma, o volume molar da água a 1 atm e 298 K é 0,018 L mol^{-1}, não importa se está presente pouca ou muita água. Para soluções, os critérios são diferentes. Uma solução, por definição, contém pelo menos dois componentes. As propriedades extensivas de uma solução dependem de sua temperatura, pressão e composição. Ao discutirmos as propriedades de qualquer solução, não podemos empregar quantidades molares; em vez disso, devemos usar *quantidades molares parciais*. A quantidade molar parcial mais fácil de ser compreendida talvez seja o *volume molar parcial*, descrito a seguir.

Volume molar parcial

Os volumes molares de um mol de água e de etanol a 298 K são 0,018 L e 0,058 L, respectivamente. Se misturássemos meio mol de cada líquido, esperaríamos que o volume combinado fosse a soma de 0,018 L/2 e 0,058 L/2, ou 0,038 L. Em vez disso, encontramos um volume de somente 0,036 L. A contração do volume é resultado de interações intermoleculares desiguais entre moléculas diferentes. Como as forças de atração entre as moléculas de água e etanol são maiores que as interações entre as moléculas de água e as interações entre as moléculas de etanol, o volume total é menor que a soma dos volumes individuais. Se as forças intermoleculares forem mais fracas, ocorrerá expansão e o volume final será maior que a soma dos volumes individuais. Somente se as interações entre moléculas iguais e entre moléculas diferentes forem as mesmas, é que os volumes serão aditivos. Se o volume final é igual à soma dos volumes separados, a solução é chamada *ideal*. A Figura 7.1 mostra o volume total de uma solução água–etanol como uma função de suas frações molares. Numa solução real (não-ideal), o volume molar parcial de cada componente é afetado pela presença dos outros componentes.

Em termos financeiros, a redução do volume causa prejuízo aos donos dos bares.

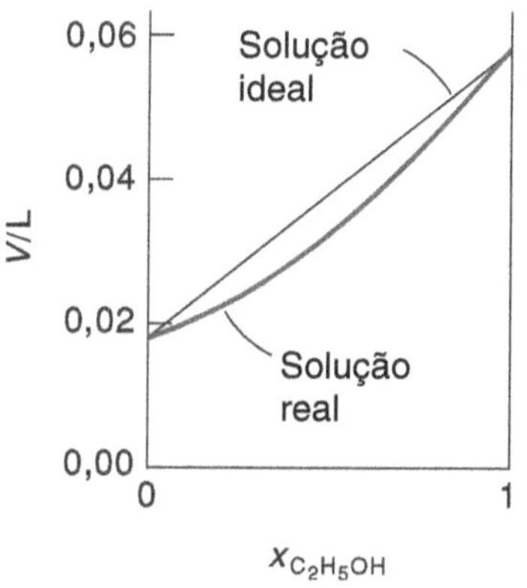

Figura 7.1
Volume total de uma mistura água–etanol como uma função da fração molar do etanol. A qualquer concentração, a soma do número de mols é 1. A linha reta representa a variação de volume com a fração molar para uma solução ideal. A linha curva representa a variação real. Note que para $x_{C_2H_5OH} = 0$, o volume corresponde ao volume molar da água, e para $x_{C_2H_5OH} = 1$, V é o volume molar do etanol.

À temperatura e à pressão constantes, o volume de uma solução é uma função do número de mols das diferentes substâncias presentes; isto é,

$$V = V(n_1, n_2, ...)$$

Para um sistema com dois componentes, a diferencial total, dV, é dada por

$$\begin{aligned} dV &= \left(\frac{\partial V}{\partial n_1}\right)_{T,P,n_2} dn_1 + \left(\frac{\partial V}{\partial n_2}\right)_{T,P,n_1} dn_2 \\ &= \overline{V}_1 dn_1 + \overline{V}_2 dn_2 \end{aligned} \tag{7.5}$$

em que $\overline{V}_1$ e $\overline{V}_2$ são os volumes molares parciais dos componentes 1 e 2. O volume molar parcial $\overline{V}_1$, por exemplo, informa a taxa de variação no volume com o número de mols do componente 1, a T, P e n_2 constantes. Alternativamente, pode ser visto

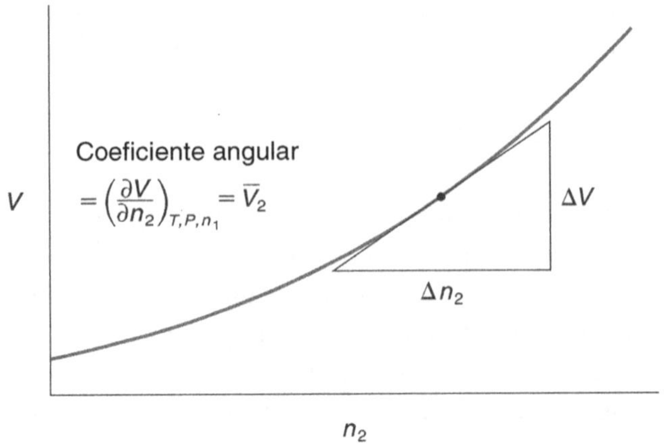

Figura 7.2
Determinação do volume molar parcial. O volume de uma solução com dois componentes é medido como uma função do número de mols, n_2, do componente 2. O coeficiente angular num valor n_2, em particular, fornece o volume molar parcial, $\overline{V}_2$, àquela concentração, mantendo-se a temperatura, a pressão e o número de mols do componente 1 constantes.

como o aumento no volume resultante da adição de 1 mol do componente 1 a um volume muito grande de solução de modo que sua concentração permaneça inalterada. A quantidade $\overline{V}_2$ pode ser interpretada de modo similar. A Equação 7.5 pode ser integrada, resultando em

$$V = n_1\overline{V}_1 + n_2\overline{V}_2 \tag{7.6}$$

Essa equação nos permite calcular o volume da solução somando-se os produtos do número de mols pelo volume molar parcial de cada componente (ver o Problema 7.55).

A Figura 7.2 sugere uma maneira de medir os volumes molares parciais. Considere uma solução composta das substâncias 1 e 2. Para medir $\overline{V}_2$, preparamos uma série de soluções a determinados valores de T e P, todas com um número de mols fixo do componente 1(isto é, n_1 é fixo), mas diferentes quantidades de n_2. Quando fazemos um gráfico dos volumes medidos, V, das soluções em razão de n_2, o coeficiente angular da curva num valor particular de composição de 2 fornece $\overline{V}_2$ para aquela composição. Uma vez que $\overline{V}_2$ tenha sido medido, podemos calcular $\overline{V}_1$ na mesma composição usando a Equação 7.6:

$$\overline{V}_1 = \frac{V - n_2\overline{V}_2}{n_1}$$

A Figura 7.3 mostra os volumes molares parciais do etanol e da água numa solução etanol–água. Note que, sempre que o volume molar parcial de um componente aumenta, o do outro componente diminui. Essa relação é característica de *todas* as quantidades molares parciais.

Energia de Gibbs molar parcial

Quantidades molares parciais permitem expressar propriedades extensivas totais, como volume, energia, entalpia e energia de Gibbs, de uma solução de qualquer

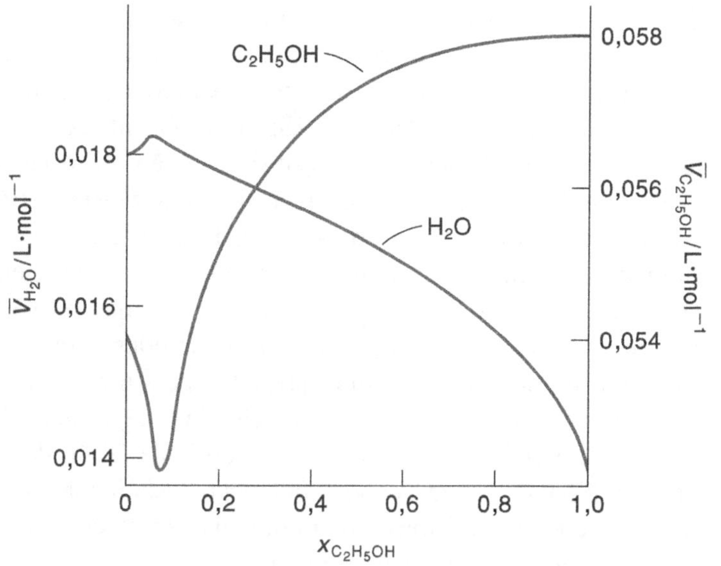

Figura 7.3
Os volumes molares parciais da água e do etanol como uma função da fração molar do etanol. Observe as diferenças entre as escalas para a água (à esquerda) e para o etanol (à direita).

composição. A energia de Gibbs molar parcial do *i*-ésimo componente na solução, $\overline{G}_i$, é dada por

$$\overline{G}_i = \left(\frac{\partial G}{\partial n_i}\right)_{T,P,n_j} \tag{7.7}$$

em que n_j representa o número de mols de todos os outros componentes presentes. Novamente, podemos pensar em $\overline{G}_i$ como o coeficiente que expressa o aumento na energia de Gibbs da solução após a adição de 1 mol do componente *i*, à temperatura e à pressão constantes, a uma grande quantidade de solução de concentração específica. A energia de Gibbs molar parcial é também conhecida como *potencial químico* (μ); portanto, podemos escrever

$$\overline{G}_i = \mu_i \tag{7.8}$$

A expressão para a energia de Gibbs total de uma solução com dois componentes é similar à Equação 7.6 para os volumes:

$$G = n_1\mu_1 + n_2\mu_2 \tag{7.9}$$

O potencial químico fornece um critério de equilíbrio e espontaneidade para um sistema multicomponente, da mesma forma que a energia de Gibbs molar o faz para um sistema com um único componente. Considere a transferência de dn_1 mols do componente *i* de um estado inicial A, em que seu potencial químico é μ_i^A para um estado final B, no qual seu potencial químico é μ_i^B. Para um processo realizado à temperatura e à pressão constantes, a variação na energia de Gibbs, dG, é dada por

$$\begin{aligned} dG &= \mu_i^B dn_i - \mu_i^A dn_i \\ &= (\mu_i^B - \mu_i^A) dn_i \end{aligned}$$

Se $\mu_i^B < \mu_i^A$, $dG < 0$, e a transferência de dn_i mols de A para B será um processo espontâneo; se $\mu_i^B > \mu_i^A$, $dG > 0$, e o processo será espontâneo de B para A. Como veremos, a transferência pode ser de uma fase para outra ou de um estado de combinação química para outro. Pode ser transporte por difusão, evaporação, sublimação, condensação, cristalização, formação de solução ou reação química. Independentemente da natureza do processo, em cada caso a transferência se processa de um valor mais alto para um valor mais baixo de μ_i. Essa característica explica o nome *potencial químico*. Em mecânica, a direção de mudança espontânea sempre leva o sistema de um estado de energia potencial mais alta a um mais baixo. Em termodinâmica, a situação não é tão simples, porque temos de considerar ambos os fatores: energia e entropia. Apesar disso, sabemos que, à temperatura e à pressão constantes, uma mudança espontânea se dá sempre na direção de uma diminuição na energia de Gibbs do sistema. Dessa forma, o papel que a energia de Gibbs desempenha na termodinâmica é semelhante ao que a energia potencial desempenha na mecânica. Essa é a razão por que a energia de Gibbs molar ou, mais comumente, a energia de Gibbs molar parcial é chamada de potencial químico.

7.3 A termodinâmica de misturas

A formação de soluções é governada pelos princípios da termodinâmica. Nesta seção, discutiremos as mudanças nas quantidades termodinâmicas que resultam de misturas. Em particular, vamos nos concentrar nos gases.

A Equação 7.9 estabelece a dependência da energia de Gibbs de um sistema em relação a sua composição. A mistura espontânea de gases é acompanhada por uma mudança na composição; conseqüentemente, a energia de Gibbs do sistema diminui. Na Seção 6.4, obtivemos uma expressão para a energia de Gibbs molar de um gás ideal (Equação 6.18):

$$\overline{G} = \overline{G}^\circ + RT \ln \frac{P}{1 \text{ bar}}$$

Numa mistura de gases ideais, o potencial químico do *i*-ésimo componente é dado por

$$\mu_i = \mu_i^\circ + RT \ln \frac{P_i}{1 \text{ bar}} \qquad (7.10)$$

em que P_i é a pressão parcial do componente i na mistura e μ_i° é o potencial químico padrão do componente i quando sua pressão parcial é 1 bar. Agora, considere a mistura de n_1 mols do gás 1, à temperatura T e à pressão P, com n_2 mols, às mesmas T e P. Antes da mistura, a energia de Gibbs total do sistema é dada pela Equação 7.9, em que os potenciais químicos são os mesmos que as energias de Gibbs molares,

Para simplificar, omitimos "1 bar". Note que os valores resultantes de P são adimensionais.

$$G = n_1\overline{G}_1 + n_2\overline{G}_2$$

$$G_{\text{inicial}} = n_1(\mu_1^\circ + RT \ln P) + n_2(\mu_2^\circ + RT \ln P)$$

Depois da mistura, os gases exercem as pressões parciais P_1 e P_2, em que $P_1 + P_2 = P$, e a energia de Gibbs se torna*

$$G_{\text{final}} = n_1(\mu_1^\circ + RT\ln P_1) + n_2(\mu_2^\circ + RT\ln P_2)$$

A energia de Gibbs da mistura, $\Delta_{\text{mis}}G$, é dada por

$$\begin{aligned}\Delta_{\text{mis}}G &= G_{\text{final}} - G_{\text{inicial}} \\ &= n_1RT\ln\frac{P_1}{P} + n_2RT\ln\frac{P_2}{P} \\ &= n_1RT\ln x_1 + n_2RT\ln x_2\end{aligned}$$

em que $P_1 = x_1P$ e $P_2 = x_2P$, e x_1 e x_2 são as frações molares de 1 e 2, respectivamente. (O potencial químico-padrão, $\mu°$, é o mesmo no estado puro e na mistura.) Além disso, das relações

$$x_1 = \frac{n_1}{n_1 + n_2} = \frac{n_1}{n} \quad \text{e} \quad x_2 = \frac{n_2}{n_1 + n_2} = \frac{n_2}{n}$$

em que n é o número total de mols, obtemos

$$\Delta_{\text{mis}}G = nRT(x_1 \ln x_1 + x_2 \ln x_2) \tag{7.11}$$

Como ambos x_1 e x_2 são menores que 1, $\ln x_1$ e $\ln x_2$ são quantidades negativas e, dessa forma, $\Delta_{\text{mis}}G$ também é negativa. Esse resultado é consistente com nossa expectativa de que uma mistura de gases é um processo espontâneo a T e P constantes.

Agora, podemos calcular outras propriedades termodinâmicas de misturas. Da Equação 6.10, vemos que à pressão constante

$$\left(\frac{\partial G}{\partial T}\right)_P = -S$$

Dessa forma, a entropia de mistura é obtida diferenciando a Equação 7.11 em relação à temperatura, a P constante:

$$\begin{aligned}\left(\frac{\partial \Delta_{\text{mis}}G}{\partial T}\right)_P &= nR(x_1\ln x_1 + x_2\ln x_2) \\ &= -\Delta_{\text{mis}}S\end{aligned}$$

ou

$$\Delta_{\text{mis}}S = -nR(x_1 \ln x_1 + x_2 \ln x_2) \tag{7.12}$$

Este resultado é equivalente à Equação 5.17. O sinal negativo na Equação 7.12 faz de $\Delta_{\text{mis}}S$ uma quantidade positiva, de acordo com o esperado para um processo espontâneo.

---

* Note que $P_1 + P_2 = P$ somente se não houver variações no volume como conseqüência da mistura; isto é, $\Delta_{\text{mis}}V = 0$. Essa condição é verificada para gases ideais.

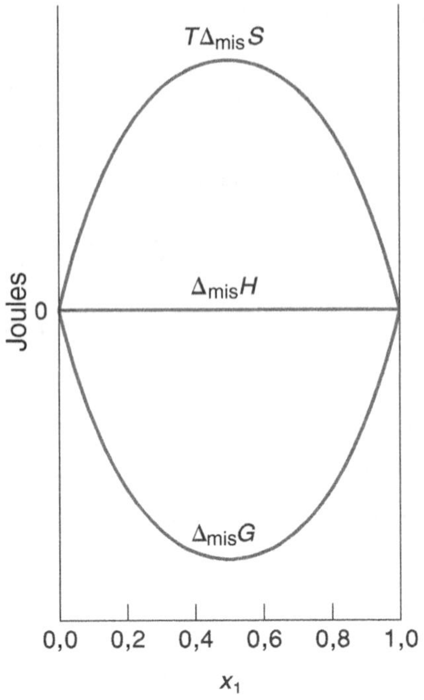

Figura 7.4
Gráficos de $T\Delta_{mis}S$, $\Delta_{mis}H$ e $\Delta_{mis}G$ em razão da composição x_1 para a mistura de dois componentes na formação de uma solução ideal.

Agora, rearranjando a Equação 6.3, a entalpia da mistura fica sendo dada por:

$$\begin{aligned}\Delta_{mis}H &= \Delta_{mis}G + T\Delta_{mis}S \\ &= 0\end{aligned}$$

Esse resultado não é surpreendente, pois as moléculas de um gás ideal não interagem umas com as outras, portanto nenhum calor é absorvido ou produzido como resultado da mistura. A Figura 7.4 mostra os gráficos de $\Delta_{mis}G$, $T\Delta_{mis}S$ e $\Delta_{mis}H$ para um sistema com dois componentes como uma função da composição. Note que tanto o máximo (para $T\Delta_{mis}S$) como o mínimo (para $\Delta_{mis}G$) ocorrem a $x_1 = 0{,}5$. Esse resultado significa que atingimos a máxima desordem misturando quantidades eqüimolares dos gases e que a energia de Gibbs de mistura atinge um valor mínimo nesse ponto (ver o Problema 7.57).

Invertendo o processo para uma solução com dois componentes de frações molares iguais, tem-se um aumento na energia de Gibbs e uma diminuição na entropia do sistema; portanto deve ser fornecida energia da vizinhança para o sistema. Inicialmente, para $x_1 \approx x_2$, as curvas de $\Delta_{mis}G$ e $T\Delta_{mis}S$ são bastante achatadas (ver a Figura 7.4) e a separação pode ser feita facilmente. Entretanto, conforme a solução se torna progressivamente mais rica em um dos componentes, digamos o componente 1, as curvas vão se tornando bem acentuadas. É necessário, então, que se forneça uma quantidade considerável de energia para separar o componente 2 do 1. Um exemplo dessa dificuldade é encontrado nas tentativas de se limpar um lago contaminado por pequenas quantidades de substâncias químicas não desejadas. A mesma consideração se aplica à purificação de compostos. A preparação da maioria dos compostos com 95% de pureza é relativamente fácil, mas é exigido muito mais esforço para se obter 99% ou mais de pureza, que é necessária, por exemplo, para os cristais de silício usados na eletrônica de estado sólido.

Como outro exemplo, vamos explorar a possibilidade de obter minério de ouro dos oceanos. As estimativas são de que há aproximadamente 4×10^{-12} g de ouro/mL de água do mar. Pode não parecer muito, mas quando se multiplica essa quantidade pelo volume total de água dos oceanos, $1{,}5 \times 10^{21}$ L, encontramos uma quantidade de ouro de 6×10^{12} g ou 6 milhões de toneladas, que deve satisfazer qualquer pessoa. Infelizmente, a concentração de ouro na água dos oceanos não somente é muito baixa, como também o ouro é apenas um entre cerca de 60 elementos diferentes presentes nos oceanos. A separação de um componente puro inicialmente presente numa concentração muito baixa na água do mar (isto é, começando nas partes mais inclinadas das curvas da Figura 7.4) seria um empreendimento realmente formidável (e caro).

EXEMPLO 7.1

Calcule a energia de Gibbs e a entropia de uma mistura de 1,6 mol de argônio a 1 atm e 25 °C com 2,6 mols de nitrogênio a 1 atm e 25 °C. Suponha comportamento ideal.

RESPOSTA

As frações molares do argônio e do neônio são

$$x_{\mathrm{Ar}} = \frac{1{,}6}{1{,}6 + 2{,}6} = 0{,}38 \quad x_{\mathrm{N_2}} = \frac{2{,}6}{1{,}6 + 2{,}6} = 0{,}62$$

Da Equação 7.11,

$$\Delta_{\mathrm{mis}}G = (4{,}2\ \mathrm{mol})(8{,}314\ \mathrm{J\ K^{-1}\ mol^{-1}})(298\ \mathrm{K})[(0{,}38)\ln 0{,}38 + (0{,}62)\ln 0{,}62]$$

$$= -6{,}9\ \mathrm{kJ}$$

Como $\Delta_{\mathrm{mis}}S = -\Delta_{\mathrm{mis}}G/T$, escrevemos

$$\Delta_{\mathrm{mis}}S = -\frac{-6{,}9 \times 10^3\ \mathrm{J}}{298\ \mathrm{K}}$$

$$= 23\ \mathrm{J\ K^{-1}}$$

COMENTÁRIO

Neste exemplo, os gases estão à mesma temperatura e pressão quando são misturados. Se as pressões iniciais dos gases diferem, haverá duas contribuições para $\Delta_{\mathrm{mis}}G$: a da mistura em si e a resultante de mudanças na pressão. O Problema 7.58 ilustra essa situação.

7.4 Misturas binárias de líquidos voláteis

Os resultados obtidos na Seção 7.3 para misturas de gases também se aplicam a soluções de líquidos ideais. Para o estudo de soluções, precisamos saber como representar o potencial químico de cada componente. Consideraremos uma solução com dois líquidos voláteis, isto é, líquidos com pressões de vapor facilmente mensuráveis.

Vamos começar com um líquido em equilíbrio com seu vapor num recipiente fechado. Como o sistema está em equilíbrio, os potenciais químicos da fase líquido e da fase vapor devem ser o mesmo, isto é,

$$\mu^*(l) = \mu^*(g)$$

em que o asterisco denota um componente puro. Além disso, da expressão para $\mu^*(g)$ de um gás ideal, podemos escrever[†]

$$\mu^*(l) = \mu^*(g) = \mu^\circ(g) + RT \ln \frac{P^*}{1 \text{ bar}} \tag{7.13}$$

em que $\mu^\circ(g)$ é o potencial químico-padrão a $P^* = 1$ bar. Para uma solução com dois componentes em equilíbrio com seu vapor, o potencial químico de cada componente é ainda o mesmo nas duas fases. Assim, para o componente 1 escrevemos

$$\mu_1(l) = \mu_1(g) = \mu_1^\circ(g) + RT \ln \frac{P_1}{1 \text{ bar}} \tag{7.14}$$

em que P_1 é a pressão parcial. Como $\mu^\circ(g) = \mu_1^\circ(g)$, podemos combinar as duas equações anteriores para obter

$$\begin{aligned} \mu_1(l) &= \mu_1^\circ(g) + RT \ln \frac{P_1}{1 \text{ bar}} \\ &= \mu_1^*(l) - RT \ln \frac{P_1^*}{1 \text{ bar}} + RT \ln \frac{P_1}{1 \text{ bar}} \\ &= \mu_1^*(l) + RT \ln \frac{P_1}{P_1^*} \end{aligned} \tag{7.15}$$

Dessa forma, o potencial químico do componente 1 na solução é expresso em termos do potencial químico do líquido no estado puro e das pressões de vapor do líquido em solução e no estado puro.

O químico francês François Marie Raoult (1830–1901) descobriu que, para algumas soluções, a razão P_1/P_1^* na Equação 7.15 é igual à fração molar do componente 1, isto é,

$$\frac{P_1}{P_1^*} = x_1$$

ou

$$P_1 = x_1 P_1^* \tag{7.16}$$

A Equação 7.16 é conhecida como *lei de Raoult*, e estabelece que a pressão de vapor de um componente de uma solução é igual ao produto de sua fração molar pela pressão de vapor do líquido puro. Substituindo a Equação 7.16 em 7.15, obtemos

$$\mu_1(l) = \mu_1^*(l) + RT \ln x_1 \tag{7.17}$$

[†] Esta equação é obtida da Equação 6.18. Para um componente puro, o potencial químico é igual à energia de Gibbs molar.

Vemos que para um líquido puro ($x_1 = 1$ e $\ln x_1 = 0$), $\mu_1(l) = \mu_1^*(l)$. Soluções que obedecem à lei de Raoult são chamadas *soluções ideais*. Um exemplo de uma solução quase ideal é o sistema benzeno–tolueno. A Figura 7.5 mostra um gráfico das pressões de vapor em função da fração molar do benzeno.

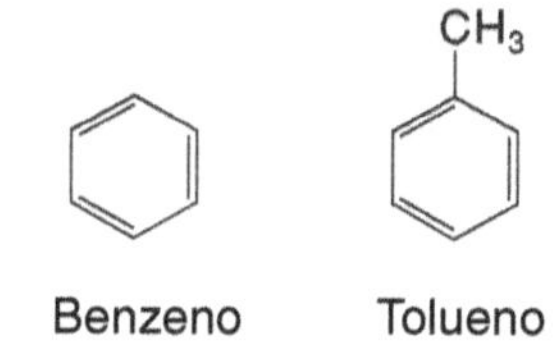

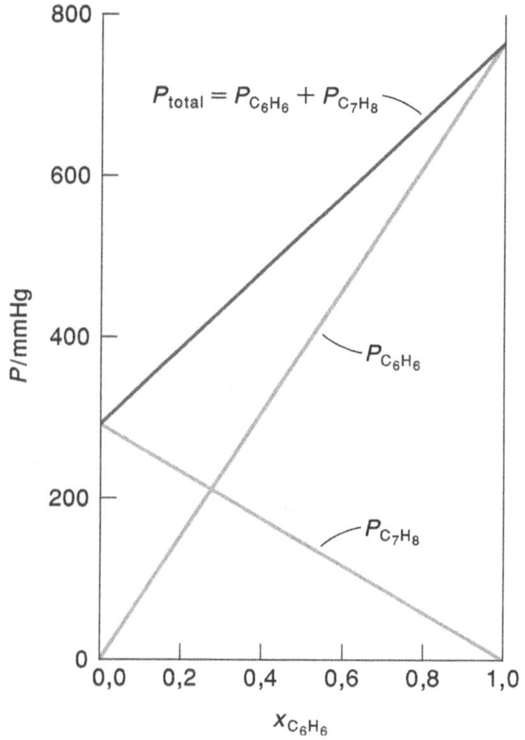

Figura 7.5
Pressão de vapor total da mistura benzeno–tolueno como função da fração molar do benzeno a 80,1 °C.

EXEMPLO 7.2

Uma solução ideal é formada por dois líquidos A e B. A 45 °C, as pressões de vapor dos líquidos A e B puros são 66 torr e 88 torr, respectivamente. Calcule a composição do vapor no equilíbrio com uma solução com 36% mols de A nessa temperatura.

RESPOSTA

Como $x_A = 0{,}36$ e $x_B = 1 - 0{,}36 = 0{,}64$, segundo a lei de Raoult, temos

$$P_A = x_A P_A^* = 0{,}36\ (66\ \text{torr}) = 23{,}8\ \text{torr}$$

$$P_B = x_B P_B^* = 0{,}64\ (88\ \text{torr}) = 56{,}3\ \text{torr}$$

A pressão de vapor total, P_T, é dada por

$$P_T = P_A + P_B = 23{,}8\ \text{torr} + 56{,}3\ \text{torr} = 80{,}1\ \text{torr}$$

Finalmente, as frações molares de A e B na fase vapor, x_A^v e x_B^v são dadas por

$$x_A^v = \frac{23,8}{80,1} = 0,30$$

e

$$x_B^v = \frac{56,3}{80,1} = 0,70$$

Numa solução ideal, todas as forças intermoleculares são iguais, sejam as moléculas semelhantes ou não. O sistema benzeno–tolueno se aproxima dessa condição porque as moléculas de benzeno e tolueno têm formas e estruturas eletrônicas muito semelhantes. Para uma solução ideal, temos tanto $\Delta_{mis}H = 0$ como $\Delta_{mis}V = 0$. Entretanto, a maior parte das soluções não se comporta idealmente. A Figura 7.6 mostra desvios positivos e negativos da lei de Raoult. O desvio positivo (Figura 7.6a) corresponde ao caso em que as forças intermoleculares entre moléculas diferentes são mais fracas que aquelas entre moléculas iguais, e existe uma tendência maior dessas moléculas escaparem da solução do que em uma solução ideal. Conseqüentemente, a pressão de vapor da solução é maior do que a soma das pressões de vapor em uma

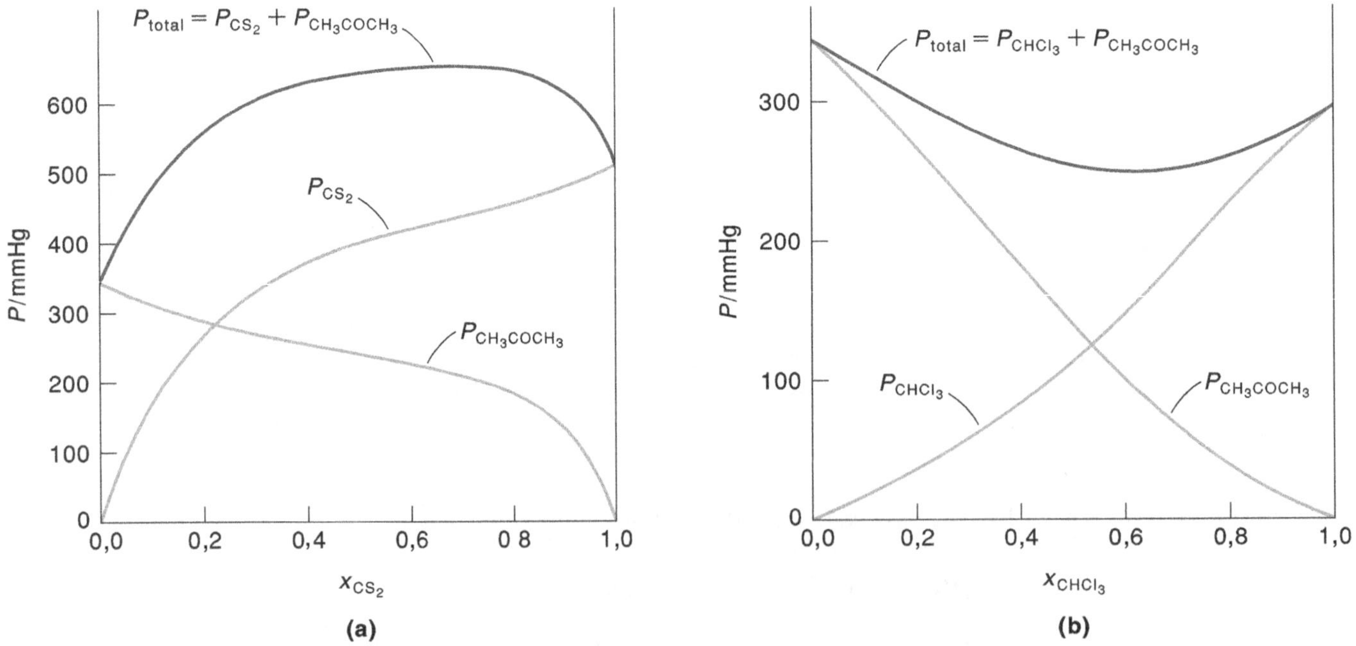

Figura 7.6
Desvios da lei de Raoult para soluções não-ideais. (a) Desvio positivo da lei de Raoult: o sistema dissulfeto de carbono–acetona a 35,2 °C. (b) Desvio negativo: o sistema clorofórmio–acetona a 35,2 °C. (De HILDEBRAND, J.; SCOTT, R. *The solubility of nonelectrolytes* ©1950, Litton Educational Publishing. Reproduzido com permissão de Van Nostrand Reinhold Company.)

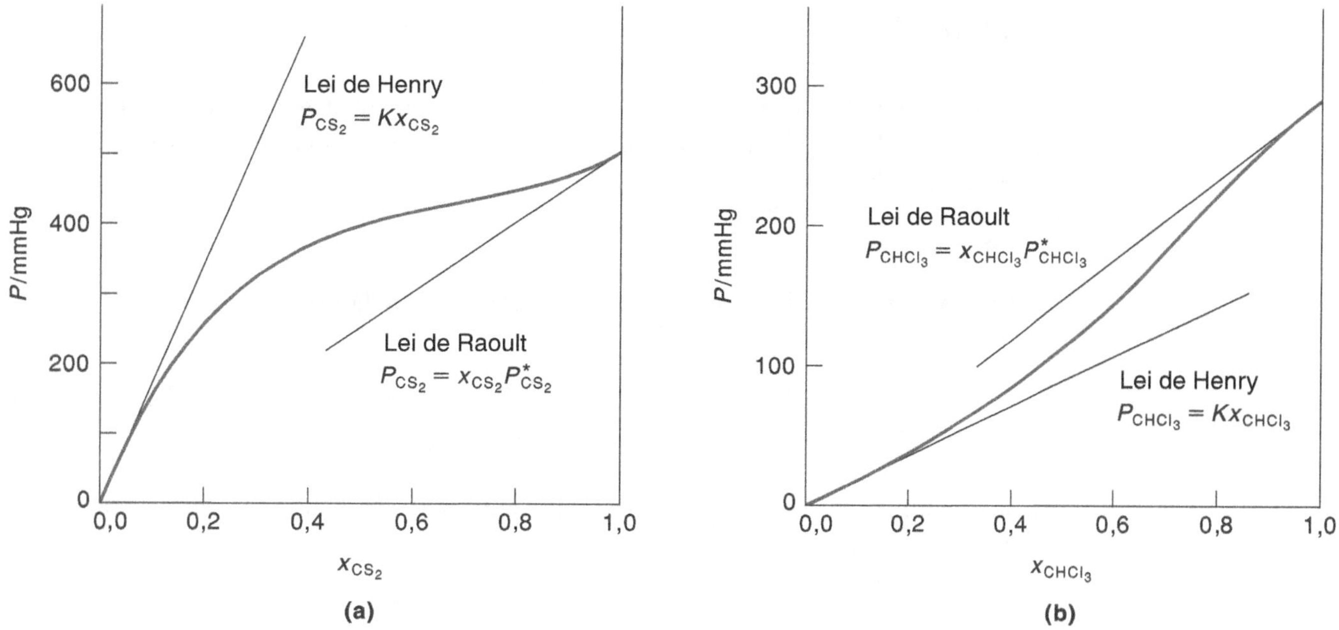

Figura 7.7
Diagramas mostrando as regiões nas quais as leis de Raoult e de Henry são aplicáveis para um sistema com dois componentes (ver a Figura 7.6). As constantes da lei de Henry podem ser obtidas das intersecções das retas com o eixo *y* (pressão).

solução ideal. Exatamente o contrário se verifica em um desvio negativo da lei de Raoult (Figura 7.6b). Nesse caso, a atração entre moléculas diferentes é mais forte que entre moléculas iguais, e a pressão de vapor da solução é menor que a soma das pressões de vapor em uma solução ideal.

Quando um dos componentes da solução está presente em excesso (esse componente é chamado solvente), sua pressão de vapor é descrita de modo bastante exato pela Equação 7.16. As regiões em que a lei de Raoult é aplicável estão mostradas na Figura 7.7 para o sistema dissulfeto de carbono–acetona. Em contraste, a pressão de vapor do componente presente em pequena quantidade (esse componente é chamado soluto) não varia com a composição da solução, como previsto pela Equação 7.16. Ainda assim, a pressão de vapor do soluto varia com a concentração de modo linear:

Não existe uma distinção nítida entre solvente e soluto. Onde for necessário, chamaremos o componente 1 de solvente e o componente 2 de soluto.

$$P_2 = Kx_2 \tag{7.18}$$

A Equação 7.18 é conhecida como *lei de Henry* (em homenagem ao químico inglês William Henry, 1775–1836), na qual *K*, a constante da lei de Henry, é dada em atm ou torr. A lei de Henry relaciona a fração molar do soluto à sua pressão de vapor parcial. Como alternativa, a lei de Henry pode ser expressa como

$$P_2 = K'm \tag{7.19}$$

em que *m* é a molalidade da solução; agora a constante *K′* tem as unidades de atm mol^{-1} kg de solvente. A Tabela 7.1 lista os valores de *K* e *K′* para vários gases em água a 298 K.

EXEMPLO 7.3

Calcule a solubilidade molal do dióxido de carbono em água a 298 K para uma pressão de $3{,}3 \times 10^{-4}$ atm de CO_2, que corresponde à pressão parcial do CO_2 na atmosfera ambiente.

RESPOSTA

A fração molar do soluto (dióxido de carbono) é dada pela Equação 7.18:

$$x_{CO_2} = \frac{P_{CO_2}}{K}$$

Como o número de mols de CO_2 dissolvido em 1 000 g de água é pequeno, podemos aproximar a fração molar como segue:

$$x_{CO_2} = \frac{n_{CO_2}}{n_{CO_2} + n_{H_2O}} \approx \frac{n_{CO_2}}{n_{H_2O}}$$

de tal modo que

$$n_{CO_2} = \frac{P_{CO_2} n_{H_2O}}{K}$$

Finalmente, buscando pelo valor de K do CO_2 na Tabela 7.1, escrevemos

$$\begin{aligned} n_{CO_2} &= (3{,}3 \times 10^{-4} \times 760)\ \text{torr} \times \frac{1\,000\ \text{g}}{18{,}01\ \text{g mol}^{-1}} \times \frac{1}{1{,}24 \times 10^{6}\ \text{torr}} \\ &= 1{,}12 \times 10^{-5}\ \text{mol} \end{aligned}$$

Como essa é a quantidade de mols de CO_2 em 1 000 g ou 1 kg de H_2O, a molalidade é $1{,}12 \times 10^{-5}$ mol (kg H_2O)$^{-1}$.
Como alternativa, podemos usar a Equação 7.19 e proceder como se segue:

$$\begin{aligned} m &= \frac{P_{CO_2}}{K'} \\ &= \frac{3{,}3 \times 10^{-4}\ \text{atm}}{29{,}3\ \text{atm mol}^{-1}\ \text{kg H}_2\text{O}} = 1{,}12 \times 10^{-5} \text{mol (kg H}_2\text{O)}^{-1} \end{aligned}$$

COMENTÁRIO

O dióxido de carbono dissolvido na água é convertido em ácido carbônico, que faz com que a água exposta ao ar por um longo período se torne ácida.

Tabela 7.1
Constantes da lei de Henry para alguns gases em água a 298 K

Gás	K/torr	K'/atm · mol^{-1} · kg H_2O
H_2	$5{,}54 \times 10^7$	1311
He	$1{,}12 \times 10^8$	2649
Ar	$2{,}80 \times 10^7$	662
N_2	$6{,}80 \times 10^7$	1610
O_2	$3{,}27 \times 10^7$	773
CO_2	$1{,}24 \times 10^6$	29,3
H_2S	$4{,}27 \times 10^5$	10,1

A lei de Henry é normalmente associada a soluções de gases em líquidos, embora seja igualmente aplicável a soluções que contenha solutos voláteis não-gasosos. Tem aplicações de grande importância prática em sistemas químicos e biológicos e, portanto, merece uma discussão mais aprofundada. A efervescência observada quando um refrigerante com gás ou uma garrafa de champanhe é aberta é uma boa demonstração da diminuição da solubilidade do gás (na maior parte CO_2) conforme a pressão parcial é diminuída. A embolia (causada por bolhas de gás na corrente sanguínea) que mergulhadores em água profunda sofrem quando sobem muito rapidamente para a superfície também ilustra a lei de Henry. Em algum ponto a 40 m abaixo da superfície do mar, a pressão total é cerca de 6 atm. A solubilidade do nitrogênio no plasma sanguíneo é, então, cerca de $0{,}8 \times 6$ atm/1610 atm mol^{-1} kg H_2O, ou $3{,}0 \times 10^{-3}$ mol (kg H_2O)$^{-1}$ — seis vezes a solubilidade no nível do mar. Se o mergulhador nada para cima muito rapidamente, o nitrogênio dissolvido começa a borbulhar. A conseqüência mais suave é uma tontura; a mais séria, a morte.* Como o hélio é menos solúvel no plasma sanguíneo que o nitrogênio, é o gás preferido para se diluir o gás oxigênio para uso em tanques de mergulhadores de águas profundas.

Existem vários tipos de desvios da lei de Henry. Primeiro, como mencionado anteriormente, a lei é válida somente para soluções diluídas. Segundo, se o gás dissolvido interage quimicamente com o solvente, então a solubilidade pode ser muito aumentada. Gases como CO_2, H_2S, NH_3 e HCl têm alta solubilidade em água porque reagem com o solvente. O terceiro tipo de desvio é ilustrado pela dissolução do oxigênio no sangue. Normalmente, o oxigênio é apenas ligeiramente solúvel em água (ver a Tabela 7.1), mas sua solubilidade aumenta dramaticamente se a solução contém hemoglobina ou mioglobina. A natureza da ligação do oxigênio ao grupo heme nessas moléculas será discutida em capítulos posteriores.

7.5 Soluções reais

Como salientado na Seção 7.4, a maioria das soluções não se comporta de modo ideal. Um problema que surge imediatamente ao lidar com soluções não-ideais é saber como representar os potenciais químicos para os componentes solvente e soluto.

---

* Para outras ilustrações interessantes da lei de Henry, ver LOOSE, T. C. *J. Chem. Educ.* **48**, 154, 1971; EBEL, W. J. *J. Chem. Educ.* **50**, 559, 1973; e COOK, E. D. *J. Chem. Educ.* **50**, 425, 1973.

O componente solvente

Em primeiro lugar, vamos considerar o componente solvente. Como vimos, o potencial químico do solvente numa solução ideal é dado por (ver a Equação 7.17):

$$\mu_1(l) = \mu_1^*(l) + RT \ln x_1$$

em que $x_1 = P_1/P_1^*$ e P_1^* é a pressão de vapor de equilíbrio do componente puro 1 na temperatura T. O estado-padrão é o líquido puro, e é atingido quando $x_1 = 1$. Para uma solução não-ideal, escrevemos

$$\mu_1(l) = \mu_1^*(l) + RT \ln a_1 \tag{7.20}$$

em que a_1 é a *atividade* do solvente. A não-idealidade é a conseqüência da desigualdade das forças intermoleculares entre moléculas de solvente–solvente e solvente–soluto. Portanto, a extensão da não-idealidade depende da composição da solução, e a atividade do solvente desempenha o papel de concentração "efetiva". A atividade do solvente pode ser expressa em função da pressão de vapor como

$$a_1 = \frac{P_1}{P_1^*} \tag{7.21}$$

em que P_1 é a pressão de vapor do componente 1 sobre a solução (não-ideal). A atividade está relacionada à concentração (fração molar) como se segue:

$$a_1 = \gamma_1 x_1 \tag{7.22}$$

em que γ_1 é o *coeficiente de atividade*. A Equação 7.20 pode agora ser escrita como

$$\mu_1(l) = \mu_1^*(l) + RT \ln \gamma_1 + RT \ln x_1 \tag{7.23}$$

O valor de γ_1 é uma medida do desvio da idealidade. No caso-limite, em que $x_1 \to 1$, $\gamma_1 \to 1$, sendo a atividade e a fração molar idênticas. Essa condição também é verdadeira, claro, para uma solução ideal em qualquer concentração.

A Equação 7.21 fornece uma forma de obter a atividade do solvente. Medindo o vapor do solvente em um intervalo de concentrações, podemos calcular o valor de a_1 em cada concentração se P_1^* for conhecida.[†] A Tabela 7.2 mostra a atividade da água em várias soluções de uréia–água.

O componente soluto

Chegamos agora ao soluto. Soluções ideais, nas quais ambos os componentes obedecem à lei de Raoult em todo o intervalo de concentrações, são raras. Em todas as soluções não-ideais diluídas nas quais não existe interação química, o solvente obedece à lei de Raoult, e o soluto obedece à lei de Henry.[‡] Tais soluções são algumas vezes

---

[†] Para obter o valor de P_1, precisamos medir a pressão total, P, e também analisar a composição da mistura. Então, usando a lei de Dalton, podemos calcular a pressão parcial P_1, isto é, $P_1 = x_1^v P$, em que x_1^v é a fração molar do solvente na fase vapor.

[‡] Para soluções ideais, a lei de Raoult e a lei de Henry se tornam idênticas; isto é, $P_2 = Kx_2 = P_2^* x_2$.

Tabela 7.2
Atividade da água em soluções de água–uréia a 273 K[a]

Molalidade da uréia, m_2	Fração molar da água, x_1	Pressão de vapor da água, P_1/atm	Atividade da água, a_1	Coeficiente de atividade da água, γ_1
0	1,000	$6{,}025 \times 10^{-3}$	1,000	1,000
1	0,982	$5{,}933 \times 10^{-3}$	0,985	1,003
2	0,965	$5{,}846 \times 10^{-3}$	0,970	1,005
4	0,933	$5{,}672 \times 10^{-3}$	0,942	1,010
6	0,902	$5{,}501 \times 10^{-3}$	0,913	1,012
10	0,847	$5{,}163 \times 10^{-3}$	0,857	1,012

[a] Dados do National Research Council. *International Critical Tables of Numerical Data: Physics, Chemistry, and Technology*, v. 3. © 1928, McGraw-Hill. Usado com permissão da McGraw-Hill. Note que o soluto (uréia) é não-volátil.

chamadas "soluções diluídas ideais". Se a solução fosse ideal, o potencial químico do soluto seria dado também pela lei de Raoult

$$\begin{aligned}\mu_2(l) &= \mu_2^*(l) + RT\ln x_2 \\ &= \mu_2^*(l) + RT\ln\frac{P_2}{P_2^*}\end{aligned}$$

Numa solução diluída ideal, a lei de Henry se aplica. Isto é, $P_2 = Kx_2$, de modo que

$$\begin{aligned}\mu_2(l) &= \mu_2^*(l) + RT\ln\frac{K}{P_2^*} + RT\ln x_2 \\ &= \mu_2^\circ(l) + RT\ln x_2 \end{aligned} \tag{7.24}$$

em que $\mu_2^\circ(l) = \mu_2^*(l) + RT\ln(K/P_2^*)$. Embora a Equação 7.24 pareça ter a mesma forma que a Equação 7.17, existe uma diferença importante, que está na escolha do estado-padrão. Segundo a Equação 7.24, o estado-padrão é definido como o soluto puro, que é atingido fazendo-se $x_2 = 1$. Entretanto, a Equação 7.24 vale somente para soluções diluídas. Como podem essas duas condições ser satisfeitas simultaneamente? A saída simples para esse dilema é reconhecer que estados-padrão são geralmente estados hipotéticos, não atingíveis fisicamente. Assim, o estado-padrão do soluto definido pela Equação 7.24 é o componente puro hipotético 2 com uma pressão de vapor igual a K (quando $x_2 = 1$, $P_2 = K$). Num sentido, é "um estado de diluição infinita de fração molar unitária"; isto é, é infinitamente diluído em relação ao componente 1, o solvente, tendo o soluto a fração molar de 1. Para soluções não-ideais em geral (além do limite de solução diluída), a Equação 7.24 passa a ser

$$\mu_2(l) = \mu_2^\circ(l) + RT\ln a_2 \tag{7.25}$$

em que a_2 é a atividade do soluto. Como no caso do componente solvente, temos

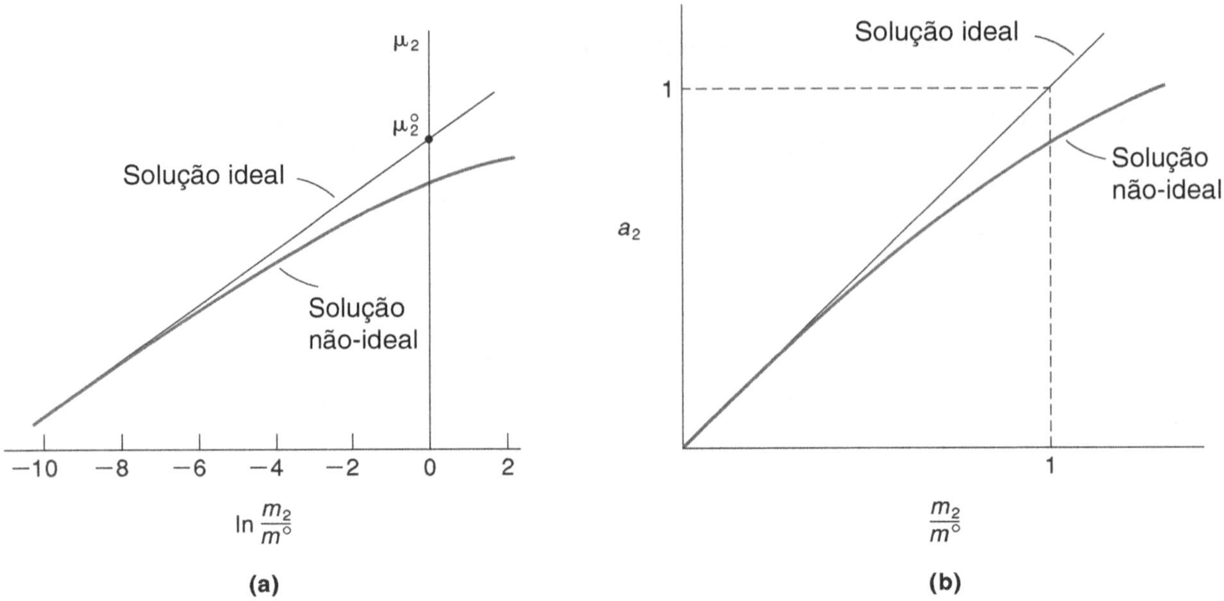

Figura 7.8
(a) Gráfico do potencial químico de um soluto em função do logaritmo da molalidade para uma solução não-ideal. (b) Gráfico da atividade de um soluto em função da molalidade para uma solução não-ideal. O estado-padrão corresponde a $m_2/m^\circ = 1$.

$a_2 = \gamma_2 x_2$, em que γ_2 é o coeficiente de atividade do soluto. Aqui, temos $a_2 \to x_2$ ou $\gamma_2 \to 1$ à medida que $x_2 \to 0$. A lei de Henry é agora dada por

$$P_2 = Ka_2 \tag{7.26}$$

Em geral, as concentrações são expressas em molalidades (ou molaridades) em vez de frações molares. Em função da molalidade, a Equação 7.24 toma a forma

$$\mu_2(l) = \mu_2^\circ(l) + RT \ln \frac{m_2}{m^\circ} \tag{7.27}$$

em que $m^\circ = 1 \text{ mol kg}^{-1}$, de modo que a razão m_2/m° é adimensional. Aqui, o estado-padrão é definido como um estado de molalidade unitária, mas no qual a solução está se comportando de modo ideal. Novamente, esse estado-padrão é hipotético, não atingível na prática (Figura 7.8). Para soluções não-ideais, a Equação 7.27 se reescreve como

$$\mu_2(l) = \mu_2^\circ(l) + RT \ln a_2 \tag{7.28}$$

em que $a_2 = \gamma_2(m_2/m^\circ)$. No caso-limite de $m_2 \to 0$, temos $a_2 \to m_2/m^\circ$, ou $\gamma_2 \to 1$ (ver a Figura 7.8b).

Tenha em mente que, embora tenham sido derivadas com base na lei de Henry, as Equações 7.24 e 7.27 são aplicáveis a qualquer soluto, volátil ou não. Essas expressões são úteis na discussão de propriedades coligativas de soluções (ver a Seção 7.7), e, como veremos no Capítulo 9, na derivação da constante de equilíbrio.

7.6 Equilíbrios entre fases de sistemas com dois componentes

Antes de estudar propriedades coligativas, vamos primeiro aplicar o diagrama de fases e a regra das fases às propriedades de soluções com dois componentes.

Destilação

A separação de dois componentes líquidos voláteis é usualmente realizada por destilação fracionada, que tem muitas aplicações em laboratório e em processos industriais. Para usar esse procedimento, precisamos entender como pressão e temperatura afetam o equilíbrio vapor–líquido de misturas líquidas binárias.

Diagrama de pressão–composição. Começamos construindo diagramas de fases que mostram a pressão de vapor de uma solução como uma função da fração molar e também como uma função da composição do vapor em equilíbrio com a solução. Usando a solução ideal de benzeno–tolueno como exemplo, podemos expressar as pressões de vapor de ambos os componentes nos termos da lei de Raoult:

$$P_b = x_b P_b^* \quad \text{e} \quad P_t = x_t P_t^*$$

em que x_b e x_t são as frações molares do benzeno e do tolueno em solução, respectivamente, e o asterisco denota o componente puro. A pressão total, P, é dada por

$$\begin{aligned} P &= P_b + P_t \\ &= x_b P_b^* + x_t P_t^* \\ &= x_b P_b^* + (1 - x_b) P_t^* \\ &= P_t^* + (P_b^* - P_t^*) x_b \end{aligned} \tag{7.29}$$

A Figura 7.9 mostra um gráfico de P em função de x_b, que é uma linha reta.

A seguir, queremos expressar P em termos de x_b^v, que é a fração molar do benzeno na fase vapor. Segundo a lei de Dalton, a fração molar do benzeno na fase vapor é dada por

$$x_b^v = \frac{P_b}{P} = \frac{x_b P_b^*}{P_t^* + (P_b^* - P_t^*) x_b}$$

Essa equação pode ser resolvida para x_b obtendo-se a seguinte expressão para a fração molar do benzeno em solução, que corresponde a sua fração molar x_b^v na fase vapor em equilíbrio:

$$x_b = \frac{x_b^v P_t^*}{P_b^* - (P_b^* - P_t^*) x_b^v} \tag{7.30}$$

Novamente, segundo a lei de Dalton e a lei de Raoult,

$$P_b = x_b^v P = x_b P_b^*$$

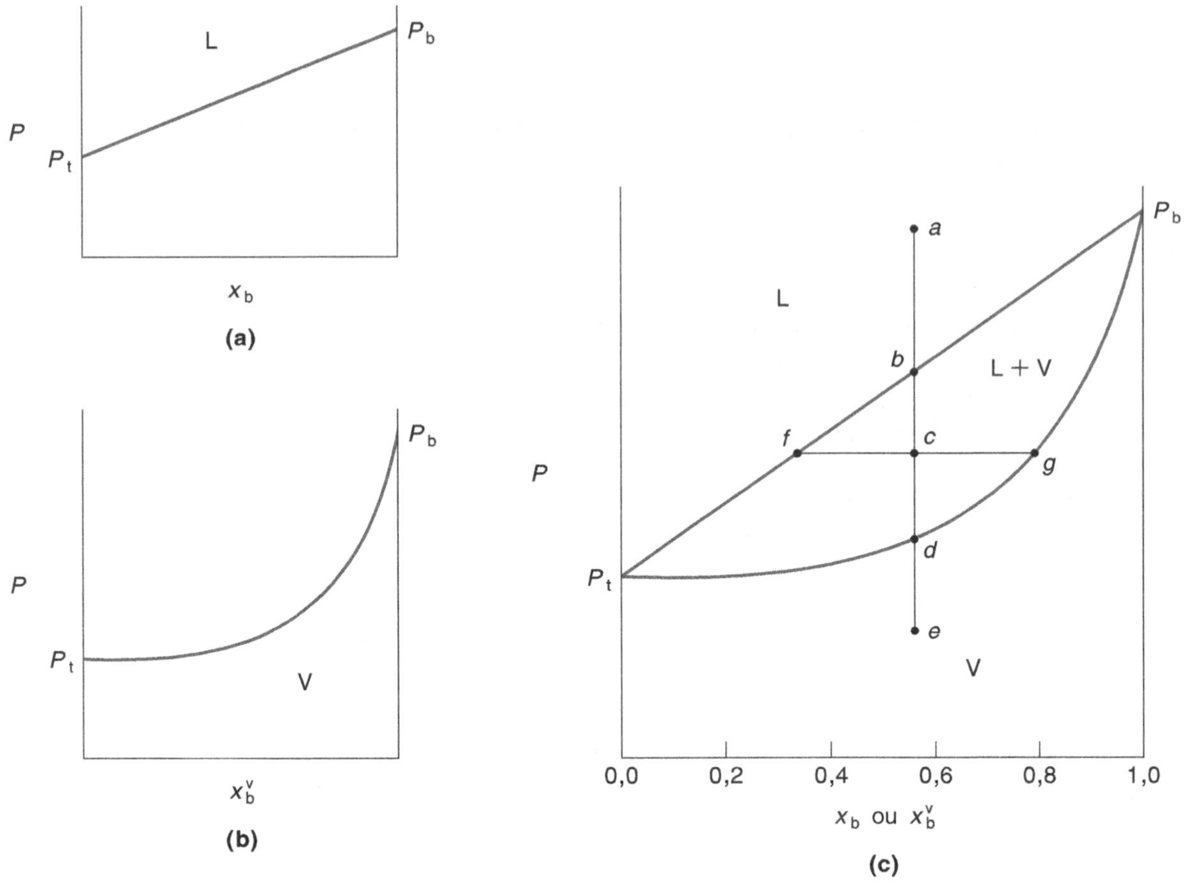

Figura 7.9
Diagrama de fases da pressão em função da composição líquido(L)–vapor(V) para uma solução de benzeno–tolueno a 23 °C. (a) Curva da pressão de vapor em função da fração molar de benzeno em solução. (b) Curva da pressão de vapor em função da fração molar do benzeno na fase vapor. (c) Combinação dos gráficos (a) e (b). Acima da linha reta, o sistema está inteiramente na fase líquido; abaixo da curva, o sistema está inteiramente na fase vapor; ambos, líquido e vapor, estão presentes na área circunscrita.

e, usando a Equação 7.30, escrevemos

$$P = \frac{x_b P_b^*}{x_b^v} = \frac{P_b^* P_t^*}{P_b^* - (P_b^* - P_t^*)x_b^v} \tag{7.31}$$

A Figura 7.9b mostra um gráfico de P em função de x_b^v.

Os gráficos combinados das Equações 7.29 e 7.31 são mostrados na Figura 7.9c. Acima da linha reta, o sistema está no estado líquido. (Este resultado é consistente com nossa expectativa de que à pressões altas o líquido é a fase mais estável.) Abaixo da curva, isto é, à pressões baixas, o sistema existe como vapor. Em um ponto entre as duas linhas (isto é, um ponto na área circunscrita), ambos, líquido e vapor, estão presentes.

Agora, suponha que comecemos com um sistema benzeno–tolueno inicialmente na fase líquido no ponto a na Figura 7.9c. Segundo a regra das fases (ver Capítulo 6) temos um sistema com dois componentes e uma fase; portanto os graus de liberdade são

$$\begin{aligned} f &= c - p + 2 \\ &= 2 - 1 + 2 = 3 \end{aligned}$$

Com a temperatura constante e uma fração molar fixa, só nos resta um grau de liberdade. Portanto, podemos abaixar a pressão a uma composição e temperatura constantes (a partir do ponto *a*) até alcançar o ponto *b*. Neste ponto, o líquido pode existir em equilíbrio com seu vapor. (Este é o ponto no qual o líquido está começando a vaporizar-se.) Um decréscimo adicional da pressão leva-nos ao ponto *c*. A "linha de amarração" horizontal indica que a composição (em frações molares) do líquido é *f* e a do vapor é *g* nesse ponto. As quantidades relativas de líquido e de vapor presentes no equilíbrio são dadas pela regra da alavanca (Figura 7.10):

$$n_L l_L = n_V l_V \tag{7.32}$$

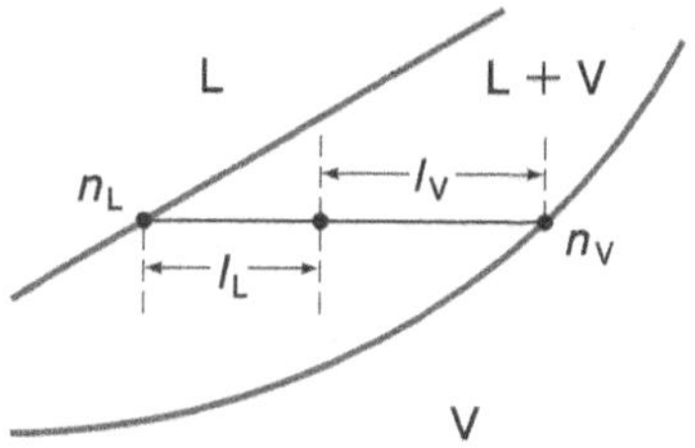

Figura 7.10
A regra da alavanca fornece a razão de mols presentes em cada fase de um sistema de duas fases e é expressa como $n_L l_L = n_V l_V$, em que l_L e l_V são as distâncias do ponto correspondente à fração molar total do sistema aos pontos finais da "linha de amarração".

em que n_L e n_V são os números de mols do líquido e do vapor, respectivamente, e l_L e l_V são as distâncias definidas na Figura 7.10. No ponto *c*, temos um sistema com dois componentes e duas fases, de modo que o número total de graus de liberdade é

$$\begin{aligned} f &= 2 - 2 + 2 \\ &= 2 \end{aligned}$$

Então, à temperatura constante, temos somente um grau de liberdade, de modo que, se selecionarmos uma pressão em particular, as composições do líquido e do vapor deverão estar fixas (como mostrado pela linha de amarração).

A Figura 7.11 sugere uma forma de separar o benzeno do tolueno para uma temperatura fixa. Partindo do ponto *a*, podemos abaixar a pressão de uma solução até que

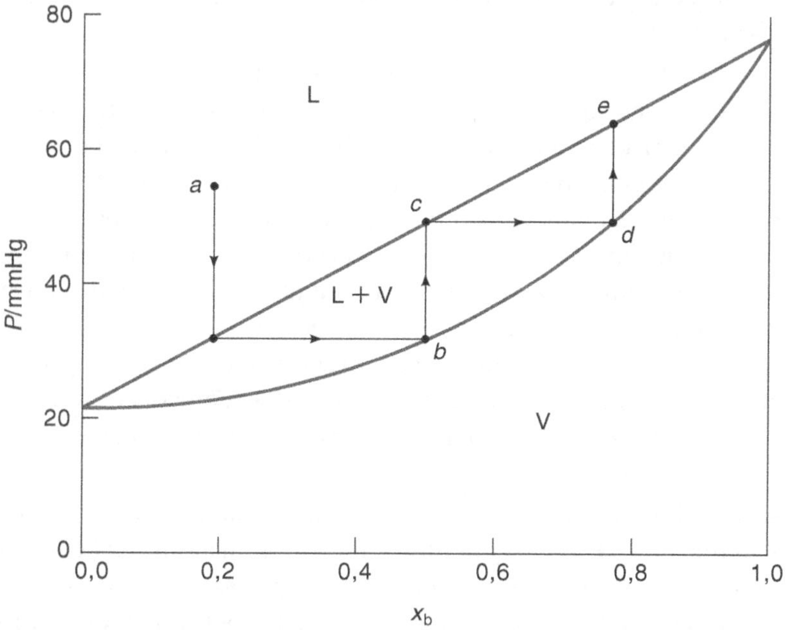

Figura 7.11
Diagrama de pressão-composição do sistema benzeno–tolueno a 23 ºC.

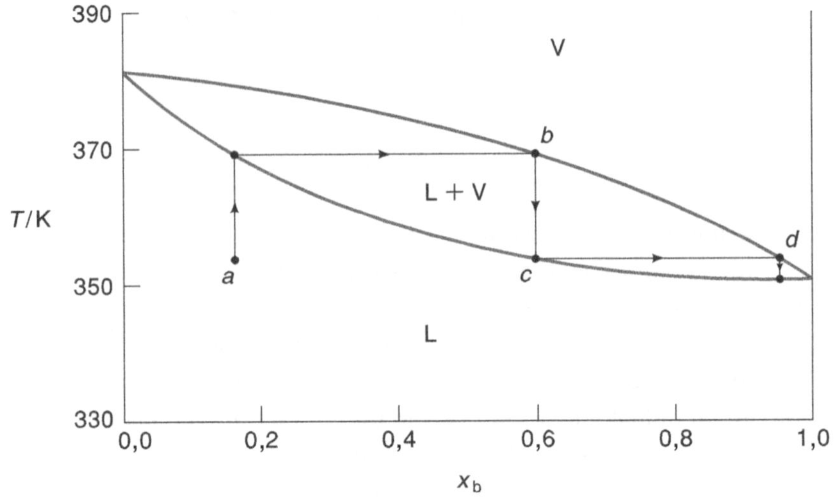

Figura 7.12
Diagrama de temperatura–composição do sistema benzeno–tolueno a 1 atm. Os pontos de ebulição do benzeno e do tolueno são 80,1 °C e 110,6 °C, respectivamente.

comece a vaporizar-se. Nesse ponto, as frações molares são $x_b = 0{,}2$ e $x_t = 1 - 0{,}2 = 0{,}8$, respectivamente. A composição do vapor em equilíbrio com a solução (ponto *b*) tem os seguintes valores: $x_b^v = 0{,}5$ e $x_t^v = 0{,}5$. Assim, a fase vapor é mais rica em benzeno que a fase líquida. Agora, se recondensarmos o vapor ($b \rightarrow c$) e reevaporarmos o líquido (c → d), a fração molar do benzeno será ainda maior na fase vapor. A repetição desse processo à temperatura constante acabará por levar a uma separação quantitativa do benzeno e do tolueno.

Diagrama de temperatura–composição. Na prática, a destilação é realizada mais convenientemente à pressão constante que à temperatura constante; portanto, precisamos examinar o diagrama *temperatura–composição* ou *diagrama do ponto de ebulição*. A relação entre temperatura e composição é complexa e, em geral, é determinada experimentalmente.

De novo nos referindo ao sistema benzeno–tolueno e comparando a Figura 7.12 com a Figura 7.9, vemos que as regiões líquido e vapor estão invertidas e que nem a curva do líquido nem a curva do vapor é uma linha reta. O componente mais volátil, o benzeno, tem uma pressão de vapor maior e, daí, um menor ponto de ebulição. A Figura 7.9 mostra que, à temperatura constante, o líquido é a fase mais estável à pressões altas. De modo similar, a Figura 7.12 mostra que, à pressão constante, a fase mais estável a temperaturas baixas é também o líquido. Durante a destilação fracionada, a solução no ponto *a* começa a evaporar ($a \rightarrow b$). O vapor, que está mais rico em benzeno, é condensado ($b \rightarrow c$) e, então, evaporado ($c \rightarrow d$). A repetição do processo acabará por levar à separação completa dos dois componentes. Esse procedimento é chamado *destilação fracionada*. Cada etapa de vaporização e condensação é chamada um *prato teórico*.

Para separar líquidos voláteis no laboratório, os químicos usam um aparelho como o da Figura 7.13. O frasco com fundo redondo com a solução benzeno–tolueno é ajustado a uma longa coluna empacotada com pequenas contas de vidro. Quando a solução entra em ebulição, o vapor se condensa nas contas de vidro na parte mais baixa da coluna, e o líquido cai de volta no frasco de destilação. À medida que o tempo passa, as contas gradualmente se aquecem e permitem que o vapor passe para

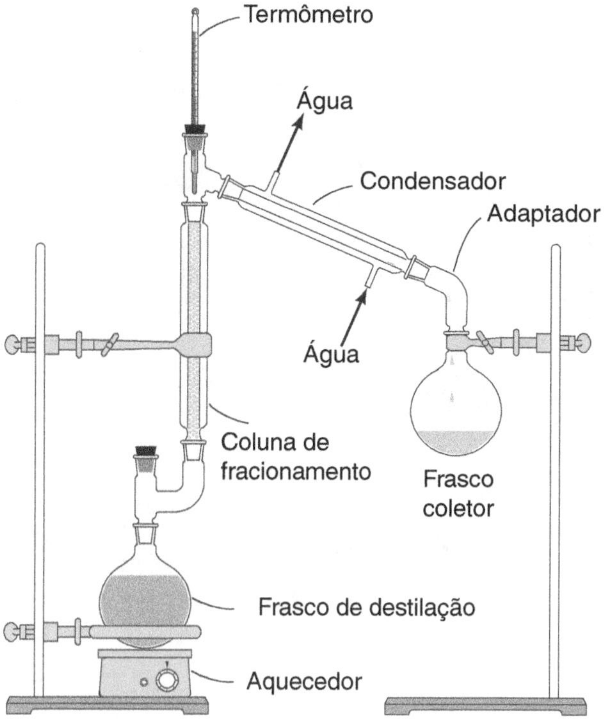

Figura 7.13
Um arranjo de laboratório para destilação fracionada. A coluna de fracionamento contém muitas contas pequenas de vidro, que atuam como pratos teóricos para os passos de condensação–evaporação.

cima lentamente. Em essência, o material de empacotamento faz com que a coluna tenha muitos pratos teóricos que fazem com que a mistura benzeno–tolueno seja submetida de modo contínuo a numerosos passos de vaporização–condensação. A cada passo, a composição do vapor na coluna será mais rica no componente mais volátil, ou de menor ponto de ebulição (nesse caso, o benzeno). O vapor que sobe para o topo da coluna é essencialmente benzeno puro, que é então condensado e recolhido num frasco receptor. O refinamento do petróleo emprega um processo similar. Óleo bruto é uma mistura complexa de milhares de compostos. Pelo aquecimento e condensação do óleo bruto numa coluna de destilação, que pode ter até 80 metros de altura e centenas de pratos teóricos, os trabalhadores podem separar frações de acordo com faixas dos pontos de ebulição.

Azeótropos. Como a maioria das soluções são não-ideais, seus diagramas de temperatura–composição determinados experimentalmente são mais complicados que o mostrado na Figura 7.12. Se o sistema exibir um desvio positivo da lei de Raoult, a curva mostrará um ponto de ebulição mínimo. Ao contrário, um desvio negativo da lei de Raoult resultará num ponto de ebulição máximo (Figura 7.14). Exemplos do primeiro caso são acetona–dissulfeto de carbono, etanol–água e n-propanol–água. Sistemas que mostram um ponto de ebulição máximo são menos comuns; entre os exemplos conhecidos estão acetona–clorofórmio e ácido clorídrico–água. Nos dois casos, a mistura não pode ser completamente separada em componentes puros simplesmente por destilação fracionada.

Considere os seguintes passos mostrados na Figura 7.14a. A solução é aquecida a uma dada composição denotada pelo ponto a. O vapor condensado ($b \rightarrow c$) se torna mais rico no componente 1, enquanto a solução remanescente no frasco se torna mais rica no componente 2. Conseqüentemente, o ponto na curva do líquido, representando a solução no frasco, se move para a esquerda à medida que a destilação prossegue

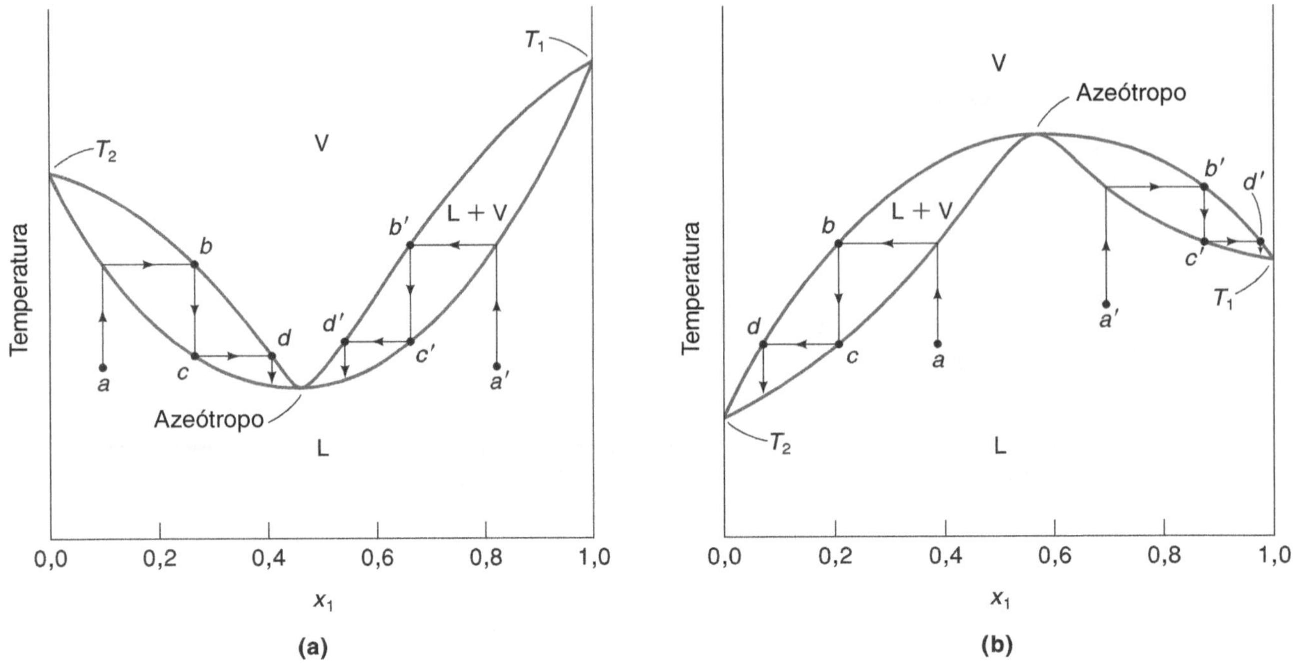

Figura 7.14
Azeótropos: (a) ponto de ebulição mínimo, (b) ponto de ebulição máximo.

e o ponto de ebulição aumenta. Levar a solução à ebulição, condensar o vapor e levar à ebulição novamente o vapor condensado resulta num destilado que tem a mesma composição que a solução no frasco. Esse destilado é conhecido como *azeótropo* (da palavra grega que significa "ferver sem mudanças"). O ponto de ebulição da solução remanescente no frasco acabará por alcançar a do componente puro 2 (isto é, T_2). Uma vez que o destilado azeotrópico tenha sido produzido, destilações adicionais não resultarão em mais separações, e o líquido entrará em ebulição à temperatura constante. Se começássemos no ponto a' e passássemos pelos mesmos passos de evaporação–condensação, o vapor se tornaria mais rico no componente 2 até que o mesmo azeótropo fosse formado, enquanto o ponto de ebulição da solução se aproximaria do ponto do componente 1. O sistema de ponto de ebulição máximo (Figura 7.14b) pode ser explicado de modo parecido, com a diferença de que os componentes puros aparecerão no destilado, e o azeótropo aparecerá no frasco.

Embora um azeótropo se comporte em uma destilação fracionada como se fosse um único componente, pode-se facilmente demonstrar não ser o caso. Como mostrado nos dados da Tabela 7.3, a composição do azeótropo depende da pressão.

Equilíbrios sólido–líquido

Se uma solução líquida com dois componentes é resfriada à uma temperatura suficientemente baixa, forma-se um sólido. Essa é a temperatura de congelamento da solução, que depende da sua composição. Como veremos na próxima seção, o ponto de congelamento de uma solução é sempre menor que o do solvente.

Vamos considerar um sistema com dois componentes, antimônio (Sb) e chumbo (Pb). O diagrama de fases sólido–líquido para esse sistema é mostrado na Figura 7.15.

Tabela 7.3
Variação do ponto de ebulição e da composição com a pressão do azeótropo etanol–água

		Composição (porcentagem em peso)	
P/mmHg	Ponto de ebulição/K	C_2H_5OH	H_2O
760	343,6	91,6	8,4
500	332,5	92,5	7,5
200	310,7	94,2	5,8

Esse diagrama de fases é construído determinando-se os pontos de fusão de uma série de soluções de diferentes composições à pressão constante. A curva assimétrica na forma de V refere-se ao ponto de congelamento, acima da qual o sistema é líquido. (Os pontos de fusão do Pb e do Sb são 328 °C e 631 °C, respectivamente. Considere o que acontece quando a solução no ponto *a* é resfriada à pressão constante. Quando é alcançado o ponto *b*, a solução começa a se congelar, e o sólido que se separa da solução é Sb puro. Conforme a temperatura baixa ainda mais, congela-se mais Sb, e a solução vai se tornando progressivamente mais rica em Pb. A composição da solução no ponto *c*, por exemplo, é dada traçando-se a linha de amarração *gch*. Nesse ponto, a composição da solução é dada pela projeção da linha vertical do ponto *h* ao eixo *x*. Se continuarmos a reduzir a temperatura da solução, acabaremos por alcançar o ponto *d*. Nessa temperatura, a composição da solução é dada pelo ponto *e*.

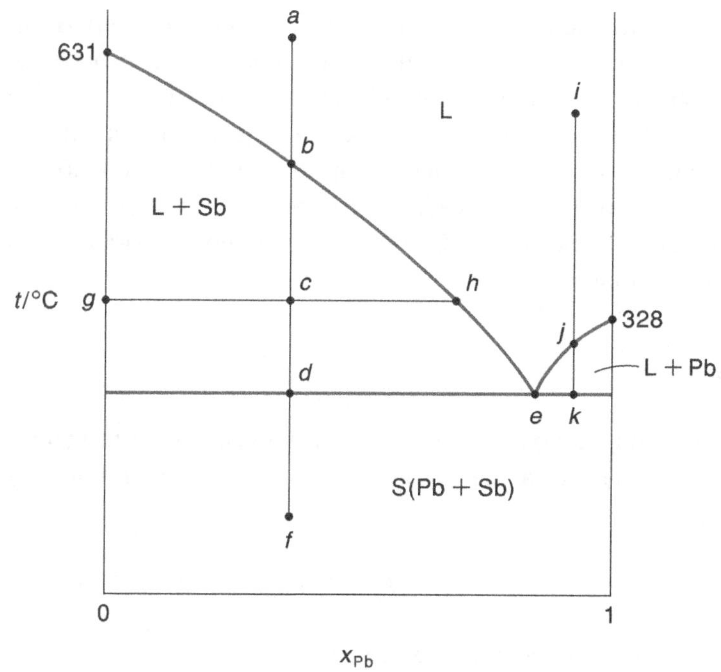

Figure 7.15
Diagrama de fases sólido–líquido do sistema chumbo–antimônio. O ponto eutético está em *e*.

O ponto eutético é 246 °C.

Agora, vamos supor que comecemos a resfriar a solução no ponto *i*. No ponto *j*, a solução começa a se congelar, e se forma o Pb sólido. Continuando o resfriamento, vamos chegar ao ponto *k*. Nesse ponto, a composição da solução é novamente dada pelo ponto *e*; portanto, esse é o ponto no qual o líquido está em equilíbrio com os dois sólidos. O ponto *e* é chamado *ponto eutético*. O ponto eutético significa o seguinte: (1) representa a temperatura mais baixa na qual uma solução líquida pode existir; (2) nele, o sólido que se separa da solução tem a *mesma* composição que a solução. Nesse particular, uma solução que tem uma composição eutética se comporta como um composto puro. No entanto, como a composição de uma mistura eutética depende da pressão externa, podemos distinguir rapidamente seu comportamento daquele de uma mistura estudando o fenômeno de congelamento à diferentes pressões.

No ponto eutético, temos dois componentes (Pb e Sb) e três fases (Pb sólido, Sb sólido e a solução), de modo que o número de graus de liberdade, *f*, é dado por

$$\begin{aligned} f &= c - p + 2 \\ &= 2 - 3 + 2 \\ &= 1 \end{aligned}$$

Entretanto, esse único grau de liberdade é usado para especificar a pressão. Conseqüentemente, no ponto eutético nem a temperatura nem a composição podem variar.

Uma mistura eutética familiar é a solda usada na construção de placas de circuitos eletrônicos. A solda tem cerca de 33% de chumbo e 67% de estanho e funde-se a 183 °C. (O estanho funde-se a 232 °C.)

7.7 Propriedades coligativas

As propriedades gerais das soluções incluem abaixamento da pressão de vapor, a elevação no ponto de ebulição, o abaixamento no ponto de congelamento e a pressão osmótica. São comumente denominadas *propriedades coligativas* ou *coletivas* porque estão ligadas umas às outras pela origem comum. As propriedades coligativas dependem somente do número de moléculas presentes do soluto, e não do tamanho ou da massa molar das moléculas. Para derivar as equações que descrevem esses fenômenos, vamos fazer três suposições importantes: (1) as soluções são um diluído ideal, portanto o solvente obedece à lei de Raoult; (2) as soluções são diluídas; (3) as soluções contêm não-eletrólitos. Como sempre, vamos considerar somente um sistema com dois componentes.

Abaixamento da pressão de vapor

Considere uma solução que contém um solvente 1 e um soluto *não-volátil* 2, como uma solução de sacarose em água. Por ser a solução um diluído ideal, a lei de Raoult se aplica:

$$P_1 = x_1 P_1^*$$

Como $x_1 = 1 - x_2$, a equação acima se torna

$$P_1 = (1 - x_2)P_1^*$$

Reordenando essa equação, obtemos

$$P_1^* - P_1 = \Delta P = x_2 P_1^* \tag{7.33}$$

em que ΔP, a diminuição na pressão de vapor relativa à do solvente puro, é diretamente proporcional à fração molar do soluto.

Por que a pressão de vapor de uma solução diminui na presença de um soluto? Podemos ser tentados a sugerir que isso acontece por causa de uma modificação nas forças intermoleculares. Mas essa idéia não está correta, porque o abaixamento na pressão de vapor ocorre igualmente em soluções ideais, nas quais não existe distinção entre interações soluto–solvente e entre solvente–solvente. Uma explicação mais convincente é fornecida pelo efeito da entropia. Quando um solvente se evapora, a entropia do universo aumenta porque a entropia de qualquer substância no estado gasoso é maior que aquela no estado líquido (à mesma temperatura). Como vimos na Seção 7.3, o processo de formação da solução em si é acompanhado por um aumento na entropia. Esse resultado significa que existe um grau extra de aleatoriedade, ou desordem, numa solução que não estava presente no solvente puro. Portanto, a evaporação do solvente de uma solução resultará num aumento *menor* na entropia. Conseqüentemente, o solvente tem uma tendência menor de escapar da solução, e a solução terá uma pressão de vapor mais baixa que a do solvente puro (ver o Problema 7.40).

Elevação no ponto de ebulição

O ponto de ebulição de uma solução é a temperatura na qual sua pressão de vapor é igual à pressão externa. A discussão anterior pode tê-lo levado a esperar que a adição de um soluto não-volátil, como reduz a pressão de vapor, deveria também aumentar o ponto de ebulição de uma solução. É realmente esse o efeito.

Para uma solução com um soluto *não-volátil*, a elevação no ponto de ebulição tem origem na variação do potencial químico do solvente por causa da presença do soluto. Da Equação 7.17, podemos ver que o potencial químico do solvente numa solução é menor que o potencial químico do solvente puro numa quantidade igual a $RT \ln x_1$. Pode ser visto na Figura 7.16 como essa variação afeta o ponto de ebulição da solução. As linhas sólidas se referem ao solvente puro.

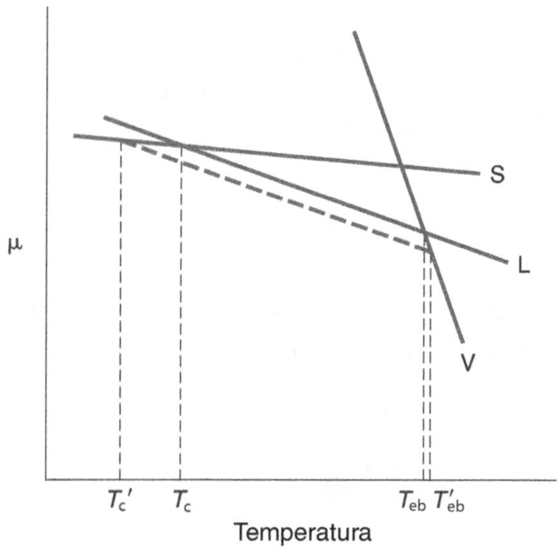

Figura 7.16
Gráfico dos potenciais químicos em função da temperatura para ilustrar as propriedades coligativas. A linha vermelha tracejada denota a fase solução. T_{eb} e T'_{eb} são os pontos de ebulição do solvente e da solução, e T_c e T'_c são os pontos de congelamento do solvente e da solução, respectivamente.

Como é não-volátil, o soluto não se vaporiza; portanto, a curva para a fase vapor é a mesma para o vapor puro. Por outro lado, como o líquido contém um soluto, o potencial químico do solvente diminui (ver a linha tracejada). Os pontos em que a curva para o vapor intercepta as curvas para os líquidos (puro e solução) correspondem aos pontos de ebulição do solvente puro e da solução, respectivamente. Vemos que o ponto de ebulição da solução (T'_{eb}) é maior que o do solvente puro (T_{eb}).

Voltemos, agora, a um tratamento quantitativo do fenômeno da elevação do ponto de ebulição. No ponto de ebulição, o vapor do solvente está em equilíbrio com o solvente em solução, de modo que

$$\mu_1(g) = \mu_1(l) = \mu_1^*(l) + RT \ln x_1$$

ou

$$\Delta\mu_1 = \mu_1(g) - \mu_1^*(l) = RT \ln x_1 \tag{7.34}$$

em que $\Delta\mu_1$ é a variação na energia de Gibbs associada com a evaporação de 1 mol de solvente da solução à temperatura T, seu ponto de ebulição. Assim, podemos escrever $\Delta\mu_1 = \Delta_{vap}\overline{G}$. Dividindo a Equação 7.34 por T, obtemos

$$\frac{\Delta\overline{G}_{vap}}{T} = \frac{\mu_1(g) - \mu_1^*(l)}{T} = R \ln x_1$$

Da equação de Gibbs-Helmholtz (Equação 6.15), escrevemos

$$\frac{d(\Delta G/T)}{dT} = -\frac{\Delta H}{T^2} \quad \text{(a } P \text{ constante)}$$

ou

$$\frac{d(\Delta\overline{G}_{vap}/T)}{dT} = \frac{-\Delta_{vap}\overline{H}}{T^2} = R\frac{d(\ln x_1)}{dT}$$

em que $\Delta_{vap}\overline{H}$ é a entalpia molar de vaporização do solvente a partir da solução. Como a solução é diluída, $\Delta_{vap}\overline{H}$ pode ser igualado à entalpia molar de vaporização do solvente puro. Reordenando essa última equação, obtemos

$$d \ln x_1 = \frac{-\Delta_{vap}\overline{H}}{RT^2} dT \tag{7.35}$$

Para achar a relação entre x_1 e T, integramos a Equação 7.35 entre os limites T'_{eb} e T_{eb}, os pontos de ebulição da solução e do solvente puro, respectivamente. Como a fração molar do solvente é x_1 a T'_{eb} e 1 a T_{eb}, escrevemos

$$\int_{\ln 1}^{\ln x_1} d \ln x_1 = \int_{T_{eb}}^{T'_{eb}} \frac{-\Delta_{vap}\overline{H}}{RT^2} dT$$

ou

$$\begin{aligned}\ln x_1 &= \frac{\Delta_{\text{vap}}\overline{H}}{R}\left(\frac{1}{T'_{\text{eb}}} - \frac{1}{T_{\text{eb}}}\right)\\ &= \frac{-\Delta_{\text{vap}}\overline{H}}{R}\left(\frac{T'_{\text{eb}} - T_{\text{eb}}}{T'_{\text{eb}}T_{\text{eb}}}\right)\\ &= \frac{-\Delta_{\text{vap}}\overline{H}}{R}\frac{\Delta T}{T^2_{\text{eb}}} \qquad (7.36)\end{aligned}$$

em que $\Delta T = T'_{\text{eb}} - T_{\text{eb}}$. Duas suposições foram usadas para se obter a Equação 7.36, ambas com base no fato de que T'_{eb} e T_{eb} diferem entre si somente em uma pequena quantidade (alguns graus). Primeiro, assumimos que $\Delta_{\text{vap}}\overline{H}$ é independente da temperatura e, segundo, que $T'_{\text{eb}} \approx T_{\text{eb}}$, de modo que $T'_{\text{eb}}T_{\text{eb}} \approx T^2_{\text{eb}}$.

A Equação 7.36 fornece a elevação do ponto de ebulição, ΔT, em razão da concentração do solvente (x_1). Como de costume, entretanto, expressamos a concentração em razão da quantidade de soluto presente; portanto, podemos escrever

$$\ln x_1 = \ln(1 - x_2) = \frac{-\Delta_{\text{vap}}\overline{H}}{R}\frac{\Delta T}{T^2_{\text{eb}}}$$

em que*

$$\begin{aligned}\ln(1 - x_2) &= -x_2 - \frac{x_2^2}{2} - \frac{x_2^3}{3}\cdots\\ &= -x_2 \quad (x_2 \ll 1)\end{aligned}$$

Agora, temos

$$\Delta T = \frac{RT^2_{\text{eb}}}{\Delta_{\text{vap}}\overline{H}}x_2$$

Para converter a fração molar x_2 em uma unidade de concentração mais prática, tal como a molalidade (m_2), escrevemos

$$x_2 = \frac{n_2}{n_1 + n_2} \approx \frac{n_2}{n_1} = \frac{n_2}{w_1/\mathcal{M}_1} \quad (n_1 \gg n_2)$$

em que w_1 é a massa do solvente em kg e $\mathcal{M}_1$ é a massa molar do solvente em kg mol^{-1}, respectivamente. Como n_2/w_1 dá a molalidade da solução, m_2, segue-se que $x_2 = \mathcal{M}_1 m_2$ e, assim,

$$\Delta T = \frac{RT^2_{\text{eb}}\mathcal{M}_1}{\Delta_{\text{vap}}\overline{H}}m_2 \qquad (7.37)$$

* Essa expansão em séries é conhecida como teorema de Maclaurin. Você pode verificar essa relação usando um pequeno valor numérico para x_2 ($\leq$ 0,2).

Observe que todas as quantidades no lado direito da Equação 7.37 são constantes para um dado solvente; portanto, temos

$$K_{eb} = \frac{RT_{eb}^2 \mathcal{M}_1}{\Delta_{vap}\overline{H}} \quad (7.38)$$

em que K_{eb} é chamada de *constante de elevação do ponto de ebulição molal*. As unidades de K_{eb} são K mol^{-1} kg. Finalmente,

$$\Delta T = K_{eb}\, m_2 \quad (7.39)$$

A vantagem do uso da molalidade, como mencionado na Seção 7.1, está no fato de que ela é independente da temperatura e, assim, apropriada para estudos de elevação do ponto de ebulição.

A Figura 7.17 mostra diagramas de fase de água pura e de uma solução aquosa. Com a adição de um soluto não-volátil, a pressão de vapor da solução diminui a cada temperatura. Portanto, o ponto de ebulição da solução a 1 atm será maior que 373,15 K.

Abaixamento do ponto de congelamento

Um observador que não seja químico pode não ter consciência do fenômeno da elevação do ponto de ebulição, mas qualquer um que more num clima frio é testemunha de um exemplo de abaixamento no ponto de congelamento: no inverno, o gelo nas estradas e nas calçadas derrete-se prontamente quando se joga um pouco de sal sobre ele.* Esse método de derretimento abaixa o ponto de congelamento da água.

Uma análise termodinâmica do abaixamento no ponto de congelamento é semelhante à feita para a elevação do ponto de ebulição. Se supusermos que, quando uma solução congela, o sólido que se separa da solução contém somente o solvente, então a curva do potencial químico do sólido não varia (ver a Figura 7.16). Conseqüentemente, a curva contínua do sólido e a curva tracejada do solvente em solução agora se interceptam num ponto (T_c') *abaixo* do ponto de congelamento do solvente puro (T_c). Seguindo exatamente o mesmo procedimento usado para o caso da elevação do ponto de ebulição, podemos mostrar que a queda no ponto de congelamento ΔT (que é $T_c - T_c'$, em que T_c e T_c' são os pontos de congelamento do solvente puro e da solução, respectivamente) é dada por

$$\Delta T = K_c m_2 \quad (7.40)$$

em que K_c é a *constante de abaixamento do ponto de congelamento molal* dada por

$$K_c = \frac{RT_c^2 \mathcal{M}_1}{\Delta_{fus}\overline{H}} \quad (7.41)$$

em que $\Delta_{fus}\overline{H}$ é a entalpia molar de fusão do solvente.

O fenômeno de abaixamento do ponto de congelamento pode também ser entendido estudando a Figura 7.17. A 1 atm, o ponto de congelamento da solução se localiza no ponto de intersecção da linha tracejada (entre as fases sólido e líquido) e a linha horizontal a 1 atm. É interessante notar que, enquanto o soluto deve ser não-

* Usualmente, o sal empregado é o cloreto de sódio, que ataca o cimento e é danoso para muitas plantas. Ver também OLSON, J. O.; BOWMAN, L. H. Freezing ice cream and making caramel topping. *J. Chem. Educ.* **53**, 49, 1976.

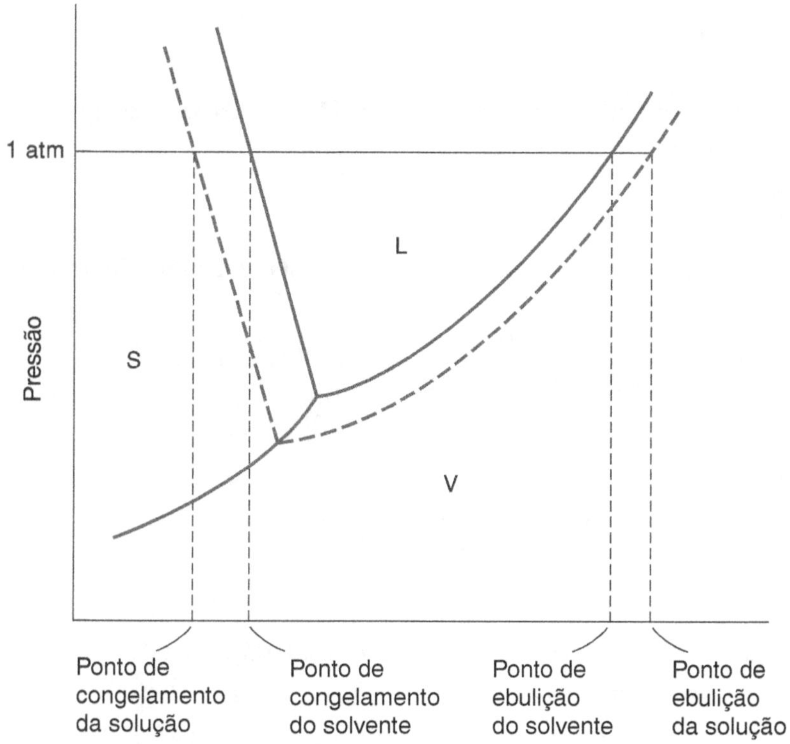

Figura 7.17
Diagramas de fases da água pura (linhas vermelhas contínuas) e da água numa solução aquosa com um solvente não-volátil (linhas vermelhas tracejadas).

volátil no caso da elevação do ponto de ebulição,[†] tal restrição não se aplica ao abaixamento do ponto de congelamento. Uma prova dessa afirmação está no uso do etanol (P.E. = 361,65 K) como anticongelante.

Tanto a Equação 7.39 como a 7.40 podem ser utilizadas para determinar a massa molar de um soluto. Em geral, a experiência de abaixamento do ponto de congelamento é muito mais fácil de se realizar. É comumente empregada em medidas de massas molares de compostos. A Tabela 7.4 lista os valores de K_{eb} e K_c para vários solventes comuns.

Tabela 7.4
Constantes de elevação do ponto de ebulição molal e de abaixamento do ponto de congelamento molal para alguns solventes comuns

Solvente	K_{eb} /K · mol^{-1} · kg	K_c/K · mol^{-1} · kg
H_2O	0,51	1,86
C_2H_5OH	1,22	—
C_6H_6	2,53	5,12
$CHCl_3$	3,63	—
CH_3COOH	2,93	3,90
CCl_4	5,03	—

[†] Um componente soluto volátil pode, na realidade, abaixar o ponto de ebulição da solução. Por exemplo, 95% em volume de etanol em água (um azeótropo) entra em ebulição a 351,3 K.

EXEMPLO 7.4

Para uma solução de 45,20 g de sacarose ($C_{12}H_{22}O_{11}$) em 316,0 g de água, calcule (a) o ponto de ebulição; (b) o ponto de congelamento.

RESPOSTA

(a) Ponto de ebulição: $K_{eb} = 0{,}51$ K mol^{-1} kg, e a molalidade da solução é dada por

$$m_2 = \frac{(45{,}20 \text{ g})(1\,000 \text{ g/1 kg})}{(342{,}3 \text{ g mol}^{-1})(316{,}0 \text{ g})} = 0{,}418 \text{ mol kg}^{-1}$$

Da Equação 7.39

$$\begin{aligned}\Delta T &= (0{,}51 \text{ K mol}^{-1} \text{ kg})(0{,}418 \text{ mol kg}^{-1})\\ &= 0{,}21 \text{ K}\end{aligned}$$

Desse modo, a solução entrará em ebulição a (373,15 + 0,21) K, ou 373,36 K.

(b) Ponto de congelamento: da Equação 7.40,

$$\begin{aligned}\Delta T &= (1{,}86 \text{ K mol}^{-1} \text{ kg})(0{,}418 \text{ mol kg}^{-1})\\ &= 0{,}78 \text{ K}\end{aligned}$$

Assim, a solução congelará a (273,15 – 0,78) K, ou 272,37 K.

COMENTÁRIO

Para soluções aquosas de concentrações iguais, o abaixamento no ponto de congelamento é sempre maior que a correspondente elevação no ponto de ebulição. A razão pode ser vista comparando-se as duas expressões seguintes (Equações 7.38 e 7.41):

$$K_{eb} = \frac{RT_{eb}^2 \mathcal{M}_1}{\Delta_{vap}\overline{H}} \qquad K_c = \frac{RT_c^2 \mathcal{M}_1}{\Delta_{fus}\overline{H}}$$

Embora $T_{eb} > T_c$, o valor de $\Delta_{vap}\overline{H}$ para a água é 40,79 kJ mol^{-1}, ao passo que o valor de $\Delta_{fus}\overline{H}$ é somente 6,01 kJ mol^{-1}. O maior valor de $\Delta_{vap}\overline{H}$ no denominador é que faz com que K_{eb} e, conseqüentemente, ΔT sejam menores.

O fenômeno de abaixamento no ponto de congelamento tem muitos exemplos na vida diária e em sistemas biológicos. Como foi mencionado, sais, como cloreto de sódio e cloreto de cálcio, são usados para derreter o gelo nas estradas e nas calçadas. O composto orgânico etilenoglicol [$CH_2(OH)CH_2(OH)$] é o anticongelante comum de automóvel. É também usado para remover camadas de gelo sobre aviões. Em anos recentes, tem havido muito interesse em se entender como certas espécies de peixe conseguem sobreviver nas águas geladas dos oceanos polares. O ponto de congelamento da água do mar é aproximadamente $-1{,}9$ °C, que é a temperatura da água ao redor de um *iceberg*. Um abaixamento no ponto de congelamento de −1,9 °C corresponde a uma concentração de 1 molal, que é muito alta para o funcionamento fisiológico apropriado; por exemplo, ela altera o balanço osmótico (ver a seção sobre Pressão osmótica a seguir). Além dos sais dissolvidos e de outras substâncias que podem abaixar o ponto de congelamento coligativamente, é encontrada no sangue dos peixes polares uma classe especial de proteínas que tem alguma espécie de efeito protetor. Essas proteínas contêm tanto unidades de aminoácidos como de açúcares e são chamadas glicoproteínas. A concentração de glicoproteínas no sangue dos peixes é bastante baixa (aproximadamente 4×10^{-4} *m*), portanto sua ação não pode ser explicada por propriedades coligativas. Acredita-se que as glicoproteínas tenham a habilidade de se adsorver na superfície de cada cristal pequenino de gelo tão logo ele comece a se formar, impedindo-o de crescer a um tamanho que causaria dano biológico. Conseqüentemente, o ponto de congelamento do sangue desses peixes está abaixo de −2 °C.

Pressão osmótica

O fenômeno de *osmose* está ilustrado na Figura 7.18. O compartimento da esquerda da aparelhagem contém solvente puro; o compartimento da direita contém uma solução. Os dois compartimentos são separados por uma *membrana semipermeável* (por exemplo, de celofane), que permite que as moléculas do solvente passem através dela, mas impede o movimento das moléculas do soluto da direita para a esquerda. Praticamente, então, o sistema tem duas fases diferentes. No equilíbrio, a altura da solução no tubo à direita é maior que a do solvente puro no tubo à esquerda por uma diferença *h*. Esse excesso de pressão hidrostática é denominado de *pressão osmótica*. Agora, podemos derivar uma expressão para a pressão osmótica como se segue.

Sejam μ_1^{E} e μ_1^{D} os potenciais químicos nos compartimentos da esquerda e da direita, respectivamente. No início, antes de o equilíbrio ser estabelecido, temos

$$\begin{aligned}\mu_1^{\mathrm{E}} &= \mu_1^* + RT\ln x_1 \\ &= \mu_1^* \qquad (x_1 = 1)\end{aligned}$$

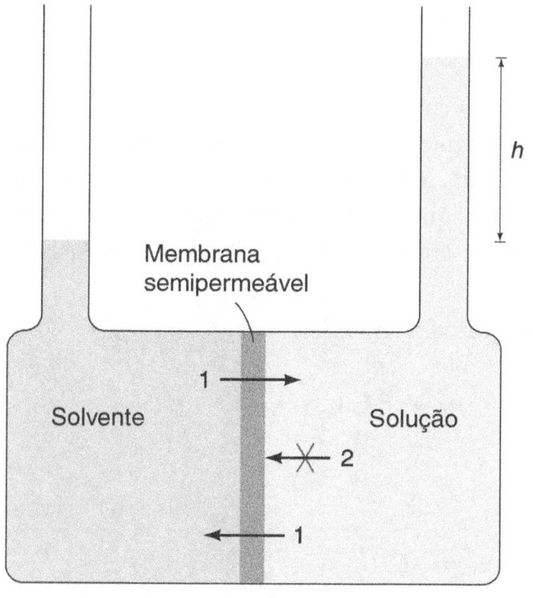

Figura 7.18
Aparelhagem que demonstra o fenômeno da pressão osmótica.

e

$$\mu_1^{\mathrm{D}} = \mu_1^* + RT\ln x_1 \quad (x_1 < 1)$$

Assim,

$$\mu_1^{\mathrm{E}} = \mu_1^* > \mu_1^{\mathrm{D}} = \mu_1^* + RT\ln x_1$$

Note que μ_1^{E} é o mesmo que o potencial químico-padrão para o solvente puro, μ_1^*, e que o sinal de desigualdade denota que $RT \ln x_1$ é uma quantidade negativa. Conseqüentemente, na média, mais moléculas de solvente se moverão da esquerda para a direita através da membrana. O processo é espontâneo porque a diluição da solução no compartimento da direita pelo solvente leva a uma diminuição na energia de Gibbs e a um aumento na entropia. O equilíbrio é finalmente alcançado quando o fluxo de solvente é exatamente balanceado pela diferença de pressão hidrostática nos dois lados do tubo. Essa pressão adicional aumenta o potencial químico do solvente na solução, μ_1^{D}. Da Equação 6.16, sabemos que

$$\left(\frac{\partial G}{\partial P}\right)_T = V$$

Podemos escrever uma equação semelhante para a variação do potencial químico com a pressão, à temperatura constante. Assim, para o componente solvente no compartimento direito,

$$\left(\frac{\partial \mu_1^{\mathrm{D}}}{\partial P}\right)_T = \overline{V}_1 \tag{7.42}$$

em que $\overline{V}_1$ é o volume molar parcial do solvente. Para uma solução diluída, $\overline{V}_1$ é aproximadamente igual a $\overline{V}$, o volume molar do solvente puro. O aumento no potencial químico do solvente no compartimento da solução ($\Delta\mu_1^{\mathrm{D}}$) quando a pressão aumenta de P, a pressão atmosférica externa, a $(P + \pi)$ é dado por

$$\Delta\mu_1^{\mathrm{D}} = \int_P^{P+\pi} \overline{V}\, dP = \overline{V}\pi$$

Note que $\overline{V}$ é tratado como uma constante porque o volume do líquido varia pouco com a pressão. A letra grega π representa a pressão osmótica. O termo *pressão osmótica de uma solução* se refere à pressão que deve ser aplicada à solução para aumentar o potencial químico do solvente ao valor de seu líquido puro sob pressão atmosférica.

No equilíbrio, as seguintes relações devem valer:

$$\mu_1^{\mathrm{E}} = \mu_1^{\mathrm{D}} = \mu_1^* + RT\ln x_1 + \pi\overline{V}$$

Como $\mu_1^{\mathrm{E}} = \mu_1^*$, temos

$$\pi\overline{V} = -RT\ln x_1 \tag{7.43}$$

Para relacionar π à concentração do soluto, damos os passos a seguir. Do procedimento empregado no caso da elevação do ponto de ebulição:

$$\begin{aligned} -\ln x_1 &= -\ln(1 - x_2) \\ &= x_2 \quad (x_2 \ll 1) \end{aligned}$$

Além disso,

$$x_2 = \frac{n_2}{n_1 + n_2} \approx \frac{n_2}{n_1} \quad (n_1 \gg n_2)$$

em que n_1 e n_2 são os números de mols do solvente e do soluto, respectivamente. A Equação 7.43 agora se torna

$$\begin{aligned} \pi\overline{V} &= RTx_2 \\ &= RT\left(\frac{n_2}{n_1}\right) \end{aligned} \tag{7.44}$$

Substituindo $\overline{V} = V/n_1$ na Equação 7.44, obtemos

$$\pi V = n_2 RT \tag{7.45}$$

Se V é dado em litros, então

$$\begin{aligned} \pi &= \frac{n_2}{V} RT \\ &= MRT \end{aligned} \tag{7.46}$$

A Equação 7.46 também se aplica a duas soluções semelhantes que têm concentrações diferentes.

em que M é a molaridade da solução. Note que a molaridade é uma unidade de concentração mais conveniente aqui, porque as medidas de pressão osmótica são normalmente feitas à temperatura constante. Como forma alternativa, podemos escrever a Equação 7.46 como

$$\pi = \frac{c_2}{\mathcal{M}_2} RT \tag{7.47}$$

ou

$$\frac{\pi}{c_2} = \frac{RT}{\mathcal{M}_2} \tag{7.48}$$

em que c_2 é a concentração do soluto em g L^{-1} da solução e $\mathcal{M}_2$ é a massa molar do soluto. A Equação 7.48 fornece uma maneira de determinar as massas molares dos compostos por meio de medidas de pressões osmóticas.

A Equação 7.48 foi derivada supondo comportamento ideal, portanto; para a determinação de massa molar, é desejável medir π para várias concentrações diferentes e extrapolar as medidas para o limite de concentração zero (Figura 7.19). Para uma solução não-ideal, a pressão osmótica a *qualquer* concentração, c_2, é dada por

$$\frac{\pi}{c_2} = \frac{RT}{\mathcal{M}_2}(1 + Bc_2 + Cc_2^2 + Dc_2^3 + \cdots) \tag{7.49}$$

Compare a Equação 7.49 com a Equação 2.12.

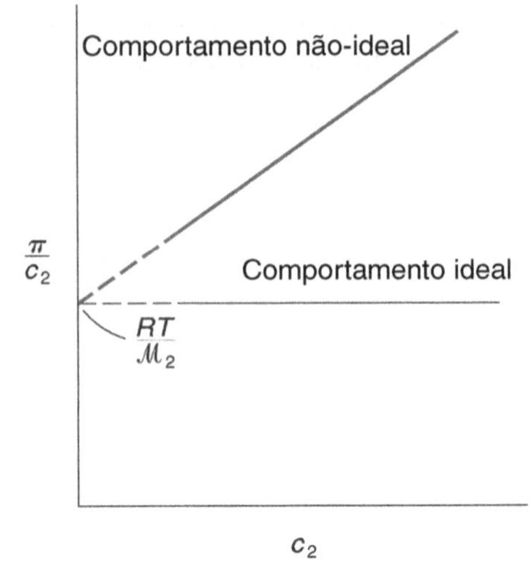

Figure 7.19
Determinação da massa molar de um soluto por medidas de pressão osmótica para uma solução ideal e para uma solução não-ideal. A intersecção com o eixo y (conforme $c_2 \to 0$) fornece o valor correto da massa molar.

em que B, C e D são chamados de segundo, terceiro e quarto coeficientes viriais, respectivamente. A magnitude dos coeficientes viriais é tal que $B \gg C \gg D$. Em soluções diluídas, precisamos nos preocupar somente com o segundo coeficiente virial. Para uma solução ideal, o segundo coeficiente virial e todos os outros de ordens maiores são iguais a zero e, portanto, a Equação 7.49 se reduz à Equação 7.48.

Embora a osmose seja um fenômeno muito estudado, o mecanismo envolvido nem sempre é claramente compreendido. Em alguns casos, uma membrana semipermeável pode agir como uma peneira molecular, permitindo a passagem de moléculas menores do solvente e bloqueando as moléculas maiores do soluto. Em outros casos, a osmose pode ser causada pela maior solubilidade do solvente na membrana que a do soluto. Cada sistema deve ser estudado individualmente. A discussão anterior ilustra tanto a utilidade como a limitação da termodinâmica. Derivamos uma equação conveniente que relaciona a massa molar do soluto com uma quantidade experimentalmente mensurável — a pressão osmótica — simplesmente em função da diferença do potencial químico. Entretanto, como a termodinâmica não está baseada em nenhum modelo específico, a Equação 7.47 nada informa sobre o mecanismo da osmose.

EXEMPLO 7.5

Considere o seguinte arranjo, no qual é colocada no compartimento direito uma solução com 20 g de hemoglobina em um litro de solução e água pura, no compartimento esquerdo (ver a Figura 7.18). No equilíbrio, a altura da solução na coluna da direita é 77,8 mm maior que a altura da água na coluna da esquerda. Qual é a massa molar da hemoglobina? A temperatura do sistema é constante a 298 K.

RESPOSTA

Para determinar a massa molar da hemoglobina, precisamos primeiro calcular a pressão osmótica da solução. Começamos escrevendo

$$\text{pressão} = \frac{\text{força}}{\text{área}}$$

$$\text{pressão} = \frac{Ah\rho g}{A} = h\rho g$$

em que A é a área da secção transversal do tubo, h é a altura em excesso do líquido na coluna da direita, ρ é a densidade da solução e g é a aceleração da gravidade. As constantes são

$$h = 0{,}0778 \text{ m}$$
$$g = 9{,}81 \text{ m s}^{-2}$$
$$\rho = 1 \times 10^3 \text{ kg m}^{-3}$$

(Supusemos que a densidade da solução diluída é a mesma que a da água.) A pressão osmótica em pascal (N m^{-2}) é dada por

$$\begin{aligned}\pi &= 0{,}0778 \text{ m} \times 1 \times 10^3 \text{ kg m}^{-3} \times 9{,}81 \text{ m s}^{-2}\\ &= 763 \text{ kg m}^{-1} \text{ s}^{-2}\\ &= 763 \text{ N m}^{-2}\end{aligned}$$

Da Equação 7.47,

$$\begin{aligned}\mathcal{M}_2 &= \frac{c_2}{\pi} RT\\ &= \frac{(20 \text{ kg m}^{-3})(8{,}314 \text{ J K}^{-1} \text{ mol}^{-1})(298 \text{ K})}{763 \text{ N m}^{-2}}\\ &= 65 \text{ kg mol}^{-1}\end{aligned}$$

O exemplo 7.5 mostra que a medida da pressão osmótica é um método mais sensível para determinar a massa molar que as técnicas de elevação do ponto de ebulição e de abaixamento do ponto de congelamento porque 7,8 cm é uma altura facilmente mensurável. Por outro lado, a mesma solução causará uma elevação no ponto de ebulição de aproximadamente $1{,}6 \times 10^{-4}$ °C e um abaixamento no ponto de congelamento de $5{,}8 \times 10^{-4}$ °C, valores muito pequenos para serem medidos de modo acurado. A maior parte das proteínas é menos solúvel que a hemoglobina. Apesar disso, suas massas molares podem ser determinadas muitas vezes por medidas de pressão osmótica. No Capítulo 22, discutiremos outras técnicas úteis para determinar a massa molar de macromoléculas.

Muitos exemplos do fenômeno da pressão osmótica são encontrados em sistemas químicos e biológicos. Se duas soluções são de concentrações iguais e, conseqüentemente, têm a mesma pressão osmótica, dizemos que são *isotônicas*. Para duas soluções de pressões osmóticas diferentes, a solução mais concentrada é denominada *hipertônica* e a solução menos concentrada, *hipotônica* (Figura 7.20). Para estudar o conteúdo das células vermelhas do sangue, protegidas do meio externo por uma membrana semipermeável, os bioquímicos empregam uma técnica chamada *hemólise*. Colocam-se as células vermelhas do sangue numa solução hipotônica, o que causa o fluxo de água para dentro da célula. As células incham e

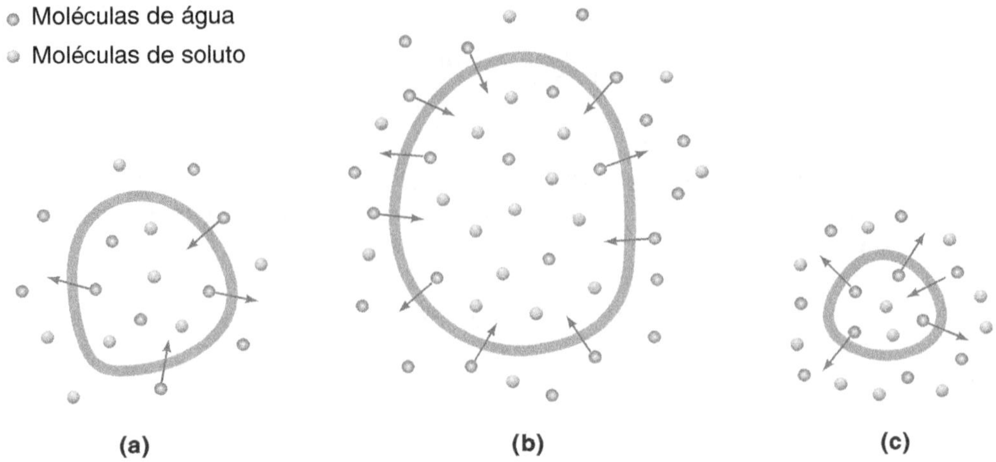

Figura 7.20
Uma célula (a) numa solução isotônica, (b) numa solução hipotônica e (c) numa solução hipertônica. A célula permanece sem mudanças em (a), incha em (b) e encolhe em (c).

eventualmente estouram, liberando a hemoglobina e outras moléculas de proteínas. Por outro lado, quando uma célula é colocada numa solução hipertônica, a água intracelular tende a fluir por osmose para a solução circundante mais concentrada. Esse processo, conhecido como *crenação*, causa um encolhimento da célula e acaba por cessar seu funcionamento.

O rim de mamíferos é um dispositivo osmótico particularmente eficaz. Sua principal função é remover resíduos metabólicos e outras impurezas da corrente sanguínea, por osmose, para a urina mais concentrada no lado de fora através de uma membrana semipermeável. Íons biologicamente importantes (como Na^+ e Cl^-) perdidos dessa maneira são então ativamente bombeados de volta para o sangue através da mesma membrana (ver a Seção 8.7). A perda de água através do rim é controlada pelo hormônio antidiurético (ADH), secretado no sangue pelo hipotálamo e pela glândula pituitária posterior. Quando pouco ou nenhum ADH é secretado, grandes quantidades de água (talvez dez vezes o normal) passam para a urina cada dia. Por outro lado, quando grandes quantidades de ADH estão presentes no sangue, diminui a permeabilidade da água através da membrana, de modo que o pouco volume de urina formado pode ser a metade da quantidade normal. Assim, a combinação rim-ADH controla a taxa de perda tanto da água como de outras moléculas residuais.

O potencial químico da água dentro dos fluidos dos corpos de peixes de água doce é mais baixo que o de seu meio ambiente; portanto, esses peixes são capazes de puxar água para dentro por osmose através das membranas de suas guelras. O excesso de água é excretado como urina. Um processo oposto ocorre com os peixes marinhos teleósteos, que perdem a água corporal para o meio ambiente mais concentrado por meio de osmose através das membranas das guelras. Para balancear a perda, eles bebem água do mar.

A pressão osmótica é também o principal mecanismo para a subida da água nas plantas. As folhas das plantas perdem água constantemente para o meio circundante, um processo chamado *transpiração*, de modo que as concentrações de solutos nos fluidos das folhas aumentam. A água é então empurrada para cima através dos troncos e dos galhos por pressão osmótica, que, para atingir os topos das árvores mais altas, pode chegar a 10 ou 15 atm.* O movimento das folhas é um fenômeno interessante que também pode estar relacionado à pressão osmótica. Acredita-se que alguns processos podem aumentar a concentração de sal nas células das folhas na presença de luz. A pressão osmótica aumenta, e as células se tornam maiores e inchadas fazendo com que as plantas se orientem em direção à luz.

Osmose reversa. Um fenômeno relacionado à osmose é chamado *osmose reversa*. Se aplicarmos uma pressão maior que a pressão osmótica de equilíbrio ao compartimento da solução mostrado na Figura 7.18, fluirá solvente puro da solução para o compartimento do solvente. Essa reversão do processo osmótico resulta na separação dos componentes da solução. Uma aplicação importante da osmose reversa é a dessalinização da água. Várias técnicas discutidas neste capítulo são adequadas, pelo menos em princípio, para se obter água pura do mar. Por exemplo, tanto a destilação como o congelamento da água do mar atingiriam a meta. Entretanto, esses processos envolvem uma mudança de fase de líquido para vapor ou de líquido para sólido e, portanto, exigiriam uma quantidade considerável de energia para se manter. A osmose reversa é mais atraente, pois ela não envolve mudança de fase e é economicamente confiável para grandes quantidades de água.** A água do mar, que é aproximadamente 0,7 M em NaCl, tem uma pressão osmótica estimada de 30 atm. Para recuperar 50% de água pura da água do mar, teria de ser aplicada uma pressão adicional de 60 atm no lado do compartimento da água do mar para causar a osmose reversa. O sucesso de uma dessalinização em grande escala depende da escolha de uma membrana adequada que seja permeável à água, mas não aos sais dissolvidos, e que possa agüentar uma pressão alta por longos períodos.

---

* Ver STEVESON, P. E. Entropy makes water run uphill – in trees. *J. Chem. Educ.* **48**, 837, 1971.

** Ver HECHT, C. E. Desalination of water by reverse osmosis. *J. Chem. Educ.* **44**, 53, 1967.

Equações principais

$V = n_1\overline{V}_1 + n_2\overline{V}_2$	(Volume de uma solução)	(7.6)
$\overline{G}_i = \mu_i = \left(\frac{\partial G}{\partial n_i}\right)_{T,P,n_j}$	(Definição de potencial químico)	(7.7)
$\Delta_{\text{mis}}G = nRT(x_1 \ln x_1 + x_2 \ln x_2)$	(Energia de Gibbs de mistura)	(7.11)
$\Delta_{\text{mis}}S = -nR(x_1 \ln x_1 + x_2 \ln x_2)$	(Entropia de mistura)	(7.12)
$P_1 = X_1 P_1^*$	(Lei de Raoult)	(7.16)
$\mu_1(l) = \mu_1^*(l) + RT \ln x_1$	(Potencial químico do solvente numa solução ideal)	(7.17)
$P_2 = Kx_2$	(Lei de Henry)	(7.18)
$P_2 = K'm$	(Lei de Henry)	(7.19)
$a_1 = \frac{P_1}{P_1^*}$	(Atividade do solvente)	(7.21)
$a_1 = \gamma_1 x_1$	(Definição de coeficiente de atividade)	(7.22)
$\mu_2(l) = \mu_2^\circ(l) + RT \ln a_2$	(Potencial químico do soluto numa solução real)	(7.25)
$\mu_2(l) = \mu_2^\circ(l) + RT \ln \frac{m_2}{m^\circ}$	(Potencial químico do soluto numa solução ideal)	(7.27)
$\Delta P = x_2 P_1^*$	(Abaixamento na pressão de vapor)	(7.33)
$\Delta T = K_{\text{eb}} m_2$	(Elevação no ponto de ebulição)	(7.39)
$\Delta T = K_{\text{c}} m_2$	(Abaixamento no ponto de congelamento)	(7.40)
$\pi = MRT$	(Pressão osmótica)	(7.46)

Sugestões de leituras para aprofundamento

ARTIGOS

Gerais

CARROLL, J. J. Henry's law: a historical view. *J. Chem. Educ.* **70**, 91, 1993.

EASTMAN, J. T.; DEVRIES, A. C. Antarctic fishes. *Sci. Am.*, nov. 1986.

LAINEZ, A.; TARDAJOS, G. Standard states of real solutions. *J. Chem. Educ.* **62**, 678, 1985.

MEYER, E. F. Thermodynamics of mixing of ideal gases: a persistent pitfall. *J. Chem. Educ.* **64**, 676, 1987.

OATES, W. A. Ideal solutions, *J. Chem. Educ.* **46**, 501, 1969.

TARAZONA, M. P.; SAIZ, E. Understanding chemical potential. *J. Chem. Educ.* **72**, 882, 1995.

Equilíbrios entre fases

EARL, L. The direct relation between altitude and boiling point. *J. Chem. Educ.* **67**, 45, 1990.

KILDAHL, N. K. Journey around a phase diagram. *J. Chem. Educ.* **71**, 1052, 1994.

TREPTOW, R. E. Phase diagrams for aqueous systems. *J. Chem. Educ.* **70**, 616, 1993.

Propriedades coligativas

BODDEKER, K. W. Reverse osmosis. *Angew. Chem. Int. Ed.* **16**, 607, 1977.

CANNY, M. J. Transporting water in plants. *Am. Sci.* **86**, 152, 1998.

EASTMAN, J. T.; DEVRIES, A. C. Antarctic fishes. *Sci. Am.*, nov. 1986.

FRANZEN, H. F. The freezing point depression law in physical chemistry. *J. Chem. Educ.* **65**, 1077, 1988.

FREEMAN, B. Osmosis, *Encyclopedia of Applied Physics.* In: TRIGG, G. L. Org., Nova York: VCH Publishers, v. 13, p. 59, 1995.

FEENEY, R. E. A biological antifreeze. *Am. Sci.* **62**, 172, 1974.

HAMMEL, H. T. Colligative properties of a solution. *Science.* **192**, 748, 1976.

HECHT, C. E. Desalination of water by reverse osmosis. *J. Chem. Educ.* **44**, 53, 1967.

HOBBIE, R. K. Osmotic pressure in the physics course for students of the life sciences. *Am. J. Phys.* **42**, 188, 1974.

KUPKE, D. W. Osmotic pressure. *Adv. Protein Chem.* **15**, 57, 1960.

LANG, F.; WALDEGGER, S. Regulating cell volume. *Am. Sci.* **85**, 456, 1997.

LEDBETTER Jr., J. W.; JONES, H. D. Demonstrating osmotic and hydrostatic pressures in blood capillaries. *J. Chem. Educ.* **44**, 362, 1967.

McGLASHAN, M. L. Deviations from Raoult's law. *J. Chem. Educ.* **40**, 516, 1963.

MYSELS, K. J. The mechanism of vapor pressure lowering. *J. Chem. Educ.* **32**, 179, 1955.

PROBSTEIN, R. F. Desalination. *Am. Sci.* **61**, 280, 1973.

RIOUX, F. Colligative properties. *J. Chem. Educ.* **50**, 490, 1973.

SCHUBERT, F. E. Removal of an assumption in deriving the phase change formula $\Delta T = Km$. *J. Chem. Educ.* **56**, 259, 1979.

SMITH, H. W. The kidney. *Sci. Am.*, jan. 1953.

SNYDER, A. E. Desalting water by freezing. *Sci. Am.*, dez. 1962.

SUESS, M. J. Reverse osmosis. *J. Chem. Educ.* **48**, 190, 1971.

WALKER, J. S.; VAUSE, C. A. Reappearing phases. *Sci. Am.*, maio 1987.

Problemas

Unidades de concentração

7.1 Quantos gramas de água devem ser adicionados a 20,0 g de uréia para preparar uma solução aquosa com 5% de uréia em peso?

7.2 Qual é a molaridade de uma solução aquosa 2,12 mol kg^{-1} de ácido sulfúrico? A densidade dessa solução é 1,30 g cm^{-3}.

7.3 Calcule a molalidade de uma solução aquosa de etanol 1,50 *M*. A densidade da solução é 0,980 g cm^{-3}.

7.4 A concentração de ácido sulfúrico que usamos no laboratório contém 98% de ácido sulfúrico em peso. Calcule a molalidade e a molaridade de ácido sulfúrico concentrado sabendo-se que a densidade da solução é 1,83 g cm^{-3}.

7.5 Converta uma solução 0,25 mol kg^{-1} de sacarose para porcentagem em peso. A densidade da solução é 1,2 g cm^{-3}.

7.6 Para soluções aquosas diluídas nas quais a densidade da solução é aproximadamente igual à do solvente puro, a molaridade da solução é igual à sua molalidade. Mostre que essa afirmação está correta para uma solução aquosa de uréia [$(NH_2)_2CO$] 0,010 *M*.

7.7 O nível de açúcar (glicose) no sangue de um paciente diabético é aproximadamente 0,140 g de glicose/100 mL de sangue. Toda vez que o paciente ingere 40 g de glicose, seu nível de glicose no sangue aumenta para aproximadamente 0,240 g/100 mL de sangue. Calcule o número de mols de glicose por mililitro de sangue e o número total de mols e gramas de glicose no sangue antes e depois do consumo da glicose. (Suponha que o volume total de sangue em seu corpo seja 5,0 L.)

7.8 A potência de bebidas alcoólicas é usualmente descrita em teor, que é definido como duas vezes a porcentagem em volume de etanol. Calcule o número de gramas de álcool em 2 quartos de gin com teor 75. Qual é a molalidade do gin? (A densidade do etanol é 0,80 g cm^{-3}; 1 quarto = 0,946 L.)

Termodinâmica de misturas

7.9 Dois líquidos A e B formam uma solução não-ideal. Forneça uma interpretação molecular para cada uma das seguintes situações: $\Delta_{mis}H > 0$, $\Delta_{mis}H < 0$, $\Delta_{mis}V > 0$, $\Delta_{mis}V < 0$.

7.10 Calcule as variações na entropia para os seguintes processos: (**a**) mistura de 1 mol de nitrogênio e 1 mol de oxigênio; (**b**) mistura de 2 mols de argônio, 1 mol de hélio e 3 mols de hidrogênio. As misturas (**a**) e (**b**) são realizadas sob condições de temperatura (298 K) e pressão constantes. Suponha comportamento ideal.

7.11 A 25 °C e 1 atm de pressão, as entropias de terceira lei absolutas do metano e do etano são 186,19 J K^{-1} mol^{-1} e 229,49 J K^{-1} mol^{-1}, respectivamente, na fase gasosa. Calcule a entropia de terceira lei absoluta de uma "solução" com 1 mol de cada gás. Suponha comportamento ideal.

Lei de Henry

7.12 Prove a afirmação de que um modo alternativo de expressar a lei de Henry de solubilidade gasosa é dizer que o volume do gás que se dissolve num volume fixo de solução é independente da pressão a uma dada temperatura.

7.13 Um mineiro trabalhando a 900 pés abaixo da superfície bebeu um refrigerante durante o intervalo do almoço. Para sua surpresa, a bebida pareceu choca (isto é, não houve muita efervescência ao se remover a tampa). Logo depois do almoço, ele tomou o elevador para a superfície. Durante a subida, ele sentiu um grande impulso para arrotar. Explique.

7.14 A constante da lei de Henry para o oxigênio na água a 25 °C é 773 atm mol^{-1} kg de água. Calcule a molalidade do oxigênio na água sob uma pressão parcial de 0,20 atm. Supondo que a solubilidade do oxigênio no sangue a 37 °C seja aproximadamente a mesma que na água a 25 °C, comente sobre a possibilidade de nossa sobrevivência sem as moléculas de hemoglobina. (O volume total de sangue no corpo humano é cerca de 5 L.)

7.15 A solubilidade do N_2 no sangue a 37 °C e pressão parcial de 0,80 atm é $5{,}6 \times 10^{-4}$ mol L^{-1}. Um mergulhador de águas profundas respira ar comprimido com uma pressão parcial de N_2 igual a 4 atm. Suponha que o volume total de sangue no corpo seja 5,0 L. Calcule a quantidade do gás N_2 liberado (em litros) quando o mergulhador retorna para a superfície da água, onde a pressão parcial do N_2 é 0,80 atm.

Potencial químico e atividade

7.16 Quais dos seguintes sistemas e condições têm o maior potencial químico? Se nenhum, responda "o mesmo". (**a**) $H_2O(s)$ ou $H_2O(l)$ no ponto de fusão normal da água; (**b**) $H_2O(s)$ a −5 °C e 1 bar ou $H_2O(l)$ a −5 °C e 1 bar; (**c**) benzeno a 25 °C e 1 bar ou benzeno numa solução 0,1 *M* de tolueno a 25 °C e 1 bar.

7.17 Uma solução de etanol e *n*-propanol se comporta de modo ideal. Calcule o potencial químico do etanol na solução relativamente ao do etanol puro quando sua fração molar é 0,40 no ponto de ebulição (78,3 °C).

7.18 Derive a regra das fases (Equação 6.23) em razão de potenciais químicos.

7.19 Os seguintes dados fornecem as pressões de soluções de dissulfeto de carbono–acetona a 35,2 °C. Calcule os coeficientes de atividade de ambos os componentes com base nos desvios da lei de Raoult e da lei de Henry. (*Dica*: Primeiro, determine graficamente as constantes da lei de Henry.)

x_{CS_2}	0	0,20	0,45	0,67	0,83	1,00
P_{CS_2}/torr	0	272	390	438	465	512
$P_{C_3H_6O}$/torr	344	291	250	217	180	0

7.20 Uma solução é preparada dissolvendo-se 73 g de glicose ($C_6H_{12}O_6$; massa molar 180,2 g mol^{-1}) em 966 g de água. Calcule o coeficiente de atividade da glicose nessa solução, se esta congela a − 0,66 °C.

7.21 Uma dada solução diluída tem uma pressão osmótica de 12,2 atm a 20 °C. Calcule a diferença entre o potencial químico do solvente na solução e o da água pura. Suponha que a densidade seja a mesma que a da água. (*Dica*: Expresse o potencial químico em razão da fração molar, x_1, e reescreva a equação para a pressão osmótica como $\pi V = n_2 RT$, em que n_2 é o número de mols do soluto e $V = 1$ L.)

7.22 A 45 °C, a pressão de vapor da água para uma solução de glicose, na qual a fração molar da glicose é 0,080, é 65,76 mmHg. Calcule a atividade e o coeficiente de atividade da água na solução. A pressão de vapor da água pura a 45 °C é 71,88 mmHg.

7.23 Considere uma mistura binária líquida A e B, em que A é volátil e B é não-volátil. A composição da solução nos termos da fração molar é $x_A = 0{,}045$ e $x_B = 0{,}955$. A pressão de vapor de A na mistura é 5,60 mmHg, e aquela de A puro é 196,4 mmHg à mesma temperatura. Calcule o coeficiente de atividade de A nessa concentração.

Propriedades coligativas

7.24 Liste as suposições importantes na derivação da Equação 7.39.

7.25 Os líquidos A (PE = T_A°) e B (PE = T_B°) formam uma solução ideal. Antecipe o intervalo de pontos de ebulição de soluções formadas misturando-se diferentes quantidades de A e B.

7.26 Uma mistura de etanol e *n*-propanol se comporta de modo ideal a 36,4 °C. (**a**) Determine graficamente a fração molar do *n*-propanol numa mistura de etanol e *n*-propanol que entra em ebulição a 36,4 °C e 72 mmHg. (**b**) Qual é a pressão de vapor total sobre a mistura a 36,4 °C quando a fração molar do *n*-propanol é 0,60? (**c**) Calcule a composição do vapor em (**b**). (As pressões de vapor no equilíbrio do etanol e do *n*-propanol a 36,4 °C são 108 mmHg e 40,0 mmHg, respectivamente.)

7.27 Dois béqueres, 1 e 2, com 50 mL de uréia 0,10 *M* e 50 mL de uréia 0,20 *M*, respectivamente, são colocados sob um recipiente bem vedado na forma de sino a 298 K. Calcule a fração molar da uréia nas soluções em equilíbrio. Suponha comportamento ideal. (*Dica*: Use a lei de Raoult e note que no equilíbrio a fração molar da uréia é a mesma em ambas as soluções.)

7.28 A 298 K, a pressão de vapor da água pura é 23,76 mmHg e a da água do mar é 22,98 mmHg. Supondo que a água do mar contenha somente NaCl, estime sua concentração. (*Dica*: O cloreto de sódio é um eletrólito forte.)

7.29 As árvores nos climas frios podem estar sujeitas a temperaturas muito baixas, como −60 °C. Calcule a concentração de uma solução aquosa no corpo de uma árvore que permanecesse sem se congelar a essa temperatura. É uma concentração razoável? Comente seu resultado.

7.30 Explique por que geléias podem ser armazenadas sob pressão atmosférica por períodos longos sem se estragar.

7.31 Forneça uma interpretação molecular para os desvios positivos e negativos nas curvas de pontos de ebulição e na formação de azeótropos.

7.32 A medida do abaixamento no ponto de congelamento do ácido benzóico em acetona resulta em massa molar de 122 g mol^{-1}; a mesma medida em benzeno fornece 242 g mol^{-1}. Justifique essa discrepância. (*Dica*: Considere as interações solvente–soluto e soluto–soluto.)

7.33 Um anticongelante comum para radiadores de carros é o etilenoglicol, $CH_2(OH)CH_2(OH)$. Quantos mililitros dessa substância você adicionaria a 6,5 L de água no radiador se o dia mais frio no inverno fosse −20 °C? Você manteria essa substância no radiador no verão para evitar que a água entre em ebulição? (A densidade e o ponto de ebulição do etilenoglicol são 1,11 g cm^{-3} e 470 K, respectivamente.)

7.34 Para injeções intravenosas, deve-se tomar muito cuidado para garantir que a concentração das soluções a serem injetadas seja comparável à do plasma sanguíneo. Por quê?

7.35 As árvores mais altas conhecidas são as sequóias na Califórnia. Supondo que a altura de uma sequóia seja 105 m (cerca de 350 pés), estime a pressão osmótica necessária para empurrar para cima a água das raízes até topo da árvore.

7.36 Uma mistura de líquidos A e B exibe um comportamento ideal. A 84 °C, a pressão de vapor total de uma solução que contenha 1,2 mol de A e 2,3 mols de B é 331 mmHg. Após a adição de um outro mol de B à solução, a pressão de vapor aumenta para 347 mmHg. Calcule as pressões de vapor de A e B puros a 84 °C.

7.37 Os peixes respiram o ar dissolvido na água pelas guelras. Supondo que as pressões parciais do oxigênio e do nitrogênio no ar sejam 0,20 atm e 0,80 atm, respectivamente, calcule as frações molares do oxigênio e do nitrogênio na água a 298 K. Comente seus resultados.

7.38 Os líquidos A (massa molar 100 g mol^{-1}) e B (massa molar 110 g mol^{-1}) formam uma solução ideal. A 55 °C, A tem uma pressão de vapor de 95 mmHg e B uma pressão de vapor de 42 mmHg. Uma solução é preparada misturando-se pesos iguais de A e B. (**a**) Calcule a fração molar de cada componente na solução. (**b**) Calcule as pressões parciais de A e B sobre a solução a 55 °C. (**c**) Suponha que parte do vapor descrito em (**b**) condensou-se em líquido. Calcule a fração molar de cada componente nesse líquido e a pressão de vapor de cada componente acima desse líquido a 55 °C.

7.39 A lisozima extraída da clara do ovo de galinha tem massa molar de 13 930 g mol^{-1}. Exatamente 0,1 g dessa proteína é dissolvida em 50 g de água a 298 K. Calcule o abaixamento na pressão de vapor, o abaixamento no ponto de congelamento, a elevação no ponto de ebulição e a pressão osmótica dessa solução. A pressão de vapor da água pura a 298 K é 23,76 mmHg.

7.40 O argumento a seguir é freqüentemente usado para explicar o fato de que a pressão de vapor do solvente é mais baixa sobre uma solução que sobre o solvente puro e que o abaixamento é proporcional à concentração. Existe um equilíbrio dinâmico em ambos os casos, de modo que a taxa com que as moléculas de solvente evaporam do líquido é sempre igual à taxa com que elas se condensam. A taxa de condensação é proporcional à pressão parcial do vapor, ao passo que a da evaporação não é inibida pelas moléculas do solvente puro, mas é inibida pelas moléculas do soluto na superfície da solução. Daí, a taxa de escape é reduzida proporcionalmente à concentração do soluto e a manutenção do equilíbrio exige um correspondente abaixamento na taxa de condensação e, portanto, da pressão parcial da fase vapor. Explique por que esse argumento é incorreto. *Fonte*: MYSELS, K. J. *J. Chem. Educ.* **32**, 179, 1955.

7.41 Um composto pesando 0,458 g é dissolvido em 30,0 g de ácido acético. O ponto de congelamento da solução foi determinado como 1,5 K mais baixo que o do solvente puro. Calcule a massa molar do composto.

7.42 Duas soluções aquosas de uréia têm pressões osmóticas de 2,4 atm e de 4,6 atm, respectivamente, a uma dada temperatura. Qual é a pressão osmótica de uma solução preparada misturando-se volumes iguais dessas duas soluções à mesma temperatura?

7.43 Um pó branco é dado a uma química forense para análise. Ela dissolve 0,50 g da substância em 8,0 g de benzeno. A solução congela a 3,9 °C. Pode a química concluir que o composto é cocaína ($C_{17}H_{21}NO_4$)? Que suposições foram feitas na análise? O ponto de congelamento do benzeno é 5,5 °C.

7.44 Remédios com "liberação temporal" têm a vantagem de liberar a droga ao corpo a uma taxa constante, de modo que a concentração da droga a qualquer momento não é muito alta para ter efeitos colaterais danosos, ou não é muito baixa a ponto de ser ineficaz. Um diagrama esquemático de uma pílula que funciona nessa base é mostrado abaixo. Explique como ele funciona.

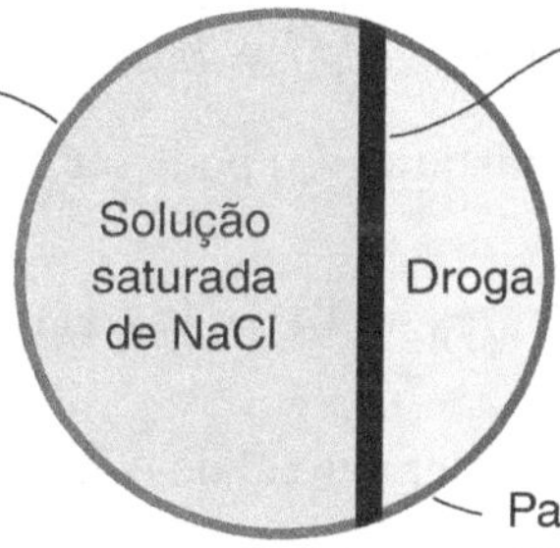

7.45 Um composto orgânico não-volátil, Z, foi usado para preparar duas soluções. A solução A contém 5,0 g de Z dissolvidos em 100 g de água e a solução B contém 2,31 g de Z dissolvidos em 100 g de benzeno. A solução A tem uma pressão de vapor de 754,5 mmHg no ponto de ebulição normal da água, e a solução B tem a mesma pressão de vapor no ponto de ebulição normal do benzeno. Calcule a massa molar de Z nas soluções A e B, e explique a diferença observada.

7.46 O ácido acético é uma molécula polar que pode formar ligações de hidrogênio com as moléculas de água. Portanto, ele tem uma alta solubilidade em água. Além disso, o ácido acético é também solúvel em benzeno (C_6H_6), um solvente não-polar que não tem a habilidade de formar ligações de hidrogênio. Uma solução de 3,8 g de CH_3COOH em 80 g de C_6H_6 tem ponto de congelamento a 3,5 °C. Calcule a massa molar do soluto e sugira o que sua estrutura poderia ser. (*Dica*: Moléculas de ácido acético podem formar pontes de hidrogênio entre si.)

7.47 A 85 °C, a pressão de vapor de A é 566 torr e a de B é 250 torr. Calcule a composição de uma mistura de A e B que entra em ebulição a 85 °C quando a pressão é 0,60 atm. Calcule também a composição da mistura de vapor. Suponha comportamento ideal.

7.48 Comente se cada uma das seguintes afirmações é verdadeira ou falsa, e explique brevemente sua resposta: (**a**) Se um componente de uma solução obedece à lei de Raoult, o outro componente deve obedecer à mesma lei. (**b**) As forças intermoleculares são pequenas em soluções ideais. (**c**) Quando 15,0 mL de uma solução aquosa de etanol 3,0 *M* é misturada com 55,0 mL de uma solução aquosa de etanol 3,0 *M*, o volume total é 70,0 mL.

7.49 Os líquidos A e B formam uma solução ideal a uma dada temperatura. As pressões de vapor de A e B puros são 450 torr e 732 torr, respectivamente, a essa temperatura. (**a**) Uma amostra do vapor da solução é condensada. Dado que a solução original contém 3,3 mols de A e 8,7 mols de B, calcule a composição do condensado em frações molares. (**b**) Sugira um método para medir pressões parciais de A e B no equilíbrio.

7.50 Soluções não-ideais resultam de forças intermoleculares desiguais entre os componentes. Com base nesse conhecimento, comente se uma mistura racêmica de um composto líquido se comportaria como uma solução ideal.

7.51 Calcule a constante de elevação do ponto de ebulição molal (K_{eb}) para a água. A entalpia molar de vaporização da água é 40,79 kJ mol^{-1} a 100 °C.

7.52 Explique os seguintes fenômenos: (**a**) Um pepino colocado em salmoura (água salgada) murcha, transformando-se em picles. (**b**) Uma cenoura colocada em água doce aumenta de volume.

Problemas adicionais

7.53 Calcule a variação na energia de Gibbs a 37 °C que ocorre quando os rins humanos secretam 0,275 mol de uréia por quilograma de água a partir do plasma sanguíneo para a urina, supondo que as concentrações de uréia no plasma sanguíneo e na urina são 0,005 mol kg^{-1} e 0,326 mol kg^{-1}, respectivamente.

7.54 (**a**) Qual das seguintes expressões é incorreta como representação do volume molar parcial do componente A numa solução com dois componentes? Por quê? Como você a corrigiria?

$$\left(\frac{\partial V_m}{\partial n_A}\right)_{T,\,P,\,n_B} \qquad \left(\frac{\partial V_m}{\partial x_A}\right)_{T,\,P,\,x_B}$$

(**b**) Dado que o volume molar dessa mistura (V_m) pode ser expresso como:

$$V_m = 0{,}34 + 3{,}6\,x_A x_B + 0{,}4 x_B\,(1 - x_A)\ \text{L mol}^{-1}$$

derive uma expressão para o volume molar parcial de A para $x_A = 0{,}20$.

7.55 Os volumes molares parciais para uma solução de benzeno–tetracloreto de carbono a 25 °C a uma fração molar de 0,5 são: $\overline{V}_b = 0{,}106$ L mol^{-1} e $\overline{V}_c = 0{,}100$ L mol^{-1}, respectivamente, em que os subscritos b e c denotam C_6H_6 e CCl_4. (**a**) Qual é o volume de uma solução preparada com um mol de cada componente? (**b**) Dado que os volumes molares são: $C_6H_6 = 0{,}089$ L mol^{-1} e $CCl_4 = 0{,}097$ L mol^{-1}, qual é a variação no volume ao se misturar 1 mol de C_6H_6 com 1 mol de CCl_4? **(c)** O que você pode deduzir sobre a natureza das forças intermoleculares entre o C_6H_6 e o CCl_4?

7.56 A pressão osmótica do poli(metilmetacrilato) em tolueno foi medida em uma série de concentrações a 298 K. Determine graficamente a massa molar do polímero.

π/atm	$8{,}40 \times 10^{-4}$	$1{,}72 \times 10^{-3}$	$2{,}52 \times 10^{-3}$	$3{,}23 \times 10^{-3}$	$7{,}75 \times 10^{-3}$
c/g · L^{-1}	8,10	12,31	15,00	18,17	28,05

7.57 Benzeno e tolueno formam uma solução ideal. Prove que, para se alcançar a entropia máxima de mistura, a fração molar de cada componente deve ser 0,5.

7.58 Suponha que 2,6 mols de He a 0,80 atm e 25 °C são misturados com 4,1 mols de Ne a 2,7 atm e 25 °C. Calcule a variação na energia de Gibbs para o processo. Suponha comportamento ideal.

7.59 Dois béqueres são colocados num recipiente fechado. O béquer A contém inicialmente 0,15 mol de naftaleno ($C_{10}H_8$) em 100 g de benzeno (C_6H_6), e o béquer B contém inicialmente 31 g de um composto desconhecido dissolvido em 100 g de benzeno. No equilíbrio, achou-se que o béquer A perdera 7,0 g. Supondo comportamento ideal, calcule a massa molar da substância desconhecida. Explicite quaisquer suposições feitas.

CAPÍTULO 8

Soluções eletrolíticas

E quando a chuva tiver molhado a pipa e o barbante, de tal modo que ele possa conduzir o fogo elétrico livremente, você verá que esse fogo elétrico vai jorrar da chave com abundância ao se tentar aproximar dela os nós dos dedos.

— Benjamin Franklin*

Todos os sistemas biológicos e muitos sistemas químicos são soluções aquosas que contêm vários íons. A estabilidade de biomacromoléculas e as velocidades de muitas reações químicas são altamente dependentes do tipo e da concentração de íons presentes. É importante ter uma compreensão clara do comportamento dos íons em solução.

O eletrólito é uma substância que, quando dissolvida em um solvente (geralmente água), produz uma solução que conduz eletricidade. O eletrólito pode ser um ácido, uma base ou um sal. Neste capítulo, vamos considerar a condutância iônica, a dissociação iônica, a termodinâmica de íons em solução e a estrutura e função das membranas biológicas.

8.1 Condução elétrica em solução

Algumas definições básicas

A habilidade de um eletrólito de conduzir eletricidade fornece um meio simples e direto de estudar o comportamento iônico em solução. Iniciaremos com algumas definições básicas.

Lei de Ohm. A lei de Ohm (em homenagem ao físico alemão George Simon Ohm, 1787–1854) estabelece que a corrente (I) que flui através de determinado meio é diretamente proporcional à voltagem ou à diferença de potencial elétrico (V) através do meio e indiretamente proporcional à resistência (R) do meio.
Assim,

$$I = \frac{V}{R} \tag{8.1}$$

em que I é expresso em ampères (A), V em volts (V) e R em ohms (Ω).

---

* LABAREE, L. W. *et al.* (Eds.). *The papers of Benjamin Franklin*, New Haven: Yale University Press, CT, 1961. v. 4, p. 367. Usado com permissão.

NT: Em seu célebre experimento com a pipa em um dia de tempestade, Benjamin Franklin utilizou uma chave metálica presa à pipa para que ela recebesse a descarga elétrica, impedindo, assim, que ele e seu filho, que conduziam a experiência, fossem eletrocutados.

Resistência (*R*). A *resistência* através de determinado meio depende da geometria do meio; é diretamente proporcional ao comprimento (l) e inversamente proporcional à área da seção de choque (A) do meio. Assim,

$$R \propto \frac{l}{A}$$

$$= \rho \frac{l}{A} \tag{8.2}$$

em que a constante de proporcionalidade ρ é denominada *resistência específica*, ou *resistividade*. Como a unidade de R é ohms (Ω), de l, centímetros ou metros e de A, centímetros quadrados ou metros quadrados, as unidades de ρ são Ω cm ou Ω m. A resistividade é uma propriedade característica do material que constitui o meio.

Condutância (*C*). A *condutância* é o recíproco da resistência, isto é,

$$C = \frac{1}{R} = \frac{1}{\rho}\frac{A}{l} = \kappa \frac{A}{l} \tag{8.3}$$

em que κ é a *condutância específica* ou *condutividade*, igual a $1/\rho$. A unidade SI para a condutância é o siemens (*S*) (em homenagem ao físico alemão Werner von Siemens, 1816–1892), em que 1 S = 1 Ω^{-1}. A condutividade tem as unidades Ω^{-1} cm^{-1} ou Ω^{-1} m^{-1}.

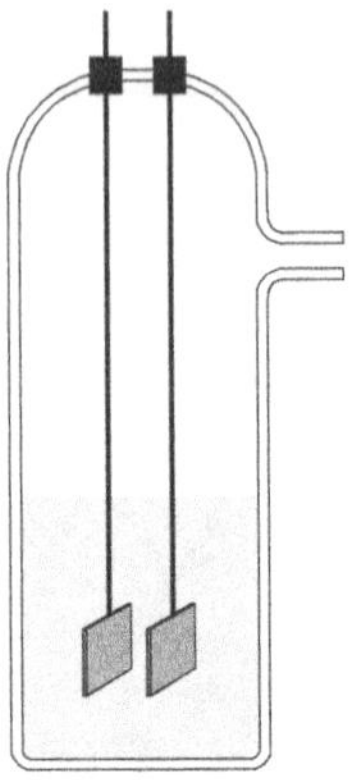

Figura 8.1
Uma célula de condutância. Os eletrodos são feitos de platina.

A unidade antiga para condutância era o mho.

Na figura 8.1 é mostrada uma célula de condutância típica.* A condutância é dada pela Equação 8.3. A razão l/A, chamada de *constante de célula*, é a mesma para todas as soluções. Aqui, A é a área dos eletrodos e l, a distância de separação entre os eletrodos. Na prática, a constante de célula é calibrada medindo-se a condutância de uma solução-padrão de cloreto de potássio com um valor conhecido de κ.

EXEMPLO 8.1

A condutância de uma solução é 0,689 Ω^{-1}. Calcule a condutância específica se a constante de célula for 0,255 cm^{-1}.

RESPOSTA

Da Equação 8.3,

$$\kappa = C\frac{l}{A}$$

$$= 0{,}689\ \Omega^{-1} \times 0{,}255\ \text{cm}^{-1}$$

$$= 0{,}176\ \Omega^{-1}\text{cm}^{-1}$$

* É usual referir-se à condutância em vez de à resistência de uma solução eletrolítica.

Embora a condutância específica possa ser medida facilmente (a partir da constante de célula conhecida e da condutância determinada experimentalmente), não é o melhor valor para ser utilizado ao se estudar o processo de condução em soluções eletrolíticas. As condutâncias específicas de soluções de concentrações diferentes, por exemplo, vão diferir simplesmente porque um mesmo volume das soluções conterá números diferentes de íons. Por essa razão, é preferível expressar a condutância como uma quantidade molar. Definimos a *condutância molar* (Λ_m) como

$$\Lambda_m = \frac{(1\,000 \text{ cm}^3 \text{ L}^{-1})\kappa}{c} \tag{8.4}$$

em que c é a concentração da solução em mol L^{-1}. O fator de conversão ($1\,000 \text{ cm}^3 \text{ L}^{-1}$) é necessário para expressar Λ_m em Ω^{-1} mol^{-1} cm^2. Outro termo, denominado *condutância equivalente* (Λ), é expresso em número de cargas individuais que são transportadas. Por exemplo, para eletrólitos univalentes como NaCl ou KBr, cada íon carrega uma carga unitária, de modo que a condutância equivalente é a mesma que a condutância molar. Em um eletrólito bivalente como $MgSO_4$, cada íon carrega duas unidades de carga. Aqui, a condutância equivalente é metade da condutância molar. As unidades de condutância equivalente são Ω^{-1} equiv^{-1} cm^2.

EXEMPLO 8.2

A condutância de uma célula que contém uma solução aquosa de KCl 0,0560 *M* é 0,0239 Ω^{-1}. Quando a mesma célula é preenchida com uma solução aquosa de NaCl 0,0836 *M*, sua condutância é 0,0285 Ω^{-1}. Dado que a condutância equivalente do KCl é 134,5 Ω^{-1} equiv^{-1} cm^2, calcule a condutância equivalente da solução de NaCl.

RESPOSTA

Precisamos da constante de célula. Nosso primeiro passo é calcular a condutância específica da solução de KCl. Da Equação 8.4,

$$\begin{aligned}\kappa &= \frac{\Lambda c}{1\,000 \text{ cm}^3 \text{ L}^{-1}} \\ &= \frac{(134{,}5\ \Omega^{-1} \text{ equiv}^{-1} \text{ cm}^2)(0{,}0560 \text{ mol L}^{-1})}{1\,000 \text{ cm}^3 \text{ L}^{-1}} \\ &= 7{,}53 \times 10^{-3}\ \Omega^{-1} \text{ cm}^{-1}\end{aligned}$$

Note que, nesse caso, o número de equivalentes é o mesmo que o número de mols, porque se trata de um eletrólito 1 : 1. Em seguida, da Equação 8.3,

$$\begin{aligned}\frac{l}{A} = \frac{\kappa}{C} &= \frac{7{,}53 \times 10^{-3}\ \Omega^{-1} \text{ cm}^{-1}}{0{,}0239\ \Omega^{-1}} \\ &= 0{,}315 \text{ cm}^{-1}\end{aligned}$$

A condutância específica da solução de NaCl é dada por

$$\begin{aligned}\kappa &= \frac{l}{A}C \\ &= (0{,}315\ \text{cm}^{-1})(0{,}0285\ \Omega^{-1}) \\ &= 8{,}98 \times 10^{-3}\ \Omega^{-1}\,\text{cm}^{-1}\end{aligned}$$

Finalmente, a condutância equivalente da solução de NaCl (ver Equação 8.4) é dada por

$$\begin{aligned}\Lambda &= \frac{(1\,000\ \text{cm}^3\,\text{L}^{-1})(8{,}98 \times 10^{-3}\ \Omega^{-1}\,\text{cm}^{-1})}{0{,}0836\ \text{mol L}^{-1}} \\ &= 107{,}4\ \Omega^{-1}\,\text{mol}^{-1}\,\text{cm}^2 \\ &= 107{,}4\ \Omega^{-1}\,\text{equiv}^{-1}\,\text{cm}^2\end{aligned}$$

Observando a Equação 8.4, poderíamos esperar que Λ ou Λ_m fossem independentes da concentração da solução (κ é diretamente proporcional à concentração, mas κ/c deveria ser constante para determinada substância). No entanto, medidas cuidadosas mostram que esse não é o caso. O químico alemão Friedrich Wilhelm Kohlrausch (1840–1910) descobriu a seguinte relação entre condutância equivalente e concentração para eletrólitos fortes a determinada temperatura:

Eletrólitos fortes são substâncias completamente dissociadas em íons em solução.

$$\Lambda = \Lambda_0 - B\sqrt{c} \qquad (8.5)$$

em que Λ_0 é a condutância equivalente, em diluição infinita; isto é, $\Lambda \rightarrow \Lambda_0$ conforme $c \rightarrow 0$, e B é uma constante positiva para um dado eletrólito. Assim, Λ_0 pode ser prontamente obtida colocando em um gráfico Λ em função de $\sqrt{c}$ e extrapolando para concentração zero (Figura 8.2). Esse método é insatisfatório para eletrólitos fracos em razão da inclinação abrupta das curvas a baixas concentrações (ver o gráfico para CH_3COOH).

A Tabela 8.1 mostra os valores de Λ_0 para vários eletrólitos. Um padrão interessante emerge quando examinamos a diferença em Λ_0 para dois eletrólitos que contêm o mesmo cátion ou o mesmo ânion. Por exemplo,

$$\Lambda_0^{\text{KCl}} - \Lambda_0^{\text{NaCl}} = 23{,}4\ \Omega^{-1}\,\text{equiv}^{-1}\,\text{cm}^2$$

$$\Lambda_0^{\text{KNO}_3} - \Lambda_0^{\text{NaNO}_3} = 23{,}4\ \Omega^{-1}\,\text{equiv}^{-1}\,\text{cm}^2$$

Essa mesma diferença e observações similares levaram Kohlrausch a sugerir que a condutância equivalente, em diluição infinita, poderia ser constituída de duas contribuições, uma do ânion e outra do cátion:

$$\Lambda_0 = \lambda_0^+ + \lambda_0^- \qquad (8.6)$$

em que λ_0^+ e λ_0^- são as condutâncias iônicas equivalentes em diluição infinita.

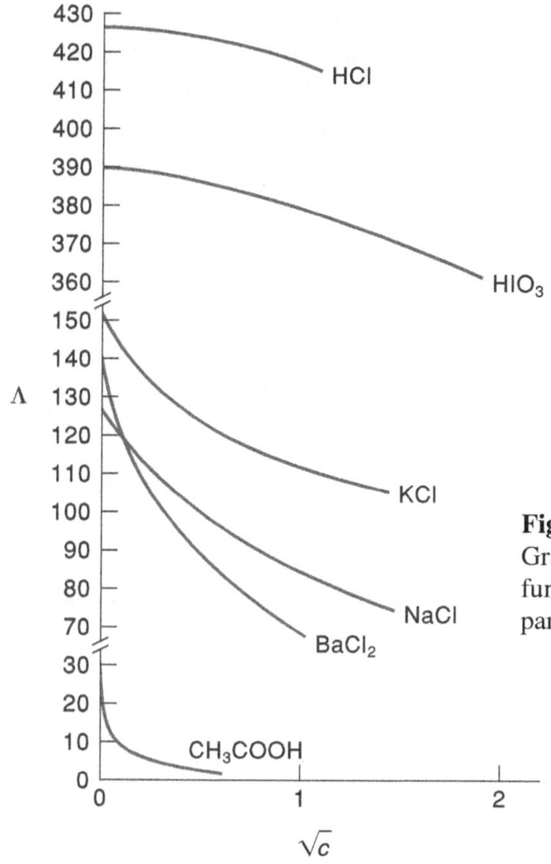

Figura 8.2
Gráficos de condutância equivalente em função da raiz quadrada da concentração para vários eletrólitos.

Tabela 8.1
Condutâncias equivalentes em diluição infinita para alguns eletrólitos em água a 298 K[a]

Eletrólito	$\Lambda_0/\Omega^{-1}\cdot\text{equiv}^{-1}\cdot\text{cm}^2$
HCl	426,16
CH_3COOH	390,71
LiCl	115,03
NaCl	126,45
AgCl	137,20
KCl	149,85
$LiNO_3$	110,14
$NaNO_3$	121,56
KNO_3	144,96
$CuSO_4$	133,62
CH_3COONa	91,00

[a] Para expressar Λ_0 como Ω^{-1} equiv^{-1} m^2, multiplique cada número por 10^{-4}. Assim, Λ_0 para o HCl é 426,16 Ω^{-1} equiv^{-1} cm^2, ou 426,16 $\times$ 10^{-4} Ω^{-1} equiv^{-1} m^2.

A Equação 8.6 é conhecida como *lei da migração independente de Kohlrausch*, o que significa que a condutância equivalente em diluição infinita é feita de contribuições independentes das espécies catiônica e aniônica. Podemos ver agora a razão pela qual o mesmo valor foi obtido no exemplo anterior, porque

$$\Lambda_0^{KCl} - \Lambda_0^{NaCl} = \lambda_0^{K^+} + \lambda_0^{Cl^-} - \lambda_0^{Na^+} - \lambda_0^{Cl^-} = \lambda_0^{K^+} - \lambda_0^{Na^+}$$

$$\Lambda_0^{KNO_3} - \Lambda_0^{NaNO_3} = \lambda_0^{K^+} + \lambda_0^{NO_3^-} - \lambda_0^{Na^+} - \lambda_0^{NO_3^-} = \lambda_0^{K^+} - \lambda_0^{Na^+}$$

A Tabela 8.2 lista as condutâncias equivalentes de vários íons.

Tabela 8.2
Condutância iônica equivalente e mobilidade iônica de alguns íons comuns a 298 K

Íon	λ_0^a $\Omega^{-1} \cdot$ equiv$^{-1} \cdot$ cm^2	Mobilidade iônica[b] 10^{-4}cm$^2 \cdot$ s$^{-1} \cdot$ V^{-1}	Raio iônico/Å
H^+	349,81	36,30	
Li^+	38,68	4,01	0,60
Na^+	50,10	5,19	0,95
K^+	73,50	7,62	1,33
Rb^+	77,81	7,92	1,48
Cs^+	77,26	7,96	1,69
NH_4^+	73,5	7,62	
Mg^{2+}	53,05	5,50	0,65
Ca^{2+}	59,50	6,17	0,99
Ba^{2+}	63,63	6,59	1,35
Cu^{2+}	53,6	5,56	0,72
OH^-	198,3	20,50	
F^-	55,4	5,74	1,36
Cl^-	76,35	7,91	1,81
Br^-	78,14	8,10	1,95
I^-	76,88	7,95	2,16
NO_3^-	71,46	7,41	
HCO_3^-	44,50	4,61	
CH_3COO^-	40,90	4,24	
SO_4^{2-}	80,02	8,29	

[a] De ROBINSON, R. A.; STOKES, R. H. *Electrolyte solutions*. Nova York: Academic Press, 1959. Usado com permissão. Note que para íons que carregam cargas múltiplas, a condutância molar é dada pelo produto da magnitude da carga com a condutância iônica equivalente. Assim, a condutância iônica molar do Mg^{2+} é 2 × 53,05 ou 106,1 Ω^{-1} mol^{-1} cm^2.

[b] De ADAMSON, A. W. *A textbook of physical chemistry*. Nova York: Academic Press, 1973. Usado com permissão.

Grau de dissociação

A determinada concentração, um eletrólito pode estar dissociado apenas parcialmente. Em diluição infinita, qualquer eletrólito, fraco ou forte, está completamente dissociado. Em 1887, o químico sueco Svante August Arrhenius (1859–1927) sugeriu que o *grau de dissociação* (α) de um eletrólito pode ser calculado pela simples relação

$$\alpha = \frac{\Lambda}{\Lambda_0} \tag{8.7}$$

em que Λ é a condutância equivalente a determinada concentração à qual α se refere. Usando a Equação 8.7, o químico alemão Wilhelm Ostwald (1853–1932) mostrou como se pode medir a constante de dissociação de um ácido. Considere um ácido fraco HA de concentração c (mol L^{-1}). No equilíbrio, temos

$$\begin{array}{ccccc} HA & \rightleftharpoons & H^+ & + & A^- \\ c(1-\alpha) & & c\alpha & & c\alpha \end{array}$$

em que α é a fração dissociada de HA. A constante de dissociação, K_a, é dada por

$$K_a = \frac{[H^+][A^-]}{[HA]} = \frac{c^2\alpha^2}{c(1-\alpha)} = \frac{c\alpha^2}{(1-\alpha)}$$

Usando a expressão para α na Equação 8.7, obtemos

$$K_a = \frac{c\Lambda^2}{\Lambda_0(\Lambda_0 - \Lambda)} \tag{8.8}$$

A Equação 8.8 pode ser rearranjada de modo que expresse:

$$\frac{1}{\Lambda} = \frac{1}{K_a\Lambda_0^2}(\Lambda c) + \frac{1}{\Lambda_0} \tag{8.9}$$

A Equação 8.9 é conhecida como *lei de diluição de Ostwald*. Assim, o valor de K_a pode ser obtido ou diretamente da Equação 8.8 ou mais precisamente da Equação 8.9, colocando-se em um gráfico $1/\Lambda$ em função de Λc (Figura 8.3). Naturalmente, Λ_0 deve ser conhecido para se aplicar apenas à Equação 8.8.

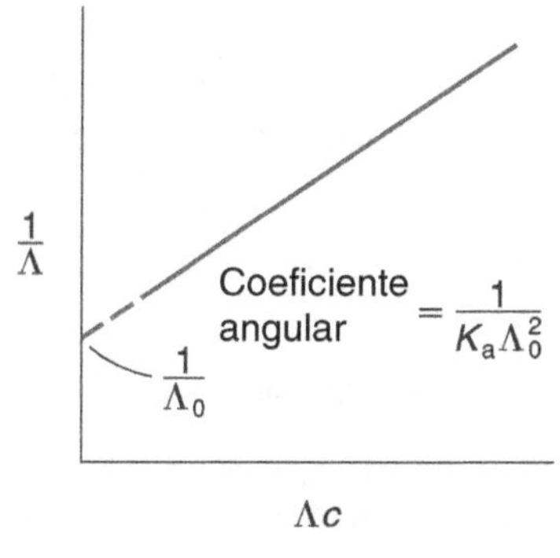

Figura 8.3
Determinação gráfica de K_a de acordo com a Equação 8.9.

EXEMPLO 8.3

A condutância equivalente de uma solução aquosa de ácido acético, de concentração igual a 0,10 *M*, é 5,2 Ω^{-1} equiv^{-1} cm^2 a 298 K. Calcule a constante de dissociação do ácido acético.

RESPOSTA

Da Tabela 8.1, $\Lambda_0 = 390{,}71\ \Omega^{-1}\ \text{equiv}^{-1}\ \text{cm}^2$, e da Equação 8.8, escrevemos

$$K_a = \frac{(0{,}10\ \text{equiv L}^{-1})(5{,}2\ \Omega^{-1}\ \text{equiv}^{-1}\ \text{cm}^2)^2}{(390{,}71\ \Omega^{-1}\ \text{equiv}^{-1}\ \text{cm}^2)(390{,}71 - 5{,}2)\ \Omega^{-1}\ \text{equiv}^{-1}\ \text{cm}^2}$$
$$= 1{,}8 \times 10^{-5}\ \text{equiv L}^{-1}$$
$$= 1{,}8 \times 10^{-5}\ \text{mol}^{-1}$$

Mobilidade iônica

A condutância equivalente de uma solução depende da facilidade do movimento iônico. No entanto, a velocidade iônica não é uma constante porque ela depende da intensidade do campo elétrico (E).* Por outro lado, a *mobilidade iônica* (u), definida como a velocidade iônica por unidade de campo elétrico, é uma constante. Assim, a mobilidade iônica de um cátion, u_+, é dada por

$$u_+ = \frac{v_+}{E} \tag{8.10}$$

em que v_+ é a velocidade do cátion movendo-se em um campo elétrico, E. A mobilidade iônica tem as unidades (cm s^{-1})/V cm^{-1}, ou cm^2 s^{-1} V^{-1}; ela está relacionada à condutância iônica equivalente em diluição infinita, como se segue:

$$u_+ = \frac{\lambda_0^+}{F} \quad \text{e} \quad u_- = \frac{\lambda_0^-}{F} \tag{8.11}$$

em que F é a constante de Faraday (em homenagem ao químico e físico inglês Michael Faraday, 1791–1867).†

A Tabela 8.2 lista as mobilidades iônicas de vários íons a 298 K. As mobilidades iônicas dos íons H^+ e OH^- são muito maiores do que as de outros íons. Esses valores altos decorrem da ligação de hidrogênio. Em água, o próton está hidratado e seu movimento pode ser representado como se segue:

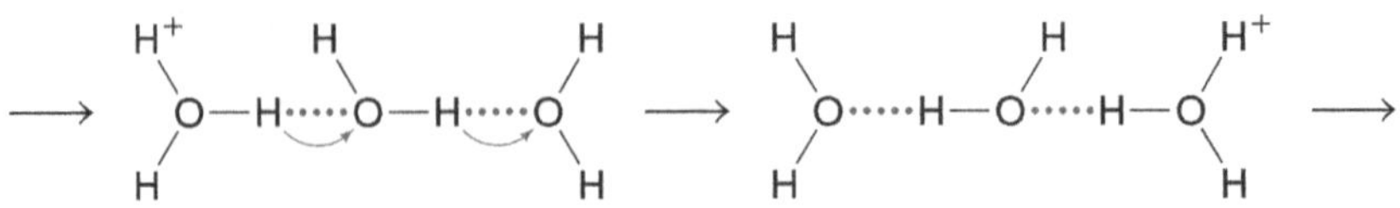

* Por exemplo, se a diferença de potencial entre dois eletrodos separados por 2,0 cm em uma célula eletrolítica é 5,0 V, então o campo elétrico é 5,0 V/2,0 cm, ou 2,5 V cm^{-1}.

† A carga transportada por 1 mol de elétrons é chamada de faraday (F), dada por 96485 coulombs. Na maioria dos cálculos, devemos arredondar essa quantidade para 96500 C mol^{-1}.

De modo similar, o movimento do íon hidróxido é

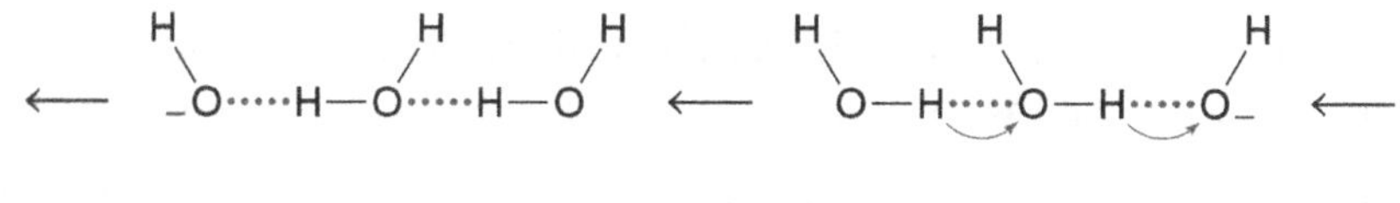

Nos dois casos, o íon pode mover-se ao longo de uma rede estendida de ligações de hidrogênio, resultando em uma mobilidade muito alta.

A mobilidade iônica é utilizada em eletroforese, técnica para purificação e identificação de proteínas e ácidos nucléicos (ver o Capítulo 22).

EXEMPLO 8.4

A mobilidade de um íon cloreto em água a 25 °C é $7{,}91 \times 10^{-4}$ cm² s⁻¹ V⁻¹. (a) Calcule a condutância equivalente do íon em diluição infinita. (b) Quanto tempo levará para o íon viajar entre dois eletrodos separados por 4,0 cm se o campo elétrico for igual a 20 V cm^{-1}?

RESPOSTA

(a) Da Equação 8.11,

$$\begin{aligned}\lambda_0^- &= Fu_- \\ &= (96\,500 \text{ C mol}^{-1})(7{,}91 \times 10^{-4} \text{ cm}^2 \text{ s}^{-1} \text{ V}^{-1}) \\ &= 76{,}3 \text{ C s}^{-1} \text{ V}^{-1} \text{ mol}^{-1} \text{ cm}^2 \\ &= 76{,}3\ \Omega^{-1} \text{ mol}^{-1} \text{ cm}^2 \\ &= 76{,}3\ \Omega^{-1} \text{ equiv}^{-1} \text{ cm}^2\end{aligned}$$

porque $1 \text{ C s}^{-1} = 1 \text{ A}$ e $\text{A/V} = \Omega^{-1}$ (lei de Ohm).
(b) Primeiramente, calculamos a velocidade iônica, dada por

$$\begin{aligned}v_- &= Eu_- \\ &= (20 \text{ V cm}^{-1})(7{,}91 \times 10^{-4} \text{ cm}^2 \text{ s}^{-1} \text{ V}^{-1}) \\ &= 1{,}58 \times 10^{-2} \text{ cm s}^{-1}\end{aligned}$$

Em seguida, escrevemos

$$\begin{aligned}\text{tempo} &= \frac{\text{distância}}{\text{velocidade}} \\ &= \frac{4{,}0 \text{ cm}}{1{,}58 \times 10^{-2} \text{ cm s}^{-1}} \\ &= 2{,}5 \times 10^2 \text{ s} \\ &= 4{,}2 \text{ min}\end{aligned}$$

Aplicações de medidas de condutância

Medidas precisas de condutância são fáceis de realizar e têm muitas aplicações. Descrevemos dois exemplos a seguir.

Titulação ácido–base. Como já mencionado, as condutâncias do H^+ e do OH^- são consideravelmente mais altas do que as de outros cátions e ânions. Colocando em um gráfico a condutância de uma solução de HCl como função da solução de NaOH adicionada, obtemos uma curva de titulação como a mostrada na Figura 8.4. Inicialmente, a condutância da solução cai, porque os íons H^+ são substituídos por íons Na^+, que têm uma condutância iônica mais baixa. Essa tendência continua até ser atingido o ponto de equivalência. Além desse ponto, a condutância começa a aumentar em razão do excesso de íons OH^-. Se o ácido for um eletrólito fraco, como o ácido acético, a inclinação da primeira parte da curva é muito menos acentuada — a condutância, na verdade, aumenta desde o início — e há mais incerteza na determinação do ponto de equivalência.

Determinação da solubilidade. Vimos como a constante de dissociação do ácido acético pode ser obtida a partir de medidas de condutância. O mesmo procedimento pode ser aplicado para determinar a solubilidade de um sal pouco solúvel. Suponha que estejamos interessados na solubilidade (mol L^{-1}) e no produto de solubilidade do AgCl em água a 298 K. Da Equação 8.4, escrevemos

$$\Lambda = \frac{(1\,000 \text{ cm}^3 \text{ L}^{-1})\kappa}{c} = \frac{(1\,000 \text{ cm}^3 \text{ L}^{-1})\kappa}{S}$$

em que S é a solubilidade em mol L^{-1}. Como AgCl é um sal insolúvel, a concentração da solução é baixa, de modo que podemos considerar que $\Lambda \approx \Lambda_0$. Assim,

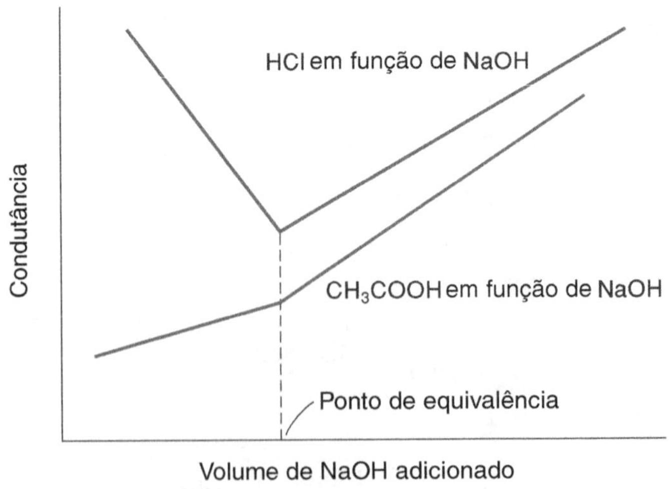

Figura 8.4
Titulação ácido–base monitorada por medidas de condutância. Note a diferença entre uma titulação ácido forte–base forte (HCl em função de NaOH) e uma titulação ácido fraco–base forte (CH_3COOH em função de NaOH).

$$S = \frac{(1\,000 \text{ cm}^3 \text{ L}^{-1})\kappa}{\Lambda} \approx \frac{(1\,000 \text{ cm}^3 \text{ L}^{-1})\kappa}{\Lambda_0}$$

Experimentalmente, a condutância específica de uma solução saturada de AgCl é $1{,}86 \times 10^{-6}\ \Omega^{-1}\ \text{cm}^{-1}$. No entanto, como a água é um eletrólito fraco, devemos descontar a contribuição resultante da própria água (κ para a água é igual a $6{,}0 \times 10^{-8}\ \Omega^{-1}\text{cm}^{-1}$). Assim,

$$\kappa(\text{AgCl}) = (1{,}86 \times 10^{-6}) - (6{,}0 \times 10^{-8}) = 1{,}8 \times 10^{-6}\ \Omega^{-1}\ \text{cm}^{-1}$$

De acordo com a Tabela 8.1, $\Lambda_0 = 137{,}2\ \Omega^{-1}\ \text{equiv}^{-1}\ \text{cm}^2$ para AgCl. Finalmente, temos

$$\begin{aligned} S &= \frac{(1\,000 \text{ cm}^3 \text{ L}^{-1})(1{,}8 \times 10^{-6}\ \Omega^{-1}\ \text{cm}^{-1})}{137{,}2\ \Omega^{-1}\ \text{equiv}^{-1}\ \text{cm}^2} \\ &= 1{,}3 \times 10^{-5} \text{ equiv L}^{-1} \\ &= 1{,}3 \times 10^{-5} \text{ mol L}^{-1} \end{aligned}$$

Como o AgCl é um eletrólito 1 : 1, o número de equivalentes por litro é o mesmo que o número de mols por litro. O produto de solubilidade, K_{ps}, para o AgCl é dado por

$$\begin{aligned} K_{ps} &= [\text{Ag}^+][\text{Cl}^-] = (1{,}3 \times 10^{-5})\,(1{,}3 \times 10^{-5}) \\ &= 1{,}7 \times 10^{-10} \end{aligned}$$

8.2 Uma visão molecular do processo de solubilização

Por que o NaCl se dissolve em água e não em benzeno? Sabemos que o NaCl é um composto estável no qual os íons Na^+ e Cl^- estão ligados por forças eletrostáticas na rede cristalina. Para que o NaCl entre no ambiente aquoso, as fortes forças atrativas devem ser superadas de algum modo. A dissolução do NaCl em água coloca duas questões: como os íons interagem com moléculas de água? Como eles interagem um com o outro?

A água é um bom solvente para compostos iônicos porque é uma molécula polar e, portanto, pode estabilizar os íons por meio de interação íon–dipolo, que resulta em hidratação. Em geral, íons menores podem ser hidratados mais efetivamente que íons maiores. Em um íon pequeno, a carga está mais concentrada, o que leva a uma interação eletrostática maior com as moléculas polares de água.* A Figura 8.5 mostra um diagrama esquemático de hidratação. Como um número diferente de moléculas de água circunda cada tipo de íon, falamos de *número de hidratação* de um íon. Esse número é diretamente proporcional à carga e inversamente proporcional ao tamanho do íon. Note que a água na "esfera de hidratação" e as moléculas de água do interior da solução têm propriedades diferentes,† as quais podem ser diferenciadas por técni-

---

* De acordo com a teoria eletrostática, o campo elétrico na superfície de uma esfera carregada de raio r é proporcional a ze/r^2, em que z é o número de cargas e e é a carga eletrônica.

† Moléculas de água na esfera de hidratação de um íon não exibem movimento translacional individual. Elas se movem com o íon como um todo.

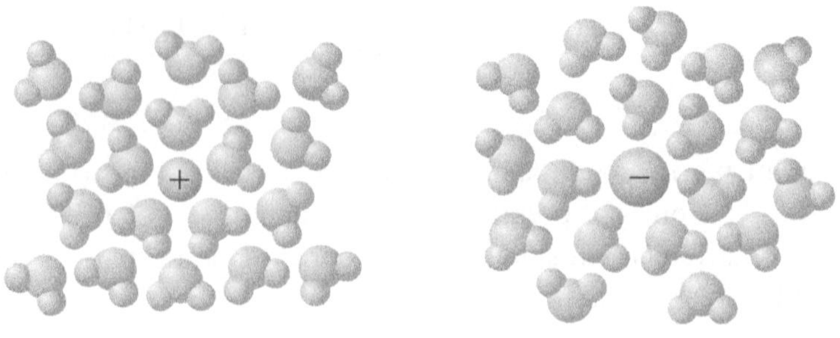

Figura 8.5
Hidratação de um cátion e um ânion. Em geral, cada cátion e cada ânion têm um número específico de moléculas de água associadas a eles na esfera de hidratação.

cas espectroscópicas, como a ressonância magnética nuclear. Há um equilíbrio dinâmico entre os dois tipos de molécula. Dependendo do íon, o tempo de vida médio de uma molécula de H_2O na esfera de hidratação pode variar muito. Por exemplo, considere o tempo de vida médio de H_2O na esfera de hidratação para os seguintes íons: Br^-, 10^{-11} s; Na^+, 10^{-9} s; Cu^{2+}, 10^{-7} s; Fe^{3+}, 10^{-5} s; Al^{3+}, 7 s; e Cr^{3+}, $1{,}5 \times 10^5$ s, ou 42 h.

A interação íon–dipolo (ver o Capítulo 16) entre íons dissolvidos e moléculas de água pode afetar várias propriedades da água do interior da solução. Íons pequenos e/ou multicarregados como Li^+, Na^+, Mg^{2+}, Al^{3+}, Er^{3+}, OH^- e F^- são freqüentemente chamados de *íons estruturantes*. Os campos elétricos fortes exercidos por esses íons podem polarizar as moléculas de água, produzindo ordem adicional além da primeira camada de hidratação. Essa interação aumenta a viscosidade da solução. Por outro lado, grandes íons monovalentes como K^+, Rb^+, Cs^+, NH_4^+, Cl^-, NO_3^- e ClO_4^- são *íons desestruturantes*. Em razão de cargas superficiais difusas e, portanto, campos elétricos fracos, esses íons são incapazes de polarizar as moléculas de água além da primeira camada de hidratação. Conseqüentemente, as viscosidades de soluções que contêm esses íons são, em geral, menores do que as da água pura.

Os raios de hidratação efetivos de íons em solução podem ser bem maiores do que os seus raios iônicos ou cristalinos. Por exemplo, os valores dos raios dos íons hidratados de Li^+, Na^+ e K^+ são estimados em 3,66 Å, 2,80 Å e 1,87 Å, respectivamente, embora seus raios iônicos, na verdade, aumentem do Li^+ para o K^+. Poderíamos esperar, portanto, que a mobilidade de um íon fosse inversamente proporcional a seu raio hidratado. A Tabela 8.2 demonstra a veracidade dessa expectativa. A alta mobilidade iônica do próton, que esperaríamos ser fortemente hidratado em razão de seu tamanho pequeno, surge do movimento rápido dos íons H^+ por meio de ligações de hidrogênio.

Agora, voltamos para a outra questão levantada anteriormente: como os íons interagem uns com os outros? De acordo com a lei de Coulomb (em homenagem ao físico francês Charles Augustin de Coulomb, 1736–1806), a força (F) entre os íons Na^+ e Cl^- no vácuo é dada por

$$F = \frac{q_{Na^+} q_{Cl^-}}{4\pi\varepsilon_0 r^2} \tag{8.12}$$

em que ε_0 é a *permissividade do vácuo* ($8{,}854 \times 10^{-12}$ C^2 N^{-1} m^{-2}), q_{Na^+} e q_{Cl^-} são as cargas nos íons e r é a distância de separação. O fator $4\pi\varepsilon_0$ está presente como

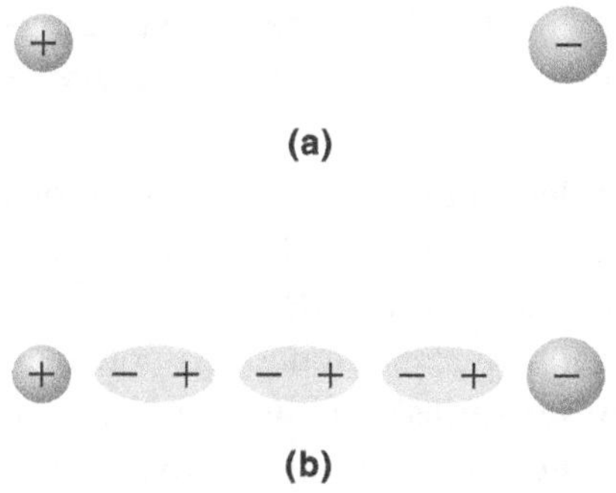

Figura 8.6
(a) Separação de um cátion e um ânion no vácuo.
(b) Separação dos mesmos íons em água. O alinhamento das moléculas polares de água está exagerado. Por causa do movimento térmico, as moléculas polares estão apenas parcialmente alinhadas. No entanto, esse arranjo reduz o campo elétrico e, em conseqüência, a força atrativa entre os íons.

resultado do uso de unidades SI. No meio polar da água, como mostra a Figura 8.6, as moléculas dipolares alinham-se com suas extremidades positivas de frente para a carga negativa e suas extremidades negativas de frente para a carga positiva. Esse arranjo reduz a carga efetiva nos centros de carga positiva e negativa por um fator de $1/\varepsilon$, em que ε é a *constante dielétrica* do meio (ver o Apêndice 8.1). Portanto, em qualquer outro meio diferente do vácuo, a Equação 8.12 adquire a forma

$$F = \frac{q_{\text{Na}} + q_{\text{Cl}^-}}{4\pi\varepsilon_0 \varepsilon r^2} \tag{8.13}$$

A Tabela 8.3 lista as constantes dielétricas de vários solventes. Tenha em mente que ε sempre diminui com o aumento da temperatura. Por exemplo, a 343 K, a cons-

Tabela 8.3
Constante dielétrica de alguns líquidos puros a 298 K

Líquido	Constante dielétrica, ε^a
H_2SO_4	101
H_2O	78,54
$(CH_3)_2SO$ (dimetilsulfóxido)	49
$C_3H_8O_3$ (glicerol)	42,5
CH_3NO_2 (nitrometano)	38,6
$HOCH_2CH_2OH$ (etilenoglicol)	37,7
CH_3CN (acetonitrila)	36,2
CH_3OH	32,6
C_2H_5OH	24,3
CH_3COCH_3	20,7
CH_3COOH	6,2
C_6H_6	4,6
$C_2H_5OC_2H_5$	4,3
CS_2	2,6

[a] A constante dielétrica é uma quantidade adimensional.

tante dielétrica da água reduz-se para aproximadamente 64. A grande constante dielétrica da água é o que reduz a força atrativa entre os íons Na^+ e Cl^- e permite que se separem em solução.

A constante dielétrica de um solvente também determina a "estrutura" dos íons em solução. Para manter a neutralidade elétrica em solução, um ânion deve estar próximo de um cátion e vice-versa. Dependendo dessa proximidade, podemos considerá-los íons "livres" ou "pares de íons". Cada íon livre é circundado por, pelo menos, uma camada de moléculas de água (podem ser várias). Em um par iônico, o cátion e o ânion estão próximos um do outro, e poucas moléculas do solvente (ou nenhuma) encontram-se entre eles. Em geral, íons livres e pares de íons são espécies termodinamicamente distinguíveis que têm reatividades químicas bastante distintas. Para soluções eletrolíticas aquosas 1 : 1, como NaCl, acredita-se que os íons estejam na forma de íons livres. Em eletrólitos de valência mais alta, tais como $CaCl_2$ e Na_2SO_4, a formação de pares iônicos é indicada por medidas de condutância, uma vez que um par iônico neutro não pode conduzir eletricidade. Dois fatores opostos determinam se teremos íons livres ou pares iônicos em solução: a energia potencial de atração entre o cátion e o ânion e a energia térmica ou cinética, da ordem de $k_B T$, para os íons individuais.

Podemos agora compreender facilmente por que o NaCl não se dissolve em benzeno. Uma molécula não-polar como o benzeno não solvata os íons Na^+ e Cl^- efetivamente. Além disso, sua constante dielétrica pequena significa que os cátions e os ânions terão pouca tendência de entrar em solução como íons separados.

EXEMPLO 8.5

Calcule a força em newtons entre um par de íons Na^+ e Cl^- separados por exatamente 1 nm (10 Å) (a) no vácuo e (b) na água a 25 °C. As cargas nos íons Na^+ e Cl^- são $1,602 \times 10^{-19}$ C e $-1,602 \times 10^{-19}$ C, respectivamente.

RESPOSTA

Das Equações 8.12 e 8.13 e da Tabela 8.3, procedemos como se segue.

(a)
$$F = \frac{(1,602 \times 10^{-19}\,\text{C})(-1,602 \times 10^{-19}\,\text{C})}{4\pi(8,854 \times 10^{-12}\,\text{C}^2\,\text{N}^{-1}\,\text{m}^{-2})(1 \times 10^{-9}\,\text{m})^2}$$
$$= -2,31 \times 10^{-10}\,\text{N}$$

(b)
$$F = \frac{(1,602 \times 10^{-19}\,\text{C})(-1,602 \times 10^{-19}\,\text{C})}{4\pi(8,854 \times 10^{-12}\,\text{C}^2\,\text{N}^{-1}\,\text{m}^{-2})(78,54)(1 \times 10^{-9}\,\text{m})^2}$$
$$= -2,94 \times 10^{-12}\,\text{N}$$

COMENTÁRIO

Como esperado, a força atrativa entre os íons é reduzida por um fator de cerca de 80, do vácuo para o ambiente aquoso. A convenção de sinal negativo para F denota atração.

8.3 Termodinâmica de íons em solução

Nesta seção, examinaremos brevemente os parâmetros termodinâmicos do processo de dissolução que envolve compostos iônicos e as funções termodinâmicas da formação de íons em solução aquosa.

A dissolução do NaCl a pressão constante pode ser representada por

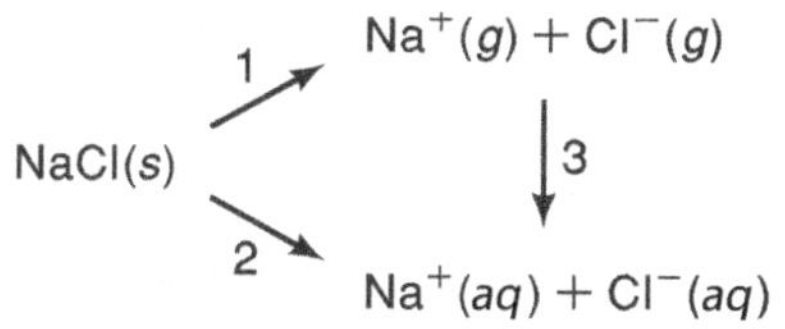

A variação de entalpia para o processo 1 corresponde à energia requerida para separar os íons da rede cristalina até uma distância infinita. Essa energia é denominada *energia de rede* (U_0). A variação de entalpia para o processo 2 é a entalpia de dissolução, $\Delta_{sol}H$, que é o calor absorvido ou liberado quando o NaCl se dissolve em uma grande quantidade de água. O calor de hidratação, $\Delta_{hidr}H$, para o processo 3 é dado pela lei de Hess:

$$\Delta_{hidr}H = \Delta_{sol}H - U_0$$

A quantidade $\Delta_{sol}H$ é mensurável experimentalmente; pode-se estimar o valor de U_0 se a estrutura da rede for conhecida. Para o NaCl, temos $U_0 = 787$ kJ mol^{-1} e $\Delta_{sol}H = 3{,}8$ kJ mol^{-1}, de tal modo que

$$\Delta_{hidr}H = 3{,}8 - 787 = -783 \text{ kJ mol}^{-1}$$

Assim, a hidratação dos íons Na^+ e Cl^- libera uma grande quantidade de calor.

A entalpia de hidratação obtida vem de ambos os íons juntos. Muitas vezes, queremos saber os valores de $\Delta_{hidr}H$ para os íons individualmente. Na realidade, não podemos estudá-los separadamente, porém seus valores podem ser obtidos como se segue. A entalpia de hidratação para o processo

$$H^+(g) \rightarrow H^+(aq)$$

foi determinada com exatidão por métodos teóricos como tendo o valor de 1 089 kJ mol^{-1}. Usando esse valor como ponto de partida, podemos calcular os valores de $\Delta_{hidr}H$ individualmente para ânions como F^-, Cl^-, Br^- e I^- (a partir de dados para HF, HCl, HBr e HI) e, em troca, obter valores de $\Delta_{hidr}H$ para Li^+, Na^+, K^+ e outros cátions (a partir de dados de haletos de metais alcalinos). A Tabela 8.4 lista os valores de $\Delta_{hidr}H$ padrão para vários íons. Todos os valores de $\Delta_{hidr}H$ são negativos porque a hidratação de um íon gasoso é um processo exotérmico. Além disso, há uma correlação entre a razão carga iônica/raio e a entalpia de hidratação. Os valores de $\Delta_{hidr}H$ são maiores (mais negativos) para íons menores do que para íons maiores de mesma carga. Um íon menor tem uma carga mais concentrada e pode interagir mais fortemente com moléculas de água. Íons com cargas maiores também têm valores de $\Delta_{hidr}H$ maiores.

A outra quantidade relevante é a entropia de hidratação, $\Delta_{hidr}S$. O processo de hidratação resulta em um ordenamento considerável das moléculas de água ao redor

Tabela 8.4
Valores termodinâmicos para a hidratação de íons gasosos a 298 K

Íon	$-\Delta_{hidr}H°$ / kJ · mol^{-1}	$-\Delta_{hidr}S°$ / J · K^{-1} · mol^{-1}	Raio iônico/Å
H^+	1 089	109	–
Li^+	520	119	0,60
Na^+	405	89	0,95
K^+	314	51	1,33
Ag^+	468	94	1,26
Mg^{2+}	1 926	268	0,65
Ca^{2+}	1 579	209	0,99
Ba^{2+}	1 309	159	1,35
Mn^{2+}	1 832	243	0,80
Fe^{2+}	1 950	272	0,76
Cu^{2+}	2 092	259	0,72
Fe^{3+}	4 355	460	0,64
F^-	506	151	1,36
Cl^-	378	96	1,81
Br^-	348	80	1,95
I^-	308	60	2,16

de cada íon, de modo que $\Delta_{hidr}S$ também é uma quantidade negativa. Como a Tabela 8.4 mostra, a variação na $\Delta_{hidr}S$ padrão com o raio iônico corresponde aproximadamente àquela verificada para $\Delta_{hidr}H$. Finalmente, note que há duas contribuições para a entropia da solução, $\Delta_{sol}S$. A primeira é o processo de hidratação, que resulta em diminuição na entropia. A outra é a entropia ganha quando o sólido se dissocia em íons, que podem se mover livremente na solução. O sinal de $\Delta_{sol}S$ depende das magnitudes desses fatores opostos.

Entalpia, entropia e energia de Gibbs de formação de íons em solução

Como os íons não podem ser estudados separadamente, não podemos medir a entalpia molar-padrão de formação, $\Delta_f\overline{H}°$, de um íon individual. Para resolver esse problema, arbitrariamente atribuímos valor zero à formação do íon hidrogênio — isto é, $\Delta_f\overline{H}°[H^+(aq)] = 0$ — e, então, determinamos os valores de $\Delta_f\overline{H}°$ de outros íons relativamente a essa escala. Considere a seguinte reação:

$$\tfrac{1}{2}H_2(g) + \tfrac{1}{2}Cl_2(g) \rightarrow H^+(aq) + Cl^-(aq) \quad \Delta_r H° = -167{,}2 \text{ kJ mol}^{-1}$$

A entalpia-padrão da reação, que é uma quantidade experimentalmente mensurável, pode ser expressa como:

$$\Delta_r H° = \Delta_f\overline{H}°[H^+(aq)] + \Delta_f\overline{H}°[Cl^-(aq)] - (\tfrac{1}{2})(0) - (\tfrac{1}{2})(0)$$

de modo que

$$\Delta_r H^\circ = \Delta_f \overline{H}^\circ[\text{Cl}^-(aq)]$$

ou

$$\Delta_f \overline{H}^\circ[\text{Cl}^-(aq)] = -167{,}2 \text{ kJ mol}^{-1}$$

Uma vez que o valor de $\Delta_f \overline{H}^\circ$ [$Cl^-(aq)$] tenha sido determinado, podemos medir o $\Delta_r \overline{H}^\circ$ da reação

$$\text{Na}(s) + \tfrac{1}{2}\text{Cl}_2(g) \rightarrow \text{Na}^+(aq) + \text{Cl}^-(aq)$$

a partir do qual podemos determinar o valor de $\Delta_f \overline{H}^\circ$ [$Na^+(aq)$] e assim por diante.

A Tabela 8.5 lista os valores de $\Delta_f \overline{H}^\circ$ de alguns cátions e ânions comuns. Vale a pena notar dois pontos a respeito dessa tabela. Primeiramente, para soluções aquosas, o estado-padrão a 298 K é um estado hipotético definido como a solução ideal de molalidade unitária a 1 bar de pressão, na qual a atividade do soluto (o íon) é a unidade.

Tabela 8.5
Dados termodinâmicos para íons aquosos a 1 bar e 298 K

	$\Delta_f \overline{H}^\circ$/kJ · mol^{-1}	$\Delta_f \overline{G}^\circ$/kJ · mol^{-1}	$\overline{S}^\circ$/J · K^{-1} · mol^{-1}
H^+	0	0	0
Li^+	−278,5	−293,8	14,23
Na^+	−239,7	−261,9	60,25
K^+	−251,2	−282,3	102,5
Mg^{2+}	−462,0	−456,0	−138,1
Ca^{2+}	−543,0	−553,0	−55,23
Fe^{2+}	−87,9	−84,9	−137,7
Zn^{2+}	−152,4	−147,2	−112,1
Fe^{3+}	−47,7	−4,7	−293,3
OH^-	−229,9	−157,3	−10,54
F^-	−329,1	−276,5	−13,8
Cl^-	−167,2	−131,2	56,5
Br^-	−120,9	−102,8	80,71
I^-	−55,9	−51,7	109,37
CO_3^{2-}	−676,3	−528,1	−53,14
NO_3^-	−206,6	−110,5	146,4
PO_4^{3-}	−1 284,1	−1 025,6	−217,6

O íon, assim, tem as propriedades que apresentaria em uma solução infinitamente diluída, na qual as interações entre os íons são desprezíveis. Em segundo lugar, todos os valores de $\Delta_f\overline{H}°$ são *relativos*, com base na escala $\Delta_f\overline{H}°\,[H^+(aq)] = 0$.

Podemos determinar a energia de Gibbs molar-padrão de formação dos íons e a entropia molar-padrão dos íons a 298 K de modo similar, isto é, atribuindo arbitrariamente valor zero para $\Delta_f\overline{G}°\,[H^+(aq)]$ e para $\overline{S}°\,[H^+(aq)]$. Esses valores são também listados na Tabela 8.5. Como os valores de entropia de íons em solução aquosa são relativos aos do íon H^+, podem ser positivos ou negativos. Por exemplo, a entropia do $Ca^{2+}(aq)$ é $-55{,}23$ J K^{-1} mol^{-1}, e a do NO_3^- (aq) é 146,4 J K^{-1} mol^{-1}. Comparando-se com $H^+(aq)$, a magnitude e o sinal dessas entropias são influenciados pela extensão em que os íons podem ordenar, em torno de si, as moléculas de água em solução. Íons pequenos e altamente carregados têm valores de entropia negativos, enquanto íons grandes e de carga unitária têm valores de entropia positivos.

EXEMPLO 8.6

Use a entalpia-padrão da reação

$$\mathrm{Na}(s) + \tfrac{1}{2}\mathrm{Cl_2}(g) \rightarrow \mathrm{Na^+}(aq) + \mathrm{Cl^-}(aq) \quad \Delta_r H° = -406{,}9\ \mathrm{kJ\ mol^{-1}}$$

para calcular o valor de $\Delta_f\overline{H}°\,[Na^+(aq)]$.

RESPOSTA

A entalpia-padrão de reação é dada por

$$\Delta_r H° = \Delta_f H°[\mathrm{Na^+}(aq)] + \Delta_f H°[\mathrm{Cl^-}(aq)] - (0) - (\tfrac{1}{2})(0)$$

$$-406{,}9\ \mathrm{kJ\ mol^{-1}} = \Delta_f\overline{H}°[\mathrm{Na^+}(aq)] - 167{,}2\ \mathrm{kJ\ mol^{-1}}$$

de modo que

$$\Delta_f\overline{H}°[\mathrm{Na^+}(aq)] = -239{,}7\ \mathrm{kJ\ mol^{-1}}$$

8.4 Atividade iônica

Nossa próxima tarefa é aprender a escrever os potenciais químicos dos eletrólitos em solução. Primeiramente, discutiremos as soluções eletrolíticas ideais cujas concentrações são expressas na escala de molalidade.

Para uma solução ideal de NaCl, o potencial químico, μ_{NaCl}, é dado por

$$\mu_{\mathrm{NaCl}} = \mu_{\mathrm{Na^+}} + \mu_{\mathrm{Cl^-}} \tag{8.14}$$

Como os cátions e os ânions não podem ser estudados individualmente, $\mu_{\mathrm{Na^+}}$ e $\mu_{\mathrm{Cl^-}}$ não são mensuráveis. No entanto, podemos expressar os potenciais químicos do cátion e do ânion como

$$\mu_{Na^+} = \mu^\circ_{Na^+} + RT \ln m_{Na^+}$$

$$\mu_{Cl^-} = \mu^\circ_{Cl^-} + RT \ln m_{Cl^-}$$

Cada termo m é dividido por m°, de modo que o termo logarítmico é adimensional.

em que $\mu^\circ_{Na^+}$ e $\mu^\circ_{Cl^-}$ são os potenciais químicos-padrão dos íons. A Equação 8.14 pode agora ser escrita como

$$\mu_{NaCl} = \mu^\circ_{NaCl} + RT \ln m_{Na^+} m_{Cl^-}$$

em que

$$\mu^\circ_{NaCl} = \mu^\circ_{Na^+} + \mu^\circ_{Cl^-}.$$

Em geral, um sal com a fórmula $M_{\nu+}X_{\nu-}$ se dissocia deste modo:

$$M_{\nu_+}X_{\nu_-} \rightleftharpoons \nu_+ M^{z_+} + \nu_- X^{z_-}$$

em que ν_+ e ν_- são os números de cátions e ânions por unidade e z_+ e z_- são os números de cargas no cátion e no ânion, respectivamente. Para o NaCl, $\nu_+ = \nu_- = 1$, $z_+ = +1$ e $z_- = -1$. Para o $CaCl_2$, $\nu_+ = 1$, $\nu_- = 2$, $z_+ = +2$ e $z_- = -1$. O potencial químico é dado por

$$\mu = \nu_+ \mu_+ + \nu_- \mu_- \tag{8.15}$$

em que

$$\mu_+ = \mu^\circ_+ + RT \ln m_+$$

e

$$\mu_- = \mu^\circ_- + RT \ln m_-$$

As molalidades do cátion e do ânion estão relacionadas à molalidade do sal dissolvido originalmente na solução, m, como se segue:

$$m_+ = \nu_+ m \quad m_- = \nu_- m$$

Substituindo as expressões para μ_+ e μ_- na Equação 8.15, temos

$$\mu = (\nu_+ \mu^\circ_+ + \nu_- \mu^\circ_-) + RT \ln m_+^{\nu_+} m_-^{\nu_-} \tag{8.16}$$

Definimos *molalidade iônica média* ($m_\pm$) como uma média geométrica (ver o Apêndice A) das molalidades iônicas individuais

$$m_\pm = (m_+^{\nu_+} m_-^{\nu_-})^{1/\nu} \tag{8.17}$$

em que $\nu = \nu_+ + \nu_-$, e a Equação 8.16 torna-se

$$\mu = (\nu_+ \mu^\circ_+ + \nu_- \mu^\circ_-) + \nu RT \ln m_\pm \tag{8.18}$$

A molalidade iônica média pode também ser expressa nos termos da molalidade da solução, m. Como $m_+ = \nu_+ m$ e $m_- = \nu_- m$, temos

$$\begin{aligned} m_\pm &= [(\nu_+ m)^{\nu_+} (\nu_- m)^{\nu_-}]^{1/\nu} \\ &= m[(\nu_+^{\nu_+})(\nu_-^{\nu_-})]^{1/\nu} \end{aligned} \tag{8.19}$$

EXEMPLO 8.7

Escreva a expressão para o potencial químico de $Mg_3(PO_4)_2$ nos termos da molalidade da solução.

RESPOSTA

Para o $Mg_3(PO_4)_2$, temos $\nu_+ = 3$, $\nu_- = 2$ e $\nu = 5$. A molalidade iônica média é

$$m_\pm = (m_+^3 m_-^2)^{1/5}$$

e o potencial químico é dado por

$$\mu_{Mg_3(PO_4)_2} = \mu^\circ_{Mg_3(PO_4)_2} + 5RT \ln m_\pm$$

Da Equação 8.19,

$$\begin{aligned} m_\pm &= m(3^3 \times 2^2)^{1/5} \\ &= 2{,}55\ m \end{aligned}$$

de modo que

$$\mu_{Mg_3(PO_4)_2} = \mu^\circ_{Mg_3(PO_4)_2} + 5RT \ln 2{,}55\ m$$

Diferentemente de soluções não-eletrolíticas, a maior parte das soluções eletrolíticas comporta-se de modo não-ideal. A razão é a seguinte: as forças intermoleculares entre espécies não carregadas, em geral, têm uma dependência do tipo $1/r^7$, em que r é a distância de separação; uma solução não-eletrolítica 0,1 m é considerada ideal para a maioria dos propósitos práticos. A lei de Coulomb, porém, tem uma dependência do tipo $1/r^2$ (Figura 8.7). Essa dependência significa que, mesmo em soluções bastante diluídas (por exemplo, 0,05 m), as forças eletrostáticas exercidas pelos íons uns sobre os outros são suficientes para causar um desvio do comportamento ideal. Assim, na maioria dos casos, devemos substituir molalidade por atividade. Por analogia à molalidade iônica média, definimos a *atividade iônica média* ($a_\pm$) como

$$a_\pm = (a_+^{\nu_+} a_-^{\nu_-})^{1/\nu} \tag{8.20}$$

em que a_+ e a_- são as atividades do cátion e do ânion, respectivamente. A atividade iônica média e a molalidade iônica média estão relacionadas pelo *coeficiente de*

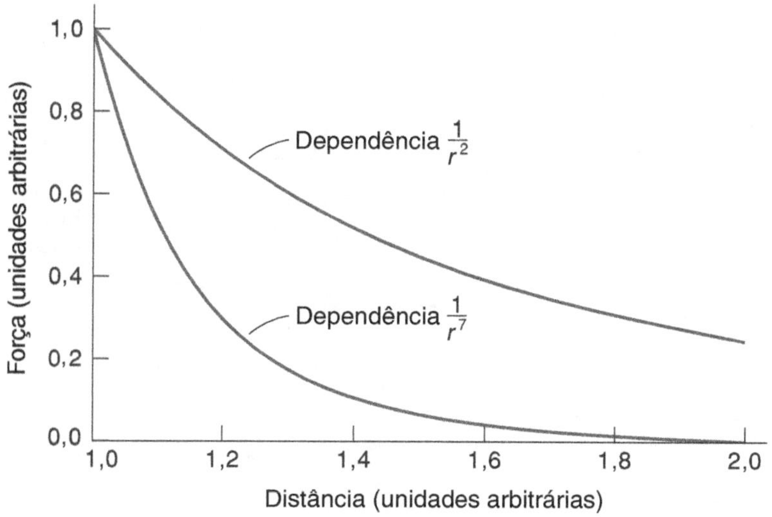

Figura 8.7
Comparação da dependência das forças atrativas com a distância, r: forças eletrostáticas entre íons ($1/r^2$) e forças de van der Waals entre moléculas ($1/r^7$).

atividade iônica média, $\gamma_\pm$, isto é,

$$a_\pm = \gamma_\pm m_\pm \tag{8.21}$$

em que

$$\gamma_\pm = (\gamma_+^{\nu_+} \gamma_-^{\nu_-})^{1/\nu} \tag{8.22}$$

O potencial químico de uma solução eletrolítica não-ideal é dado por

$$\begin{aligned} \mu &= (\nu_+ \mu_+^\circ + \nu_- \mu_-^\circ) + \nu RT \ln a_\pm \\ &= (\nu_+ \mu_+^\circ + \nu_- \mu_-^\circ) + RT \ln a_\pm^\nu \\ &= (\nu_+ \mu_+^\circ + \nu_- \mu_-^\circ) + RT \ln a \end{aligned} \tag{8.23}$$

em que a atividade do eletrólito, a, está relacionada à sua atividade iônica média por

$$a = a_\pm^\nu$$

Valores experimentais de $\gamma_\pm$ podem ser obtidos de medidas do abaixamento do ponto de congelamento e de medidas de pressão osmótica* ou, ainda, de estudos eletroquímicos (ver o Capítulo 10). Conseqüentemente, o valor de $a_\pm$ pode ser calculado a partir da Equação 8.21. No caso-limite de diluição infinita ($m \to 0$), temos

$$\lim_{m \to 0} \gamma_\pm = 1$$

---

* Os leitores interessados devem consultar os livros didáticos de físico-química listados no Capítulo 1, para detalhes das medidas de $\gamma_\pm$.

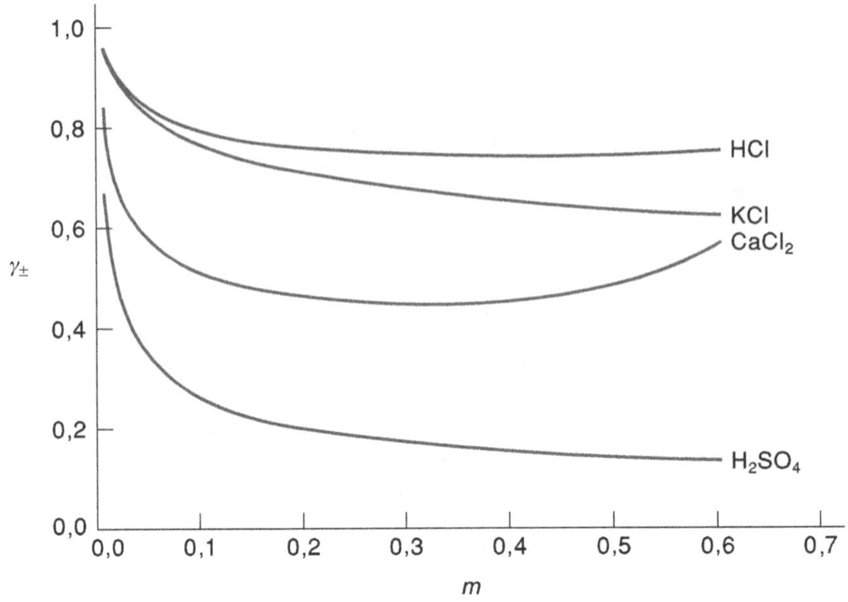

Figura 8.8
Gráficos do coeficiente de atividade média, $\gamma_\pm$, em função da molalidade, m, para vários eletrólitos. Em diluição infinita ($m \rightarrow 0$), o coeficiente de atividade média aproxima-se da unidade.

A Figura 8.8 mostra os gráficos de $\gamma_\pm$ em função de m para vários eletrólitos. Em concentrações muito baixas, $\gamma_\pm$ aproxima-se da unidade para todos os tipos de eletrólitos. À medida que aumentam as concentrações dos eletrólitos, ocorrem desvios da idealidade. A variação de $\gamma_\pm$ com a concentração para soluções diluídas pode ser explicada pela teoria de Debye–Hückel, a ser discutida em seguida.

EXEMPLO 8.8

Escreva expressões para as atividades (a) de KCl, Na_2CrO_4 e $Al_2(SO_4)_3$ nos termos de suas molalidades e coeficientes de atividade iônica média.

RESPOSTA

Precisamos das relações $a = a_\pm^\nu = (\gamma_\pm m_\pm)^\nu$.

KCl: $\nu = 1 + 1 = 2;\ m_\pm = (m^2)^{1/2} = m$

Portanto, $a_{KCl} = m^2\gamma_\pm^2$

Na_2CrO_4: $\nu = 2 + 1 = 3;\ m_\pm = [(2m)^2(m)]^{1/3} = 4^{1/3}m$

Portanto, $a_{Na_2CrO_4} = 4m^3\gamma_\pm^3$

$Al_2(SO_4)_3$: $\nu = 2 + 3 = 5;\ m_\pm = [(2m)^2(3m)^3]^{1/5} = 108^{1/5}m$

Portanto, $a_{Al_2(SO_4)_3} = 108m^5\gamma_\pm^5$

8.5 A teoria eletrolítica de Debye–Hückel

Nossa abordagem dos desvios da idealidade por soluções eletrolíticas tem sido empírica. Utilizando as atividades iônicas obtidas do coeficiente de atividade e da concentração conhecida, calculamos o potencial químico, a constante de equilíbrio e outras propriedades. O que falta nessa abordagem é uma interpretação física do comportamento iônico em solução. Em 1923, Debye e o químico alemão Walter Karl Hückel (1895–1980) propuseram uma teoria que fez avançar consideravelmente o conhecimento de soluções eletrolíticas. Com base em um modelo relativamente simples, a teoria de Debye–Hückel permite calcular o valor de $\gamma_{\pm}$ a partir das propriedades da solução.

Os detalhes matemáticos do tratamento de Debye e Hückel são complexos demais para serem apresentados aqui.* Em vez disso, discutiremos as suposições que sustentam a teoria e os resultados finais. Debye e Hückel começaram por supor o seguinte: (1) eletrólitos dissociam-se completamente em íons em solução; (2) as soluções são diluídas, com uma concentração de 0,01 m ou mais baixas; (3) em média, cada íon é circundado por íons de carga oposta, formando uma *atmosfera iônica* (Figura 8.9a). Trabalhando com base nessas suposições, Debye e Hückel calcularam o potencial elétrico médio em cada íon, causado pela presença de outros íons na atmosfera iônica. A energia de Gibbs dos íons foi então relacionada ao coeficiente de atividade do íon individual. Como nem γ_+ nem γ_- podem ser medidos diretamente, o resultado final é expresso nos termos do coeficiente de atividade iônica média do eletrólito:

$$\log \gamma_{\pm} = -\frac{1{,}824 \times 10^6}{(\varepsilon T)^{3/2}} |z_+ z_-| \sqrt{I} \tag{8.24}$$

em que o sinal | | denota a magnitude, mas não os sinais, do produto $z_+ z_-$. Assim, para o $CuSO_4$ temos $z_+ = 2$ e $z_- = -2$, porém $|z_+ z_-| = 4$. A quantidade I, chamada de *força iônica*, é definida como

$$I = \frac{1}{2}\sum_i m_i z_i^2 \tag{8.25}$$

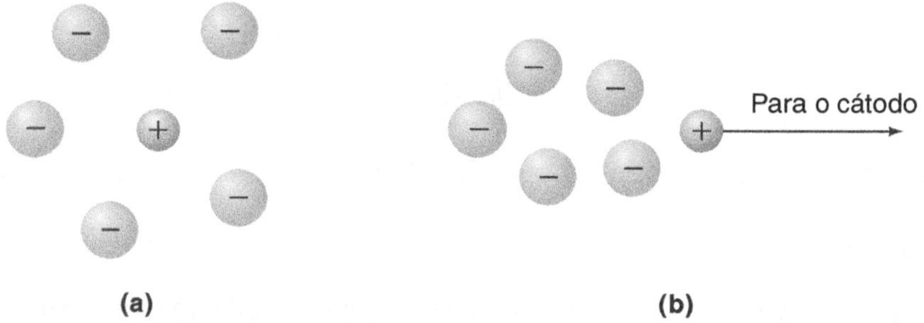

Figura 8.9
(a) Apresentação simplificada de uma atmosfera iônica que circunda um cátion em solução.
(b) Em uma medida de condutância, o movimento de um cátion em direção ao cátodo é retardado pelo campo elétrico exercido pela atmosfera iônica deixada para trás.

* Os leitores interessados devem consultar os livros-texto de físico-química listados no Capítulo 1.

em que m_i e z_i são a molalidade e a carga do i-ésimo íon no eletrólito, respectivamente. Essa quantidade foi primeiramente introduzida pelo químico americano Gilbert Newton Lewis (1875–1946), que observou que a não-idealidade observada nas soluções eletrolíticas derivava mais da concentração *total* de cargas presentes do que da natureza química das espécies iônicas individuais. A Equação 8.25 permite expressar as concentrações iônicas para todos os tipos de eletrólitos em uma base comum, de modo que não é preciso conhecer as cargas dos íons individualmente. Como a maior parte dos estudos são realizados em água a 298 K (isto é $\varepsilon = 78{,}54$ e $T = 298$ K), a Equação 8.24 torna-se

$$\log \gamma_\pm = -0{,}509|z_+z_-|\sqrt{I} \tag{8.26}$$

Essa equação é conhecida como *lei limite de Debye–Hückel*, assim como a Equação 8.24.

EXEMPLO 8.9

Calcule o coeficiente de atividade média ($\gamma_\pm$) de uma solução aquosa 0,010 m de $CuSO_4$ a 298 K.

RESPOSTA

A força iônica da solução é dada pela Equação 8.25:

$$\begin{aligned} I &= \tfrac{1}{2}[(0{,}010\ m)\times 2^2 + (0{,}010\ m)\times(-2)^2] \\ &= 0{,}040\ m \end{aligned}$$

Da Equação 8.26,

$$\begin{aligned} \log \gamma_\pm &= -0{,}509(2\times 2)\sqrt{0{,}040} \\ &= -0{,}407 \end{aligned}$$

ou

$$\gamma_\pm = 0{,}392$$

Experimentalmente, determinou-se um valor de 0,41 para o $\gamma_\pm$ na mesma concentração.

COMENTÁRIO

Note que, embora I tenha unidades de molalidade, a quantidade no lado direito da Equação 8.26 é adimensional. Assim, tratamos I como um número sem unidades.

Vale a pena observar dois pontos ao aplicar a Equação 8.26. Em primeiro lugar, em uma solução que contém vários eletrólitos, *todos* os íons em solução contribuem para a força iônica, porém z_+ e z_- referem-se somente às cargas iônicas do eletrólito em particular para o qual $\gamma_\pm$ está sendo calculado. Em segundo lugar, a Equação 8.26

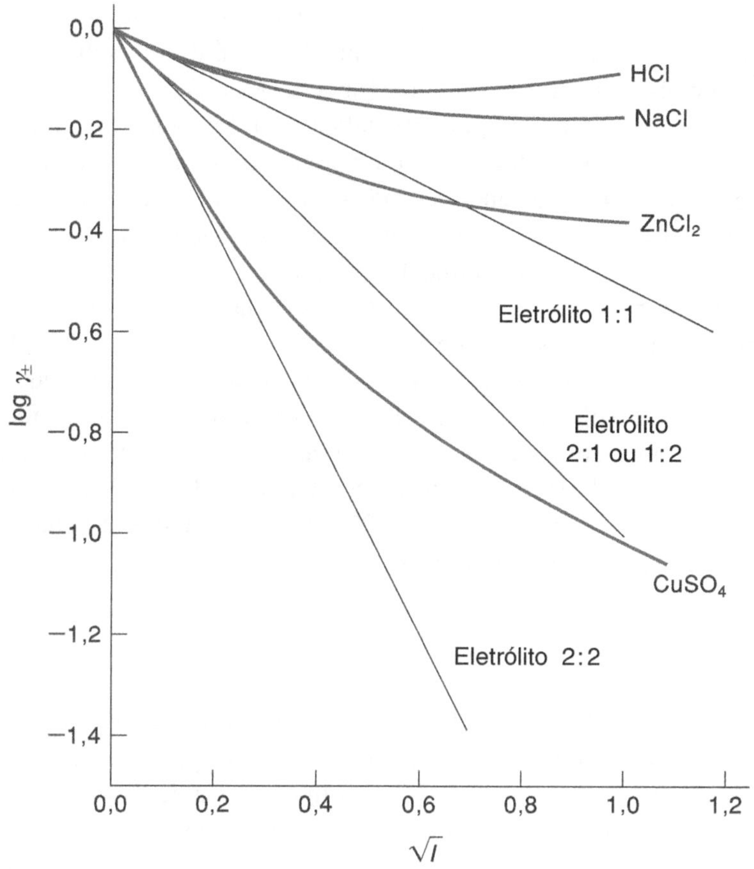

Figura 8.10
Gráficos de log $\gamma_\pm$ em função de $\sqrt{I}$ para vários eletrólitos. As linhas retas são aquelas preditas pela Equação 8.26.

pode ser utilizada para calcular o coeficiente de atividade iônica de cátions ou ânions individualmente. Assim, para o *i*-ésimo íon, escrevemos

$$\log \gamma_i = -0{,}509 z_i^2 \sqrt{I} \tag{8.27}$$

em que z_i é a carga do íon. Os valores de γ_+ e γ_- calculados dessa forma estão relacionados com $\gamma_\pm$ conforme a Equação 8.22.

A Figura 8.10 mostra valores calculados e medidos de log $\gamma_\pm$ para várias forças iônicas. Vemos que a Equação 8.26 se aplica muito bem a soluções diluídas, mas deve ser modificada para responder pelos desvios drásticos que ocorrem em altas concentrações de eletrólitos. Várias melhorias e modificações têm sido aplicadas a essa equação para tratar soluções mais concentradas.

A concordância em geral boa entre os valores de $\gamma_\pm$ determinados experimentalmente e aqueles calculados usando a teoria de Debye–Hückel fornece um suporte firme para a existência de uma atmosfera iônica em solução. O modelo pode ser testado tomando-se uma medida de condutância em um campo elétrico muito forte. Na realidade, íons não se movem em linha reta na direção dos eletrodos em uma célula de condutância, mas, sim, ao longo de um caminho em ziguezague. Microscopicamente, o solvente não é um meio contínuo. Cada íon, na verdade, "salta" de um buraco no solvente para outro e, conforme o íon se move na solução, sua atmosfera iônica vai sendo repetidamente destruída e reformada. A formação de uma atmosfera iônica não ocorre instantaneamente, mas requer uma quantidade finita de tempo, chamada *tempo de relaxação*, que é aproximadamente 10^{-7} s em uma solução 0,01 *m*. Sob condições normais de medidas de condutância, a velocidade de um íon é suficientemente lenta, de modo que a força eletrostática exercida pela atmosfera sobre o íon tende a retardar sua mobilidade e conseqüentemente a diminuir a condutância (ver Figura 8.9b). Se a medida de condutância fosse realizada em um campo elétrico muito forte (aproximadamente 2×10^5 V cm^{-1}), a velocidade iônica seria aproximadamente 10 cm s^{-1}. O raio da atmosfera iônica em uma solução 0,01 *m* é de aproximadamente 5 Å, ou 5×10^{-8} cm, de modo que o tempo requerido para o íon se mover para fora da atmosfera é de 5×10^{-8} cm/(10 cm s^{-1}), ou 5×10^{-9} s, tempo consideravelmente mais curto que o tempo de relaxação. Em conseqüência, o íon pode mover-se pela solução livre da influência retardante da atmosfera iônica. O movimento livre leva a um aumento marcante na condutância. Esse fenômeno é chamado *efeito Wien*, em homenagem ao físico alemão Wilhelm Wien (1864–1928), o primeiro a realizar o experimento em 1927. O efeito Wien é uma das provas mais fortes da existência da atmosfera iônica.

Os efeitos de *salting-in* e de *salting-out**

A lei limite de Debye–Hückel pode ser aplicada ao estudo da solubilidade de proteínas. A solubilidade de uma proteína em uma solução aquosa depende da temperatura, do pH, da constante dielétrica, da força iônica e de outras características do meio. Nesta seção, no entanto, focalizaremos a influência da força iônica.

Vamos, primeiramente, investigar o efeito da força iônica na solubilidade de um composto inorgânico, AgCl. O equilíbrio de solubilidade é

$$AgCl(s) \rightleftharpoons Ag^+(aq) + Cl^-(aq)$$

O produto de solubilidade *termodinâmico* para o processo, K_{ps}°, é dado por

$$K_{ps}^\circ = a_{Ag^+} a_{Cl^-}$$

As atividades iônicas estão relacionadas às concentrações iônicas desta forma:

$$a_+ = \gamma_+ m_+ \quad \text{e} \quad a_- = \gamma_- m_-$$

de modo que

$$\begin{aligned} K_{ps}^\circ &= \gamma_{Ag^+} m_{Ag^+} \gamma_{Cl^-} m_{Cl^-} \\ &= \gamma_{Ag^+} \gamma_{Cl^-} K_{ps} \end{aligned}$$

em que $K_{ps} = m_{Ag^+} m_{Cl^-}$ é o produto de solubilidade *aparente*. A diferença entre o produto de solubilidade termodinâmico e o aparente reside no fato de que o produto de solubilidade aparente é expresso em molalidade (ou alguma outra unidade de concentração). Podemos prontamente calcular essa quantidade se soubermos o total de

* NT: Esses termos em inglês são usualmente empregados na forma original, não traduzida. Em português, a terminologia apropriada seria "solubilização salina" (*salting-in*) e "dessolubilização salina" (*salting-out*), mas não é de uso corrente.

AgCl dissolvido em uma massa conhecida de água para produzir uma solução saturada. No entanto, em razão das forças eletrostáticas, os íons dissolvidos estão sob a influência de seus vizinhos imediatos. Conseqüentemente, o número verdadeiro ou efetivo de íons não é o mesmo que o calculado a partir da concentração da solução. Por exemplo, se um cátion forma com um ânion um par iônico forte, então o número real de espécies em solução, sob uma perspectiva termodinâmica, é um e não dois como esperaríamos. Essa é a razão de se substituir concentração por atividade, que é a concentração efetiva. Assim, o produto de solubilidade termodinâmico representa o valor verdadeiro do produto de solubilidade, que em geral difere do produto de solubilidade aparente. Como

$$\gamma_{Ag^+}\gamma_{Cl^-} = \gamma_\pm^2$$

escrevemos

$$K_{ps}^\circ = \gamma_\pm^2 K_{ps}$$

Considerando-se o logaritmo de ambos os lados e reordenando, obtemos

$$-\log\gamma_\pm = \log\left(\frac{K_{ps}}{K_{ps}^\circ}\right)^{1/2} = 0{,}509|z_+z_-|\sqrt{I}$$

A última igualdade na equação acima é a lei limite de Debye–Hückel. O produto de solubilidade pode se relacionar diretamente à própria solubilidade (S); para um eletrólito 1:1,

$$(K_{ps})^{1/2} = S \quad \text{e} \quad (K_{ps}^\circ)^{1/2} = S^\circ$$

em que S e S° são as solubilidades aparente e termodinâmica em mol L^{-1}. Finalmente, obtemos a equação seguinte, relacionando a solubilidade de um eletrólito com a força iônica da solução:

$$\log\frac{S}{S^\circ} = 0{,}509|z_+z_-|\sqrt{I} \tag{8.28}$$

Note que o valor de S° pode ser determinado colocando em gráfico log S em função de $\sqrt{I}$. A interseção no eixo de log S ($I = 0$) dá o log S° e, conseqüentemente, S°.

Se o AgCl for dissolvido em água pura, sua solubilidade (S) será $1{,}3 \times 10^{-5}$ mol L^{-1}. Se for dissolvido em uma solução de KNO_3, de acordo com a Equação 8.28, sua solubilidade será maior por causa do aumento da força iônica da solução. Em uma solução de KNO_3, a força iônica é a soma de duas concentrações, uma do AgCl e a outra do KNO_3. O aumento na solubilidade, causado pelo aumento na força iônica, é denominado *efeito de salting-in*.

A Equação 8.28 aplica-se somente até certo valor de força iônica. À medida que aumenta, a força iônica de uma solução deve ser substituída pela expressão

$$\log\frac{S}{S^\circ} = -K'I \tag{8.29}$$

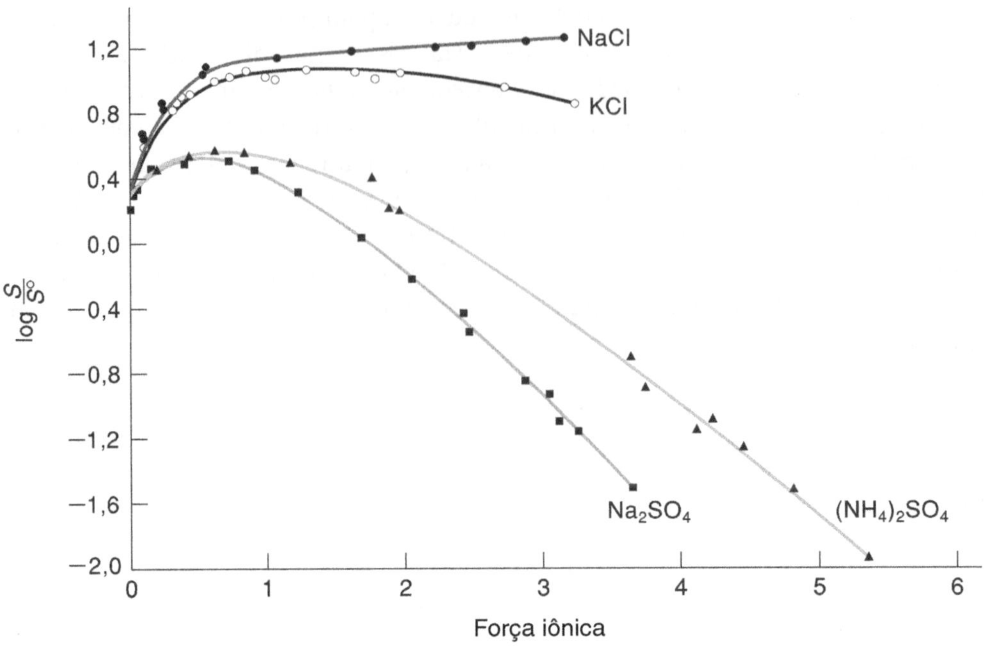

Figura 8.11
Gráficos de $\log(S/S°)$ em função da força iônica para a hemoglobina de cavalo na presença de vários sais inorgânicos. Note que, quando $I = 0$, todas as curvas convergem para o mesmo ponto no eixo $\log(S/S°)$ em zero e $S = S°$. (De COHN, E.; EDSALL, J. *Proteins, amino acids, and peptides*, © Litton Educational Publishing, 1943. Reimpresso com permissão de Van Nostrand Reinhold, Nova York.)

em que K' é uma constante positiva cujo valor depende da natureza do soluto e do eletrólito presente. Quanto maior for a molécula de soluto, maior será o valor de K'. A Equação 8.29 mostra que a razão das solubilidades na região de alta força iônica, na verdade, diminui com I (note o sinal negativo). A diminuição na solubilidade com o aumento da força iônica da solução é denominada *efeito de salting-out*. Esse fenômeno pode ser explicado como uma hidratação. Lembre-se de que a hidratação é o processo que estabiliza íons em solução. Em altas concentrações de sal, a disponibilidade de moléculas de água diminui e, assim, a solubilidade de compostos iônicos também diminui. O efeito de *salting-out* é particularmente relevante com proteínas, cuja solubilidade em água é sensível à força iônica em razão de suas grandes áreas de superfície. Combinando as Equações 8.28 e 8.29, temos a equação aproximada

$$\log \frac{S}{S^\circ} = 0{,}509|z_+z_-|\sqrt{I} - K'I \tag{8.30}$$

A Equação 8.30 é aplicável em uma faixa mais ampla de forças iônicas.

A Figura 8.11 mostra como a força iônica de vários sais inorgânicos afeta a solubilidade da hemoglobina de cavalo. Como podemos ver, a proteína exibe uma região de *salting-in* em baixas forças iônicas.* À medida que I aumenta, a curva passa por

* Quando I é menor que a unidade, $\sqrt{I} > I$. Assim, em baixas forças iônicas, predomina o primeiro termo da Equação 8.30.

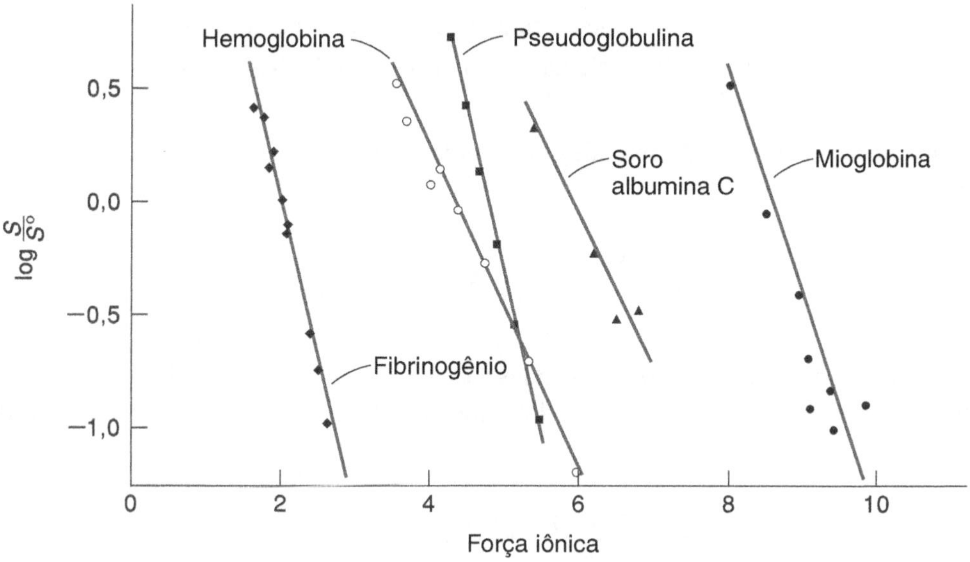

Figura 8.12
Gráficos de log $S/S°$ em função da força iônica para várias proteínas em sulfato de amônio aquoso, demonstrando o efeito de *salting-out*. [De COHN, E. J. *Chem. Rev.* **19**, 241, 1936. Usado com permissão de Williams & Wilkins, Baltimore.]

um máximo, e o coeficiente angular acaba por se tornar negativo, indicando que a solubilidade diminui com o aumento da força iônica. Nessa região, predomina o segundo termo da Equação 8.30. Essa tendência é mais pronunciada em sais como Na_2SO_4 e $(NH_4)_2SO_4$.

O valor prático do efeito de *salting-out* é permitir precipitar proteínas de soluções. Além disso, o efeito pode também ser utilizado para purificar proteínas. A Figura 8.12 mostra a faixa dos fenômenos de *salting-out* para várias proteínas na presença de sulfato de amônio. Embora a solubilidade de proteínas seja sensível ao grau de hidratação, a força de ligação de moléculas de água não é a mesma para todas as proteínas. A solubilidade relativa de diferentes proteínas com uma força iônica particular fornece um meio para precipitação seletiva. O destaque é o fato de que, embora sejam necessárias grandes forças iônicas para precipitar as proteínas, a precipitação ocorre em uma pequena faixa de força iônica, fornecendo separações bem resolvidas.

8.6 Propriedades coligativas de soluções eletrolíticas

As propriedades coligativas de uma solução eletrolítica são influenciadas pelo número de íons presentes na solução. Por exemplo, esperamos que o abaixamento no ponto de congelamento da água causado por uma solução 0,01 *m* de NaCl seja duas vezes aquele efetuado por uma solução 0,01 *m* de sacarose, supondo dissociação completa do primeiro. Para sais dissociados de modo incompleto, a relação é mais complicada, porém a compreensão desses sistemas possibilita outra maneira de medir o grau de dissociação de um eletrólito.

Vamos definir um fator *i*, chamado fator de van't Hoff (em homenagem ao químico holandês Jacobus Hendricus van't Hoff, 1852–1911), como se segue:

$$i = \frac{\text{número real de partículas na solução em equilíbrio}}{\text{número de partículas na solução antes da dissociação}} \tag{8.31}$$

Se uma solução contiver N unidades de um eletrólito e se α for o grau de dissociação,

$$\begin{array}{ccc} M_{\nu_+}X_{\nu_-} & \rightleftharpoons & \nu_+M^{z_+} + \nu_-X^{z_-} \\ N(1-\alpha) & & N\nu_+\alpha \quad N\nu_-\alpha \end{array}$$

haverá $N(1 - \alpha)$ unidades não dissociadas e $(N\nu_+\alpha + N\nu_-\alpha)$, ou $N\nu\alpha$ íons na solução em equilíbrio, em que $\nu = \nu_+ + \nu_-$. Podemos agora escrever o fator de van't Hoff como

$$i = \frac{N(1-\alpha) + N\nu\alpha}{N} = 1 - \alpha + \nu\alpha$$

e

$$\alpha = \frac{i-1}{\nu-1}$$

Supôs-se que nenhum par iônico estivesse presente.

EXEMPLO 8.10

As pressões osmóticas de uma solução 0,01 *m* de $CaCl_2$ e de uma solução de sacarose 0,01 *m* a 298 K são 0,605 atm e 0,224 atm, respectivamente. Calcule o fator de van't Hoff e o grau de dissociação para o $CaCl_2$. Suponha comportamento ideal.

RESPOSTA

No que diz respeito a medidas de pressão osmótica, a diferença principal entre cloreto de cálcio e sacarose reside no fato de que somente o $CaCl_2$ pode se dissociar em íons (Ca^{2+} e Cl^-). Se não fosse assim, concentrações de $CaCl_2$ e sacarose teriam a mesma pressão osmótica. Como a pressão osmótica de uma solução é diretamente proporcional ao número de partículas presentes, podemos calcular o fator de van't Hoff para a solução de $CaCl_2$ como se segue. Da Equação 8.31,

$$i = \frac{0{,}605 \text{ atm}}{0{,}224 \text{ atm}} = 2{,}70$$

Como para o $CaCl_2$, $\nu_+ = 1$ e $\nu_- = 2$, temos $\nu = 3$ e

$$\alpha = \frac{2{,}70 - 1}{3 - 1} = 0{,}85$$

Finalmente, notamos que as equações utilizadas para determinar as propriedades coligativas de soluções não-eletrolíticas (Equações 7.39, 7.40 e 7.46) devem ser modificadas para soluções eletrolíticas como se segue:

$$\Delta T = K_b\,(im_2) \tag{8.32}$$

$$\Delta T = K_c(im_2) \tag{8.33}$$

$$\pi = iMRT \tag{8.34}$$

Supõe-se que as soluções eletrolíticas tenham comportamento ideal, de modo que possamos usar concentrações em vez de atividades.

O efeito Donnan

O efeito Donnan (em homenagem ao químico britânico Frederick George Donnan, 1870–1956) teve seu ponto de partida no tratamento da pressão osmótica. Ele descreve a distribuição de equilíbrio de íons pequenos difusíveis dos dois lados de uma membrana livremente permeável para esses íons, mas impermeável a íons macromoleculares, na presença de um eletrólito macromolecular em um dos lados dessa membrana.

Suponha que uma célula seja separada em duas partes por uma membrana semipermeável que permite a difusão de água e de pequenos íons, mas não de moléculas de proteína. Vamos considerar os três casos a seguir.

Caso 1. A solução de proteína é colocada no compartimento esquerdo; no compartimento direito, coloca-se água. Supomos que as moléculas de proteína são espécies neutras.* Vamos considerar que a concentração da solução de proteína seja c (mol L^{-1}), de modo que a pressão osmótica da solução, de acordo com a Equação 7.46, seja dada por

$$\pi_1 = cRT$$

Assim, a partir de uma medida da pressão osmótica, podemos determinar prontamente a massa molar da molécula de proteína.

Caso 2. Nesse caso, a proteína é o ânion do sal de sódio, Na^+P^-, que supomos seja um eletrólito forte. Novamente, a solução de proteína de concentração c é colocada no compartimento esquerdo, e, no compartimento direito, fica a água pura. Para manter a neutralidade elétrica, todos os íons Na^+ permanecem no compartimento esquerdo; a pressão osmótica da solução torna-se agora

$$\pi_2 = (c + c)RT = 2cRT$$

Como $\pi_2 = 2\pi_1$, segue-se que a massa molar determinada nesse caso será somente metade da massa molar verdadeira. (Da Equação 7.47, temos $\mathcal{M}_2 = c_2RT/\pi$, de modo que, dobrando o valor de π diminui-se o valor de $\mathcal{M}_2$ pela metade.) Na prática, a situação é muito pior, porque o íon da proteína pode carregar um número grande de cargas líquidas negativas (ou positivas), da ordem de 20 ou 30. No início, na determi-

* Proteínas são anfólitos, isto é, possuem propriedades tanto ácidas como básicas. Dependendo do pH do meio, uma proteína pode existir como ânion, cátion ou uma espécie neutra. Para mais detalhes, ver o Capítulo 11.

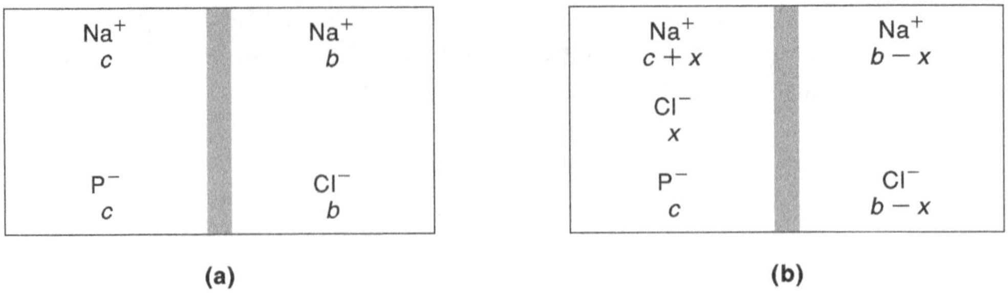

Figura 8.13
Representação esquemática do efeito Donnan. (a) Antes de começar a difusão. (b) No equilíbrio. A membrana que separa o compartimento esquerdo do direito é permeável a todos os íons, exceto os íons P^-.

nação da massa molar de proteína por medidas de pressão osmótica, eram obtidos resultados desastrosamente pobres antes que o processo de dissociação fosse reconhecido e se envidassem esforços para corrigi-los (ver o Apêndice 8.2).

Caso 3. Começamos com um arranjo similar àquele discutido no Caso 2 e, então, adicionamos NaCl (na concentração b em mol L^{-1}) ao compartimento direito (Figura 8.13a). No equilíbrio, determinada quantidade, x (mol L^{-1}), de íons Na^+ e Cl^- difunde-se através da membrana da direita para a esquerda, criando um estado final mostrado na Figura 8.13b. Ambos os lados da membrana devem ser eletricamente neutros: em cada compartimento, o número de cátions é igual ao número de ânions. A condição de equilíbrio permite equacionar os potenciais químicos do NaCl nos dois compartimentos como se segue (ver a Equação 8.23):

$$(\mu_{\text{NaCl}})^{\text{E}} = (\mu_{\text{NaCl}})^{\text{D}}$$

ou

$$(\mu^\circ + 2RT \ln a_\pm)^{\text{E}}_{\text{NaCl}} = (\mu^\circ + 2RT \ln a_\pm)^{\text{D}}_{\text{NaCl}}$$

Como μ°, o potencial químico-padrão, é o mesmo em ambos os lados, obtemos

$$(a_\pm)^{\text{E}}_{\text{NaCl}} = (a_\pm)^{\text{D}}_{\text{NaCl}}$$

Da Equação 8.20

$$(a_{\text{Na}^+} a_{\text{Cl}^-})^{\text{E}} = (a_{\text{Na}^+} a_{\text{Cl}^-})^{\text{D}}$$

Se as soluções forem diluídas, as atividades iônicas poderão ser substituídas pelas concentrações correspondentes, isto é, $a_{\text{Na}^+} = [\text{Na}^+]$ e $a_{\text{Cl}^-} = [\text{Cl}^-]$. Conseqüentemente,

$$([\text{Na}^+][\text{Cl}^-])^{\text{E}} = ([\text{Na}^+][\text{Cl}^-])^{\text{D}}$$

ou

$$(c + x)x = (b - x)(b - x)$$

Resolvendo para x, obtemos

$$x = \frac{b^2}{c + 2b} \tag{8.35}$$

A Equação 8.35 mostra que a quantidade de NaCl, x, que difunde da direita para a esquerda, é inversamente proporcional à concentração do íon não-difusível (P^-), c, no compartimento esquerdo. Essa distribuição desigual dos íons difusíveis (Na^+ e Cl^-) nos dois compartimentos é resultado do efeito Donnan.

Nesse caso, então, a pressão osmótica da solução de proteína é determinada pela *diferença* entre o número de partículas no compartimento esquerdo e o número de partículas no compartimento direito. Escrevemos

$$\pi_3 = [\underbrace{(c + c + x + x)}_{\text{compartimento esquerdo}} - \underbrace{2(b - x)}_{\text{compartimento direito}}]RT = (2c + 4x - 2b)RT$$

Da Equação 8.35,

$$\pi_3 = \left(2c + \frac{4b^2}{c + 2b} - 2b\right)RT = \left(\frac{2c^2 + 2cb}{c + 2b}\right)RT$$

Dois casos-limite podem ser aplicados a essa equação. Se $b \ll c$, $\pi_3 = 2cRT$, que produz o mesmo resultado que o Caso 2. Por outro lado, se $b \gg c$, $\pi_3 = cRT$, que é idêntico ao Caso 1. A conclusão importante a que chegamos é que a presença do NaCl no compartimento direito diminui a pressão osmótica da solução de proteína comparada ao Caso 2 e, portanto, minimiza o efeito Donnan. Quando está presente uma quantidade muito grande de substância, o efeito Donnan pode ser eliminado completamente. Em geral, temos $\pi_1 \leq \pi_3 \leq \pi_2$. Como as proteínas são freqüentemente estudadas em soluções-tampão que contêm espécies iônicas, a pressão osmótica medida será menor do que aquela observada quando o solvente for água pura. A Tabela 8.6 mostra o efeito Donnan para o exemplo do NaCl em várias concentrações e a correspondente pressão osmótica a 298 K.

Outra maneira de eliminar o efeito Donnan é escolher um pH no qual a proteína não tenha carga líquida, chamado *ponto isoelétrico* (ver o Capítulo 11). Com esse pH, a distribuição de qualquer íon difusível será sempre igual nos dois compartimentos. Esse método é difícil de ser aplicado porque a maioria das proteínas tem solubilidade mínima nos pontos isoelétricos.

A discussão do efeito Donnan foi simplificada supondo comportamento ideal e nenhuma mudança no pH ou no volume da solução. Além disso, para simplificar, usamos um íon difusível comum, Na^+, ao derivar a Equação 8.35.

Compreender o efeito Donnan é essencial ao se estudar a distribuição de íons através das membranas dos organismos vivos e os potenciais de membrana (ver Capítulo 10). Um exemplo particularmente importante é a distribuição dos íons bicarbonato e cloreto entre a água do plasma e a água da célula vermelha do sangue, discutida no Capítulo 11.

Tabela 8.6
O efeito Donnan e a pressão osmótica

Concentração inicial		Concentração de equilíbrio		
Compartimento esquerdo	Compartimento direito	Compartimento esquerdo		
$c = [Na^+] = [P^-]$	$b = [Na^+] = [Cl^-]$	$(c + x) = [Na^+]$	$c = [P^-]$	$x = [Cl^-]$
0,1	0	0,1	0,1	0
0,1	0,01	0,1008	0,1	0,00083
0,1	0,1	0,1333	0,1	0,0333
0,1	1,0	0,576	0,1	0,476
0,1	10,0	5,075	0,1	4,975
[P] = 0,1	0	0	[P] = 0,1	0

8.7 Membranas biológicas

Nesta seção, consideraremos a estrutura e a função de membranas biológicas. Em particular, vamos nos concentrar no transporte de íons através dessas membranas.

As membranas celulares são compostas de dois tipos de molécula: proteínas e lipídeos. Lipídeos, assim como gorduras e ceras, são insolúveis em água, mas solúveis em muitos solventes orgânicos. Há três tipos de lipídeos de membrana: *fosfolipídeos*, *colesterol* e *glicolipídeos*. Aqui consideraremos somente os fosfolipídeos. Um dos fosfolipídeos mais comuns encontrados em membranas celulares é o ácido fosfatídico, mostrado na Figura 8.14. Moléculas de lipídeos de membrana são únicas

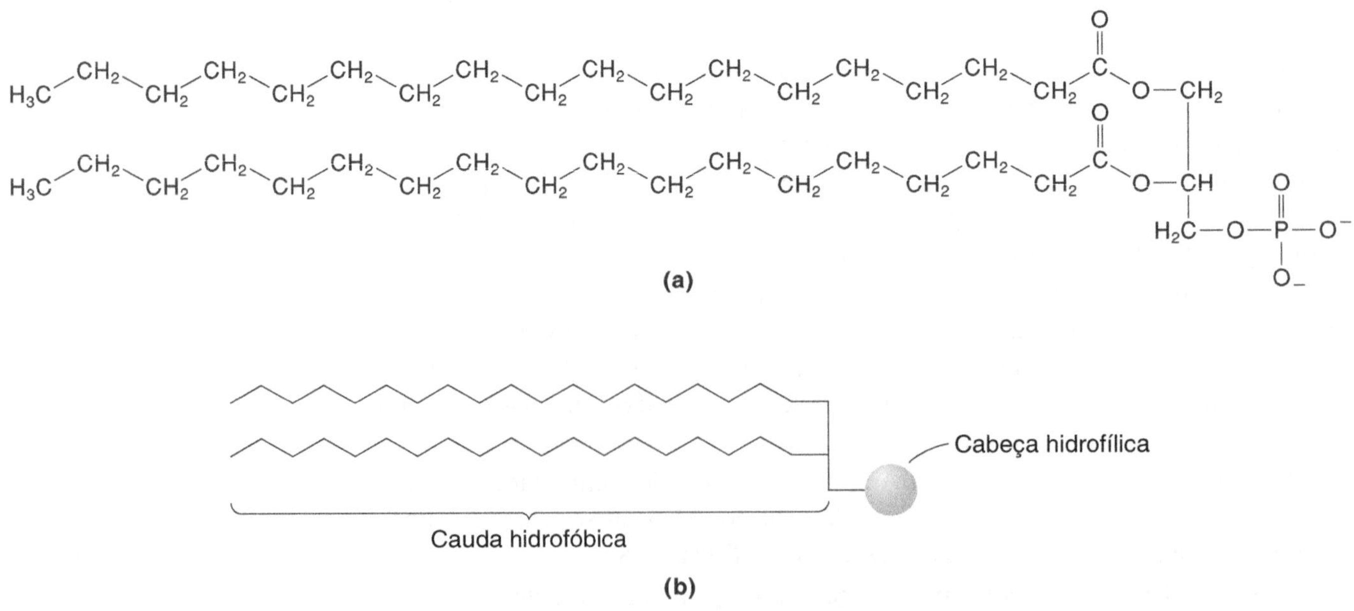

Figura 8.14
(a) Estrutura do ácido fosfatídico (um fosfolipídeo). (b) Estrutura simplificada do ácido fosfatídico.

Concentração de equilíbrio — Compartimento direito		Percentual de NaCl transferido da direita para a esquerda	Pressão osmótica/atm
$(b - x) = [Na^+]$	$(b - x) = [Cl^-]$		
0	0	0	4,90
0,00917	0,00917	8,3	4,48
0,0667	0,0667	33,3	3,26
0,524	0,524	47,6	2,56
5,025	5,025	49,75	2,46
0	0	0	2,45

no sentido de que uma extremidade da molécula contém um grupo polar que é hidrofílico ("que ama a água") e a outra extremidade é uma cadeia longa de hidrocarboneto, que é hidrofóbica ("que teme a água"). Os lipídeos formam uma bicamada (de aproximadamente 60 Å de espessura), arranjada de modo que seus grupos polares constituem as superfícies de cima e de baixo da membrana e os não-polares estão mergulhados na região interior, que tem uma constante dielétrica de cerca de 3.

A Figura 8.15 mostra um modelo de estrutura de membrana celular amplamente aceito, denominado *modelo do mosaico fluido*. As moléculas de proteína podem se dispor sobre a superfície externa ou interna da membrana ou próximo a ela, ou

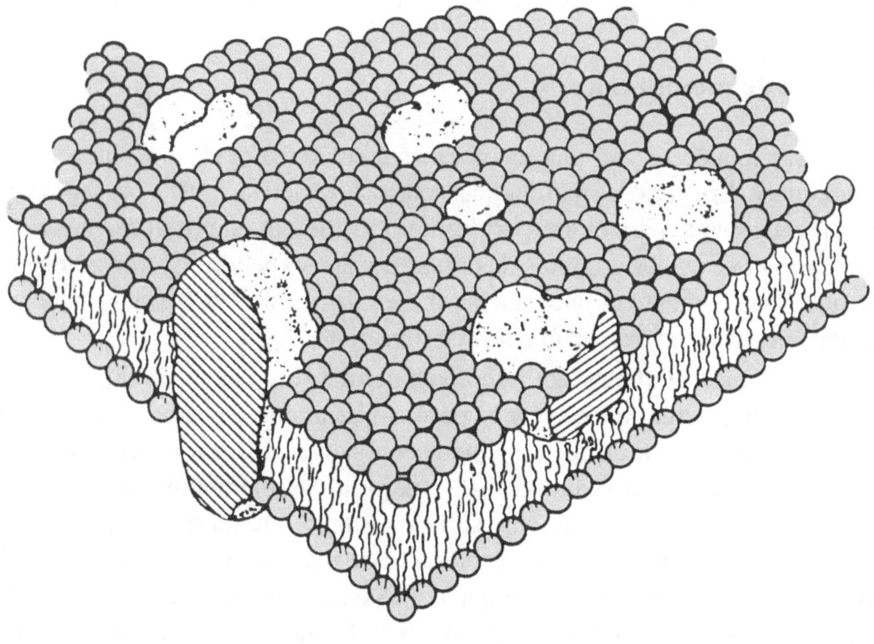

Figura 8.15
Modelo do mosaico fluido da estrutura da membrana celular. Os grandes corpos são moléculas de proteína que se inserem em graus variáveis na bicamada lipídica.
[De SINGER, S. J.; NICOLSON, G. L. *Science* **175**, 723, 1972. © 1972 pela American Association for the Advancement of Science.]

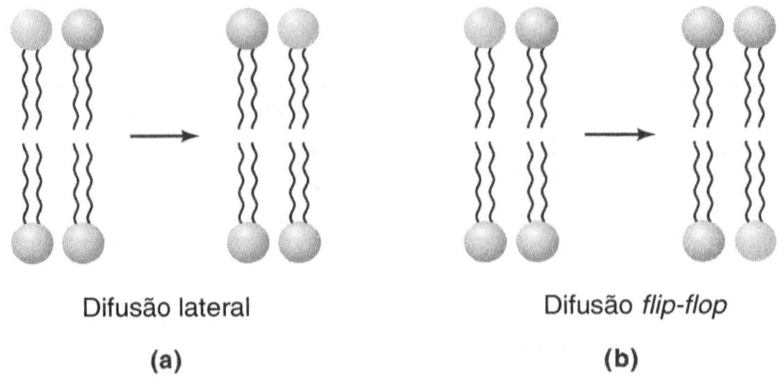

Figura 8.16
A difusão lateral (a) de lipídeos é muito mais rápida do que a difusão *flip-flop* (b). Proteínas de membrana podem sofrer somente difusão lateral.

penetrar parcial ou totalmente na membrana. A extensão da interação entre as proteínas e os lipídeos depende dos tipos de forças intermoleculares e de considerações termodinâmicas. Em geral, as membranas celulares têm grande força física e propriedades de isolantes elétricos fortes. No entanto, elas não são estruturas rígidas. Pelo contrário, muitas proteínas e lipídeos de membrana estão constantemente em movimento (Figura 8.16). Sondas fluorescentes têm mostrado que proteínas de membrana podem normalmente se difundir por uma distância de várias centenas de ângströms em 1 minuto. As moléculas de fosfolipídeos, por terem tamanhos menores, podem difundir-se muito mais rapidamente.

As proteínas de membrana têm funções múltiplas: agir como receptores; como enzimas, por exemplo, na síntese de moléculas importantes, como adenosina trifosfato (ATP) na membrana mitocondrial, ou na iniciação da fotossíntese na membrana do cloroplasto; e como carregadores para íons e para outras moléculas através da membrana.

Transporte de membrana

Uma das funções-chave das membranas celulares é agir como uma barreira de permeabilidade. Em geral, as membranas controlam seletivamente a passagem de substâncias de uma região para outra; por exemplo, permitem que os nutrientes entrem no interior da célula e que os produtos de descarte sejam expelidos. O transporte de membrana, que é o movimento de substâncias através da membrana, baseia-se na permeabilidade da membrana e nos mecanismos de transporte.

As membranas celulares são livremente permeáveis à água, ao dióxido de carbono e ao oxigênio, porém muito menos permeáveis a íons, moléculas polares e outras substâncias. Em geral, moléculas pequenas passam através da membrana mais rapidamente do que moléculas maiores, e a maioria das membranas é impermeável a moléculas grandes, como proteínas. Como a região interna da bicamada lipídica é hidrofóbica, esperaríamos que a membrana fosse mais permeável a espécies não carregadas e moléculas não-polares do que a íons e moléculas polares. De fato, é esse o caso, embora a água seja uma exceção notável. Como os íons são hidratados em solução e a extensão da hidratação depende da carga e do tamanho do íon, íons di- e trivalentes movem-se mais vagarosamente através da membrana do que íons monovalentes. Ânions como Cl^- e HPO_4^{2-} passam através da membrana mais rapidamente do que H^+, Na^+ e K^+ e outros cátions.

Para que ocorram muitos processos biológicos essenciais, a composição iônica e molecular da fase aquosa interna da célula deve ser bastante diferente de seu ambiente externo. Por exemplo, a concentração de íons potássio é cerca de 35 vezes maior nas células vermelhas do sangue do que no plasma sanguíneo extracelular. O inverso é verdadeiro para os íons sódio — a concentração extracelular de íons sódio é cerca de 15 vezes maior que a do fluido intracelular. Embora a membrana da célula vermelha do sangue (na verdade, isso vale também para outros tipos de membrana) seja mais permeável a íons K^+ do que a íons Na^+, esperaríamos que, dado um tempo suficiente, as concentrações dos mesmos tipos de íons acabassem por se tornar iguais nos fluidos intra- e extracelulares. O fato de que isso não ocorre significa que outros processos, além da difusão normal, devem manter as diferenças nas concentrações iônicas. Consideraremos brevemente, aqui, três tipos de mecanismos de transporte.

Difusão simples. Várias substâncias passam através da membrana por *difusão simples*, isto é, o movimento de uma região a outra que contenha uma concentração mais baixa da substância. Pode haver poros discretos (que se acredita sejam formados por proteínas ligadas à membrana) na estrutura da membrana através dos quais passam moléculas pequenas, evitando a bicamada lipídica hidrofóbica. Esse mecanismo não apenas responde pela alta taxa com a qual o oxigênio e o dióxido de carbono se movem através da membrana, mas também explica por que moléculas polares, como a água, penetram na membrana com facilidade. Os poros podem ser imaginados como canais forrados por proteínas que penetram na bicamada lipídica. Em razão da fluidez da estrutura da membrana, esses poros estão continuamente sendo destruídos e criados. A velocidade do movimento molecular através da membrana é diretamente proporcional ao gradiente de concentração através da membrana. A maioria das substâncias passa através das membranas por outros processos além da difusão simples. A transferência envolve invariavelmente a interação das moléculas transportadas com um sistema carregador específico.

Difusão facilitada. A *difusão facilitada* envolve também o movimento das moléculas de uma região de alta concentração para uma de baixa concentração, porém difere da difusão simples pelo fato de que se trata de um processo de transporte auxiliado por um carregador. Na difusão facilitada, a substância a ser transportada é complexada com uma molécula carregadora (Figura 8.17). A molécula carregadora é livre para se mover para frente e para trás através da membrana. Na face externa da membrana

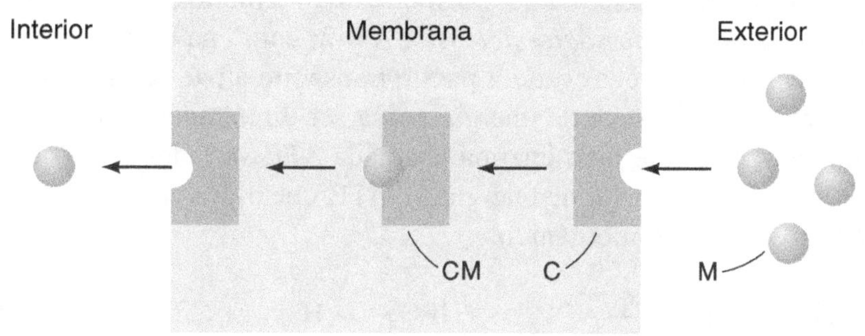

Figura 8.17
Representação da difusão facilitada. Um metabólito (M) liga-se a uma molécula de carregador (C) na face externa da membrana. O complexo (CM) se difunde através da membrana e se dissocia na superfície interna, liberando M para o interior da célula.

(isto é, na superfície em contato com o fluido extracelular), a molécula carregadora pode se ligar à substância e o complexo resultante se difundir através da membrana de uma região de concentração mais alta para uma região de concentração mais baixa, onde ela se dissocia no carregador e na substância livre. Cada carregador tem um ou mais sítios específicos de ligação para a substância que transporta. Após liberar sua carga, a molécula do carregador se difunde de volta para o outro lado da membrana e o processo se repete. A difusão facilitada continua enquanto houver um gradiente de concentração através da membrana para o material transportado.

Como o complexo carregador é prontamente solúvel na bicamada lipídica, a velocidade de difusão facilitada é normalmente muito mais alta do que a da difusão simples. Um exemplo de difusão facilitada é o transporte de moléculas de açúcar (por exemplo, glicose) para as células. As moléculas de açúcar são bastante insolúveis por si só na bicamada lipídica e, portanto, a velocidade da difusão simples dessas moléculas seria lenta demais para sustentar os processos metabólicos. Um complexo glicose–carregador, por outro lado, é livremente solúvel na membrana e pode, portanto, se difundir através dela com facilidade. É interessante notar que a velocidade total do transporte da glicose do plasma sanguíneo para as células vermelhas do sangue é muito intensificada pela presença do hormônio insulina. Não é ainda um processo bem compreendido se a ação da insulina é aumentar a concentração de moléculas carregadoras ou promover a formação do complexo glicose–molécula do carregador.

Transporte ativo. Diferentemente da difusão simples e da difusão facilitada, o *transporte ativo* envolve o movimento de substâncias através da membrana *contra* um gradiente de concentração. A termodinâmica nos diz que é um processo não-espontâneo; portanto, deve-se fornecer energia de uma fonte externa para ocorrer o transporte ativo. Anteriormente mencionamos as concentrações desiguais de íons K^+ e Na^+ nos fluidos intra e extracelulares. Manter essas diferenças em concentração iônica requer transporte ativo. Processos de difusão normal transportam íons Na^+ do exterior para o interior da célula e movem íons K^+ na direção oposta. Ao mesmo tempo, íons Na^+ são constantemente “bombeados” para fora da célula, enquanto íons K^+ são bombeados para dentro. A palavra *bomba* é utilizada para denotar o movimento dos íons contra gradientes de concentração. Um estado estacionário é atingido quando o fluxo por transporte ativo de íons de um tipo em uma direção é balanceado pelo “vazamento” (isto é, difusão) dos íons do mesmo tipo na direção oposta.

O mecanismo de transporte ativo é muito bem compreendido. Sabemos, por exemplo, que o transporte ativo de íons Na^+ e o de K^+ através da membrana estão interligados. Assim, o sistema de transporte ativo é muitas vezes referido (ou chamado) como a *bomba de sódio–potássio*. Assim como na difusão facilitada, é necessária uma molécula carregadora para o transporte ativo. Além disso, a molécula deve ser tal que uma fonte de energia possa ser diretamente acoplada a ela. Essa molécula carregadora é uma enzima chamada *ATPase* (adenosinatrifosfatase) *sódio–potássio*. O fornecedor de energia é o ATP, que hidrolisa o difosfato de adenosina (ADP) e o fosfato inorgânico:

$$\text{ATP}^{4-} + \text{H}_2\text{O} \rightarrow \text{ADP}^{3-} + \text{HPO}_4^{2-} + \text{H}^+ \qquad \Delta_r G^\circ \approx -30 \text{ kJ mol}^{-1}$$

Esse processo espontâneo (note a grande diminuição na energia de Gibbs-padrão) é acoplado à ATPase sódio–potássio para direcionar o processo energeticamente desfavorável de mover íons contra um gradiente de concentração (Figura 8.18).

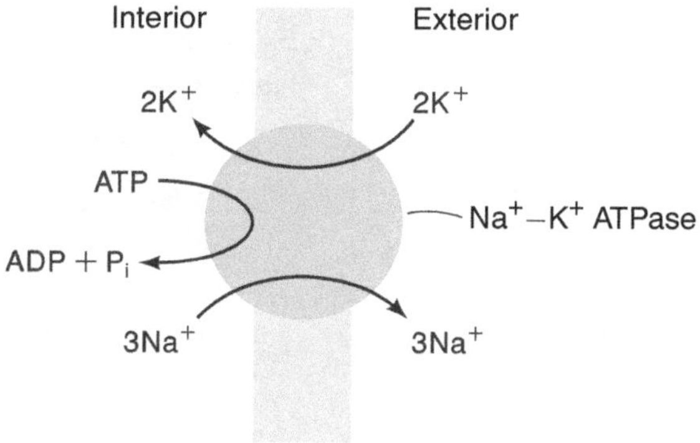

Figura 8.18
Diagrama esquemático do transporte ativo. A ATPase Na^+–K^+ é primariamente responsável pelo estabelecimento e pela manutenção das concentrações intracelulares dos íons Na^+ e K^+, que se realiza movendo 3 íons Na^+ para fora da célula para cada 2 íons K^+ que move para dentro. Conseqüentemente, um potencial elétrico também se estabelece através da membrana.

Podemos estimar o aumento na energia de Gibbs para o processo de transporte contra um gradiente de concentração como se segue. Suponha que certo composto, X, é transportado do exterior da célula, onde sua concentração é $1{,}0 \times 10^{-5}$ *M*, para o interior, onde sua concentração é $1{,}0 \times 10^{-3}$ *M*. Como o transporte ocorre contra um gradiente de concentração, temos a seguinte desigualdade nos potenciais químicos:

$$(\mu_X)_{in} > (\mu_X)_{ex}$$

em que *in* e *ex* indicam interior e exterior, respectivamente. O potencial químico de X é dado por

$$\mu_X = \mu_X^\circ + RT \ln[X]$$

em que μ_X° é o potencial químico-padrão; note que foi utilizada concentração em vez de atividade. A 37 °C, a variação na energia de Gibbs para esse processo é dada por

$$\begin{aligned}\Delta_r G = (\mu_X)_{in} - (\mu_X)_{ex} &= RT \ln \frac{[X]_{in}}{[X]_{ex}} \\ &= (8{,}314 \text{ J K}^{-1} \text{ mol}^{-1})(310 \text{ K}) \ln \frac{1{,}0 \times 10^{-3} M}{1{,}0 \times 10^{-5} M} \\ &= 12 \text{ kJ mol}^{-1}\end{aligned}$$

(Note que μ_X° é uma constante e, portanto, é cancelada na subtração.) O valor positivo de $\Delta_r G$ indica que esse é um processo não-espontâneo a temperatura e pressão constantes. Pode, no entanto, ser impulsionado pela hidrólise do ATP como discutido.

Se a substância transportada contém uma carga — por exemplo, íons K^+ que são carregados do plasma para a célula sanguínea vermelha —, há um efeito adicional,

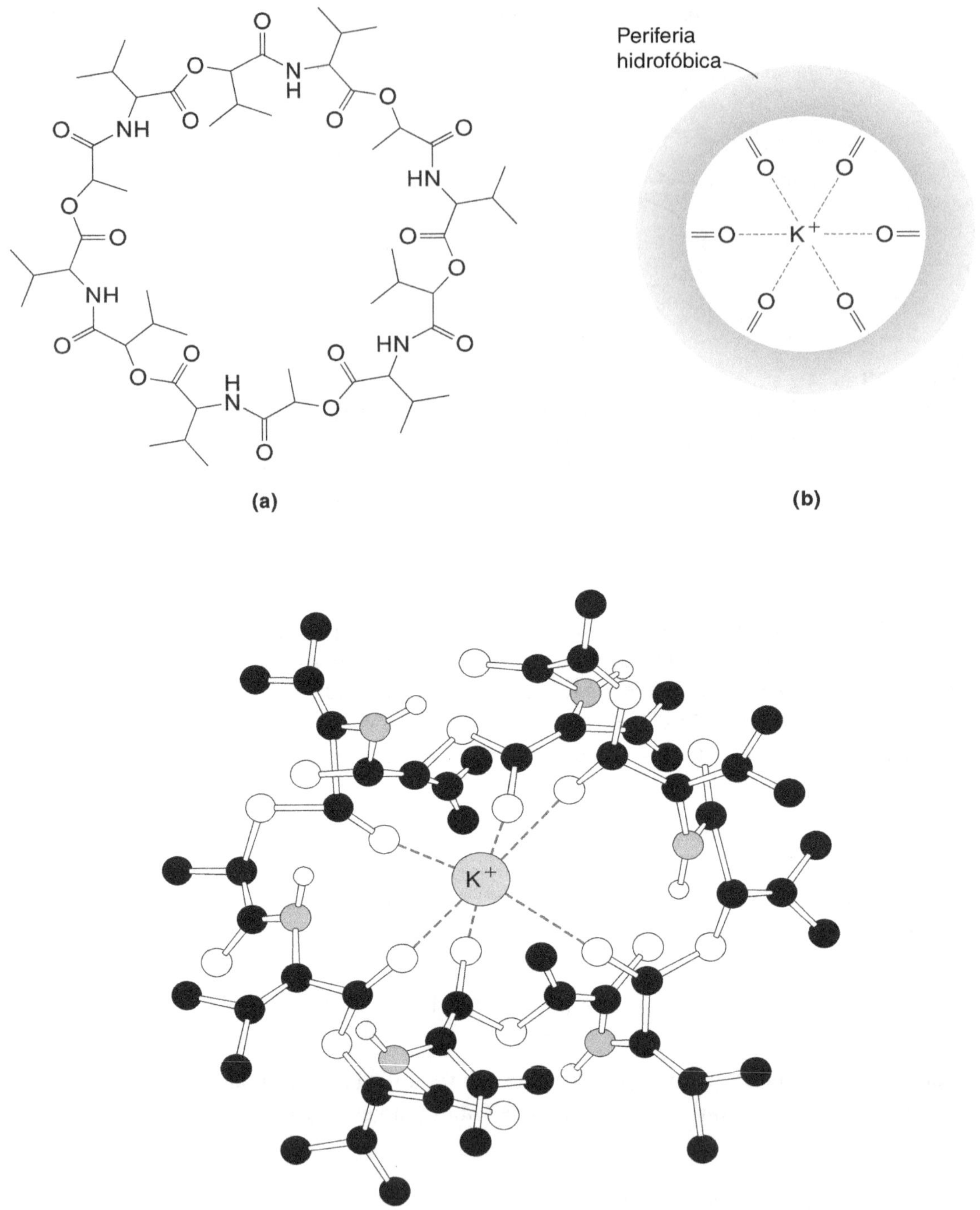

Figura 8.19
Estrutura (a) da valinomicina e (b) do complexo valinomicina–K^+, o qual tem uma periferia não-polar que lhe permite penetrar nas membranas celulares. (c) Estrutura tridimensional da valinomicina–K^+. Círculos pretos cheios, C; círculos cinza cheios, N; círculos abertos, O; pequenos círculos abertos, H. Para simplificar, não são mostrados os átomos de H ligados aos átomos de C.

qual seja, o potencial elétrico estabelecido pela concentração desigual dos íons através da membrana. Conseqüentemente, a variação na energia de Gibbs é dada por

$$\Delta_r G = RT \ln \frac{[K^+]_{in}}{[K^+]_{ex}} + zF\Delta V$$

em que z é a carga no íon, F é a constante de Faraday (96 500 C mol^{-1}) e ΔV a diferença no potencial elétrico (em volts) através da membrana. Mais sobre o potencial de membrana será apresentado no Capítulo 10.

A permeabilidade iônica através das membranas celulares pode ser alterada por antibióticos de ocorrência natural, como a valinomicina e a nonactina. Essas moléculas têm uma estrutura macrocíclica que contém uma cavidade no centro e um exterior hidrofóbico (Figura 8.19). Elas podem formar complexos com íons de metais alcalinos (geralmente na razão 1 : 1). Graças à natureza externa hidrofóbica, os complexos antibiótico–metal podem passar através das membranas celulares. Além disso, a formação do complexo é bastante específica para íons individuais, os quais devem ter o tamanho apropriado para se encaixar na cavidade. Por exemplo, a constante de formação para o complexo valinomicina–K^+ é cerca de 1 000 vezes maior que a constante para o complexo valinomicina–Na^+. O aumento na permeabilidade ao íon K^+ perturba o delicado balanço na concentração intra e extracelular e pode matar as células-alvo bacterianas. A gramicidina A, outro tipo de antibiótico natural, pode dimerizar-se para formar um poro transmembrana permeável a íons monovalentes (Figura 8.20).

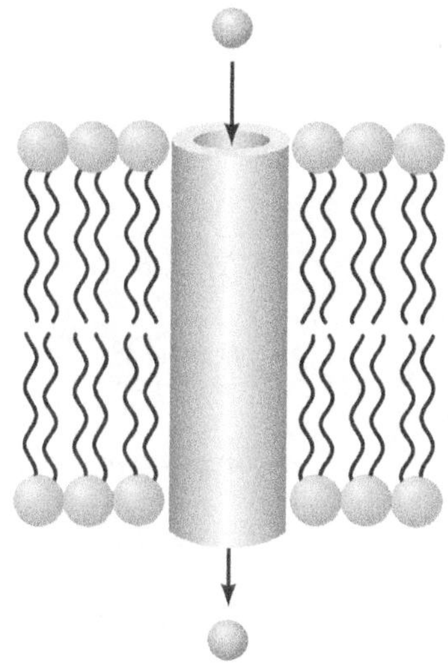

Figura 8.20
Representação esquemática de um antibiótico com a capacidade de formar um canal que contém um poro aquoso que permite o transporte de íons.

Recentemente, têm sido preparados vários compostos-modelo para antibióticos cíclicos conhecidos como "éteres coroa". O termo deriva das estruturas cíclicas tridimensionais dessas moléculas, que lembram uma coroa (Figura 8.21). Esses compostos podem afetar o transporte iônico através das membranas celulares de um modo análogo aos da valinomicina e da nonactina. Em razão de suas cavidades centrais hidrofílicas e exteriores hidrofóbicas, os éteres coroa também oferecem um modo único de realizar muitas reações iônicas em solventes não-aquosos e apolares. Por exemplo, permanganato de potássio ($KMnO_4$), um composto iônico, não é solúvel em benzeno. Na presença do éter coroa dibenzo-18-coroa-6, no entanto, o íon complexo entra prontamente no meio apolar. (O íon MnO_4^-, que é não complexado, acompanha o cátion em virtude da atração eletrostática.) Essa ação pelo éter coroa permite, portanto, que oxidações orgânicas sejam realizadas em benzeno pelo íon permanganato.

Compostos como valinomicina e éteres coroa que podem afetar o transporte de íons metálicos são chamados *ionóforos*, ou carregadores de íons.

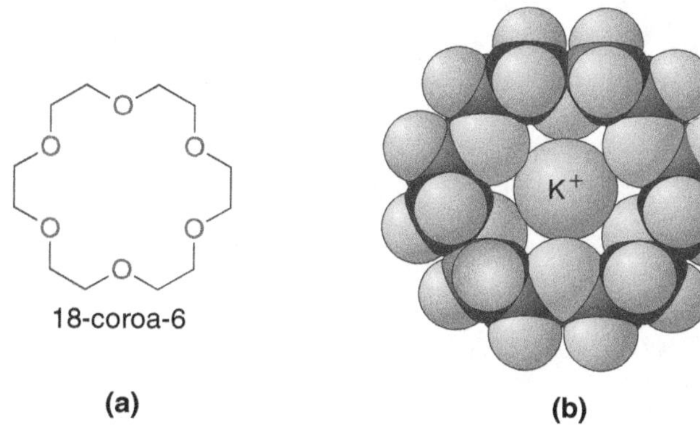

Figura 8.21
(a) Um composto éter coroa: 18-coroa-6. (b) Um modelo *space-filling* do complexo formado pelo 18-coroa-6 e K^+.

Equações principais

$\Lambda_m = \dfrac{(1\,000\ \text{cm}^3\ \text{L}^{-1})\kappa}{c}$	(Condutância molar ou equivalente)	(8.4)
$\Lambda_0 = \lambda_0^+ + \lambda_0^-$	(Lei da migração independente de Kohlrausch)	(8.6)
$\dfrac{1}{\Lambda} = \dfrac{1}{K_a\Lambda_0^2}(\Lambda c) + \dfrac{1}{\Lambda_0}$	(Lei de diluição de Ostwald)	(8.9)
$F = \dfrac{q_{Na^+}q_{Cl^-}}{4\pi\varepsilon_0 r^2}$	(Lei de Coulomb)	(8.12)
$m_\pm = (m_+^{v_+} m_-^{v_-})^{1/v}$	(Molalidade iônica média)	(8.17)
$a_\pm = (a_+^{v_+} a_-^{v_-})^{1/v}$	(Atividade iônica média)	(8.20)
$a_\pm = \gamma_\pm m_\pm$	(Definição de $\gamma_\pm$)	(8.21)
$\gamma_\pm = (\gamma_+^{v_+}\gamma_-^{v_-})^{1/v}$	(Coeficiente de atividade iônica média)	(8.22)
$I = \dfrac{1}{2}\sum_i m_i z_i^2$	(Força iônica)	(8.25)
$\log\gamma_\pm = -0{,}509\lvert z_+z_-\rvert\sqrt{I}$	(Lei limite de Debye–Hückel)	(8.26)
$\log\dfrac{S}{S^\circ} = 0{,}509\lvert z_+z_-\rvert\sqrt{I}$	(Efeito de *salting-in*)	(8.28)
$\log\dfrac{S}{S^\circ} = -K'I$	(Efeito de *salting-out*)	(8.29)

APÊNDICE **8.1**

Notas sobre eletrostática

Diz-se que uma carga elétrica (q_A) produz um *campo elétrico* (E) no espaço ao redor dela. Esse campo exerce uma força sobre qualquer carga (q_B) dentro desse espaço. De acordo com a lei de Coulomb, a energia potencial (V) entre essas duas cargas separadas pela distância r no vácuo é dada por

$$V = \frac{q_A q_B}{4\pi\varepsilon_0 r} \tag{1}$$

e a força eletrostática, F, entre as cargas é

$$F = \frac{q_A q_B}{4\pi\varepsilon_0 r^2} \tag{2}$$

em que ε_0 é a permissividade do vácuo (ver pág. 260). O campo elétrico é igual à força eletrostática sobre uma carga positiva unitária. Assim, o campo elétrico em q_B devido a q_A é F dividido por q_B, ou

$$E = \frac{q_A q_B}{4\pi\varepsilon_0 r^2 q_B} = \frac{q_A}{4\pi\varepsilon_0 r^2} \tag{3}$$

Note que E é um vetor e é dirigido de q_A para q_B. Suas unidades são V m^{-1} ou V cm^{-1}.

Outra propriedade importante do campo elétrico é o *potencial elétrico*, ϕ, que é a energia potencial de uma unidade de carga positiva no campo elétrico. Suas unidades são J/C ou V. Uma unidade de carga positiva em um campo elétrico E está sujeita a uma força igual em magnitude a E. Quando a carga se move por certa distância, dr, a variação da energia potencial é igual a $qEdr$ ou Edr porque $q = 1$ C. Como a energia potencial repulsiva aumenta conforme uma carga positiva unitária se aproxima de outra carga positiva q_A, que gera o campo elétrico, a variação na energia potencial, $d\phi$, é $-Edr$. (O sinal negativo garante que, à medida que dr decresce, $-Edr$ é uma quantidade positiva, significando o aumento na repulsão entre as duas cargas positivas.) O potencial elétrico em certo ponto a uma distância r da carga q_A é a variação da energia potencial que ocorre ao se trazer a carga positiva unitária do infinito à distância r da carga:

$$\phi = -\int_{r=\infty}^{r=r} Edr = -\int_{r=\infty}^{r=r} \frac{q_A}{4\pi\varepsilon_0 r^2} dr = \frac{q_A}{4\pi\varepsilon_0 r} \tag{4}$$

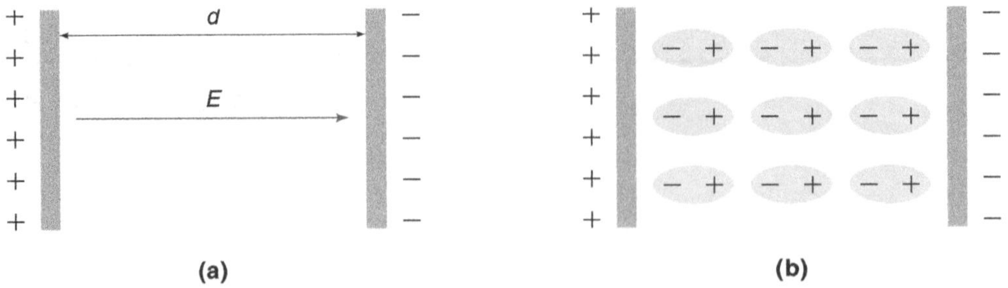

Figura 8.22
(a) A separação de carga de um capacitor. O campo elétrico, E, é dirigido de uma placa positiva para uma placa negativa, separadas por uma distância d. Com um vácuo entre as placas, a constante dielétrica é ε_0. (b) Orientação dos dipolos de um dielétrico em um capacitor. O grau de orientação é exagerado. O material dielétrico diminui o campo elétrico entre as placas do capacitor. A constante dielétrica do meio é ε.

Note que $\phi = 0$ em $r = \infty$. Da Equação 4, podemos definir a diferença de potencial elétrico entre os pontos 2 e 1 em um campo elétrico como o trabalho realizado para trazer uma carga unitária de 1 para 2; isto é,

$$\Delta\phi = \phi_2 - \phi_1 \tag{5}$$

Essa diferença é comumente referida como a voltagem entre os pontos 1 e 2.

Constante dielétrica (ε) e capacitância (C)

Quando uma substância não-condutora (chamada *dielétrico*) é colocada entre duas placas metálicas planas paralelas com cargas opostas, mas iguais em magnitude (chamadas *capacitores*), a substância torna-se polarizada. Isso ocorre porque o campo elétrico das placas ou orienta os dipolos permanentes do dielétrico ou induz momentos de dipolo, como mostrado na Figura 8.22. A *constante dielétrica* da substância é definida como

$$\varepsilon = \frac{E_0}{E} \tag{6}$$

em que E_0 e E são os campos elétricos no espaço entre as placas do capacitor na ausência de um dielétrico (no vácuo) e na presença de um dielétrico, respectivamente. Tenha em mente que a orientação dos dipolos (ou dipolos induzidos) reduz o campo elétrico entre as placas do capacitor de modo que $E < E_0$ e $\varepsilon > 1$. Para íons em solução aquosa, essa diminuição no campo elétrico reduz a atração entre o cátion e o ânion (ver a Figura 8.6).

A *capacitância* (C) mede a capacidade de um capacitor armazenar as cargas para determinada diferença de potencial elétrico entre as placas; isto é, é dada pela razão entre a carga e a diferença de potencial. As capacitâncias de um capacitor, quando o espaço é preenchido com um dielétrico (C) e quando há um vácuo (C_0) entre as placas, são dadas por

$$C = \frac{Q}{\Delta\phi} \tag{7}$$

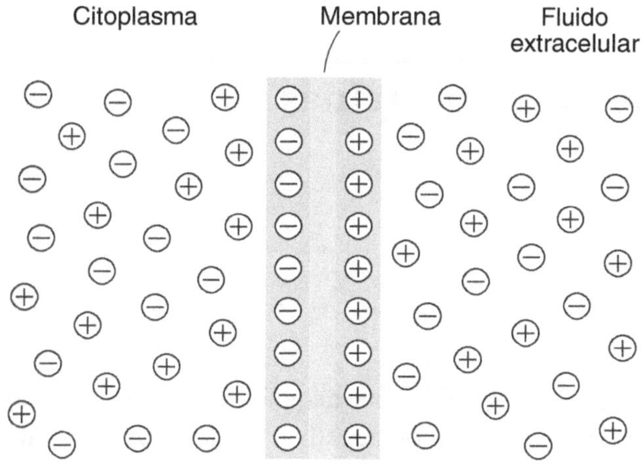

Figura 8.23
A membrana celular age como um capacitor. A concentração desigual de íons K^+ e Na^+ causa uma separação de cargas como mostrado. No equilíbrio, a interação eletrostática mantém as cargas em uma região estreita, imediatamente adjacente às duas superfícies da membrana celular. Note que somente uma fração muito pequena dos íons em solução participa do estabelecimento da separação de cargas.

e

$$C_0 = \frac{Q}{\Delta\phi_0} \tag{8}$$

Como $\Delta\phi = Ed$, em que d é a distância entre as placas, a Equação 6 pode também ser escrita como

$$\varepsilon = \frac{(\Delta\phi_0/d)}{(\Delta\phi/d)} = \frac{(Q/C_0)}{(Q/C)} = \frac{C}{C_0} \tag{9}$$

A capacitância é uma quantidade experimentalmente mensurável, portanto a constante dielétrica de uma substância pode ser determinada. Ela tem a unidade farad (F), em que 1 F = 1 C/1 V. Note que a razão C/C_0 na Equação 9 faz com que ε seja uma quantidade adimensional.

Capacitância de membrana

Como exposto neste capítulo, os íons podem atravessar a bicamada lipídica da membrana somente através de canais iônicos. As concentrações desiguais de íons no citoplasma e no fluido extracelular produzem um deslocamento de carga, como mostrado na Figura 8.23. Como não podem atravessar a bicamada lipídica por causa da natureza hidrofóbica da bicamada, os íons se acumulam nas duas superfícies da membrana. A membrana, assim, armazena cargas elétricas do mesmo modo que um capacitor armazena cargas em um circuito elétrico.

Com base na espessura de uma camada lipídica de cerca de 5 nm e uma constante dielétrica de 3, que grosseiramente é a mesma de um ácido graxo de 18 carbonos, calculou-se que a capacitância da membrana é aproximadamente 1 microfarad (1 μF) por centímetro quadrado. Esse resultado está em boa concordância com o valor determinado experimentalmente.

APÊNDICE **8.2**

O efeito Donnan que envolve proteínas com múltiplas cargas

Para uma proteína em um pH diferente daquele de seu ponto isoelétrico, em que possua uma carga líquida, positiva ou negativa, um fator adicional deve ser considerado, isto é, os contra-íons necessários para manter a neutralidade de cargas. No capítulo, consideramos o caso simples em que a proteína possui somente uma carga negativa. Tratamos aqui da situação em que uma proteína possui várias cargas negativas (z). Supomos que a proteína, $Na_z^+P^{z-}$, seja um eletrólito forte, de modo que

$$Na_z^+P^{z-} \longrightarrow zNa^+P^{z-}$$

Reportando-nos à Figura 8.13, consideraremos dois casos.

Caso 1

A solução de proteína é colocada no compartimento esquerdo, e, no compartimento direito, é colocada a água. A pressão osmótica da solução (π_1) é dada por

$$\pi_1 = (z + 1)cRT$$

em que c é a concentração (molaridade) da solução de proteína. Como z é tipicamente da ordem de 30, usando esse arranjo para determinar a massa molar da proteína, teremos um valor que é apenas $\frac{1}{30}$ do valor verdadeiro.

Caso 2

Novamente a solução de proteína é colocada no compartimento esquerdo, porém uma solução de NaCl é colocada no compartimento direito. O requisito de que o potencial químico de um componente seja o mesmo em todo o sistema aplica-se tanto ao NaCl como à água. Para atingir o equilíbrio, o NaCl vai se mover do compartimento direito para o compartimento esquerdo. Podemos calcular a quantidade real de NaCl transportada. A concentração molar inicial de $Na_z^+P^{z-}$ é c, e a de NaCl é b. No equilíbrio, as concentrações são

$$[P^{z-}]^E = c \quad [Na^+]^E = (zc + x) \quad [Cl^-]^E = x$$

e

$$[Na^+]^D = (b - x) \quad [Cl^-]^D = (b - x)$$

em que x é a quantidade de NaCl transportada da direita para a esquerda.

Como $(\mu_{NaCl})^E = (\mu_{NaCl})^D$ no equilíbrio e para soluções diluídas, substituímos as atividades pelas concentrações de modo que

$$([Na^+][Cl^-])^E = ([Na^+][Cl^-])^D$$

ou

$$(zc + x)(x) = (b - x)(b - x)$$

$$x = \frac{b^2}{zc + 2b}$$

A pressão osmótica (π_2), que é proporcional à diferença na concentração de soluto entre os dois lados, é agora dada por

$$\pi_2 = [\underbrace{(c + zc + x + x)}_{\text{compartimento esquerdo}} - \underbrace{(b - x + b - x)}_{\text{compartimento direito}}]RT$$

ou

$$\pi_2 = (c + zc - 2b + 4x)RT$$

Substituindo x, obtemos

$$\pi_2 = \left(c + zc - 2b + \frac{4b^2}{zc + 2b}\right)RT$$

$$= \frac{zc^2 + 2cb + z^2c^2}{zc + 2b}RT \qquad (1)$$

A Equação 1 foi derivada supondo nenhuma mudança no pH ou no volume das soluções. Dois casos-limite são descritos a seguir.

Se $b \ll zc$ (a concentração de sal é muito menor do que a concentração de proteína), então

$$\pi_2 = \frac{zc^2 + z^2c^2}{zc}RT = (zc + c)RT$$

$$= (z + 1)cRT$$

$$= \pi_1$$

Se $b \gg z^2c$ (a concentração de sal é muito maior do que a concentração de proteína),* então

$$\pi_2 = \frac{2cb}{2b}RT = cRT$$

* Na prática, $c \leq 1 \times 10^{-4}\ M$, $z \leq 30$, de modo que $z^2c \approx 0{,}1\ M$. Assim, para que esse caso-limite se aplique, a concentração do sal adicionado deve ser aproximadamente $1M$.

Nesse caso-limite, a pressão osmótica se aproxima da pressão da proteína isoelétrica pura. Na verdade, o sal adicionado reduz o efeito Donnan (e, em concentração alta o suficiente, o elimina). Sob essas condições, a massa molar determinada por medida de pressão osmótica corresponderia aproximadamente ao valor verdadeiro.

Sugestões de leituras para aprofundamento

LIVROS

AIDLEY, D. J.; STANFIELD, P. R. *Ion channel.* Nova York: Cambridge University Press, 1996.

FUHRHOP, J-H; J. KÖNING. *Membranes and molecular assemblies.* Londres: The Royal Society of Chemistry, 1998.

GENNIS, R. B. *Biomembranes: molecular structure and function.* Nova York: Springer-Verlag, 1989.

HARRISON, R.; LUNT, G. G. *Biological membranes.* Nova York: Halsted Press, 1976.

HUNT, J. P. *Metal ions in aqueous solution.* Menlo Park, CA: W. A. Benjamin, 1963.

JAIN, M. K.; WAGNER, R. C. *Introduction to biological membranes.* Nova York: Wiley-Interscience, 1980.

PASS, G. *Ions in solution.* Oxford: Clarendon Press, 1973.

ROBINSON, R. A.; STOKES, R. H. *Electrolyte solutions.* 2. ed. Nova York: Academic Press, 1959.

SCHULTZ, S. G. *Basic principles of membrane transport.* Nova York: Cambridge University Press, 1980.

TOMBS, M. P.; PEACOCKE, A. R. *The osmotic pressure of biological macromolecules.* Nova York: Clarendon Press, 1975.

ARTIGOS

Gerais

CHANG, R.; KAPLAN, L. J. The Donnan equilibrium and osmotic pressure. *J. Chem. Educ.* **54**, 218, 1977.

CRISS, C. M.; SALOMON, M. Thermodynamics of ion solvation and its significance in various systems. *J. Chem. Educ.* **53**, 763, 1976.

CROPPER, W. H. On squid axons, frog skins, and the amazing uses of thermodynamics. *J. Chem. Educ.* **48**, 182, 1971.

GREEN, D. B.; RECHTSTEINER, G.; HONODEL, A. Determination of the thermodynamic solubility product, K°_{sp}, of PbI_2 assuming nonideal behavior. *J. Chem. Educ.* **73**, 789, 1996.

HOBBIE, R. K. Osmotic pressure in the physics course for students of the life sciences. *Am. J. Phys.* **42**, 188, 1974.

HOLLIDAY, R. I. Electrolyte theory and SI units. *J. Chem. Educ.* **53**, 21, 1976.

KNIPE, A. C. Crown ethers. *J. Chem. Educ.* **53**, 618, 1976.

OCHIAI, E-I Paradox of the activity coefficient $y\pm$, *J. Chem. Educ.* **67**, 489, 1990.

PRUE, J. E. Ion pairs and complexes: free energies, enthalpies, and entropies. *J. Chem. Educ.* **46**, 12, 1969.

SMITH, D. W. Ionic hydration enthalpies. *J. Chem. Educ.* 54, 540, 1977.

SOLOMON, T. Standard enthalpies of formation of ions in solution. *J. Chem. Educ.* **68**, 41, 1991.

VINCENT, C. A. The motion of ions in solution under the influence or an electric field. *J. Chem. Educ.* **53**, 490, 1976.

Membranas biológicas

BAYLEY, H. Building doors into cells. *Sci. Am.* set. 1997.

BRETSCHER, M. S. Membrane structure: some general principles. *Science.* **181**, 622, 1973.

BRETSCHER, M. S. The molecules of the cell membrane. *Sci. Am.* out. 1985.

CAPALDI, R. A. A dynamic model of cell membranes. *Sci. Am.* mar. 1974.

EZE, M. O. Consequences of the lipid bilayer to membrane-associated reactions. *J. Chem. Educ.* **67**, 17, 1990.

FOX, C. F. The structure of cell membranes. *Sci. Am.* fev. 1972.

GOLDSTEIN, G. W.; BETZ, A. L. The blood-brain barrier. *Sci. Am.* set. 1986.

KEYNES, R. D. Ion channels in the nerve cell membrane. *Sci. Am.* mar. 1979.

KOCH, A. L. Growth and form of the bacterial cell wall. *Am. Sci.* **78**, 326, 1990.

KOHLWEIN, S. D. Biological membranes. *J. Chem. Educ.* **69**, 3, 1992.

LANG, F.; WALDEGGER, S. Regulating cell volume. *Am. Sci.* **85**, 456, 1997.

LIENHARD, G. E.; SLOT, J. W.; JAMES, D. E.; MUECKLER, M. M. How cells absorb glucose. *Sci. Am.* jan. 1992.

LINDER, M. E.; GILMAN, A. G. G proteins. *Sci. Am.* jul. 1992.

LODISH, H. F.; ROTHMAN, J. E. The assembly of cell membranes. *Sci. Am.* jan. 1979.

McNEIL, P. L. Cell Wounding and Healing. *Am. Sci.* **79**, 222, 1991.

NEHER, E.; SAKMANN, B. The patch clamp technique. *Sci. Am.* mar. 1992.

SINGER, S. J.; NICOLSON, G. L. The fluid mosaic model of the structure of cell membranes. *Science.* **175**, 720, 1972.

SOLOMON, A. K. The state of water in red cells. *Sci. Am.* fev. 1971.

STARZAK, M. E. Ion fluxes through membranes. *J. Chem. Educ.* **54,** 200, 1977.

TOSTERSON, D. C. Lithium and mania. *Sci. Am.* abr. 1981.

UNWIN, N.; HENDERSON, R. The structure of proteins in biological membranes. *Sci. Am.* fev. 1984.

Problemas

Condutância iônica

8.1 A resistência de uma solução de NaCl 0,010 *M* é 172 Ω. Se a condutância equivalente da solução for 153 Ω^{-1} equiv^{-1} cm^2, qual será a constante de célula?

8.2 Usando a célula descrita no Problema 8.1, um estudante determinou que a resistência de uma solução de KCl 0,086 *M* é 20,4 Ω. Calcule a condutância equivalente dessa solução.

8.3 A constante de célula (l/A) de uma célula de condutância é 388,1 m^{-1}. A 25 °C, a resistência de uma solução aquosa de cloreto de sódio $4{,}8 \times 10^{-4}$ mol dm^{-3} é $6{,}4 \times 10^4$ Ω e a resistência de uma amostra de água é $7{,}4 \times 10^6$ Ω. Calcule a condutividade molar do NaCl em solução nessa concentração.

8.4 Considerando que a medida de Λ_0 para eletrólitos fracos é, em geral, difícil de ser obtida, como você deduziria o valor de Λ_0 para o CH_3COOH a partir dos dados listados na Tabela 8.1? (*Dica*: Considere CH_3COONa, HCl e NaCl.)

8.5 Um modo simples de determinar a salinidade da água é medir sua condutividade supondo-a inteiramente devida ao cloreto de sódio. Em dado experimento, determinou-se que a resistência de uma amostra de uma solução é igual a 254 Ω. A resistência de uma solução de KCl 0,050 *M* medida na mesma célula é igual a 467 Ω. Determine a concentração de NaCl na solução. (*Dica:* Primeiro, derive uma equação relacionando *R* a Λ e *c* e, então, use valores de Λ_0 para Λ.)

8.6 Uma célula de condutância consiste em dois eletrodos, cada um com área de $4{,}2 \times 10^{-4}$ m^2, separados por 0,020 m. A resistência da célula quando preenchida com uma solução de KNO_3 $6{,}3 \times 10^{-4}$ *M* é igual a 26,7 Ω. Qual é a condutividade molar da solução?

8.7 Em relação à Figura 8.4, explique por que a inclinação do gráfico de condutância em função do volume adicionado de NaOH sobe desde o princípio se o ácido empregado na titulação for fraco.

Solubilidade

8.8 Calcule a solubilidade do $BaSO_4$ (em g L^{-1}) em **(a)** água e **(b)** uma solução $6{,}5 \times 10^{-5}$ *M* de $MgSO_4$. O produto de solubilidade do $BaSO_4$ é $1{,}1 \times 10^{-10}$. Suponha comportamento ideal.

8.9 O produto de solubilidade termodinâmico do AgCl é $1{,}6 \times 10^{-10}$. Qual é a $[Ag^+]$ em **(a)** uma solução 0,020 *M* de KNO_3 e **(b)** uma solução 0,020 *M* de KCl?

8.10 Em relação ao Problema 8.9, calcule o valor de ΔG° para o processo

$$AgCl(s) \rightleftharpoons Ag^+(aq) + Cl^-(aq)$$

para produzir uma solução saturada a 298 K. (*Dica:* Use a bem conhecida equação $\Delta G^{\circ} = -RT \ln K$.)

8.11 Os produtos de solubilidade aparentes do CdS e do CaF_2 a 25 °C são $3{,}8 \times 10^{-29}$ e $4{,}0 \times 10^{-11}$, respectivamente. Calcule a solubilidade (g/100 g de solução) desses compostos.

8.12 O ácido oxálico, $(COOH)_2$, é um composto venenoso presente em muitas plantas e vegetais, incluindo espinafre. O oxalato de cálcio é levemente solúvel em água ($K_{ps} = 3{,}0 \times 10^{-9}$ a 25 °C) e sua ingestão pode resultar em pedras nos rins. Calcule **(a)** a solubilidade aparente e termodinâmica do oxalato de cálcio em água e **(b)** as concentrações de íons cálcio e oxalato em uma solução 0,010 *M* de $Ca(NO_3)_2$. Considere comportamento ideal em **(b)**.

Atividade iônica

8.13 Expresse a atividade média, o coeficiente de atividade média e a molalidade média em quantidades iônicas individuais (a_+, a_-, γ_+, γ_-, m_+ e m_-) para os seguintes eletrólitos: KI, $SrSO_4$, $CaCl_2$, Li_2CO_3, $K_3Fe(CN)_6$ e $K_4Fe(CN)_6$.

8.14 Calcule a força iônica e o coeficiente de atividade média para as seguintes soluções a 298 K: **(a)** NaCl 0,10 *m*; **(b)** $MgCl_2$ 0,010 *m*; **(c)** $K_4Fe(CN)_6$ 0,10 *m*.

8.15 O coeficiente de atividade média de uma solução de H_2SO_4 0,010 *m* é 0,544. Qual é a atividade iônica média?

8.16 Uma solução de $Mg(NO_3)_2$ 0,20 *m* tem um coeficiente de atividade iônica média de 0,13 a 25 °C. Calcule a molalidade média, a atividade iônica média e a atividade do composto.

Lei limite de Debye–Hückel

8.17 A lei limite de Debye–Hückel é mais confiável para eletrólitos 1 : 1 do que para eletrólitos 2 : 2. Explique.

8.18 Em teoria, o tamanho da atmosfera iônica é $1/\kappa$, chamada de raio de Debye, e κ é dado por

$$\kappa = \left(\frac{e^2 N_A}{\varepsilon_0 \varepsilon k_B T}\right)^{1/2} \sqrt{I}$$

em que *e* é a carga elétrica, N_A a constante de Avogadro, ε_0 a permissividade do vácuo ($8{,}854 \times 10^{-12}$ C^2 N^{-1} m^{-2}), ε a constante dielétrica do solvente, k_B a constante de Boltzmann, *T* a temperatura absoluta e *I* a força iônica (ver os textos de físico-química listados no Capítulo 1). Calcule o raio de Debye em uma solução aquosa de Na_2SO_4 0,010 *m* a 25 °C.

8.19 Explique por que é preferível tomar a média geométrica à média aritmética quando se define atividade média, molalidade média e coeficiente de atividade média.

Propriedades coligativas

8.20 O abaixamento no ponto de congelamento de uma solução de ácido acético 0,010 *m* é 0,0193 K. Calcule o grau de dissociação para o ácido acético nessa concentração.

8.21 Uma solução aquosa do composto iônico $Co(NH_3)_5Cl_3$ 0,010 *m* tem um abaixamento no ponto de congelamento de 0,0558 K. O que se pode concluir sobre sua estrutura? Considere que o composto é um eletrólito forte.

8.22 A pressão osmótica do plasma sanguíneo é aproximadamente 7,5 atm a 37 °C. Calcule a concentração total das espécies dissolvidas e o ponto de congelamento do plasma sanguíneo.

8.23 Calcule a força iônica de uma solução aquosa de $MgCl_2$ 0,0020 *m* a 298 K. Use a lei limite de Debye–Hückel para estimar **(a)** os coeficientes de atividade dos íons Mg^{2+} e Cl^- nessa solução e **(b)** os coeficientes de atividade iônica média desses íons.

8.24 Em relação à Figura 8.13, calcule a pressão osmótica para os seguintes casos a 298 K: **(a)** O compartimento esquerdo contém 200 g de hemoglobina em 1 litro de solução; o compartimento direito contém água pura. **(b)** O compartimento esquerdo contém a mesma solução de hemoglobina como na parte **(a)**; o compartimento direito inicialmente contém 6,0 g de NaCl em 1 litro de solução. Considere que o pH da solução seja tal que as moléculas de hemoglobina estejam na forma Na^+Hb^-. (A massa molar da hemoglobina é 65 000 g mol^{-1}).

Problemas adicionais

8.25 Calcule o calor de dissolução para o KI a partir dos seguintes dados:

	NaCl	NaI	KCl	KI
Energia da rede/kJ · mol^{-1}	787	700	716	643
Calor de dissolução/kJ · mol^{-1}	3,8	−5,1	17,1	?

8.26 As concentrações dos íons K^+ e Na^+ no fluido intracelular de uma célula nervosa são aproximadamente 400 m*M* e 50 m*M*, respectivamente, porém no fluido extracelular as concentrações de K^+ e Na^+ são 20 m*M* e 440 m*M*, respectivamente. Sabendo que o potencial elétrico dentro da célula é −70 mV em relação ao lado externo, calcule a variação da energia de Gibbs para a transferência de 1 mol de cada tipo de íon contra o gradiente de concentração a 37 °C.

8.27 Neste capítulo (ver as Figuras 8.2 e 8.11) e no Capítulo 7 (ver as medidas de π na Figura 7.19), extrapolamos os valores dependentes de concentração para concentração zero do soluto. Explique o que esses valores extrapolados significam fisicamente e por que eles diferem do valor obtido para o solvente puro.

8.28 **(a)** As células da raiz de plantas contêm uma solução que é hipertônica em relação à água no solo. Assim, a água pode se mover para dentro das raízes por osmose. Explique por que os sais (NaCl e $CaCl_2$) espalhados nas estradas para derreter o gelo podem ser danosos às árvores da região próxima. **(b)** Logo antes de a urina deixar o corpo humano, os dutos coletores nos rins (que contêm a urina) conduzem um fluido cuja concentração salina é consideravelmente maior do que aquela encontrada no sangue e nos tecidos. Explique como essa ação ajuda a conservar a água no corpo.

8.29 Um cano muito longo é encapado em uma extremidade com uma membrana semipermeável. A que profundidade (em metros) deve o cano ser imerso no mar para que comece a passar água fresca através da membrana? Considere que a água do mar está a 20 °C e trate-a como uma solução de NaCl 0,70 *M*. A densidade da água do mar é 1,03 g cm^{-3}.

8.30 **(a)** Usando a lei limite de Debye–Hückel, calcule o valor de γ_+ para uma solução de Na_3PO_4 $2{,}0 \times 10^{-3}$ *m* a 25 °C. **(b)** Calcule os valores de γ_+ e γ_- para a solução de Na_3PO_4 e mostre que elas fornecem o mesmo valor para $\gamma_\pm$ que o obtido em **(a)**.

CAPÍTULO 9

Equilíbrio químico

Quando um sistema está em equilíbrio químico, uma variação em um dos parâmetros do equilíbrio produz um deslocamento em uma direção de tal modo que, se não houvesse outros fatores envolvidos, esse deslocamento levaria a uma variação de sinal oposto no parâmetro considerado.

— Henri-Louis Le Chatelier

Mudando de nossa discussão sobre soluções não-eletrolíticas e eletrolíticas e sobre equilíbrios físicos nos Capítulos 7 e 8, neste capítulo deveremos concentrar nossa atenção no equilíbrio químico nas fases gasosa e condensada. O equilíbrio é um estado no qual não há mudanças observáveis com o passar do tempo; no equilíbrio, as concentrações de reagentes e produtos em uma reação química permanecem constantes. No nível molecular, entretanto, está ocorrendo muita atividade, porque moléculas de reagentes continuam a formar moléculas de produtos, enquanto moléculas de produtos reagem para produzir moléculas de reagentes. Esse processo é um exemplo de equilíbrio dinâmico. As leis da termodinâmica ajudam a prever a composição do equilíbrio sob diversas condições de reação. Aplicaremos também os princípios da termodinâmica a processos biológicos.

9.1 Equilíbrio químico em sistemas gasosos

Nesta seção, vamos derivar uma expressão relacionando a variação na energia de Gibbs para uma reação na fase gasosa às concentrações das espécies reagentes e à temperatura. Vamos primeiro considerar o caso em que todos os gases exibem comportamento ideal.

Gases ideais

Exemplos do tipo mais simples de equilíbrio químico

$$A(g) \rightleftharpoons B(g)$$

são a isomerização *cis-trans*, a racemização e a reação de abertura do anel do ciclopropano para formar propeno. O progresso de uma reação pode ser monitorado por uma quantidade ξ (a letra grega csi), denominada *extensão de reação*. Quando uma quantidade infinitesimal de A é convertida em B, a variação em A é $dn_A = -d\xi$ e a de B é $dn_B = +d\xi$, em que dn denota a variação no número de mols. A variação na energia de Gibbs para essa transformação a T e P constantes é dada por

$$\begin{aligned} dG &= \mu_A dn_A + \mu_B dn_B \\ &= -\mu_A d\xi + \mu_B d\xi \\ &= (\mu_B - \mu_A) d\xi \end{aligned} \tag{9.1}$$

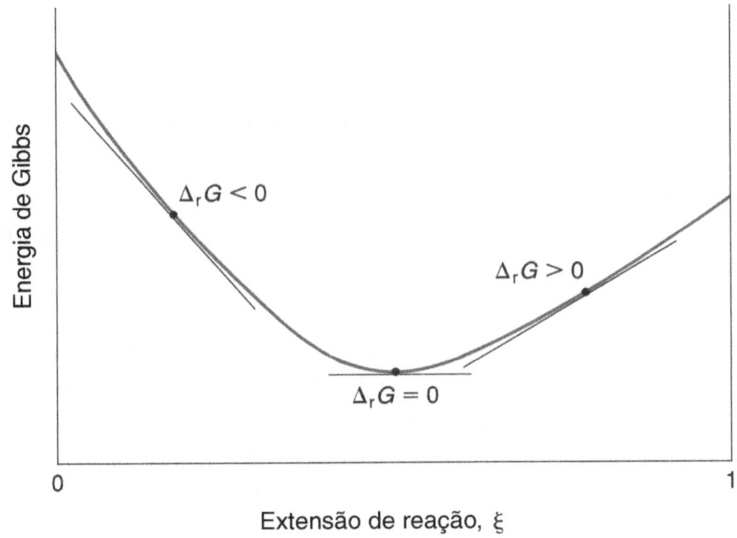

Figura 9.1
Um gráfico da energia de Gibbs em função da extensão de reação. Para um sistema reagente no equilíbrio, o coeficiente angular da curva é zero.

em que μ_B e μ_A são os potenciais químicos de A e B, respectivamente. A Equação 9.1 pode ser reordenada para dar

$$\left(\frac{\partial G}{\partial \xi}\right)_{T,\,P} = \mu_B - \mu_A \tag{9.2}$$

Para simplificar, usaremos as unidades kJ mol^{-1} em vez de kJ (mol de reação^{-1}).

A quantidade $(\partial G/\partial \xi)_{T,\,P}$ é representada por $\Delta_r G$, que é a variação na energia de Gibbs por mol de reação; tem as unidades kJ mol^{-1}.

Durante a reação, os potenciais químicos variam com a composição. A reação procede na direção de G decrescente, isto é, $(\partial G/\partial \xi)_{T,\,P} < 0$. Portanto, a reação direta (A → B) será espontânea quando $\mu_A > \mu_B$, ao passo que a reação inversa (B → A) será espontânea quando $\mu_B > \mu_A$. No equilíbrio, $\mu_A = \mu_B$, de modo que

$$\left(\frac{\partial G}{\partial \xi}\right)_{T,\,P} = 0$$

A Figura 9.1 mostra um gráfico da energia de Gibbs em função da extensão de reação. A T e P constantes, temos

$\Delta_r G < 0$	A reação direta é espontânea
$\Delta_r G > 0$	A reação inversa é espontânea
$\Delta_r G = 0$	O sistema reagente está em equilíbrio

Vamos agora considerar um caso mais complicado:

$$a\mathrm{A}(g) \rightleftharpoons b\mathrm{B}(g)$$

em que a e b são os coeficientes estequiométricos. De acordo com a Equação 7.10, o potencial químico do i-ésimo componente em uma mistura, supondo comportamento ideal, é dado por

$$\mu_i = \mu_i^\circ + RT \ln \frac{P_i}{P^\circ}$$

em que P_i é a pressão parcial do componente i na mistura, μ_i° é o potencial químico-padrão do componente i, e $P^\circ = 1$ bar. Portanto, podemos escrever

$$\mu_A = \mu_A^\circ + RT \ln \frac{P_A}{P^\circ} \qquad (9.3a)$$

$$\mu_B = \mu_B^\circ + RT \ln \frac{P_B}{P^\circ} \qquad (9.3b)$$

A variação na energia de Gibbs para a reação, $\Delta_r G$, pode ser expressa como

$$\Delta_r G = b\mu_B - a\mu_A \qquad (9.4)$$

Substituindo os potencias químicos dados pela Equação 9.3 na Equação 9.4, obtemos

$$\Delta_r G = b\mu_B^\circ - a\mu_A^\circ + bRT \ln \frac{P_B}{P^\circ} - aRT \ln \frac{P_A}{P^\circ} \qquad (9.5)$$

A variação na energia de Gibbs-padrão da reação, $\Delta_r G^\circ$, é exatamente a diferença entre as energias de Gibbs-padrão de produtos e reagentes, isto é,

$$\Delta_r G^\circ = b\mu_B^\circ - a\mu_A^\circ$$

Portanto, podemos escrever a Equação 9.5 como

$$\Delta_r G = \Delta_r G^\circ + RT \ln \frac{(P_B/P^\circ)^b}{(P_A/P^\circ)^a} \qquad (9.6)$$

Por definição, $\Delta_r G = 0$ no equilíbrio; portanto, a Equação 9.6 se torna

$$0 = \Delta_r G^\circ + RT \ln \frac{(P_B/P^\circ)^b}{(P_A/P^\circ)^a}$$

$$0 = \Delta_r G^\circ + RT \ln K_P$$

ou

$$\Delta_r G^\circ = -RT \ln K_P \qquad (9.7)$$

K_P, a constante de equilíbrio (em que o "P" subscrito denota que as concentrações estão expressas como pressões), é dada por

$$K_P = \frac{(P_B/P^\circ)^b}{(P_A/P^\circ)^a} = \frac{P_B^b}{P_A^a}(P^\circ)^{a-b} \qquad (9.8)$$

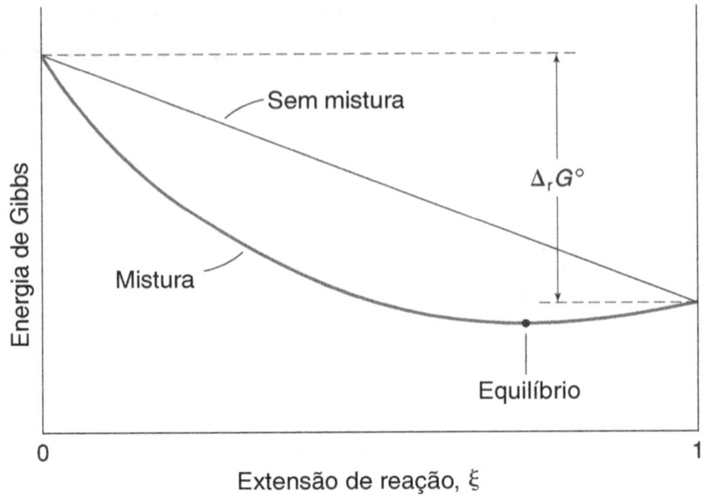

Figura 9.2
Energia de Gibbs total em função da extensão de reação para a reação $a\text{A}(g) \rightleftharpoons b\text{B}(g)$ supondo que $\Delta_r G° < 0$. No equilíbrio, a formação do produto é favorecida em relação à do reagente. Note que o ponto de equilíbrio, que está no mínimo da função energia de Gibbs, é um compromisso entre $\Delta_r G°$ e a energia de Gibbs da mistura.

A Equação 9.7 é uma das equações mais importantes e úteis na termodinâmica química. Ela relaciona a constante de equilíbrio, K_P, e a variação na energia de Gibbs-padrão da reação, $\Delta_r G°$, de uma forma extraordinariamente simples. Tenha em mente que, em determinada temperatura, $\Delta_r G°$ é uma constante cujo valor depende somente da natureza dos reagentes e produtos e da temperatura. Em nosso exemplo, $\Delta_r G°$ é a variação na energia de Gibbs-padrão quando o reagente A, a 1 bar de pressão e à temperatura T, é convertido no produto B, a 1 bar de pressão e à mesma temperatura, por mol de reação, como mostrado. A Figura 9.2 exibe a dependência da energia de Gibbs com a extensão de reação para $\Delta_r G° < 0$. Quando não existe mistura de reagentes com produtos, a energia de Gibbs decresce linearmente conforme progride a reação; no final, os reagentes estarão convertidos completamente em produtos. Entretanto, como mostra a Equação 7.11, $\Delta_{mis} G$ é uma quantidade negativa; portanto, a energia de Gibbs para o caminho real será mais baixa do que quando não há mistura. Conseqüentemente, o ponto de equilíbrio, que está no *mínimo* da função energia de Gibbs, é um compromisso entre duas tendências opostas, isto é, a conversão de reagentes em produtos e a mistura de produtos com reagentes.

A Equação 9.7 mostra que, se conhecermos o valor de $\Delta_r G°$, poderemos calcular o valor de K_P, e vice-versa. A energia de Gibbs-padrão de uma reação é exatamente a diferença entre as energias de Gibbs-padrão de formação ($\Delta_f G°$) de produtos e de reagentes, discutida na Seção 6.3. Assim, uma vez que tenhamos definido uma reação, podemos em geral calcular a constante de equilíbrio a partir de valores de $\Delta_f G°$ listados no Apêndice B e na Equação 9.7. Note que todos esses valores se referem a 298 K. Mais adiante neste capítulo (Seção 9.4), aprenderemos como calcular o valor de K_P em outra temperatura se seu valor for conhecido a 298 K.

Em geral, a variação na energia de Gibbs-padrão, $\Delta_r G°$, não é igual a zero. Se for um número negativo, a constante de equilíbrio deverá ser maior do que a unidade; de fato, quanto mais negativo $\Delta_r G°$, maior será o valor de K_P. O contrário é verdadeiro se $\Delta_r G°$ for um número positivo. Neste caso, a constante de equilíbrio é menor do que a unidade. Certamente, só porque $\Delta_r G^\circ$ é positivo não significa que nenhuma reação vai ocorrer. Por exemplo, se $\Delta_r G^\circ = 10$ kJ mol^{-1} e $T = 298$ K, então $K_P =$ 0,018. Embora 0,018 seja um número pequeno comparado à unidade, pode-se obter ainda uma quantidade apreciável de produto se usarmos grandes quantidades de reagentes para a reação. Existe também o caso especial em que $\Delta_r G^\circ = 0$, que corresponde a um valor de K_P unitário e significa que produtos e reagentes são igualmente favorecidos no equilíbrio.

Finalmente, destacamos que a constante de equilíbrio é uma função apenas da temperatura (porque μ° depende somente da temperatura) e é adimensional. Isso porque, na expressão para K_P, cada termo de pressão está dividido por seu valor padrão de 1 bar, que cancela a unidade de pressão, mas não altera numericamente o valor de P.

EXEMPLO 9.1

Dos dados termodinâmicos listados no Apêndice B, calcule a constante de equilíbrio para esta reação a 298 K:

$$N_2(g) + 3H_2(g) \rightleftharpoons 2NH_3(g)$$

RESPOSTA

A constante de equilíbrio para a reação é dada por

$$K_P = \frac{(P_{NH_3}/P^\circ)^2}{(P_{N_2}/P^\circ)(P_{H_2}/P^\circ)^3}$$

Para calcular o valor de K_P, precisamos da Equação 9.7 e do valor de $\Delta_r G^\circ$. Da Equação 6.12 e do Apêndice B, temos

$$\begin{aligned}\Delta_r G^\circ &= 2\Delta_f \bar{G}^\circ(NH_3) - \Delta_f \bar{G}^\circ(N_2) - 3\Delta_f \bar{G}^\circ(H_2)\\ &= (2)(-16{,}6 \text{ kJ mol}^{-1}) - (0) - (3)(0)\\ &= -33{,}2 \text{ kJ mol}^{-1}\end{aligned}$$

Da Equação 9.7,

$$-33\,200 \text{ J mol}^{-1} = -(8{,}314 \text{ J K}^{-1}\text{ mol}^{-1})(298 \text{ K}) \ln K_P$$
$$\ln K_P = 13{,}4$$

ou

$$K_P = 6{,}6 \times 10^5$$

COMENTÁRIO

Note que se a equação fosse escrita como

$$\tfrac{1}{2}N_2(g) + \tfrac{3}{2}H_2(g) \rightleftharpoons NH_3(g)$$

o valor de $\Delta_r G^\circ$ seria –16,6 kJ mol^{-1}, e a constante de equilíbrio seria calculada como se segue:

$$K_P = \frac{(P_{NH_3}/P^\circ)}{(P_{N_2}/P^\circ)^{1/2}(P_{H_2}/P^\circ)^{3/2}} = 8{,}1 \times 10^2$$

Assim, sempre que multiplicarmos uma equação balanceada por um fator n, a constante de equilíbrio mudará de K_P para K_P^n. Aqui, $n = \frac{1}{2}$, portanto mudamos K_P para $K_P^{1/2}$.

É o sinal de $\Delta_r G$, e não de $\Delta_r G^\circ$, que determina a direção da espontaneidade de uma reação.

Podemos usar a variação na energia de Gibbs-padrão, $\Delta_r G^\circ$, e a Equação 9.6 para achar o valor de $\Delta_r G$, que é importante porque as reações raramente são realizadas sob condições de estado-padrão. O valor de $\Delta_r G$ é determinado por dois termos: $\Delta_r G^\circ$ e um termo dependente da concentração. A uma dada temperatura, o valor de $\Delta_r G^\circ$ é fixo, mas podemos variar o valor de $\Delta_r G$ ajustando as pressões parciais dos gases. Embora tenha a forma de uma constante de equilíbrio, o quociente composto pelas pressões dos reagentes e produtos *não* é igual à constante de equilíbrio, a menos que P_A e P_B sejam as pressões parciais no equilíbrio. Em geral, podemos reescrever a Equação 9.6 como

$$\Delta_r G = \Delta_r G^\circ + RT \ln Q \tag{9.9}$$

em que Q é o *quociente de reação* e $Q \neq K_P$, a menos que $\Delta_r G = 0$. A utilidade da Equação 9.6 ou da Equação 9.9 é que ela indica a direção de mudança espontânea se as composições das espécies reagentes forem conhecidas.* Se $\Delta_r G^\circ$ for um número grande positivo ou um número grande negativo (digamos, 50 kJ mol^{-1} ou mais), então a direção da reação (ou o sinal de $\Delta_r G$) é praticamente determinada por $\Delta_r G^\circ$ somente, a menos que os reagentes ou os produtos estejam presentes em quantidades tão grandes que $RT \ln Q$ na Equação 9.9 seja comparável a $\Delta_r G^\circ$ em magnitude, mas oposto em sinal. Se $\Delta_r G^\circ$ for pequeno, positivo ou negativo (digamos, 10 kJ mol^{-1} ou menos), então a reação pode prosseguir em qualquer direção.

* Alternativamente, podemos determinar a direção de uma reação comparando o valor Q com K_P. Das Equações 9.7 e 9.9, podemos mostrar que $\Delta_r G = RT \ln (Q/K_P)$. Portanto, se $Q < K_P$, $\Delta_r G$ é negativo e a reação prosseguirá na direção direta (da esquerda para a direita). Se $Q > K_P$, $\Delta_r G$ é positivo. Nesse caso, a reação prosseguirá na direção inversa (da direita para a esquerda).

EXEMPLO 9.2

A 298 K, as pressões parciais dos gases na mistura de reação descrita no Exemplo 9.1 são $P_{N_2} = 190$ torr, $P_{H_2} = 418$ torr e $P_{NH_3} = 722$ torr. Calcule o valor de $\Delta_r G$ para essa reação.

RESPOSTA

A pressão-padrão (1 bar) expressa em torrs é dada por

$$760 \text{ torr} \times \frac{10^5 \text{ Pa}}{1{,}01325 \times 10^5 \text{ Pa}} = 750 \text{ torr}$$

Da Equação 9.9, escrevemos

$$\begin{aligned} \Delta_r G &= -33\,200 \text{ J mol}^{-1} + (8{,}314 \text{ J K}^{-1} \text{mol}^{-1})(298 \text{ K}) \\ &\quad \times \ln \frac{(722 \text{ torr}/750 \text{ torr})^2}{(190 \text{ torr}/750 \text{ torr})(418 \text{ torr}/750 \text{ torr})^3} \\ &= -25{,}6 \text{ kJ mol}^{-1} \end{aligned}$$

Como $\Delta_r G$ é um valor negativo, a reação é espontânea na direção direta. O aumento na pressão de NH_3 e a diminuição nas pressões de N_2 e H_2 continuarão até que o quociente de reação se torne igual à constante de equilíbrio K_P.

Gases reais

Qual é a forma da constante de equilíbrio para gases reais? Como vimos no Capítulo 2, o comportamento dos gases reais não pode ser descrito pela equação de gases ideais, e exige uma equação de estado mais exata, como a equação de van der Waals. Entretanto, se tentássemos calcular o valor de P para cada gás usando a equação de van der Waals e substituíssemos essa quantidade na expressão da constante de equilíbrio, a forma final seria de difícil manuseio. Em vez disso, adotamos um procedimento mais simples, análogo ao uso da atividade para concentrações no Capítulo 7. Para gases reais, definimos uma nova variável chamada *fugacidade* (f) para substituir a pressão parcial. A Equação 9.3 se aplica somente para gases ideais. Para um gás real, precisamos escrever

$$\mu = \mu^\circ + RT \ln \frac{f}{P^\circ} \tag{9.10}$$

A fugacidade tem as mesmas dimensões que a pressão. A Figura 9.3 mostra a variação da fugacidade de um gás com sua pressão. Para pressões baixas, o gás se comporta idealmente e a fugacidade se iguala à pressão, mas, com o aumento na pressão, há a ocorrência de desvios. Como podemos ver, a fugacidade de um gás ideal é 1 bar quando a pressão é 1 bar. O estado-padrão para a fugacidade de um gás real é definido como o estado no qual a fugacidade seria igual a 1 bar se o gás se comportasse idealmente desde pressões baixas até a pressão de 1 bar. Em geral, temos

$$\lim_{P \to 0} f = P$$

O *coeficiente de fugacidade*, γ, é dado por

$$\gamma = \frac{f}{P} \tag{9.11}$$

$\gamma < 1$ indica que as forças intermoleculares atrativas são dominantes. Inversamente, $\gamma > 1$ significa que as forças intermoleculares repulsivas são dominantes.

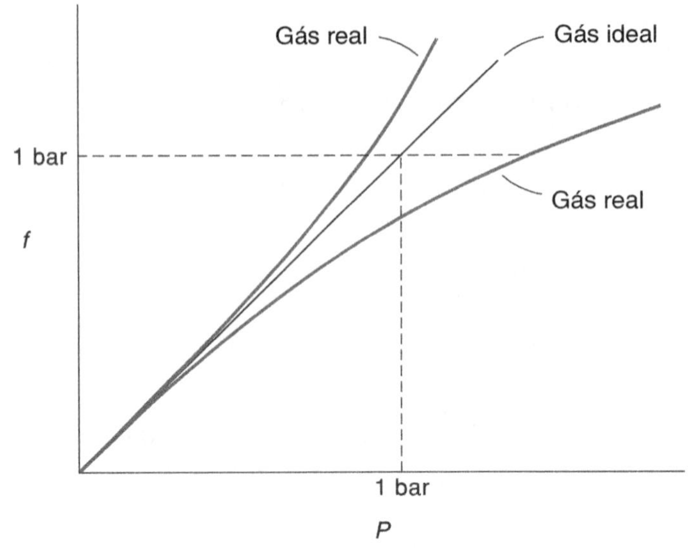

Figura 9.3
Fugacidade (f) em função da pressão (P) para gases reais e ideais. O estado-padrão é o gás à pressão de 1 bar em um estado hipotético no qual exibe comportamento de gás ideal.

e

$$\lim_{P \to 0} \gamma = 1$$

Embora a pressão seja diretamente mensurável, a fugacidade pode apenas ser calculada. A relação entre fugacidade e pressão é discutida no Apêndice 9.1.

Começando com a Equação 9.10, podemos derivar uma constante de equilíbrio, K_f (em que o "f" subscrito denota fugacidade), para a reação hipotética discutida anteriormente:

$$K_f = \frac{(f_B/1\ \text{bar})^b}{(f_A/1\ \text{bar})^a} \tag{9.12}$$

Como $f = \gamma P$, a Equação 9.12 pode ser reescrita como

$$K_f = \frac{\gamma_B^b (P_B/1\ \text{bar})^b}{\gamma_A^a (P_A/1\ \text{bar})^a} = K_\gamma K_P \tag{9.13}$$

em que K_γ é dada por (γ_B^b/γ_A^a) e K_P é dada por $(P_B^b/P_A^a)(1\ \text{bar})^{a-b}$. K_f, como definida pela Equação 9.12 ou pela Equação 9.13, é denominada *constante de equilíbrio termodinâmico* e fornece o resultado exato, ao passo que K_P é chamada *constante de equilíbrio aparente*, porque seu valor não é constante, mas depende da pressão a uma dada temperatura. Para uma reação entre gases ideais, K_f é igual a K_P. Como exemplo da diferença entre essas duas quantidades, considere a síntese da amônia a partir do nitrogênio e do hidrogênio a alta temperatura e alta pressão:

$$\tfrac{1}{2}N_2(g) + \tfrac{3}{2}H_2(g) \rightleftharpoons NH_3(g)$$

Tabela 9.1
Constantes de equilíbrio para a reação $\frac{1}{2}N_2(g) + \frac{3}{2}H_2(g) \rightleftharpoons NH_3(g)$ a 450 °C[a]

Pressão total/bar	P_{NH_3}	P_{N_2}	P_{H_2}	K_P	K_γ	K_f (K_PK_γ)
10,2	0,204	2,30	7,67	0,0064	0,994	0,0064
30,3	1,76	6,68	21,9	0,0066	0,975	0,0064
50,6	4,65	10,7	35,2	0,0068	0,95	0,0065
101,0	16,6	19,4	65,0	0,0072	0,89	0,0064
302,8	108	42,8	152	0,0088	0,70	0,0062
606	326	56,5	223	0,0130	0,50	0,0065

[a] Dados de LARSON, A. J. *J. Am. Chem. Soc.* **46**, 367 (1924).

A Tabela 9.1 mostra as constantes de equilíbrio aparente e termodinâmico para essa reação a diferentes pressões. Para pressões totais baixas, K_P é muito próxima de K_f, indicando que os gases se comportam de modo ideal, praticamente. Desvios apreciáveis ocorrem à medida que a pressão total começa a exceder 300 bar. Por outro lado, a constante de equilíbrio termodinâmico permanece relativamente constante com a variação na pressão. As pequenas variações em K_f são em virtude das incertezas na determinação das fugacidades dos gases.

9.2 Reações em solução

O tratamento do equilíbrio químico em solução é análogo ao da fase gasosa, embora em solução as concentrações das espécies reagentes sejam usualmente expressas nos termos da molalidade ou da molaridade. Começamos novamente com uma reação hipotética, dessa vez em solução:

$$a\text{A} \rightleftharpoons b\text{B}$$

em que A e B são solutos não-eletrolíticos. Supondo comportamento ideal e expressando as concentrações do soluto em molalidades, da Equação 7.27 temos

$$\mu_\text{A} = \mu_\text{A}^\circ + RT \ln \frac{m_\text{A}}{m^\circ}$$

em que m° representa 1 mol (kg de solvente)$^{-1}$. Seguindo o mesmo procedimento que o empregado para gases ideais na Seção 9.1, chegamos à variação na energia de Gibbs-padrão:

$$\Delta_r G^\circ = -RT \ln K_m \qquad (9.14)$$

onde

$$K_m = \frac{(m_\text{B}/m^\circ)^b}{(m_\text{A}/m^\circ)^a}$$

Se expressarmos as concentrações do soluto em molaridades, a constante de equilíbrio toma a forma

$$K_c = \frac{([\mathrm{B}]/1\,M)^b}{([\mathrm{A}]/1\,M)^a}$$

em que os colchetes significam que a concentração está expressa em mol L^{-1}. Novamente, tanto K_m como K_c são quantidades adimensionais, porque cada termo de concentração está dividido pelo seu valor-padrão (1 *m* ou 1 *M*). Para reações de não-equilíbrio, a variação na energia de Gibbs é dada por

$$\Delta_r G = \Delta_r G^\circ + RT \ln Q$$

em que Q é o quociente de reação.

Para soluções não-ideais, precisamos substituir as concentrações pelas atividades. Da equação 7.25, escrevemos o potencial químico do *i*-ésimo componente como

$$\mu_i = \mu_i^\circ + RT \ln a_i$$

A substituição da concentração pela atividade é análoga à substituição da pressão pela fugacidade. Começando com a expressão dada para o potencial químico, obtemos a constante de equilíbrio termodinâmico, K_a:

$$K_a = \frac{a_\mathrm{B}^b}{a_\mathrm{A}^a} \tag{9.15}$$

Como $a = \gamma m$, a Equação 9.15 pode ser escrita como

$$\begin{aligned} K_a &= \frac{\gamma_\mathrm{B}^b}{\gamma_\mathrm{A}^a} \times \frac{(m_\mathrm{B}/m^\circ)^b}{(m_\mathrm{A}/m^\circ)^a} \\ &= K_\gamma K_m \end{aligned} \tag{9.16}$$

em que K_γ é dada por $(\gamma_\mathrm{B}^b/\gamma_\mathrm{A}^a)$ e K_m, a constante de equilíbrio aparente para uma reação em uma solução não-ideal, é dada por $(m_\mathrm{B}^b/m_\mathrm{A}^a)(m^\circ)^{a-b}$.

9.3 Equilíbrios heterogêneos

Até este ponto, nos concentramos em equilíbrios homogêneos, isto é, reações que ocorrem em uma única fase. Agora, discutiremos equilíbrios heterogêneos, em que os reagentes e os produtos estão presentes em mais de uma fase.

Considere a decomposição térmica do carbonato de cálcio em um sistema fechado:

$$CaCO_3(s) \rightleftharpoons CaO(s) + CO_2(g)$$

Os dois sólidos e o gás constituem três fases separadas. Poderíamos escrever a equação da constante de equilíbrio dessa reação como

$$K_c' = \frac{[CaO][CO_2]}{[CaCO_3]}$$

Entretanto, como prática comum, não incluímos as concentrações dos sólidos na expressão da constante de equilíbrio. A concentração de qualquer sólido puro é a razão entre o número total de mols presentes no sólido e o volume do sólido. Caso parte do sólido seja removida, o número de mols do sólido diminuirá e o seu volume também. O mesmo é verdadeiro para a adição de mais substância sólida — um aumento do número de mols do sólido resulta em aumento de volume. Desse modo, a razão entre o número de mols e o volume permanecerá sempre inalterada. Assim, a quantidade de CO_2 e CaO produzida será sempre a mesma, independentemente da quantidade de $CaCO_3$ empregada no início, desde que alguma quantidade do sólido esteja presente no equilíbrio. A expressão para a constante de equilíbrio dada pode agora ser rearranjada como se segue:

$$\frac{[\mathrm{CaCO_3}]}{[\mathrm{CaO}]}K_c' = [\mathrm{CO_2}]$$

Como $[CaCO_3]$ e $[CaO]$ são constantes, cada termo no lado esquerdo é uma constante, e escrevemos

$$K_c = [\mathrm{CO_2}]$$

em que K_c, a "nova" constante de equilíbrio, é dada por $[CaCO_3]\,K_c'/[CaO]$. De maneira mais conveniente, podemos medir a pressão de CO_2 e obter

$$K_P = P_{\mathrm{CO_2}}$$

Ambas, K_c e K_P, são adimensionais porque $[CO_2]$ está dividido por seu valor de 1 M no estado-padrão, e P_{CO_2} está dividida por 1 bar. As constantes de equilíbrio K_c e K_P estão relacionadas uma à outra de forma simples (ver o Problema 9.1).

Equilíbrios heterogêneos são mais facilmente manipuláveis se escrevermos a constante de equilíbrio termodinâmico em vez da constante de equilíbrio aparente. Substituindo as concentrações pelas atividades, temos

$$K_a = \frac{a_{\mathrm{CaO}}a_{\mathrm{CO_2}}}{a_{\mathrm{CaCO_3}}}$$

Por convenção, as atividades de sólidos puros (e líquidos puros) nos seus estados-padrão (ou seja, a 1 bar) são iguais à unidade; isto é, $a_{\mathrm{CaO}} = 1$ e $a_{\mathrm{CaCO_3}} = 1$. Para reações realizadas sob condições de pressão moderada, podemos supor que seus valores não se afastam de forma apreciável da unidade, e escrevemos a constante de equilíbrio nos termos da fugacidade do gás CO_2:

$$K_a = \frac{f_{\mathrm{CO_2}}}{1\text{ bar}}$$

ou, supondo comportamento ideal,

$$K_P = \frac{P_{\mathrm{CO_2}}}{1\text{ bar}}$$

em que a fugacidade e a pressão estão em bar. A Figura 9.4 mostra a pressão de equilíbrio de CO_2 para a decomposição do $CaCO_3$ em função da temperatura.

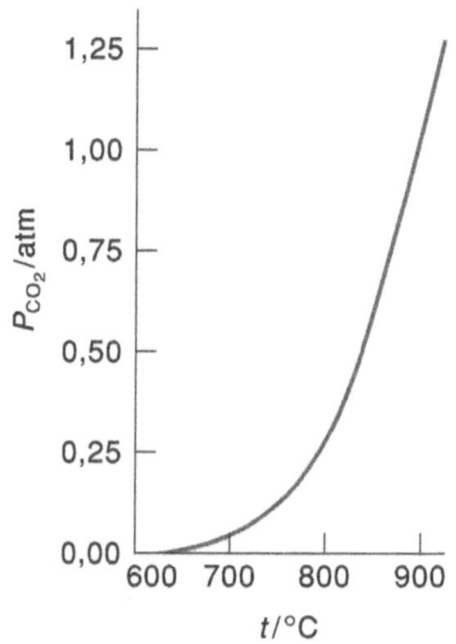

Figura 9.4
Gráfico da pressão de equilíbrio (P) de CO_2 sobre CaO e $CaCO_3$ em função da temperatura (t).

EXEMPLO 9.3

Calcule a constante de equilíbrio da seguinte reação a 298 K, usando os dados listados no Apêndice B:

$$2H_2(g) + O_2(g) \rightleftharpoons 2H_2O(l)$$

RESPOSTA

A constante de equilíbrio termodinâmico é dada por

$$K_a = \frac{a^2_{H_2O}}{(f_{H_2}/1\text{ bar})^2(f_{O_2}/1\text{ bar})} = \frac{1}{f^2_{H_2}f_{O_2}}(1\text{ bar})^3$$

Supondo comportamento ideal, escrevemos

$$K_P = \frac{1}{P^2_{H_2}P_{O_2}}(1\text{ bar})^3$$

A variação na energia de Gibbs-padrão para a reação é dada por

$$\begin{aligned}\Delta_r G^\circ &= 2\Delta_f\bar{G}^\circ(H_2O) - 2\Delta_f\bar{G}^\circ(H_2) - \Delta_f\bar{G}^\circ(O_2)\\ &= (2)(-237{,}2\text{ kJ mol}^{-1})\\ &= -474{,}4\text{ kJ mol}^{-1}\end{aligned}$$

Finalmente, da Equação 9.7,

$$-474{,}4 \times 10^3\text{ J mol}^{-1} = -(8{,}314\text{ J K}^{-1}\text{ mol}^{-1})(298\text{ K})\ln K_P$$

$$K_P = 1{,}4 \times 10^{83}$$

O valor muito grande de K_P indica que a reação é praticamente completa.

9.4 A influência da temperatura, da pressão e de catalisadores na constante de equilíbrio

O objetivo de muitos processos industriais é obter um rendimento ótimo no período mais curto de tempo e, se possível, sob condições moderadas para reduzir o custo. Portanto, o estudo de como a constante de equilíbrio é afetada por fatores externos, como a temperatura ou a pressão, tem grande importância prática. Aqui vamos considerar a influência da temperatura, da pressão e do uso de um catalisador na constante de equilíbrio.

O efeito da temperatura

Embora a Equação 9.7 relacione a variação na energia de Gibbs-padrão com a constante de equilíbrio a *qualquer* temperatura, o cálculo do valor de K_P a 298 K é, em geral, o mais conveniente por causa da disponibilidade de dados termodinâmicos. Na prática, entretanto, uma reação pode ser realizada a temperaturas diferentes de 298 K; portanto, ou precisamos conhecer os valores de $\Delta_r G°$ naquela temperatura particular, ou achar outra maneira de calcular o valor de K_P. A pergunta que fazemos é: se conhecemos a constante de equilíbrio K_1 de uma reação à temperatura T_1, podemos calcular a constante de equilíbrio K_2 da mesma reação à temperatura T_2? A resposta é sim.

Uma equação muito útil que relaciona a constante de equilíbrio à temperatura pode ser obtida como se segue. Substituindo a Equação 9.7 na equação de Gibbs-Helmholtz (Equação 6.15), escrita agora para variações no estado-padrão, obtemos

$$\left[\frac{\partial\left(\frac{\Delta_r G°}{T}\right)}{\partial T}\right]_P = -\frac{\Delta_r H°}{T^2}$$

$$\left[\frac{\partial\left(\frac{-RT\ln K}{T}\right)}{\partial T}\right]_P = -\frac{\Delta_r H°}{T^2}$$

$$\left(\frac{\partial \ln K}{\partial T}\right) = \frac{\Delta_r H°}{RT^2} \qquad (9.17)$$

A Equação 9.17 é conhecida como *equação de van't Hoff*. Supondo que $\Delta_r H°$ seja independente da temperatura, esta equação pode ser integrada resultando em

$$\ln\frac{K_2}{K_1} = \frac{\Delta_r H°}{R}\left(\frac{1}{T_1} - \frac{1}{T_2}\right)$$
$$= \frac{\Delta_r H°}{R}\left(\frac{T_2 - T_1}{T_1 T_2}\right) \qquad (9.18)$$

Como

$$\ln K = -\frac{\Delta_r G°}{RT}$$

e

$$\Delta_r G° = \Delta_r H° - T\Delta_r S°$$

segue-se que

$$\ln K = -\frac{\Delta_r H°}{RT} + \frac{\Delta_r S°}{R} \qquad (9.19)$$

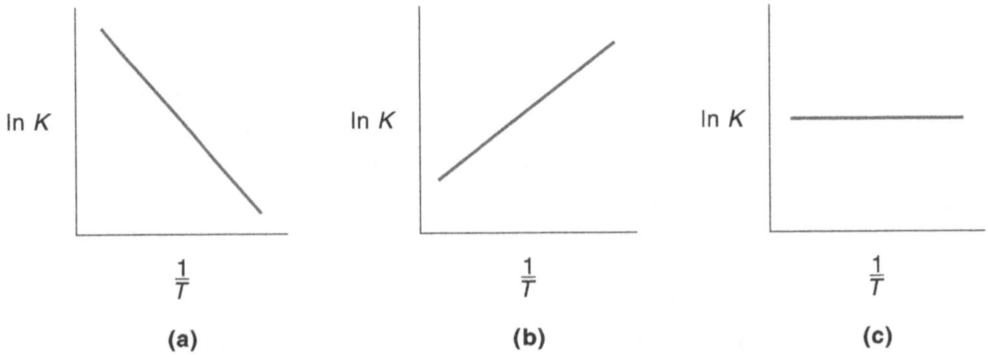

Figura 9.5
Gráfico de ln K em função de $1/T$ para a equação de van't Hoff. O coeficiente angular é igual a $-\Delta_r H^\circ/R$, e a intersecção na ordenada (ln K) é igual a $\Delta_r S^\circ/R$. (a) $\Delta_r H^\circ > 0$, (b) $\Delta_r H^\circ < 0$; (c) $\Delta_r H^\circ = 0$. Em todos os casos, supõe-se que $\Delta_r H^\circ$ seja independente da temperatura.

A Equação 9.19 é outra forma da equação de van't Hoff em que $\Delta_r S^\circ$ é a variação na entropia-padrão da reação.* Assim, fazendo um gráfico de ln K em função de $1/T$, obtemos uma linha reta com um coeficiente angular igual a $-\Delta_r H^\circ/R$ e com a intersecção com a ordenada igual a $\Delta_r S^\circ/R$ (Figura 9.5). É uma forma conveniente de determinar os valores de $\Delta_r H^\circ$ e $\Delta_r S^\circ$ para uma reação. Note que esse gráfico resultará em uma linha reta somente se tanto $\Delta_r H^\circ$ como $\Delta_r S^\circ$ forem independentes da temperatura. Para intervalos de temperatura relativamente pequenos (digamos 50 K ou menos), esse método fornece uma boa aproximação.

Algumas observações interessantes podem ser feitas a partir da Equação 9.18. Se a reação for endotérmica na direção direta (isto é, $\Delta_r H^\circ$ é positiva) e se supusermos que $T_2 > T_1$, a quantidade no lado esquerdo da Equação 9.18 é positiva, o que significa que $K_2 > K_1$. Por outro lado, se a reação for exotérmica na direção direta (isto é, $\Delta_r H^\circ$ é negativa), então a quantidade no lado esquerdo da Equação 9.18 é negativa, ou seja, $K_2 < K_1$. Assim, podemos concluir que um aumento na temperatura deslocará o equilíbrio da esquerda para a direita (favorecendo a formação de produtos) em uma reação endotérmica, e deslocará o equilíbrio da direita para a esquerda (favorecendo a formação de reagentes) em uma reação exotérmica. Esses resultados são consistentes com o *princípio de Le Chatelier* (em homenagem ao químico francês Henry Louis Le Chatelier, 1850–1936), que afirma que, se uma perturbação externa é aplicada a um sistema em equilíbrio, o sistema se ajustará de modo que compense parcialmente a perturbação à medida que tenta restabelecer o equilíbrio. Nesse caso, a "perturbação" é a mudança de temperatura.

* Se $\Delta_r H^\circ$ for independente da temperatura, a variação nas capacidades caloríficas entre os produtos e reagentes será zero, o que significa que $\Delta_r S^\circ$ é também independente da temperatura. O termo $\Delta_r S^\circ/R$ é a constante de integração para a integral indefinida da Equação 9.17.

EXEMPLO 9.4

As constantes de equilíbrio para a dissociação em fase gasosa de iodo molecular,

$$I_2(g) \rightleftharpoons 2I(g)$$

foram medidas a várias temperaturas:

T/K	872	973	1 073	1 173
K_P	$1{,}8 \times 10^{-4}$	$1{,}8 \times 10^{-3}$	$1{,}08 \times 10^{-2}$	0,0480

Determine graficamente os valores de $\Delta_r H°$ e $\Delta_r S°$ para a reação.

RESPOSTA

Precisamos da Equação 9.19. Primeiro, construímos a tabela

K/T	$1{,}15 \times 10^{-3}$	$1{,}03 \times 10^{-3}$	$9{,}32 \times 10^{-4}$	$8{,}53 \times 10^{-4}$
$\ln K_P$	− 8,62	− 6,32	− 4,53	− 3,04

Em seguida, fazemos o gráfico ln K_P em função de $1/T$ (Figura 9.6). Os pontos caem em uma linha reta cuja equação é $\ln K_P = -1{,}875 \times 10^4\ K/T + 12{,}954$. Supondo que $\Delta_r H°$ é independente da temperatura, temos

$$-\frac{\Delta_r H°}{R} = -1{,}875 \times 10^4\ K$$

ou

$$\Delta_r H° = 1{,}56 \times 10^2\ kJ\ mol^{-1}$$

A intersecção com a ordenada é igual a $\Delta_r S°/R$, de forma que

$$\Delta_r S° = 12{,}954(8{,}314\ J\ K^{-1}\ mol^{-1})$$
$$= 108\ J\ K^{-1}\ mol^{-1}$$

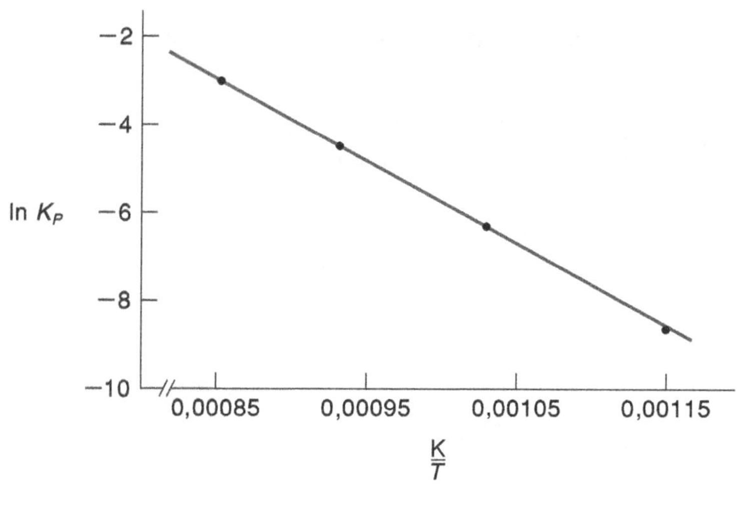

Figura 9.6
Gráfico de van't Hoff para a dissociação do vapor de iodo.

O efeito da pressão

A pergunta se a constante de equilíbrio varia quando a pressão muda pode ser respondida examinando a Equação 9.7, que relaciona a constante de equilíbrio K_P com $\Delta_r G°$. Como é definida para as espécies reagentes a uma pressão específica (1 bar), $\Delta_r G°$ não varia quando se muda a pressão do experimento. Entretanto, a constante de equilíbrio aparente, K_P, é independente da pressão somente quando a reação envolve gases ideais. Para uma reação com gases reais, a constante de equilíbrio aparente depende da pressão. Por outro lado, a constante de equilíbrio termodinâmico, K_f, é independente da pressão para reações que envolvem tanto gases ideais como reais. Para reações com gases ideais, $K_f = K_P$, de modo que, à temperatura constante T, escrevemos

$$\left(\frac{\partial K_P}{\partial P}\right)_T = 0$$

O fato de que K_P não é afetada pela pressão não significa que as quantidades dos vários gases no equilíbrio não variem com a pressão. Para ilustrar esse ponto, vamos considerar uma reação em fase gasosa ideal no equilíbrio:

$$\begin{array}{ccc} \mathrm{A}(g) & \rightleftharpoons & 2\mathrm{B}(g) \\ n(1-\alpha) & & 2n\alpha \end{array}$$

em que n é o número de mols de A originalmente presentes, e α é a fração de moléculas de A dissociadas. O número total de mols de moléculas presentes no equilíbrio é $n(1 + \alpha)$, e as frações molares de A e B são

$$x_A = \frac{n(1-\alpha)}{n(1+\alpha)} = \frac{(1-\alpha)}{(1+\alpha)}$$

$$x_B = \frac{2n\alpha}{n(1+\alpha)} = \frac{2\alpha}{1+\alpha}$$

e as pressões parciais de A e B são

$$P_A = \frac{(1-\alpha)}{(1+\alpha)}P \quad \text{e} \quad P_B = \frac{2\alpha}{1+\alpha}P$$

em que P é a pressão total do sistema. A constante de equilíbrio é dada por

Para simplificar, omitiremos os termos $P°$ em K_P.

$$K_P = \frac{P_B^2}{P_A} = \left(\frac{2\alpha}{1+\alpha}P\right)^2 \bigg/ \frac{(1-\alpha)}{(1+\alpha)}P$$

$$= \left(\frac{4\alpha^4}{1-\alpha^2}\right)P$$

Rearranjando a última equação, obtemos

$$\alpha = \sqrt{\frac{K_P}{K_P + 4P}}$$

Como K_P é uma constante, o valor de α depende somente de P. Se P é grande, α é pequeno; se P é pequeno, α é grande. Essas previsões novamente nos lembram do princípio de Le Chatelier. Se a perturbação aplicada ao sistema é um aumento de pressão, o equilíbrio se deslocará para o lado que produz menos moléculas, o qual no nosso exemplo é da direita para a esquerda e, portanto, α diminui. O inverso é verdadeiro para uma diminuição na pressão.

O efeito de um catalisador

Por definição, catalisador é uma substância que pode acelerar a velocidade de uma reação sem ser ela própria consumida. A adição de um catalisador a um sistema reagente em equilíbrio deslocará o equilíbrio em uma direção em particular? Para responder a essa questão, vamos novamente considerar o equilíbrio em fase gasosa,

$$A(g) \rightleftharpoons 2B(g)$$

como um experimento hipotético. Suponha que exista um catalisador que favoreça a reação reversa ($2B \longrightarrow A$), mas não a reação direta ($A \longrightarrow 2B$). Podemos, então, construir um equipamento como mostra a Figura 9.7. Uma pequena caixa é colocada dentro de um cilindro ajustado a um pistão móvel. A tampa da caixa é conectada ao pistão por um pedaço de mola, de modo que a tampa possa ser fechada e aberta pelo movimento do pistão. Começamos com a mistura de equilíbrio dos gases A e B no cilindro e, então, adicionamos o catalisador à caixa (Figura 9.7a). Imediatamente, o equilíbrio se desloca para a formação de A. Como duas moléculas de B são consumidas para produzir uma molécula de A, esse passo diminui o número total de moléculas presentes no cilindro e, daí, a pressão interna do gás. Conseqüentemente, o pistão será empurrado para dentro pela pressão externa até que a pressão interna e a pressão externa estejam novamente balanceadas. Nesse estágio, a tampa da caixa cai (Figura 9.7b). Sem o catalisador, os gases retornam gradualmente às concentrações originais, e o aumento no número de moléculas, como resultado da formação de B, empurra o pistão da esquerda para a direita até que a tampa seja levantada. Todo o processo se repetirá novamente.

Você deve ter notado alguma coisa estranha em todo esse arranjo. O pistão pode ser acionado para realizar trabalho mesmo sem fornecimento de energia ou sem um consumo líquido de reagentes. Esse dispositivo é conhecido como máquina de moto-perpétuo. Entretanto, a construção de uma máquina de moto-perpétuo é impossível, pois viola as leis da termodinâmica. Essa máquina, porém, nunca poderá se concre-

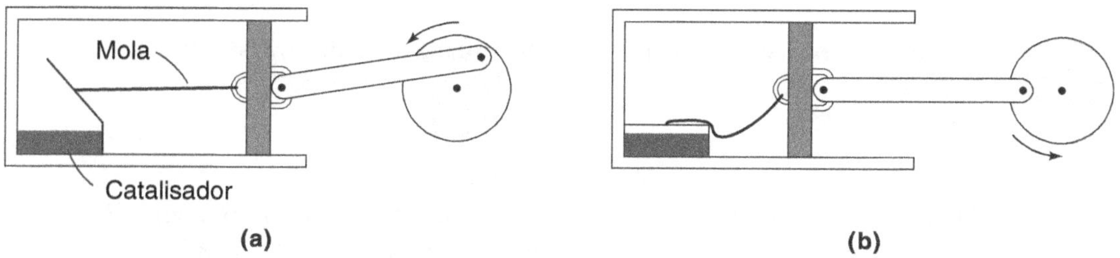

Figura 9.7
Uma máquina de moto-perpétuo operando com um catalisador hipotético capaz de deslocar a posição de equilíbrio de uma reação gasosa somente em uma direção.

tizar porque nenhum catalisador pode aumentar a velocidade de uma reação em uma direção sem afetar a velocidade da reação inversa de maneira semelhante. A conclusão importante dessa ilustração simples diz que um catalisador não pode deslocar a posição de um equilíbrio.* Para uma mistura de reação que não esteja em equilíbrio, um catalisador aumentará ambas as velocidades, direta e inversa, de modo que a reação acabará atingindo o equilíbrio mais cedo, mas o mesmo estado de equilíbrio será atingido no final ainda que nenhum catalisador esteja presente.

9.5 A ligação de grupos ligantes e íons metálicos a macromoléculas

A interação de pequenas moléculas (ligantes) com proteínas e com sítios receptores específicos nas superfícies de membranas é um dos fenômenos bioquímicos mais extensivamente estudados. Exemplos dessas interações reversíveis incluem a ligação e a liberação de prótons pelos grupos ácidos e básicos nas proteínas; a associação de cátions como Mg^{2+} e Ca^{2+} com proteínas e ácidos nucléicos; as reações anticorpo–antígeno; e a ligação reversível de oxigênio pela mioglobina e pela hemoglobina. Estes processos estão intimamente relacionados à combinação de enzimas com substratos e inibidores, assunto que vamos estudar no Capítulo 13.

Nesta seção, aplicaremos o tratamento de equilíbrio ao estudo da ligação de grupos ligantes e de íons metálicos a macromoléculas em solução. Vamos nos concentrar em dois casos: um, no qual a macromolécula possui um sítio ligante por molécula e outro, no qual existem n sítios de ligação *equivalentes e independentes* por molécula. Como aqui nossa abordagem é estritamente termodinâmica, não precisaremos discutir a estrutura de macromoléculas e a natureza da ligação covalente e de outras forças intermoleculares responsáveis pelas ligações.

Um sítio ligante por macromolécula

Este é o caso mais simples, em que um sítio de uma macromolécula, P, liga uma molécula (ou íon) de um ligante, L. A reação pode ser representada como

$$P + L \rightleftharpoons PL$$

A constante de equilíbrio para essa reação de associação, K_a, é

Supomos comportamento ideal e usamos unidades de concentração em vez de atividades.

$$K_a = \frac{[PL]}{[P][L]}$$

Muitas vezes, é mais conveniente trabalhar com a constante de dissociação, K_d:

$$K_d = \frac{[P][L]}{[PL]} \tag{9.20}$$

Quanto menor o valor de K_d, mais "comprimido" está o complexo PL. Essas constantes de equilíbrio estão relacionadas pela relação simples $K_aK_d = 1$.

* O fato de que um catalisador deve aumentar tanto a velocidade direta como a velocidade reversa de uma reação é previsto pelo princípio da reversibilidade microscópica (ver o Capítulo 12).

Para determinar o valor de K_d, definimos primeiro uma quantidade Y, denominada *saturação fracional de sítios*, como

$$Y = \frac{\text{concentração de L ligado a P}}{\text{concentração total de todas as formas de P}}$$

$$= \frac{[PL]}{[P] + [PL]} \tag{9.21}$$

O valor de Y varia de zero, quando $[PL] = 0$, a 1, quando $[P] = 0$. Por exemplo, quando $Y = 0{,}5$, metade das moléculas de P estão complexadas com L e metade das moléculas de P estão na forma livre, de modo que $[P] = [PL]$ e $[L] = K_d$. Para determinar o valor de K_d, primeiro rearranjamos a Equação 9.20 para fornecer

$$[PL] = \frac{[P][L]}{K_d}$$

Substituindo a expressão para [PL] na Equação 9.21, obtemos

$$Y = \frac{[P][L]/K_d}{[P] + [P][L]/K_d}$$

$$= \frac{[L]}{[L] + K_d} \tag{9.22}$$

Tenha em mente que [L] é a concentração de ligantes livres em equilíbrio. O valor de Y (ver a Equação 9.21) pode ser determinado da seguinte maneira. Inicialmente, uma concentração conhecida de L, $[L]_0$, é adicionada a uma concentração conhecida de P, $[P]_0$. No equilíbrio, podemos medir tanto [PL] como [L], porque $[L]_0$ é conhecido no começo, e o balanço de massas exige que $[L] + [PL] = [L]_0$. O valor de [P] não precisa ser medido porque $[P] + [PL] = [P]_0$, de modo que $[P] = [P]_0 - [PL]$. Em breve, discutiremos um procedimento experimental para determinar [L] e [PL].

Tomando-se o recíproco da Equação 9.22, obtemos

$$\frac{1}{Y} = 1 + \frac{K_d}{[L]} \tag{9.23}$$

Um gráfico de $1/Y$ em função de $1/[L]$ resulta em uma linha reta com coeficiente angular igual a K_d. Alternativamente, a equação 9.22 pode ser rearranjada para fornecer

$$\frac{Y}{[L]} = \frac{1}{K_d} - \frac{Y}{K_d} \tag{9.24}$$

Neste caso, um gráfico de $Y/[L]$ em função de Y resulta numa linha reta cujo coeficiente angular é $-1/K_d$ (Figura 9.8).

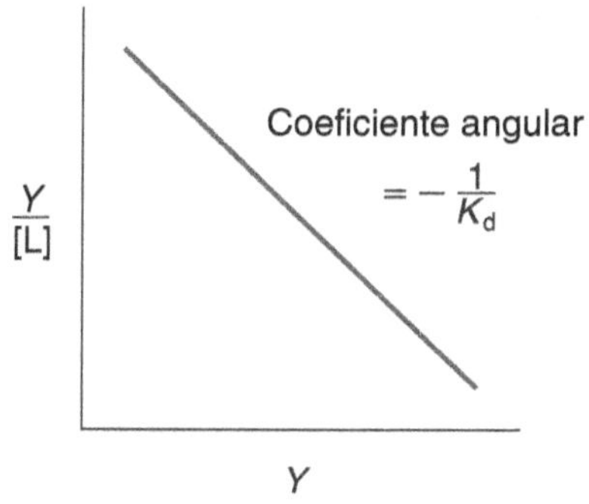

Figura 9.8
Gráfico de $Y/[L]$ em função de Y, conforme a Equação 9.24.

n sítios ligantes equivalentes por macromolécula

Considere agora o caso em que uma macromolécula tem n sítios equivalentes; ou seja, cada sítio ligante tem o mesmo valor de K_d, independentemente de outros sítios

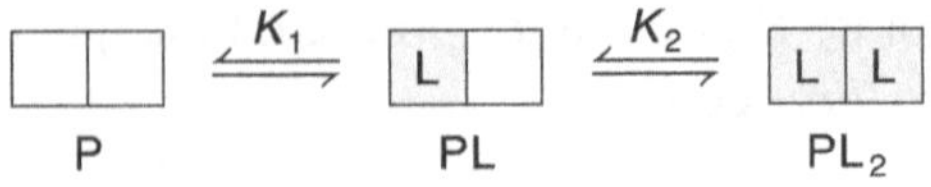

Figura 9.9
Ligações sucessivas do ligante L à macromolécula que tem dois sítios ligantes equivalentes.

estarem ocupados na mesma molécula. Primeiro, faremos $n = 2$ e, então, generalizaremos para os casos em que $n > 2$.

Se a macromolécula tem dois sítios ligantes equivalentes, existirão dois equilíbrios de ligação

$$\mathrm{P + L \rightleftharpoons PL} \qquad K_1 = \frac{[\mathrm{P}][\mathrm{L}]}{[\mathrm{PL}]}$$

$$\mathrm{PL + L \rightleftharpoons PL_2} \qquad K_2 = \frac{[\mathrm{PL}][\mathrm{L}]}{[\mathrm{PL_2}]}$$

em que K_1 e K_2 são as duas constantes de dissociação (Figura 9.9). Nesse caso, definimos Y como

$$Y = \frac{\text{concentração de L ligado a P}}{\text{concentração total de todas as formas de P}}$$

$$= \frac{[\mathrm{PL}] + 2[\mathrm{PL_2}]}{[\mathrm{P}] + [\mathrm{PL}] + [\mathrm{PL_2}]} \tag{9.25}$$

Note que, como PL_2 tem duas moléculas de L ligadas a uma molécula de P, sua concentração deve ser multiplicada por 2. Substituindo as relações

$$[\mathrm{PL}] = \frac{[\mathrm{P}][\mathrm{L}]}{K_1} \quad \text{e} \quad [\mathrm{PL_2}] = \frac{[\mathrm{PL}][\mathrm{L}]}{K_2}$$

na Equação 9.25, escrevemos

$$Y = \frac{[\mathrm{P}][\mathrm{L}]/K_1 + 2[\mathrm{P}][\mathrm{L}]^2/K_1K_2}{[\mathrm{P}] + [\mathrm{P}][\mathrm{L}]/K_1 + [\mathrm{P}][\mathrm{L}]^2/K_1K_2}$$

$$= \frac{[\mathrm{L}]/K_1 + 2[\mathrm{L}]^2/K_1K_2}{1 + [\mathrm{L}]/K_1 + [\mathrm{L}]^2/K_1K_2} \tag{9.26}$$

À primeira vista, K_1 poderia parecer igual a K_2 porque ambos os sítios são independentes e têm a mesma constante de dissociação. Mas esse não é o caso por causa de alguns fatores estatísticos. Seja K a constante de dissociação em um *dado* sítio (nesse caso, K é chamada de *constante de dissociação intrínseca*). Então, $2K_1 = K$, porque há duas maneiras de L se ligar a P e uma maneira de ele se desligar de PL. (K_1 seria igual a K se houvesse somente um sítio presente.) Depois que um L se liga, existe somente uma maneira de L se ligar a PL e duas maneiras de ele se desligar de

PL_2; portanto, $K_2 = 2K$. A relação geral entre a i-ésima constante de dissociação K_i e K é dada por

$$K_i = \left(\frac{i}{n - i + 1}\right)K \tag{9.27}$$

Para o nosso exemplo, $i = 1, 2$ e $n = 2$, portanto, da Equação 9.27,

$$K_1 = \frac{K}{2} \quad \text{e} \quad K_2 = 2K$$

Dessa forma, com base puramente em uma análise estatística, achamos que a segunda constante de dissociação é quatro vezes maior que a primeira, isto é, $K_2 = 4K_1$ (ver o Apêndice 9.2). Note que K é a média geométrica das constantes de dissociação individuais, isto é,

$$K = \sqrt{K_1 K_2} \tag{9.28}$$

A Equação 9.26 pode agora ser escrita como

$$\begin{aligned} Y &= \frac{2[L]/K + 2[L]^2/K^2}{1 + 2[L]/K + [L]^2/K^2} \\ &= \frac{(2[L]/K)(1 + [L]/K)}{(1 + [L]/K)^2} = \frac{2[L]}{[L] + K} \end{aligned} \tag{9.29}$$

A Equação 9.29 é o resultado obtido para dois sítios equivalentes.

Em geral, para n sítios equivalentes, temos*

$$Y = \frac{n[L]}{[L] + K} \tag{9.30}$$

A Equação 9.30 pode ser reordenada de várias formas apropriadas para a confecção de gráficos. Vamos examinar três dos procedimentos mais comuns.

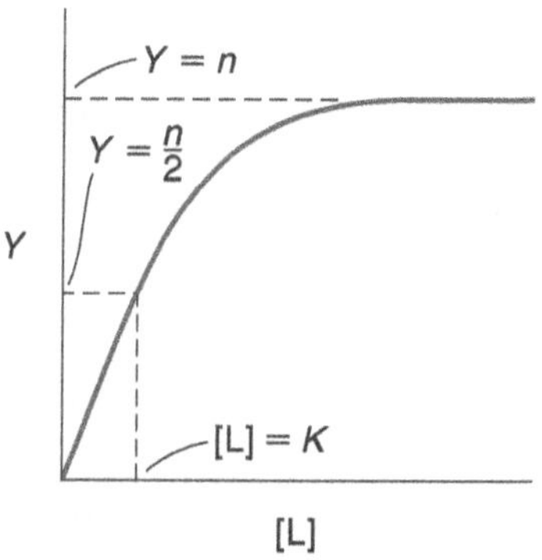

Figura 9.10
Gráfico da saturação fracional (Y) em função da a concentração do ligante ([L]).

1. Gráfico direto. A Figura 9.10 mostra um gráfico de Y em função da concentração de ligante. Um gráfico direto desse tipo resulta em uma curva hiperbólica, que é característica de uma simples ligação (isto é, os sítios ligantes são todos equivalentes e não-interagentes). Quando $[L] = K$, temos $Y = n/2$ e, para concentrações muito altas de ligantes, podemos supor que $[L] \gg K$, de modo que $Y = n$. Entretanto, o gráfico direto não é em geral muito útil na determinação dos valores de n e K, porque determinar n em concentrações muito altas de ligantes é muitas vezes difícil, e precisamos saber o valor de n para determinar K.

2. Gráfico do duplo recíproco. Tomando o recíproco de cada lado da Equação 9.30, obtemos

$$\frac{1}{Y} = \frac{1}{n} + \frac{K}{n[L]} \tag{9.31}$$

* Para n sítios equivalentes, temos $K = (K_1 K_2 K_3 \ldots K_n)^{1/n}$.

Assim, um gráfico de $1/Y$ em função de $1/[L]$ resulta em uma linha reta com coeficiente angular igual a K/n e interseção na ordenada em $1/n$ (Figura 9.11). É conhecido como gráfico de Hughes-Klotz.

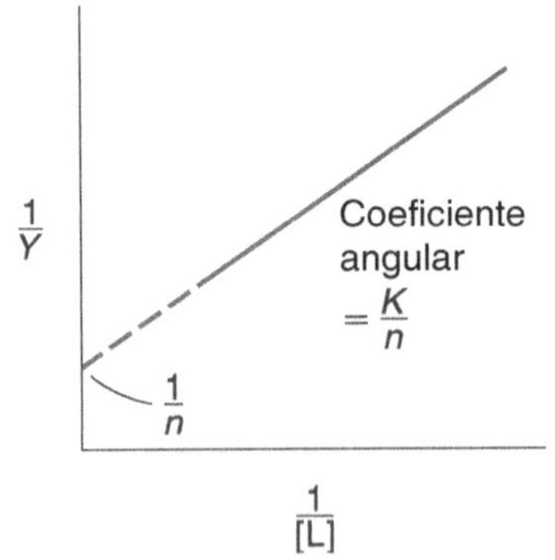

Figura 9.11
Gráfico de $1/Y$ em função de $1/[L]$, conhecido como gráfico de Hughes-Klotz.

3. **Gráfico de Scatchard**. Começando com a Equação 9.30, temos

$$Y[L] + KY = n[L]$$

$$\frac{Y[L]}{K} + Y = \frac{n[L]}{K}$$

$$Y = \frac{n[L]}{K} - \frac{Y[L]}{K}$$

ou

$$\frac{Y}{[L]} = \frac{n}{K} - \frac{Y}{K} \tag{9.32}$$

A Equação 9.32 é conhecida como equação de Scatchard (em homenagem ao químico americano George Scatchard, 1892–1973). Assim, o gráfico de $Y/[L]$ em função de Y resulta em uma linha reta com coeficiente angular igual a $-1/K$ e interseção na abcissa em n (Figura 9.12).

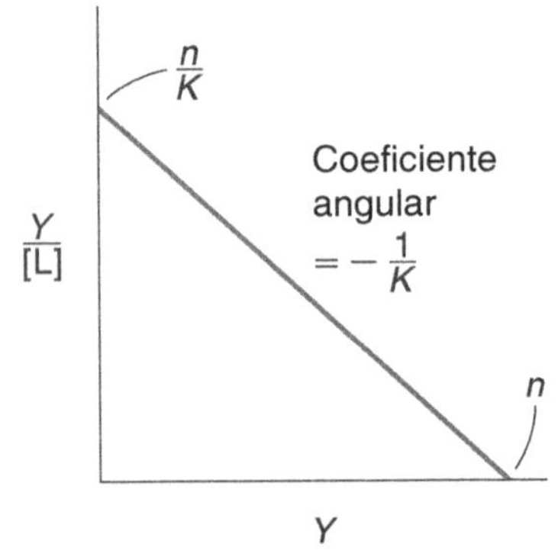

Figura 9.12
Gráfico de $Y/[L]$ em função de Y, conhecido como gráfico de Scatchard.

Diálise de equilíbrio

Tendo discutido os aspectos teóricos da ligação de grupos ligantes a macromoléculas, vamos agora examinar um método experimental em particular para determinar os valores de n e K: a *diálise de equilíbrio*.

Diálise é o processo de troca de íons pequenos e de outras moléculas de soluto de uma solução de proteína através de uma membrana semipermeável. Vamos supor que, em um experimento, tenhamos precipitado hemoglobina de uma solução usando a técnica de *salting-out* com sulfato de amônio (ver Seção 8.5). A proteína pode ser separada do sal $(NH_4)_2SO_4$ da seguinte forma: o precipitado é dissolvido em água ou, mais tipicamente, em uma solução-tampão. A solução de proteína é então colocada em um saco de celofane, que por sua vez é imerso em um béquer com o mesmo tampão (Figura 9.13). Como ambos os íons NH_4^+ e SO_4^{2-} são pequenos o suficiente para difundir-se através da membrana, mas não a molécula de proteína, os íons no saco começarão a entrar na solução de fora onde o potencial químico é mais baixo:

$$(\mu_{NH_4^+})_{\text{dentro}} > (\mu_{NH_4^+})_{\text{fora}}$$

$$(\mu_{SO_4^{2-}})_{\text{dentro}} > (\mu_{SO_4^{2-}})_{\text{fora}}$$

O fluxo de íons para fora do saco continua até que os potenciais químicos do cátion e do ânion fora do saco se igualem aos do lado de dentro e um equilíbrio químico seja estabelecido. Caso se queira, todo o $(NH_4)_2SO_4$ pode ser removido trocando continuamente a solução-tampão no béquer.

O procedimento pode ser invertido para estudar a ligação de íons e ligantes pequenos à proteína. Nesse caso, começamos colocando a proteína sem ligantes em uma

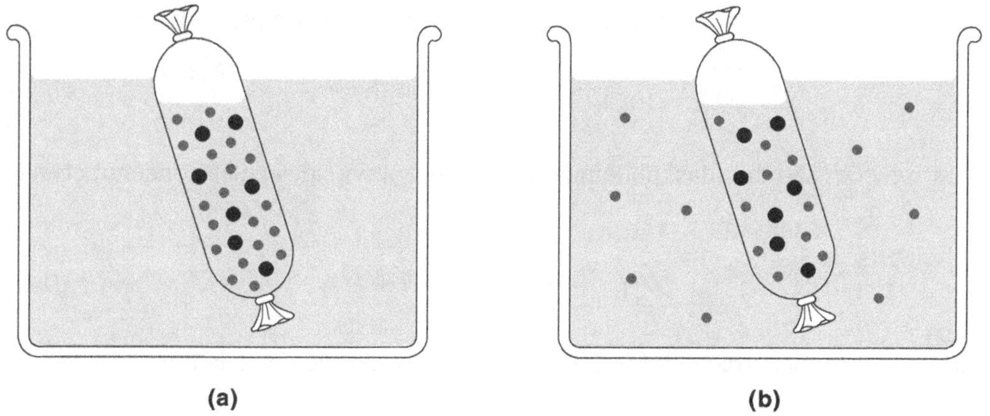

Figura 9.13
Um experimento de diálise. Os pontos pequenos representam ligantes e os pontos grandes, proteínas. (a) No começo da diálise. (b) No equilíbrio, alguns dos íons pequenos se difundiram para fora do saco de celofane. Substituindo-se repetidamente a solução-tampão no béquer, esse processo pode remover todos os íons pequenos.

solução-tampão (chamada fase 1) dentro de um saco de celofane, que é então imerso em uma solução-tampão semelhante (chamada fase 2), que contém os ligantes (L) de uma concentração conhecida. No equilíbrio, o potencial químico dos ligantes livres (não-ligados) (μ_L) em ambas as fases deve ser o mesmo (Figura 9.14); portanto

$$(\mu_L)_1^{\text{não-ligado}} = (\mu_L)_2^{\text{não-ligado}} \quad (9.33)$$

ou

$$(\mu^\circ + RT \ln a_L)_1^{\text{não-ligado}} = (\mu^\circ + RT \ln a_L)_2^{\text{não-ligado}} \quad (9.34)$$

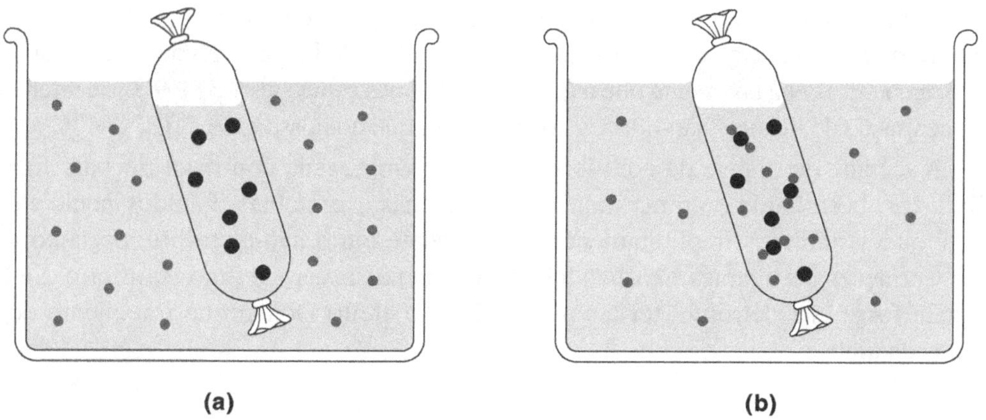

Figura 9.14
Diagrama esquemático de uma diálise de equilíbrio. Os pontos pequenos representam ligantes e os pontos grandes, proteínas. (a) Inicialmente, um saco de celofane que contém uma solução de proteínas é imerso em uma solução-tampão com as moléculas dos ligantes. (b) No equilíbrio, algumas das moléculas se difundiram para dentro do saco e estão ligadas às moléculas de proteína.

Como o potencial químico-padrão, μ°, é o mesmo em ambos os lados, temos

$$(a_{\rm L})_1^{\text{não-ligado}} = (a_{\rm L})_2^{\text{não-ligado}} \tag{9.35}$$

Se as soluções são diluídas, podemos substituir as atividades pelas concentrações de tal modo que

$$[\mathrm{L}]_1^{\text{não-ligado}} = [\mathrm{L}]_2^{\text{não-ligado}} \tag{9.36}$$

Entretanto, a concentração total dos ligantes dentro do saco é dada por

$$[\mathrm{L}]_1^{\text{total}} = [\mathrm{L}]_1^{\text{ligado}} + [\mathrm{L}]_1^{\text{não-ligado}} \tag{9.37}$$

Portanto, a concentração de ligantes ligados às moléculas de proteína é

$$[\mathrm{L}]_1^{\text{ligado}} = [\mathrm{L}]_1^{\text{total}} - [\mathrm{L}]_1^{\text{não-ligado}} \tag{9.38}$$

A primeira quantidade no lado direito da Equação 9.38 pode ser determinada analisando a solução no saco *depois* de sua remoção do béquer; a segunda quantidade é obtida medindo a concentração de ligantes na solução remanescente no béquer. (Lembre-se de que as concentrações dos ligantes não-ligados são iguais nas fases 1 e 2.) Podemos agora ver como tanto a constante de dissociação intrínseca K como o número n de sítios ligantes podem ser obtidos usando a técnica de diálise de equilíbrio. Suponha que comecemos com uma solução de proteína de concentração conhecida na fase 1 e uma solução de ligante de concentração conhecida na fase 2. No equilíbrio, a quantidade Y é dada por (ver a Equação 9.25)

$$Y = \frac{[\mathrm{L}]_1^{\text{ligado}}}{[\mathrm{P}]^{\text{total}}} \tag{9.39}$$

em que $[\mathrm{P}]^{\text{total}}$ é a concentração da solução original de proteína. A experiência pode ser repetida usando concentrações diferentes para as soluções de proteína e de ligante, e os valores de K e n podem ser determinados ou do gráfico de Hughes–Klotz ou do gráfico de Scatchard. Tenha em mente que a quantidade [L] nas Equações 9.31 e 9.32 se refere à concentração de ligantes não-ligados no equilíbrio, que no nosso caso é $[\mathrm{L}]_1^{\text{não-ligado}}$.

A técnica de diálise de equilíbrio tem sido empregada com sucesso para ligar fármacos, hormônios e outras moléculas pequenas a proteínas e ácidos nucléicos. Note que assumimos implicitamente que o ligante é um não-eletrólito, portanto as concentrações de ligantes não-ligados são iguais nas fases 1 e 2 no equilíbrio. Se o ligante fosse um eletrólito, teríamos de aplicar o efeito Donnan no tratamento dos dados da diálise.

9.6 Bioenergética

Bioenergética é o estudo da transformação de energia nos sistemas vivos. À medida que começam a compreender muitos fenômenos biológicos e bioquímicos no nível molecular, os cientistas estão aprendendo a aplicar a termodinâmica ao estudo de sistemas vivos. Para esta discussão da energética das reações bioquímicas, usaremos a glicólise como exemplo. Em particular, consideraremos o papel da adenosina-5'-trifosfato (ATP) nesses processos.

O estado-padrão em bioquímica

Os físico-químicos e os bioquímicos têm diferentes definições para os estados-padrão. Em físico-química, o estado-padrão de uma solução ideal é aquele em que todos os reagentes e produtos têm uma concentração molar (ou molal) unitária. Em bioquímica, definimos a concentração de íons de hidrogênio para o estado-padrão como 10^{-7} *M*, porque o pH fisiológico é aproximadamente 7. Conseqüentemente, a variação na energia de Gibbs-padrão segundo essas duas convenções será diferente para reações que envolvem consumo ou liberação de íons de hidrogênio, dependendo da convenção utilizada. Vamos, portanto, substituir $\Delta_r G^\circ$ por $\Delta_r G^{\circ\prime}$ ao discutir os processos bioquímicos. Considere a reação

$$A + B \rightarrow C + xH^+$$

A variação na energia de Gibbs ($\Delta_r G$) para o processo é dada por

$$\Delta_r G = \Delta_r G^\circ + RT \ln \frac{([C]/1\,M)([H^+]/1\,M)^x}{([A]/1\,M)([B]/1\,M)}$$

em que 1 *M* representa o estado-padrão dos físico-químicos para o soluto na solução. Como o estado-padrão dos bioquímicos para os íons H^+ é 1×10^{-7} *M*, a variação na energia de Gibbs para o mesmo processo é dada por

$$\Delta_r G = \Delta_r G^{\circ\prime} + RT \ln \frac{([C]/1\,M)([H^+]/1 \times 10^{-7}\,M)^x}{([A]/1\,M)([B]/1\,M)}$$

Supomos comportamento ideal e usamos concentrações em vez de atividades.

Note que, independentemente da convenção para o estado-padrão, $\Delta_r G$ não varia. Das duas equações anteriores, obtemos

$$\Delta_r G^\circ = \Delta_r G^{\circ\prime} + xRT \ln \frac{1}{1 \times 10^{-7}} \tag{9.40}$$

Se $x = 1$ e $T = 298$ K, então

$$\Delta_r G^\circ = \Delta_r G^{\circ\prime} + 39{,}93 \text{ kJ mol}^{-1}$$

Isso significa que para reações que produzem íons H^+, o valor de $\Delta_r G^\circ$ é maior do que o valor de $\Delta_r G^{\circ\prime}$ em 39,93 kJ por mol de íons H^+ liberados. Conseqüentemente, sob condições de estado-padrão, a reação é mais espontânea em pH 7 do que em pH 0. Por outro lado, se o íon H^+ aparece como o reagente,

$$C + xH^+ \rightarrow A + B$$

então

$$\Delta_r G^\circ = \Delta_r G^{\circ\prime} - xRT \ln \frac{1}{1 \times 10^{-7}} \tag{9.41}$$

ou, para $x = 1$,

$$\Delta_r G^\circ = \Delta_r G^{\circ\prime} - 39{,}93 \text{ kJ mol}^{-1}$$

Essa reação será mais espontânea em pH 0 do que em pH 7. Para reações que não envolvam íons H^+, $\Delta_r G^\circ$ é igual a $\Delta_r G^{\circ\prime}$.

EXEMPLO 9.5

NAD^+ e NADH são as formas oxidada e reduzida da nicotinamida adenina dinucleotídeo. Para a oxidação de NADH,

$$\text{NADH} + \text{H}^+ \rightarrow \text{NAD}^+ + \text{H}_2$$

$\Delta_r G^\circ$ é igual a $-21{,}8$ kJ mol^{-1} a 298 K. Calcule os valores de $\Delta_r G^{\circ\prime}$, K e K' para a reação, em que $\Delta_r G^{\circ\prime} = -RT \ln K'$. Calcule também a variação na energia de Gibbs ($\Delta_r G$) usando tanto o estado-padrão dos físico-químicos como o estado-padrão dos bioquímicos para a reação quando [NADH] $= 1{,}5 \times 10^{-2}$ M, $[H^+] = 3{,}0 \times 10^{-5}$ M, $[NAD^+] = 4{,}6 \times 10^{-3}$ M e $P_{H_2} = 0{,}010$ bar.

RESPOSTA

Como o íon H^+ aparece como o reagente, usamos a Equação 9.41:

$$\Delta_r G^\circ = \Delta_r G^{\circ\prime} - 39{,}93 \text{ kJ mol}^{-1}$$

Da relação $\Delta_r G^\circ = -RT \ln K$,

$$-21\,800 \text{ J mol}^{-1} = -(8{,}314 \text{ J K}^{-1} \text{ mol}^{-1})(298 \text{ K}) \ln K$$

Conseqüentemente,

$$\ln K = 8{,}80$$
$$K = 6{,}6 \times 10^3$$

Agora, calculamos o valor de $\Delta_r G^{\circ\prime}$

$$\begin{aligned}\Delta_r G^{\circ\prime} &= \Delta_r G^\circ + 39{,}93 \text{ kJ mol}^{-1}\\ &= -21{,}8 \text{ kJ mol}^{-1} + 39{,}93 \text{ kJ mol}^{-1}\\ &= 18{,}13 \text{ kJ mol}^{-1}\end{aligned}$$

Agora, se partirmos de $\Delta_r G^{\circ\prime} = -RT \ln K'$,

$$18\,130 \text{ J mol}^{-1} = -(8{,}314 \text{ J K}^{-1} \text{ mol}^{-1})(298 \text{ K}) \ln K'$$
$$\ln K' = -7{,}32$$
$$K' = 6{,}6 \times 10^{-4}$$

Dessa forma,

$$\frac{K}{K'} = 10^7$$

Essa razão corresponde à diferença nos dois estados-padrão para $[H^+]$. Como mencionado anteriormente, o valor de $\Delta_r G$ para a reação deve ser o mesmo independentemente do estado-padrão que empregamos.

Estado-padrão dos físico-químicos

$$\Delta_r G = \Delta_r G^\circ + RT \ln \frac{([NAD^+]/1\,M)(p_{H_2}/1\text{ bar})}{([NADH]/1\,M)([H^+]/1\,M)}$$
$$= -21\,800 \text{ J mol}^{-1} + (8{,}314 \text{ J K}^{-1}\text{ mol}^{-1})(298\text{ K})$$
$$\times \ln \frac{(4{,}6 \times 10^{-3})(0{,}010)}{(1{,}5 \times 10^{-2})(3{,}0 \times 10^{-5})}$$
$$= -10{,}3 \text{ kJ mol}^{-1}$$

Estado-padrão dos bioquímicos

$$\Delta_r G = \Delta_r G^{\circ\prime} + RT \ln \frac{([NAD^+]/1\,M)(p_{H_2}/1\text{ bar})}{([NADH]/1\,M)([H^+]/10^{-7}\,M)}$$
$$= 18\,130 \text{ J mol}^{-1} + (8{,}314 \text{ J K}^{-1}\text{ mol}^{-1})(298\text{ K})$$
$$\times \ln \frac{(4{,}6 \times 10^{-3})(0{,}010)}{(1{,}5 \times 10^{-2})(3{,}0 \times 10^{-5}/10^{-7})}$$
$$= -10{,}3 \text{ kJ mol}^{-1}$$

ATP – A moeda da energia

A adenosina-5′-trifosfato (Figura 9.15) é a fonte primária de energia para numerosas reações biológicas, desde a síntese de proteína e o transporte de íons até a contração muscular e as atividades elétricas em células nervosas. A energia exigida para realizar esses processos é derivada da reação de hidrólise em pH 7:

$$ATP^{4-} + H_2O \rightarrow ADP^{3-} + H^+ + HPO_4^{2-}$$

Essa reação é acompanhada de uma diminuição na energia de Gibbs-padrão por um valor de 25 a 40 kJ por mol de ATP hidrolisado. O valor exato depende do pH, da temperatura e dos íons metálicos presentes. Um dos sistemas estudados com maior precisão é o complexo Mg-ATP,* para o qual $\Delta_r G^{\circ\prime} = -30{,}5 \text{ kJ mol}^{-1}$ em pH = 7

* ALBERTY, R. A. *J. Biol. Chem.* **243**, 1337 (1968). Esse trabalho é apresentado pelo mesmo autor em um nível mais acessível em *J. Chem. Educ.* **46**, 713 (1969).

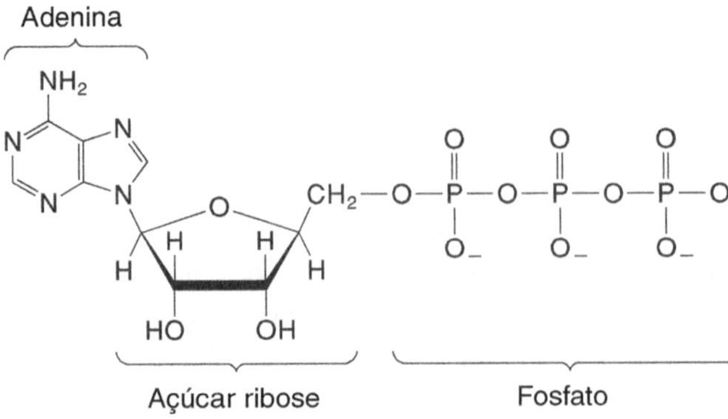

Figura 9.15
Estrutura da adenosina-5′-trifosfato (ATP). Ao se hidrolisar, o ATP perde o grupo fosfato terminal para formar a adenosina-5′-difosfato (ADP). O ADP pode sofrer uma hidrólise adicional e formar a adenosina-5′-monofosfato (AMP).

e $T = 310$ K. Note que os bioquímicos preferem uma forma diferente de representar a hidrólise de ATP:

$$\text{ATP} + \text{H}_2\text{O} \rightarrow \text{ADP} + \text{P}_\text{i}$$

Nessa equação, os átomos de H e as cargas não estão balanceados, e os símbolos ATP e P_i representam a soma de todas as formas em que o ATP e os fosfatos inorgânicos existem. Assim, P_i inclui as espécies PO_4^{3-}, HPO_4^{2-} e $H_2PO_4^-$; ATP inclui ATP^{4-}, $HATP^{3-}$, H_2ATP^{2-} e assim por diante.

A grande diminuição na energia de Gibbs que resulta da hidrólise de ATP e ADP levou os bioquímicos a usar a expressão *ligação fosfato de alta energia* na descrição desses compostos. Infelizmente, essa expressão implica incorretamente que a ligação P–O nessas moléculas é um pouco diferente da ligação covalente normal, o que é falso. Então, por que $\Delta_r G^{\circ\prime}$ tem um valor negativo tão grande? Para responder a essa questão, precisamos examinar as estruturas de ATP e seus produtos de hidrólise, ADP e HPO_4^{2-}, porque o $\Delta_r G^{\circ\prime}$ depende da *diferença* entre as energias de Gibbs-padrão dos produtos e reagentes. Pelo menos dois fatores devem ser levados em consideração: repulsão eletrostática e estabilização por ressonância. Em pH 7, a unidade trifosfato de ATP carrega quatro cargas negativas:

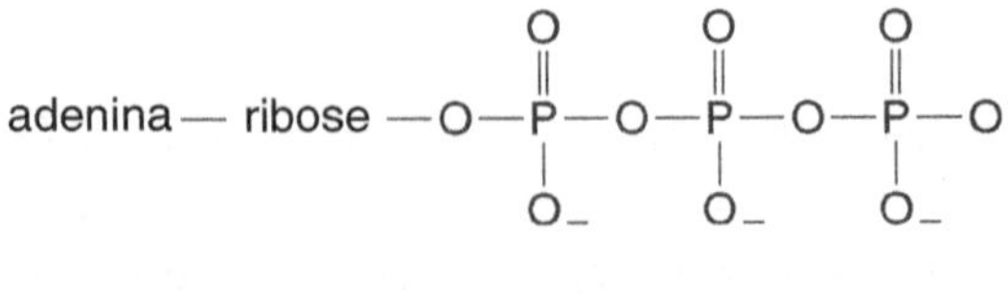

Em razão da proximidade das cargas, existe uma repulsão eletrostática considerável. Esta repulsão é reduzida quando o ATP é hidrolisado a ADP e HPO_4^{2-} porque existem somente três cargas negativas no ADP. O outro fator que contribui para o alto valor

$\Delta_r G^{\circ\prime}$ é o fato de que o ADP e o HPO_4^{2-} possuem mais estruturas de ressonância que o ATP. Por exemplo, o HPO_4^{2-} tem várias estruturas plausíveis de ressonância:

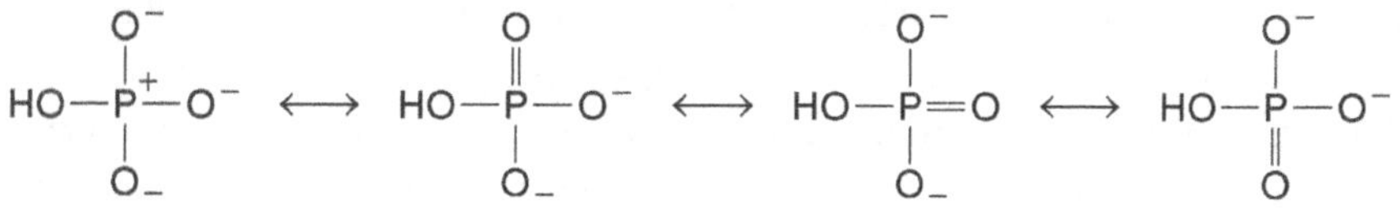

A porção terminal do ATP tem bem menos estruturas plausíveis de ressonância por grupo fosfato. A estrutura de ressonância seguinte para o ATP é improvável porque um dos átomos de oxigênio tem três ligações e há uma carga positiva no átomo de oxigênio adjacente a um átomo de fósforo carregado positivamente:

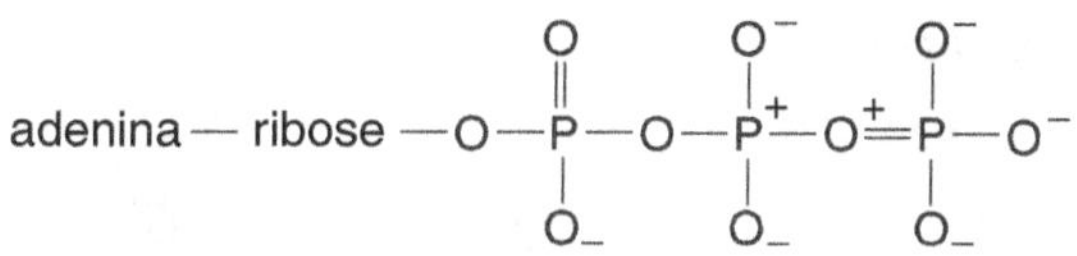

Finalmente, em uma extensão menor, o relaxamento de efeitos estéricos entre os átomos de oxigênio nos grupos fosfatos adjacentes no ATP, ao ocorrer a hidrólise, também contribui para uma grande diminuição na energia de Gibbs-padrão.

Como mostra a Tabela 9.2, a hidrólise do ATP não é de forma nenhuma a reação de hidrólise mais exergônica. O significado dessa posição relativa entre outros fosfatos será explicado em breve. Contudo, primeiro examinaremos o papel de reações acopladas em processos biológicos.

Tabela 9.2
Energias de Gibbs-padrão da hidrólise de alguns compostos fosfatados em pH 7[a]

Fosfatos	$\Delta_r G^{\circ\prime}$/ kJ · mol^{-1}
Fosfoenolpiruvato	− 61,9
Acetilfosfato	− 43,1
Creatina fosfato	− 43,1
Pirofosfato	− 33,5
Adenosina-5′-trifosfato	− 30,5
Glicose 1-fosfato	− 20,9
Glicose 6-fosfato	− 13,8
Glicerol 1-fosfato	− 9,2

[a] De SOBER, H. A. (Ed.), *Handbook of Biochemistry*. © The Chemical Rubber Co., 1968. Utilizado com permissão da The Chemical Rubber Co.

Princípios de reações acopladas

Muitas reações químicas e biológicas são endergônicas e, portanto, não são espontâneas sob condições de estado-padrão. Entretanto, em alguns casos, podem se tornar viáveis em grande parte se forem acopladas a uma reação exergônica. Vamos considerar um processo químico para a extração de cobre de seu minério, Cu_2S. Como a equação seguinte mostra, apenas aquecer o metal não resultará em muito cobre porque a $\Delta_r G^o$ da reação é uma quantidade positiva grande:

$$Cu_2S(s) \rightarrow 2Cu(s) + S(s) \quad \Delta_r G^\circ = 86{,}2 \text{ kJ mol}^{-1}$$

Se acoplarmos a decomposição térmica do Cu_2S à oxidação do enxofre em dióxido de enxofre, entretanto, o resultado mudará drasticamente:

O preço que pagamos por essa reação acoplada é a chuva ácida em razão da formação de SO_2.

	$Cu_2S(s) \rightarrow 2Cu(s) + S(s)$	$\Delta_r G^\circ = 86{,}2 \text{ kJ mol}^{-1}$
	$S(s) + O_2(g) \rightarrow SO_2(g)$	$\Delta_r G^\circ = -300{,}1 \text{ kJ mol}^{-1}$
Total:	$Cu_2S(s) + O_2(g) \rightarrow 2Cu(s) + SO_2(g)$	$\Delta_r G^\circ = -213{,}9 \text{ kJ mol}^{-1}$

A variação na energia de Gibbs para a reação total é a soma das variações nas energias de Gibbs das duas reações. Como a variação negativa para a oxidação do enxofre é consideravelmente maior do que a variação positiva para a decomposição de Cu_2S, a reação total tem uma variação negativa grande na energia de Gibbs e, portanto, é espontânea. A Figura 9.16 mostra um análogo mecânico de uma reação acoplada.

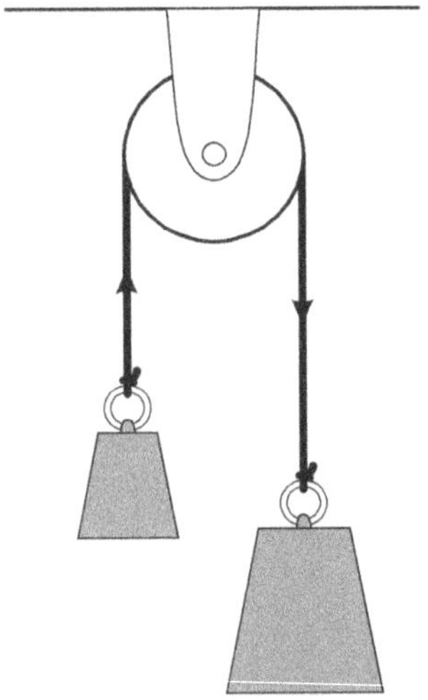

Figura 9.16
Um análogo mecânico para reações acopladas. Podemos fazer com que um peso pequeno se desloque para cima (um processo não-espontâneo) acoplando-o a um peso maior em queda.

Reações biológicas acopladas têm as seguintes características: (1) uma reação endergônica é acoplada a uma reação exergônica de modo que a reação acoplada combinada é exergônica no total; (2) a reação exergônica é em geral a hidrólise de ATP para ADP e HPO_4^{2-}; (3) a reação acoplada é invariavelmente catalisada por uma enzima. Veremos agora alguns exemplos de reações acopladas no caso da glicólise.

Glicólise

Todos os organismos vivos requerem energia para crescer e desempenhar suas funções. As plantas obtêm energia do Sol pelo processo de fotossíntese. São chamadas *autótrofas* porque contêm células que se auto-alimentam. Como heterótrofos, sobrevivemos nos alimentando de outros organismos. A comida que ingerimos consiste principalmente de carboidratos, proteínas e gorduras. Por meio de oxidações em etapas, obtemos a energia necessária armazenada nessas moléculas. Carboidratos, por exemplo, servem a dois propósitos: fornecem os tijolos para a biossíntese e também produzem energia por meio de oxidação. Vamos nos concentrar na produção de energia.

A Figura 9.17 mostra o caminho metabólico da glicose para o piruvato. Nove passos estão envolvidos na quebra de uma molécula de seis carbonos (glicose) em duas moléculas de três carbonos (piruvato).* Cada um dos passos é catalisado enzimaticamente. O ATP é utilizado em alguns passos e sintetizado em outros. O processo, entretanto, resulta em um ganho líquido de 2 mols de ATP por mol de glicose metabolizada para piruvato.

* Para uma discussão detalhada da glicólise, consulte os textos-padrão de bioquímica listados no Capítulo 1.

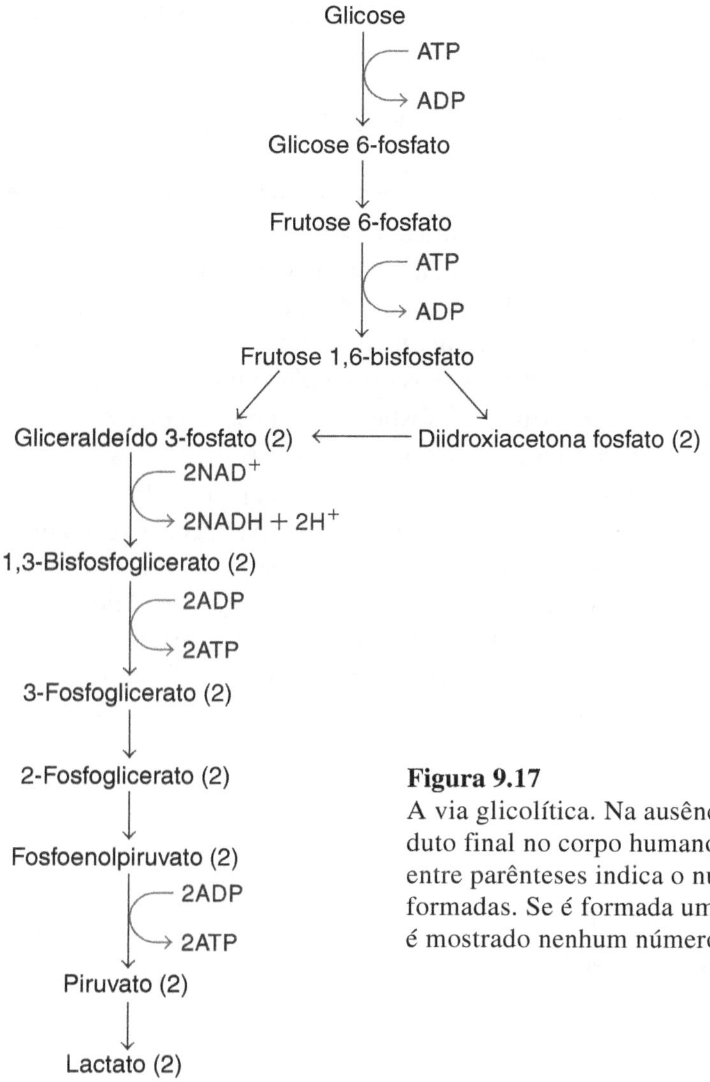

Figura 9.17
A via glicolítica. Na ausência de oxigênio, o produto final no corpo humano é o lactato. O número entre parênteses indica o número de moléculas formadas. Se é formada uma molécula somente, não é mostrado nenhum número.

O primeiro passo ao longo da via glicolítica envolve a conversão da glicose em glicose 6-fosfato:

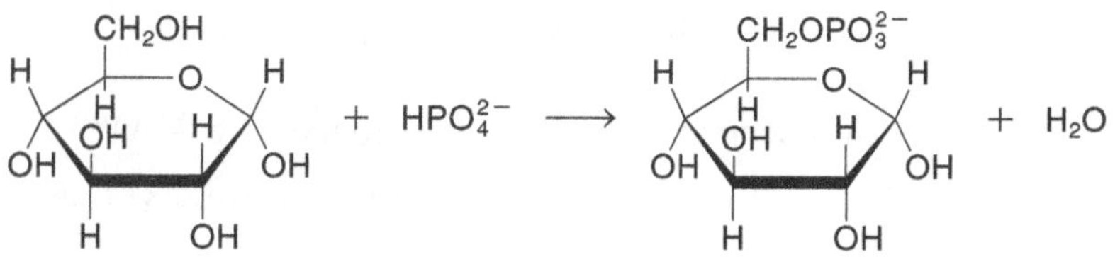

Glicose — Glicose 6-fosfato

Como é um processo endergônico, a reação não será espontânea se os reagentes e produtos estiverem nos seus estados-padrão. A reação pode ser impulsionada, entretanto, acoplando-a a uma reação exergônica, isto é, a hidrólise do ATP. Podemos escrever a reação *acoplada* como segue:

$$\text{Glicose} + \text{ATP} \rightarrow \text{glicose 6-fosfato} + \text{ADP} \quad \Delta_r G^{\circ\prime} = -17{,}2 \text{ kJ mol}^{-1}$$

Essa reação ocorrerá espontaneamente porque $\Delta_r G^{\circ\prime}$ é uma quantidade negativa grande.

O acoplamento da glicose com o ATP ilustra a importância de reações acopladas em sistemas biológicos. Na essência, temos uma reação energeticamente desfavorável, mas necessária para o metabolismo. Ela pode ser provocada conectando-a a uma reação que libera uma grande quantidade de energia de Gibbs. A presença da enzima glicoquinase (ou hexoquinase) é que torna possível o acoplamento da reação.

Outra reação acoplada converte a frutose 6-fosfato em frutose 1,6-bisfosfato. Novamente, 1 mol de ATP é hidrolisado para cada mol de frutose 6-fosfato fosforilada.

O investimento de ATP nessas reações é mais do que compensado em passos subseqüentes que resultam em uma síntese total de 4 mols de ATP; conseqüentemente, há um ganho líquido de 2 mols de ATP. Em pH 7,5 e a 298 K, a síntese de ATP a partir de ADP e HPO_4^{2-} é acompanhada de um aumento na energia de Gibbs, $\Delta_r G^{\circ\prime} = 31{,}4 \text{ kJ mol}^{-1}$. Assim, essa reação deve ser acoplada a uma reação exergônica, que, nesse caso, é a oxidação de gliceraldeído 3-fosfato para 1,3-bisfosfoglicerato (antigamente conhecido como 1,3-difosfoglicerato):

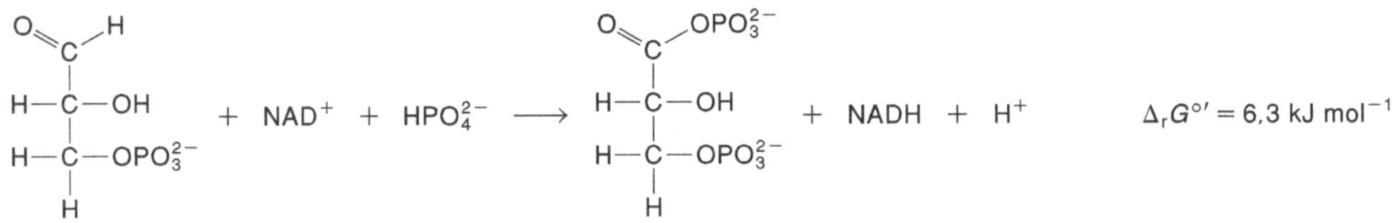

Gliceraldeído 3-fosfato   1,3-Bisfosfoglicerato

em que NAD^+ e NADH são as formas oxidada e reduzida, respectivamente, da nicotinamida adenina dinucleotídeo (Figura 9.18). NAD^+, outra molécula biológica importante, funciona como transportadora de elétrons. A reação precedente é ligeiramente endergônica e, portanto, não pode ser utilizada para impulsionar nenhum outro processo energeticamente desfavorável. O que é importante, entretanto, é o fato de que a hidrólise do produto, 1,3-bisfosfoglicerato, é altamente exergônica, de forma que, na presença da enzima fosfoglicerato quinase, temos

$$\text{1,3-bisfosfoglicerato} + \text{ADP} \rightarrow \text{3-fosfoglicerato} + \text{ATP} \qquad \Delta_r G^{\circ\prime} = -18{,}8 \text{ kJ mol}^{-1}$$

A grande diminuição na energia de Gibbs-padrão nesse processo assegura a direção da reação da esquerda para a direita. Estequiometricamente, para cada mol de glicose decomposta, são produzidos 2 mols de 1,3-bisfosfoglicerato e, conseqüentemente, são formados 2 mols de ATP. A conversão de fosfoenolpiruvato em piruvato também ocorre por meio de um processo de acoplamento, resultando em um adicional de 2 mols de ATP.

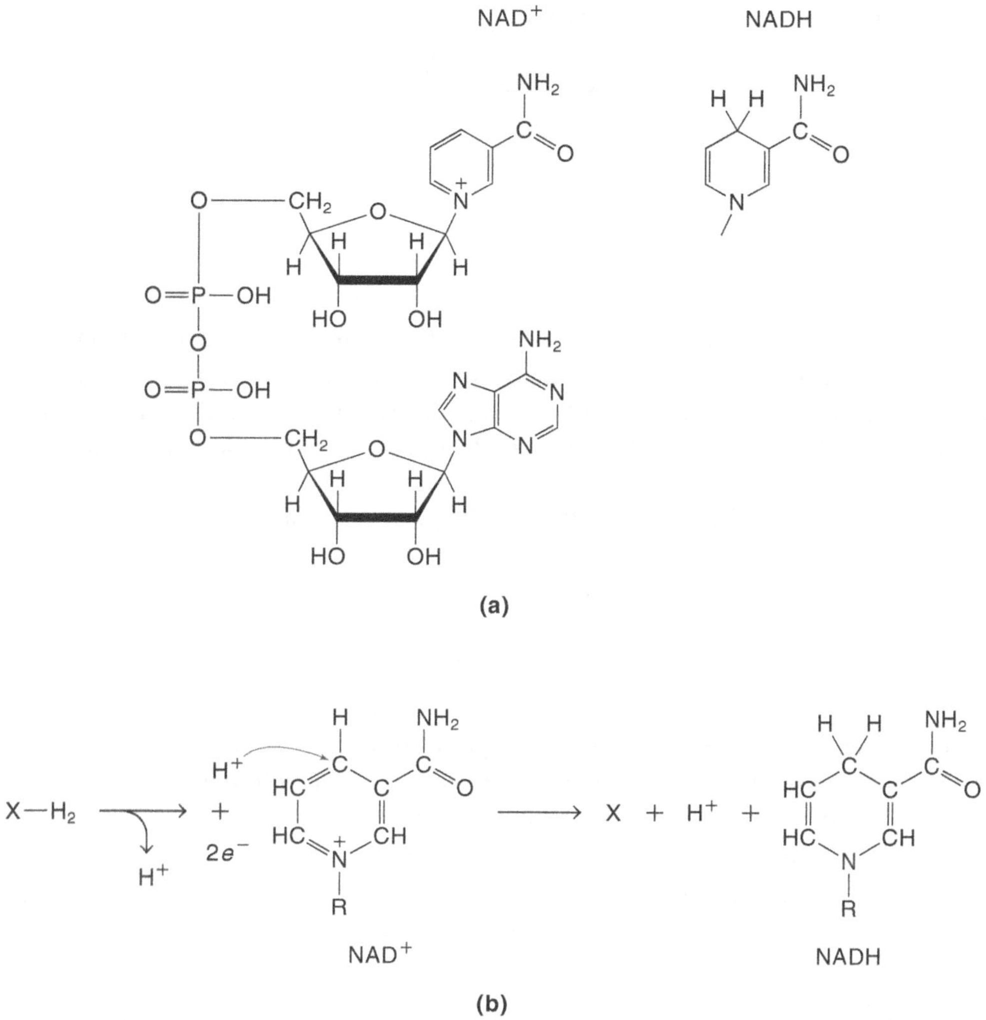

Figura 9.18
(a) Estrutura do NAD^+ e NADH. (b) A redução de NAD^+ a NADH. R representa o resto da molécula mostrada em (a), e XH_2 é a molécula de substrato sendo oxidada enquanto o NAD^+ está sendo reduzido. O substrato, XH_2, perde dois íons de hidrogênio e dois elétrons. Um dos íons de hidrogênio é liberado na solução. O outro íon de hidrogênio, acompanhado por dois elétrons, combina-se com o NAD^+ para formar NADH. A reação pode ser escrita como $NAD^+ + 2H^+ + 2e^- \longrightarrow NADH + H^+$ ou, simplesmente, como $NAD^+ + H^+ + 2e^- \longrightarrow NADH$.

Tendo considerado a energética para alguns passos individuais na glicólise, em seguida, gostaríamos de saber como a constante de equilíbrio pode ser aplicada a esse processo. Para uma seqüência de reações, a quantidade importante não é a constante de equilíbrio de uma reação isolada; ao contrário, estamos preocupados com a constante de equilíbrio do processo como um todo. Considere as seguintes reações:

$$\mathrm{A} + \mathrm{B} \rightleftharpoons \mathrm{C} + \mathrm{D} \qquad K_1 = \frac{[\mathrm{C}][\mathrm{D}]}{[\mathrm{A}][\mathrm{B}]}$$

$$\mathrm{C} + \mathrm{D} \rightleftharpoons \mathrm{E} + \mathrm{F} \qquad K_2 = \frac{[\mathrm{E}][\mathrm{F}]}{[\mathrm{C}][\mathrm{D}]}$$

$$\mathrm{E} + \mathrm{F} \rightleftharpoons \mathrm{G} + \mathrm{H} \qquad K_3 = \frac{[\mathrm{G}][\mathrm{H}]}{[\mathrm{E}][\mathrm{F}]}$$

A constante de equilíbrio para o processo global

$$A + B \rightleftharpoons G + H$$

é dada por

$$K_4 = \frac{[G][H]}{[A][B]} = K_1 K_2 K_3$$

O ponto-chave aqui é que, mesmo que um dos passos intermediários tenha uma pequena constante de equilíbrio, uma quantidade apreciável de produtos pode ainda ser formada se os outros passos forem favoráveis da esquerda para a direita. Por exemplo, se $K_1 = 10^5$, $K_2 = 10^{-4}$ e $K_3 = 10^2$, ainda temos $K_4 = 10^3$. Além disso, como

$$RT \ln K_4 = RT \ln K_1 + RT \ln K_2 + RT \ln K_3$$

segue-se que

$$\Delta_r G_4^{\circ\prime} = \Delta_r G_1^{\circ\prime} + \Delta_r G_2^{\circ\prime} + \Delta_r G_3^{\circ\prime}$$

Na realidade, a glicólise nunca está em equilíbrio. Essa análise meramente mostra que a $\Delta_r G^{\circ\prime}$ para o processo global pode ser parte da força motora mesmo que alguns dos passos não sejam termodinamicamente favoráveis.

A via glicolítica discutida até o momento é um processo *anaeróbico*; isto é, as reações são realizadas na ausência de oxigênio molecular. Se o oxigênio estiver faltando, a reação não pára no piruvato, prossegue mais um passo:

$$\underset{\text{piruvato}}{CH_3COCOO^-} + NADH + H^+ \rightarrow \underset{\text{lactato}}{CH_3CH(OH)COO^-} + NAD^+$$

Para células anaeróbicas, é o fim da linha — o lactato formado é eliminado da célula.* Obviamente, esse processo não é muito eficiente, porque uma boa parte da energia de Gibbs poderia ainda ser extraída de uma molécula tão complexa como o lactato. A conversão de glicose em lactato pela via glicolítica provavelmente surgiu muito cedo no desenvolvimento evolutivo, quando pouco ou nenhum oxigênio molecular estava presente na Terra. Mais recentemente, talvez uns dois bilhões de anos atrás, como resultado de mudanças na atmosfera da Terra, células *aeróbicas* se desenvolveram. Nessas células, o oxigênio molecular é utilizado para uma degradação adicional do ácido pirúvico em dióxido de carbono e água pelo ciclo do ácido cítrico e a cadeia respiratória terminal (ver o Capítulo 10). Conseqüentemente, uma quantidade adicional de 36 mols de ATP é sintetizada, de modo que a degradação completa de 1 mol de glicose fornece um total de 38 mols de ATP:

$$C_6H_{12}O_6 + 38H^+ + 38ADP^{3-} + 38HPO_4^{2-} + 6O_2 \rightarrow 38ATP^{4-} + 6CO_2 + 44H_2O$$

* Em humanos, o ácido láctico causa as cãibras musculares. Essa condição de dor ocorre quando os músculos realizam um esforço súbito com um suprimento inadequado de oxigênio. Em outros organismos, como a levedura, é formado etanol em vez de ácido láctico.

Estimar a eficiência de um processo biológico como o discutido aqui é importante. Como vimos na Seção 6.3, a combustão completa da glicose no ar fornece

$$C_6H_{12}O_6(s) + 6O_2(g) \rightarrow 6CO_2(g) + 6H_2O(l) \qquad \Delta_r G^\circ = -2\,879 \text{ kJ mol}^{-1}$$

Por outro lado, a síntese de ATP a partir de ADP e HPO_4^{2-} se realiza como se segue:

$$ADP^{3-} + H^+ + HPO_4^{2-} \rightarrow ATP^{4-} + H_2O \qquad \Delta_r G^{\circ\prime} = 31{,}4 \text{ kJ mol}^{-1}$$

Assim, a eficiência da degradação de glicose em dióxido de carbono e água pela glicólise é dada por

$$\text{eficiência} = \frac{\text{energia de Gibbs armazenada nas moléculas de ATP}}{\text{energia de Gibbs total liberada}}$$

$$= \frac{38 \times 31{,}4 \text{ kJ}}{2\,879 \text{ kJ}} \times 100\% = 41\%$$

Esse resultado é um valor-limite inferior. Quando as concentrações fisiológicas dos vários componentes são levadas em consideração, acredita-se que a eficiência seja mais do que 50%. Qual seria a eficiência se o corpo humano se comportasse como uma máquina de combustão interna? Da Equação 5.9 e usando 37 °C (310 K) como a temperatura do corpo e 25 °C (298 K) como a temperatura da vizinhança, escrevemos

$$\text{eficiência} = \left(\frac{310 \text{ K} - 298 \text{ K}}{310 \text{ K}}\right) = 0{,}039, \quad \text{ou} \quad 3{,}9\%$$

que é muito ineficiente para sustentar as funções normais do corpo.

A altíssima eficiência biológica é, claro, resultado de tentativas e erros por vários bilhões de anos. Em nossa discussão anterior sobre expansão de gases (ver a Seção 4.1), vimos que um processo reversível pode realizar muito mais trabalho do que um irreversível. A combustão da glicose no ar é uma reação altamente irreversível; em conseqüência, a energia armazenada na molécula-mãe é liberada em uma forma muito menos útil, isto é, calor. Uma vez que a reação tenha se quebrado em vários passos com a ajuda de enzimas, muito da energia pode ser armazenado via síntese de ATP.

Embora eficiências altas sejam preferidas em geral, precisamos também considerar a *velocidade* do processo. Como mencionado antes, a eficiência máxima é obtida somente para um processo verdadeiramente reversível, mas esse processo levaria um tempo infinito para se completar. Assim, se a glicólise fosse aumentada em mais dez etapas, a eficiência sem dúvida aumentaria porque o processo se tornaria mais reversível. Entretanto, a velocidade seria mais lenta, talvez perigosamente para a sobrevivência. É muito provável que um compromisso entre eficiência e velocidade seja finalmente alcançado pela evolução.

Uma razão por que o ATP é único na sua participação em tantas reações biológicas é sem dúvida seu valor de $\Delta_r G^{\circ\prime}$ intermediário para hidrólise (ver a Tabela 9.2). Um valor mais negativo de $\Delta_r G^{\circ\prime}$ significaria que mais energia seria necessária para sua síntese, uma situação indesejável. Por outro lado, um valor de $\Delta_r G^{\circ\prime}$ menos negativo para hidrólise faria do ATP uma molécula muito menos útil nas reações acopladas.

Algumas limitações da termodinâmica na biologia

Nossa discussão de como alguns dos conceitos termodinâmicos podem ser empregados para ajudar a compreender a natureza dos processos bioquímicos tem sido bem genérica e qualitativa. Nesta seção, consideraremos uma questão mais fundamental: sob que condições a termodinâmica é aplicável à biologia? A resposta não é trivial e o assunto tem sido o centro de debates consideráveis.

A limitação da energia livre-padrão, $\Delta_r G^{\circ\prime}$, é o fato de ser válida somente para reações em que reagentes em seus estados-padrão são convertidos em produtos em seus estados-padrão. Essas reações *nunca* ocorrem em processos biológicos *in vivo*. Portanto, a direção de uma reação do tipo

$$A + B \rightleftharpoons C + D$$

é dada por $\Delta_r G$, em que

$$\Delta_r G = \Delta_r G^{\circ\prime} + RT \ln \frac{[C][D]}{[A][B]}$$

Assim, o fato de que a hidrólise de ATP a 310 K e pH 7 resulta em uma diminuição na energia de Gibbs igual a $-30{,}5$ kJ mol^{-1} não significa que esse número é também o valor de $\Delta_r G$. Nas células vivas, a temperatura fisiológica, o pH, as concentrações de reagentes e produtos e os íons metálicos podem variar de sistema para sistema e devem afetar o valor de $\Delta_r G$. Medidas exatas das concentrações das várias espécies em solução são difíceis e, em alguns casos, impossíveis de realizar. Apesar disso, com melhorias na instrumentação, podemos fazer estimativas razoáveis das concentrações em alguns casos e, conseqüentemente, do sinal de $\Delta_r G$.

A termodinâmica também lida com sistemas fechados em equilíbrio. Sistemas vivos são sistemas abertos e mantidos em um estado estacionário e não em equilíbrio.* De fato, a célula em equilíbrio verdadeiro é uma célula morta. Assim, as velocidades das reações bioquímicas podem ser mais relevantes do que os valores das constantes de equilíbrio.

Finalmente, as reações em uma célula viva, como todas as outras reações, podem ser classificadas em duas categorias — aquelas que são controladas termodinamicamente e aquelas que são controladas cineticamente. Um exemplo da anterior é a síntese de um dipeptídeo a partir de dois aminoácidos:

$$\text{alanina} + \text{glicina} \longrightarrow \text{alanilglicina} + H_2O \qquad \Delta_r G^{\circ\prime} = 17{,}2 \text{ kJ mol}^{-1}$$

A constante de equilíbrio correspondente para essa reação é aproximadamente 1×10^{-3} a 298 K. É claro que esse processo não vai prosseguir por uma extensão considerável por si mesmo. Entretanto, se pudesse ser acoplado à hidrólise de ATP pela ação de uma enzima, a reação prosseguiria da esquerda para a direita

* O estado estacionário tem semelhança superficial com o equilíbrio em que as concentrações das espécies permanecem inalteradas com o tempo. Para alcançar esse estado, entretanto, precisamos estar constantemente suprindo e removendo materiais do sistema. Além disso, um sistema em equilíbrio é um sistema homogêneo, ao passo que gradientes de concentração existem em um sistema mantido em estado estacionário. O tratamento de sistemas abertos requer o uso da termodinâmica de não-equilíbrio, que está além do escopo deste livro.

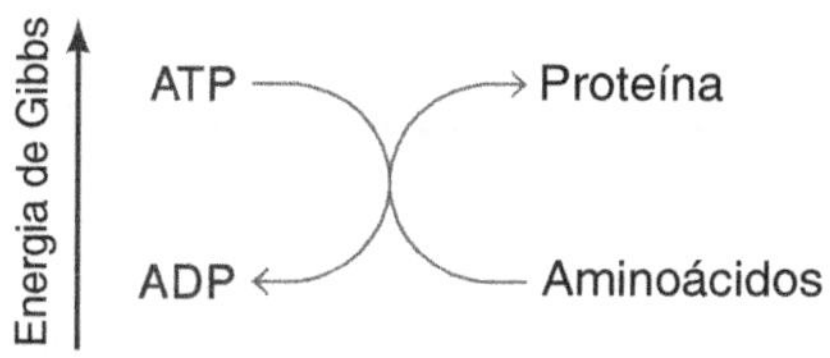

Figura 9.19
Representação esquemática das variações na energia de Gibbs que ocorrem na síntese de proteínas.

(Figura 9.19). Diz-se que essa reação é termodinamicamente controlada porque não é espontânea e a energia deve ser fornecida de uma fonte externa.

Uma reação controlada cineticamente é aquela em que o valor de $\Delta_r G$ total é negativo (e, em conseqüência, termodinamicamente favorável), mas sua velocidade é desprezivelmente pequena na ausência de uma catálise enzimática apropriada. A fosforilação da glicose para glicose 6-fosfato (acoplada à hidrólise de ATP) é certamente um processo exergônico, mas a reação ocorre a uma velocidade incomensuravelmente lenta na ausência da enzima hexoquinase.

Equações principais

$\Delta_r G^\circ = -RT \ln K_P$	(Relação entre $\Delta_r G^\circ$ e K_P)	(9.7)
$\Delta_r G = \Delta_r G^\circ + RT \ln Q$	(Variação na energia de Gibbs de uma reação)	(9.9)
$\gamma = \dfrac{f}{P}$	(Coeficiente de fugacidade)	(9.11)
$\ln \dfrac{K_2}{K_1} = \dfrac{\Delta_r H^\circ}{R}\left(\dfrac{T_2 - T_1}{T_1 T_2}\right)$	(Equação de van't Hoff)	(9.18)
$\ln K = -\dfrac{\Delta_r H^\circ}{RT} + \dfrac{\Delta_r S^\circ}{R}$	(Equação de van't Hoff)	(9.19)

APÊNDICE **9.1**

A relação entre fugacidade e pressão

Como mencionado na Seção 9.1, a fugacidade é uma quantidade concebida para representar a pressão de gases reais, especialmente no estudo de equilíbrios químicos que envolvem gases a pressões altas. Por ser mais simples, derivaremos a relação entre a fugacidade e a pressão de um gás puro, embora o resultado possa ser estendido prontamente a pressões parciais em uma mistura.

A energia de Gibbs para um gás ideal é dada por (ver a Equação 6.18):

$$\overline{G}_{\text{ideal}} = \overline{G}^{\circ}{}_{\text{ideal}} + RT \ln \frac{P}{1 \text{ bar}} \tag{1}$$

Gilbert Lewis sugeriu que, para um gás real, podemos usar uma equação análoga:

$$\overline{G}_{\text{real}} = \overline{G}^{\circ} + RT \ln \frac{f}{1 \text{ bar}} \tag{2}$$

em que f é a fugacidade do gás. A fugacidade tem a mesma unidade que a pressão, mas não pode ser medida experimentalmente. Conforme a pressão do gás se aproxima de zero, o gás se aproxima do comportamento ideal, e a fugacidade e a pressão se tornam uma e a mesma quantidade.

Nosso próximo passo é encontrar maneiras de calcular a fugacidade de um gás em diferentes temperaturas e pressões. Para um gás ideal no estado-padrão, $P = 1$ bar. Gases reais a 1 bar de pressão não estão em seus estados-padrão, mas a diferença é pequena e, portanto, podemos supor que os valores de $\overline{G}^{\circ}$ nas Equações 1 e 2 sejam os mesmos (ver a Figura 9.3). Podemos agora escrever

$$\overline{G}_{\text{real}} - \overline{G}_{\text{ideal}} = RT \ln \frac{f}{P} \tag{3}$$

Para calcular $(\overline{G}_{\text{real}} - \overline{G}_{\text{ideal}})$, procedemos como se segue. A Equação 6.16, em quantidades molares, se torna

$$\left(\frac{\partial \overline{G}}{\partial P}\right)_T = \overline{V} \tag{4}$$

ou

$$d\overline{G} = \overline{V}dP$$

Essa equação se aplica a todos os gases, reais e ideais. Para um gás ideal,

$$\begin{aligned} d\overline{G}_{\text{ideal}} &= \overline{V}_{\text{ideal}}dP \\ &= \left(\frac{RT}{P}\right)dP \end{aligned} \tag{5}$$

porque $P\overline{V}_{\text{ideal}} = RT$ e

$$d\overline{G}_{\text{real}} = \overline{V}_{\text{real}}dP \tag{6}$$

O volume molar de um gás real, $\overline{V}_{\text{real}}$, pode ser medido diretamente ou calculado usando uma equação de estado para gases reais. Assim,

$$d(\overline{G}_{\text{real}} - \overline{G}_{\text{ideal}}) = \left(V_{\text{real}} - \frac{RT}{P}\right)dP$$

A integração entre $P = 0$, em que $\overline{G}_{\text{real}} = \overline{G}_{\text{ideal}}$ (quando a pressão é igual à fugacidade), e P, a pressão de interesse, fornece

$$\begin{aligned} \int_0^P d(\overline{G}_{\text{real}} - \overline{G}_{\text{ideal}}) &= \overline{G}_{\text{real}} - \overline{G}_{\text{ideal}} \\ &= \int_0^P \left[\overline{V}_{\text{real}} - \left(\frac{RT}{P}\right)\right]dP \end{aligned} \tag{7}$$

Substituindo a Equação 3 na Equação 7, obtemos

$$\begin{aligned} \ln\frac{f}{P} &= \frac{1}{RT}\int_0^P \left[\overline{V}_{\text{real}} - \left(\frac{RT}{P}\right)\right]dP \\ &= \int_0^P \left(\frac{\overline{V}_{\text{real}}}{RT} - \frac{1}{P}\right)dP \end{aligned} \tag{8}$$

ou

$$\ln f = \ln P + \int_0^P \left(\frac{\overline{V}_{\text{real}}}{RT} - \frac{1}{P}\right)dP \tag{9}$$

A integral na Equação 9 pode ser calculada graficamente se conhecermos $\overline{V}_{\text{real}}$ como função da pressão à temperatura T. Alternativamente, se $\overline{V}_{\text{real}}$ puder ser expresso como função da pressão por uma equação de estado, a integral pode ser calculada analiticamente. O exemplo seguinte ilustra a segunda abordagem.

EXEMPLO 1.

Uma equação de estado satisfatória para a amônia é a equação modificada de van der Waals $P(\overline{V} - b) = RT$, em que b é 0,0379 L mol^{-1}. Calcule a fugacidade do gás para uma pressão de 50 atm a 298 K.

RESPOSTA

Como $\overline{V}_{\text{real}} = (RT/P) + b$, a Equação 8 pode ser escrita como

$$\ln\frac{f}{P} = \int_0^{50\text{ atm}}\left(\frac{b}{RT}\right)dP$$

$$= \frac{(0{,}0379\text{ L mol}^{-1})(50\text{ atm})}{(0{,}08206\text{ L atm K}^{-1}\text{ mol}^{-1})(298\text{ K})} = 0{,}0775$$

Portanto,

$$f = Pe^{0{,}0775}$$
$$= (50\text{ atm})(1{,}08)$$
$$= 54\text{ atm}$$

COMENTÁRIO

Como a pressão é alta, não esperamos que o gás amônia se comporte idealmente. O coeficiente de fugacidade, γ, ou f/P, é 54/50, ou 1,1.

APÊNDICE **9.2**

As relações entre K_1 e K_2 e a constante de dissociação intrínseca K

Considere uma macromolécula (P) com dois sítios de ligação equivalentes e independentes. Suponha que esses dois sítios sejam distinguíveis de modo que possamos rotulá-los (1) e (2). Como esses sítios são equivalentes, a constante de equilíbrio para a dissociação do ligante (L), que denominaremos *constante de dissociação intrínseca* (K), é a mesma para os dois processos seguintes:

$$P + L \rightleftharpoons PL^{(1)} \quad K = \frac{[P][L]}{[PL^{(1)}]}$$

$$P + L \rightleftharpoons PL^{(2)} \quad K = \frac{[P][L]}{[PL^{(2)}]}$$

A concentração total de PL é dada por

$$\begin{aligned}[PL] &= [PL^{(1)}] + [PL^{(2)}] \\ &= \frac{[P][L]}{K} + \frac{[P][L]}{K} \\ &= \frac{2[P][L]}{K}\end{aligned} \tag{1}$$

Podemos também expressar o equilíbrio de ligação como

$$P + L \xrightleftharpoons{K_1} PL \quad \text{(qualquer sítio)}$$

em que

$$K_1 = \frac{[P][L]}{[PL]} \tag{2}$$

Substituindo a Equação (1) na Equação (2), obtemos

$$K_1 = \frac{[P][L]}{2[P][L]/K} = \frac{K}{2} \tag{3}$$

Retornando à definição de constante de dissociação intrínseca, vamos supor que os ligantes se liguem seqüencialmente aos sítios (1) e (2), de modo que podemos escrever

$$P + L \rightleftharpoons PL^{(1)} \qquad K = \frac{[P][L]}{[PL^{(1)}]}$$

$$PL^{(1)} + L \rightleftharpoons PL_2^{(1)(2)} \qquad K = \frac{[PL^{(1)}][L]}{[PL_2^{(1)(2)}]}$$

$$\text{Total:}\quad P + 2L \rightleftharpoons PL_2^{(1)(2)}$$

A constante de equilíbrio (de dissociação) para a reação total é o produto das constantes de equilíbrio para os passos individuais, isto é,

$$K_{global} = K^2 = \frac{[P][L]^2}{[PL_2^{(1)(2)}]} \tag{4}$$

ou

$$[PL_2^{(1)(2)}] = \frac{[P][L]^2}{K^2} \tag{5}$$

Para derivar a relação entre K_2 e K, escrevemos

$$\text{PL (qualquer sítio)} + L \overset{K_2}{\rightleftharpoons} PL_2^{(1)(2)}$$

em que

$$K_2 = \frac{[PL][L]}{[PL_2^{(1)(2)}]} \tag{6}$$

Substituindo as Equações 1 e 5 em 6, chegamos aos resultados

$$K_2 = \frac{(2[P][L]/K)[L]}{[P][L]^2/K^2} = 2K \tag{7}$$

e

$$K_2 = 4K_1 \tag{8}$$

Sugestões de leitura para aprofundamento

LIVROS

CRAMER, W. A.; KNAFF, D. H. *Energy transduction in biological membranes.* Nova York: Springer-Verlag, 1991.

EDSALL, J. T.; GUTFREUND, H. *Biothermodynamics.* Nova York: John Wiley & Sons, 1983.

HAROLD, F. M. *The vital force:* a study of bioenergetics. Nova York: W. H. Freeman, 1986.

KLOTZ, I. M. *Energy changes in biochemical reactions.* Nova York: Academic Press, 1967.

LEHNINGER, A. L. *Bioenergetics.* Nova York: W. A. Benjamin, 1965.

NICHOLLS, D. G. *Bioenergetics.* Nova York: Academic Press, 1982.

NICHOLLS, D. G.; FERGUSON, S. J. *Bioenergetics.* Nova York: Academic Press, 1992.

WYMAN, J.; GILL, S. J. *Binding and linkage*: functional chemistry of biological macromolecules. Mill Valley, CA: University Science Books, 1990.

ARTIGOS

Gerais

ALLSOP, R. T.; GEORGE, N. H. Le Chatelier's principle–a redundant principle? *Educ. Chem.* **21**, 82, 1984.

ANDERSON, K. Practical calculation of the equilibrium constant and the enthalpy of reaction at different temperature. *J. Chem. Educ.* **71**, 474, 1994.

BANERJEE, A. C. Teaching chemical equilibrium and thermodynamics in undergraduate general chemistry classes. *J. Chem. Educ.* **72**, 879, 1995. Ver também *J. Chem. Educ.* **73**, A261, 1996.

CHAPPLE, F. H. The temperature dependence of $\Delta G°$ and the equilibrium constant, K_{eq}; is there a paradox? *J. Chem. Educ.* **75**, 342, 1998.

GLASS, S. V.; DEKOCK, R. L. A mechanical analogue for chemical potential, extent of reaction, and the Gibbs energy. *J. Chem. Educ.* **75**, 190, 1998.

GOLD, J.; GOLD, V. Le Chatelier's principle and the law of van't Hoff, *Educ. Chem.* **22**, 82, 1985.

GORDUS, A. A. Chemical equilibrium. *J. Chem. Educ.* **68**, 138, 215, 291, 397, 566, 656, 759, 927, 1991.

HARRIS, W. F. Clarifying the concept of equilibrium in chemically reacting systems. *J. Chem. Educ.* **59**, 1034, 1982.

HERNANDEZ, M. L.; ALVARINO, J. M. On the dynamic nature of chemical equilibrium, *J. Chem. Educ.* **60**, 930, 1983.

HORUACK, F. M. Reaction thermodynamics: a flawed derivation, *J. Chem. Educ.* **69**, 112, 1992.

KEMP, H. R. The effect of temperature and pressure on equilibria: a derivation of the van't Hoff rules, *J. Chem. Educ.* **64**, 482, 1987.

LOGAN, S. R. Entropy of mixing and homogeneous equilibrium. *Educ. Chem.* **25**, 44, 1988.

MACDONALD, J. J. Equilibria e $\Delta G°$. *J. Chem. Educ.* **67**, 745, 1990.

MACDONALD, J. J. Equilibrium, free energy, and entropy: rates and differences, *J. Chem. Educ.* **67**, 380, 1990.

MACQUEEN, J. T. Some observations concerning the van't Hoff equation. *J. Chem. Educ.* **44**, 755, 1967.

OCHS, R. S. Thermodynamics and spontaneity., *J. Chem. Educ.* **73**, 952, 1996.

SEYMOUR, M. D.; FERNANDO, Q. Effect of ionic strength on equilibrium constants. *J. Chem. Educ.* **54**, 225, 1977.

TREPTOW, R. S. Free energy versus extent of reaction. *J. Chem. Educ.* **73**, 51, 1996. Ver também *J. Chem. Educ.* **74**, 22, 1997.

TREPTOW, R. S. How thermodynamic data and equilibrium constants changed when the standard-state pressure became 1 bar. *J. Chem. Educ.* **76**, 212, 1999.

TREPTOW, R. S.; JEAN, L. The iron blast furnace: a study in chemical thermodynamics. *J. Chem. Educ.* **75**, 43, 1998.

TYKODI, R. J. A better way of dealing with chemical equilibrium. *J. Chem. Educ.* **63**, 582, 1986.

WINK, D. J. The conversion of chemical energy. *J. Chem. Educ.* **69**, 264, 1992.

Fugacidade

COMBS, L. L. An altemative view of fugacity. *J. Chem. Educ.* **69**, 218, 1992.

DONKERSLOOT, M. C. A. Fugacity–more than a fake pressure. *J. Chem. Educ.* **69**, 290, 1992.

RAMSHAW, J. D. Fugacity and activity in a nutshell. *J. Chem. Educ.* **72**, 601. 1995.

WINN, J. S.The fugacity of van der Waals gas. *J. Chem. Educ.* **65,** 772, 1988.

Equilíbrios de ligação

ATLIE, A. D.; RAINES, R. T. Analysis of receptor-ligand interactions. *J. Chem. Educ.* **72**, 119, 1995.

BARTH, R. H. Dialysis. *Encyclopedia of Applied Physics.* In: TRIGG, G. L. (Ed.). Nova York: VCH Publishers, v. 4, p. 533, 1992.

KATZ, S. A.; PARFITT, C.; PURDY, R. Equilibrium dialysis. *J. Chem. Educ.* **47**, 721, 1970.

MARCOLINE, A. T.; ELGREN, T. E. A thermodynamic study of azide binding to myoglobin. *J. Chem. Educ.* **75**, 1622, 1998.

ORSTAN, A. and WOJCIK, J. F. Spectroscopic determination of protein-ligand binding constants. *J. Chem. Educ.* **64**, 814, 1987.

Termodinâmica bioquímica

ALBERTY, R. A. Biochemical thermodynamics. *Biochem. Biophys. Acta* **1207**, 1, 1994.

BANKS, B. E. C. Thermodynamics and biology. *Chem. Brit.* **5**, 514, 1969.

HINKLE, P. C.; McCARTHY, R. E. How cells make ATP, *Am.,* março 1972.

HUXLEY, A. F. Energetics of muscle. *Chem. Brit.* **6**, 477**,** 1970.

PAULING, L. Structure of high-energy molecules. *Chem. Brit.* **6**, 468**,** 1970.

RICHARDS, R. R. Composite formulated biochemical equilibria. *J. Chem. Educ.* **56**, 514, 1979.

SEGEL, I. H.; SEGEL, L. D. Energetics of biological processes. *Encyclopedia of Applied Physics:* TRIGG, G. L. (Ed.), Nova York: VCH Publishers, v. 6, p. 207, 1993.

WILKIE, D. Thermodynamics e biology. *Chem. Brit.* **6**, 473**,** 1970.

Problemas

Equilíbrio químico

9.1 As constantes de equilíbrio de reações gasosas podem ser expressas nos termos somente das pressões (K_P), somente das concentrações (K_c), ou somente das frações molares (K_x). Para a reação hipotética

$$aA(g) \rightleftharpoons bB(g)$$

derive as seguintes relações: (**a**) $K_p = K_c(RT)^{\Delta n} (P°)^{-\Delta n}$ e (**b**) $K_p = K_x P^{\Delta n} (P°)^{-\Delta n}$, em que Δn é a diferença no número de mols de produtos e reagentes, e P é a pressão total do sistema. Suponha comportamento de gás ideal.

9.2 A 1 024 °C, a pressão do gás oxigênio gerado na decomposição do óxido de cobre (II) (CuO) é 0,49 bar:

$$4CuO(s) \rightleftharpoons 2Cu_2O(s) + O_2(g)$$

(**a**) Qual é o valor de K_P para a reação? (**b**) Calcule quanto de CuO será decomposto se 0,16 mol desse composto for colocado em um frasco de 2,0 L a 1 024 °C. (**c**) Quanto seria decomposto se fosse utilizada uma amostra de 1,0 mol de CuO? (**d**) Qual é a menor quantidade de CuO (em mols) na qual o equilíbrio seria estabelecido?

9.3 O dióxido de nitrogênio gasoso é na realidade uma mistura de dióxido de nitrogênio (NO_2) e tetróxido de dinitrogênio (N_2O_4). Se a densidade dessa mistura é 2,3 g L^{-1} a 74 °C e 1,3 atm, calcule as pressões parciais dos gases e o valor de K_P para a dissociação do N_2O_4.

9.4 Cerca de 75% do hidrogênio produzido para uso industrial é preparado pelo processo de *reforma a vapor*. Esse processo é realizado em dois estágios chamados de reforma primária e secundária. No estágio primário, uma mistura de vapor de água e metano a aproximadamente 30 atm é aquecida sobre um catalisador de níquel a 800 °C gerando hidrogênio e monóxido de carbono:

$$CH_4(g) + H_2O(g) \rightleftharpoons CO(g) + 3H_2(g) \quad \Delta_r H° = 206 \text{ kJ mol}^{-1}$$

O estágio secundário é realizado a cerca de 1 000 °C, na presença de ar, para converter o metano remanescente em hidrogênio:

$$CH_4(g) + \tfrac{1}{2} O_2(g) \rightleftharpoons CO(g) + 2H_2(g) \quad \Delta_r H° = 35{,}7 \text{ kJ mol}^{-1}$$

(**a**) Que condições de temperatura e pressão favoreceriam a formação de produtos em ambos os estágios, primário e secundário? (**b**) A constante de equilíbrio, K_c, para o estágio primário é 18 a 800 °C. (**i**) Calcule o valor de K_P para a reação. (**ii**) Se as pressões parciais de metano e de vapor de água fossem 15 atm no início, quais seriam as pressões de todos os gases no equilíbrio?

9.5 Considere a reação

$$PCl_5(g) \rightleftharpoons PCl_3(g) + Cl_2(g)$$

para a qual $K_P = 1{,}05$ a 250 °C. Uma quantidade de 2,50 g de PCl_5 é colocada em um frasco evacuado de volume 0,500 L e aquecido a 250 °C. (**a**) Calcule a pressão de PCl_5 se ele não se dissociasse. (**b**) Calcule a pressão parcial de PCl_5 no equilíbrio. (**c**) Qual é a pressão total no equilíbrio? (**d**) Qual é o grau de dissociação do PCl_5? (O grau de dissociação é dado pela fração de PCl_5 que sofreu dissociação.)

9.6 A pressão de vapor de mercúrio é 0,002 mmHg a 26 °C. (**a**) Calcule os valores de K_c e K_P para o processo $Hg(l) \rightleftharpoons Hg(g)$. (**b**) Um químico quebra um termômetro e esparrama mercúrio pelo chão de um laboratório, o qual mede 6,1 m de comprimento, 5,3 m de largura e 3,1 m de altura. Calcule a massa de mercúrio (em gramas) vaporizada no equilíbrio e a concentração de vapor de mercúrio em mg m^{-3}. Essa concentração excede o limite de segurança de 0,05 mg m^{-3}? (Ignore o volume da mobília e de outros objetos no laboratório.)

9.7 Uma quantidade de 0,20 mol de dióxido de carbono foi aquecida a determinada temperatura com um excesso de grafite em um recipiente fechado até que o seguinte equilíbrio fosse alcançado:

$$C(s) + CO_2(g) \rightleftharpoons 2CO(g)$$

Sob estas condições, a massa molar média dos gases é 35 g mol^{-1}. (**a**) Calcule as frações molares de CO e CO_2. (**b**) Qual é o valor de K_P se a pressão total é 11 atm? (*Dica:* a massa molar média é a soma dos produtos das frações molares de cada gás multiplicadas por sua massa molar.)

Equação de van't Hoff

9.8 Considere a decomposição térmica de $CaCO_3$:

$$CaCO_3(s) \rightleftharpoons CaO(s) + CO_2(g)$$

As pressões de vapor de equilíbrio de CO_2 são 22,6 mmHg a 700 °C e 1 829 mmHg a 950 °C. Calcule a entalpia-padrão da reação.

9.9 Considere a seguinte reação:

$$CO_2(g) + H_2(g) \rightleftharpoons CO(g) + H_2O(g)$$

A constante de equilíbrio é 0,534 a 960 K e 1,571 a 1 260 K. Qual é a entalpia da reação?

9.10. A pressão de vapor de gelo-seco (CO_2 sólido) é 672,2 torr a −80 °C e 1 486 torr a −70 °C. Calcule o calor molar de sublimação do CO_2.

9.11 O óxido nítrico do escapamento dos carros é o principal poluente do ar. Calcule a constante de equilíbrio para a reação

$$N_2(g) + O_2(g) \rightleftharpoons 2NO(g)$$

a 25 °C usando os dados listados no Apêndice B. Suponha que $\Delta_r H°$ tanto como $\Delta_r S°$ são independentes da temperatura. Calcule a constante de equilíbrio a 1 500 °C, que é a temperatura típica dentro dos cilindros do motor de um carro depois de ter estado em movimento por algum tempo.

$\Delta G°$ e K

9.12 Calcule o valor de $\Delta_r G°$ para cada uma das seguintes constantes de equilíbrio: $1,0 \times 10^{-4}$, $1,0 \times 10^{-2}$, 1,0, $1,0 \times 10^2$ e $1,0 \times 10^4$ a 298 K.

9.13 Use os dados listados no Apêndice B para calcular a constante de equilíbrio, K_P, para a síntese do HCl a 298 K:

$$H_2(g) + Cl_2(g) \rightleftharpoons 2HCl(g)$$

Qual é o valor de K_P se o equilíbrio é expresso como

$$\tfrac{1}{2} H_2(g) + \tfrac{1}{2} Cl_2(g) \rightleftharpoons HCl(g)$$

9.14 A dissociação do N_2O_4 em NO_2 é 16,7% completa a 298 K e 1 atm:

$$N_2O_4(g) \rightleftharpoons 2NO_2(g)$$

Calcule a constante de equilíbrio e a variação na energia de Gibbs-padrão para a reação. [*Dica:* Seja α o grau de dissociação e mostre que $K_P = 4\alpha^2P/(1 - \alpha^2)$, em que P é a pressão total.]

9.15 As energias de Gibbs-padrão de formação de *cis*- e *trans*-2-buteno gasosos são 67,15 kJ mol^{-1} e 64,10 kJ mol^{-1}, respectivamente. Calcule a razão das pressões de equilíbrio dos isômeros gasosos a 298 K.

9.16 Considere a decomposição do carbonato de cálcio:

$$CaCO_3(s) \rightleftharpoons CaO(s) + CO_2(g)$$

(**a**) Escreva uma expressão para a constante de equilíbrio (K_P) para a reação. (**b**) A velocidade de decomposição é lenta até que a pressão parcial do dióxido de carbono seja igual a 1 bar. Calcule a temperatura na qual a decomposição se torna espontânea. Suponha que $\Delta_r H°$ e $\Delta_r S°$ são independentes da temperatura. Use os dados do Apêndice B para os seus cálculos.

9.17 Use os dados do Apêndice B para calcular a constante de equilíbrio (K_P) para a seguinte reação a 25 °C:

$$2SO_2(g) + O_2(g) \rightleftharpoons 2SO_3(g)$$

Calcule K_P para a reação a 60 °C (**a**) usando a equação de van't Hoff, isto é, a Equação 9.17; (**b**) usando a equação de Gibbs-Helmhotz, isto é, a Equação 6.15, para encontrar $\Delta_r G°$ a 60 °C e, então, K_P à mesma temperatura; e (**c**) usando $\Delta_r G° = \Delta_r H° - T\,\Delta_r S°$ para encontrar $\Delta_r G°$ a 60 °C e, então, K_P à mesma temperatura. Especifique as aproximações utilizadas em cada caso e compare os resultados. (*Dica:* da Equação 6.15, você pode derivar a relação abaixo.)

$$\frac{\Delta_r G_2}{T_2} - \frac{\Delta_r G_1}{T_1} = \Delta_r H\left(\frac{1}{T_2} - \frac{1}{T_1}\right)$$

Princípio de Le Chatelier

9.18 Considere a reação

$$2NO_2(g) \rightleftharpoons N_2O_4(g) \quad \Delta_r H° = -58{,}04 \text{ kJ mol}^{-1}$$

Preveja o que acontece ao sistema no equilíbrio se (**a**) a temperatura for aumentada; (**b**) a pressão no sistema for aumentada; (**c**) um gás inerte for adicionado ao sistema a pressão constante; (**d**) um gás inerte for adicionado ao sistema a volume constante; e (**e**) um catalisador for adicionado ao sistema.

9.19 Com relação ao Problema 9.14, calcule o grau de dissociação do N_2O_4 se a pressão total for 10 atm. Comente o resultado.

9.20 Em determinada temperatura, as pressões de equilíbrio de NO_2 e N_2O_4 são 1,6 bar e 0,58 bar, respectivamente. Se o volume do recipiente for dobrado, a temperatura constante, quais seriam as pressões parciais dos gases quando o equilíbrio fosse restabelecido?

9.21 A casca dos ovos é composta principalmente por carbonato de cálcio ($CaCO_3$) formado pela reação

$$Ca^{2+}(aq) + CO_3^{2-}(aq) \rightleftharpoons CaCO_3(s)$$

Os íons carbonato são fornecidos pelo dióxido de carbono produzido durante o metabolismo. Explique por que a casca dos ovos é mais fina no verão, quando as galinhas estão mais ofegantes. Sugira uma solução para essa situação.

9.22 A fotossíntese pode ser representada pela reação

$$6CO_2(g) + 6H_2O(l) \rightleftharpoons C_6H_{12}O_6(s) + 6O_2(g) \quad \Delta_r H° = 2\,801 \text{ kJ mol}^{-1}$$

Explique como o equilíbrio seria afetado pelas seguintes mudanças: (**a**) a pressão parcial do CO_2 é aumentada; (**b**) O_2 é removido da mistura; (**c**) $C_6H_{12}O_6$ (glicose) é removida da mistura; (**d**) mais água é adicionada; (**e**) um catalisador é adicionado; (**f**) a temperatura é diminuída; e (**g**) mais luz do sol incide sobre as plantas.

9.23 Quando um gás foi aquecido à pressão atmosférica e a 25 °C, sua cor ficou mais forte. O aquecimento acima de 150 °C causou um desbotamento da cor e, a 550 °C, a cor quase não era detectável. A 550 °C, entretanto, a cor foi parcialmente recuperada, aumentando a pressão do sistema. Quais dos seguintes cenários melhor se adaptam a essa descrição? Justifique sua escolha. (**a**) A mistura de hidrogênio e bromo; (**b**) bromo puro; e (**c**) uma mistura de dióxido de nitrogênio e tetróxido de dinitrogênio. (*Dica:* o bromo é avermelhado e o dióxido de nitrogênio é marrom. Os outros gases são incolores.)

9.24 Industrialmente, o sódio metálico é obtido pela eletrólise de cloreto de sódio fundido. A reação no cátodo é $Na^+ + e^- \rightarrow Na$. Talvez esperássemos que o potássio metálico também pudesse ser preparado pela eletrólise de cloreto de potássio fundido. Entretanto, o potássio metálico é solúvel em cloreto de potássio fundido e, portanto, é difícil de ser recuperado. Além disso, o potássio vaporiza rapidamente na temperatura da operação, criando situações perigosas. Em vez disso, é preparado pela destilação de cloreto de potássio fundido na presença de vapor de sódio a 892 °C:

$$Na(g) + KCl(l) \rightleftharpoons NaCl(l) + K(g)$$

Considerando que o potássio é um agente redutor mais forte que o sódio, explique por que essa abordagem funciona. (Os pontos de ebulição do sódio e do potássio são 892 °C e 770 °C, respectivamente.)

9.25 As pessoas que vivem em altitudes maiores têm um teor mais elevado de hemoglobina nas células vermelhas do que as que moram no nível do mar. Explique.

Equilíbrios de ligação

9.26 Derive a Equação 9.23 a partir da Equação 9.21.

9.27 O íon de cálcio liga-se a determinada proteína para formar um complexo 1 : 1. Os seguintes dados foram obtidos em um experimento:

Ca^{2+} total/ μM	60	120	180	240	480
Ca^{2+} ligado à proteína/μM	31,2	51,2	63,4	70,8	83,4

Determine graficamente a constante de dissociação do complexo Ca^{2+}–proteína. A concentração de proteína foi mantida a 96 μM para cada série. (1 $\mu M = 1 \times 10^{-6}$ M.)

9.28 Um experimento de diálise de equilíbrio mostrou que as concentrações do ligante livre, do ligante ligado e da proteína são $1{,}2 \times 10^{-5}$ M, $5{,}4 \times 10^{-6}$ M e $4{,}9 \times 10^{-6}$ M, respectivamente. Calcule a constante de dissociação para a reação $PL \rightleftharpoons P + L$. Suponha que exista um sítio de ligação por molécula de proteína.

Bioenergética

9.29 A reação

$$\text{L-glutamato} + \text{piruvato} \rightarrow \alpha\text{-cetoglutarato} + \text{L-alanina}$$

é catalisada pela enzima L-glutamato-piruvato aminotransferase. A 300 K, a constante de equilíbrio para a reação é 1,11. Preveja se a reação direta (da esquerda para a direita) ocorrerá espontaneamente se as concentrações de reagentes e produtos forem: [L-glutamato] = $3{,}0 \times 10^{-5}$ M; [piruvato] = $3{,}3 \times 10^{-4}$ M; [α-cetoglutarato] = $1{,}6 \times 10^{-2}$ M; e [L-alanina] = $6{,}25 \times 10^{-3}$ M.

9.30 Como mencionado neste capítulo, a energia de Gibbs-padrão para a hidrólise de ATP a ADP a 310 K é aproximadamente $-30{,}5$ kJ mol^{-1}. Calcule o valor de $\Delta_r G^{\circ\prime}$ para a reação no músculo de um peixe marinho polar a $-1{,}5$ °C. (*Dica:* $\Delta_r H^{\circ\prime} = -20{,}1$ kJ mol^{-1}.)

9.31 Sob condições de estado-padrão, um dos passos na glicólise não ocorre espontaneamente:

$$\text{glicose} + HPO_4^{2-} \rightarrow \text{glicose 6-fosfato} + H_2O \quad \Delta_r G^{\circ\prime} = 13{,}4 \text{ kJ mol}^{-1}$$

Pode a reação ocorrer no citoplasma de uma célula onde as concentrações são: [glicose] $= 4{,}5 \times 10^{-2}$ *M*; $[HPO_4^{2-}] = 2{,}7 \times 10^{-3}$ *M;* e [glicose 6-fosfato] $= 1{,}6 \times 10^{-4}$ *M*, sendo a temperatura 310 K?

9.32 A formação de um dipeptídeo é o primeiro passo na direção da síntese de uma molécula de proteína. Considere a seguinte reação:

$$\text{glicina} + \text{glicina} \rightarrow \text{glicilglicina} + H_2O$$

Use os dados do Apêndice B para calcular o valor de $\Delta_r G^{\circ\prime}$ e a constante de equilíbrio a 298 K, tendo em mente que a reação é realizada em uma solução-tampão aquosa. Suponha que o valor de $\Delta_r G^{\circ\prime}$ seja essencialmente o mesmo a 310 K. Que conclusão você pode tirar sobre o resultado?

9.33 A partir das seguintes reações a 25 °C:

$$\text{fumarato}^{2-} + NH_4^+ \rightarrow \text{aspartato}^- \quad \Delta_r G^{\circ\prime} = -36{,}7 \text{ kJ mol}^{-1}$$

$$\text{fumarato}^{2-} + H_2O \rightarrow \text{malato}^{2-} \quad \Delta_r G^{\circ\prime} = -2{,}9 \text{ kJ mol}^{-1}$$

calcule a variação na energia de Gibbs-padrão e a constante de equilíbrio para a seguinte reação:

$$\text{malato}^{2-} + NH_4^+ \rightarrow \text{aspartato}^- + H_2O$$

9.34 Um polipeptídeo pode existir ou na forma helicoidal ou na forma de espiral aleatória. A constante de equilíbrio para a reação de equilíbrio da transição da forma helicoidal para a espiral aleatória é 0,86 a 40 °C e 0,35 a 60 °C. Calcule os valores de $\Delta_r H^{\circ}$ e $\Delta_r S^{\circ}$ para a reação.

Problemas adicionais

9.35 Liste as duas diferenças mais importantes entre um estado estacionário e um estado de equilíbrio.

9.36 A certa temperatura, as pressões parciais no equilíbrio são $P_{NH_3} = 321{,}6$ atm, $P_{N_2} = 69{,}6$ atm e $P_{H_2} = 208{,}8$ atm, respectivamente. (**a**) Calcule o valor de K_P para a reação descrita no Exemplo 9.1. (**b**) Calcule a constante de equilíbrio termodinâmico se $\gamma_{NH_3} = 0{,}782$, $\gamma_{N_2} = 1{,}266$ e $\gamma_{H_2} = 1{,}243$.

9.37 Com base no material coberto até agora no texto, descreva de quantos modos você puder as formas de calcular o valor de $\Delta_r G^{\circ}$ para um processo.

9.38 A solubilidade do *n*-heptano em água é 0,050 g por litro de solução a 25 °C. Qual é a variação na energia de Gibbs para o processo hipotético de dissolução de *n*-heptano em água a uma concentração de 2,0 g L^{-1} à mesma temperatura? (*Dica:* primeiro calcule o valor de $\Delta_r G^{\circ}$ para um processo em equilíbrio e, então, o valor de $\Delta_r G$ usando a Equação 9.6.)

9.39 Neste capítulo, introduzimos a quantidade $\Delta_r G^{\circ\prime}$, que é a variação na energia de Gibbs-padrão para uma reação em que os reagentes e os produtos estão em seus estados-padrão bioquímicos. A discussão focalizou o consumo e a liberação de íons H^+. A $\Delta_r G^{\circ\prime}$ pode também ser aplicada a reações que envolvam o consumo e a liberação de gases como O_2 e CO_2. Nesses casos, os estados-padrão bioquímicos são $P_{O_2} = 0{,}2$ bar e $P_{CO_2} = 0{,}0003$ bar, em que 0,2 bar e 0,0003 bar são as pressões parciais de O_2 e CO_2 no ar, respectivamente. Considere a reação

$$A(aq) + B(aq) \rightarrow C(aq) + CO_2(g)$$

em que A, B e C são espécies moleculares. Derive uma relação entre $\Delta_r G°$ e $\Delta_r G°'$ para essa reação a 310 K.

9.40 A ligação do oxigênio à hemoglobina (Hb) é bastante complexa, mas para os nossos propósitos podemos representar a reação como

$$Hb(aq) + O_2(g) \rightarrow HbO_2(aq)$$

Se o valor de $\Delta_r G°$ para a reação é $-11,2$ kJ mol^{-1} a 20 °C, calcule o valor de $\Delta_r G°'$ para a reação. (*Dica:* consulte o resultado do Problema 9.39.)

9.41 O valor do K_{ps} do AgCl é $1,6 \times 10^{-10}$ a 25 °C. Qual é seu valor a 60 °C?

9.42 Muitos hidrocarbonetos existem como isômeros estruturais, que são compostos com a mesma fórmula molecular, mas estruturas diferentes. Por exemplo, tanto o butano como o isobutano têm a mesma fórmula molecular C_4H_{10}. Calcule a porcentagem em mols dessas moléculas em uma mistura em equilíbrio a 25 °C, dado que a energia de Gibbs-padrão de formação do butano é $-15,9$ kJ mol^{-1} e a do isobutano é $-18,0$ kJ mol^{-1}. Seu resultado é condizente com a noção de que os hidrocarbonetos de cadeia reta (isto é, hidrocarbonetos nos quais os átomos de carbono se unem em linha) são menos estáveis do que os hidrocarbonetos de cadeia ramificada?

9.43 Considere o sistema em equilíbrio $3A \rightleftharpoons B$. Esquematize a variação nas concentrações de A e B com o tempo para as seguintes situações: (**a**) inicialmente, somente A está presente; (**b**) inicialmente, somente B está presente; e (**c**) inicialmente, A e B estão presentes (com A em maior concentração). Em cada caso, suponha que a concentração de B seja maior que a de A no equilíbrio.

CAPÍTULO 10

Eletroquímica

Diz-se que Prometeus trouxe o fogo a serviço da humanidade;
a eletricidade, no entanto, devemos a Faraday.
— Sir William Bragg

As reações eletroquímicas agem de modo inverso ao da ação da eletrólise. Enquanto a eletrólise converte energia elétrica em energia química, as reações eletroquímicas convertem energia química diretamente em energia elétrica. Há uma diferença conveniente entre reações eletroquímicas e reações químicas: a variação da energia de Gibbs para uma reação eletroquímica é equivalente ao trabalho elétrico máximo realizado, que pode ser medido facilmente.

Neste capítulo, discutiremos os princípios básicos da eletroquímica e suas aplicações a sistemas químicos e biológicos, incluindo potenciais de membrana.

10.1 Células eletroquímicas

Quando uma peça de zinco metálico é colocada em uma solução de $CuSO_4$, dois fenômenos acontecem. Parte do zinco metálico entra na solução na forma de íons Zn^{2+} e, obviamente, parte dos íons Cu^{2+} é convertida em cobre metálico no eletrodo. Essa reação redox espontânea é representada por

$$Zn(s) + Cu^{2+}(aq) \rightarrow Zn^{2+}(aq) + Cu(s)$$

Com o tempo, o azul da solução de $CuSO_4$ se desvanece. De modo semelhante, se um pedaço de fio de cobre for colocado em uma solução de $AgNO_3$, a prata metálica se deposita no fio de cobre e a solução gradualmente se torna azul em razão da presença dos íons Cu^{2+} hidratados. Nos dois casos, nada acontecerá se trocarmos os papéis dos metais envolvidos.

Suponha agora que os metais zinco e cobre sejam colocados em dois compartimentos separados com soluções de $ZnSO_4$ e $CuSO_4$, respectivamente, como mostrado na Figura 10.1. Essas soluções são conectadas por uma *ponte salina*, um tubo que contém uma solução eletrolítica inerte, como NH_4NO_3 ou KCl. Impede-se que essa solução venha a fluir para dentro dos compartimentos adaptando um disco sinterizado em cada uma das extremidades do tubo ou misturando um material gelatinoso, como ágar-ágar, à solução eletrolítica. Quando os dois eletrodos são conectados por um pedaço de fio metálico, fluirão elétrons do eletrodo de zinco para o eletrodo de cobre através do fio externo. Ao mesmo tempo, o zinco se dissolverá no compartimento esquerdo, for-

Ágar-ágar é um polissacarídeo.

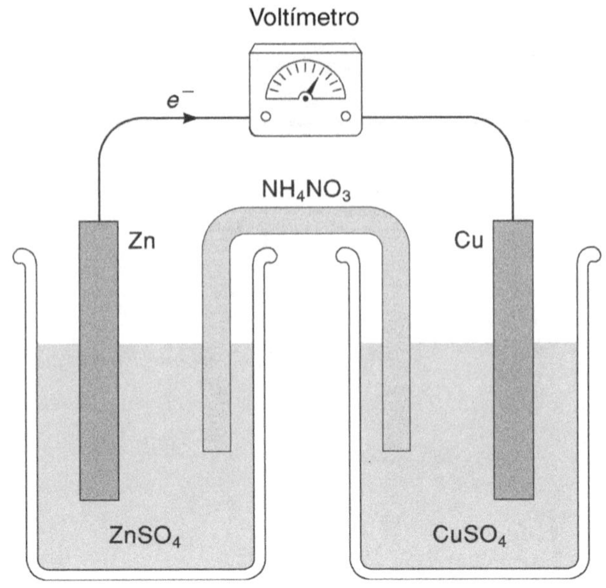

Figura 10.1
Diagrama esquemático de uma célula galvânica. Elétrons fluem externamente do eletrodo de zinco para o eletrodo de cobre. Em solução, os ânions (SO_4^{2-} e NO_3^-) movem-se em direção ao ânodo de zinco, enquanto os cátions (Zn^{2+}, Cu^{2+} e NH_4^+) movem-se em direção ao cátodo de cobre.

mando íons Zn^{2+}, e os íons Cu^{2+} serão convertidos em cobre metálico no eletrodo de cobre. A finalidade da ponte salina é completar o circuito elétrico entre as duas soluções e facilitar o movimento dos íons de um compartimento para outro.

O arranjo descrito é conhecido como *célula de Daniell*, um tipo de *célula galvânica* ou *voltaica*, também denominada pilha de Daniell ou bateria de Daniell. A operação de células galvânicas baseia-se em reações de oxi-redução, ou reações *redox*. Para a célula zinco–cobre, as reações redox podem ser expressas como reações nos eletrodos:

$$\text{Ânodo:} \qquad Zn(s) \rightarrow Zn^{2+}(aq) + 2e^-$$
$$\text{Cátodo:} \qquad Cu^{2+}(aq) + 2e^- \rightarrow Cu(s)$$

O eletrodo de zinco é chamado de *ânodo*, em que ocorre a oxidação (perda de elétrons); o eletrodo de cobre é chamado de *cátodo*, em que ocorre a redução (ganho de elétrons). O *diagrama de célula* para a célula de Daniell é dado por

$$Zn(s)|ZnSO_4(1{,}00\ M)|\,|CuSO_4(1{,}00\ M)|Cu(s)$$

A barra vertical simples representa uma fronteira de fase. As barras verticais duplas denotam a ponte salina. Por convenção, o ânodo é escrito primeiro, à esquerda das linhas duplas, e os outros componentes aparecem na ordem em que os encontraríamos ao ir do ânodo para o cátodo. As concentrações das soluções são usualmente indicadas no diagrama de célula.

O fato de os elétrons fluírem do ânodo para o cátodo significa que há uma diferença de potencial entre os eletrodos, que denominamos *força eletromotriz*, ou fem (E), da célula. Para a célula de Daniell, $E = 1{,}104$ V a 298 K e concentrações molares iguais de $CuSO_4$ e $ZnSO_4$.

A fem de uma célula é geralmente medida com um potenciômetro (Figura 10.2). Uma célula S, que tem uma fem maior que as fems das outras células a serem medidas, é conectada às extremidades de um fio uniforme (AB), de alta resistência. A célula em estudo, X, é conectada à extremidade A e a um galvanômetro, que detecta o fluxo de corrente elétrica. Em um experimento típico, o contato móvel — indicado pela flecha — se desloca ao longo de AB para um ponto C, no qual o galvanômetro registra o fluxo zero de corrente. Nesse ponto, o potencial da célula S através de AC é exatamente balanceado pela fem da célula X, E_x. O processo é repetido com a célula W, cuja fem, E_w, é conhecida com precisão. Se o novo ponto de equilíbrio for C′, escrevemos

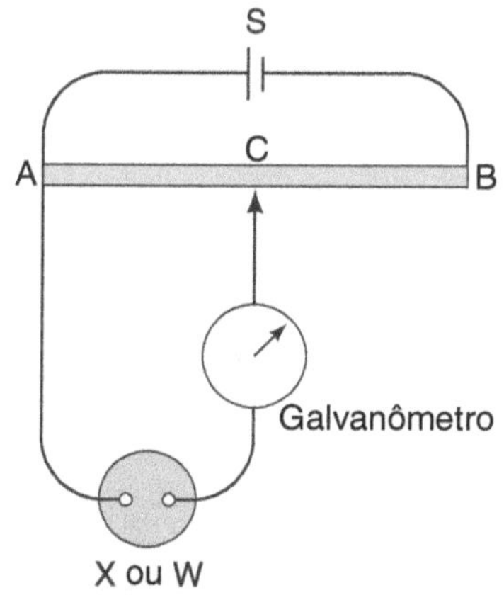

Figura 10.2
Medida da fem de uma célula usando um potenciômetro.

$$\frac{E_x}{E_w} = \frac{AC}{AC'}$$

Normalmente, W é uma célula de Weston (E_w = 1,018 V a 298 K), de modo que

$$E_x = 1{,}018 \text{ V} \times \frac{AC}{AC'}$$

Medidas precisas de fem de células são essenciais para calcular quantidades termodinâmicas de reações eletroquímicas.

10.2 Potencial de um único eletrodo

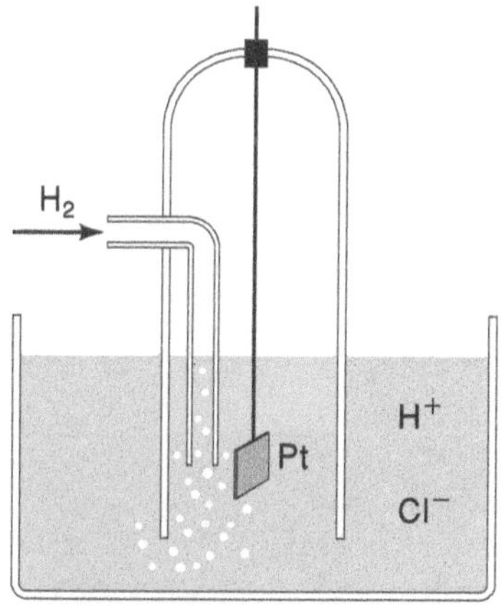

Figura 10.3
Diagrama esquemático de um eletrodo a gás hidrogênio. O gás hidrogênio borbulha em uma solução com íons H^+. A reação redox ocorre no metal platina imerso na solução.

Assim como é impossível o monitoramento da atividade de um único íon, também é impossível medir o potencial de um único eletrodo. Qualquer circuito completo deve conter dois eletrodos. Por convenção, medimos o potencial de todos os eletrodos em relação ao *eletrodo-padrão de hidrogênio*, ou EPH (Figura 10.3). O potencial do EPH a 298 K, 1 bar de pressão de H_2 e 1 *M* de concentração de H^+ (mais corretamente, atividade unitária) é arbitrariamente ajustado para zero; isto é,

$$H^+(1\,M) + e^- \rightleftharpoons \tfrac{1}{2}H_2(1 \text{ bar}) \quad E^\circ = 0 \text{ V}$$

As setas duplas significam que o EPH pode agir como cátodo ou como ânodo. A fem medida será então o potencial do outro eletrodo. Note que não precisamos empregar o eletrodo-padrão de hidrogênio para todas as medidas. Como veremos, é mais conveniente usar outros eletrodos que tenham sido calibrados empregando como referência o EPH para medir os potenciais-padrão de outros eletrodos.

A Tabela 10.1 lista os *potenciais de redução-padrão* para algumas reações de eletrodo comuns. Quanto mais positivo o potencial de redução-padrão, maior a força do agente oxidante. Assim, F_2 é o agente oxidante mais forte porque tem a maior tendência de retirar elétrons e F^- é o agente redutor mais fraco. O agente oxidante mais fraco é o Li^+, o que torna o metal lítio o agente redutor mais poderoso. Os potenciais de redução-padrão são medidos a 298 K para soluções aquosas em que a concentração de cada espécie dissolvida é 1 *M* e o gás está a 1 bar.

Perceba que o potencial de eletrodo é uma propriedade intensiva, cujo valor depende apenas do tipo de substância, da concentração e da temperatura e não do tamanho do eletrodo ou da quantidade de solução presente. Além disso, as reações de eletrodo são reversíveis. Dependendo das condições, qualquer eletrodo pode agir como ânodo ou como cátodo. Quando revertemos uma reação de eletrodo, o valor numérico de $E°$ permanece o mesmo, porém seu sinal muda. Por exemplo,

$$Sr^{2+}(aq) + 2e^- \rightarrow Sr(s) \quad E° = -2{,}899\ V$$

e

$$Sr(s) \rightarrow Sr^{2+}(aq) + 2e^- \quad E° = 2{,}899\ V$$

O potencial de eletrodo-padrão para qualquer célula eletroquímica pode ser prontamente obtido a partir dos dados da Tabela 10.1 Por convenção, a fem de uma célula galvânica ($E°$) é dada por

$$E° = E°_{\text{cátodo}} - E°_{\text{ânodo}} \tag{10.1}$$

Tabela 10.1
Potenciais de redução-padrão, $E°$, para reações de eletrodo a 298 K (pH = 0)[a]

Eletrodo	Reação de eletrodo	$E°/V$
$Pt\|F_2\|F^-$	$F_2(g) + 2e^- \rightarrow 2F^-$	+2,87
$Pt\|Co^{3+}, Co^{2+}$	$Co^{3+} + e^- \rightarrow Co^{2+}$	+1,92
$Pt\|Ce^{4+}, Ce^{3+}$	$Ce^{4+} + e^- \rightarrow Ce^{3+}$	+1,72
$Pt\|MnO_4^-, Mn^{2+}$	$MnO_4^- + 8H^+ + 5e^- \rightarrow Mn^{2+} + 4H_2O$	+1,507
$Pt\|Mn^{3+}, Mn^{2+}$	$Mn^{3+} + e^- \rightarrow Mn^{2+}$	+1,54
$Au\|Au^{3+}$	$Au^{3+} + 3e^- \rightarrow Au$	+1,498
$Pt\|Cl_2\|Cl^-$	$Cl_2(g) + 2e^- \rightarrow 2Cl^-$	+1,36
$Pt\|Cr_2O_7^{2-}, Cr^{3+}$	$Cr_2O_7^{2-} + 14H^+ + 6e^- \rightarrow 2Cr^{3+} + 7H_2O$	+1,23
$Pt\|Tl^{3+}, Tl^+$	$Tl^{3+} + 2e^- \rightarrow Tl^+$	+1,252
$Pt\|O_2, H_2O$	$O_2(g) + 4H^+ + 4e^- \rightarrow 2H_2O$	+1,229
$Pt\|Br_2, Br^-$	$Br_2 + 2e^- \rightarrow 2Br^-$	+1,087
$Pt\|Hg^{2+}, Hg_2^{2+}$	$2Hg^{2+} + 2e^- \rightarrow Hg_2^{2+}$	+0,92
$Hg\|Hg^{2+}$	$Hg^{2+} + 2e^- \rightarrow Hg$	+0,851
$Ag\|Ag^+$	$Ag^+ + e^- \rightarrow Ag$	+0,800
$Pt\|Fe^{3+}, Fe^{2+}$	$Fe^{3+} + e^- \rightarrow Fe^{2+}$	+0,771
$Pt\|I_2, I^-$	$I_2 + 2e^- \rightarrow 2I^-$	+0,536
$Pt\|O_2, OH^-$	$O_2(g) + 2H_2O + 4e^- \rightarrow 4OH^-$	+0,401
$Pt\|Fe(CN)_6^{3-}, Fe(CN)_6^{4-}$	$Fe(CN)_6^{3-} + e^- \rightarrow Fe(CN)_6^{4-}$	+0,36
$Cu\|Cu^{2+}$	$Cu^{2+} + 2e^- \rightarrow Cu$	+0,342
$Pt\|Hg\|Hg_2Cl_2\|Cl^-$	$Hg_2Cl_2 + 2e^- \rightarrow 2Hg + 2Cl^-$	+0,268
$Ag\|AgCl\|Cl^-$	$AgCl + e^- \rightarrow Ag + Cl^-$	+0,222
$Pt\|Sn^{4+}, Sn^{2+}$	$Sn^{4+} + 2e^- \rightarrow Sn^{2+}$	+0,151

[a]A maior parte dos dados foi obtida de *CRC Handbook of Chemistry and Physics*, 74. ed. Boca Raton, FL: CRC Press, 1993.

em que ambos os termos, $E^\circ_{\text{cátodo}}$ e $E^\circ_{\text{ânodo}}$, referem-se ao potencial de redução-padrão. Usando a célula de Daniell como exemplo, escrevemos

$$\begin{array}{ll} \text{Ânodo:} & Zn(s) \rightarrow Zn^{2+}(aq) + 2e^- \\ \text{Cátodo:} & Cu^{2+}(aq) + 2e^- \rightarrow Cu(s) \\ \hline \text{Global:} & Zn(s) + Cu^{2+}(aq) \rightarrow Zn^{2+}(aq) + Cu(s) \end{array}$$

Assim, calculamos a fem da célula como

$$\begin{aligned} E^\circ &= 0{,}342\ \text{V} - (-0{,}762\ \text{V}) \\ &= 1{,}104\ \text{V} \end{aligned}$$

Eletrodo	Reação de eletrodo	E°/V
$Pt\|Cu^{2+}, Cu^+$	$Cu^{2+} + e^- \rightarrow Cu^+$	+0,153
$Ag\|AgBr\|Br^-$	$AgBr + e^- \rightarrow Ag + Br^-$	+0,0713
$Pt\|H_2\|H^+$	$2H^+ + 2e^- \rightarrow H_2$	0,0
$Pb\|Pb^{2+}$	$Pb^{2+} + 2e^- \rightarrow Pb$	−0,126
$Sn\|Sn^{2+}$	$Sn^{2+} + 2e^- \rightarrow Sn$	−0,138
$Co\|Co^{2+}$	$Co^{2+} + 2e^- \rightarrow Co$	−0,277
$Tl\|Tl^+$	$Tl^+ + e^- \rightarrow Tl$	−0,336
$Pb\|PbSO_4\|SO_4^{2-}$	$PbSO_4 + 2e^- \rightarrow Pb + SO_4^{2-}$	−0,359
$Cd\|Cd^{2+}$	$Cd^{2+} + 2e^- \rightarrow Cd$	−0,403
$Pt\|Cr^{3+}, Cr^{2+}$	$Cr^{3+} + e^- \rightarrow Cr^{2+}$	−0,41
$Fe\|Fe^{2+}$	$Fe^{2+} + 2e^- \rightarrow Fe$	−0,447
$Zn\|Zn^{2+}$	$Zn^{2+} + 2e^- \rightarrow Zn$	−0,762
$Pt\|H_2O\|H_2, OH^-$	$2H_2O + 2e^- \rightarrow H_2 + 2OH^-$	−0,828
$Mn\|Mn^{2+}$	$Mn^{2+} + 2e^- \rightarrow Mn$	−1,180
$Al\|Al^{3+}$	$Al^{3+} + 3e^- \rightarrow Al$	−1,662
$Mg\|Mg^{2+}$	$Mg^{2+} + 2e^- \rightarrow Mg$	−2,372
$Na\|Na^+$	$Na^+ + e^- \rightarrow Na$	−2,714
$Ca\|Ca^{2+}$	$Ca^{2+} + 2e^- \rightarrow Ca$	−2,868
$Sr\|Sr^{2+}$	$Sr^{2+} + 2e^- \rightarrow Sr$	−2,899
$Ba\|Ba^{2+}$	$Ba^{2+} + 2e^- \rightarrow Ba$	−2,905
$K\|K^+$	$K^+ + e^- \rightarrow K$	−2,931
$Li\|Li^+$	$Li^+ + e^- \rightarrow Li$	−3,05

Finalmente, note que, conforme as reações de eletrodo progridem, as concentrações em ambos os compartimentos, anódico e catódico, mudam e os solutos não se encontram mais em suas concentrações de estado-padrão. Portanto, a fem de uma célula refere-se apenas ao valor inicial medido.

10.3 Termodinâmica de células eletroquímicas

Para relacionarmos a energia eletroquímica associada a uma célula à $\Delta_r G$, a célula deve comportar-se reversivelmente do seguinte modo. Se aplicarmos um potencial externo exatamente igual, porém oposto ao da célula, nenhuma reação ocorrerá dentro da célula. Uma diminuição ou um aumento infinitesimal no potencial externo levaria ou à reação normal ou à reação reversa da célula. Qualquer célula que satisfaça a essas condições é chamada *célula reversível.* A situação descrita aqui é análoga à expansão reversível de um gás, discutida na Seção 4.1. Naturalmente, sob condições normais, as células nunca operam reversivelmente; se elas operassem, nenhuma corrente fluiria através delas. No entanto, ao medir a fem de uma célula, vemos o que seria necessário para reverter a reação. Na verdade, no ponto de equilíbrio, o fluxo de corrente líquido é zero, como discutido anteriormente (ver Figura 10.2).

Considere uma reação de célula eletroquímica em que os elétrons são transferidos de um eletrodo para outro (isto é, do ânodo para o cátodo). A quantidade de carga por mol de reação, Q (em coulombs), é dada por

$$Q = \nu F$$

em que ν é o coeficiente estequiométrico e F é a constante de Faraday, que é a carga transportada por 1 mol de elétrons; isto é,

$$\begin{aligned}\text{Constante de Faraday} &= \text{carga do elétron} \times \text{número de elétrons por mol} \\ &= 1{,}6022 \times 10^{-19}\ \text{C} \times 6{,}022 \times 10^{23}\ \text{mol}^{-1} \\ &= 96\,485\ \text{C mol}^{-1}\end{aligned}$$

Como mencionado anteriormente, arredondamos o valor da constante de Faraday para 96 500 C mol^{-1}, exceto para trabalhos de alta precisão. Em princípio, a corrente elétrica total gerada por uma célula eletroquímica pode ser utilizada para produzir trabalho. A quantidade de trabalho elétrico realizado é dada pelo produto do potencial pela carga, $-\nu FE$, em que o potencial é a fem E (em volts), a carga (em coulombs) é dada por νF e as unidades estão relacionadas por 1 J = 1 V × 1 C. O sinal negativo indica que o trabalho é realizado pela célula sobre a vizinhança, de acordo com a convenção estabelecida na Seção 4.1.

Para uma célula reversível em determinada temperatura e pressão, $-\nu FE$ é o trabalho máximo realizado, que é igual à diminuição da energia de Gibbs do sistema (ver a Equação 6.11):

As medidas eletroquímicas fornecem a determinação mais direta de $\Delta_r G$ (ou $\Delta_r G°$) para um processo.

$$\Delta_r G = -\nu FE \tag{10.2}$$

em que $\Delta_r G$ é a diferença entre a energia de Gibbs dos produtos e a dos reagentes.

A Equação 10.2 pode ser reescrita como

$$E = \frac{-\Delta_r G}{\nu F} \tag{10.3}$$

Lembre-se de que, à temperatura e à pressão constantes, o critério para que uma reação seja espontânea na direção escrita é que $\Delta_r G$ tenha um valor negativo. De acordo com a Equação 10.3, essa condição corresponde a uma fem E positiva. Assim, quando E for positiva para uma célula eletroquímica, a célula é galvânica e a reação da célula ocorre como escrito. Quando E para uma reação de célula eletroquímica conforme escrita for negativa, a reação no sentido direto é eletrolítica. Uma voltagem externa maior que E deve ser fornecida à célula para sustentar o processo não-espontâneo, que é a eletrólise.

Um caso especial da Equação 10.3 é o de uma célula em que todos os reagentes e produtos estão em seus estados-padrão. Nesse caso, a fem é chamada de fem-padrão, $E°$, e está relacionada à variação da energia de Gibbs-padrão como se segue:

$$E° = \frac{-\Delta_r G°}{\nu F} \tag{10.4}$$

Como $\Delta_r G°$ está relacionada à constante de equilíbrio pela Equação 9.7, temos

$$E° = \frac{RT \ln K}{\nu F} \tag{10.5}$$

ou

$$K = e^{\nu F E°/RT} \tag{10.6}$$

Assim, o conhecimento de $E°$ nos permite calcular a constante de equilíbrio da reação de célula redox.

EXEMPLO 10.1

Preveja se a seguinte reação ocorreria espontaneamente sob condições de estado-padrão e calcule a constante de equilíbrio a 25 °C:

$$\mathrm{Sn}(s) + 2\mathrm{Ag}^+(aq) \rightleftharpoons \mathrm{Sn}^{2+}(aq) + 2\mathrm{Ag}(s)$$

RESPOSTA

As duas reações de eletrodo para o processo global são:

Oxidação:	$\mathrm{Sn}(s) \rightarrow \mathrm{Sn}^{2+}(aq) + 2e^-$
Redução:	$2[\mathrm{Ag}^+(aq) + e^- \rightarrow \mathrm{Ag}(s)]$
Global:	$\mathrm{Sn}(s) + 2\mathrm{Ag}^+(aq) \rightarrow \mathrm{Sn}^{2+}(aq) + 2\mathrm{Ag}(s)$

Na Tabela 10.1, encontramos os potenciais de redução-padrão para essas reações de eletrodo e usamos a Equação 10.1 para calcular o valor de E° para a reação

$$\begin{aligned} E^\circ &= 0{,}800\ \text{V} - (-0{,}138\ \text{V}) \\ &= 0{,}938\ \text{V} \end{aligned}$$

Como E° é uma quantidade positiva, a reação é espontânea sob condições de estado-padrão.

Como $\nu = 2$ (dois elétrons são transferidos na reação global), a partir da Equação 10.6, escrevemos

$$\begin{aligned} K &= \exp\left[\frac{(2)(96\,500\ \text{C mol}^{-1})(0{,}938\ \text{V})}{(8{,}314\ \text{J K}^{-1}\ \text{mol}^{-1})(298\ \text{K})}\right] \\ &= 5{,}4 \times 10^{31} \end{aligned}$$

Uma forma alternativa de mostrar a espontaneidade da reação é escrever

$$\begin{aligned} \Delta_r G^\circ &= -\nu F E^\circ \\ &= -(2)(96\,500\ \text{C mol}^{-1})(0{,}938\ \text{V}) \\ &= -1{,}81 \times 10^5\ \text{C V mol}^{-1} \\ &= -181\ \text{kJ mol}^{-1} \end{aligned}$$

O grande valor negativo de $\Delta_r G^\circ$ indica que a reação é espontânea sob condições de estado-padrão.

EXEMPLO 10.2

Com base nos seguintes potenciais de eletrodo,

$$Fe^{2+}(aq) + 2e^- \rightarrow Fe(s) \quad (1) \quad E_1^\circ = -\,0{,}447\ \text{V}$$

e

$$Fe^{3+}(aq) + e^- \rightarrow Fe^{2+}(aq) \quad (2) \quad E_2^\circ = 0{,}771\ \text{V}$$

calcule o potencial de redução-padrão para a reação de eletrodo

$$Fe^{3+}(aq) + 3e^- \rightarrow Fe(s) \quad (3) \quad E_3^\circ = ?$$

RESPOSTA

Como a soma das duas primeiras reações de eletrodo produz a Equação 3, pode parecer que E_3° é dado por $E_1^\circ + E_2^\circ$ ou 0,324 V. No entanto, esse não é o caso. Isso porque a fem não é uma propriedade extensiva, portanto não podemos fazer

$E_3^\circ = E_1^\circ + E_2^\circ$. Por outro lado, a energia de Gibbs é uma propriedade extensiva, de modo que podemos adicionar as variações separadas da energia de Gibbs para obter a variação total, isto é,

$$\Delta_r G_3^\circ = \Delta_r G_1^\circ + \Delta_r G_2^\circ$$

Substituindo a relação $\Delta_r G^\circ = -\nu F E^\circ$, obtemos

$$\nu_3 F E_3^\circ = \nu_1 F E_1^\circ + \nu_2 F E_2^\circ$$

ou

$$\begin{aligned} E_3^\circ &= \frac{\nu_1 E_1^\circ + \nu_2 E_2^\circ}{\nu_3} \quad (\nu_1 = 2, \nu_2 = 1, \nu_3 = 3) \\ &= \frac{(2)(-0{,}447\ \text{V}) + (0{,}771\ \text{V})}{3} \\ &= -0{,}041\ \text{V} \end{aligned}$$

A Equação 10.4 permite-nos determinar os valores de E° dos metais alcalinos e alguns alcalino-terrosos que reagem com a água. Suponha que se queira determinar o potencial de redução-padrão do lítio:

$$\text{Li}^+(aq) + e^- \rightarrow \text{Li}(s) \qquad E^\circ = ?$$

Embora não se possa colocar um eletrodo de lítio na água porque o lítio reage com a água para formar o gás hidrogênio e o hidróxido de lítio, podemos imaginar o seguinte processo eletroquímico:

$$\text{Li}^+(aq) + \tfrac{1}{2}\text{H}_2(g) \rightarrow \text{Li}(s) + \text{H}^+(aq)$$

Esta não é uma reação espontânea.

no qual os íons de lítio são reduzidos no eletrodo de lítio e moléculas de H_2 são oxidadas no eletrodo de hidrogênio. A partir dos dados do Apêndice B, calculamos os valores de $\Delta_r H^\circ$ e $\Delta_r S^\circ$ como se segue:

$$\begin{aligned} \Delta_r H^\circ &= \Delta_f \bar{H}^\circ[\text{Li}(s)] + \Delta_f \bar{H}^\circ[\text{H}^+(aq)] - \Delta_f \bar{H}^\circ[\text{Li}^+(aq)] - (\tfrac{1}{2})\Delta_f \bar{H}^\circ[\text{H}_2(g)] \\ &= -(-278{,}5\ \text{kJ mol}^{-1}) \\ &= 278{,}5\ \text{kJ mol}^{-1} \\ \Delta_r S^\circ &= \bar{S}^\circ[\text{Li}(s)] + \bar{S}^\circ[\text{H}^+(aq)] - \bar{S}^\circ[\text{Li}^+(aq)] - (\tfrac{1}{2})\bar{S}^\circ[\text{H}_2(g)] \\ &= 28{,}03\ \text{J K}^{-1}\ \text{mol}^{-1} - (14{,}23\ \text{J K}^{-1}\ \text{mol}^{-1}) - (\tfrac{1}{2})(130{,}6\ \text{J K}^{-1}\ \text{mol}^{-1}) \\ &= -51{,}5\ \text{J K}^{-1}\ \text{mol}^{-1} \end{aligned}$$

Assim, a 298 K,

$$\begin{aligned}\Delta_r G^\circ &= \Delta_r H^\circ - T\Delta_r S^\circ \\ &= 278{,}5 \text{ kJ mol}^{-1} - (298\text{K})\left(\frac{-51{,}5 \text{ J K}^{-1}}{1\,000 \text{ J/kJ}}\right)\text{mol}^{-1} \\ &= 293{,}8 \text{ kJ mol}^{-1}\end{aligned}$$

Finalmente, da Equação 10.4,

$$\begin{aligned}E^\circ &= \frac{-\Delta_r G^\circ}{\nu F} \\ &= \frac{-293{,}8 \times 1\,000 \text{ J mol}^{-1}}{96\,485 \text{ C mol}^{-1}} \\ &= -3{,}05 \text{ V}\end{aligned}$$

Pelo mesmo procedimento, podemos calcular os valores de E° de outros metais reativos e do flúor (F_2), que também reage com a água (ver Problema 10.44).

A equação de Nernst

Podemos agora derivar uma equação relacionando a fem de uma célula a variáveis como temperatura e concentrações das espécies reagentes. A variação da energia de Gibbs para a reação de célula

$$a\text{A} + b\text{B} \rightarrow c\text{C} + d\text{D}$$

é dada por (ver a Equação 9.6)

$$\Delta_r G = \Delta_r G^\circ + RT \ln \frac{a_C^c a_D^d}{a_A^a a_B^b}$$

em que a denota atividade. Dividindo toda essa equação por $-\nu F$ e usando ambas as Equações 10.3 e 10.4, obtemos

$$E = E^\circ - \frac{RT}{\nu F} \ln \frac{a_C^c a_D^d}{a_A^a a_B^b} \qquad (10.7)$$

A Equação (10.7) é conhecida como *equação de Nernst*, em homenagem ao químico alemão Walter Hermann Nernst (1864–1941). Aqui, E é a fem observada da célula e E° é a fem-padrão da célula, isto é, a fem quando todos os reagentes e produtos estão em seus estados-padrão de atividade unitária. No equilíbrio, $E = 0$, portanto,

$$E^\circ = \frac{RT}{\nu F} \ln K = \frac{-\Delta_r G^\circ}{\nu F}$$

Como a maioria das células eletroquímicas opera à temperatura ambiente ou a uma temperatura próxima a ela, podemos estimar a quantidade RT/F, tomando

$R = 8{,}314\ \text{J K}^{-1}\ \text{mol}^{-1}$, $T = 298$ K e $F = 96\,500\ \text{C mol}^{-1}$. Portanto,

$$\frac{(8{,}314\ \text{J K}^{-1}\ \text{mol}^{-1})(298\ \text{K})}{96\,500\ \text{C mol}^{-1}} = 0{,}0257\ \text{J C}^{-1}$$
$$= 0{,}0257\ \text{V}$$

Finalmente, a Equação 10.7 pode ser expressa como

$$E = E° - \frac{0{,}0257\ \text{V}}{\nu} \ln \frac{a_C^c a_D^d}{a_A^a a_B^b} \qquad (10.8)$$

EXEMPLO 10.3

Preveja se a seguinte reação ocorreria espontaneamente conforme está escrita, a 298 K:

$$\text{Cd}(s) + \text{Fe}^{2+}(aq) \rightarrow \text{Cd}^{2+}(aq) + \text{Fe}(s)$$

dado que $[\text{Cd}^{2+}] = 0{,}15\ M$ e $[\text{Fe}^{2+}] = 0{,}68\ M$.

RESPOSTA

As reações de eletrodo são

Ânodo: $\text{Cd}(s) \rightarrow \text{Cd}^{2+}(aq) + 2e^-$

Cátodo: $\text{Fe}^{2+}(aq) + 2e^- \rightarrow \text{Fe}(s)$

A partir da Equação 10.1 e da Tabela 10.1, escrevemos

$$E° = -0{,}447\ \text{V} - (-0{,}403\ \text{V})$$
$$= -0{,}044\ \text{V}$$

Supondo comportamento ideal e observando que as atividades dos sólidos são unitárias, a equação de Nernst para essa reação fica

$$E = -0{,}044\ \text{V} - \frac{0{,}0257\ \text{V}}{2} \ln \frac{[\text{Cd}^{2+}]}{[\text{Fe}^{2+}]}$$
$$= -0{,}044\ \text{V} - \frac{0{,}0257\ \text{V}}{2} \ln \frac{0{,}15\ M}{0{,}68\ M}$$
$$= -0{,}025\ \text{V}$$

Como E é negativo, a reação não é espontânea do modo como está escrita, e a reação da célula deve ser

$$\text{Fe}(s) + \text{Cd}^{2+}(aq) \rightarrow \text{Fe}^{2+}(aq) + \text{Cd}(s)$$

Uma pergunta interessante a se fazer é: a que razão de $[Cd^{2+}]$ para $[Fe^{2+}]$ a reação do Exemplo 10.3 se torna espontânea conforme está escrita? Para descobrir, em primeiro lugar igualamos E a zero, o que corresponde à situação de equilíbrio, e escrevemos a equação de Nernst como

$$0 = -0{,}044 \text{ V} - \frac{0{,}0257 \text{ V}}{2} \ln \frac{[Cd^{2+}]}{[Fe^{2+}]}$$

ou

$$\frac{[Cd^{2+}]}{[Fe^{2+}]} = 0{,}033 = K$$

Assim, a reação será espontânea se a razão $[Cd^{2+}]/[Fe^{2+}]$ for menor que 0,033, de modo que E será positivo.

Dependência de fem com a temperatura

Os valores termodinâmicos para uma reação de célula podem ser obtidos a partir da dependência da fem com a temperatura. Começando com

$$\Delta_r G^\circ = -\nu F E^\circ$$

e diferenciando $\Delta_r G^\circ$ em relação à temperatura a pressão constante, obtemos

$$\left(\frac{\partial \Delta_r G^\circ}{\partial T}\right)_P = -\nu F \left(\frac{\partial E^\circ}{\partial T}\right)_P$$

A Equação 6.13, quando expressa nos termos das variações em G e S, é dada por

$$\left(\frac{\partial \Delta_r G^\circ}{\partial T}\right)_P = -\Delta_r S^\circ$$

de modo que

$$\Delta_r S^\circ = \nu F \left(\frac{\partial E^\circ}{\partial T}\right)_P \tag{10.9}$$

Assim, a partir da variação de E° com a temperatura,* podemos medir a variação da entropia-padrão de uma reação de célula. Suponha que se queira determinar o valor de $(\partial E^\circ/\partial T)_P$ para a célula de Daniell. O modo mais simples é fazer $[Zn^{2+}] = 1{,}00\ M$ e $[Cu^{2+}] = 1{,}00\ M$ (os estados-padrão) e, então, medir a fem da célula a várias temperaturas diferentes. Uma vez conhecidos $\Delta_r S^\circ$ e $\Delta_r G^\circ$ a determinada temperatura, podemos calcular o valor de $\Delta_r H^\circ$ como se segue:

$$\Delta_r G^\circ = \Delta_r H^\circ - T\Delta_r S^\circ$$

*A dependência da fem com a temperatura da maioria das baterias de carro é geralmente muito pequena, da ordem de 5×10^{-4} V K^{-1}, o que é insuficiente para explicar por que os carros não dão a partida em uma manhã fria. Para uma explicação interessante da causa real, ver NASH, L. K. *J. Chem. Educ.* **47**, 382 (1970).

ou

$$\Delta_r H^\circ = \Delta_r G^\circ + T\Delta_r S^\circ$$
$$= -\nu FE^\circ + \nu FT\left(\frac{\partial E^\circ}{\partial T}\right)_P \quad (10.10)$$

Em geral, $\Delta_r H^\circ$ e $\Delta_r S^\circ$ são aproximadamente independentes da temperatura (para um intervalo de 50 K ou menor), mas $\Delta_r G^\circ$, como sabemos, varia com a temperatura. Note que a Equação 10.10 fornece um modo não calorimétrico de determinar a variação de entalpia de uma reação.

10.4 Tipos de eletrodos

Dependendo das reações redox que ocorrem em uma célula eletroquímica, há muitos tipos diferentes de eletrodos em uso. A seguir, encontram-se alguns exemplos.

Eletrodos metálicos

O eletrodo metálico consiste de um pedaço de metal imerso em uma solução com cátions do mesmo metal. As reações de eletrodo são

$$M^{z+}(aq) + ze^- \rightleftharpoons M(s)$$

em que z é o número de cargas positivas no íon metálico. A célula de Daniell emprega eletrodos metálicos (Zn e Cu). Como mostrado anteriormente, metais que reagem com a água, como os alcalinos e alguns alcalino-terrosos (Ca, Sr e Ba), não podem ser utilizados como eletrodos. Para esses metais, potenciais de redução-padrão (ver Tabela 10.1) são obtidos determinando-se primeiro os valores de $\Delta_r H^\circ$ e $\Delta_r S^\circ$ para a reação de célula, o que permite calcular o valor de $\Delta_r G^\circ$ a 298 K e, finalmente, o valor de E°, de acordo com a Equação 10.4.

Eletrodos a gás

Exemplo de eletrodo a gás é o eletrodo-padrão de hidrogênio discutido anteriormente (ver a Figura 10.3), representado por $Pt\,|\,H_2(g)\,|\,H^+(aq)$. O metal inerte platina tem um propósito duplo: age como catalisador na decomposição do H_2 em hidrogênio atômico (ou na recombinação de átomos de H para formar H_2) e como condutor elétrico para o circuito externo. As reações de eletrodo são

$$2H^+(aq) + 2e^- \rightleftharpoons H_2(g)$$

Outros eletrodos a gás são o eletrodo de cloro e o eletrodo de oxigênio.

Eletrodos de sal de metal insolúvel

Um eletrodo de sal de metal insolúvel pode ser preparado cobrindo uma peça de metal com um sal insolúvel do mesmo metal. O eletrodo é imerso em uma solução que contém o ânion do sal. Um exemplo comum é o eletrodo de prata–cloreto de prata, Ag(s) | AgCl(s) | Cl^-(aq), em que os íons Cl^- são fornecidos pelo KCl ou pelo HCl. As reações de eletrodo são

$$AgCl(s) + e^- \rightleftharpoons Ag(s) + Cl^-(aq)$$

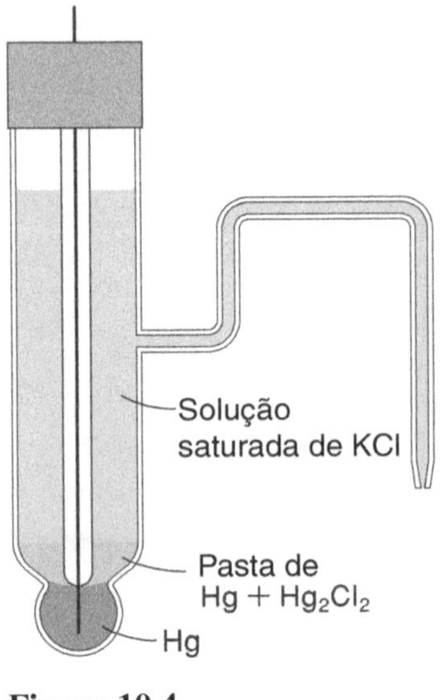

Figura 10.4
Eletrodo de calomelano. A porção final do braço lateral vertical contém ágar-ágar para evitar o fluxo da solução de KCl para dentro do compartimento da célula (não mostrado).

Talvez o mais comum desse tipo seja o *eletrodo de calomelano*, mostrado na Figura 10.4. Consiste de mercúrio metálico em contato com calomelano, ou cloreto de mercúrio (I), (Hg_2Cl_2), que está em contato com uma solução que contém íons Cl^- (do KCl). O eletrodo é representado por Hg(l) | Hg_2Cl_2(s) | Cl^-(aq), e as reações de eletrodo são

$$Hg_2Cl_2(s) + 2e^- \rightleftharpoons 2Hg(l) + 2Cl^-(aq)$$

Se a solução estiver saturada com KCl, como freqüentemente é o caso, o eletrodo é chamado *eletrodo de calomelano saturado*. Para esse tipo de eletrodo, a concentração do íon Cl^- é fixa a determinada temperatura. O eletrodo de calomelano é útil como referência no trabalho eletroquímico. Uma vez que tenha sido calibrado contra o eletrodo-padrão de hidrogênio (EPH), pode ser utilizado para se determinar os potenciais-padrão de muitos outros eletrodos.

O eletrodo de vidro

Um dos eletrodos mais amplamente utilizados, o eletrodo de vidro é um exemplo de *eletrodo íon-seletivo*, porque é específico para íons H^+. Os aspectos essenciais do eletrodo de vidro são mostrados na Figura 10.5. Consiste de um bulbo ou membrana muito fina feito de um tipo especial de vidro permeável a íons H^+. Um eletrodo de Ag | AgCl é imerso em uma solução-tampão (pH constante) que contém íons Cl^-. Quando o eletrodo é colocado em uma solução cujo pH é diferente daquele da solução-tampão, a diferença de potencial que se desenvolve entre os dois lados é uma medida da diferença nos dois valores de pH.*

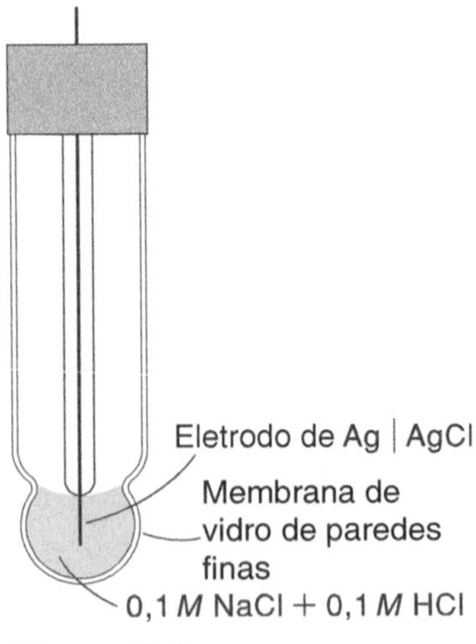

Figura 10.5
Eletrodo de vidro.

Eletrodos íon-seletivos

Há uma variedade de eletrodos, além do eletrodo de vidro, que são específicos para cátions como Li^+, Na^+, K^+, Ca^{2+}, NH_4^+, Ag^+ e Cu^{2+} e para ânions como os haletos, S^{2-} e CN^-. Como esses eletrodos específicos se prestam a medidas fáceis e precisas da fem, são ferramentas analíticas práticas em campos que vão da medicina aos estudos ambientais. Os detalhes operacionais desses eletrodos não serão dados aqui. O leitor interessado deve consultar as referências listadas no final do capítulo.

10.5 Tipos de células eletroquímicas

A célula galvânica discutida anteriormente é um dos vários tipos de células eletroquímicas em uso. Dois exemplos que vamos considerar aqui são células de concentração e células a combustível.

* Ver DURST, R. A. *J. Chem. Educ.* **44**, 175 (1967) e DOLE, M. *J. Chem. Educ.*, **57**, 134 (1980), para uma discussão detalhada do eletrodo de vidro.

Células de concentração

Uma célula de concentração contém eletrodos feitos do mesmo metal e soluções com os mesmos íons, porém em diferentes concentrações. Um exemplo é a célula de concentração de $ZnSO_4$:

$$Zn(s)\,|\,ZnSO_4(0{,}10\ M)\,||\,ZnSO_4(1{,}0\ M)\,|\,Zn(s)$$

As reações de eletrodo são dadas por

Note que o compartimento do cátodo em uma célula de concentração sempre contém a solução mais concentrada porque tem uma tendência maior a aceitar elétrons.

$$\begin{aligned} \text{Ânodo:}\quad & Zn(s) \rightarrow Zn^{2+}(0{,}10\ M) + 2e^- \\ \text{Cátodo:}\quad & \underline{Zn^{2+}(1{,}0\ M) + 2e^- \rightarrow Zn(s)} \\ \text{Global:}\quad & Zn^{2+}(1{,}0\ M) \rightarrow Zn^{2+}(0{,}10\ M) \end{aligned}$$

Esse é um processo de diluição, e, à medida que a reação se desenvolve, o compartimento do ânodo se torna mais concentrado em íons Zn^{2+} enquanto o compartimento do cátodo torna-se mais diluído em íons Zn^{2+}. Quando as concentrações nos dois compartimentos se igualam, a célula pára de funcionar. A fem inicial da célula a 298 K é

$$\begin{aligned} E &= E^\circ - \frac{RT}{\nu F}\ln\frac{[Zn^{2+}]_{dil}}{[Zn^{2+}]_{conc}} \\ &= -\frac{0{,}0257\ V}{2}\ln\frac{0{,}10\ M}{1{,}0\ M} \\ &= 0{,}030\ V \end{aligned}$$

Note que, como o mesmo eletrodo é utilizado na célula, E° é zero na equação de Nernst. A célula de concentração geralmente produz fems pequenas e não tem utilidade prática. No entanto, o conceito de sua operação é importante no estudo dos potenciais de membrana, como veremos adiante.

Células a combustível

Atualmente, o combustível fóssil é a maior fonte de energia. Infelizmente, a combustão de combustível fóssil é um processo altamente irreversível e, portanto, sua eficiência termodinâmica é baixa. Células a combustível, no entanto, podem tornar a combustão amplamente reversível por meio da conversão de uma quantidade maior de energia química para produzir trabalho útil. Além disso, elas não operam como máquina térmica e, portanto, não estão sujeitas ao mesmo tipo de limitações termodinâmicas na conversão de energia (ver a Equação 5.9).

Considere a célula a combustível hidrogênio–oxigênio, que é o exemplo mais simples. Essa célula consiste de uma solução de eletrólito, como ácido sulfúrico ou hidróxido de sódio, e dois eletrodos inertes. Os gases hidrogênio e oxigênio passam através dos compartimentos do ânodo e do cátodo em forma de bolhas, em que as seguintes reações ocorrem:

$$\begin{aligned} \text{Ânodo:}\quad & H_2(g) + 2OH^-(aq) \rightarrow 2H_2O(l) + 2e^- \\ \text{Cátodo:}\quad & \underline{\tfrac{1}{2}O_2(g) + H_2O(l) + 2e^- \rightarrow 2OH^-(aq)} \\ \text{Global:}\quad & H_2(g) + \tfrac{1}{2}O_2(g) \rightarrow H_2O(l) \end{aligned}$$

E° da célula é 1,229 V a 298 K.

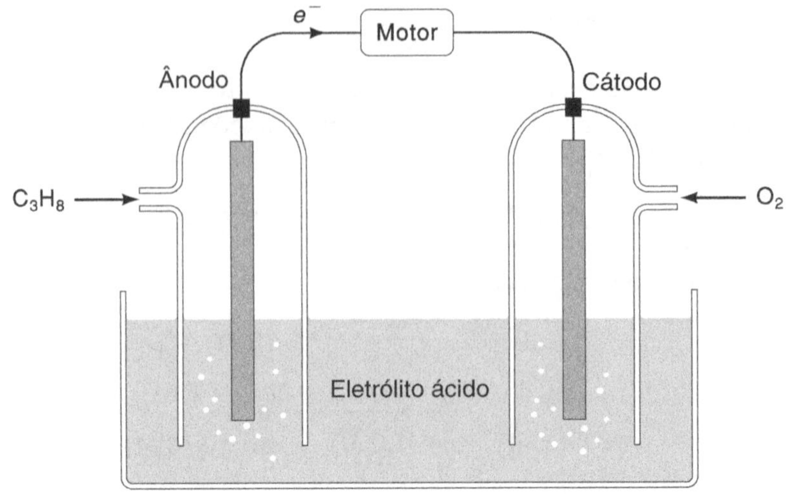

Figura 10.6
Diagrama esquemático de uma célula a combustível propano–oxigênio

Como se pode ver, a reação global é a mesma que a combustão do gás hidrogênio no ar. Uma diferença de potencial se estabelece entre os dois eletrodos, e os elétrons fluem do ânodo para o cátodo pelo fio que conecta os dois eletrodos.

A função dos eletrodos é dupla. Primeiro, o ânodo age como fonte e o cátodo como escoadouro para os elétrons. Em segundo lugar, os eletrodos fornecem a superfície necessária para a decomposição inicial das moléculas em espécies atômicas. São *eletrocatalisadores*. Metais como platina, irídio e ródio são bons eletrocatalisadores.

Outro tipo de célula a combustível é a de propano–oxigênio, mostrada na Figura 10.6. As reações de eletrodo são

$$\begin{array}{ll} \text{Ânodo:} & C_3H_8(g) + 6H_2O(l) \rightarrow 3CO_2(g) + 20H^+(aq) + 20e^- \\ \text{Cátodo:} & \underline{5O_2(g) + 20H^+(aq) + 20e^- \rightarrow 10H_2O(l)} \\ \text{Global:} & C_3H_8(g) + 5O_2(g) \rightarrow 3CO_2(g) + 4H_2O(l) \end{array}$$

A reação global é idêntica à de queimar propano em oxigênio. Com o desenho apropriado, a eficiência de uma célula a combustível propano–oxigênio pode chegar a 70%, cerca de duas vezes a de uma máquina de combustão interna. Além disso, células a combustível geram eletricidade sem o barulho, a vibração, a transferência de calor e outros problemas normalmente associados às usinas convencionais. As vantagens são tão atraentes que as células a combustível devem tornar-se operacionais em larga escala no século XXI. No presente, tem-se despendido muito esforço na busca de eletrocatalisadores adequados para vários gases.

10.6 Aplicações de medidas de fem

Discutiremos agora duas importantes aplicações das medidas de fem.

Determinação dos coeficientes de atividade

Medidas de fem constituem um dos métodos mais convenientes e precisos de determinar o coeficiente de atividade dos íons. Como exemplo, vamos considerar o seguinte arranjo de célula:

$$\text{Pt}\,|\,\text{H}_2(1\text{ bar})\,|\,\text{HCl}(m)\,|\,\text{AgCl}(s)\,|\,\text{Ag}$$

A reação total para a célula é

$$\tfrac{1}{2}\text{H}_2(g) + \text{AgCl}(s) \rightarrow \text{Ag}(s) + \text{H}^+(aq) + \text{Cl}^-(aq)$$

e a fem da célula a 298 K é dada por

$$E = E^\circ - 0{,}0257\ \text{V}\ln\frac{a_{\text{H}^+}a_{\text{Cl}^-}a_{\text{Ag}}}{f_{\text{H}_2}^{1/2}a_{\text{AgCl}}}$$

Como Ag e AgCl são sólidos, suas atividades são unitárias; a fugacidade do gás hidrogênio a 1 bar é também aproximadamente unitária, de modo que a equação precedente reduz-se a

$$E = E^\circ - 0{,}0257\ \text{V}\ln a_{\text{H}^+}a_{\text{Cl}^-}$$

Da Equação 8.21, temos que

$$\begin{aligned} a_{\text{H}^+}a_{\text{Cl}^-} &= \gamma_\pm^2 m_\pm^2 \\ &= \gamma_\pm^2 m^2 \end{aligned}$$

Para um eletrólito 1:1 como o HCl, $m_\pm = m$. Assim, a fem da célula pode ser expressa como

$$\begin{aligned} E &= E^\circ - 0{,}0257\ \text{V}\ln(\gamma_\pm m)^2 \\ &= E^\circ - 0{,}0514\ \text{V}\ln m - 0{,}0514\ \text{V}\ln\gamma_\pm \end{aligned}$$

A equação acima pode ser rearranjada de modo que forneça

$$E + 0{,}0514\ \text{V}\ln m = E^\circ - 0{,}0514\ \text{V}\ln\gamma_\pm$$

Medindo E em um intervalo de molalidades de HCl, pode-se calcular a quantidade ($E + 0{,}0514$ V ln m) a várias molalidades. Se colocarmos em gráfico ($E + 0{,}0514$ ln m) em função de m e extrapolarmos para m igual a zero, determinaremos o valor de E°, porque em m igual a zero $\gamma_\pm$ é unitário, de modo que ln $\gamma_\pm = 0$. Conhecendo o valor de E°, o coeficiente de atividade média pode ser encontrado para um valor particular de m (ver o Problema 10.46).

Determinação de pH

A determinação de pH a partir de medidas de fem é uma técnica-padrão. Como é impraticável usar o eletrodo de hidrogênio para esse propósito, uma combinação do eletrodo de vidro e do eletrodo de calomelano fornece o arranjo mais adequado. Considere a célula (ver também a Figura 10.4)

$$\underbrace{Ag(s)|AgCl(s)|HCl(aq),\ NaCl(aq)}_{\text{eletrodo de vidro}}\ \underbrace{|HCl(aq)|}_{\text{Solução de pH desconhecido}}\ \underbrace{KCl(sat)|Hg_2Cl_2(s)|Hg(l)}_{\text{eletrodo de calomelano}}$$

A fem E total para esse arranjo a 298 K é dada por

Mudamos de ln para log em razão da definição de pH.

$$\begin{aligned} E &= E_{ref} - 0{,}0591\ \text{V} \log a_{H^+} \\ &= E_{ref} + 0{,}0591\ \text{V pH} \end{aligned}$$

em que pH $= -\log a_{H^+}$, e E_{ref} é a diferença de potencial de eletrodo-padrão entre o eletrodo de vidro e o eletrodo de calomelano. Na prática, podemos substituir a_{H^+} por $[H^+]$, exceto em trabalho de alta precisão. Rearranjando a equação acima, obtemos

$$\text{pH} = \frac{E - E_{ref}}{0{,}0591\ \text{V}}$$

Podemos determinar o valor de E_{ref} medindo E para várias soluções com pH conhecido com precisão. Uma vez conhecido E_{ref}, a combinação do eletrodo de vidro com o eletrodo de calomelano pode ser utilizada para encontrar o pH de outras soluções a partir dos valores de E. O arranjo prático dessa combinação é chamado de peagômetro.

10.7 Titulação potenciométrica de reações redox

A oxidação de um agente redutor por um agente oxidante pode ser seguida potenciometricamente, isto é, a partir de medidas de voltagem, colocando um eletrodo inerte de platina na solução com o agente redutor. O acoplamento dessa meia célula com um eletrodo de referência (por exemplo, um eletrodo de calomelano) permite seguir o progresso da titulação redox medindo-se a fem da célula completa durante a adição de uma solução que contém o agente oxidante, Ox_1, de uma bureta para uma solução com o agente redutor, Rd_2. A equação geral para essa reação é

$$\nu_2 Ox_1 + \nu_1 Rd_2 \longrightarrow \nu_2 Rd_1 + \nu_1 Ox_2$$

e as reações de eletrodo correspondentes são

$$\begin{aligned} Ox_1 + \nu_1 e^- &\longrightarrow Rd_1 \\ Ox_2 + \nu_2 e^- &\longrightarrow Rd_2 \end{aligned}$$

A equação de Nernst para cada par redox a 298 K é dada por

$$E_1 = E_1^\circ - \frac{0{,}0257\ \text{V}}{\nu_1} \ln \frac{[Rd_1]}{[Ox_1]} \tag{10.11a}$$

$$E_2 = E_2^\circ - \frac{0{,}0257 \text{ V}}{\nu_2} \ln \frac{[\text{Rd}_2]}{[\text{Ox}_2]} \tag{10.11b}$$

Antes de o ponto de equivalência ser atingido, o par Ox_2/Rd_2 está em excesso e determina o potencial. Depois de o ponto de equivalência ter sido atingido, o par em excesso é Ox_1/Rd_1. No ponto de equivalência da titulação, uma quantidade exatamente suficiente de Ox_1 foi adicionada para reagir com todo o Rd_2. Praticamente, todo o Ox_1 adicionado foi convertido em Rd_1. Apenas quantidades ínfimas de Ox_1 e Rd_2 estarão presentes em equilíbrio no ponto de equivalência, e da estequiometria da reação, $\nu_2[Ox_1] = \nu_1[Rd_2]$ e $\nu_1[Ox_2] = \nu_2[Rd_1]$.

Além disso, no ponto de equivalência, o potencial medido nos eletrodos de Pt representa tanto E_1 como E_2; isto é, $E_{eq} = E_1 = E_2$. Embora não tenhamos informação suficiente para calcular E_{eq} a partir da Equação 10.11a ou 10.11b isoladamente, podemos usar essas equações em conjunto com as relações de concentração no ponto de equivalência para poder calcular E_{eq}. Realizando a operação $\nu_1 \times$ (Equação 10.11a) $+ \nu_2 \times$ (Equação 10.11b), obtemos

$$\begin{aligned} \nu_1 E_1 + \nu_2 E_2 &= (\nu_1 + \nu_2) E_{eq} \\ &= \nu_1 E_1^\circ + \nu_2 E_2^\circ - 0{,}0257 \text{ V} \ln \frac{[\text{Rd}_1]\,[\text{Rd}_2]}{[\text{Ox}_1]\,[\text{Ox}_2]} \end{aligned}$$

Agora

$$\frac{[\text{Rd}_1][\text{Rd}_2]}{[\text{Ox}_1][\text{Ox}_2]} = \frac{\nu_2[\text{Rd}_1]\nu_1[\text{Rd}_2]}{\nu_2[\text{Ox}_1]\nu_1[\text{Ox}_2]} = 1$$

Portanto,

$$(\nu_1 + \nu_2) E_{eq} = \nu_1 E_1^\circ + \nu_2 E_2^\circ$$

ou

$$E_{eq} = \frac{\nu_1 E_1^\circ + \nu_2 E_2^\circ}{(\nu_1 + \nu_2)} \tag{10.12}$$

Um sistema de titulação bastante estudado é a oxidação dos íons Fe^{2+} pelo sulfato cérico $[Ce(SO_4)_2]$

$$\begin{array}{llcll} \text{Ce}^{4+} + & \text{Fe}^{2+} & \rightarrow & \text{Ce}^{3+} + & \text{Fe}^{3+} \\ \text{Ox}_1 & \text{Rd}_2 & & \text{Rd}_1 & \text{Ox}_2 \end{array}$$

Nesse caso, $\nu_1 = \nu_2 = 1$. Os potenciais-padrão, obtidos da Tabela 10.1, são

$$\text{Ce}^{4+} + e^- \rightarrow \text{Ce}^{3+} \quad \text{E}_1 = 1{,}72 \text{ V}$$

$$\text{Fe}^{3+} + e^- \rightarrow \text{Fe}^{2+} \quad \text{E}_2 = 0{,}771 \text{ V}$$

Antes da adição do sulfato cérico, a solução consiste principalmente de íons Fe^{2+}, acrescida de uma quantidade ínfima de íons Fe^{3+}. Conseqüentemente, o sistema não tem um potencial de eletrodo definido, embora seu valor deva ser menor que

0,771 V. No entanto, tão logo algumas gotas de solução cérica sejam adicionadas, a razão $[Fe^{3+}]/[Fe^{2+}]$ assume um valor definido e também um potencial redox. Nos estágios iniciais da titulação, $[Ce^{4+}] \approx 0$, de modo que o potencial de eletrodo é determinado pelo par Fe^{3+}/Fe^{2+}; o potencial sobe gradualmente nessa região. A aproximação do ponto de equivalência traz um aumento acentuado no potencial como resultado da grande variação na razão de concentração. De acordo com a Equação 10.12, temos no ponto de equivalência,

$$\begin{aligned} E_{eq} &= \frac{(1,72 + 0,771)\text{ V}}{2} \\ &= 1,25\text{ V} \end{aligned}$$

Além do ponto de equivalência, $[Fe^{2+}] \approx 0$, de modo que E é determinado principalmente pelo par Ce^{4+}/Ce^{3+}. A Tabela 10.2 resume os resultados para a titulação potenciométrica de 50,0 mL de $FeSO_4$ 0,10 M com uma solução de $Ce(SO_4)_2$ 0,10 M. A curva de titulação correspondente é mostrada na Figura 10.7.

Tabela 10.2
Titulação potenciométrica de 50,0 mL de uma solução de Fe^{2+} 0,1 M com uma solução de Ce^{4+} 0,1 M

Quantidade de solução de Ce^{4+} adicionada/mL	$\frac{[Fe^{3+}]}{[Fe^{2+}]}$	$E_{Fe^{3+}/Fe^{2+}}$/V
0,2	0,02/4,98	0,63
2,0	0,20/4,80	0,69
10,0	1,00/4,00	0,74
25,0	2,50/2,50	0,77
40,0	4,00/1,00	0,81
49,0	4,90/0,1	0,87
49,9	4,99/0,01	0,93
50,0	$5,00/4 \times 10^{-7}$	1,19
	$\frac{[Ce^{4+}]}{[Ce^{3+}]}$	$E_{Ce^{4+}/Ce^{3+}}$/V
50,2	0,02/5,00	1,58
52,0	0,20/5,00	1,64
60,0	1,00/5,00	1,68
75,0	2,50/5,00	1,70
100	5,00/5,00	1,72

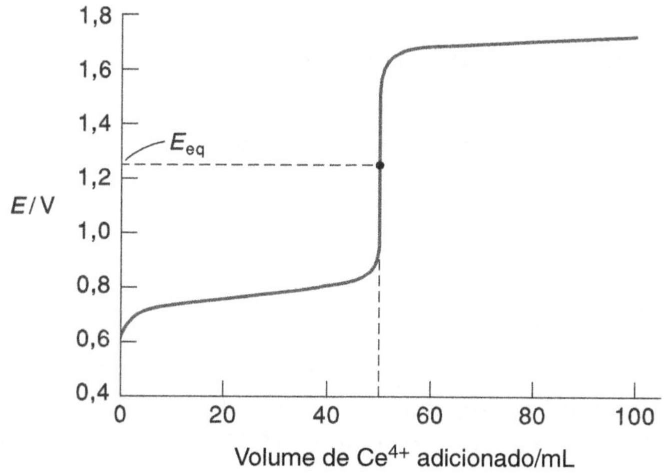

Figura 10.7
Perfil da curva de titulação potenciométrica de 50 mL de solução de $FeSO_4$ 0,10 *M* com uma solução de $Ce(SO_4)_2$ 0,10 *M* adicionada de uma bureta. E_{eq} representa o potencial no ponto de equivalência.

EXEMPLO 10.4

(a) A partir das fems-padrão dos pares $Fe^{2+}|Fe^{3+}$ e $Ce^{3+}|Ce^{4+}$, calcule a constante de equilíbrio para a seguinte reação a 298 K:

$$Ce^{4+} + Fe^{2+} \rightleftharpoons Ce^{3+} + Fe^{3+}$$

(b) A reação na parte (a) é empregada em uma titulação redox. Calcule a fem da célula após a adição de 10,0 mL de uma solução de Ce^{4+} 0,10 *M* a 50,0 mL de uma solução de Fe^{2+} 0,1 *M*.

RESPOSTA

(a) O potencial de redução-padrão é dado pela Equação 10.1:

$$\begin{aligned} E^\circ &= 1{,}72\ \text{V} - 0{,}771\ \text{V} \\ &= 0{,}949\ \text{V} \end{aligned}$$

A constante de equilíbrio é dada por

$$K = \frac{[Ce^{3+}][Fe^{3+}]}{[Ce^{4+}][Fe^{2+}]}$$

Da Equação 10.6, escrevemos

$$\begin{aligned} K &= e^{\nu FE^\circ/RT} \\ &= \exp\left[\frac{(96\,500\ \text{C mol}^{-1})(0{,}949\ \text{V})}{(8{,}314\ \text{J K}^{-1}\ \text{mol}^{-1})(298\ \text{K})}\right] \\ &= 1{,}1 \times 10^{16} \end{aligned}$$

(b) O número de mols de Fe^{2+} inicialmente presentes é

$$\frac{50,0 \text{ mL}}{1\,000 \text{ mL}} \times 0,10 \text{ mol} = 5,0 \times 10^{-3} \text{ mol}$$

e o número de mols de Ce^{4+} presentes em 10,0 mL é

$$\frac{10,0 \text{ mL}}{1\,000 \text{ mL}} \times 0,10 \text{ mol} = 1,0 \times 10^{-3} \text{ mol}$$

Como a constante de equilíbrio é muito grande, a reação acima praticamente se completa. Vamos considerar que o número de mols de Ce^{4+} no equilíbrio seja x; então,

$$[Ce^{4+}] = \frac{x \text{ mol}}{0,060 \text{ L}} \qquad [Ce^{3+}] = \frac{(1,0 \times 10^{-3} - x) \text{ mol}}{0,060 \text{ L}}$$

$$[Fe^{3+}] = \frac{(1,0 \times 10^{-3} - x) \text{ mol}}{0,060 \text{ L}} \qquad [Fe^{2+}] = \frac{[(5,0 \times 10^{-3}) - (1,0 \times 10^{-3} - x) \text{ mol}}{0,060 \text{ L}}$$

Note que o volume total agora é 60,0 mL ou 0,060 L. Assim,

$$K = \frac{\left(\dfrac{1,0 \times 10^{-3} - x}{0,060}\right)\left(\dfrac{1,0 \times 10^{-3} - x}{0,060}\right)}{\left(\dfrac{x}{0,060}\right)\left(\dfrac{4,0 \times 10^{-3} + x}{0,060}\right)} = 1,1 \times 10^{16}$$

Como x é um número muito pequeno, podemos supor que $1,0 \times 10^{-3} - x \approx 1,0 \times 10^{-3}$ e $4,0 \times 10^{-3} + x \approx 4,0 \times 10^{-3}$. A equação acima, então, fornece $x = 2,3 \times 10^{-20}$ e temos

$$[Fe^{3+}] = \frac{1,0 \times 10^{-3} \text{ mol}}{0,060 \text{ L}} \quad \text{e} \quad [Fe^{2+}] = \frac{4,00 \times 10^{-3} \text{ mol}}{0,060 \text{ L}}$$

Nesse estágio da reação, a fem é determinada pelo par Fe^{2+}/Fe^{3+}, de modo que

$$\begin{aligned} E &= E^\circ + 0,0257 \text{ V} \ln \frac{[Fe^{3+}]}{[Fe^{2+}]} \\ &= 0,771 \text{ V} + 0,0257 \text{ V} \ln \frac{1,0 \times 10^{-3}/0,060}{4,0 \times 10^{-3}/0,060} \\ &= 0,74 \text{ V} \end{aligned}$$

COMENTÁRIO

Em geral, empregaremos a aproximação mostrada acima no cálculo do valor de E. Esse procedimento foi utilizado para obter os valores mostrados na Tabela 10.2.

Em vez de monitorar a titulação anterior potenciometricamente, podemos determinar o ponto de equivalência usando um indicador redox. O indicador redox é um composto cuja cor na forma oxidada difere de modo significativo da cor na forma reduzida. Para a titulação descrita, o complexo ferro *o*-fenantrolina seria um indicador adequado. O potencial de eletrodo-padrão para a reação

$$\underset{\text{azul}}{\text{Fe}(o\text{-fenantrolina})_3^{3+}} + e^- \rightarrow \underset{\text{vermelho}}{\text{Fe}(o\text{-fenantrolina})_3^{2+}}$$

é 1,05 V, que se situa na porção de inclinação mais acentuada da curva de titulação. Nesse caso, o indicador redox contém as próprias espécies reativas, Fe^{2+} e Fe^{3+}, porém, como a quantidade de indicador é muito pequena, sua presença não vai afetar a precisão do experimento.

10.8 Oxidação biológica

No Capítulo 9, vimos que a glicólise não é um processo eficiente. Se o sistema não tem oxigênio, o produto final da glicólise, o piruvato, é reduzido a lactato com o NADH como agente redutor. Em um processo aeróbico, a degradação da glicose continua através de mais duas etapas, o *ciclo do ácido cítrico* e a *cadeia respiratória* terminal (Figura 10.8), e os produtos finais são dióxido de carbono e água.* O NADH e o $FADH_2$† formados na glicólise e no ciclo do ácido cítrico podem reduzir o oxigênio molecular, liberando uma grande quantidade de energia de Gibbs que pode ser utilizada para sintetizar ATP. A *fosforilação oxidativa* é o processo no qual é formado ATP como resultado da transferência de elétrons do NADH ou $FADH_2$ para o O_2 por uma série de transportadores de elétrons. É a fonte primária de ATP em organismos aeróbicos.

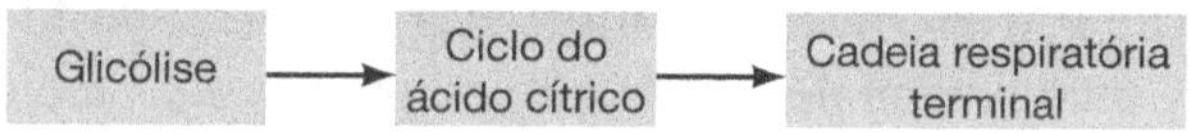

Figura 10.8
Os três principais estágios na quebra da glicose em dióxido de carbono e água.

Em algumas reações biológicas de oxidação–redução, ou simplesmente *oxidações biológicas*, os íons hidrogênio são transferidos junto com os elétrons. Assim, podemos ter uma reação do tipo

$$AH_2 + B \rightarrow [A + 2H^+ + 2e^- + B] \rightarrow A + BH_2$$

Em outros exemplos, a substância que está sendo oxidada pode perder íons de

---

* Compostos orgânicos são termodinamicamente instáveis com respeito ao CO_2 e ao H_2O, que são produtos de suas reações com o O_2. Felizmente para nós, o O_2 possui um estado fundamental tripleto (dois elétrons desemparelhados), enquanto quase tudo restante possui estados fundamentais singleto (somente elétrons emparelhados). Em razão dessa diferença nos estados eletrônicos fundamentais, as interações eletrônicas fortes, que se correlacionam com barreiras de ativação baixas para a reatividade química, são proibidas por *spin*. Essa barreira cinética é o que torna a existência da vida (assim como da maioria dos compostos orgânicos sintéticos) possível.

†FAD e $FADH_2$ são as formas oxidada e reduzida da flavina adenina dinucleotídeo, uma molécula carregadora de oxidação–redução do mesmo tipo geral que NAD^+ e NADH.

hidrogênio, ao transferir somente seus elétrons para a substância que está sendo reduzida:

$$AH_2 + B \rightarrow [A + 2H^+ + 2e^- + B] \rightarrow A + B^{2-} + 2H^+$$

O terceiro tipo de oxidação biológica envolve somente a transferência de elétrons:

$$A^{2-} + B \rightarrow [A + 2e^- + B] \rightarrow A + B^{2-}$$

A oxidação biológica raramente, ou mesmo nunca, ocorre de uma forma direta e simples. Geralmente, o mecanismo é bastante complexo e envolve várias enzimas. Nesta seção, descrevemos brevemente como o conhecimento de potenciais redox pode ser aplicado ao estudo de alguns processos biológicos.

O passo "inicial" que precede o ciclo do ácido cítrico é a combinação do piruvato com uma molécula chamada coenzima A (CoA) reduzida para formar acetil coenzima A:

$$CH_3COCOO^- + NAD^+ + CoA \rightarrow \underset{\text{acetil coenzima A}}{CH_3COCoA} + CO_2 + NADH$$

Durante o ciclo, um piruvato é transformado em três moléculas de CO_2 (Figura 10.9). O mais importante é que o ciclo também gera formas reduzidas das moléculas transportadoras NADH e $FADH_2$, que serão utilizadas na síntese de ATP na cadeia respiratória terminal. Como uma molécula de glicose produz duas moléculas de piruvato na glicólise (ver a Figura 9.17), são necessárias duas viagens completas ao redor do ciclo do ácido cítrico para cada molécula de glicose ser degradada.

Chegamos agora ao último estágio no processo metabólico — a cadeia respiratória terminal (Figura 10.10). Os elétrons doados pela glicose e transportados pelo NADH são transferidos de uma molécula transportadora de elétrons para outra. Por fim, eles são transferidos a uma molécula de oxigênio, que desse modo se converte em água. Os citocromos são proteínas transportadoras de elétrons que contêm o grupo heme. As letras *b*, *c*, *a* e a_3 denotam formas diferentes de citocromo. O átomo de ferro de cada molécula de citocromo pode existir na forma oxidada (Fe^{3+}) ou reduzida (Fe^{2+}). Os citocromos *a* e a_3 juntos são chamados de *citocromo oxidase*, ou *enzima respiratória*, a qual pode transferir seu elétron diretamente ao oxigênio molecular. A seqüência dos transportadores de elétrons na cadeia respiratória redox é determinada por seus potenciais redox relativos. A Tabela 10.3 lista os potenciais-padrão para diversos sistemas biológicos importantes.

Note que os potenciais-padrão ($E^{\circ\prime}$) baseiam-se na escala do eletrodo de hidrogênio em pH 7 e não pH 0, que é o ponto de referência para os valores listados na Tabela 10.1. Uma situação similar que envolve $\Delta_r G^\circ$ e $\Delta_r G^{\circ\prime}$ foi discutida na Seção 9.6. De novo, consideramos a reação que produz íons H^+:

$$A + B \rightarrow C + xH^+$$

para a qual escrevemos (a $T = 298$ K e $x = 1$)

$$\Delta_r G^\circ = \Delta_r G^{\circ\prime} + 39{,}93 \text{ kJ mol}^{-1}$$

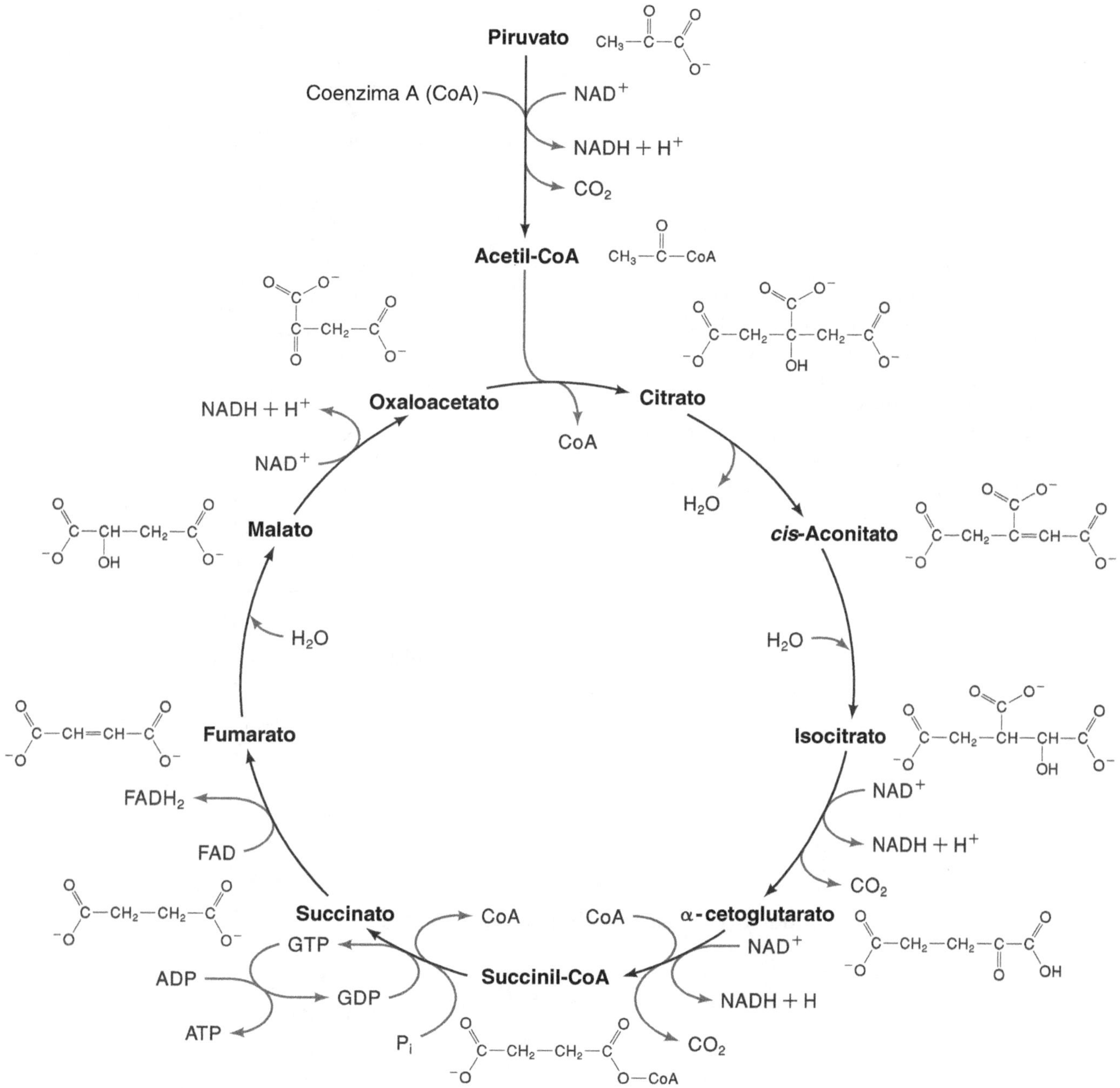

Figura 10.9
O ciclo do ácido cítrico (também conhecido como ciclo de Krebs).

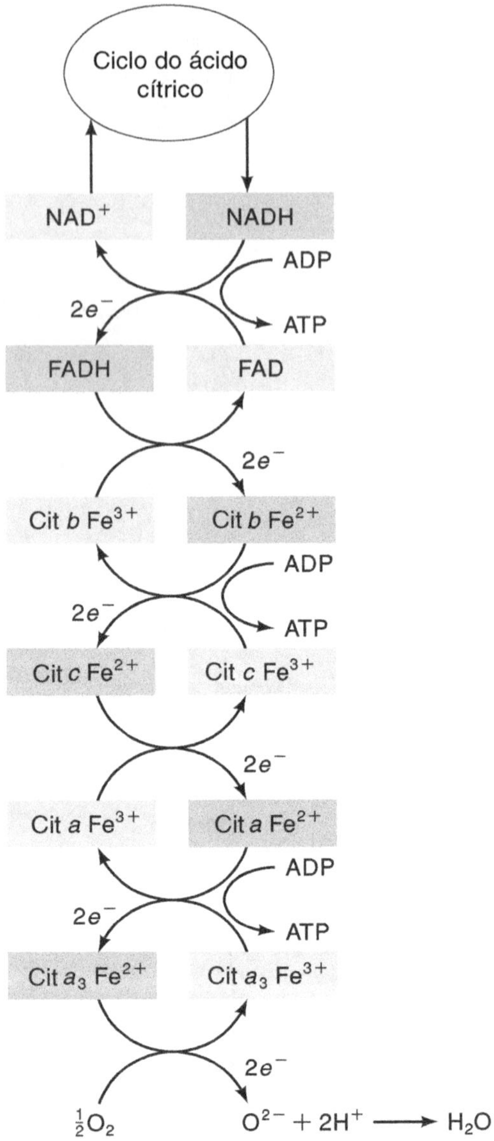

Figura 10.10
A cadeia respiratória terminal. Essa cadeia consiste de dois conjuntos separados de reações: transporte de elétrons e fosforilação. Os elétrons derivados das reações do ciclo do ácido cítrico passam de um transportador para outro em seqüência. Cada transportador se alterna entre o estado reduzido e o estado oxidado. O aceptor final de elétrons é o oxigênio molecular.

Dividindo a última equação por $-\nu F$, obtemos

$$E^\circ = E^{\circ\prime} - \frac{39\,930 \text{ J mol}^{-1}}{\nu(96\,500 \text{ C mol}^{-1})}$$

$$E^\circ = E^{\circ\prime} - \frac{0{,}414}{\nu} \text{ V}$$

Esse resultado significa que, para reações que produzem íons H^+, o valor de E° é menor que o de $E^{\circ\prime}$ em $0{,}414/\nu$ volt por mol de íons H^+ produzidos. Portanto, a reação é mais espontânea no estado-padrão bioquímico com pH 7 do que no estado-padrão físico-químico com pH 0. Por outro lado, se os íons H^+ aparecem como um reagente,

$$\text{C} + x\text{H}^+ \rightarrow \text{A} + \text{B}$$

Tabela 10.3
Potenciais de redução-padrão $E^{\circ\prime}$ para algumas reações de eletrodo biológicas a 298 K (pH 7)[a]

Sistema	Reação do eletrodo	$E^{\circ\prime}/V$
O_2/H_2O	$O_2(g) + 4H^+ + 4e^- \rightarrow 2H_2O$	+0,816
Cu^{2+}/Cu^+ hemocianina	$Cu^{2+} + e^- \rightarrow Cu^+$	+0,540
Cit f^{3+}/Cit f^{2+}	$Fe^{3+} + e^- \rightarrow Fe^{2+}$	+0,365
Cit a^{3+}/Cit a^{2+}	$Fe^{3+} + e^- \rightarrow Fe^{2+}$	+0,29
Cit c^{3+}/Cit c^{2+}	$Fe^{3+} + e^- \rightarrow Fe^{2+}$	+0,254
Fe^{3+}/Fe^{2+} hemoglobina	$Fe^{3+} + e^- \rightarrow Fe^{2+}$	+0,17
Fe^{3+}/Fe^{2+} mioglobina	$Fe^{3+} + e^- \rightarrow Fe^{2+}$	+0,046
Fumarato/succinato	$^-OOCCH{=}CHCOO^- + 2H^+ + 2e^- \rightarrow {}^-OOCCH_2CH_2COO^-$	+0,031
MB/MBH_2[b]	$MB + 2H^+ + 2e^- \rightarrow MBH_2$	+ 0,011
Oxaloacetato/malato	$^-OOC{-}COCH_2COO^- + 2H^+ + 2e^- \rightarrow {}^-OOCCHOHCH_2COO^-$	−0,166
Piruvato/lactato	$CH_3COCOO^- + 2H^+ + 2e^- \rightarrow CH_3CHOHCOO^-$	−0,185
Acetaldeído/etanol	$CH_3CHO + 2H^+ + 2e^- \rightarrow CH_3CH_2OH$	−0,197
FAD/$FADH_2$	$FAD + 2H^+ + 2e^- \rightarrow FADH_2$	−0,219
NAD^+/NADH	$NAD^+ + H^+ + 2e^- \rightarrow NADH$	−0,320
$NADP^+$/NADPH	$NADP^+ + H^+ + 2e^- \rightarrow NADPH$	−0,324
CO_2/formiato	$CO_2 + H^+ + 2e^- \rightarrow HCOO^-$	−0,414
H^+/H_2	$2H^+ + 2e^- \rightarrow H_2$	−0,421
Fe^{3+}/Fe^{2+} ferredoxina	$Fe^{3+} + e^- \rightarrow Fe^{2+}$	−0,432
Ácido acético/acetaldeído	$CH_3COOH + 2H^+ + 2e^- \rightarrow CH_3CHO + H_2O$	−0,581
Acetato/piruvato	$CH_3COOH + CO_2 + 2H^+ + 2e^- \rightarrow CH_3COCOOH + H_2O$	−0,70

[a] Fonte: Handbook of Biochemistry (Ed.). © The Chemical Rubber Co., 1968. Utilizado com permissão de The Chemical Rubber Co.
[b] Os símbolos MB e MBH_2 representam as formas oxidada e reduzida do azul de metileno, respectivamente, que é utilizado como indicador redox.

a seguinte reação pode ser prontamente derivada:

$$E^\circ = E^{\circ\prime} + \frac{0{,}414}{\nu}\ \text{V}$$

A reação aqui é mais espontânea em pH 0 do que em pH 7. Para reações que não envolvem os íons hidrogênio, $E^\circ = E^{\circ\prime}$.

Podemos calcular a variação da energia de Gibbs conforme um par de elétrons se move através da cadeia respiratória terminal. A conversão de NADH para NAD^+ libera dois elétrons (a primeira etapa), utilizados para reduzir o oxigênio molecular a água. Da Tabela 10.3, as reações de eletrodo são

$$NAD^+ + H^+ + 2e^- \rightarrow NADH \qquad E^{\circ\prime} = -0{,}32\ \text{V}$$
$$\tfrac{1}{2}O_2 + 2H^+ + 2e^- \rightarrow H_2O \qquad E^{\circ\prime} = 0{,}816\ \text{V}$$

A reação global é

$$NADH + H^+ + \tfrac{1}{2}O_2 \rightarrow NAD^+ + H_2O \qquad E^{\circ\prime} = 1{,}136\ \text{V}$$

Como $\Delta_r G^{\circ\prime} = -\nu F E^{\circ\prime}$, escrevemos

$$\begin{aligned}\Delta_r G^{\circ\prime} &= -(2)(96\,500\ \text{C mol}^{-1})(1{,}136\ \text{V})\\ &= -219\ \text{kJ mol}^{-1}\end{aligned}$$

A energia de Gibbs liberada aqui é consideravelmente maior que aquela que pode ser armazenada na síntese de moléculas de ATP ($\Delta_r G^{\circ\prime} = 31{,}4$ kJ mol^{-1}). A solução para esse dilema é uma série de etapas menores que liberam energia de Gibbs ao longo da cadeia mostrada na Figura 10.10. Há na verdade três sítios de síntese de ATP: um entre NADH e FAD, outro entre o citocromo *b* e o citocromo *c* e um terceiro entre o citocromo *a* e o citocromo a_3.

Finalmente, vamos calcular o número total de mols de ATP sintetizados quando a glicose é completamente oxidada a CO_2. O número de mols de ATP formados durante a glicólise (2) e o ciclo do ácido cítrico (2) é inequivocamente conhecido. Calcula-se que são formados mais 34 pela fosforilação oxidativa.* Assim, um total de 38 moléculas de ATP são sintetizadas para cada molécula de glicose degradada a H_2O e a CO_2 e a maior parte da energia de Gibbs liberada é armazenada na cadeia respiratória terminal (Tabela 10.4).

A teoria quimiosmótica da fosforilação oxidativa

Na série de reações metabólicas que temos considerado, as coenzimas reduzidas, formadas no ciclo do ácido cítrico, passam seus elétrons para um conjunto de aceptores de elétrons chamado cadeia de transporte de elétrons. À medida que os elétrons se deslocam através dessa cadeia, grande parte da energia que eles liberam é acoplada à fosforilação do ADP a ATP. A questão de importância central é: como a transfe-

* Não há concordância entre os textos de bioquímica sobre o número total de moléculas de ATP sintetizadas pela completa oxidação da glicose a dióxido de carbono e água. O número varia de 30 a 38.

Tabela 10.4
Produtos da degradação biológica de 1 mol de glicose a dióxido de carbono e água

Processo	Produtos (mol)		
	NADH	FADH	ATP
Glicólise			
ATP necessário para reações acopladas			−2
ATP produzido			+4
NADH produzido	+2		
Ciclo do ácido cítrico			
ATP produzido			+2
NADH produzido	+8		
FADH produzido		+2	
Cadeia respiratória terminal			
ATP produzido a partir de 2 mols de NADH da glicólise (2 × 3)			+6
ATP produzido a partir de 8 mols de NADH do ciclo do ácido cítrico (8 × 3)			+24
ATP produzido a partir de 2 mols de FADH do ciclo do ácido cítrico (2 × 2)			+4
ATP da glicólise			2 (5%)
ATP do ciclo do ácido cítrico			2 (5%)
ATP da cadeia respiratória terminal			34 (90%)

rência de elétrons através da série de moléculas transportadoras é acoplada à síntese de ATP? A resposta é fornecida pela teoria quimiosmótica proposta pelo bioquímico inglês Peter Mitchell (1920–1992) em 1961.

A fosforilação oxidativa em células eucarióticas (isto é, células com núcleos) ocorre nas mitocôndrias. As mitocôndrias são organelas subcelulares responsáveis pelas reações do metabolismo respiratório, entre outras coisas. A Figura 10.11a mostra um diagrama esquemático de uma mitocôndria, que tem dois sistemas de membranas: um externo e um interno. Inseridas na membrana interna estão as enzimas e outros componentes da cadeia respiratória, em que ocorre a fosforilação oxidativa. De acordo com Mitchell, a energia liberada durante o transporte de elétrons ao longo da cadeia transportadora é conservada em um gradiente de íons hidrogênio e em um gradiente elétrico, que então dirige a fosforilação oxidativa. Conforme os elétrons fluem ao longo da cadeia de transporte de elétrons, íons hidrogênio são expelidos da matriz para o espaço intermembrana (Fig. 10.11b). Essa expulsão resulta em um aumento do pH no lado interno e em uma queda do pH no lado externo da membrana interna, mantendo-se assim um gradiente de pH (Figura 10.12). O potencial elétrico também aumenta através da membrana porque mais íons positivos (H^+) estão no lado externo do que no lado interno. Os prótons na superfície externa vão procurar mover-

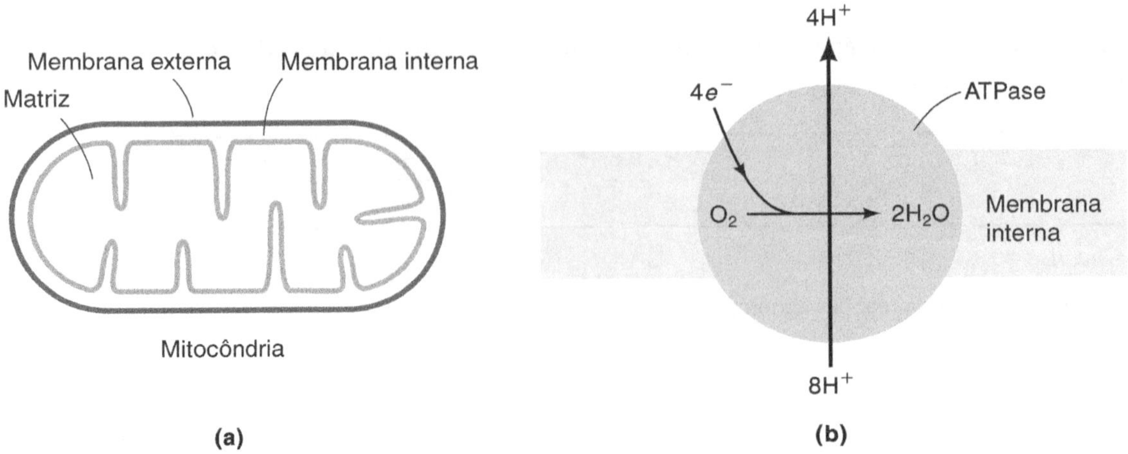

Figura 10.11
(a) Uma mitocôndria tem dois sistemas de membranas: uma membrana externa e uma interna com dobras. Os dois compartimentos nas mitocôndrias são o espaço intermembrana entre as membranas externa e interna e a matriz, que é delimitada pela membrana interna. (b) A fosforilação oxidativa ocorre na membrana interna, enquanto o ciclo do ácido cítrico ocorre na matriz. Quatro elétrons são necessários para reduzir uma molécula de oxigênio. Nesse processo, são retirados oito prótons do lado da membrana voltado para a matriz. Quatro desses prótons são utilizados para fornecer os hidrogênios para a água. Os quatro restantes são bombeados para o espaço intermembrana.

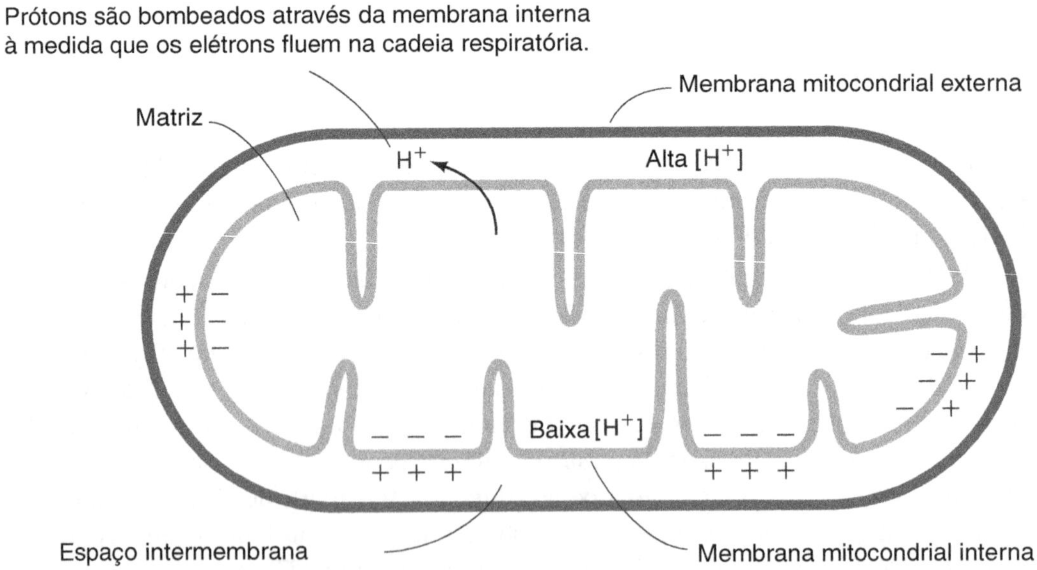

Figura 10.12
De acordo com a teoria quimiosmótica, o fluxo de elétrons ao longo da cadeia respiratória bombeia íons H^+ da matriz para o espaço intermembrana, através da membrana interna. O fluxo de retorno dos íons H^+ para dentro da matriz governa a formação de ATP a partir de ADP e P_i.

se de volta para dentro, em direção ao valor mais baixo do gradiente de potencial; esse gradiente de prótons, que é análogo à corrente elétrica produzida por uma bateria, pode ser utilizado para produzir trabalho. O fluxo de prótons para a síntese de ATP envolve a enzima ATP-sintetase (ATPase), localizada na membrana interna. Calcula-se que o transporte de quatro íons H^+ do meio externo através do complexo ATPase para dentro da matriz mitocondrial fornece a energia necessária para a formação de uma molécula de ATP a partir de ADP e P_i. O termo *teoria quimiosmótica* baseia-se no fato de que reações químicas podem governar o movimento de moléculas ou íons entre regiões osmoticamente distintas separadas por membranas, ou serem por ele governadas.

Finalmente, é instrutivo calcular a quantidade de energia de Gibbs liberada pelo movimento de prótons de volta para a matriz. A variação da energia de Gibbs depende tanto da razão entre as concentrações de prótons nos dois lados da membrana como da diferença entre os potenciais elétricos nos dois lados. Começamos por escrever o potencial químico do íon H^+:

$$\mu_{H^+} = \mu^\circ_{H^+} + RT\ln[H^+] + zF\psi \tag{10.13}$$

O termo $zF\psi$ representa o potencial eletroquímico, em que z é a carga do íon, F a constante de Faraday e ψ o potencial elétrico. Como pH = $-\log[H^+]$ e $z = 1$, a Equação 10.13 torna-se

$$\mu_{H^+} = \mu^\circ_{H^+} - 2{,}3RT\ \text{pH} + F\psi \tag{10.14}$$

A variação da energia de Gibbs quando um mol de íons H^+ se move através da membrana para dentro da matriz é dada por

$$\Delta_r G = \mu_{H^+(\text{int})} - \mu_{H^+(\text{ext})} = -2{,}3RT\,\Delta\text{pH} + F\Delta\psi \tag{10.15}$$

em que os *int* e *ext* subscritos denotam as regiões interna e externa da membrana interna, respectivamente, $\Delta\text{pH} = \text{pH}_{\text{int}} - \text{pH}_{\text{ext}}$ e $\Delta\psi = \psi_{\text{int}} - \psi_{\text{ext}}$. Fazendo $\Delta\text{pH} = 0{,}5$, $\Delta\psi = -0{,}15$ V e $T = 310$ K, obtemos

$$\begin{aligned}\Delta_r G &= -2{,}3(8{,}314\ \text{J K}^{-1}\,\text{mol}^{-1})(310\ \text{K})(0{,}5) + (96\,500\ \text{C mol}^{-1})(-0{,}15\ \text{V})\\ &= -3{,}0\ \text{kJ mol}^{-1} - 14{,}5\ \text{kJ mol}^{-1}\\ &= -17{,}5\ \text{kJ mol}^{-1}\end{aligned}$$

Se quatro prótons se movem através da membrana para cada molécula de ATP sintetizada, $\Delta_r G$ associado com o movimento de prótons é $4 \times (-17{,}5\ \text{kJ mol}^{-1})$ ou -70 kJ mol^{-1}, que é mais do que duas vezes o valor de $\Delta_r G^{\circ\prime}$ para a síntese de ATP (31,4 kJ mol^{-1}). Assim, a diminuição da energia de Gibbs é grande o suficiente para responder pela razão entre [ATP] e [ADP][P_i] que as mitocôndrias geram sob condições fisiológicas.

10.9 Potencial de membrana

Potenciais elétricos existem através das membranas de vários tipos de células. Algumas delas, como as células nervosas e musculares, são chamadas de excitáveis porque são

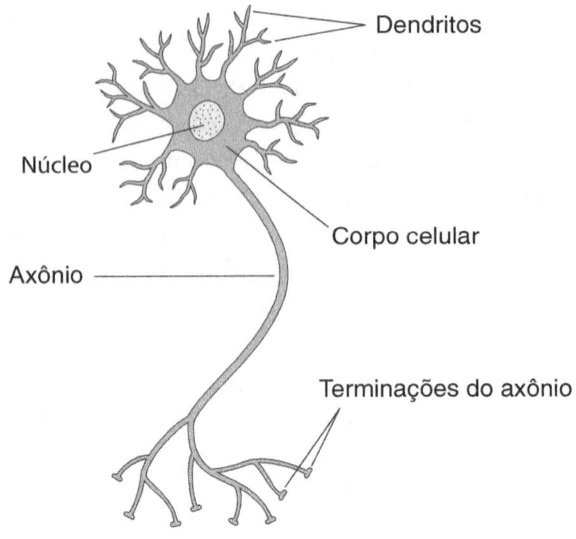

Figura 10.13
Diagrama esquemático de um neurônio (célula nervosa), constituído de um corpo celular, um axônio e dendritos. Os dendritos carregam os impulsos nervosos unidirecionais de outros neurônios em direção ao corpo celular. O axônio transmite impulsos aos neurônios adjacentes.

capazes de transmitir uma mudança de potencial ao longo de suas membranas. Nesta seção, vamos discutir brevemente a natureza dos potenciais de membrana.

A célula nervosa humana consiste de um corpo celular e uma única extensão de fibra longa com diâmetro de aproximadamente 10^{-5} a 10^{-3} cm chamada *axônio*, que transmite impulsos do corpo celular para a célula nervosa adjacente (Figura 10.13). A Tabela 10.5 mostra a distribuição iônica de uma célula nervosa típica. A membrana do axônio é similar em estrutura a outras membranas celulares (ver a Seção 8.7) e similar em composição ao fluido do corpo celular. O potencial elétrico estabelecido pela diferença nas concentrações iônicas através da membrana é conhecido como *potencial de membrana*.

Para entender como os potenciais de membrana surgem, vamos considerar os sistemas químicos simples mostrados na Figura 10.14. A Figura 10.14a mostra duas soluções de KCl, ambas a uma concentração de 0,01 *M*, separadas por uma membrana permeável a íons K^+, mas não a íons Cl^-, de modo que K^+ se difunde através da membrana sem seu contra-íon (Cl^-).

Tabela 10.5
Distribuição dos íons principais em lados opostos da membrana de uma célula nervosa típica

Íon	Concentração/m*M* Intracelular	Concentração/m*M* Extracelular
Na^+	15	150
K^+	150	5
Cl^-	10	110

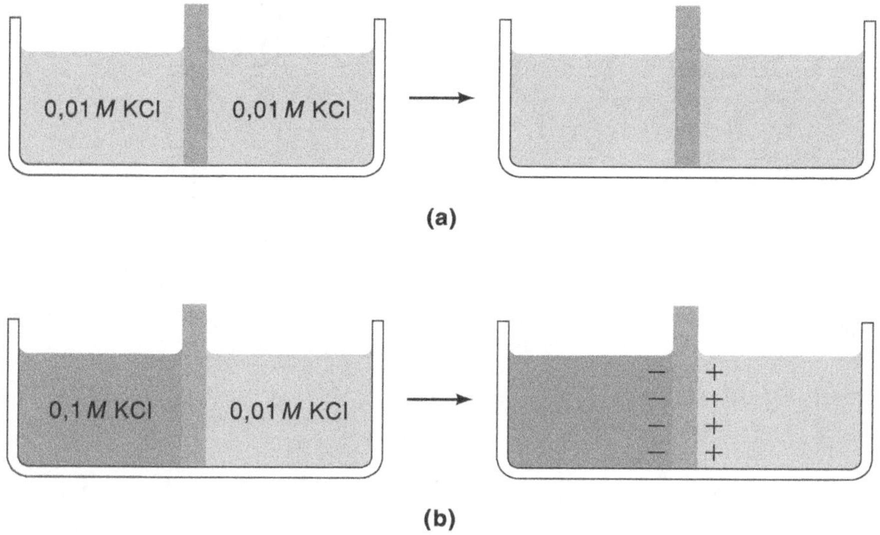

Figura 10.14
Dois compartimentos são separados por uma membrana permeável apenas a íons K^+. (a) Como as concentrações nos dois compartimentos são iguais, não há fluxo líquido de íons através da membrana e não há potencial elétrico. (b) Uma diferença na concentração faz com que íons K^+ se movam do compartimento esquerdo para o direito. No equilíbrio, um potencial elétrico se estabelece através da membrana em razão de um acúmulo de cargas negativas no lado esquerdo e cargas positivas no direito. Apenas uma pequena fração de íons K^+ participa do estabelecimento do potencial de membrana.

Como a concentração nos dois compartimentos é a mesma, o transporte líquido de íons K^+ em qualquer direção é zero, assim como é zero o potencial elétrico através da membrana. O arranjo na Figura 10.14b mostra que a concentração no compartimento esquerdo é 10 vezes a do compartimento direito. Nesse caso, mais K^+ difundirá da esquerda para a direita, produzindo um aumento na carga positiva no compartimento direito e estabelecendo uma diferença de potencial através da membrana. O movimento de íons K^+ cessa quando cargas positivas extras no compartimento direito começam a repelir cargas positivas adicionais, enquanto a atração eletrostática das cargas negativas em excesso no compartimento esquerdo segura nesse local os íons K^+. A diferença de potencial em virtude da separação de cargas através da membrana no equilíbrio é o potencial de membrana de equilíbrio, ou simplesmente o potencial de membrana, de íons K^+.*

Podemos calcular o potencial de membrana para os íons K^+ como se segue. A equação de Nernst para um único tipo de íon a 298 K é

$$E_{K^+} = E^\circ_{K^+} - \frac{0{,}0257\ \text{V}}{\nu}\ln[K^+]$$

Por convenção, o potencial elétrico dentro de uma célula nervosa (ou de outras células vivas), E_{int}, é expresso em relação ao potencial fora da célula, E_{ext}. Isto é, o poten-

* Se a membrana for impermeável a certos íons (Cl^-, nesse caso), sua presença não terá nenhum efeito no potencial de membrana.

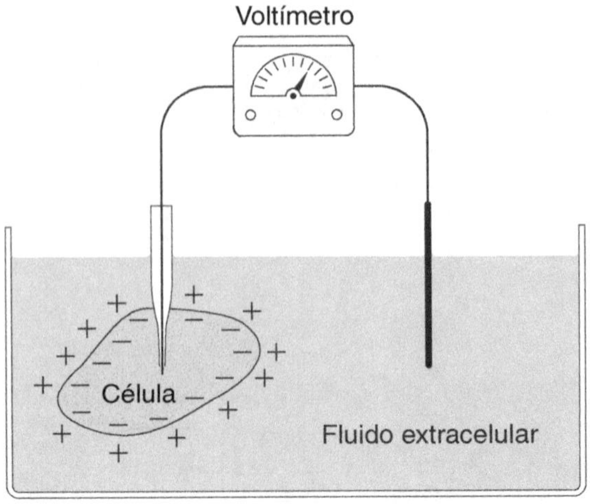

Figura 10.15
Arranjo para se medir o potencial de membrana de uma célula.

cial de membrana é dado por $E_{int} - E_{ext}$. Como $\nu = 1$, escrevemos o potencial de membrana dos íons K^+, ΔE_{K^+}, como

$$\Delta E_{K^+} = E_{K^+,\,int} - E_{K^+,\,ext} = 0{,}0257\ \text{V} \ln \frac{[K^+]_{ext}}{[K^+]_{int}}$$

Da Tabela 10.5, obtemos

$$\Delta E_{K^+} = 0{,}0257\ \text{V} \ln \frac{5}{150} = -8{,}7 \times 10^{-2}\ \text{V} = -87\ \text{mV}$$

Usando um arranjo como aquele mostrado na Figura 10.15, descobrimos que o potencial de membrana de uma célula nervosa é apenas cerca de –70 mV. A razão para a discrepância é que há também um potencial de membrana em razão da presença de íons Na^+. Como a concentração de íons Na^+ é muito maior fora da célula, o movimento de íons Na^+ para dentro das células torna o interior mais positivo. Referindo-nos novamente à Tabela 10.5, escrevemos

$$\Delta E_{Na^+} = 0{,}0257\ \text{V} \ln \frac{[Na^+]_{ext}}{[Na^+]_{int}}$$

$$= 0{,}0257\ \text{V} \ln \frac{150}{15} = 5{,}9 \times 10^{-2}\ \text{V} = 59\ \text{mV}$$

No entanto, como a membrana é muito mais permeável a íons K^+ do que a íons Na^+, o potencial medido é mais próximo do potencial de membrana dos íons K^+.

Lembre-se de que o potencial de membrana medido experimentalmente não é igual ao potencial de membrana de K^+ porque alguns íons Na^+ movem-se continuamente para dentro da célula, cancelando o efeito dos íons K^+ que se movem para fora simultaneamente. Uma pergunta surge agora: se esse movimento líquido de íons ocorre, por que a concentração intracelular de Na^+ não aumenta progressivamente e a do K^+ diminui progressivamente? A razão é que há uma proteína de membrana específica chamada Na^+–K^+ ATPase que transporta Na^+ para fora da célula e K^+ para dentro dela usando a energia da hidrólise do ATP (ver a Figura 8.18).

A equação de Goldman

A equação de Nernst permite calcular o potencial de membrana para uma espécie iônica de cada vez; ela não é aplicável a vários tipos de íons distribuídos em concentrações desiguais através da mesma membrana. Para calcular o potencial de membrana nesses casos, devemos empregar a equação de Goldman (em homenagem ao biofísico americano David Eliot Goldman, 1910–1998), uma generalização da equação de Nernst modificada de modo que inclua a permeabilidade relativa de cada espécie iônica. A equação de Goldman, aplicada a uma célula nervosa a 298 K, apresenta-se sob a forma

$$E = 0{,}0257\ \text{V} \ln \frac{[\text{K}^+]_{\text{ext}} P_{\text{K}^+} + [\text{Na}^+]_{\text{ext}} P_{\text{Na}^+} + [\text{Cl}^-]_{\text{ext}} P_{\text{Cl}^-}}{[\text{K}^+]_{\text{int}} P_{\text{K}^+} + [\text{Na}^+]_{\text{int}} P_{\text{Na}^+} + [\text{Cl}^-]_{\text{int}} P_{\text{Cl}^-}} \tag{10.16}$$

em que P é a permeabilidade da membrana a um íon. Membranas de células nervosas no estado de repouso (não perturbado) são cerca de 100 vezes mais permeáveis aos íons K^+ do que aos íons Na^+ e são praticamente impermeáveis aos íons Cl^-, isto é, $P_{Cl^-} \approx 0$. Sob essas condições, a Equação 10.16 torna-se

$$\begin{aligned} E &= 0{,}0257\ \text{V} \ln \frac{[\text{K}^+]_{\text{ext}} P_{\text{K}^+} + [\text{Na}^+]_{\text{ext}} P_{\text{Na}^+}}{[\text{K}^+]_{\text{int}} P_{\text{K}^+} + [\text{Na}^+]_{\text{int}} P_{\text{Na}^+}} \\ &= 0{,}0257\ \text{V} \ln \frac{[\text{K}^+]_{\text{ext}} P_{\text{K}^+}/P_{\text{Na}^+} + [\text{Na}^+]_{\text{ext}}}{[\text{K}^+]_{\text{int}} P_{\text{K}^+}/P_{\text{Na}^+} + [\text{Na}^+]_{\text{int}}} \end{aligned} \tag{10.17}$$

Como $P_{K^+}/P_{Na^+} \approx 100$, escrevemos

$$\begin{aligned} E &= 0{,}0257\ \text{V} \ln \frac{5 \times 100 + 150}{150 \times 100 + 15} \\ &= -81\ \text{mV} \end{aligned}$$

Esse valor é mais próximo do potencial de membrana determinado experimentalmente.

O potencial de ação

Se uma célula nervosa é estimulada elétrica, química ou mecanicamente, a membrana da célula torna-se muito mais permeável aos íons Na^+ do que aos íons K^+, de modo que $P_{K^+}/P_{Na^+} \approx 0{,}17$. (A permeabilidade da membrana aos íons K^+ não varia muito no início, mas há um aumento de 600 vezes na permeabilidade aos íons Na^+.) A estimulação da célula nervosa faz com que uma pequena fração de íons Na^+ rapidamente se dirija para dentro da célula, o que resulta em uma variação do potencial de membrana (diz-se que a membrana está *despolarizada*). Da Equação 10.17, escrevemos

$$\begin{aligned} E &= 0{,}0257\ \text{V} \ln \frac{5 \times 0{,}17 + 150}{150 \times 0{,}17 + 15} \\ &= 34\ \text{mV} \end{aligned}$$

Durante um período de tempo muito curto (menos de 1ms), o potencial de membrana varia de –70 mV a aproximadamente 35 mV (positivo internamente) e, então, retorna

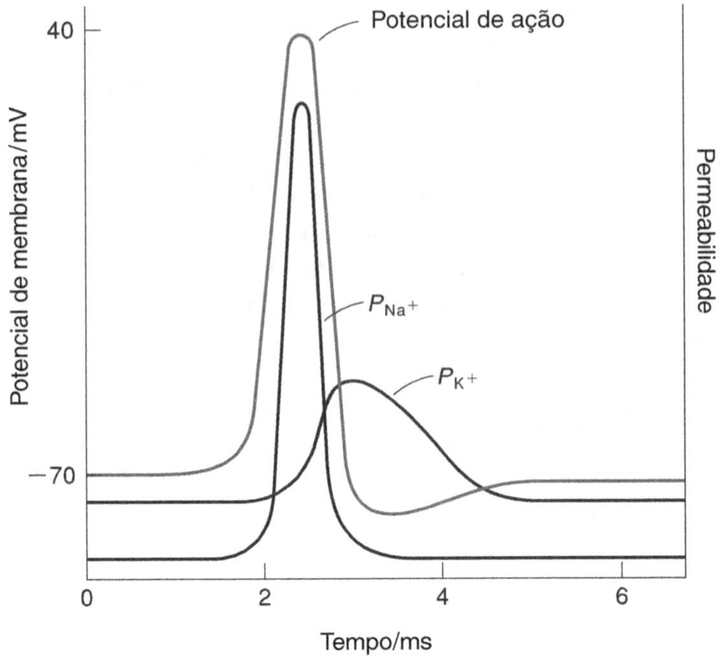

Figura 10.16
O aumento e a queda de um potencial de ação e as variações na permeabilidade da membrana aos íons Na^+ e K^+ durante esse evento.

rapidamente ao valor original (Figura 10.16). O pico súbito no potencial de membrana é chamado *potencial de ação*.

O que faz com que o potencial de membrana retorne tão rapidamente ao valor de repouso? Dois fatores estão envolvidos. Em primeiro lugar, o aumento na permeabilidade ao Na^+ é rapidamente interrompido após o influxo inicial de íons Na^+ para dentro da célula. Em segundo lugar, a permeabilidade da membrana aos íons K^+ aumenta em relação ao seu valor de repouso em um período curto de tempo (cerca de 1 ms). Por essa razão, o potencial de membrana na verdade desce abaixo de –70 mV inicialmente antes de retornar ao valor normal (ver Figura 10.16), em cujo ponto a célula estará pronta para "disparar" novamente assim que receber outro sinal. O pequeno número de íons Na^+ em excesso, presentes na célula, acabam sendo bombeados para fora.

Os eventos que dão origem a um potencial de ação ocorrem em uma pequena área da membrana da célula nervosa ou ao redor dela. O potencial de ação então se propaga ao longo do axônio de um neurônio. Olhando a Figura 10.13, você pode sentir-se tentado a supor que os axônios agem como cabos elétricos. Afinal, o axônio tem de fato uma estrutura de cabo. Em sua parte interna central ele é constituído de solução eletrolítica e é cercado por uma membrana que age como um isolante elétrico. No entanto, a resistência do axoplasma (o citoplasma dentro do axônio) é cerca de 100 milhões de vezes maior que a de um fio de cobre de mesmo tamanho. Portanto, o axônio seria um condutor elétrico relativamente pobre. Apesar disso, sabemos que o potencial de ação quando é gerado em um local particular de um neurônio, move-se rapidamente e sem qualquer diminuição em magnitude ao longo do axônio. A Figura 10.17 mostra o mecanismo de propagação do potencial de ação. O influxo despolarizante de íons Na^+ no local imediato do potencial de ação faz com que o potencial de membrana em regiões adjacentes se despolarize lentamente.

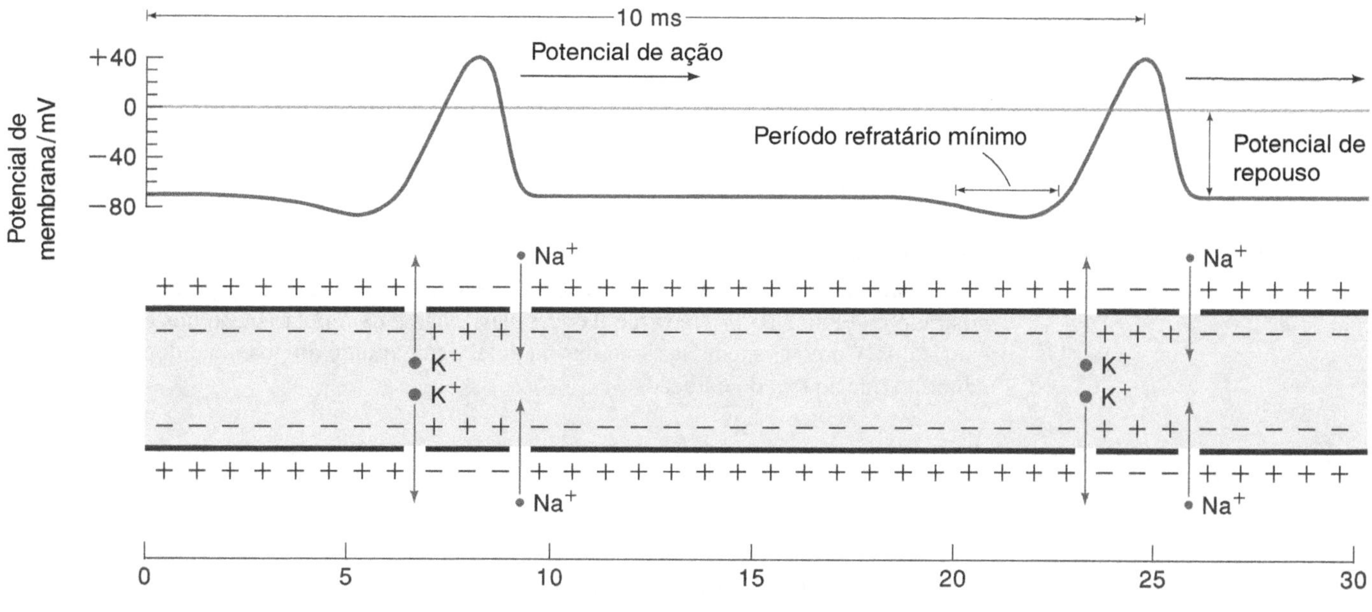

Figura 10.17
A propagação de impulsos nervosos ao longo do axônio coincide com um influxo localizado de íons Na^+, seguido por um efluxo de íons K^+ através de canais controlados por variações de voltagem por meio da membrana do axônio. O evento elétrico que envia um impulso nervoso para se deslocar ao longo de um axônio normalmente se origina no corpo celular. O impulso começa com uma leve despolarização, ou redução do potencial negativo, através da membrana do axônio no local em que ele sai do corpo celular. Esse desvio pequeno de voltagem abre alguns dos canais de sódio, desviando a voltagem ainda mais. O influxo de íons Na^+ se acelera até que a superfície interna da membrana fique positiva localmente. O reverso da voltagem fecha o canal de sódio e abre o canal de potássio. O efluxo de íons K^+ rapidamente restabelece o potencial negativo. O reverso da voltagem, conhecido como potencial de ação, propaga-se ao longo do axônio. Após um breve período refratário, um segundo impulso pode se seguir. (Um período refratário é aquele que ocorre durante e após um potencial de ação no qual uma membrana excitável não pode ser reexcitada.) A velocidade de propagação do impulso é aquela medida no axônio gigante da lula.

Quando essa despolarização lenta tiver empurrado o potencial da membrana adjacente além de determinado valor, chamado *potencial limiar*,* a permeabilidade da membrana aos íons Na^+ aumenta drasticamente e há um influxo de íons Na^+ para dentro da célula maior que o efluxo de íons K^+. Conseqüentemente, o potencial torna-se mais positivo, e um potencial de ação é gerado nesse local, ou sítio. Esse evento, por sua vez, causa uma despolarização lenta em um sítio adjacente mais distante do sítio original, e assim por diante. Dessa maneira, o potencial de ação se move ao longo do neurônio sem qualquer diminuição de magnitude. A velocidade com que os potenciais de ação mais rápidos nos nervos humanos se movem ao longo dos seus axônios é de cerca de 30 m s^{-1}.

O potencial de ação viaja ao longo do axônio até encontrar uma *junção sináptica* (a conexão entre as células nervosas) ou uma *junção neuromuscular* (a conexão entre

* O potencial limiar é aquele em que uma despolarização gradual é substituída por uma despolarização explosiva. É cerca de 20 a 40 mV mais positivo do que o potencial de repouso da membrana; isto é, aproximadamente entre −30 mV e −50 mV.

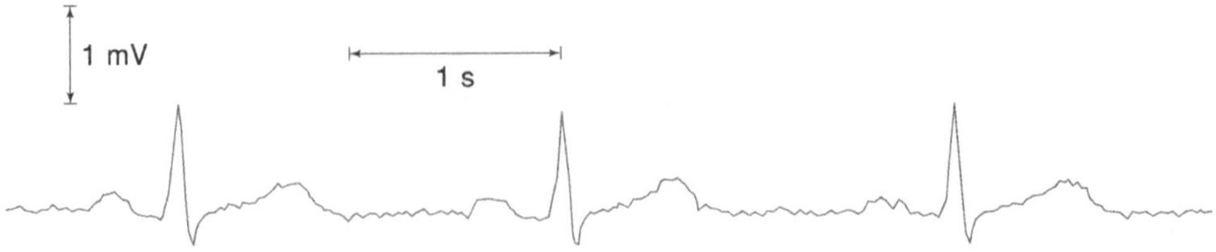

Figura 10.18
Um registro do ECG do autor. A aparência é mais complicada do que o potencial de ação mostrado na Figura 10.17 em razão da despolarização e da repolarização nos átrios e nos ventrículos. Como as medidas são feitas na pele, a magnitude do potencial de ação é muito menor do que aquela do coração.

uma célula nervosa e uma célula muscular). A chegada de um potencial de ação em uma sinapse desencadeia a liberação de um *neurotransmissor*, que é uma molécula difusível pequena, como a acetilcolina presente nas vesículas sinápticas. As moléculas de acetilcolina então se difundem para as membranas pós-sinápticas, onde produzem uma grande variação na permeabilidade dessas membranas. A condutância de ambos os íons, Na^+ e K^+, aumenta acentuadamente, o que resulta em uma grande corrente de íons Na^+ para dentro e uma pequena corrente de íons K^+ para fora. O fluxo para dentro de íons Na^+ despolariza novamente a membrana pós-sináptica, desencadeando um potencial de ação no axônio adjacente. Finalmente, a acetilcolina é hidrolisada para acetato e colina pela enzima acetilcolinesterase, como se segue:

$$\underset{\text{Acetilcolina}}{CH_3-\overset{\overset{\displaystyle O}{\|}}{C}-O-CH_2-CH_2-\overset{+}{N}(CH_3)_3} + H_2O \longrightarrow \underset{\text{Colina}}{HO-CH_2-CH_2-\overset{+}{N}(CH_3)_3} + CH_3COO^- + H^+$$

De modo similar, um potencial de ação gerado em uma célula nervosa pode ser transmitido a uma célula muscular. Na célula muscular do coração, um grande potencial de ação é gerado durante cada batida desse órgão. Esse potencial produz corrente suficiente para ser detectada por eletrodos colocados no peito. Após amplificação, os sinais podem ser registrados graficamente ou mostrados em um osciloscópio. O registro, chamado *eletrocardiograma* (ECG) é de grande valor no diagnóstico de doenças cardíacas (Figura 10.18).

Equações principais

$E^\circ = E^\circ_{\text{cátodo}} - E^\circ_{\text{ânodo}}$	(Fem-padrão de uma célula)	(10.1)
$\Delta_r G = -\nu FE$	(Relacionando $\Delta_r G$ à fem de uma célula)	(10.2)
$E^\circ = \dfrac{-\Delta_r G^\circ}{\nu F}$	(Relacionando $\Delta_r G^\circ$ à fem-padrão de uma célula)	(10.4)
$E^\circ = \dfrac{RT \ln K}{\nu F}$	(Relacionando E° à constante de equilíbrio)	(10.5)
$E = E^\circ - \dfrac{RT}{\nu F} \ln \dfrac{a_C^c a_D^d}{a_A^a a_B^b}$	(Equação de Nernst)	(10.7)
$E = E^\circ - \dfrac{0{,}0257\ \text{V}}{\nu} \ln \dfrac{a_C^c a_D^d}{a_A^a a_B^b}$	(Equação de Nernst a 298 K)	(10.8)
$\Delta_r S^\circ = \nu F \left(\dfrac{\partial E^\circ}{\partial T} \right)_P$	(Relacionando $\Delta_r S^\circ$ ao gradiente de temperatura de E°)	(10.9)
$\Delta_r H^\circ = -\nu FE^\circ + \nu FT \left(\dfrac{\partial E^\circ}{\partial T} \right)_P$	(Variação da entalpia-padrão de uma reação eletroquímica)	(10.10)

Sugestões de leitura para aprofundamento

LIVROS

BRETT, C. M. A.; BRETT, A. M. O. *Eletrochemistry:* principles, methods, and applications. Nova York: Oxford University, 1993.

RIEGER, P. H. *Electrochemistry*. Eaglewood Cliffs, NJ: Prentice-Hall, 1987.

SAWYER, D. T.; SOBKOWIAK, A.; ROBERTS JR., J. L. *Electrochemistry for chemists*. Nova York: John Wiley & Sons, 1995.

ARTIGOS

Gerais

WEISSBART, J. Fuel cells — Electrochemical converts of chemical to electrical energy. *J. Chem. Educ.* **38**, 267, 1961.

TAUBE, H. Mechanisms of oxidation–reduction reactions. *J. Chem. Educ.* **45**, 452, 1968.

GREGORY, D. P. Fuel Cells — Present and Future, *Chem. Brit.* **5**, 308, 1969.

HEYN, A. H. A. Equivalence point potential in redox titrations. *J. Chem. Educ.* **47**, 240, 1970.

VINCENT, C. A. Thermodynamic parameters from an electrochemical cell. *J. Chem. Educ.* **47**, 365, 1970.

VIJH, A. K. Electrochemical principies involved in a fuel cell. *J. Chem. Educ.* **47**, 680, 1970.

DURST, R. A. Ion-selective electrodes in science, medicine and technology. *Am. Sci.* **59**, 353, 1971.

LAWRENCE, R. M.; BOWMAN, W. H. Electrochemical cells for space power. *J. Chem. Educ.* **48**, 359, 1971.

BAILEY, D. N.; MOE, A. Jr.; SPENCER, J. N. On the relationship between cell potential and half-cell reactions. *J. Chem. Educ.* **53**, 77, 1976.

TREPTOW, R. E. Dental Filling Discomforts Illustrates the Electrochemical Potential of Metais. *J. Chem. Educ.* **55**, 189, 1978.

RECHNITZ, G. A. Ion and bio-selective membrane electrodes. *J. Chem. Educ.* **60**, 282, 1983.

MacDONALD, J. J. Cathodes, terminals, and signs. *Educ. Chem.* **25**, 52, 1988.

MORGAN, P. J. Alleviating the common confusion caused by polarity in electrochemistry. *J. Chem. Educ.* **66**, 912, 1989.

AHN, M. K.; REULAND, D. J.; CHADD, K. D. Electrochemical measurements in general chemistry lab using a student-constructed Ag-AgCl reference electrode. *J. Chem. Educ.* **69**, 74, 1992.

SEGEL, I. H.; SEGEL, L. D. Energetics of Biological Processes. *Encyclopedia of Applied Physics.* TRIGG, G. L. (Org.) Nova York: VCH Publishers, v. 6, p. 207, 1993.

FEINER, A. S.; McEVOY, A. J. The Nernst equation. *J. Chem. Educ.* **71**, 493, 1994.

DeKOCK, R. L. Tendency of reaction, electrochemistry, and units. *J. Chem. Educ.* **73**, 955, 1996.

MILLET, P. Electric potential distribution in an electrochemical cell. *J. Chem. Educ.* **73**, 956, 1996.

SANGER, M. J.; GREENBOWE, T. J. Students' misconceptions in electrochemistry. *J. Chem. Educ.* **74**, 819, 1997.

The future of fuel cells (Três artigos). *Sci. Am. Bioeletroquímica,* jul. 1999.

Bioeletroquímica

BAKER, P. F. The nerve axon. *Sci. Am.,* mar. 1966.

HOBEY, W. D. Biogalvanic cells. *J. Chem. Educ.* **49**, 413, 1972.

SUTIN, N. Electron transfer in chemical and biological systems. *Chem. Brit.* **8**, 148, 1972.

GOUGH, D. A.; ANDRADE, J. D. Enzyme electrodes. *Science* **180**, 380, 1973.

AXELROD, I. Neurotransmitters. *Sci. Am.,* jun. 1974.

CHIRPITH, T. P. Electrochemistry in organism. *J. Chem. Educ.* **52**, 99, 1975.

RECHNITZ, G. A. Membrane electrode probes for biological systems. *Science* **190**, 234, 1975.

RUBINSON, K. A. Chemistry and nerve conduction. *J. Chem. Educ.* **54**, 345, 1977.

HINKLE, P. C.; McCARTY, R. E. How cells make ATP. *Sci. Am.,* mar. 1978.

KEYNES, R. D. Ion channels in the nerve-cell membrane. *Sci. Am.,* mar. 1979.

STEVENS, C. F. The neuron. *Sci. Am., set.* 1979.

MITCHELL, P. Keilin's respiratory chain concept and its chemiosmotic consequences. *Science* 206, 1148, 1979.

SCHWARTZ, J. H. The transport of substances in nerve cells. *Sci. Am.,* abr. 1980.

MITCHELL, P. Davy's electrochemistry: nature's protochemistry. *Chem. Brit.* **17**, 14, 1981.

TOSTESON, D. C. Lithium and mania. *Sci. Am.,* abr. 1981.

DUNANT, Y.; ISRAEL, M. The release of acetylcholine. *Sci. Am.,* abr. 1985.

HILL, H. A. O. Bio-electrochemistry. *Pure Appl. Chem.* **59**, 743, 1987.

FREW, J. E.; HILL, H. A. O. Direct and indirect electron transfer between electrodes and redox proteins. *Eur. J. Biochem.* **172**, 261, 1988.

VECA, A.; DREISBACH, J. H. Classical neurotransmitters and their significance within the nervous system. *J. Chem. Educ.* **65**, 108, 1988.

EGGINS, B. R.; MCATEER, G. Experimenting with Biosensors. *Educ. Chem.* **34**, 20, 1997.

Problemas

Fem de células eletroquímicas

10.1 Calcule a fem-padrão para a seguinte reação a 298 K:

$$Fe(s) + Tl^{3+} \rightarrow Fe^{2+} + Tl^{+}$$

10.2 Calcule a fem da célula de Daniell a 298 K para concentrações de $CuSO_4$ e $ZnSO_4$ iguais a 0,50 *M* e 0,10 *M*, respectivamente. Qual deveria ser a fem se fossem utilizadas atividades em vez de concentrações? (Os valores de $\gamma_\pm$ para o $CuSO_4$ e o $ZnSO_4$ em suas respectivas concentrações são 0,068 e 0,15, respectivamente.)

10.3 Seja a reação de eletrodo

$$Al^{3+}(aq) + 3e^{-} \rightarrow Al(s)$$

Calcule o número de gramas de alumínio que pode ser produzido passando 1,00 faraday através do eletrodo.

10.4 Considere uma célula de Daniell que opere fora das condições-padrão de estado. Suponha que a reação da célula seja multiplicada por 2. Que efeito isso terá em cada uma das quantidades seguintes na equação de Nernst? **(a)** E; **(b)** $E°$; **(c)** Q; **(d)** ln Q; **(e)** v.

10.5 Foram dados a um estudante dois béqueres no laboratório. Um béquer contém uma solução 0,15 *M* em Fe^{3+} e 0,45 *M* em Fe^{2+}, e o outro béquer contém uma solução 0,27 *M* em I^- e 0,050 *M* em I_2. Uma peça de fio de platina é mergulhada em cada solução. **(a)** Calcule o potencial de cada eletrodo em relação ao eletrodo-padrão de hidrogênio a 25 °C. **(b)** Preveja a reação química que ocorrerá quando esses dois eletrodos estiverem conectados e uma ponte salina for utilizada para juntar as duas soluções.

10.6 A partir dos potenciais-padrão listados na Tabela 10.1 para $Cu^{2+}|Cu$ e $Pt|Cu^{2+}, Cu^{+}$, calcule o potencial-padrão para $Cu^{+}|Cu$.

Termodinâmica de células eletroquímicas e a equação de Nernst

10.7 Complete a tabela seguinte, indicando na terceira coluna se a reação de célula é espontânea:

E	$\Delta_r G$	Reação de célula
+		
	+	
0		

10.8 Calcule os valores de $E°$, $\Delta_r G°$ e K para as seguintes reações a 25 °C:

(a) $Zn + Sn^{4+} \rightleftharpoons Zn^{2+} + Sn^{2+}$

(b) $Cl_2 + 2I^{-} \rightleftharpoons 2Cl^{-} + I_2$

(c) $5Fe^{2+} + MnO_4^{-} + 8H^{+} \rightleftharpoons Mn^{2+} + 4H_2O + 5Fe^{3+}$

10.9 A constante de equilíbrio para a reação

$$Sr + Mg^{2+} \rightleftharpoons Sr^{2+} + Mg$$

é $6{,}56 \times 10^{17}$ a 25 °C. Calcule o valor de $E°$ para uma célula feita das meias-células $Sr|Sr^{2+}$ e $Mg|Mg^{2+}$.

10.10 Considere uma célula de concentração que consiste de dois eletrodos de hidrogênio. A 25 °C, foi observado que a fem da célula é igual a 0,0267 V. Se a pressão do gás hidrogênio no ânodo for 4,0 bar, qual será a pressão do gás hidrogênio no cátodo?

10.11 Uma célula eletroquímica consiste de uma meia-célula na qual um pedaço de fio de platina é mergulhado em uma solução 2,0 *M* em KBr e 0,050 *M* em Br_2. A outra meia-célula consiste do metal magnésio imerso em uma solução de Mg^{2+} 0,38 *M*. **(a)** Qual eletrodo é o ânodo e qual é o cátodo? **(b)** Qual é a fem da célula? **(c)** Qual é a reação espontânea da célula? **(d)** Qual é a constante de equilíbrio da reação da célula? Considere a temperatura 25 °C.

10.12 A partir dos potenciais-padrão listados na Tabela 10.1 para $Sn^{2+}|Sn$ e $Pb^{2+}|Pb$, calcule a razão de $[Sn^{2+}]$ para $[Pb^{2+}]$ no equilíbrio a 25 °C e o valor de $\Delta_r G°$ para a reação.

10.13 Considere a seguinte célula:

$$Ag(s)|AgCl(s)|NaCl(aq)|Hg_2Cl_2(s)|Hg(l)$$

(a) Escreva as reações de meia-célula. **(b)** As fems-padrão da célula a várias temperaturas são as seguintes:

T/K	291	298	303	311
$E°/\text{mV}$	43,0	45,4	47,1	50,1

Calcule os valores de $\Delta_r G°$, $\Delta_r S°$ e $\Delta_r H°$ para a reação a 298 K.

10.14 Calcule a fem da seguinte célula de concentração a 298 K:

$$Mg(s)|Mg^{2+}(0{,}24\ M)|\ |Mg^{2+}(0{,}53\ M)|Mg(s)$$

10.15 Uma célula eletroquímica consiste de um eletrodo de prata em contato com 346 mL de uma solução de $AgNO_3$ 0,100 *M* e um eletrodo de magnésio em contato com 288 mL de uma solução de $Mg(NO_3)_2$ 0,100 *M*. **(a)** Calcule o valor de *E* para a célula a 25 °C. **(b)** Uma corrente é obtida da célula até que 1,20 g de prata seja depositado no eletrodo de prata. Calcule o valor de *E* para a célula nesse estágio de operação.

Bioeletroquímica

10.16 Para a reação

$$NAD^+ + H^+ + 2e^- \rightarrow NADH$$

$E°'$ é – 0,320 V a 25 °C. Calcule o valor de E' a pH = 1. Suponha que ambos, NAD^+ e NADH, estejam em concentração unimolar.

10.17 A partir do valor de $E°'$ para a seguinte reação na Tabela 10.3,

$$CH_3CHO + 2H^+ + 2e^- \rightarrow C_2H_5OH$$

calcule o valor de E' em pH 5,0 e 298 K, considerando que $[C_2H_5OH] = 5{,}0 \times 10^{-6}\ M$ e $[CH_3CHO] = 2{,}4 \times 10^{-4}\ M$.

10.18 Procure na Tabela 10.3 os valores de $E°'$ para as reações

$$CH_3CHO + 2H^+ + 2e^- \rightarrow C_2H_5OH$$

$$NAD^+ + H^+ + 2e^- \rightarrow NADH$$

Calcule a constante de equilíbrio para a seguinte reação a 298 K.

$$CH_3CHO + NADH + H^+ \rightleftharpoons C_2H_5OH + NAD^+$$

10.19 A seguinte reação, que ocorre um poco antes do ciclo do ácido cítrico, é catalisada pela enzima lactato desidrogenase:

$$\underset{\text{piruvato}}{CH_3COCOO^-} + NADH + H^+ \rightleftharpoons \underset{\text{lactato}}{CH_3CH(OH)COO^-} + NAD^+$$

A partir dos dados listados na Tabela 10.3, calcule o valor de $\Delta G^{\circ\prime}$ e a constante de equilíbrio para a reação a 298 K.

10.20 Calcule o número de mols de citocromo c^{3+} formados a partir do citocromo c^{2+} com a energia de Gibbs derivada da oxidação de 1 mol de glicose. ($\Delta_r G^\circ = -2\,879$ kJ para a degradação de 1 mol de glicose a CO_2 e H_2O.)

10.21 A cadeia respiratória terminal envolve os pares redox $NAD^+|NADH$ e $FAD|FADH_2$. Calcule o valor do $\Delta_r G^{\circ\prime}$ para a seguinte reação a 298 K:

$$NADH + FAD + H^+ \rightarrow NAD^+ + FADH_2$$

Essa variação de energia de Gibbs é suficiente para sintetizar ATP a partir de ADP e fosfato inorgânico? Desenhe um diagrama para mostrar o arranjo experimental para medir a fem de uma célula que consiste desses dois pares.

10.22 A oxidação do malato a oxaloacetato é uma reação-chave no ciclo do ácido cítrico:

$$\text{malato} + NAD^+ \rightarrow \text{oxaloacetato} + NADH + H^+$$

Calcule o valor de $\Delta_r G^{\circ\prime}$ e a constante de equilíbrio para a reação a pH 7 e 298 K.

10.23 Calcule o valor de $\Delta_r G^{\circ\prime}$ para a oxidação do succinato a fumarato pelo citocromo *c* a 298 K.

10.24 A flavina adenina dinucleotídeo (FAD) participa em várias reações redox biológicas de acordo com a reação de eletrodo

$$FAD + 2H^+ + 2e^- \rightarrow FADH_2$$

Se o valor de $E^{\circ\prime}$ desse par for – 0,219 V a 298 K e pH 7, calcule seu potencial nessa temperatura e nesse pH quando a solução contiver os seguintes percentuais da forma oxidada: **(a)** 85% e **(b)** 15%.

10.25 De acordo com a teoria quimiosmótica, a síntese de 1 mol de ATP está acoplada ao movimento de 4 mols de íons H^+ do lado da membrana de pH baixo para o lado de pH alto. **(a)** Derive uma expressão para ΔG para o movimento de $4H^+$. **(b)** Calcule a variação em pH através da membrana que é requerida a 25 °C para sintetizar um mol de ATP a partir de ADP e P_i, sob condições de estado-padrão. $\Delta_r G^{\circ\prime} = 31{,}4$ kJ para a síntese de 1 mol de ATP.

10.26 O nitrito no solo é oxidado a nitrato pela bactéria *Nitrobacter agilis* na presença de oxigênio. As reações de eletrodo são

$$NO_3^- + 2H^+ + 2e^- \rightarrow NO_2^- + H_2O \qquad E^{\circ\prime} = 0{,}42\ \text{V}$$
$$\tfrac{1}{2}O_2 + 2H^+ + 2e^- \rightarrow H_2O \qquad E^{\circ\prime} = 0{,}82\ \text{V}$$

Calcule o rendimento da síntese de ATP por mol de nitrito oxidado, supondo uma eficiência de 55%. (O valor de $\Delta_r G^{\circ\prime}$ para a síntese de ATP a partir de ADP e P_i é 31,4 kJ mol^{-1}.)

Potenciais de membrana

10.27 Descreva um experimento que mostre que a membrana da célula nervosa é muito mais permeável a K^+ do que a Na^+.

10.28 Uma membrana permeável somente a íons K^+ é utilizada para separar as duas soluções seguintes:

$$\alpha \quad [KCl] = 0{,}10\,M \qquad [NaCl] = 0{,}050\,M$$
$$\beta \quad [KCl] = 0{,}050\,M \qquad [NaCl] = 0{,}10\,M$$

Calcule o potencial de membrana a 25 °C e determine qual solução tem o potencial mais negativo.

10.29 Em relação à Figura 10.14b, execute as seguintes operações: **(a)** Calcule o potencial de membrana devido aos íons K^+ a 25 °C. **(b)** Considerando que membranas biológicas tipicamente têm uma capacitância de aproximadamente 1 μF cm^{-2}, calcule a carga em coulombs sobre uma área unitária (1 cm^2) da membrana. (Ver o Apêndice 8.1 a respeito de unidades de capacitância.) **(c)** Converta a carga em **(b)** em números de íons K^+. **(d)** Compare o resultado em **(c)** com o número de íons K^+ em 1 cm^3 da solução no compartimento esquerdo. O que você pode concluir sobre o número relativo de íons K^+ necessários para estabelecer o potencial de membrana?

Problemas adicionais

10.30 Procure os valores de $E°$ para as seguintes reações de eletrodo:

$$Ag^+ + e^- \rightarrow Ag$$
$$AgBr + e^- \rightarrow Ag + Br^-$$

Descreva como você usaria esses valores para determinar o produto de solubilidade (K_{ps}) do AgBr a 25 °C.

10.31 Um sistema redox orgânico bem conhecido é o par quinona–hidroquinona. Em uma solução aquosa com pH abaixo de 8, temos

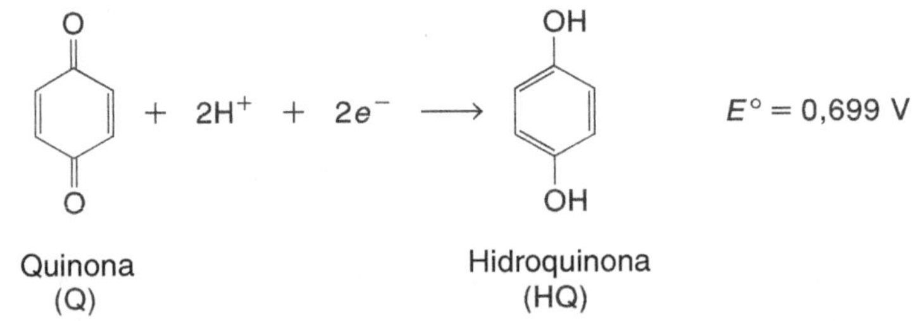

Esse sistema pode ser preparado dissolvendo quinidrona, QH (um complexo que consiste de quantidades equimolares de Q e HQ), em água. Um eletrodo de quinidrona pode ser construído imergindo um pedaço de fio de platina em uma solução de quinidrona. **(a)** Derive uma expressão para o potencial de eletrodo desse par nos termos de $E°$ e da concentração hidrogeniônica. **(b)** Quando o par quinona–hidroquinona se junta a um eletrodo de calomelano saturado, a fem da célula é 0,18 V. Nesse arranjo, o eletrodo de calomelano saturado age como ânodo. Calcule o pH da solução de quinidrona. Suponha que a temperatura seja 25 °C.

10.32 Uma quantidade de 25,0 mL de uma solução de Fe^{2+} 0,10 M é titulada contra uma solução de Ce^{4+} 0,10 M adicionada de uma bureta. Qual é a fem após a adição de 30,0 mL da solução de Ce^{4+}? A temperatura é 298 K.

10.33 Uma forma de evitar que um cano de ferro enterrado enferruje é conectá-lo com um pedaço de fio a um cilindro de magnésio ou zinco. Qual é o princípio eletroquímico para essa ação?

10.34 O alumínio tem um potencial-padrão mais negativo do que o ferro. No entanto, o alumínio não forma ferrugem ou sofre corrosão tão facilmente como o ferro. Explique.

10.35 Considerando que o valor de $\Delta_r S°$ para a célula de Daniell é – 21,7 J K^{-1} mol^{-1}, calcule o gradiente de temperatura $(\partial E°/\partial T)_P$ da célula e a fem da célula a 80 °C.

10.36 Por muitos anos, não foi claro se o íon mercúrio (I) existia em solução como Hg^+ ou como Hg_2^{2+}. Para distinguir entre essas duas possibilidades, poderíamos arranjar o seguinte sistema:

$$\text{Hg}(l)\ |\text{solução A}|\ |\text{solução B}|\ \text{Hg}(l)$$

em que a solução A contivesse 0,263 g de nitrato de mercúrio (I) por litro e a solução B, 2,63 g de nitrato de mercúrio (I) por litro. Se a fem medida dessa célula fosse 0,0289 V a 18 °C, o que se poderia deduzir sobre a natureza dos íons de mercúrio?

10.37 Dados os seguintes potenciais-padrão, calcule o valor do produto iônico K_w ($[H^+][OH^-]$) a 25 °C:

$$2\text{H}^+(aq) + 2e^- \rightarrow \text{H}_2(g) \qquad E° = 0{,}00\ \text{V}$$
$$2\text{H}_2\text{O}(l) + 2e^- \rightarrow \text{H}_2(g) + 2\text{OH}^-(aq) \qquad E° = -0{,}828\ \text{V}$$

10.38 Considerando que

$$2\text{Hg}^{2+}(aq) + 2e^- \rightarrow \text{Hg}_2^{2+}(aq) \qquad E° = 0{,}920\ \text{V}$$
$$\text{Hg}_2^{2+}(aq) + 2e^- \rightarrow 2\text{Hg}(l) \qquad E° = 0{,}797\ \text{V}$$

calcule os valores de $\Delta_r G°$ e K para o seguinte processo a 25 °C:

$$\text{Hg}_2^{2+}(aq) \rightarrow \text{Hg}^{2+}(aq) + \text{Hg}(l)$$

(A reação acima é um exemplo de *reação de desproporcionamento*, em que um elemento em um estado de oxidação é ao mesmo tempo oxidado e reduzido.)

10.39 As magnitudes dos potenciais de eletrodo-padrão de dois metais, X e Y, são

$$\text{X}^{2+} + 2e^- \rightarrow \text{X} \qquad |E°| = 0{,}25\ \text{V}$$
$$\text{Y}^{2+} + 2e^- \rightarrow \text{Y} \qquad |E°| = 0{,}34\ \text{V}$$

em que a notação | | significa que é mostrada apenas a magnitude (mas *não* o sinal) do valor $E°$. Quando as meias-células de X e Y são conectadas, os elétrons fluem de X para Y. Quando X é conectado a um EPH (eletrodo-padrão de hidrogênio), os elétrons fluem de X para EPH. **(a)** Qual valor de $E°$ é positivo e qual é negativo? **(b)** Qual é a fem-padrão de uma célula feita de X e Y?

10.40 Uma célula eletroquímica é construída como se segue. Uma meia-célula consiste de um fio de platina imerso em uma solução que contém Sn^{2+} 1,0 *M* e Sn^{4+} 1,0 *M* e a outra meia-célula tem um cilindro de tálio imerso em uma solução de Tl^+ 1,0 *M*. **(a)** Escreva as reações de meia-célula e a reação global. **(b)** Qual é a constante de equilíbrio a 25 °C? **(c)** Qual será a voltagem da célula se a concentração de Tl^+ for aumentada dez vezes?

10.41 Considerando o potencial-padrão para o Au^{3+} na Tabela 10.1 e

$$\text{Au}^+(aq) + e^- \rightarrow \text{Au}(s) \qquad E° = 1{,}69\ \text{V}$$

responda às seguintes perguntas: **(a)** Por que o ouro não se mancha ao se expor ao ar? **(b)** A seguinte reação de desproporcionamento vai ocorrer espontaneamente?

$$3\text{Au}^+(aq) \rightarrow \text{Au}^{3+}(aq) + 2\text{Au}(s)$$

(c) Preveja a reação entre o ouro e o gás flúor.

10.42 Considere a célula de Daniell mostrada na Figura 10.1. No diagrama, o ânodo parece ser negativo e o cátodo positivo (elétrons estão fluindo do ânodo para o cátodo). No entanto, os ânions em solução estão se movendo em direção ao ânodo, que deve, portanto, parecer positivo aos ânions. Como o ânodo não pode ser ao mesmo tempo negativo e positivo, dê uma explicação para essa situação aparentemente contraditória.

10.43 Calcule a pressão de H_2 (em bar) requerida para manter o equilíbrio em relação à seguinte reação a 25 °C:

$$\mathrm{Pb}(s) + 2\mathrm{H}^+(aq) \rightleftharpoons \mathrm{Pb}^{2+}(aq) + \mathrm{H}_2(g)$$

sabendo-se que $[\mathrm{Pb}^{2+}] = 0{,}035\ M$ e que a solução está tamponada em pH 1,60.

10.44 Use os dados do Apêndice B e a convenção $\Delta_f\overline{G}°[\mathrm{H}^+(aq)] = 0$ para determinar os potenciais-padrão para o sódio e o flúor. (Como o sódio, o flúor também reage violentamente com a água.)

10.45 Use os dados da Tabela 10.1 para determinar o valor de $\Delta_f\overline{G}°$ para o $\mathrm{Fe}^{2+}(aq)$.

10.46 Considere a célula seguinte:

$$\mathrm{Pt}|\mathrm{H}_2(1\ \mathrm{bar})|\mathrm{HCl}(m)|\mathrm{AgCl}(s)|\mathrm{Ag}$$

A 25 °C, os valores de fem para várias molalidades são dados por

$m/(\mathrm{mol\ kg^{-1}})$	0,124	0,0539	0,0256	0,0134	0,00914	0,00562	0,00322
E/V	0,342	0,382	0,418	0,450	0,469	0,493	0,521

(a) Determine o valor de $E°$ graficamente. Compare o seu valor de $E°$ com aquele listado na Tabela 10.1. **(b)** Calcule o coeficiente de atividade média ($\gamma_\pm$) para o HCl a 0,124 m.

CAPÍTULO 11

Ácidos e bases

O limoeiro é muito lindo e a flor do limoeiro é perfumada, mas o pobre do limão é impossível de comer.

— William Holt*

Ácidos e bases constituem uma classe de eletrólitos especialmente importante. Não há equilíbrios químicos tão disseminados como os que envolvem ácidos e bases. O balanço preciso de suas concentrações, ou pH, em nosso organismo é necessário para o funcionamento apropriado das enzimas, para a manutenção da pressão osmótica, e assim por diante. Um pequeno desvio do valor normal de pH, como um décimo de unidade, pode levar à doença e até à morte.

O entendimento apropriado do equilíbrio ácido–base em sistemas químicos e biológicos requer a compreensão clara do comportamento de ácidos fracos e bases fracas e do íon hidrogênio. Neste capítulo, discutimos reações gerais ácido–base, aminoácidos e tampões.

11.1 Definições de ácido e base

Em 1923, o químico dinamarquês Johannes Nicolaus Brønsted (1879–1947) sugeriu que ácido é uma substância capaz de doar prótons e base é uma substância capaz de receber prótons. De acordo com a definição de Brønsted, o HCl é um ácido porque se dissocia como se segue:

$$\underset{\text{ácido}}{HCl(aq)} \rightarrow H^+(aq) + \underset{\text{base conjugada}}{Cl^-(aq)}$$

O íon cloreto é uma base em virtude de sua capacidade de aceitar prótons. Diz-se que o HCl e o Cl^- são conjugados ou que formam um par. Um ácido forte como o HCl, que se supõe seja predominante ou totalmente dissociado, tem uma base conjugada fraca, o Cl^- nesse caso, enquanto um ácido fraco tem uma base conjugada forte. Por exemplo, considere a dissociação do ácido acético:

$$CH_3COOH(aq) \rightleftharpoons CH_3COO^-(aq) + H^+(aq)$$

Como o ácido acético é um ácido fraco, sua base conjugada, o íon acetato, é uma base muito mais forte do que o íon Cl^-.

* De "Lemon tree" por Will Holt. Utilizado com permissão de Lemon Tree Music, *Inc.*, Nova York.

A amônia, por exemplo, é uma base de Brønsted, porque ela pode aceitar um próton,

$$\underset{\text{base}}{NH_3\,(aq)} + H^+(aq) \rightleftharpoons \underset{\text{ácido conjugado}}{NH_4^+(aq)}$$

e o íon amônio é o ácido conjugado. Por outro lado, hidróxidos metálicos como NaOH ou KOH não são bases no sentido de Brønsted, porque não podem receber um próton. Para todas as finalidades práticas, no entanto, esses compostos se dissociam completamente em água nos íons Na^+, K^+ e OH^-. O íon hidróxido é naturalmente uma base, porque pode aceitar um próton.

As definições de ácidos e bases de Brønsted não se limitam a substâncias que trocam prótons na água. Na forma líquida pura, NH_3 também se qualifica como ácido de Brønsted por causa da reação

$$NH_3 \rightleftharpoons H^+ + NH_2^-$$

e o NH_2^- é a base conjugada.

Uma definição mais abrangente de ácido e base foi fornecida por Gilbert Lewis, em 1923. De acordo com Lewis, ácido é qualquer substância que pode aceitar um par de elétrons e base é qualquer substância que pode doar um par de elétrons. Essa definição não apenas abrange os exemplos discutidos, como também descreve as reações ácido–base que não envolvem prótons. Seguem alguns exemplos:

$$\underset{\text{ácido}}{BF_3} + \underset{\text{base}}{F^-} \rightarrow BF_4^-$$

$$\underset{\text{ácido}}{BCl_3} + \underset{\text{base}}{(CH_3)_3N} \rightarrow (CH_3)_3NBCl_3$$

$$\underset{\text{ácido}}{Ag^+} + \underset{\text{base}}{2CN^-} \rightarrow Ag(CN)_2^-$$

A definição de Lewis aplica-se a uma faixa maior de substâncias e é mais fundamental do ponto de vista teórico. Neste capítulo, no entanto, vamos nos preocupar somente com o conceito de Brønsted, porque nosso foco principal serão as reações em soluções aquosas.

11.2 Dissociação de ácidos e bases

A dissociação de um ácido fraco, HA, em solução aquosa pode ser representada por

$$HA + H_2O \rightleftharpoons H_3O^+ + A^-$$

A constante de equilíbrio termodinâmico para esse processo é

$$K_a = \frac{a_{H_3O^+}a_{A^-}}{a_{HA}a_{H_2O}} \tag{11.1}$$

em que a representa as atividades das espécies. Como a concentração de água na maioria das soluções aquosas é próxima à da água pura [1 litro de água pura contém

1000 g/(18,02 g mol^{-1}), ou 55,5 mols], ela não é alterada essencialmente pelo processo de dissociação. Portanto, pode-se considerar que H_2O está em seu estado-padrão (isto é, líquido puro), para o qual sua atividade é unitária. Para simplificar, se substituirmos $a_{H_3O^+}$ por a_{H^+}, a Equação 11.1 se torna

$$K_a = \frac{a_{H^+}a_{A^-}}{a_{HA}} = \frac{[H^+]\gamma_+[A^-]\gamma_-}{[HA]\gamma_{HA}} \tag{11.2}$$

Como HA é uma espécie não carregada, podemos fazer $\gamma_{HA} \approx 1$ para soluções diluídas. Além disso, da Equação 8.22 temos $\gamma_\pm^2 = \gamma_+\gamma_-$, de modo que

$$K_a = \frac{[H^+][A^-]\gamma_\pm^2}{[HA]} \tag{11.3}$$

Se o ácido for suficientemente fraco, as concentrações das espécies iônicas serão baixas ($\leq$ 0,050 M) e, portanto, como uma boa aproximação, podemos ignorar $\gamma_\pm^2$ e escrever

$$K_a = \frac{[H^+][A^-]}{[HA]} \tag{11.4}$$

Na água, o próton não existe como H^+ e sim como espécie hidratada. Há evidências de que, além do íon hidrônio, H_3O^+, espécies hidratadas como $H_9O_4^+$ também existem em solução:*

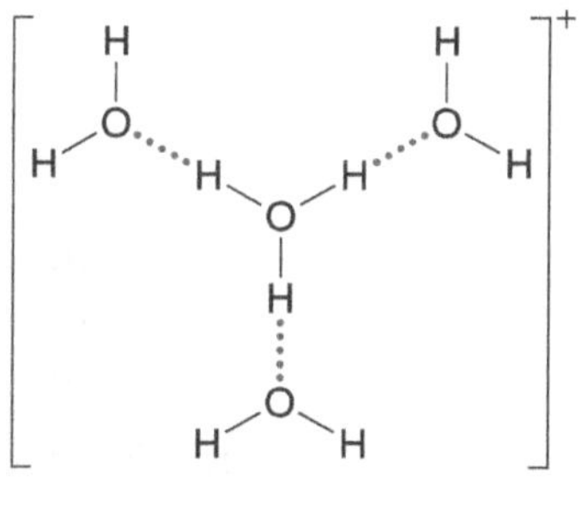

No entanto, o tratamento termodinâmico da constante de dissociação do ácido é o mesmo, independentemente da espécie empregada. Por simplicidade, usaremos a notação H^+ na maioria dos casos.

A força do ácido é indicada pela magnitude de K_a; isto é, quanto maior o valor de K_a, mais forte é o ácido. Outro modo de medir a força de um ácido é calcular sua dissociação percentual, definida por

$$\text{dissociação percentual} = \frac{[H^+]_{eq}}{[HA]_0} \times 100\% \tag{11.5}$$

em que $[H^+]_{eq}$ é a concentração do íon hidrogênio no equilíbrio e $[HA]_0$ é a concentração inicial do ácido. Supomos que ácidos fortes como HCl e HNO_3 estejam comple-

* Ver GIGUÉRE, P. A. *J. Chem. Educ.* **56**, 571, 1979.

Tabela 11.1
Constantes de dissociação de ácidos fracos comuns a 298 K

Ácido	K_a	pK_a
HF	$7{,}1 \times 10^{-4}$	3,15
HCN	$4{,}9 \times 10^{-10}$	9,31
HNO_2	$4{,}5 \times 10^{-4}$	3,35
H_2S	$5{,}7 \times 10^{-8} (K_a')$	7,24 (pK_a')
HS^-	$1{,}2 \times 10^{-15} (K_a'')$	14,92 (pK_a'')
H_2CO_3	$4{,}2 \times 10^{-7} (K_a')$	6,38 (pK_a')
HCO_3^-	$4{,}8 \times 10^{-11} (K_a'')$	10,32 (pK_a'')
H_2SO_4	Muito alta(K_a')	–
HSO_4^-	$1{,}3 \times 10^{-2} (K_a'')$	1,89
H_3BO_3[a]	$7{,}3 \times 10^{-10}$	9,14
H_3PO_4	$7{,}5 \times 10^{-3} (K_a')$	2,13 (pK_a')
$H_2PO_4^-$	$6{,}2 \times 10^{-8} (K_a'')$	7,21 (pK_a'')
HPO_4^{2-}	$4{,}8 \times 10^{-13} (K_a''')$	12,32 (pK_a''')
CH_3COOH	$1{,}75 \times 10^{-5}$	4,76
C_6H_5COOH	$6{,}30 \times 10^{-5}$	4,20
HCOOH	$1{,}77 \times 10^{-4}$	3,75
$ClCH_2COOH$	$1{,}36 \times 10^{-3}$	2,87
C_6H_5OH	$1{,}30 \times 10^{-10}$	9,89
HOOCCOOH (ácido oxálico)	$6{,}5 \times 10^{-2} (K_a')$ $6{,}1 \times 10^{-5} (K_a'')$	1,19 (pK_a') 4,21 (pK_a'')
$(CH_2COOH)_2$ (ácido succínico)	$6{,}4 \times 10^{-5} (K_a')$ $2{,}7 \times 10^{-6} (K_a'')$	4,19 (pK_a') 5,57 (pK_a'')
$C_6H_8O_6$ (ácido ascórbico)	$8 \times 10^{-5} (K_a')$ $1{,}6 \times 10^{-12} (K_a'')$	4,1 (pK_a') 11,79 (pK_a'')
$(CH_2COOH)_2$ (ácido fumárico)	$9{,}3 \times 10^{-4} (K_a')$ $3{,}4 \times 10^{-5} (K_a'')$	3,03 (pK_a') 4,47 (pK_a'')
$CH_3CH(OH)COOH$ (ácido lático)	$1{,}39 \times 10^{-4}$	3,86
$HOOCCH(OH)CH_2COOH$ (ácido málico)	$4 \times 10^{-4} (K_a')$ $9 \times 10^{-6} (K_a'')$	3,40 (pK_a') 5,50 (pK_a'')
$HOOCCH_2C(OH)COOHCH_2COOH$ (ácido cítrico)	$8{,}7 \times 10^{-4} (K_a')$ $1{,}8 \times 10^{-5} (K_a'')$ $4{,}0 \times 10^{-6} (K_a''')$	3,06 (pK_a') 4,74 (pK_a'') 5,40 (pK_a''')
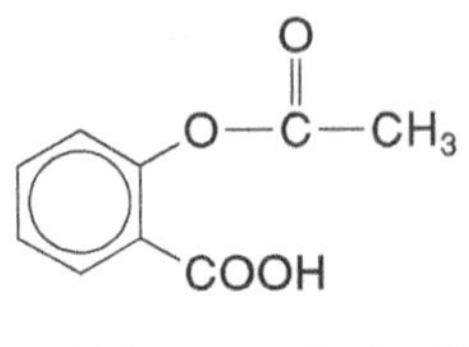 (ácido acetilsalicílico ou aspirina)	3×10^{-4}	3,5

[a] O ácido bórico não se ioniza na água para produzir íons H^+. Sua reação com a água é $B(OH)_3(aq) + H_2O(l) \rightleftharpoons B(OH)_4^-(aq) + H^+(aq)$

tamente dissociados (100% de dissociação), de modo que não vamos mais discuti-los. Em vez disso, devemos nos concentrar nos ácidos fracos ($K_a < 10^{-2}$). A Tabela 11.1 relaciona as constantes de dissociação de vários ácidos comuns, que podemos usar para calcular as concentrações de íons dissociados e de ácidos não dissociados em solução no equilíbrio.

EXEMPLO 11.1

Calcule as concentrações do ácido não dissociado, dos íons H^+ e dos íons CN^- de uma solução de HCN 0,050 *M* e a dissociação percentual a 25 °C.

RESPOSTA

Considere x a concentração de H^+ e CN^- no equilíbrio. Assim, temos

$$\begin{array}{ccc} HCN(aq) & \rightleftharpoons & H^+(aq) + CN^-(aq) \\ (0{,}050 - x)\,M & & xM \qquad xM \end{array}$$

Utilizando o valor de K_a da Tabela 11.1, escrevemos

$$\frac{x^2}{0{,}050 - x} = 4{,}9 \times 10^{-10}$$

Podemos tanto resolver a equação quadrática para x como fazer uma aproximação. Como os valores de K_a para os ácidos fracos são geralmente conhecidos com uma precisão de somente $\pm 5\%$, é razoável requerer que x seja menor que 5% de 0,050, o número do qual ele é subtraído. Supondo que essa aproximação se verifique ($0{,}050 - x \approx 0{,}050$), temos

$$x^2 = 2{,}5 \times 10^{-11}$$

ou

$$x = 5{,}0 \times 10^{-6}\,M$$

Portanto, no equilíbrio,

$$[H^+] = 5{,}0 \times 10^{-6}\,M$$

$$[CN^-] = 5{,}0 \times 10^{-6}\,M$$

$$[HCN] = 0{,}050\,M - 5{,}0 \times 10^{-6}\,M \approx 0{,}050\,M$$

Finalmente, a dissociação percentual é dada por

$$\frac{5{,}0 \times 10^{-6}\,M}{0{,}050\,M} \times 100\% = 1{,}0 \times 10^{-2}\%$$

Observe que o cálculo da dissociação percentual também mostra que nossa aproximação de "5%" é válida nesse caso.

COMENTÁRIO

Note que nesse cálculo desprezamos a contribuição da concentração de íon hidrogênio das moléculas de água. Essa suposição sempre se verifica, exceto quando lidamos com soluções muito diluídas. Um tratamento mais rigoroso da dissociação ácida é apresentado no Apêndice 11.1.

Se substituirmos HCN por ácido fluorídrico (HF), teremos

$$\frac{x^2}{0{,}050 - x} = 7{,}1 \times 10^{-4}$$

e a aproximação de "5%" não se verifica. Nesse caso, podemos resolver a equação quadrática para obter $x = 5{,}6 \times 10^{-3}$ M ou aplicar o *método de aproximações sucessivas*, como se segue. Primeiramente, resolvemos a equação para x supondo $0{,}050 - x \approx 0{,}050$. Essa aproximação nos dá um valor de $6{,}0 \times 10^{-3}$ M. Em seguida, usamos o valor aproximado de x ($6{,}0 \times 10^{-3}$ M) para encontrar um valor mais exato da concentração do HF no equilíbrio:

$$[\text{HF}] = 0{,}050\ M - 6{,}0 \times 10^{-3}\ M = 0{,}044\ M$$

Substituindo esse valor na expressão para K_a, escrevemos

$$\frac{x^2}{0{,}044} = 7{,}1 \times 10^{-4}$$

$$x = 5{,}6 \times 10^{-3}\ M$$

que é o mesmo resultado obtido usando a equação quadrática. Em geral, aplicamos o método das aproximações sucessivas até que o valor de x obtido para o último passo seja idêntico ao valor encontrado no passo anterior. Na maioria dos casos, aplicando esse método duas vezes, obtém-se a resposta correta.

O tratamento da dissociação das bases é o mesmo que o da dissociação dos ácidos. Por exemplo, quando a amônia se dissolve em água, ela reage como se segue:

Hidróxido de amônio (NH_4OH) não existe.

$$NH_3 + H_2O \rightleftharpoons NH_4^+ + OH^-$$

Por analogia com a constante de dissociação ácida, podemos escrever a constante de dissociação básica, K_b, como

$$K_b = \frac{a_{NH_4^+} a_{OH^-}}{a_{NH_3} a_{H_2O}}$$

Fazendo $a_{H_2O} = 1$ e substituindo atividades por concentrações, obtemos

$$K_b = \frac{[NH_4^+][OH^-]}{[NH_3]}$$

Tabela 11.2
Constantes de dissociação de bases fracas a 298 K

Base	K_b	pK_b
Amônia	$1{,}8 \times 10^{-5}$	4,75
Anilina	$3{,}80 \times 10^{-10}$	9,42
Cafeína	$4{,}1 \times 10^{-4}$	3,39
Cocaína	$2{,}57 \times 10^{-6}$	5,59
Creatina	$1{,}92 \times 10^{-11}$	10,72
Estricnina	$1 \times 10^{-6}\,(K_b')$	6,0 (pK_b')
	$2 \times 10^{-12}\,(K_b'')$	11,7 (pK_b'')
Etilamina	$5{,}6 \times 10^{-4}$	3,25
Metilamina	$4{,}38 \times 10^{-4}$	3,36
Morfina	$7{,}4 \times 10^{-7}$	6,13
Nicotina	7×10^{-7}	6,2
Novocaína	7×10^{-6}	5,2
Piridina	$1{,}71 \times 10^{-9}$	8,77
Quinina	$1{,}1 \times 10^{-6}\,(K_b')$	5,96 (pK_b')
	$1{,}35 \times 10^{-10}\,(K_b'')$	9,87 (pK_b'')
Uréia	$1{,}5 \times 10^{-14}$	13,82

A Tabela 11.2 relaciona as constantes de dissociação de algumas bases comuns.

O produto iônico da água e a escala de pH

A dissociação da água é um caso especialmente importante, porque a maioria das reações ácido–base ocorre em soluções aquosas. A água comporta-se tanto como ácido quanto como base (propriedade conhecida como *anfoterismo*):

$$H_2O \rightleftharpoons H^+ + OH^-$$

A constante de dissociação, ou *produto iônico*, da água é

$$K_w = a_{H^+}a_{OH^-} \tag{11.6}$$

ou, em termos de concentrações,

$$K_w = [H^+][OH^-] \tag{11.7}$$

Assim como a maioria das constantes, K_w é uma função da temperatura:

T/K	273	298	313	373
K_w	$0{,}12 \times 10^{-14}$	$1{,}0 \times 10^{-14}$	$2{,}9 \times 10^{-14}$	$5{,}4 \times 10^{-13}$

Como os valores de K_w indicam, a água é um ácido e uma base extremamente fracos. Em uma solução neutra, $[H^+] = [OH^-] = 1{,}0 \times 10^{-7}$ *M* a 298 K. Se a solução for ácida, $[H^+] > [OH^-]$. Em uma solução básica, $[OH^-] > [H^+]$.

O íon H^+ desempenha papel central em muitos processos químicos e biológicos e sua concentração pode variar dentro de um amplo intervalo. Portanto, é útil estabelecer uma escala de pH, de tal modo que

$$\text{pH} = -\log a_{\text{H}^+} \tag{11.8}$$

em que a_{H^+} é a atividade dos íons H^+ em solução, dada por $\gamma_{\text{H}^+}[\text{H}^+]$. Como vimos no Capítulo 8, somente os coeficientes de atividade iônica média podem ser determinados experimentalmente e, portanto, podemos apenas estimar o valor de γ_{H^+}. Por exemplo, para uma solução de HCl 0,050 *M*, escrevemos a atividade iônica para o íon H^+ como (ver Equação 8.27)

$$\begin{aligned}\log \gamma_{\text{H}^+} &= -0{,}509z^2\sqrt{I}\\ &= -0{,}509(1^2)\sqrt{0{,}050}\\ &= -0{,}114\end{aligned}$$

ou

$$\gamma_{\text{H}^+} = 0{,}77$$

Finalmente,

$$\begin{aligned}\text{pH} &= -\log(0{,}77)\,(0{,}050)\\ &= 1{,}4\end{aligned}$$

Geralmente, para soluções relativamente diluídas a baixas forças iônicas ($[H^+] \leq 0{,}1$ *M*, $I \leq 0{,}1$) podemos usar a seguinte equação aproximada*

$$\text{pH} = -\log[\text{H}^+] \tag{11.9}$$

Tenha em mente que o pH *medido* de uma solução raramente é igual ao pH *calculado* com base na Equação 11.9, em razão do comportamento não-ideal.†

Podemos também definir uma escala de pOH como se segue:

$$\text{pOH} = -\log[\text{OH}^-] \tag{11.10}$$

Tomando o negativo do logaritmo da Equação 11.7, obtemos

$$\begin{aligned}-\log K_\text{w} &= -\log[\text{H}^+] - \log[\text{OH}^-]\\ pK_\text{w} &= \text{pH} + \text{pOH}\end{aligned} \tag{11.11}$$

em que $pK_w = -\log K_w$. A 25 °C, a Equação 11.11 torna-se

$$\text{pH} + \text{pOH} = 14{,}00 \tag{11.12}$$

* Estritamente falando, $[H^+]$ deveria ser dividida por seu valor de estado-padrão de 1 *M*. Esse passo, no entanto, é geralmente omitido para simplificar.

† Ver DIRKSE, T. P., *J. Chem. Educ.* **38**, 261, 1961; HAWKES, S. J., *ibid*, **71**, 747, 1994.

Em termos de concentração, podemos expressar a acidez de uma solução como se segue:

Soluções ácidas:	$[H^+] > 1 \times 10^{-7}\ M$,	$pH < 7$
Soluções básicas:	$[H^+] < 1 \times 10^{-7}\ M$,	$pH > 7$
Solucões neutras:	$[H^+] = 1 \times 10^{-7}\ M$,	$pH = 7$

Embora na prática o intervalo de pH esteja entre 1 e 14, existem valores negativos de pH, assim como valores de pH maiores que 14. Por exemplo, uma solução de HCl 2,0 *M* tem um valor negativo de pH, enquanto uma solução de NaOH 2,0 *M* tem pH maior que 14.

A relação entre a constante de dissociação de um ácido e a de sua base conjugada

Uma relação importante entre a constante de dissociação de um ácido e a constante de dissociação de sua base conjugada pode ser derivada como se segue, usando ácido acético como exemplo:

$$CH_3COOH(aq) \rightleftharpoons H^+(aq) + CH_3COO^-(aq)$$

$$K_a = \frac{[H^+][CH_3COO^-]}{[CH_3COOH]}$$

A base conjugada, CH_3COO^-, fornecida por uma solução de acetato de sódio (CH_3COONa), reage com a água de acordo com a equação

$$CH_3COO^-(aq) + H_2O(l) \rightleftharpoons CH_3COOH(aq) + OH^-(aq)$$

Podemos escrever a constante de dissociação da base como

$$K_b = \frac{[CH_3COOH][OH^-]}{[CH_3COO^-]}$$

O produto de K_a por K_b é dado por

$$\begin{aligned} K_aK_b &= \frac{[H^+][CH_3COO^-]}{[CH_3COOH]} \times \frac{[CH_3COOH][OH^-]}{[CH_3COO^-]} \\ &= [H^+][OH^-] \\ &= K_w \end{aligned} \tag{11.13}$$

Essa equação permite chegar a uma conclusão importante: quanto mais forte for o ácido (maior o K_a), mais fraca será sua base conjugada (menor o K_b) e vice-versa.

Finalmente, notamos que os valores de p*K* listados nas Tabelas 11.1 e 11.2 são definidos como o negativo do logaritmo da constante de dissociação:

$$pK = -\log K \tag{11.14}$$

Lembre-se de que quanto maior o valor de p*K*, mais fraco é o ácido ou a base.

11.3 Hidrólise salina

A dissolução de NaCl ou de K_2SO_4 em água resulta em uma solução essencialmente neutra. Por outro lado, pode-se dizer que uma solução de acetato de sódio ou de cloreto de amônio é tudo menos neutra. Dependendo da concentração, o pH de uma solução de acetato de sódio pode ser muito mais alto que 7, enquanto o pH de uma solução de cloreto de amônio é bem mais baixo que 7. Os desvios de pH 7 resultam da *hidrólise salina*, que é a reação de um ânion ou de um cátion de um sal, ou de ambos com a água.

Considere a reação entre o acetato de sódio e a água:

$$\mathrm{CH_3COONa}(s) \xrightarrow{\mathrm{H_2O}} \mathrm{CH_3COO^-}(aq) + \mathrm{Na^+}(aq)$$

$$\mathrm{CH_3COO^-}(aq) + \mathrm{H_2O}(l) \rightleftharpoons \mathrm{CH_3COOH}(aq) + \mathrm{OH^-}(aq)$$

O acetato de sódio, um eletrólito forte, se dissocia completamente. O ácido acético é um ácido fraco, de modo que o equilíbrio para a segunda etapa pende para a direita, produzindo um excesso de íons hidróxido e uma solução básica. A constante de equilíbrio é a mesma da constante de dissociação da base:

$$K_\mathrm{b} = \frac{[\mathrm{CH_3COOH}][\mathrm{OH^-}]}{[\mathrm{CH_3COO^-}]}$$

Da Equação 11.13 e da Tabela 11.1,

$$K_\mathrm{b} = \frac{1{,}0 \times 10^{-14}}{1{,}75 \times 10^{-5}} = 5{,}7 \times 10^{-10}$$

Supomos que o íon Na^+ não reage com a água. Quando o cloreto de amônio se dissolve na água, as reações são

$$\mathrm{NH_4Cl}(s) \xrightarrow{\mathrm{H_2O}} \mathrm{NH_4^+}(aq) + \mathrm{Cl^-}(aq)$$

$$\mathrm{NH_4^+}(aq) \rightleftharpoons \mathrm{NH_3}(aq) + \mathrm{H^+}(aq)$$

A dissociação do íon amônio faz com que a solução se torne ácida. Note que o íon cloreto é uma base conjugada extremamente fraca do ácido HCl e não sofre hidrólise.

Cátions pequenos e altamente carregados, como Be^{2+}, Al^{3+} e Bi^{4+} também se hidrolisam na água. Por exemplo, uma solução de $AlCl_3$ é ácida em virtude da seguinte reação:

$$\mathrm{AlCl_3}(s) \xrightarrow{\mathrm{H_2O}} \mathrm{Al^{3+}}(aq) + 3\mathrm{Cl^-}(aq)$$

O íon Al^{3+} polariza as ligações O–H nas moléculas de H_2O na esfera de hidratação, resultando na perda de um próton para a água mais no interior da solução, longe da interface:

$$\mathrm{Al(H_2O)_6^{3+}} + \mathrm{H_2O} \rightleftharpoons \mathrm{Al(H_2O)_5(OH)^{2+}} + \mathrm{H_3O^+}$$

O íon $Al(H_2O)_5(OH)^{2+}$ pode se dissociar ainda mais, e assim por diante. Estritamente falando, *todos* os cátions metálicos, incluindo os cátions alcalinos e alcalinos-terrosos, hidrolisam-se em determinada extensão, de modo que sua presença também pode influenciar (por abaixamento) o pH da solução.

Finalmente, notamos que a suposição de que os sais se dissociam completamente em solução aquosa é, no máximo, uma aproximação. Por exemplo, dependendo da concentração, uma solução de $CaCl_2$ na verdade contém íons Ca^{2+} e Cl^- tanto quanto pares de íons carregados e neutros $Ca^{2+}Cl^-$ e $Cl^-Ca^{2+}Cl^-$. Um estudo preciso das propriedades das soluções deve levar em consideração todas essas espécies.*

11.4 Titulações ácido–base

Esta seção discute uma das técnicas mais comuns e importantes no arsenal da química analítica. A titulação ácido–base é um procedimento experimental simples. Uma base é adicionada de uma bureta a uma solução ácida até atingir o ponto de equivalência. Se a concentração de uma das soluções for conhecida, a concentração da outra solução pode ser calculada facilmente com base no conhecimento dos volumes do ácido e da base. O peagômetro é o instrumento mais conveniente para monitorar a titulação, porém muitos outros dispositivos são também empregados.

Um ácido forte e uma base forte fornecem os resultados mais diretos em um experimento de titulação. Um bom exemplo é a titulação de HCl com NaOH:

$$HCl + NaOH \rightarrow NaCl + H_2O$$

No início, o pH da solução é determinado principalmente pelo ácido presente e aumenta apenas levemente com a adição da base. Próximo do ponto de equivalência, o pH sobe abruptamente após a adição de uma pequena quantidade da base. Além do ponto de equivalência, o pH da solução é determinado pelo excesso de base presente (Figura 11.1). Como os íons Na^+ e Cl^- não se hidrolisam, a solução no ponto de

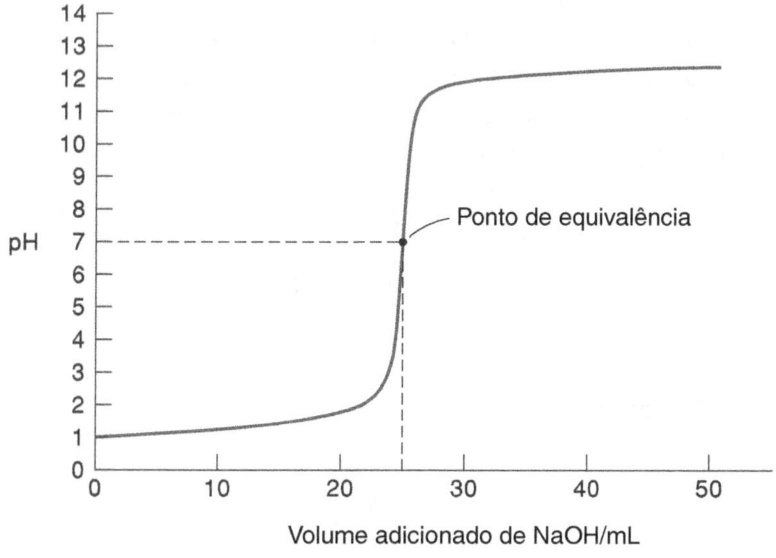

Figura 11.1
O perfil de pH de uma titulação ácido forte–base forte. Uma solução de NaOH 0,10 *M* é adicionada de uma bureta a 25 mL de uma solução de HCl 0,10 *M* em um frasco de Erlenmeyer. A solução no ponto de equivalência deve ser neutra e ter pH igual a 7.

* Ver HAWKES, S. J. *J. Chem. Educ.* **73**, 421, 1996.

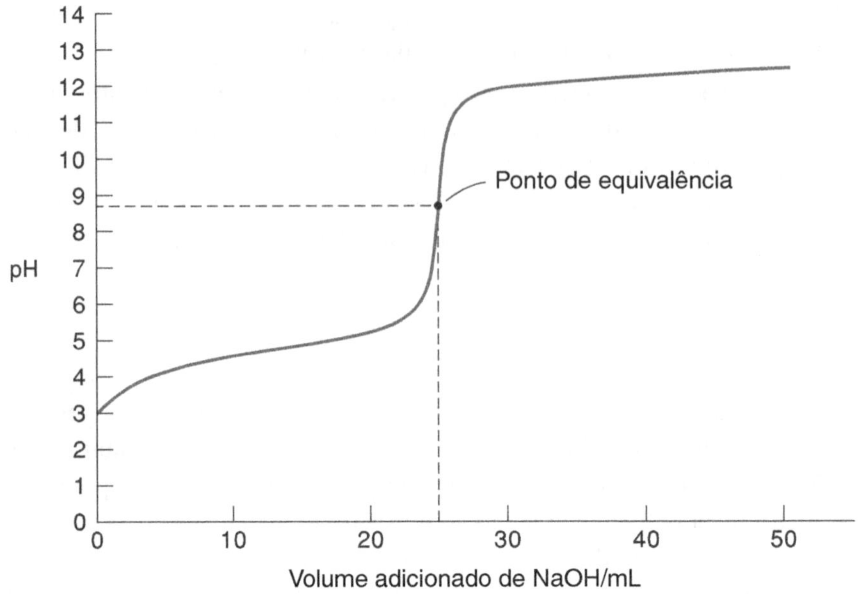

Figura 11.2
O perfil de pH de uma titulação ácido fraco–base forte. Uma solução de NaOH 0,10 *M* é adicionada de uma bureta a 25 mL de uma solução de CH_3COOH 0,10 *M* em um frasco de Erlenmeyer. Por causa da hidrólise do sal formado, o pH no ponto de equivalência é maior que 7.

equivalência deve ser neutra e ter pH igual a 7. Considere agora a titulação de um ácido fraco, como o ácido acético, com NaOH:

$$CH_3COOH + NaOH \rightarrow CH_3COONa + H_2O$$

Como mencionado anteriormente, o íon acetato (do CH_3COONa) hidrolisa-se em determinada extensão. Conseqüentemente, no ponto em que o ácido acético é completamente neutralizado pelo NaOH, a solução é básica em vez de neutra (Figura 11.2).

Em geral, podemos determinar os valores de pK_a (e, portanto, o K_a) do ácido fraco a partir de uma "curva de titulação", como mostra a Figura 11.2. Começamos com a definição de K_a para um ácido fraco, HA:

$$HA \rightleftharpoons H^+ + A^-$$

$$K_a = \frac{[H^+][A^-]}{[HA]}$$

Rearranjando essa equação, obtemos

$$[H^+] = K_a \frac{[HA]}{[A^-]}$$

Tomando o negativo do logaritmo da equação, temos

$$-\log[H^+] = -\log K_a - \log \frac{[HA]}{[A^-]}$$

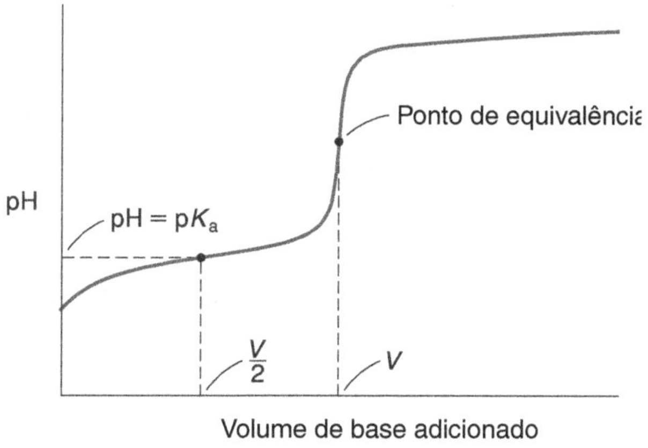

Figura 11.3
Determinação do valor do pK_a a partir de uma curva de titulação como a da Figura 11.2

$$pH = pK_a + \log\frac{[A^-]}{[HA]} \tag{11.15}$$

A Equação 11.15 é conhecida como equação de Henderson–Hasselbalch, que geralmente é expressa como

$$pH = pK_a + \log\frac{[\text{base conjugada}]}{[\text{ácido}]} \tag{11.16}$$

Note a similaridade entre as Equações 11.16 e 10.7. Reações ácido–base e reações redox são análogas em muitos aspectos.

No ponto de meia equivalência, isto é, quando metade do ácido foi neutralizada pela base adicionada, temos

$$[\text{base conjugada}] = [\text{ácido}]$$

e a Equação 11.16 torna-se

$$pH = pK_a$$

Assim, uma vez localizado o ponto de equivalência, podemos determinar o valor de pK_a e, conseqüentemente, o valor de K_a do ácido fraco (Figura 11.3).

Uma situação análoga é a titulação de um ácido forte com uma base fraca:

$$HCl + NH_3 \rightleftharpoons NH_4^+ + Cl^-$$

Como resultado da hidrólise do íon NH_4^+, o pH no ponto de equivalência é menor que 7. Como a amônia aquosa é volátil, é mais conveniente adicionar a solução de HCl de uma bureta à solução de NH_3 em um frasco de Erlenmeyer (Figura 11.4a). A Figura 11.4b mostra a curva de titulação de uma base fraca sendo adicionada a um ácido forte. Finalmente, como a hidrólise do sal envolve tanto o cátion como o ânion, notamos que é geralmente difícil estudar a titulação de um ácido fraco com uma base fraca.

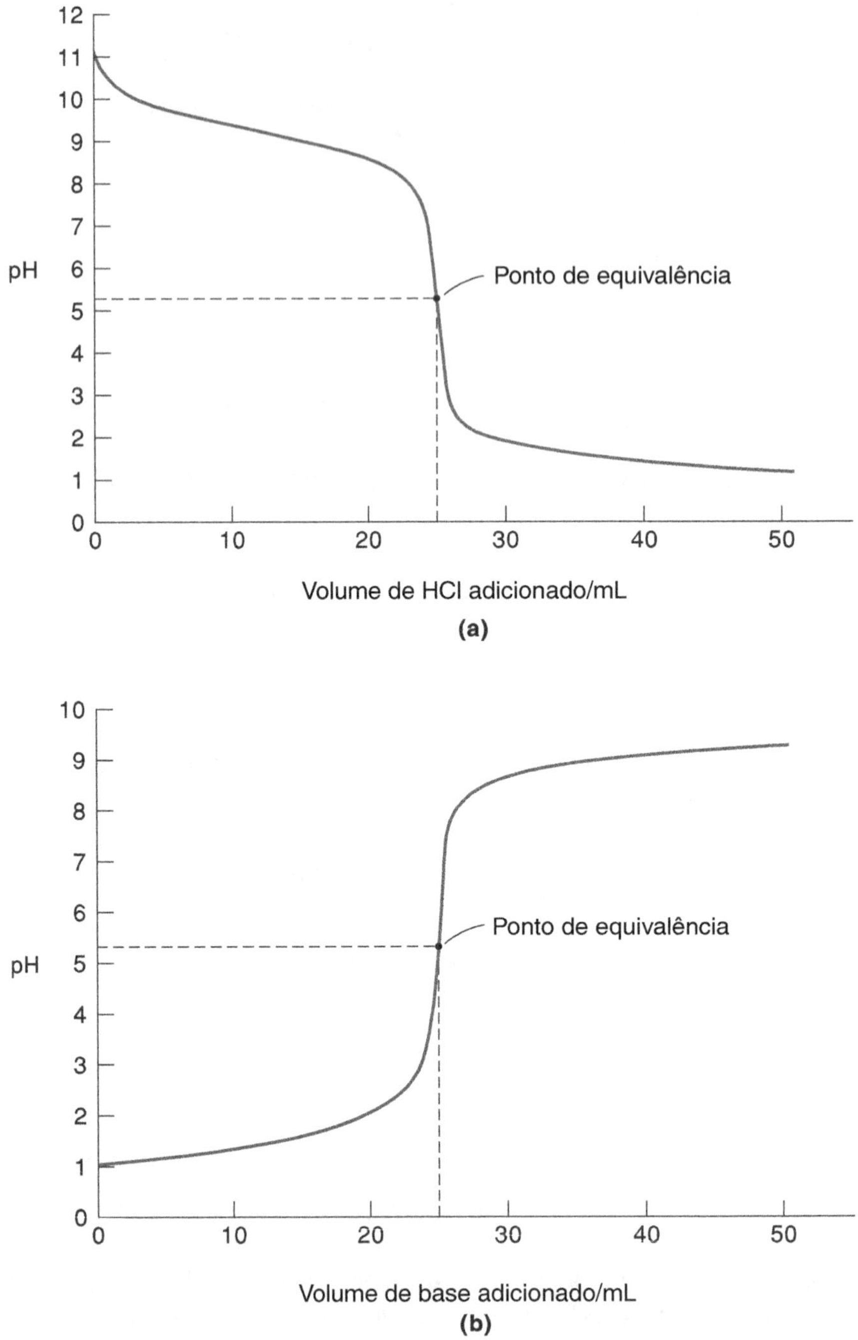

Figura 11.4
Perfis de pH de uma titulação ácido forte–base fraca. (a) Uma solução de HCl 0,10 *M* é adicionada de uma bureta a 25 mL de uma solução de NH_3 0,10 *M* em um frasco de Erlenmeyer. (b) Uma solução de base fraca 0,10 *M* é adicionada de uma bureta a 25 mL de uma solução de HCl 0,10 *M* em um frasco de Erlenmeyer. Como resultado da hidrólise salina, o pH no ponto de equivalência é menor que 7.

Indicadores ácido–base

Outro modo de monitorar a titulação é o uso de um indicador cuja cor dependa do pH da solução. O próprio indicador é um ácido ou uma base. Vamos imaginar um composto cuja forma ácida (HIn) seja nitidamente diferente na cor de sua forma como base conjugada (In^-). Em solução, os seguintes equilíbrios se estabelecem:

$$HIn \rightleftharpoons H^+ + In^-$$

para os quais escrevemos

$$K_{In} = \frac{[H^+][In^-]}{[HIn]}$$

Aplicando a Equação 11.16, escrevemos

$$pH = pK_{In} + \log\frac{[In^-]}{[HIn]}$$

As seguintes razões aplicam-se à maioria dos indicadores:

$$\frac{[In^-]}{[HIn]} \leq 0{,}1 \quad \text{cor do ácido} \qquad \frac{[In^-]}{[HIn]} \geq 10 \quad \text{cor da base}$$

Portanto, o intervalo de pH no qual o indicador muda de cor é

$$pH = pK_{In} \pm 1 \qquad (11.17)$$

Para escolher um indicador para uma titulação em particular, devemos estar certos de que a faixa do indicador se situa na parte de inclinação mais acentuada da curva de titulação.

A Tabela 11.3 relaciona vários indicadores ácido–base comumente empregados e suas faixas de pH. Tenha em mente que o pH no qual a cor do indicador muda dras-

Tabela 11.3
Alguns indicadores ácido–base comuns[a]

	Cor			
Indicador	Ácido	Base	pK_{In}	Faixa de pH[b]
Azul de timol	Vermelho	Amarelo	1,51	1,2 – 2,8
Azul de bromofenol	Amarelo	Azul	3,98	3,0 – 4,6
Azul de clorofenol	Amarelo	Vermelho	5,98	4,8 – 6,4
Azul de bromotimol	Amarelo	Azul	7,0	6,0 – 7,6
Vermelho de cresol	Amarelo	Vermelho	8,3	7,2 – 8,8
Alaranjado de metila	Laranja	Amarelo	3,7	3,1 – 4,4
Vermelho de metila	Vermelho	Amarelo	5,1	4,2 – 6,3
Fenolftaleína	Incolor	Rosa	9,4	8,3 – 10,0

[a] De SOBER, H. A. (Ed.), *Handbook of biochemistry*, © The Chemical Rubber Co., 1968. Utilizado com permissão de The Chemical Rubber Co.

[b] Esses valores são determinados experimentalmente e não calculados usando a equação 11.17.

ticamente é chamado de *ponto final*, que não é mesmo que ponto de equivalência. No entanto, se a faixa de pH do indicador situar-se na parte de inclinação mais pronunciada da curva, então o ponto final é próximo o suficiente para poder ser tomado como ponto de equivalência.

EXEMPLO 11.2

O valor de K_{In} para a fenolftaleína é $4{,}0 \times 10^{-10}$. Ela pode ser utilizada para monitorar a titulação de CH_3COOH com NaOH, como mostra a Figura 11.2?

RESPOSTA

Da Equação 11.17, temos

$$pH = 9{,}4 \pm 1$$

De acordo com essa estimativa, a cor da fenolftaleína começa a mudar da forma ácida (incolor) em pH 8,4 para a forma básica (rosa avermelhado) em pH 10,4. Assim, a fenolftaleína é um indicador adequado para essa titulação.

11.5 Ácidos dipróticos e polipróticos

Até aqui nossa discussão focalizou os ácidos monopróticos. O tratamento de equilíbrios ácido–base é mais complicado para ácidos que têm dois ou mais prótons dissociáveis. Nesta seção, vamos considerar dois ácidos de considerável importância em sistemas vivos: o ácido carbônico e o ácido fosfórico.

O dióxido de carbono se dissolve prontamente na água, porém somente uma pequena porcentagem (cerca de 0,25%) do CO_2 dissolvido é convertida naquilo que poderíamos chamar de forma hidratada, H_2CO_3. A constante de equilíbrio para a reação

$$CO_2(aq) + H_2O(l) \rightleftharpoons H_2CO_3(aq)$$

é somente 0,00258. Como não podemos distinguir experimentalmente entre gás CO_2 dissolvido e H_2CO_3, podemos escrever a primeira dissociação do "ácido carbônico" como

$$CO_2(aq) + H_2O(l) \rightleftharpoons H^+(aq) + HCO_3^-(aq)$$

ou, mais convenientemente, como

$$H_2CO_3(aq) \rightleftharpoons H^+(aq) + HCO_3^-(aq)$$

A forma da constante de equilíbrio, isto é, a constante da primeira dissociação ácida, seria a mesma desde que usássemos a concentração total de CO_2 em água como a concentração do ácido. A prática comum é usar a última equação ao descrever a dissociação e supor que todo o CO_2 dissolvido esteja na forma de H_2CO_3. Assim, a constante da primeira dissociação ácida tem o valor (ver Tabela 11.1):

$$K_a' = \frac{[H^+][HCO_3^-]}{[H_2CO_3]} = 4{,}2 \times 10^{-7}$$

A base conjugada da primeira dissociação, HCO_3^-, torna-se o ácido na segunda etapa da dissociação:

$$HCO_3^-(aq) \rightleftharpoons H^+(aq) + CO_3^{2-}(aq)$$

e temos

$$K_a'' = \frac{[H^+][CO_3^{2-}]}{[HCO_3^-]} = 4{,}8 \times 10^{-11}$$

Assim, K_a' é maior que K_a'' por cerca de quatro ordens de grandeza.

Uma ordem de grandeza é um fator de dez.

EXEMPLO 11.3

O exemplo 7.3 mostra que a solubilidade do dióxido de carbono em equilíbrio com a água a 298 K e a uma pressão parcial de $3{,}3 \times 10^{-4}$ atm é $1{,}1 \times 10^{-5}$ mol CO_2 (kg H_2O)$^{-1}$. Quais as concentrações de todas as espécies nessa solução?

RESPOSTA

Como a solução é diluída, podemos igualar molalidade a molaridade e supor comportamento ideal. Assim, a concentração inicial de H_2CO_3 é $1{,}0 \times 10^{-5}$ *M*. Nessa solução, há três equilíbrios a considerar:

$$H_2CO_3 \rightleftharpoons H^+ + HCO_3^-$$

$$HCO_3^- \rightleftharpoons H^+ + CO_3^{2-}$$

$$H_2O \rightleftharpoons H^+ + OH^-$$

Há no total cinco incógnitas: $[H^+]$, $[OH^-]$, $[H_2CO_3]$, $[HCO_3^-]$ e $[CO_3^{2-}]$. Do balanço das massas das espécies que contêm o grupo carbonato,

$$1{,}1 \times 10^{-5}\ M = [H_2CO_3] + [HCO_3^-] + [CO_3^{2-}] \qquad (1)$$

Além disso, a neutralidade elétrica exige que

$$[H^+] = [HCO_3^-] + 2[CO_3^{2-}] + [OH^-] \qquad (2)$$

Como cada íon carbonato carrega duas cargas negativas, precisamos multiplicar sua concentração por um fator de 2. Essas cinco incógnitas podem ser determinadas a partir de cinco equações independentes: 1, 2, K_a', K_a'' e K_w. Algumas suposições simplificarão o procedimento. Como $K_a' \gg K_a''$ e o próprio K_a' é um número pequeno, temos

$$[H_2CO_3] \gg [HCO_3^-] \gg [CO_3^{2-}]$$

Do primeiro estágio de dissociação,

$$\begin{array}{ccc} H_2CO_3 & \rightleftharpoons H^+ + & HCO_3^- \\ (1{,}1 \times 10^{-5} - x)\,M & xM & xM \end{array}$$

escrevemos

$$4{,}2 \times 10^{-7} = \frac{x^2}{1{,}1 \times 10^{-5} - x}$$

Resolvendo a equação quadrática, obtemos

$$x = 1{,}9 \times 10^{-6}\,M = [H^+] = [HCO_3^-]$$

O segundo estágio da dissociação é dado por

$$\begin{array}{cccc} HCO_3^- & \rightleftharpoons & H^+ & +\ CO_3^{2-} \\ (1{,}9 \times 10^{-6} - y)\,M & & (1{,}9 \times 10^{-6} + y)\,M & yM \end{array}$$

Aqui, temos

$$4{,}8 \times 10^{-11} = \frac{(1{,}9 \times 10^{-6} + y)y}{(1{,}9 \times 10^{-6} - y)}$$

Como $1{,}9 \times 10^{-6} \gg y$, a equação acima se torna

$$y = 4{,}8 \times 10^{-11}\ M$$

Finalmente,

$$[OH^-] = \frac{1{,}0 \times 10^{-14}}{1{,}9 \times 10^{-6}} = 5{,}3 \times 10^{-9}\,M$$

No equilíbrio, as concentrações são

$$[H^+] = 1{,}9 \times 10^{-6}\ M$$

$$[OH^-] = 5{,}3 \times 10^{-9}\ M$$

$$[H_2CO_3] = 1{,}1 \times 10^{-5}\ M$$

$$[HCO_3^-] = 1{,}9 \times 10^{-6}\ M$$

$$[CO_3^{2-}] = 4{,}8 \times 10^{-11}\ M$$

COMENTÁRIO

Esse cálculo mostra que a água em equilíbrio com o dióxido de carbono atmosférico torna-se ácida (pH = 5,7) e que a concentração de equilíbrio do H_2CO_3, dentro de uma precisão de dois algarismos significativos, é a mesma da concentração inicial.

Os resultados do Exemplo 11.3 podem ser generalizados como se segue. Como $K_a' \gg K_a''$ para a maioria dos ácidos dipróticos, podemos supor que a concentração de íons H^+ seja produzida principalmente pela dissociação do primeiro estágio, e que a concentração da base conjugada para o segundo estágio da dissociação seja *numericamente* igual a K_a''. A grande diferença entre K_a' e K_a'' também garante que não mais do que duas das espécies sucessivas associadas com a dissociação de um ácido diprótico estejam presentes em quantidades significativas a um valor específico de pH. Assim, para o ácido carbônico, em qualquer pH, a espécie predominante em solução será H_2CO_3 ou HCO_3^- ou CO_3^{2-}. Ou é o par H_2CO_3/HCO_3^- ou o par HCO_3^-/CO_3^{2-}. A Figura 11.5 mostra o *diagrama de distribuição* para o ácido carbônico, do qual podemos deduzir as quantidades relativas das espécies presentes como uma função do pH.

Um ácido triprótico especialmente importante é o ácido fosfórico, H_3PO_4. Os três estágios da dissociação são

$$H_3PO_4 \rightleftharpoons H^+ + H_2PO_4^-$$

$$H_2PO_4^- \rightleftharpoons H^+ + HPO_4^{2-}$$

$$HPO_4^{2-} \rightleftharpoons H^+ + PO_4^{3-}$$

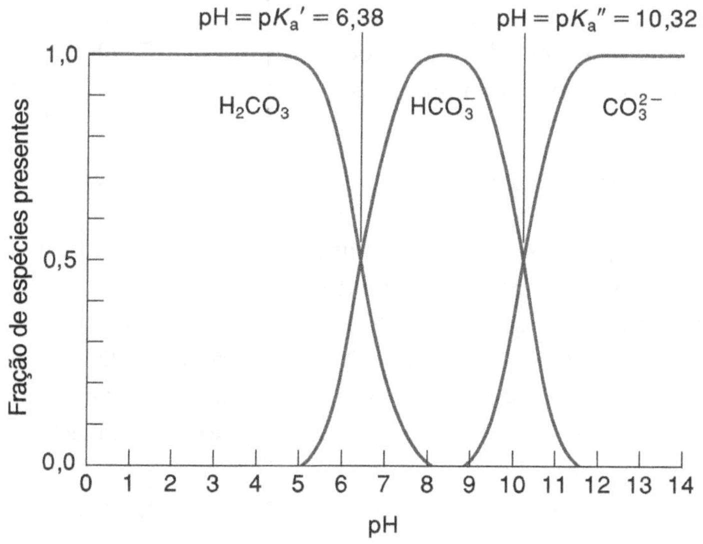

Figura 11.5
Diagrama de distribuição para o sistema ácido carbônico como uma função do pH. Observe que não mais do que duas espécies predominam em qualquer pH dado.

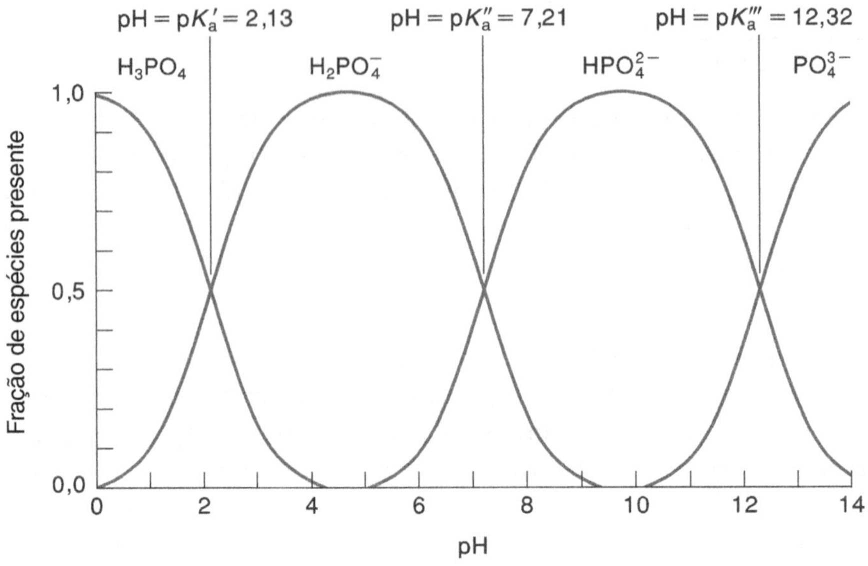

Figura 11.6
Diagrama de distribuição para o sistema ácido fosfórico como uma função do pH. Note que não mais do que duas espécies predominam em qualquer pH dado.

Usando o mesmo procedimento do Exemplo 11.3, podemos calcular as concentrações de todas as espécies presentes no equilíbrio. A Figura 11.6 mostra o diagrama de distribuição para H_3PO_4.

11.6 Aminoácidos

Aminoácidos são os blocos constituintes das proteínas. Para entender a estrutura e a função das proteínas, devemos primeiramente investigar as propriedades dos aminoácidos individuais. Por definição, um aminoácido contém pelo menos um grupo amino ($-NH_2$) e pelo menos um grupo carboxila (–COOH). Todas as proteínas no corpo humano são feitas dos 20 aminoácidos mostrados na Tabela 11.4. Todas, exceto a glicina, são quirais e têm configuração L.

Dissociação de aminoácidos

Zwitter é a palavra alemã para híbrido.

Os aminoácidos, como a água, são anfólitos; isto é, eles se comportam tanto como ácidos quanto como bases. Por muitos anos, não se sabia ao certo se essas substâncias existiam em solução como $NH_2CHRCOOH$ ou como $^+NH_3CHRCOO^-$, que é chamada *íon dipolar* ou *zwitteríon*. Agora, há muita evidência que sugere que os zwitteríons são predominantes em solução. Entre as características que dão apoio a essa conclusão estão os seus altos momentos de dipolo e suas altas solubilidades em solventes polares.

Vamos começar com o aminoácido mais simples, a glicina. Em solução, a glicina existe como o zwitteríon, $^+NH_3CH_2COO^-$. Ela se comporta como base quando titulada com ácido clorídrico:

$$^+NH_3CH_2COO^- + HCl \rightarrow {}^+NH_3CH_2COOH + Cl^-$$

Tabela 11.4
Aminoácidos isolados de proteínas[a] $R-CH(\overset{+}{N}H_3)-COOH$

Nome	Cadeia lateral (R)	pK_a' —COOH	pK_a'' $-\overset{+}{N}H_3$	pK_a''' R	p*I*	Abreviatura[b]	
Ácido aspártico	$HOOC-CH_2-$	2,09	9,82	3,86	2,98	Asp	D
Ácido glutâmico	$HOOC-CH_2-CH_2-$	2,19	9,67	4,25	3,22	Glu	E
Alanina	CH_3-	2,35	9,69		6,02	Ala	A
Arginina	$H_2N-C(=\overset{+}{N}H_2)-NH(CH_2)_3-$	2,17	9,04	12,48	10,76	Arg	R
Asparagina	$H_2N-C(=O)-CH_2-$	2,02	8,80		5,41	Asn	N
Cisteína	$HS-CH_2-$	1,71	8,90	8,50	5,02	Cys	C
Fenilalanina	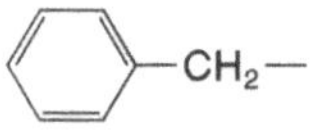	1,83	9,13		5,48	Phe	F
Glicina	$H-$	2,34	9,60		5,97	Gly	G
Glutamina	$H_2N-C(=O)-CH_2-CH_2-$	2,17	9,13		5,70	Gln	Z
Histidina	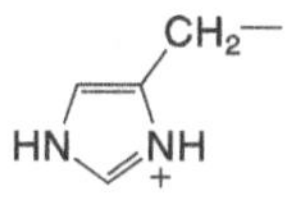	1,82	9,17	6,00	7,59	His	H
Isoleucina	$CH_3-CH_2(CH_3)CH-$	2,36	9,68		6,02	Ile	I
Leucina	$(CH_3)_2CH-CH_2-$	2,36	9,60		5,98	Leu	L
Lisina	$H_3\overset{+}{N}(CH_2)_3CH_2-$	2,18	8,95	10,53	9,74	Lys	K
Metionina	$CH_3S-CH_2-CH_2-$	2,28	9,21		5,75	Met	M
Prolina[c]	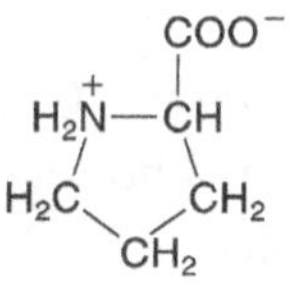	1,95	10,65		6,30	Pro	P
Serina	$HO-CH_2-$	2,21	9,15		5,68	Ser	S
Tirosina	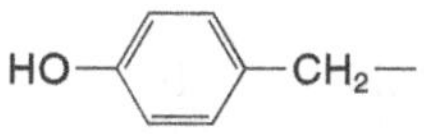	2,20	9,11	10,07	5,67	Tyr	Y
Treonina	$CH_3-CH(OH)-$	2,09	9,10		5,60	Thr	T
Triptofano	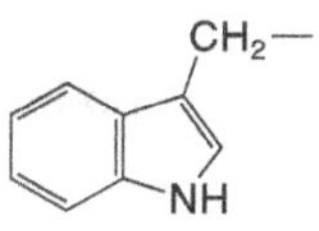	2,38	9,39		5,88	Trp	W
Valina	$(CH_3)_2CH-$	2,32	9,62		5,97	Val	V

[a] De BARKER Robert, *Organic chemistry of biological compounds*. © 1971, p. 56–57. Adaptado com permissão da Prentice-Hall, Inc. Englewood Cliffs, NJ.

[b] Os aminoácidos são identificados com abreviaturas de três letras e de uma letra.

[c] A prolina difere dos outros aminoácidos comuns pelo fato de sua cadeia lateral ser ligada ao átomo de nitrogênio do esqueleto polipeptídico assim como ao átomo de carbono α. A estrutura mostrada aqui é a molécula inteira, não apenas o grupo R.

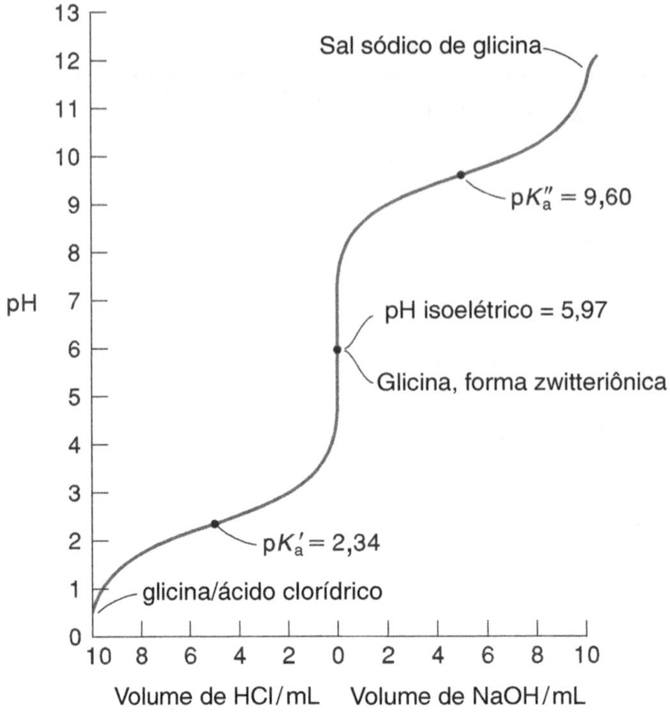

Figura 11.7
Curva de titulação para a glicina 0,1 *M* com quantidades equivalentes de ácido clorídrico e de hidróxido de sódio.

e se comporta como ácido quando titulada com hidróxido de sódio:

$$^{+}NH_3CH_2COO^- + NaOH \longrightarrow NH_2CH_2COO^- + Na^+ + H_2O$$

A Figura 11.7 mostra a curva de titulação da glicina com HCl e NaOH. O pH no primeiro ponto de meia equivalência é igual ao pK_a' e o pH no segundo ponto de meia equivalência é igual ao pK_a'' (ver os detalhes no Apêndice 11.1). No ponto de equivalência, o pH é dado por

$$\text{pH} = \frac{\text{p}K_a' + \text{p}K_a''}{2} = \frac{2{,}34 + 9{,}60}{2}$$
$$= 5{,}97$$

Nesse pH, o zwitteríon predomina. A dissociação da glicina pode ser resumida como se segue:

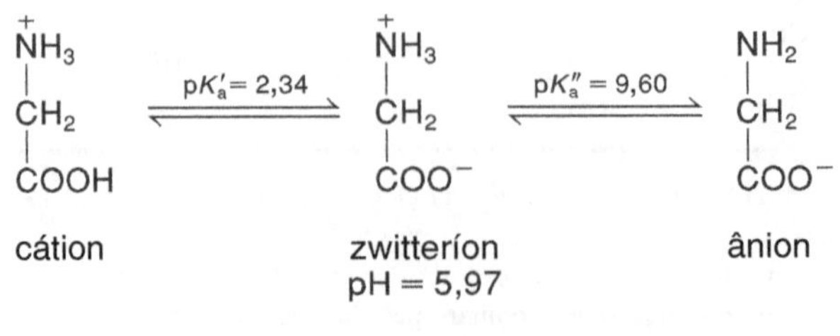

O ponto isoelétrico (p*I*)

Quando a carga líquida de uma molécula é zero, como é o caso do zwitteríon da glicina, por exemplo, a espécie é eletricamente neutra. Nessa condição, diz-se que a molécula é *isoelétrica.* O pH em que o zwitteríon não migra em um campo elétrico é chamado *ponto isoelétrico*, ou p*I*. Como vimos anteriormente, o ponto isoelétrico da glicina é igual a 5,97.

Para ácidos que contêm mais do que dois prótons dissociáveis, a situação é mais complexa. Considere o ácido aspártico, que se dissocia como se segue:

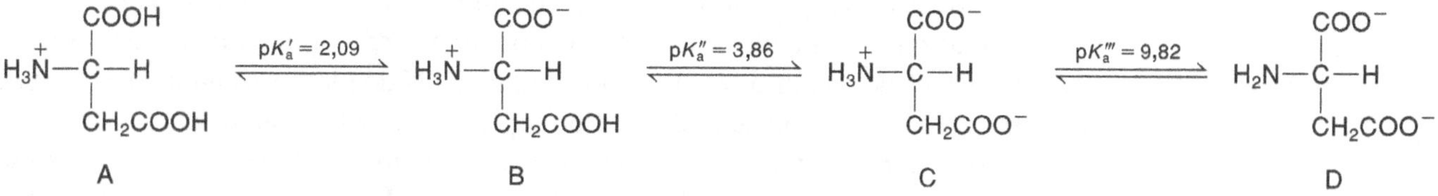

Como somente B tem o mesmo número de cargas positivas e negativas, o ponto isoelétrico é a média dos valores do pK_a' e do pK_a'', isto é,

$$pI = \frac{2,09 + 3,86}{2} = 2,98$$

Outro aminoácido poliprótico é a histidina. Trata-se de um aminoácido importante porque a dissociação de um próton do anel imidazólico é o principal responsável pela ação tamponante das proteínas — particularmente da hemoglobina — no sangue (ver Seção 11.7) A Figura 11.8 mostra a dissociação passo a passo de uma molécula de histidina totalmente protonada. Como apenas C tem o mesmo número de cargas positivas e negativas, o ponto isoelétrico é dado pela média dos valores de pK_a'' e de pK_a''', isto é,

$$pI = \frac{6,00 + 9,17}{2} = 7,59$$

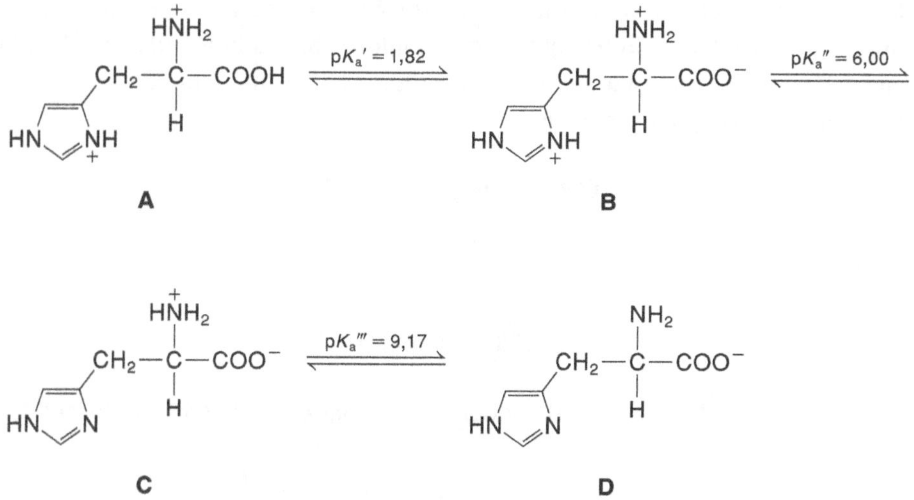

Figura 11.8
Dissociação passo a passo de uma molécula de histidina totalmente protonada. Os íons H^+ dissociados não são mostrados.

A Tabela 11.4 relaciona os valores de p*I* de todos os 20 aminoácidos.

No Capítulo 22, veremos como os diferentes valores de p*I* são utilizados para separar uma mistura de proteínas por meio de uma técnica chamada *focalização isoelétrica.*

11.7 Soluções-tampão

Solução-tampão é uma solução de (1) um ácido fraco ou uma base fraca e (2) o seu sal; ambos os componentes devem estar presentes. A solução tem a capacidade de resistir a variações de pH quando sofre a adição de pequenas quantidades de ácido ou de base. Soluções-tampão, ou simplesmente tampões, desempenham um papel crucial em sistemas químicos e biológicos. O pH dos fluidos do corpo humano varia amplamente, dependendo da localização. Por exemplo, o pH do plasma sanguíneo é cerca de 7,4, enquanto o do suco gástrico, um fluido produzido pelas glândulas da membrana mucosa que forra o estômago, é cerca de 1,2. Mantidos por tampões, esses pHs são essenciais para a ação apropriada das enzimas, para o balanço da pressão osmótica, e assim por diante. A Tabela 11.5 relaciona os pHs de alguns fluidos comuns.

Tabela 11.5
Os pHs de alguns fluidos comuns

Amostra	Valor do pH
Suco gástrico no estômago	1,0–2,0
Suco de limão	2,4
Vinagre	3,0
Suco de toranja	3,2
Suco de laranja	3,5
Urina	4,8–7,5
Água exposta ao ar[a]	5,5
Saliva	6,4–6,9
Leite	6,5
Água pura	7,0
Sangue	7,35–7,45
Lágrimas	7,4
Leite de magnésia	10,6
Amônia caseira	11,5

[a]Água exposta ao ar por um longo período de tempo absorve o CO_2 atmosférico para formar ácido carbônico, H_2CO_3.

Uma solução-tampão simples pode ser preparada adicionando-se quantidades equimolares de ácido acético (CH_3COOH) e de seu sal, acetato de sódio (CH_3COONa), à agua. Em solução, o ácido acético se dissocia:

$$CH_3COOH \rightleftharpoons CH_3COO^- + H^+$$

e o íon acetato (do CH_3COONa) se hidrolisa

$$CH_3COO^- + H_2O \rightleftharpoons CH_3COOH + OH^-$$

No entanto, como é um ácido fraco, o CH_3COOH se dissocia somente em pequeno grau. A extensão da hidrólise do íon acetato é também desprezível (ver Problema 11.25). Além disso, a presença do ácido suprime a hidrólise da base conjugada, e a presença da base conjugada suprime a dissociação do ácido. Por essas razões, com uma boa aproximação, podemos tratar as concentrações do ácido e de sua base conjugada no equilíbrio como as mesmas concentrações iniciais. Essa solução age como um tampão porque o CH_3COOH neutralizará qualquer base adicionada e o CH_3COO^- presente pode combinar com qualquer ácido adicionado. Vamos supor que as concentrações finais dos componentes sejam

$$[CH_3COOH] = 0,20\ M$$

e

$$[CH_3COO^-] = 0,20\ M$$

Da Equação 11.16 e da Tabela 11.1, podemos calcular o pH da solução-tampão:

$$\begin{aligned} pH &= -\log 1,75 \times 10^{-5} + \log \frac{0,20\ M}{0,20\ M} \\ &= 4,76 \end{aligned}$$

Vemos que, quando as concentrações do ácido e da base conjugada são iguais, o pH do tampão é numericamente igual ao pK_a do ácido.

EXEMPLO 11.4

Calcule o pH de um sistema-tampão que contém CH_3COOH 0,40 *M* e CH_3COONa 0,55 *M*. Qual é o pH do tampão após a adição de 0,1 mol de HCl a 1,0 L da solução? Suponha que não haja variação no volume da solução.

RESPOSTA

Antes da adição do HCl:

$$\begin{aligned} pH &= 4,76 + \log \frac{0,55\ M}{0,40\ M} \\ &= 4,90 \end{aligned}$$

A adição de 0,10 mol de HCl produz 0,10 mol de íons H^+. Originalmente, estavam presentes 0,40 mol de CH_3COOH e 0,55 mol de CH_3COO^-. Após a neutralização do ácido HCl pelo CH_3COO^-, que escrevemos

$$\begin{array}{ccccc} CH_3COO^- & + & H^+ & \rightarrow & CH_3COOH \\ 0,10\ \text{mol} & & 0,10\ \text{mol} & & 0,10\ \text{mol} \end{array}$$

o pH do tampão se torna

$$\begin{aligned} pH &= 4,76 + \log \frac{(0,55 - 0,10)\ \text{mol}}{(0,40 + 0,10)\ \text{mol}} \\ &= 4,71 \end{aligned}$$

COMENTÁRIO

Como o volume da solução é o mesmo para ambas as espécies, substituímos a razão de suas concentrações molares pela razão do número de mols presentes.

Na solução-tampão examinada no Exemplo 11.4, há uma diminuição no pH como resultado da adição do HCl. Podemos também comparar as variações em $[H^+]$ como se segue:

Antes da adição de HCl: $[H^+] = 10^{-4,90} = 1,3 \times 10^{-5}\ M$

Depois da adição de HCl: $[H^+] = 10^{-4,71} = 1,9 \times 10^{-5}\ M$

Assim, a concentração do íon H^+ aumenta por um fator de

$$\frac{1,9 \times 10^{-5}\ M}{1,3 \times 10^{-5}\ M} = 1,5$$

Para avaliar a eficácia do tampão, vamos descobrir o que aconteceria se 0,10 mol de HCl fosse adicionado a 1 L de água e comparar o aumento na concentração de H^+.

$$\text{Antes da adição de HCl:} \quad [H^+] = 1{,}0 \times 10^{-7}\ M$$

$$\text{Depois da adição de HCl:} \quad [H^+] = 0{,}10\ M$$

Como resultado da adição de HCl, a concentração do íon H^+ aumenta por um fator

$$\frac{0{,}10\ M}{1{,}0 \times 10^{-7}\ M} = 1{,}0 \times 10^{6}$$

que representa um aumento de um milhão de vezes!

Nossa discussão até este ponto aplica-se igualmente ao sistema-tampão de uma base fraca (B) tal como NH_3 e a seu ácido conjugado (BH^+), NH_4^+, para o qual você deve ser capaz de derivar a seguinte equação de Henderson–Hasselbalch:

$$pH = pK_a + \log\frac{[B]}{[BH^+]}$$

A Tabela 11.6 relaciona os intervalos de pH de sistemas-tampão comuns.

O efeito da força iônica e da temperatura sobre as soluções-tampão

A Equação 11.15 foi derivada supondo comportamento ideal. Um tratamento mais acurado começa com a substituição das concentrações pelas atividades. Começando com o ácido monoprótico HA, escrevemos

Tabela 11.6
Soluções-tampão comuns

Tampão	Faixa de pH[a]
Acetato de Na/ácido acético	3,8–5,8
Borato de Na/ácido bórico	8,1–10,1
Citrato de Na/ácido cítrico	2,1–4,1
Hidrogenoftalato de K/ácido ftálico	2,1–4,1
Ftalato de Na e de K/hidrogenoftalato de K	4,4–6,4
$Na_2CO_3/NaHCO_3$	9,3–11,3
Na_2HPO_4/KH_2PO_4	4,4–6,4
Na_3PO_4/Na_2HPO_4	11,3–13,3
HEPES[b]	6,6–8,6
Tris/HCl[c]	7,1–9,1

[a] Definido como $pK_a = pH \pm 1$.

[b] HEPES é o ácido *N*-2-hidroxietilpiperazina-*N*′-2-etanosulfônico.

[c] Tris é o tris(hidroximetil)aminometano.

$$K_a = \frac{a_{H^+}a_{A^-}}{a_{HA}}$$

Para a espécie neutra HA, podemos substituir a_{HA} por [HA]. Rearranjando a equação acima, obtemos

$$a_{H^+} = K_a \frac{[HA]}{\gamma_{A^-}[A^-]}$$

em que $a_{A^-} = \gamma_{A^-}[A^-]$. Tomando o negativo do logaritmo da equação, obtemos

$$pH = pK_a + \log\frac{[A^-]}{[HA]} + \log \gamma_{A^-}$$

Da Equação 8.27,

$$\log \gamma_{A^-} = -0{,}509(-1)^2\sqrt{I} = -0{,}509\sqrt{I}$$

Finalmente, chegamos na equação modificada de Henderson–Hasselbalch,

$$pH = pK_a + \log\frac{[A^-]}{[HA]} - 0{,}509\sqrt{I} \tag{11.18}$$

Note que, no Exemplo 11.4, a força iônica da solução-tampão antes da adição do HCl, ignorando a dissociação do CH_3COOH, devida tanto aos íons Na^+ como aos íons CH_3COO^- (ver Equação 8.25):

$$I = \tfrac{1}{2}(0{,}55)(-1)^2 + \tfrac{1}{2}(0{,}55)(1)^2 = 0{,}55\ m$$

Supomos que a molaridade seja igual à molalidade.

de modo que o pH do tampão é

$$pH = 4{,}76 + \log\frac{0{,}55}{0{,}40} - 0{,}509\sqrt{0{,}55} = 4{,}52$$

que é bem diferente de 4,90.

Outra correção que deveria ser feita para um trabalho com maior exatidão que envolve soluções-tampão leva em conta as variações na temperatura. Muitas soluções-tampão são caracterizadas a 25 °C, porém, reações bioquímicas comumente ocorrem a temperaturas entre 30 °C e 40 °C; portanto, é importante converter valores de K_a para temperaturas mais altas. Observando as Equações 11.16 ou 11.18, vemos que tanto os termos de concentração como os de força iônica são aproximadamente independentes da temperatura. Portanto, o pH de uma solução-tampão se alterará na mesma quantidade do pK_a. Conhecendo o valor do K_a a 25 °C e a entalpia de dissociação ($\Delta H°$), e usando a Equação 9.18, podemos calcular, por exemplo, o valor do K_a a 37 °C e, então, o pH naquela temperatura.

Preparando uma solução-tampão com um pH específico

Suponha que se queira preparar uma solução-tampão com um pH específico. Como faremos isso? A Equação 11.16 indica que, se as concentrações molares do ácido e de sua base conjugada forem aproximadamente iguais, então

$$\log \frac{[\text{base conjugada}]}{[\text{ácido}]} \approx 0$$

ou

$$\text{pH} = \text{p}K_\text{a}$$

Assim, para preparar uma solução-tampão, trabalhamos de trás para frente. Primeiramente, escolhemos um ácido fraco cujo valor de pK_a seja próximo do pH desejado. Em seguida, substituímos os valores de pH e de pK_a na Equação 11.16 para obter a razão [base conjugada]/[ácido]. Essa razão pode então ser convertida em quantidades molares para a preparação da solução-tampão.

EXEMPLO 11.5

Tampões fosfato, isto é, tampões que contêm o grupo fosfato, estão presentes em sistemas biológicos, como o plasma sanguíneo. Descreva como você prepararia um tampão fosfato com um pH de 7,40, supondo comportamento ideal.

RESPOSTA

Da Tabela 11.1, temos

$$H_3PO_4 \rightleftharpoons H^+ + H_2PO_4^- \quad K_a' = 7{,}5 \times 10^{-3} \quad pK_a' = 2{,}13$$

$$H_2PO_4^- \rightleftharpoons H^+ + HPO_4^{2-} \quad K_a'' = 6{,}2 \times 10^{-8} \quad pK_a'' = 7{,}21$$

$$HPO_4^{2-} \rightleftharpoons H^+ + PO_4^{3-} \quad K_a''' = 4{,}8 \times 10^{-13} \quad pK_a''' = 12{,}32$$

O mais adequado dos três sistemas-tampão é o par $HPO_4^{2-}/H_2PO_4^-$, porque o valor do pK_a'' do ácido $H_2PO_4^-$ é o mais próximo do pH desejado. Da Equação 11.16, escrevemos

$$7{,}40 = 7{,}21 + \log \frac{[HPO_4^{2-}]}{[H_2PO_4^-]}$$

ou

$$\frac{[HPO_4^{2-}]}{[H_2PO_4^-]} = 1{,}5$$

Assim, um modo de preparar o tampão é dissolver o hidrogenofosfato de sódio (Na_2HPO_4) e o dihidrogenofosfato de sódio (NaH_2PO_4) em uma razão molar de 1,5:1,0 em água para obter uma solução-tampão com o pH e o volume desejados.

Além do método descrito no Exemplo 11.5, podemos preparar uma solução-tampão (1), neutralizando parcialmente um ácido fraco com NaOH até que concentrações iguais do ácido e de sua base conjugada tenham se formado, ou (2) adicionando o ácido HCl a uma solução do sal de sódio do ácido fraco até que a concentração do ácido fraco e da base conjugada sejam iguais (ver Problema 11.47).

Capacidade tamponante

Medimos a eficácia de um tampão pela sua *capacidade tamponante* (β), que é a quantidade de ácido ou de base que deve ser adicionada ao tampão para produzir uma variação unitária de pH. Assim,

$$\beta = \frac{d[\mathrm{B}]}{d\mathrm{pH}} \tag{11.19}$$

em que d[B] é o aumento (em mol L^{-1}) na concentração da base B e dpH é o aumento correspondente no pH. Se um ácido for adicionado a uma solução-tampão, a concentração da base diminuirá e, também, o pH da solução. Nesse caso, a capacidade tamponante é dada por

$$\beta = \frac{-d[\mathrm{B}]}{-d\mathrm{pH}}$$

em que os sinais negativos indicam as diminuições. Assim, d[B] e dpH sempre têm o mesmo sinal, e a capacidade tamponante sempre tem um valor positivo. A capacidade tamponante depende não somente da natureza do tampão e das concentrações do ácido e da base conjugada, mas também do pH.

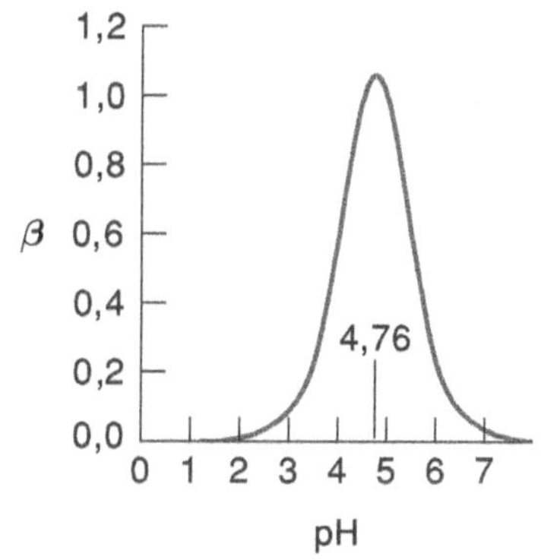

Figura 11.9
Capacidade tamponante do sistema-tampão CH_3COOH 1 *M* / CH_3COONa 1 *M*. O máximo do pico ocorre em pH = 4,76, que é também igual ao valor do pK_a.

A Figura 11.9 mostra um gráfico da capacidade tamponante em função do pH para o sistema CH_3COOH/CH_3COONa. Como podemos ver, esse tampão funciona melhor com o valor de pK_a em torno de 4,76. Esse resultado não é surpreendente porque nesse pH, temos pH = pK_a, de modo que $[CH_3COOH] = [CH_3COO^-]$, e há quantidades iguais de ácido e base conjugada para reagir com a base ou o ácido adicionado. Em geral, um tampão manterá um pH aproximadamente constante enquanto a razão [base conjugada]/[ácido] se mantiver entre 0,1 e 10 por causa da lenta variação do termo logarítmico nessa faixa de razões. Assim, é útil falar da *faixa do tampão*, que é o intervalo de pH em que o tampão é mais efetivo:

$$\mathrm{pH} = \mathrm{p}K_a \pm 1 \tag{11.20}$$

Portanto, a faixa do tampão para o par CH_3COOH/CH_3COONa é 4,76 ± 1, ou entre 3,76 e 5,76.

11.8 Mantendo o pH do sangue

O pH da maioria dos fluidos intracelulares situa-se entre 6,8 e 7,8. Entre os numerosos sistemas-tampão que ajudam a manter o pH apropriado estão os sistemas $HCO_3^- - H_2CO_3$ e $HPO_4^{2-} - H_2PO_4^-$. Eles reagem com ácidos e bases como se segue:

$$\mathrm{HA} + \mathrm{HCO_3^-} \rightleftharpoons \mathrm{A^-} + \mathrm{H_2CO_3}$$

$$\mathrm{B} + \mathrm{H_2CO_3} \rightleftharpoons \mathrm{BH^+} + \mathrm{HCO_3^-}$$

e

$$HA + HPO_4^{2-} \rightleftharpoons A^- + H_2PO_4^-$$
$$B + H_2PO_4^- \rightleftharpoons BH^+ + HPO_4^{2-}$$

Em um adulto que pesa 70 kg, são produzidos diariamente cerca de 0,1 mol de íons H^+ e 15 mols de CO_2, como resultado do metabolismo. O corpo tem dois mecanismos para lidar com o ácido produzido pelo metabolismo, para prevenir a queda do pH: tamponamento e excreção dos íons H^+. Vamos primeiro discutir a ação tamponante do sangue.

O sangue consiste essencialmente de dois componentes: o plasma sanguíneo — uma solução complexa que contém muitos compostos bioquímicos vitais (carboidratos, aminoácidos, proteínas, enzimas, hormônios, vitaminas e íons inorgânicos) — e eritrócitos (células vermelhas do sangue). O sangue de um adulto médio contém em torno de cinco milhões de eritrócitos por mililitro de sangue. A hemoglobina, a proteína "respiratória", está presente dentro do eritrócito. Há cerca de 2×10^5 moléculas de hemoglobina por eritrócito. O plasma sanguíneo é mantido em pH 7,4 principalmente pelos tampões HCO_3^-/H_2CO_3 e $HPO_4^{2-}/H_2PO_4^-$ e por várias proteínas. Proteínas são polímeros de aminoácidos que também podem agir como tampões. Como mostra a Tabela 11.4, a maioria dos grupos carboxila e amino tem valores de pK_a que se encontram muito distantes da faixa apropriada de pH. A única exceção é a histidina, cujo grupo imidazol tem um valor de pK_a de 6,0, bastante adequado para o tamponamento de íons H^+ (ver Figura 11.8).

Podemos estimar as concentrações relativas de H_2CO_3 e HCO_3^- no sangue como se segue. Em pH 7,4 (o pH do plasma sanguíneo), a Equação 11.16 torna-se*

$$7{,}4 = 6{,}1 + \log\frac{[HCO_3^-]}{[H_2CO_3]}$$

de modo que $[HCO_3^-]/[H_2CO_3] = 20$. Normalmente, as concentrações de CO_2 e HCO_3^- são aproximadamente $1{,}2 \times 10^{-3}$ M e 0,024 M, respectivamente, dando uma razão de $0{,}024/1{,}2 \times 10^{-3}$, ou 20, como calculado acima. Nos eritrócitos, os tampões são HCO_3^-/H_2CO_3 e os grupos histidina na hemoglobina. O pH é em torno de 7,25. Novamente, a partir da Equação 11.16, vemos que $[HCO_3^-]/[H_2CO_3]$ é em torno de 14. A membrana da célula vermelha do sangue, diferentemente das membranas da maioria das demais células, é mais permeável a ânions como HCO_3^-, OH^- e Cl^- do que a cátions K^+ e Na^+.

A natureza da ligação oxigênio–hemoglobina será discutida no Capítulo 13.

A oxiemoglobina, formada pela combinação do oxigênio com a hemoglobina dos pulmões, é carregada no sangue arterial para os tecidos, onde o oxigênio é descarregado para a mioglobina. Tanto a hemoglobina como a oxiemoglobina são ácidos fracos, embora a última seja consideravelmente mais forte que a primeira:

$$HHb \rightleftharpoons H^+ + Hb^- \qquad pK_a = 8{,}2$$
$$HHbO_2 \rightleftharpoons H^+ + HbO_2^- \qquad pK_a = 6{,}95$$

em que HHb e $HHbO_2$ representam a hemoglobina e a oxiemoglobina "monopróticas", respectivamente. Assim, em pH = 7,25, cerca de 65% de $HHbO_2$ está na forma dissociada, enquanto somente 10% de HHb está dissociada. A liberação de oxigênio

*Na Tabela 11.1, descobrimos que $pK_a' = 6{,}38$ para HCO_3^-/H_2CO_3, que é a constante de dissociação a 25 °C. No entanto, na força iônica do sangue e na temperatura fisiológica de 37 °C, $pK_a' = 6{,}1$.

pela $HHbO_2$ é fortemente influenciada pela presença do dióxido de carbono. Em tecidos em metabolização, a pressão parcial de CO_2, P_{CO_2}, é maior no fluido intersticial (isto é, no fluido dentro do espaço do tecido) do que no plasma. Conseqüentemente, o CO_2 se difunde para dentro do vaso sanguíneo e daí para dentro dos eritrócitos. Nesse local, a maior parte do CO_2 é convertida em H_2CO_3 pela enzima anidrase carbônica:

$$CO_2 + H_2O \rightleftharpoons H_2CO_3$$

A presença do H_2CO_3 abaixa o pH, o que tem um efeito direto na liberação do oxigênio. O oxigênio pode ser liberado da $HHbO_2$ ou da HbO_2^-, conforme mostrado abaixo:

$$HHbO_2 \rightleftharpoons HHb + O_2$$

$$HHbO_2 \rightleftharpoons H^+ + HbO_2^-$$

$$HbO_2^- \rightleftharpoons Hb^- + O_2$$

Como a $HHbO_2$ libera oxigênio mais rapidamente que a HbO_2^-, uma queda no pH aumenta a concentração de $HHbO_2$ e promove a primeira etapa. A base conjugada, Hb^-, do ácido mais fraco HHb tem uma tendência maior de reagir com o H_2CO_3 como se segue:

$$Hb^- + H_2CO_3 \rightleftharpoons HHb + HCO_3^-$$

O íon bicarbonato formado passa através da membrana celular e é carregado pelo plasma. Esse é o principal mecanismo para a eliminação do CO_2*. Quando o sangue venoso circula de volta para os pulmões, onde a P_{CO_2} é baixa e a P_{O_2} é alta, a hemoglobina se recombina com o oxigênio para formar a oxiemoglobina:

$$HHb + O_2 \rightleftharpoons HHbO_2$$

Os íons bicarbonato no plasma sanguíneo difundem-se agora para dentro do eritrócito para aumentar o pH; temos, então,

$$HHbO_2 + HCO_3^- \rightleftharpoons HbO_2^- + H_2CO_3$$

O H_2CO_3 é convertido em CO_2, catalisado pela anidrase carbônica:

$$H_2CO_3 \rightleftharpoons CO_2 + H_2O$$

Em virtude do valor mais baixo da P_{CO_2} nos pulmões, o CO_2 formado se difunde para fora do eritrócito e é, então, exalado para a atmosfera.

O que faz com que os íons bicarbonato formados nas células vermelhas do sangue difundam-se preferencialmente para o plasma? O efeito Donnan, discutido no Capítulo 8, fornece a resposta para essa questão. As concentrações de Hb^- e HbO_2^- são bastante altas nos eritrócitos; conseqüentemente, há uma distribuição desigual

* Outro mecanismo que responde pela pequena quantidade de CO_2 transportado envolve a reação do CO_2 com os grupos amino da hemoglobina para formar carbaminoemoglobina: $CO_2 + RNH_2 \rightarrow RNHCOO^- + H^+$. A carbaminoemoglobina tem menor afinidade pelo O_2 do que a hemoglobina. Assim, quando a concentração de CO_2 no sangue é alta (nos tecidos em metabolização), a afinidade da hemoglobina pelo oxigênio diminui. O inverso é verdadeiro nos pulmões.

dos ânions difusíveis nos eritrócitos e no plasma. Agora, de acordo com o efeito Donnan, as concentrações dos íons HCO_3^-, Cl^- e OH^- são maiores no plasma do que no eritrócito (supondo que as proteínas estejam na forma aniônica).[†]

Além disso, para um sal MX qualquer, podemos escrever

$$(\mu_{MX})^c = (\mu_{MX})^p$$

em que c e p indicam a célula vermelha do sangue e o plasma sanguíneo, respectivamente. Seguindo o procedimento utilizado para o efeito Donnan (ver página 279), chegamos ao resultado

$$[M^+]_c[X^-]_c = [M^+]_p[X^-]_p$$

ou

$$\frac{[M^+]_p}{[M^+]_c} = \frac{[X^-]_c}{[X^-]_p}$$

Assim, para determinado cátion e ânions variados, podemos mostrar que

$$\frac{[HCO_3^-]_c}{[HCO_3^-]_p} = \frac{[Cl^-]_c}{[Cl^-]_p}$$

Nos tecidos, o CO_2 se difunde através dos capilares para dentro das células vermelhas do sangue e é convertido em H_2CO_3. O ácido carbônico reage com Hb^- e HbO_2^- para formar o íon bicarbonato, fazendo com que a razão $[HCO_3^-]_c/[HCO_3^-]_p$ aumente. Para balancear as concentrações iônicas, os íons bicarbonato se difundem para o plasma, enquanto os íons cloreto se difundem para a célula, mantendo a neutralidade elétrica total até que as igualdades descritas sejam restauradas. Há uma diminuição correspondente no pH do eritrócito causada pela saída dos íons HCO_3^-, porém, essa diminuição é balanceada pelo fluxo de íons OH^- na direção inversa. Como

$$[H^+]_c[OH^-]_c = [H^+]_p[OH^-]_p$$

ou

$$\frac{[OH^-]_c}{[OH^-]_p} = \frac{[H^+]_p}{[H^+]_c}$$

vemos que os diferentes níveis de pH são sempre mantidos nas células vermelhas do sangue e no plasma. A Figura 11.10 resume essa discussão.

O fenômeno descrito às vezes é chamado de deslocamento bicarbonato–cloreto. Nos pulmões, o processo é exatamente invertido. Lá, o íon bicarbonato reage com a hemoglobina oxigenada, fazendo com que a razão $[HCO_3^-]_c/[HCO_3^-]_p$ diminua. Os íons HCO_3^- se difundem do plasma para o eritrócito, enquanto os íons Cl^- e OH^- se difundem na direção oposta, até que todas as razões de concentração sejam novamente iguais.

[†] Esse resultado pode ser deduzido da Tabela 8.6, que mostra que a concentração de íons Cl^- é sempre maior no compartimento direito, que corresponde ao plasma sanguíneo em nossa discussão.

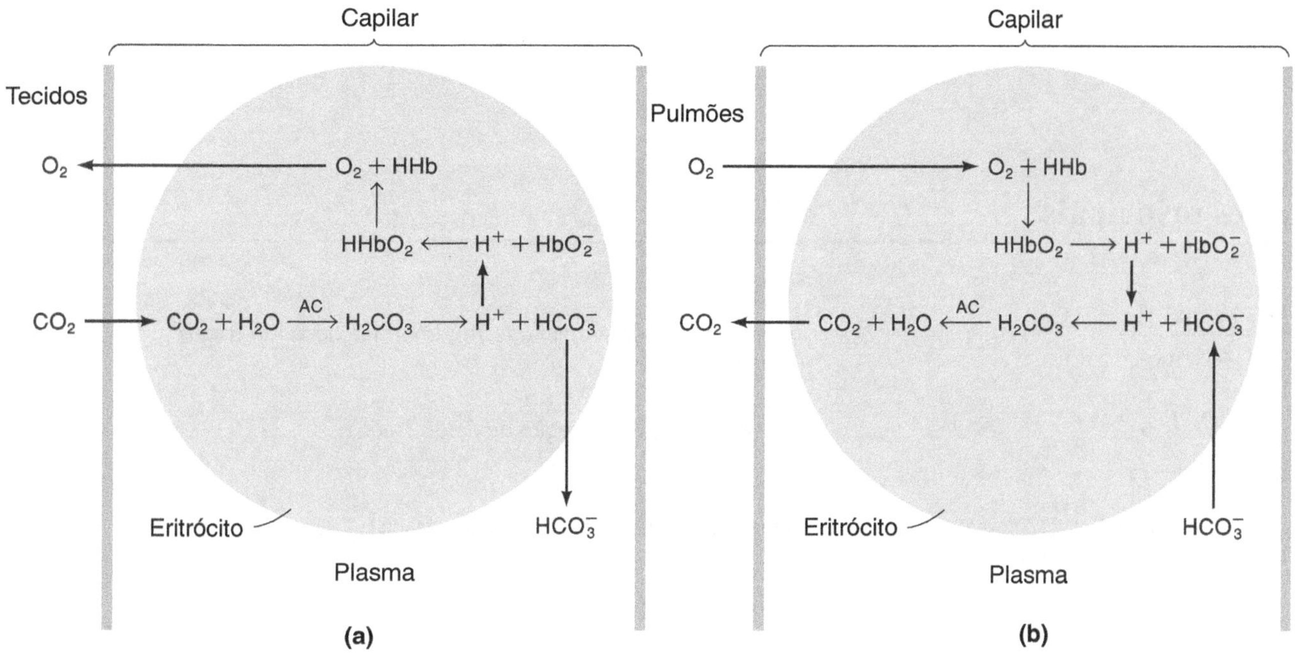

Figura 11.10
O transporte e a liberação de oxigênio–dióxido de carbono pelo sangue. (a) Nos tecidos em metabolização, a pressão parcial de CO_2 é maior no fluido intersticial (fluido nos tecidos) do que no plasma. Assim, o CO_2 se difunde através dos capilares sanguíneos para dentro dos eritrócitos. Lá, é convertido em ácido carbônico pela enzima anidrase carbônica (AC). Os prótons fornecidos pelo ácido carbônico combinam-se, então, com os ânions da oxiemoglobina para formar a $HHbO_2$, que por fim se dissocia em HHb e O_2. Como a pressão parcial do O_2 é maior nos eritrócitos do que no fluido intersticial, as moléculas de oxigênio difundem-se para fora dos eritrócitos e daí para os tecidos. Os íons bicarbonato também se difundem para fora dos eritrócitos e são carregados pelo plasma para os pulmões. Uma pequena porção do CO_2 liga-se à hemoglobina para formar a carbaminoemoglobina. (b) Nos pulmões, os processos se invertem.

A liberação de oxigênio para os tecidos e a remoção do dióxido de carbono ilustram os caminhos eficientes e fascinantes através dos quais nosso organismo faz uso de tampões. Contudo, o tamponamento sozinho não é suficiente para sustentar os processos fisiológicos. A excreção dos íons H^+, que constantemente se formam, também desempenha um papel importante na manutenção do pH sanguíneo normal. Os rins excretam íons H^+ e trazem íons HCO_3^- de volta para o sangue, onde eles se combinam com mais íons H^+. Normalmente, o pH da urina situa-se entre 4,8 e 7,5. No entanto, a partir do sangue, que tem pH 7,4, os rins podem produzir urina com o pH bastante baixo de 4,5! Dois outros mecanismos através dos quais os rins podem excretar íons H^+ merecem ser mencionados. O primeiro é a excreção de ânions de ácidos fracos, particularmente o ácido fosfórico. Em pH 7,4, o $H_2PO_4^-$ representa cerca de um terço do fosfato presente, e o HPO_4^{2-} responde pelos outros dois terços. Em uma urina ácida, no entanto, a maior parte do fosfato excretado é $H_2PO_4^-$. O segundo mecanismo envolve a formação dos íons NH_4^+. Os aminoácidos são degradados pelos rins para formar amônia, que se combina com os íons H^+ como se segue:

$$NH_3 + H^+ \rightarrow NH_4^+$$

Os íons amônio são, então, excretados pela urina.

Equações principais

$K_a = \dfrac{[H^+]\gamma_+[A^-]\gamma_-}{[HA]\gamma_{HA}}$	(Constante de dissociação termodinâmica de ácido fraco)	(11.2)
$K_a = \dfrac{[H^+][A^-]}{[HA]}$	(Constante de dissociação de ácido fraco)	(11.4)
$\text{dissociação percentual} = \dfrac{[H^+]_{eq}}{[HA]_0} \times 100\%$	(Dissociação percentual de ácido fraco)	(11.5)
$K_w = a_{H^+}a_{OH^-}$	(Produto iônico da água)	(11.6)
$K_w = [H^+][OH^-]$	(Produto iônico da água)	(11.7)
$pH = -\log a_{H^+}$	(Definição de pH)	(11.8)
$pH = -\log[H^+]$	(Definição de pH)	(11.9)
$pOH = -\log[OH^-]$	(Definição de pOH)	(11.10)
$pH + pOH = 14{,}00$	(Definição alternativa de K_w)	(11.12)
$K_aK_b = K_w$	(Relação entre constantes de dissociação para o par ácido–base conjugado)	(11.13)
$pK = -\log K$	(Definição de pK_a ou pK_b)	(11.14)
$pH = pK_a + \log\dfrac{[\text{base conjugada}]}{[\text{ácido}]}$	Equação de Henderson-Hasselbalch)	(11.16)
$pH = pK_{In} \pm 1$	(Faixa do indicador)	(11.17)
$pH = pK_a + \log\dfrac{[A^-]}{[HA]} - 0{,}509\sqrt{I}$	(Equação de Henderson-Hasselbalch modificada)	(11.18)
$pH = pK_a \pm 1$	(Faixa do tampão)	(11.20)

Um tratamento mais exato dos equilíbrios ácido–base

Neste apêndice, vamos fazer uma derivação mais exata das equações de equilíbrio para ácidos fracos e seus sais e examinar as titulações ácido–base mais detalhadamente.

Dissociação de ácido fraco

Suponha que a concentração inicial de um ácido fraco, HA, seja c_a (mol L^{-1}). No equilíbrio, há quatro concentrações desconhecidas: $[H^+]$, [HA], $[A^-]$ e $[OH^-]$. Além disso, há quatro equações que relacionam essas incógnitas:

Para simplificar, usaremos concentrações e não atividades.

$$K_a = \frac{[H^+][A^-]}{[HA]} \tag{1}$$

$$K_w = [H^+][OH^-] \tag{2}$$

Balanço de massas para o ânion A^-:

$$c_a = [HA] + [A^-] \tag{3}$$

Balanço de cargas:

$$[H^+] = [A^-] + [OH^-] \tag{4}$$

Considere x como a concentração de íons H^+ no equilíbrio, isto é, $[H^+] = x$. A Equação 4 pode agora ser escrita como

$$\begin{aligned}[A^-] &= x - [OH^-] \\ &= x - \frac{K_w}{x}\end{aligned} \tag{5}$$

Da Equação 3, temos

$$\begin{aligned}[HA] &= c_a - [A^-] \\ &= c_a - x + \frac{K_w}{x}\end{aligned} \tag{6}$$

Substituindo as Equações 5 e 6 na Equação 1, obtemos

$$K_a = \frac{x(x - K_w/x)}{c_a - x + K_w/x} \tag{7}$$

Essa é uma equação cúbica em x e, em geral, é bastante tediosa de resolver. Na maioria dos casos, no entanto, podemos mostrar que $K_w/x \ll x$ de modo que a Equação 7 é reduzida a

$$K_a = \frac{x^2}{c_a - x}$$

Essa equação é somente quadrática em x e pode ser prontamente resolvida. Se o ácido for muito fraco, então $x \ll c_a$ e teremos

$$K_a = \frac{x^2}{c_a}$$

Essa equação simples foi empregada no Exemplo 11.1

Ácidos fracos e seus sais

Consideramos aqui o caso de uma solução que contém inicialmente c_a mol L^{-1} de um ácido fraco, HA, e c_s mol L^{-1} de seu sal, NaA. Derivaremos, primeiramente, uma expressão geral para a constante de dissociação ácida e, então, examinaremos algumas situações especiais.

Além das Equações 1 e 2, temos as seguintes relações:
Balanço de massa para o ânion A^-:

$$c_a + c_s = [HA] + [A^-] \tag{8}$$

Balanço de massa para o cátion Na^+:

$$c_s = [Na^+] \tag{9}$$

Balanço de carga:

$$[H^+] + [Na^+] = [A^-] + [OH^-] \tag{10}$$

Tenha em mente que todas as quantidades entre colchetes se referem às concentrações de equilíbrio. Para simplificar, vamos supor que $[H^+] = x$ e $[OH^-] = y$. Da Equação 10, escrevemos

$$\begin{aligned}[A^-] &= [Na^+] + x - y \\ &= c_s + x - y\end{aligned}$$

e da Equação 8,

$$\begin{aligned}[HA] &= c_a + c_s - [A^-] \\ &= c_a + c_s - c_s - x + y \\ &= c_a - x + y\end{aligned}$$

Substituindo as expressões para $[A^-]$ e [HA] na Equação 1, obtemos

$$K_a = \frac{x(c_s + x - y)}{c_a - x + y} \quad (11)$$

A Equação 11, de certo modo, é a equação "mestre". Vamos agora considerar dois casos especiais.

Caso 1. Se nenhum sal estiver presente (isto é, se estivermos lidando somente com um ácido), então $c_s = 0$ e a Equação 11 torna-se

$$K_a = \frac{x(x - y)}{c_a - x + y}$$

Essa equação é a mesma que a Equação 7, uma vez que $y = K_w/x$.

Caso 2. Na hidrólise salina aniônica, a concentração do íon hidrogênio é geralmente desprezível comparada com a concentração do íon hidróxido, isto é, $x \ll y$. Assim, a Equação 11 toma agora a forma

$$K_a = \frac{x(c_s - y)}{c_a + y} = \frac{K_w(c_s - y)}{y(c_a + y)}$$

O rearranjo da equação fornece

$$\frac{K_w}{K_a} = K_b = \frac{y(c_a + y)}{c_s - y}$$

Na hidrólise salina, a concentração inicial do ácido é zero, isto é, $c_a = 0$, de modo que

$$K_b = \frac{y^2}{c_s - y}$$

Titulação de um ácido monoprótico fraco com uma base forte

Considere a titulação do ácido acético (em um frasco de Erlenmeyer) com hidróxido de sódio (adicionado de uma bureta):

$$CH_3COOH + OH^- \rightarrow CH_3COO^- + H_2O$$

Podemos verificar o pH da mistura a cada estágio da titulação com a Equação 11. Inicialmente, antes de qualquer base ter sido adicionada, $c_s = 0$ e $x \gg y$, de modo que a Equação 11 pode ser escrita como

$$K_a = \frac{x^2}{c_a - x}$$

que é equivalente à Equação 1. Depois de ter sido adicionada alguma base, $c_s > 0$; contudo, como ainda temos $x \gg y$, a Equação 11 adquire a forma

$$K_a = \frac{x(c_s + x)}{c_a - x}$$

Resolvendo a equação para x, obtemos a concentração hidrogeniônica e, portanto, o pH. Note que, por causa da diluição, c_a e c_s devem ser calculadas a cada estágio levando-se em conta o aumento no volume. À medida que a titulação progride, a concentração dos íons OH^- começa a crescer, de modo que $x \approx y$ e, então, precisamos usar a Equação 11 ou 7 para resolver a equação para x. Em virtude da hidrólise salina aniônica, prevemos que o pH no ponto de equivalência será maior que 7, de modo que no ponto de equivalência, e além dele, temos $y \gg x$ e a Equação 11 se torna

$$K_a = \frac{x(c_s - y)}{c_a + y} = \frac{x^2 c_s - xK_w}{xc_a + K_w}$$

Titulação de um ácido diprótico fraco com uma base forte

O tratamento rigoroso da titulação de um ácido diprótico, H_2A, com uma base forte, como o NaOH, é bastante complexo e não será apresentado aqui. Em vez disso, examinaremos alguns aspectos qualitativos da curva de titulação e veremos como obter os valores de pK_a.

Para um ácido diprótico fraco, H_2A, as dissociações são

$$H_2A \rightleftharpoons H^+ + HA^- \quad K'_a = \frac{[H^+][HA^-]}{[H_2A]}$$

$$HA^- \rightleftharpoons H^+ + A^{2-} \quad K''_a = \frac{[H^+][A^{2-}]}{[HA^-]}$$

As equações adicionais são:

$$K_w = [H^+][OH^-]$$

Balanço de massas para o ânion A^{2-}:

$$c_a = [H_2A] + [HA^-] + [A^{2-}]$$

Balanço de massas para o cátion Na^+:

$$c_s = [Na^+]$$

Balanço de carga:

$$[H^+] + [Na^+] = [HA^-] + 2[A^{2-}] + [OH^-]$$

em que c_a e c_s são as concentrações iniciais do ácido e da base. Note que o coeficiente "2" é necessário para responder pelas duas cargas negativas em cada ânion A^{2-}.

Basicamente, essas seis equações nos dizem tudo o que precisamos saber sobre essa titulação. Contudo, em vez de derivar as equações matemáticas necessárias, vamos dividir a titulação em cinco estágios e examinar alguns dos aspectos proeminentes.

Estágio 1. No começo da titulação. Aqui estamos preocupados somente com o primeiro estágio de dissociação:

$$H_2A \rightleftharpoons H^+ + HA^-$$

$$K_a' = \frac{[H^+][HA^-]}{[H_2A]} \approx \frac{[H^+]^2}{c_a}$$

ou

$$[H^+] = \sqrt{K_a' c_a}$$

Estágio 2. A meio caminho do primeiro ponto de equivalência. Neste ponto, metade do H_2A foi convertido a HA^-, de modo que

$$[HA^-] = [H_2A]$$

nos dando

$$K_a' = [H^+]$$

ou

$$pK_a' = pH$$

Usamos essa relação para determinar a primeira constante de dissociação do ácido.

Estágio 3. No primeiro ponto de equivalência. Neste estágio, os primeiros prótons dissociáveis foram completamente neutralizados pela base. Se ignorarmos a ionização do HA^- ($HA^- \rightleftharpoons H^+ + A^{2-}$) e a hidrólise do HA^- ($HA^- + H_2O \rightleftharpoons H_2A + OH^-$), então podemos considerar $[H_2A] = [A^{2-}]$, porque ambos são derivados da reação de desproporcionamento: $2HA^- \rightleftharpoons H_2A + A^{2-}$. O produto das constantes de dissociação ácida nos fornece

Essas aproximações são boas para a maioria dos ácidos dipróticos.

$$K_a' K_a'' = \frac{[H^+][HA^-]}{[H_2A]} \times \frac{[H^+][A^{2-}]}{[HA^-]}$$

$$= [H^+]^2$$

$$[H^+] = \sqrt{K_a' K_a''}$$

ou

$$pH = \frac{pK_a' + pK_a''}{2}$$

Estágio 4. A meio caminho entre o primeiro e o segundo pontos de equivalência. Essa condição corresponde a meio caminho na neutralização do ácido HA^-.

Assim, podemos ter $[HA^-] = [A^{2-}]$. Como

$$K_a'' = \frac{[H^+][A^{2-}]}{[HA^-]}$$

nesse ponto, podemos escrever

$$K_a'' = [H^+]$$

ou

$$pK_a'' = pH$$

Desse modo, determinamos a segunda constante de dissociação do ácido.

Estágio 5. No segundo ponto de equivalência. Nesse ponto, temos uma solução de Na_2A para a qual podemos escrever o equilíbrio de hidrólise:

$$A^{2-} + H_2O \rightleftharpoons HA^- + OH^-$$

e

$$K_b'' = \frac{[HA^-][OH^-]}{[A^{2-}]} = \frac{K_w}{K_a''}$$

Podemos também supor que $[HA^-] = [OH^-]$ e $[A^{2-}] \approx c_a$. Assim,

$$[OH^-]^2 = \frac{c_a K_w}{K_a''}$$

Como $[OH^-] = K_w/[H^+]$, temos

$$[OH^-]^2 = \frac{K_w^2}{[H^+]^2} = \frac{c_a K_w}{K_a''}$$

ou

$$[H^+] = \sqrt{\frac{K_a'' K_w}{c_a}}$$

A Figura 11.11 mostra a curva de titulação para o ácido H_2A e as relações entre pK_a', pK_a'' e pH discutidas acima. Ao chegarmos à Figura 11.11, implicitamente admitimos que $K_a' \gg K_a''$. Dependendo da natureza do ácido diprótico, essa suposição pode ou não ser verificada na prática. Em teoria, a menos que os valores de K_a' e K_a'' difiram por um fator igual ou maior que 10^4, o primeiro ponto de equivalência será difícil, se não impossível, de detectar (Figura 11.12).

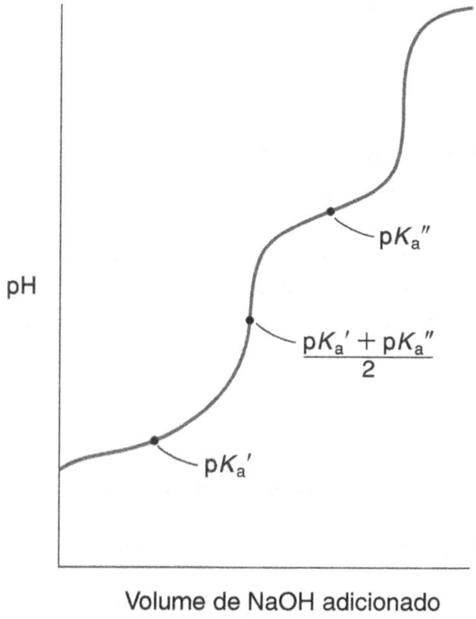

Figura 11.11
Titulação de um ácido diprótico com hidróxido de sódio de força equivalente.

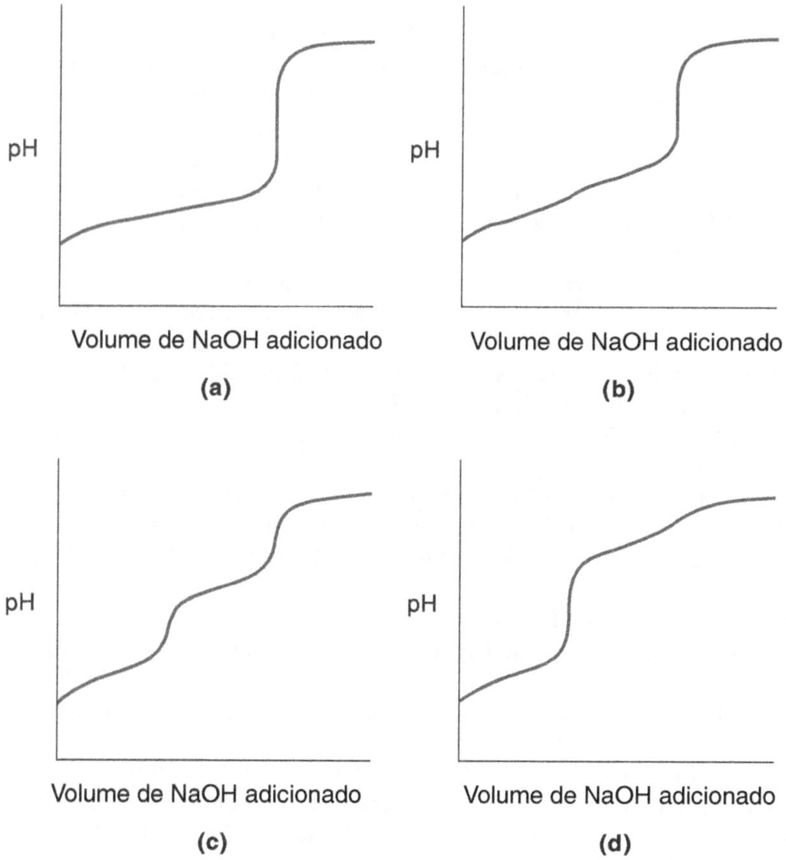

Figura 11.12
Titulação de um ácido diprótico com hidróxido de sódio de força equivalente. (a) pK_a' = 4,0 e pK_a'' = 4,60, (b) pK_a' = 4,0 e pK_a'' = 6,0; (c) pK_a' = 4,0 e pK_a'' = 8,0; (d) pK_a' = 4,0 e pK_a'' = 10,0. Como se pode ver, a menos que $K_a' \gg K_a''$ (por cerca de quatro ordens de grandeza), é difícil localizar o primeiro ponto de equivalência.

Sugestões de leitura para aprofundamento

LIVROS

BELL, R. P. *Acids and bases.* Londres: Methuen & Co. (Nova York: Bames & Noble), 1969.
CHRISTENSEN, H. N. *Body fluids and the acid–base balance.* Filadélfia: W. B. Saunders, 1964.
KING, E. J. *Acid–base equilibria.* Nova York: Pergamon Press, Inc., Elmsford, 1965.
LOWENSTEIN, J. *Acids and bases.* Nova York: Oxford University Press, 1993.
MASORO, E. J.; SIEGEL, P. D. *Acid–base regulation: Its physiology and pathophysiology.* Filadélfia: W. B. Saunders, 1971.

ARTIGOS

Gerais

BADA, J. L. The pK_a of a weak acid as a function of temperature and ionic strength. *J. Chem. Educ.* **46**, 689, 1969.
BATES, R. G.; ROBINSON, R. A.; COVINGTON, A. K. pKValues for D_2O e H_2O. *J. Chem. Educ.* **44**, 635, 1967.
BODNER, G. M. Assigning the pK_a's of polyprotic acids. *J. Chem. Educ.* **63**, 246, 1986.
CALDER, G. V.; BARTON, T. J. Actual effects controlling the acidity of carboxylic acids. *J. Chem. Educ.* **48**, 338, 1971.
CARDELIINI L. Calculating $[H^+]$. *Educ. Chem.* **33**, 161, 1996.
CAWLEY J. J. The determination of "apparent" pK_a's. *J. Chem. Educ.* **70**, 596, 1993; **72**, 88, 1995.
GIGUERE, P. A. The great fallacy of the H^+ ion. *J. Chem. Educ.* **56**, 571, 1979.
HAWKES, S. J. All positive ions give acid solutions in water. *J. Chem. Educ.* **73**, 516, 1996.
HAWKES, S. J. Arrhenius confuses students. *J. Chem. Educ.* **69**, 542, 1992.
HAWKES, S. J. pK_w is almost never 14.0. *J. Chem. Educ.* **72**, 799, 1995.
HAWKES, S. J. Salts are mostly NOT ionized. *J. Chem. Educ.* **73**, 421, 1996.
HAWKES, S. J. Teaching the truth about pH. *J. Chem. Educ.* **71**, 747, 1994.
JONES, P.; HAGGETT, M. L; LONGRIDGE, J. L. The hydration of carbon dioxide. *J. Chem. Educ.* **41**, 610, 1964.
LAING, M. There is no such thing as H_2SO_3. *Educ. Chem.* **30**, 140, 1993.
NEIDIG, H. A.; YINGLING, R. T. Thermodynamics of the Ionization of Acetic and Chloroacetic Acids. *J. Chem. Educ.* **42**, 484, 1965.
PACER, R. A. Conjugate acid–base and redox theory. *J. Chem. Educ.* **50**, 178, 1973.
SCHMITZ, G. The uncertainty of pH. *J. Chem. Educ.* **71**, 117, 1994.
SEYMOUR, M. D.; FERNANDO, Q. Effect of ionic strength on equilibrium constants. *J. Chem. Educ.* **54**, 225, 1977.
SZABADVARY, F. Development of the pH concept. *J. Chem. Educ.* **41**, 105, 1964.
WASER, J. Acid–base titration and distribution curves. *J. Chem. Educ.* **44**, 274, 1967.
YOUMANS, H. L. Measurement of pH of distilled water. *J. Chem. Educ.* **49**, 429, 1972.

Equilíbrios ácido-base de sistemas biológicos

BATSON, W. B.; LASWICK, P. H. Pepsin and antacid therapy: a dilemma. *J. Chem. Educ.* **56**, 484, 1979.
CLEMENT, G. E.; HARTZ, T. P. Determination of the microscopic lonization constants of cysteine. *J. Chem. Educ.* **48**, 395, 1971.
DAVENPORT, H. W. Why the stomach does not digest itself. *Sci. Am.* jan. 1972.
GOOD, N. E. et al. Hydrogen ion buffers for biological research. *Biochemistry*, **5**, 467, 1966.
HABERFIELD, P. What is the energy difference between H_2NCH_2COOH and $^+H_3NCH_2CO_2^-$?. *J. Chem. Educ.* **57**, 346, 1980.
HEIRT, S. L. Physiochemical properties of antacids. *J. Chem. Educ.* **52**, 383, 1975.
HOBEY, W. D. Stomach upset caused by aspirin. *J. Chem Educ.* **50**, 212, 1973.
MATUSZAK, C. A.; MATUSZAK, A. J. Imidazole–versatile today, prominent tomorrow. *J. Chem. Educ.* **53**, 280, 1976.
MINNIER, C. Cystinuria: the relationship of pH to the origin and treatment of a disease. *J. Chem. Educ.* **50**, 427, 1973.

Problemas

Ácidos, bases, constantes de dissociação e pH

11.1 Classifique cada uma das seguintes espécies como ácido ou base de Brønsted, ou ambos: **(a)** H_2O; **(b)** OH^-; **(c)** H_3O^+; **(d)** NH_3; **(e)** NH_4^+; **(f)** NH_2^-; **(g)** NO_3^-; **(h)** CO_3^{2-}; **(i)** HBr; **(j)** HCN; **(k)** HCO_3^-.

11.2 Escreva as fórmulas para as bases conjugadas dos seguintes ácidos: **(a)** HI; **(b)** H_2SO_4; **(c)** H_2S; **(d)** HCN; **(e)** HCOOH (ácido fórmico).

11.3 Classifique cada uma das seguintes espécies como ácido fraco ou forte: **(a)** HNO_3; **(b)** HF, **(c)** H_2SO_4; **(d)** HSO_4^-; **(e)** H_2CO_3; **(f)** HCO_3^-; **(g)** HCl; **(h)** HCN; **(i)** HNO_2.

11.4 Classifique cada uma das seguintes espécies como base forte ou fraca: **(a)** LiOH; **(b)** CN^-; **(c)** H_2O; **(d)** ClO_4^-; **(e)** NH_2^-.

11.5 Calcule o pH das seguintes soluções: **(a)** HCl 1,0 *M*; **(b)** HCl 0,10 *M*; **(c)** HCl $1{,}0 \times 10^{-2}$ *M*; **(d)** NaOH $1{,}0 \times 10^{-2}$ *M*; **(e)** $Ba(OH)_2$ $1{,}0 \times 10^{-2}$ *M*. Considere comportamento ideal.

11.6 Uma solução de um ácido monoprótico 0,040 *M* está 13,5% dissociada. Qual é a constante de dissociação do ácido?

11.7 Escreva a equação que relaciona K_a para um ácido fraco e K_b para sua base conjugada. Use o NH_3 e seu ácido conjugado NH_4^+ para derivar a relação entre K_a e K_b.

11.8 A constante de dissociação de um ácido monoprótico a 298 K é $1{,}47 \times 10^{-3}$. Calcule o grau de dissociação **(a)** supondo comportamento ideal e **(b)** usando um coeficiente de atividade média $\gamma_\pm = 0{,}93$. A concentração do ácido é 0,010 *M*.

11.9 O produto iônico do D_2O é $1{,}35 \times 10^{-15}$ a 25 °C. **(a)** Calcule o valor do p*D* para o D_2O puro, em que p*D* = –log [D^+]. **(b)** Para quais valores de p*D* uma solução será ácida em D_2O? **(c)** Derive uma relação entre p*D* e pOD.

11.10 HF é um ácido fraco, mas sua força aumenta com a concentração. Explique. (*Dica*: F^- reage com HF para formar HF_2^-. A constante de equilíbrio para essa reação é 5,2 a 25 °C.)

11.11 Quando a concentração de um ácido forte não é consideravelmente maior que $1{,}0 \times 10^{-7}$ *M*, a ionização da água deve ser levada em conta no cálculo do pH da solução. **(a)** Derive uma expressão para o pH de uma solução ácida forte, incluindo a contribuição da H_2O para as concentrações de H^+. **(b)** Calcule o pH de uma solução de HCl $1{,}0 \times 10^{-7}$ *M*.

11.12 Quais são as concentrações de HSO_4^-, SO_4^{2-} e H^+ em uma solução de $KHSO_4$ 0,20 *M*? (*Dica*: H_2SO_4 é um ácido forte; K_a para o $HSO_4^- = 1{,}3 \times 10^{-2}$.)

11.13 Calcule as concentrações de H^+, HCO_3^- e CO_3^{2-} em uma solução de H_2CO_3 0,025 *M*.

11.14 Para quais dos seguintes sistemas a adição de um volume igual de NaOH 0,60 *M* levaria a solução a um pH mais baixo? **(a)** Água; **(b)** HCl 0,30 *M*; **(c)** KOH 0,70 *M*; **(d)** $NaNO_3$ 0,40 *M*.

11.15 Uma solução contém um ácido monoprótico fraco, HA, e seu sal sódico, NaA, ambos a uma concentração de 0,1 *M*. Mostre que $[OH^-] = K_w/K_a$.

11.16 Uma solução de metilamina (CH_3NH_2) tem pH de 10,64. Quantos gramas de metilamina existem em 100,0 mL da solução?

11.17 O ácido cianídrico (HCN) é um ácido fraco e um composto fatalmente venenoso, utilizado nas câmaras de gás na forma gasosa (cianeto de hidrogênio). Por que é perigoso tratar o cianeto de sódio com ácidos (como HCl) sem ventilação apropriada?

11.18 A novocaína, utilizada como anestésico local pelos dentistas, é uma base fraca ($K_b = 8{,}91 \times 10^{-6}$). Qual é a razão entre a concentração da base e a concentração de seu ácido no plasma sanguíneo (pH = 7,40) de um paciente?

11.19 Calcule a dissociação percentual do HF nas seguintes concentrações: **(a)** 0,50 *M* e **(b)** 0,050 *M*. Comente seus resultados.

11.20 Explique por que o fenol é um ácido mais forte do que o metanol:

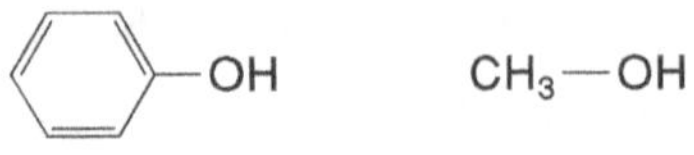

Fenol Metanol

11.21 Calcule as concentrações de todas as espécies em uma solução de H_3PO_4 0,100 *M*.

11.22 O odor desagradável de peixe é originário principalmente dos compostos orgânicos (RNH_2) que contêm um grupo amino, $-NH_2$, em que R é o resto da molécula. As aminas são bases como a amônia. Explique por que a adição de suco de limão ao peixe reduz muito o seu odor.

Hidrólise salina

11.23 Especifique quais dos seguintes sais sofrerão hidrólise: KF, $NaNO_3$, NH_4NO_2, $MgSO_4$, KCN, C_6H_5COONa, RbI, Na_2CO_3, $CaCl_2$, HCOOK.

11.24 Calcule o pH de uma solução de NH_4Cl 0,10 *M*.

11.25 Calcule o pH e o percentual de hidrólise de uma solução de CH_3COONa 0,36 *M*.

Titulação ácido–base

11.26 Uma estudante adicionou uma solução de NaOH de uma bureta para um frasco de Erlenmeyer com uma solução de HCl e usou fenolftaleína como indicador. No ponto de equivalência da titulação, ela observou uma cor rosa-avermelhada muito leve. No entanto, após alguns minutos, a solução tornou-se gradualmente incolor. O que você supõe que tenha acontecido?

11.27 A constante de ionização, K_a, de um indicador, HIn, é igual a $1{,}0 \times 10^{-6}$. A cor da forma não ionizada é vermelha e a da forma ionizada é amarela. Qual é a cor desse indicador em uma solução cujo pH é 4,00?

11.28 A K_a de determinado indicador é $2{,}0 \times 10^{-6}$. A cor do HIn é verde e a do In^- é vermelha. Poucas gotas do indicador são adicionadas à solução de HCl, que é então titulada com uma solução de NaOH. Em qual pH o indicador mudará de cor?

11.29 O pK_a do indicador alaranjado de metila é 3,46. Acima de qual faixa de pH esse indicador muda de 90% de HIn para 90% de In^-?

11.30 Um volume de 200 mL de uma solução de NaOH foi adicionado a 400 mL de uma solução de HNO_2 2,00 *M*. O pH da solução misturada ficou 1,5 unidade maior do que o da solução ácida original. Calcule a molaridade da solução de NaOH.

11.31 Um volume de 25,0 mL de HCl 0,100 *M* é titulado com uma solução de CH_3NH_2 0,100 *M*. Calcule os valores de pH da solução depois de terem sido adicionados **(a)** 10,0 mL da solução de CH_3NH_2 **(b)** 25,0 mL da solução de CH_3NH_2, e **(c)** 35,0 mL da solução de CH_3NH_2.

11.32 Fenolftaleína é o indicador comum para a titulação de um ácido forte com uma base forte. **(a)** Se o pK_a da fenolftaleína for 9,10, qual será a relação da forma não-ionizada do indicador (incolor) para a forma ionizada (rosa-avermelhada), em pH 8,00? **(b)** Se duas gotas de fenolftaleína 0,060 *M* forem utilizadas em uma titulação que envolve um volume de 50,0 mL, qual a concentração da forma ionizada em pH 8,00? (Suponha que uma gota = 0,050 mL.)

11.33 O gráfico mostra uma curva de titulação para o ácido carbônico com hidróxido de sódio. Preencha as espécies faltantes e os valores de pH e de pK_a.

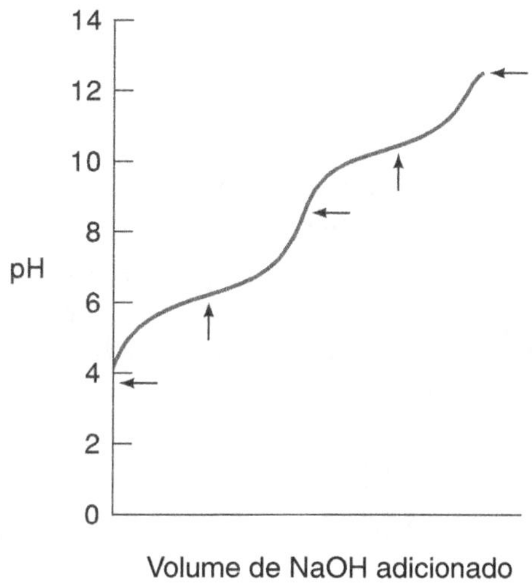

Soluções-tampão

11.34 Especifique quais dos seguintes sistemas podem ser classificados como sistema-tampão: **(a)** KCl/HCl; **(b)** NH_3/NH_4NO_3; **(c)** Na_2HPO_4/NaH_2PO_4; **(d)** KNO_2/HNO_2; **(e)** $KHSO_4/H_2SO_4$; **(f)** $HCOOK/HCOOH$.

10.35 Derive a equação de Henderson-Hasselbalch para o sistema–tampão NH_4^+/NH_3.

11.36 Calcule o pH do tampão de NH_3 0,20 *M*/NH_4Cl 0,20 *M*. Qual será o pH do tampão após a adição de 10,0 mL de HCl 0,10 *M* a 65,0 mL do tampão?

11.37 Calcule o pH de 1,00 L do tampão CH_3COONa 1,00 *M*/CH_3COOH 1,00 *M* antes e depois da adição de **(a)** 0,080 mol de NaOH e **(b)** 0,12 mol de HCl. (Suponha que não há variação no volume.)

11.38 Uma quantidade de 26,4 mL de uma solução de ácido acético 0,45 *M* é adicionada a 31,9 mL de uma solução de hidróxido de sódio 0,37 *M*. Qual é o pH da solução final?

11.39 Qual é o pH do tampão Na_2HPO_4 0,10 *M*/KH_2PO_4 0,10 *M*? Calcule a concentração de todas as espécies em solução.

11.40 Um tampão fosfato tem pH 7,30. **(a)** Qual é o par conjugado predominante presente nesse tampão? **(b)** Se a concentração desse tampão for 0,10 *M*, qual será o novo pH após a adição de 5,0 mL de HCl 0,10 *M* a 20,0 mL dessa solução-tampão?

11.41 Tris[tris(hidroximetil)aminometano] é um tampão comum em estudos de sistemas biológicos

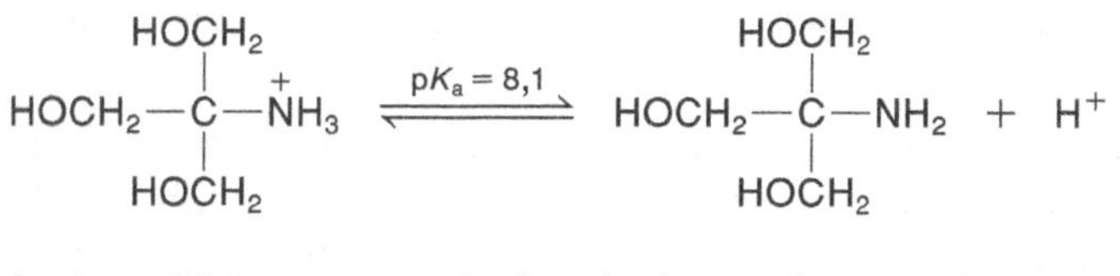

(a) Calcule o pH do tampão tris depois de se misturar 15,0 mL de uma solução de HCl 0,10 *M* com 25,0 mL de tris 0,10 *M*. **(b)** Esse tampão foi utilizado para estudar uma reação catalisada por enzima. Como resultado da reação, foi consumido 0,00015 mol de H^+. Qual é o pH do tampão no final da reação? **(c)** Qual seria o pH final se nenhum tampão estivesse presente?

11.42 Descreva os diferentes modos de preparar um litro de um tampão fosfato 0,050 *M* com pH 7,8.

11.43 Calcule a concentração de todas as espécies presentes em uma solução que é 0,12 *M* em HCN e 0,34 *M* em NaCN. Qual é o pH da solução? Essa solução possui capacidade tamponante?

11.44 O pH do plasma sanguíneo é 7,40. Supondo que o sistema-tampão principal seja HCO_3^-/H_2CO_3, calcule a razão $[HCO_3^-]/[H_2CO_3]$. Esse tampão é mais efetivo à adição de um ácido ou de uma base?

11.45 Foi solicitado que uma estudante preparasse uma solução-tampão com pH = 8,60, usando um dos seguintes ácidos fracos: HA ($K_a = 2{,}7 \times 10^{-3}$), HB ($K_a = 4{,}4 \times 10^{-6}$), HC ($K_a = 2{,}6 \times 10^{-9}$). Que ácido ela deveria escolher?

11.46 A faixa de um tampão é definida pela equação $pH = pK_a \pm 1$. Calcule a faixa da razão [base conjugada]/[ácido] que corresponde a essa equação.

11.47 Descreva como você prepararia um litro do sistema-tampão CH_3COONa 0,20 *M*/CH_3COOH 0,20 *M*: **(a)** misturando uma solução de CH_3COOH com uma solução de CH_3COONa, **(b)** reagindo uma solução de CH_3COOH com uma solução de NaOH e **(c)** reagindo uma solução de CH_3COONa com uma solução de HCl.

11.48 Quantos mililitros de NaOH 1,0 *M* devem ser adicionados a 200 mL de NaH_2PO_4 0,10 *M* para preparar uma solução-tampão com pH 7,50?

11.49 Sugira dois testes químicos que permitiriam a você distinguir uma solução ácida de uma solução-tampão, ambas com pH 3,5.

11.50 Como você prepararia um tampão CH_3COOH/CH_3COONa com um pH de 4,40 e uma força iônica de 0,050 *m*? Considere a molaridade igual à molalidade.

11.51 O pH de um tampão fosfato é 7,10 a 25 °C. Qual é o pH do tampão a 37 °C? A $\Delta_r H°$ para a etapa relevante da dissociação é 3,75 kJ mol^{-1}.

Aminoácidos

11.52 Quais dos aminoácidos relacionados na Tabela 11.4 têm capacidade tamponante na região fisiológica de pH 7?

11.53 Calcule a força iônica de um tampão serina 0,035 *M* em pH 9,15.

11.54 A partir dos valores de pK_a relacionados na Tabela 11.4, calcule o valor de p*I* para os aminoácidos lisina e valina.

11.55 Esquematize a curva de titulação para 100 mL do sistema ácido aspártico/ácido clorídrico 0,1 *M* titulado com hidróxido de sódio.

11.56 Em pH neutro, os aminoácidos existem como íons dipolares. Usando a glicina como exemplo, e dado que o pK_a do grupo carboxila é 2,3 e o do grupo amônio é 9,6, preveja a forma predominante da molécula em pHs de 1, 7 e 12. Justifique suas respostas usando a Equação 11.16.

Problemas adicionais

11.57 Descreva um procedimento que lhe permita comparar a força de ácidos de Lewis.

11.58 A partir da dependência de K_w com a temperatura (ver pág. 403), calcule a entalpia de dissociação para a água.

11.59 Água deionizada e recentemente destilada tem pH igual a 7. Se deixada ao ar, no entanto, a água se torna gradualmente ácida. Calcule o pH da "solução" no equilíbrio. (*Dica*: Primeiro calcule a solubilidade do CO_2 na água, de acordo com o Exemplo 7.3. Considere que a pressão parcial do CO_2 seja 0,00030 atm.)

11.60 Mostre que a constante de dissociação ácida, K_a, de um ácido monoprótico fraco em água está relacionada com sua concentração, *c* (mol L^{-1}) e seu grau de dissociação, α, por $K_a = \alpha^2 c/(1-\alpha)$, se a autodissociação da água for ignorada. Se esta última for levada em conta, mostre que $K_a = \frac{1}{2}\alpha^2 c[1 + (1 + 4K_w \alpha^{-2} c^{-2})^{1/2}]/(1 - \alpha)$.

11.61 Para corrigir o efeito da força iônica, podemos escrever a constante de dissociação de um ácido como

$$pK_a' = pK_a - \frac{0{,}509\sqrt{I}}{1+\sqrt{I}}$$

em que K_a é a constante de dissociação do ácido em força iônica zero e K_a' é o valor correspondente em força iônica *I*. Calcule a constante de dissociação do ácido acético em uma solução de KCl 0,15 *m* a 298 K. Considere desprezível a contribuição da força iônica em razão da dissociação do próprio ácido.

11.62 Dependendo do pH da solução, os íons férricos (Fe^{3+}) podem existir na forma de íons livres ou formar o precipitado $Fe(OH)_3$ ($K_{ps} = 1{,}0 \times 10^{-36}$). Calcule o pH em que 90% dos íons Fe^{3+} em uma solução $4{,}5 \times 10^{-5}$ *M* estariam precipitados. Que conclusão você pode tirar sobre a concentração do íon Fe^{3+} no plasma sanguíneo cujo pH é 7,40?

11.63 Uma solução aquosa de ácido benzóico 0,020 *M* tem um ponto de congelamento de −0,0392 °C. Calcule a constante de dissociação do ácido benzóico. Suponha comportamento ideal e também que a molaridade seja igual à molalidade nessa concentração baixa.

11.64 O pH do suco gástrico é em torno de 1,00 e o do plasma sanguíneo é 7,40. Calcule a energia de Gibbs necessária para secretar um mol de íons H^+ do plasma sanguíneo para o estômago a 37 °C. Suponha comportamento ideal.

11.65 A análise química mostra que 20,0 mL de determinada amostra de sangue produz 12,5 mL de gás CO_2 (medido a 25 °C e 1 atm) quando tratada com um ácido. Calcule: **(a)** o número de mols de CO_2 originalmente presente no sangue; **(b)** a concentração de CO_2 e HCO_3^- em equilíbrio; **(c)** a pressão parcial de CO_2 sobre a solução do sangue em equilíbrio. Suponha comportamento ideal. O pH do sangue é 7,40 e a constante da lei de Henry para o CO_2 no sangue é 29,3 atm mol^{-1} (kg H_2O).

11.66 O oxalato de cálcio é um dos componentes principais dos cálculos renais. Das constantes de dissociação relacionadas na Tabela 11.1 e dado que o produto de solubilidade do CaC_2O_4 é $3{,}0 \times 10^{-9}$, preveja se a formação dos cálculos renais pode ser minimizada aumentando ou diminuindo o pH do fluido presente nos rins. O pH do fluido renal normal é em torno de 8,2.

11.67 Qual é o pH de uma solução de glicina 0,050 *M* a 298 K?

11.68 A partir da constante de dissociação do ácido fórmico relacionada na Tabela 11.1, calcule a energia de Gibbs e a energia de Gibbs-padrão para a dissociação do ácido fórmico a 298 K.

11.69 **(a)** Calcule a ionização percentual de uma solução do ácido acetilsalicílico monoprótico (aspirina, $C_9H_8O_4$) 0,20 *M*, para o qual $K_a = 3{,}0 \times 10^{-4}$. **(b)** O pH do suco gástrico no estômago de determinado indivíduo é 1,00. Depois de ingerir alguns comprimidos de aspirina, a concentração do ácido acetilsalicílico no estômago é 0,20 *M*. Calcule a ionização percentual do ácido sob essas condições. Que efeito o ácido não ionizado tem sobre as membranas que forram o estômago?

11.70 Uma solução de ácido fórmico (HCOOH) 0,400 *M* congela a −0,758 °C. Calcule o valor de K_a nessa temperatura. (*Dica*: Considere a molaridade igual à molalidade.)

11.71 Explique a ação do sal inalante o carbonato de amônio [$(NH_4)_2CO_3$]. (*Dica*: O filme fino de solução aquosa que forra a passagem nasal é levemente básico.)

11.72 As reações ácido–base geralmente ocorrem até o seu final. Confirme esse enunciado calculando a constante de equilíbrio para cada um dos seguintes casos: **(a)** um ácido forte reagindo com uma base forte; **(b)** um ácido forte reagindo com uma base fraca (NH_3); **(c)** um ácido fraco (CH_3COOH) reagindo com uma base forte; **(d)** um ácido fraco (CH_3COOH) reagindo com uma base fraca (NH_3). (*Dica*: Ácidos fortes existem como íons H^+ e bases fortes como íons OH^- em solução. Você precisará procurar os valores de K_a, K_b e K_w.)

11.73 Quando se espreme suco de limão sobre o chá, a cor do chá se torna mais clara. Em parte, a variação da cor é em razão da diluição, mas a principal razão para a mudança é uma reação ácido–base. Qual é a reação? (*Dica*: O chá contém "polifenóis", que são ácidos fracos, e o suco de limão contém ácido cítrico.)

11.74 Um dos antibióticos mais comuns é a penicilina G (ácido benzilpenicilínico), que tem a seguinte estrutura:

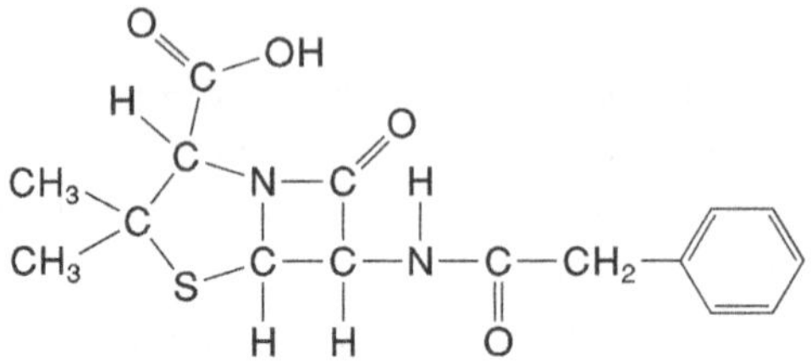

Trata-se de um ácido monoprótico fraco:

$$HP \rightleftharpoons H^+ + P^- \quad K_a = 1{,}64 \times 10^{-3}$$

em que HP indica o ácido original e P^- a base conjugada. A penicilina G é produzida pelo crescimento de fungos em tanques de fermentação a 25 °C e em uma faixa de pH de 4,5 a 5,0. A forma bruta desse antibiótico é obtida pela extração do caldo de fermentação com um solvente orgânico em que o ácido é solúvel. **(a)** Identifique o átomo de hidrogênio ácido. **(b)** Em um estágio da purificação, o extrato orgânico da penicilina G bruta é tratado com uma solução–tampão a pH = 6,50. Qual é a razão entre as concentrações da base conjugada da penicilina G e o ácido nesse pH? Você esperaria que a base conjugada fosse mais solúvel em água que o ácido? **(c)** A penicilina G não é adequada para administração oral, mas o seu sal sódico (NaP) sim, por ser solúvel. Calcule o pH de uma solução de NaP 0,12 *M* formada quando um comprimido que contém o sal é dissolvido em um copo de água.

CAPÍTULO 12

Cinética química

A velocidade de reações químicas é um assunto muito complicado. Essa afirmação deve ser interpretada como um desafio aos químicos entusiastas e cheios de energia; e não como um suspiro triste de derrota.

— Harold S. Johnston*

Os objetivos de se estudar cinética química são: (1) determinar experimentalmente a velocidade de uma reação e sua dependência de parâmetros como concentração, temperatura e catalisadores, e (2) entender o mecanismo de uma reação, isto é, o número de etapas envolvidas e a natureza dos intermediários formados.

O assunto abordado em cinética química é conceitualmente mais simples de entender do que outros tópicos em físico-química, como termodinâmica e mecânica quântica, embora um tratamento teórico rigoroso da energética envolvida seja possível somente para sistemas muito simples em fase gasosa. Apesar disso, a abordagem empírica macroscópica do assunto pode fornecer muita informação útil.

Neste capítulo, discutimos tópicos gerais em cinética química e consideramos alguns exemplos importantes, incluindo reações rápidas. A cinética enzimática será tratada no Capítulo 13.

12.1 Velocidade de reação

A velocidade de uma reação é expressa como a variação na concentração de reagente com o tempo. Considere a reação estequiometricamente simples

$$R \rightarrow P$$

Sejam $[R]_1$ e $[R]_2$ as concentrações (em mol L^{-1}) de R nos tempos t_1 e t_2 ($t_2 > t_1$). A velocidade da reação no intervalo de tempo ($t_2 - t_1$) é dada por

$$\frac{[R]_2 - [R]_1}{t_2 - t_1} = \frac{\Delta[R]}{\Delta t}$$

Como $[R]_2 < [R]_1$, introduzimos um sinal de menos de modo que a velocidade será uma quantidade positiva:

$$\text{velocidade} = -\frac{\Delta[R]}{\Delta t}$$

* JOHNSTON, H. S. *Gas Phase Reaction Rate Theory*. Nova York: The Ronald Press, 1966. Usado com permissão.

A velocidade também pode ser expressa em razão do aparecimento de um produto

$$\text{velocidade} = \frac{[P]_2 - [P]_1}{t_2 - t_1} = \frac{\Delta[P]}{\Delta t}$$

Nesse caso, temos $[P]_2 > [P]_1$. Na prática, descobrimos que a quantidade que interessa não é a velocidade em determinado intervalo de tempo (porque esta é somente uma quantidade média cujo valor depende do valor particular de Δt); em vez disso, estamos interessados na velocidade instantânea. Em linguagem de cálculo, à medida que Δt se torna menor e se aproxima de zero no final, a velocidade da reação anterior em um tempo específico t é dada por

$$\text{velocidade} = -\frac{d[R]}{dt} = \frac{d[P]}{dt}$$

As unidades de velocidades de reação normalmente são $M\ s^{-1}$ ou $M\ min^{-1}$.

Para reações mais complicadas estequiometricamente, a velocidade deve ser expressa de maneira inequívoca. Suponha que a reação de interesse seja

$$2R \rightarrow P$$

As razões $-d[R]/dt$ e $d[P]/dt$ ainda expressam a taxa de variação das concentrações de reagente e produto, respectivamente, mas não são mais iguais, porque o reagente está desaparecendo duas vezes mais rápido em relação à formação do produto. Por essa razão, escrevemos a velocidade dessa reação como

$$\text{velocidade} = -\frac{1}{2}\frac{d[R]}{dt} = \frac{d[P]}{dt}$$

Em geral, para a reação

$$aA + bB \rightarrow cC + dD$$

a velocidade é dada por

$$\text{velocidade} = -\frac{1}{a}\frac{d[A]}{dt} = -\frac{1}{b}\frac{d[B]}{dt} = \frac{1}{c}\frac{d[C]}{dt} = \frac{1}{d}\frac{d[D]}{dt} \qquad (12.1)$$

em que as expressões entre colchetes se referem às concentrações dos reagentes e produtos no tempo t, depois de iniciada a reação.

12.2 Ordem de reação

A relação entre a velocidade de uma reação química e as concentrações dos reagentes é complexa e deve ser determinada experimentalmente. Com relação à equação geral apresentada, entretanto, achamos que, usualmente (mas não necessariamente sempre), a velocidade da reação pode ser expressa como

$$\begin{aligned}\text{velocidade} &\propto [A]^x[B]^y \\ &= k[A]^x[B]^y \qquad (12.2)\end{aligned}$$

Esta equação, conhecida como a *lei de velocidade*, nos diz que a velocidade de uma reação não é constante; seu valor em um tempo t qualquer é proporcional às concentrações de A e B elevadas a determinadas potências. A constante de proporcionalidade, k, é denominada *constante de velocidade*. A lei de velocidade é definida nos termos das concentrações dos reagentes, mas a constante de velocidade para determinada reação não depende das concentrações dos reagentes. A constante de velocidade é afetada somente pela temperatura, como veremos mais adiante.

Expressando a velocidade de uma reação como mostrado na Equação 12.2, podemos definir a *ordem de uma reação*. Dizemos que a reação é de ordem x com relação a A e de ordem y com relação a B. Assim, a reação tem uma ordem total $(x + y)$. É importante entender que, em geral, não existe nenhuma relação entre a ordem de um reagente na expressão da velocidade e seu coeficiente estequiométrico na equação química balanceada. Por exemplo, a velocidade da reação

Espera-se que isso aconteça porque uma reação química pode ser balanceada de muitas maneiras diferentes.

$$2N_2O_5(g) \rightarrow 4NO_2(g) + O_2(g)$$

é dada por

$$\text{velocidade} = k[N_2O_5]$$

A reação é de primeira ordem com relação ao N_2O_5 e não de segunda ordem como poderíamos ter inferido da equação balanceada.

A ordem de uma reação especifica a dependência empírica da velocidade com as concentrações. Ela pode ser zero, um número inteiro ou um número fracionário. Podemos usar a lei de velocidade para determinar as concentrações de reagentes em qualquer tempo durante o curso de uma reação. Para proceder assim, precisamos integrar as expressões da lei de velocidade. Por simplicidade, vamos focalizar somente reações que tenham ordens inteiras.

Reações de ordem zero

A lei de velocidade para uma reação de ordem zero do tipo

$$A \rightarrow \text{produto}$$

é dada por

$$\text{velocidade} = -\frac{d[A]}{dt} = k[A]^0 = k \tag{12.3}$$

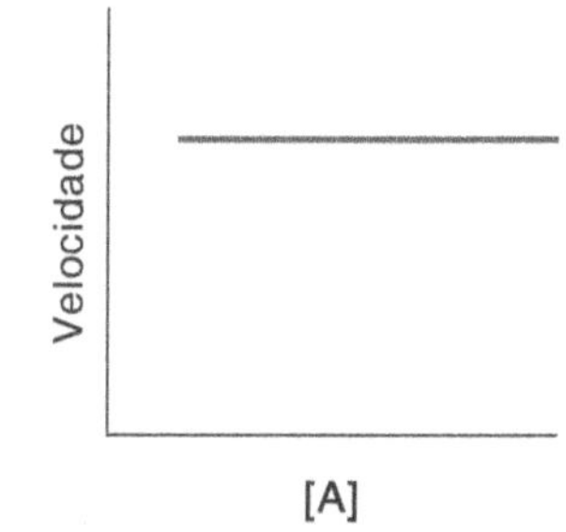

Figura 12.1
Reação de ordem zero. A velocidade é independente da concentração.

A quantidade $k(M\ s^{-1})$ é a constante de velocidade de ordem zero. Como se pode ver, a velocidade da reação é independente da concentração do reagente (Figura 12.1). Rearranjando a Equação 12.3, obtemos

$$d[A] = -kdt$$

A integração entre $t = 0$ e $t = t$ com concentrações $[A]_0$ e $[A]$ fornece

$$\int_{[A]_0}^{[A]} d[A] = [A] - [A]_0 = -\int_0^t kdt = -kt$$

ou

$$[A] = [A]_0 - kt \tag{12.4}$$

Note que a Equação 12.4 descreve a dependência temporal de [A], mas não a descrição completa dos fatores que afetam a velocidade. Para ilustrar esse ponto, considere a decomposição de amônia gasosa na superfície do tungstênio

$$NH_3(g) \rightarrow \frac{1}{2}N_2(g) + \frac{3}{2}H_2(g)$$

Sob certas condições, essa reação obedece à lei de velocidade de ordem zero. A reação de ordem zero pode ocorrer se a velocidade é limitada, por exemplo, pela concentração de um catalisador. A velocidade da reação é dada por

$$\text{velocidade} = k'\theta A$$

em que k' é uma constante, θ é a fração da superfície metálica coberta por moléculas de amônia adsorvidas e A é a área total da superfície do catalisador. Se a pressão de amônia é grande o suficiente, $\theta = 1$, e a reação é de ordem zero em relação à amônia. Entretanto, em pressões suficientemente baixas, θ é proporcional a $[NH_3]$ na fase gasosa, e a reação torna-se de primeira ordem em relação à amônia. Note-se que a velocidade dependerá também da quantidade de catalisador, isto é, da área A.

Reações de primeira ordem

Uma reação de primeira ordem é aquela em que a velocidade da reação depende somente da concentração do reagente elevada à primeira potência:

$$\text{velocidade} = -\frac{d[\text{A}]}{dt} = k[\text{A}] \tag{12.5}$$

em que k (s^{-1}) é a constante de velocidade de primeira ordem. Rearranjando a Equação 12.5, obtemos

$$-\frac{d[\text{A}]}{[\text{A}]} = kdt$$

Integrando entre $t = 0$ e $t = t$ com concentrações $[\text{A}]_0$ e [A], obtemos

$$\int_{[\text{A}]_0}^{[\text{A}]} \frac{d[\text{A}]}{[\text{A}]} = -\int_0^t kdt$$

$$\ln\frac{[\text{A}]}{[\text{A}]_0} = -kt \tag{12.6}$$

ou

$$[\text{A}] = [\text{A}]_0 e^{-kt} \tag{12.7}$$

Um gráfico de $\ln([\text{A}]/[\text{A}]_0)$ em função de t fornece uma linha reta cujo coeficiente angular, que é negativo, é dado por $-k$ (Figura 12.2a). A Equação 12.7 mostra que, em reações de primeira ordem, a diminuição na concentração do reagente com o tempo é exponencial (Figura 12.2b).

Os decaimentos radioativos se ajustam à cinética de primeira ordem. Um exemplo é

$$^{222}_{86}\text{Rn} \rightarrow {}^{218}_{84}\text{Po} + \alpha$$

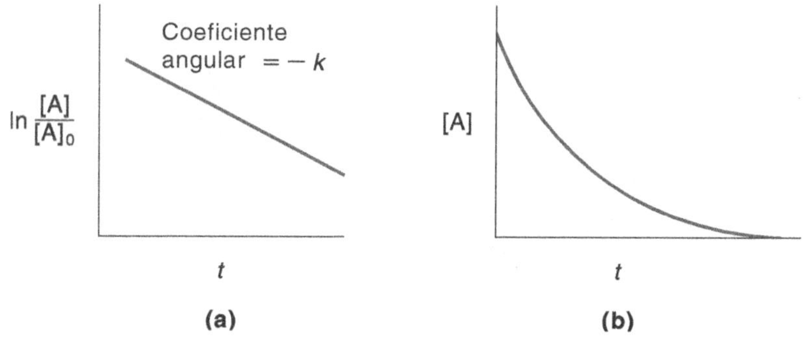

Figura 12.2
Reação de primeira ordem. (a) Gráfico que se baseia na Equação 12.6 com um coeficiente angular de $-k$. (b) Decaimento exponencial de [A] segundo a Equação 12.7.

em que α representa o núcleo do hélio (He^{2+}). A decomposição térmica de N_2O_5 mencionada anteriormente é de primeira ordem em relação ao N_2O_5. Outro exemplo é o rearranjo da metil-isonitrila a acetonitrila:

$$CH_3NC(g) \rightarrow CH_3CN(g)$$

Meia-vida de uma reação. Uma medida de importância prática considerável em estudos cinéticos é a *meia-vida* ($t_{1/2}$) de uma reação. É definida como o tempo que leva para a concentração do reagente diminuir pela metade seu valor original. Por exemplo, em uma reação de primeira ordem, para $[A] = [A]_0/2$, $t = t_{1/2}$ e a Equação 12.6 se torna

$$\ln \frac{[A]_0/2}{[A]_0} = -kt_{1/2}$$

ou

$$t_{1/2} = \frac{\ln 2}{k} = \frac{0{,}693}{k} \qquad (12.8)$$

Assim, a meia-vida de uma reação de primeira ordem é *independente* da concentração inicial (Figura 12.3). Para [A] diminuir de 1 M a 0,5 M leva tanto tempo quanto para [A] diminuir de 0,1 M a 0,05 M. A Tabela 12.1 lista as meias-vidas de isótopos radioativos que são utilizados amplamente em pesquisas bioquímicas e em medicina.

Em contraste com as reações de primeira ordem, as meias-vidas de outros tipos de reação dependem todas da concentração inicial. Em geral, podemos mostrar que (ver o Apêndice 12.1)

$$t_{1/2} \propto \frac{1}{[A]_0^{n-1}} \qquad (12.9)$$

em que n é a ordem da reação.

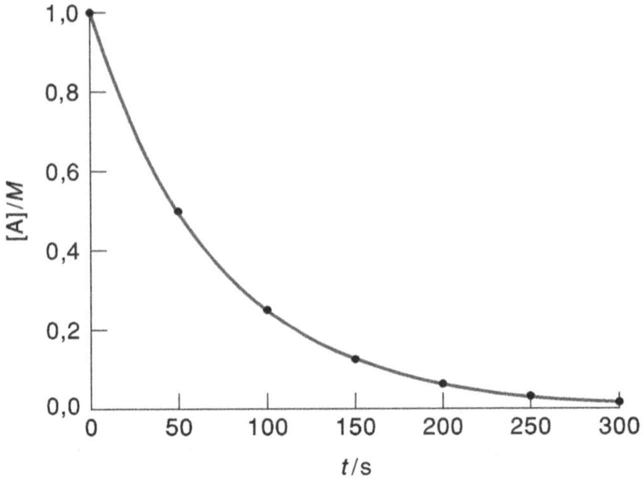

Figura 12.3
Meias-vidas de uma reação de primeira ordem (A → produto). A concentração inicial é fixada em 1 M, arbitrariamente, e A reage com uma meia-vida constante de 50 s.

Tabela 12.1
Meias-vidas de radioisótopos comuns

Isótopo	Processo de decaimento	$t_{1/2}$
$^{3}_{1}H$	$^{3}_{1}H \rightarrow ^{3}_{2}He + ^{0}_{-1}\beta$	12,3 anos
$^{14}_{6}C$	$^{14}_{6}C \rightarrow ^{14}_{7}N + ^{0}_{-1}\beta$	5,73 × 10^3 anos
$^{24}_{11}Na$	$^{24}_{11}Na \rightarrow ^{24}_{12}Mg + ^{0}_{-1}\beta$	15 horas
$^{32}_{15}P$	$^{32}_{15}P \rightarrow ^{32}_{16}S + ^{0}_{-1}\beta$	14,3 dias
$^{35}_{16}S$	$^{35}_{16}S \rightarrow ^{35}_{17}Cl + ^{0}_{-1}\beta$	88 dias
$^{60}_{27}Co$	Emissão de raios γ	5,26 anos
$^{99m}_{43}Tc$[a]	Emissão de raios γ	6 horas
$^{131}_{53}I$	$^{131}_{53}I \rightarrow ^{131}_{54}Xe + ^{0}_{-1}\beta$	8,05 dias

[a] O "m" sobrescrito denota um estado de energia nuclear excitado.

EXEMPLO 12.1

A decomposição térmica de 2,2′-azobisisobutironitrila (AIBN)

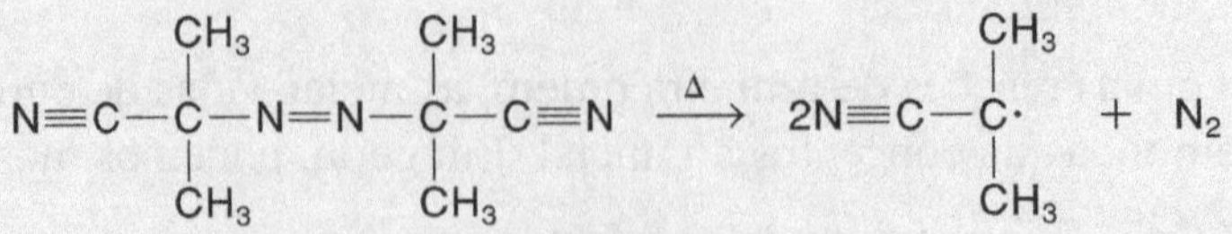

tem sido estudada em um solvente orgânico inerte na temperatura ambiente. O progresso da reação pode ser monitorado pela absorção óptica do AIBN a 350 nm. Foram obtidos os seguintes dados:

t/s	A
0	1,50
2 000	1,26
4 000	1,07
6 000	0,92
8 000	0,81
10 000	0,72
12 000	0,65
∞	0,40

em que A é absorbância. Supondo que a reação seja de primeira ordem com relação ao AIBN, calcule a constante de velocidade.

RESPOSTA

Da Equação 12.6, temos

$$\ln \frac{[\text{AIBN}]}{[\text{AIBN}]_0} = -kt$$

A diferença na absorbância em $t = 0$ e em $t = \infty$, $(A_0 - A_\infty)$, é proporcional à concentração inicial de AIBN na solução. De modo similar, a diferença $(A_t - A_\infty)$, em que A_t é a absorbância do AIBN no tempo t, é proporcional à concentração instantânea [AIBN].* A equação de velocidade pode agora ser expressa como

$$\ln \frac{A_t - A_\infty}{A_0 - A_\infty} = -kt$$

Como $A_0 = 1{,}50$ e $A_\infty = 0{,}40$, temos

t/s	$\ln \frac{A_t - A_\infty}{A_0 - A_\infty}$
2 000	−0,246
4 000	−0,496
6 000	−0,749
8 000	−0,987
10 000	−1,240
12 000	−1,482

A constante de velocidade de primeira ordem pode ser obtida fazendo-se um gráfico do termo logaritmo natural em função de t, como mostra a Figura 12.4. Ela é dada pelo coeficiente angular da linha reta, que é $1{,}24 \times 10^{-4}\ \text{s}^{-1}$.

* Essas afirmações são verdadeiras se pouco ou nenhum AIBN permanece sem reagir conforme t se aproxima do infinito e a absorbância dos produtos não interfere com a do AIBN em 350 nm.

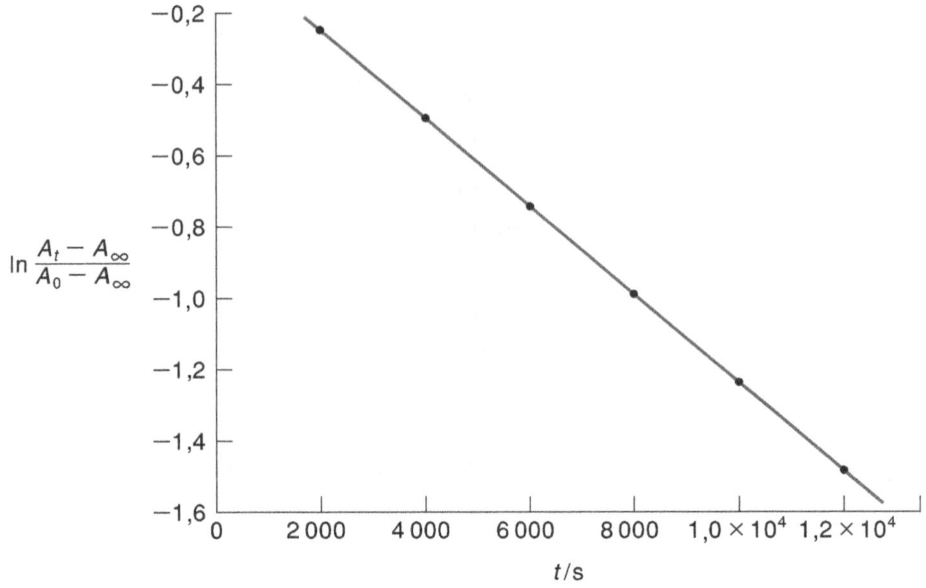

Figura 12.4
O ajuste da equação linear é $y = -0,000124x - 0,00167$. Portanto, a constante de velocidade de primeira ordem, que é igual ao negativo do coeficiente angular, é $1,24 \times 10^{-4}$ s^{-1}.

Reações de segunda ordem

Consideramos aqui dois tipos de reações de segunda ordem. Em um tipo, há somente um reagente. O segundo tipo envolve dois reagentes diferentes. O primeiro tipo é representado pela equação geral

$$A \rightarrow \text{produtos}$$

e a velocidade é

$$\text{velocidade} = -\frac{d[A]}{dt} = k[A]^2 \qquad (12.10)$$

isto é, a velocidade é proporcional à concentração de *A* elevada à segunda potência, e *k* (M^{-1} s^{-1}) é a constante de velocidade de segunda ordem. Separando as variáveis e integrando, obtemos

$$\int_{[A]_0}^{[A]} \frac{d[A]}{[A]^2} = -\int_0^t kdt$$

$$\frac{1}{[A]} - \frac{1}{[A]_0} = kt$$

ou

$$\frac{1}{[A]} = kt + \frac{1}{[A]_0} \qquad (12.11)$$

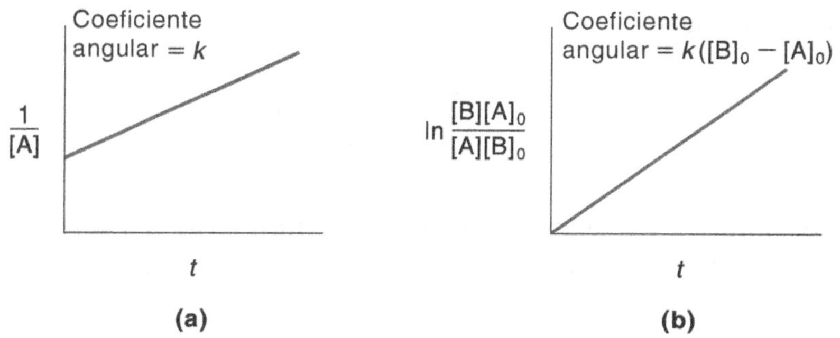

Figura 12.5
Reação de segunda ordem. (a) Gráfico que se baseia na Equação 12.11. (b) Gráfico que se baseia na Equação 12.14.

em que $[A]_0$ é a concentração inicial. Assim, um gráfico de $1/[A]$ em função de t resulta em uma linha reta com um coeficiente angular igual a k (Figura 12.5a). Para obter a meia-vida de uma equação de segunda ordem, fazemos $[A] = [A]_0/2$ na Equação 12.11 e escrevemos

$$\frac{1}{[A]_0/2} = kt_{1/2} + \frac{1}{[A]_0}$$

ou

$$t_{1/2} = \frac{1}{k[A]_0} \tag{12.12}$$

Como mencionado anteriormente, exceto para reações de primeira ordem, as meias-vidas de todas as outras reações são dependentes da concentração.

O segundo tipo de reação de segunda ordem é representado por

$$A + B \rightarrow \text{produtos}$$

e

$$\text{velocidade} = -\frac{d[A]}{dt} = -\frac{d[B]}{dt} = k[A][B] \tag{12.13}$$

Essa reação é de primeira ordem em A, de primeira ordem em B e de segunda ordem no global. Seja

$$[A] = [A]_0 - x$$
$$[B] = [B]_0 - x$$

em que x (em mol L^{-1}) é a quantidade de A e B consumidas no tempo t. Da Equação 12.13,

$$-\frac{d[A]}{dt} = -\frac{d([A]_0 - x)}{dt} = \frac{dx}{dt} = k[A][B]$$
$$= k([A]_0 - x)([B]_0 - x)$$

Rearranjando, obtemos

$$\frac{dx}{([A]_0 - x)([B]_0 - x)} = kdt$$

Por um método um tanto tedioso, mas direto, de integração por funções parciais, podemos obter o resultado final:

$$\frac{1}{[B]_0 - [A]_0} \ln \frac{([B]_0 - x)[A]_0}{([A]_0 - x)[B]_0} = kt$$

ou

$$\frac{1}{[B]_0 - [A]_0} \ln \frac{[B][A]_0}{[A][B]_0} = kt \qquad (12.14)$$

A Equação 12.14 foi obtida supondo que $[A]_0 < [B]_0$. Se $[A]_0 = [B]_0$, a solução é a mesma da Equação 12.11. Note que a Equação 12.11 não pode ser obtida por meio da Equação 12.14, fazendo $[A]_0 = [B]_0$. Um gráfico da Equação 12.14 é mostrado na Figura 12.5b.

Alguns exemplos de reações de segunda ordem:

$$CH_3CHO(g) \rightarrow CH_4(g) + CO(g)$$

$$2NO_2(g) \rightarrow 2NO(g) + O_2(g)$$

$$C_2H_5Br(aq) + OH^-(aq) \rightarrow C_2H_5OH(aq) + Br^-(aq)$$

Um caso especialmente interessante de reação de segunda ordem ocorre quando um dos reagentes está presente em grande excesso. Um exemplo é a hidrólise do cloreto de acetila:

$$CH_3COCl(aq) + H_2O(l) \rightarrow CH_3COOH(aq) + HCl(aq)$$

Como a concentração de água na solução de cloreto de acetila é muito alta (cerca de 55,5 *M*, a concentração da água pura) e a concentração do cloreto de acetila é da ordem de 1 *M* ou menos, a quantidade de água consumida é desprezível comparada com a quantidade de água originalmente presente. Assim, podemos expressar a velocidade como

$$-\frac{d[CH_3COCl]}{dt} = k'[CH_3COCl][H_2O]$$
$$= k[CH_3COCl]$$

em que $k = k'[H_2O]$. Portanto, a reação parece seguir uma cinética de primeira ordem e é denominada reação de *pseudo*-primeira ordem.

A Tabela 12.2 resume as leis de velocidade e as expressões das meias-vidas para as reações de ordem zero, de primeira e de segunda ordem. Reações de terceira ordem são conhecidas, mas são raras e, portanto, não serão discutidas.

Renaturação de DNA – um estudo de caso. Um exemplo bem conhecido de reação de segunda ordem é a renaturação de DNA em solução. Estudos cinéticos desse processo fornecem informação sobre a seqüência da molécula de DNA. Em um experimento típico, um pedaço grande de DNA é quebrado em fragmentos menores com aproximadamente o mesmo tamanho por sonicação (agitação por vibrações ultra-sônicas). Um breve aquecimento da solução a 90 °C denatura os fragmentos em fitas simples. Conforme se resfriam, as fitas simples se recombinam (renaturam) para formar fragmentos de fitas duplas (Figura 12.6). A velocidade de renaturação depende da constituição da molécula de DNA. Se a molécula tem uma seqüência peculiar

No Capítulo 16, veja a estrutura e a composição do DNA.

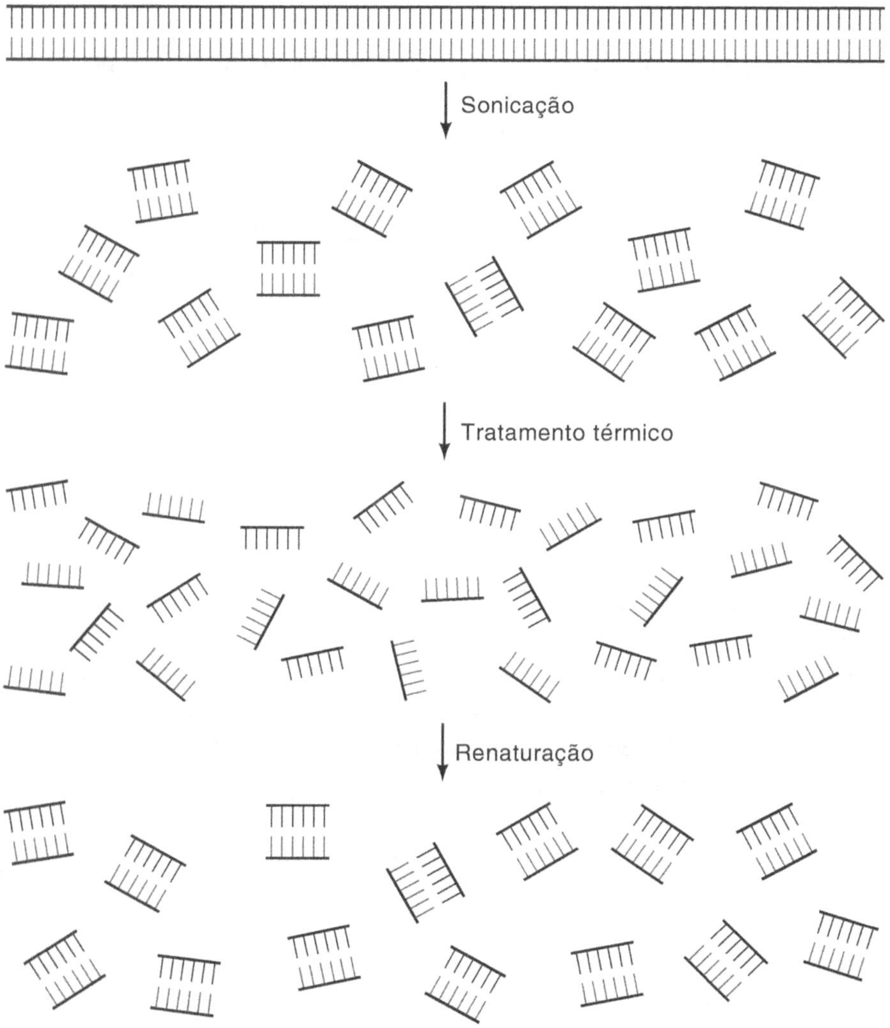

Figura 12.6
Experimento de renaturação de DNA. Uma molécula de DNA nativa é quebrada por sonicação em fragmentos de fitas duplas de mesmo tamanho aproximadamente. Os fragmentos pequenos são denaturados por tratamento térmico. A renaturação das fitas simples complementares segue uma cinética de segunda ordem. Se a molécula original de DNA tiver pouca ou nenhuma seqüência repetida, então, a concentração de fragmentos de fitas simples específicos será muito pequena comparada com a concentração total de todos os fragmentos. Conseqüentemente, a velocidade de renaturação será lenta. Em contraste, para um DNA sintético que contenha o mesmo par de bases (digamos A e T), a concentração de fragmentos de fitas simples será alta, e a velocidade de renaturação, muito mais rápida.

de pares de bases, a probabilidade de um único fragmento de fita encontrar sua fita complementar na solução é pequena, e a velocidade de renaturação é baixa. Por outro lado, se a molécula de DNA tem muitas seqüências repetidas, ou "redundantes", a concentração de fitas semelhantes será alta, assim como a velocidade de renaturação. No caso extremo de DNA sintético que contenha somente os pares de bases complementares adenina (A) e timina (T), a velocidade de renaturação será mais rápida do que a velocidade dos outros dois exemplos.

A análise cinética da renaturação de DNA começa com a combinação de duas fitas complementares A e B, para formar uma dupla hélice:

$$\mathrm{A} + \mathrm{B} \rightarrow \mathrm{AB}$$

Como [A] = [B], a velocidade dessa reação de segunda ordem é dada por

$$\begin{aligned} \text{velocidade} &= k[\mathrm{A}][\mathrm{B}] \\ &= k[\mathrm{A}]^2 \end{aligned}$$

em que k é a constante de velocidade de segunda ordem. Da Equação 12.11, escrevemos

$$[\mathrm{A}] = \frac{[\mathrm{A}]_0}{1 + [\mathrm{A}]_0 kt} \qquad (12.15)$$

ou

$$\frac{[\mathrm{A}]}{[\mathrm{A}]_0} = f = \frac{1}{1 + [\mathrm{A}]_0 kt} \qquad (12.16)$$

em que f é a fração de fitas que se dissocia. Note-se que $[\mathrm{A}]_0$ é a concentração inicial (em mols de nucleotídeo por litro) de fragmento A que é complementar ao fragmento B (antes da denaturação) e [A] é a concentração das fitas simples A no tempo t, também em mols de nucleotídeo por litro. Seja C_0 a concentração total (em mols de nucleotídeo por litro) de todas as fitas simples antes da renaturação. Portanto, $[\mathrm{A}]_0$ está relacionado a C_0 pela expressão

$$[\mathrm{A}]_0 = \frac{C_0}{2N} \qquad (12.17)$$

em que N é a menor seqüência repetitiva, chamada *complexidade* dos pares de nucleotídeo (quanto maior é N, mais complexa é a seqüência). Por exemplo, para o DNA poli A · poli T sintético, temos $N = 1$, porque só existe uma seqüência repetitiva (cada par de bases A–T é igual ao seguinte), e $[\mathrm{A}]_0 = C_0/2$. De outra maneira, se um DNA extraído de algum organismo não tiver nenhuma seqüência repetitiva, então N é o mesmo que o número total de pares de bases presentes, que pode ser da ordem de 1×10^6 ou maior. Nesse caso, $[\mathrm{A}]_0$ é um número muito pequeno porque cada fragmento tem uma seqüência única.

A Equação 12.16 pode ser agora escrita como

$$f = \frac{1}{1 + C_0 tk/2N} \qquad (12.18)$$

A meia-vida da reação é o tempo que ela leva para que metade das fitas simples se renature; portanto, $f = \frac{1}{2}$ e

Para $f = \frac{1}{2}$, a fração dissociada é igual à fração reassociada.

$$\frac{C_0 t_{1/2} k}{2N} = 1$$

ou

$$C_0 t_{1/2} = \frac{N}{k'} \qquad (12.19)$$

em que $k' = k/2$. A Figura 12.7 mostra gráficos de f em função de C_0t para diferentes amostras de DNA. Para poli U · poli A (uma molécula de RNA de dupla fita sintética que se comporta de modo similar ao DNA), o valor de $C_0t_{1/2}$ para $f = \frac{1}{2}$ é 2×10^{-6} M s. Como $N = 1$, da Equação 12.19, escrevemos

$$k' = \frac{1}{2 \times 10^{-6}\ M\ \text{s}}$$
$$= 5 \times 10^{5}\ M^{-1}\ \text{s}^{-1}$$

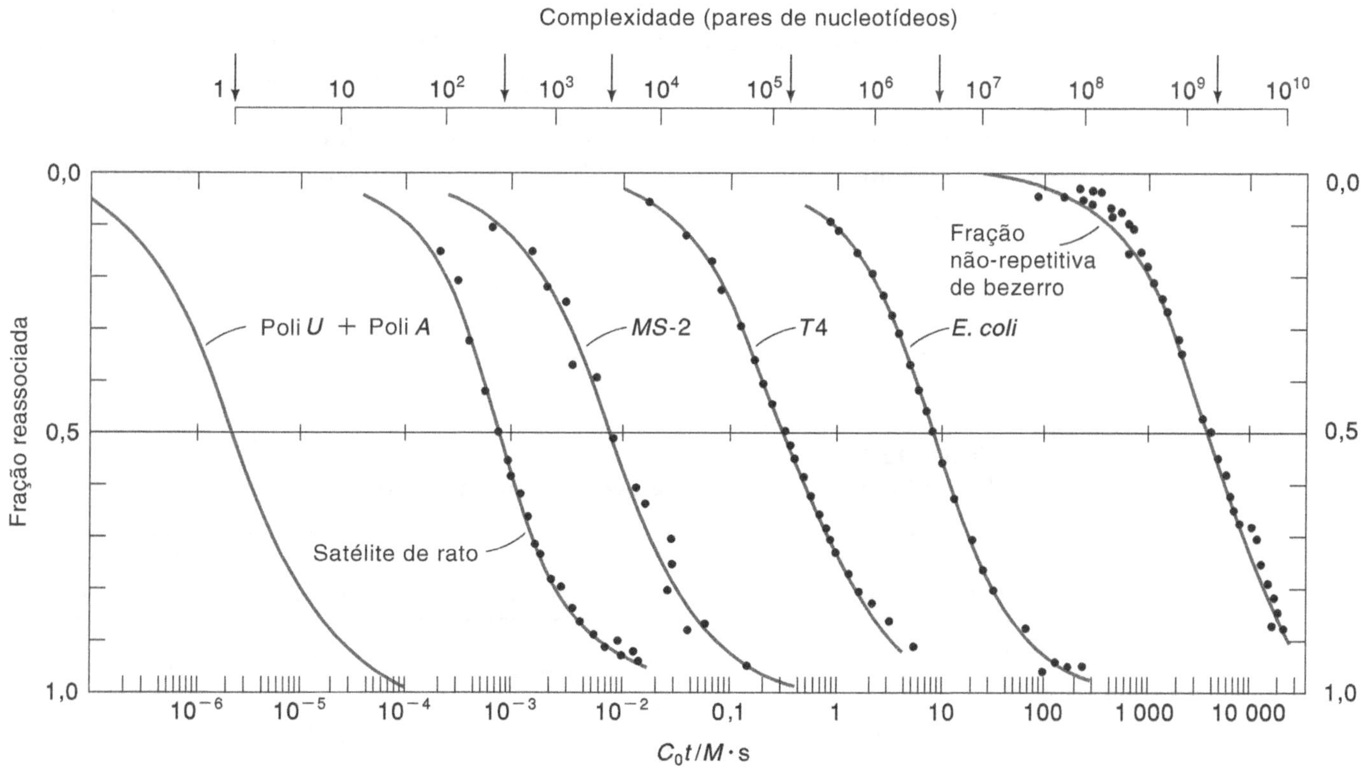

Figura 12.7
Gráfico da fração reassociada em função de C_0t (escala logarítmica) para DNA de diferentes fontes. A escala de cima dá a complexidade dos pares de bases (N). O menor valor de N é a unidade, que corresponde ao composto sintético poli U · poli A. Dos valores de C_0t para $f = \frac{1}{2}$ e a constante de velocidade de segunda ordem, podemos calcular o valor de N para outro DNA. [De BRITTEN, R. J.; KOHNE, D. E. *Science* **161**, 529, 1968. Copyright 1968 by the American Association for the Advancement of Science.]

Estamos supondo que a constante de velocidade de segunda ordem é a mesma para as diferentes fitas simples.

Podemos agora usar a constante de velocidade de segunda ordem para determinar o valor de N para o DNA de outras fontes. Por exemplo, para $f = \frac{1}{2}$ no caso do DNA de bezerro, $C_0t_{1/2}$ é igual a 3×10^3 M s. Portanto,

$$\begin{aligned} N &= k'C_0t_{1/2} \\ &= (5 \times 10^5\ M^{-1}\ \text{s}^{-1})(3 \times 10^3\ M\ \text{s}) \\ &= 2 \times 10^9 \end{aligned}$$

Podemos concluir que essa molécula de DNA tem uma ordem muito alta de complexidade.

Determinação da ordem de uma reação

No estudo da cinética química, uma das primeiras tarefas é determinar a ordem de uma reação. Vários métodos são disponíveis para isso. Aqui, discutiremos brevemente quatro abordagens de uso comum.

1. Método da integração. Um procedimento óbvio é medir a concentração do(s) reagente(s) em vários intervalos de tempo de uma reação e substituir os dados nas equações listadas na Tabela 12.2. A equação que fornecer o valor mais constante da constante de velocidade para uma série de intervalos de tempo é a que melhor corresponde à ordem de reação correta. Na prática, este método não é preciso o suficiente para fazer mais do que distinguir, por exemplo, reações de primeira e de segunda ordem.

2. Método diferencial. Foi desenvolvido por van't Hoff em 1884. Como a velocidade de uma reação de n-ésima ordem (v) é proporcional à n-ésima potência da concentração de reagente, escrevemos

$$v = k[\text{A}]^n$$

Tabela 12.2
Sumário das equações de velocidade para A → produtos

Ordem	Forma diferencial	Forma integrada	Meia-vida	Unidades da constante de velocidade
0	$-\frac{d[\text{A}]}{dt} = k$	$[\text{A}]_0 - [\text{A}] = kt$	$\frac{[\text{A}]_0}{2k}$	M s^{-1}
1	$-\frac{d[\text{A}]}{dt} = k[\text{A}]$	$[\text{A}] = [\text{A}]_0 e^{-kt}$	$\frac{\ln 2}{k}$	s^{-1}
2	$-\frac{d[\text{A}]}{dt} = k[\text{A}]^2$	$\frac{1}{[\text{A}]} - \frac{1}{[\text{A}]_0} = kt$	$\frac{1}{[\text{A}]_0 k}$	M^{-1} s^{-1}
2[a]	$-\frac{d[\text{A}]}{dt} = k[\text{A}][\text{B}]$	$\frac{1}{[\text{B}]_0 - [\text{A}]_0} \ln \frac{[\text{B}][\text{A}]_0}{[\text{A}][\text{B}]_0} = kt$	—	M^{-1} s^{-1}

[a] Para A + B → produtos.

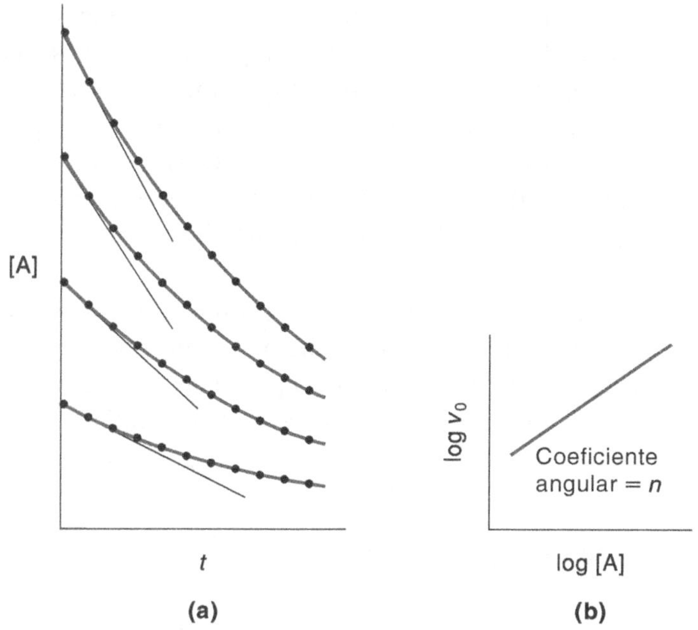

Figura 12.8
(a) Medida das velocidades iniciais, v_0, de uma reação em diferentes concentrações.
(b) Gráfico de log v_0 em função de log[A].

Tomando-se os logaritmos na base 10 de ambos os lados, obtemos

$$\log v = n \log[\text{A}] + \log k$$

Assim, medindo v em várias concentrações diferentes de A, podemos obter o valor de n de um gráfico de log v em função de log[A]. Um procedimento satisfatório é medir as velocidades iniciais (v_0) da reação para várias concentrações diferentes de A no tempo zero, como mostrado na Figura 12.8. As vantagens de usar as velocidades iniciais são: (1) evita possíveis complicações em virtude da presença de produtos que possam afetar a ordem da reação e (2) as concentrações dos reagentes são mais precisamente conhecidas nesse tempo.

3. Método da meia-vida. Outro método simples de determinar a ordem de uma reação é encontrar a dependência da meia-vida com a concentração inicial, novamente usando as equações na Tabela 12.2 ou a Equação 12.9. Desse modo, medir a meia-vida de uma reação nos ajudará a determinar a ordem. Esse procedimento é particularmente útil para reações de primeira ordem porque suas meias-vidas são independentes da concentração.

4. Método do isolamento. Se uma reação envolve mais de um tipo de reagente, podemos manter as concentrações constantes de todos menos um dos reagentes e medir a velocidade em função de sua concentração. Qualquer mudança na velocidade deve ser atribuída somente àquele reagente. Depois de determinar a ordem em relação a esse reagente, repetimos o procedimento para o segundo reagente, e assim por diante. Dessa forma, podemos obter a ordem total da reação.

Os métodos descritos aplicam-se somente a casos ideais. Na prática, determinar a ordem de uma reação pode ser muito difícil por causa das incertezas nas medidas de concentração (por exemplo, quando há pequenas variações na concentração nas determinações das velocidades iniciais) e também em razão da complexidade das reações (por exemplo, quando as reações são reversíveis e, também, quando há reações entre reagentes e produtos). Até certo ponto, o procedimento é de tentativa e erro. O uso de computadores tem facilitado significativamente a análise de dados cinéticos.

Uma vez determinada a ordem da reação, a constante de velocidade em uma temperatura particular pode ser calculada por meio da razão entre a velocidade e as concentrações dos reagentes, cada uma elevada à potência de sua ordem. O conhecimento da ordem e da constante de velocidade então nos permite escrever a lei de velocidade para a reação.

12.3 Molecularidade de uma reação

O conhecimento da ordem da reação é uma etapa entre muitas para a compreensão detalhada de como as reações ocorrem. Raramente, uma reação acontece na forma sugerida pela equação química balanceada. Tipicamente, a reação total é a soma de várias etapas; a seqüência de etapas pelas quais ocorre uma reação é chamada *mecanismo* da reação. Conhecer o mecanismo de uma reação é saber como as moléculas se aproximam umas das outras durante a colisão, como as ligações químicas são quebradas e formadas, como as cargas são transferidas, e assim por diante, quando as moléculas dos reagentes estão muito próximas. O mecanismo proposto para determinada reação deve explicar a estequiometria total, a lei de velocidade e outros fatos conhecidos. Considere a decomposição do peróxido de hidrogênio:

$$2H_2O_2(aq) \rightarrow 2H_2O(l) + O_2(g)$$

Quando essa reação é catalisada por íons iodeto, conclui-se que a lei de velocidade pode ser expressa como

$$\text{velocidade} = k[H_2O_2][I^-]$$

Assim, a reação é de primeira ordem em relação a H_2O_2 e a I^-.

Enquanto a palavra *ordem* reflete a variação total quando se vai de reagentes a produtos, a *molecularidade* de uma reação refere-se a um processo cinético definido, único, que pode ser apenas uma etapa na reação total. Por exemplo, a evidência sugere que a decomposição do peróxido de hidrogênio ocorre em duas etapas, como se segue:

$$\text{etapa (1)} \qquad H_2O_2 + I^- \xrightarrow{k_1} H_2O + IO^-$$

$$\text{etapa (2)} \qquad H_2O_2 + IO^- \xrightarrow{k_1} H_2O + O_2 + I^-$$

Cada uma dessas chamadas *etapas elementares* descreve o que realmente acontece no nível molecular. Como explicamos a dependência da velocidade observada usando essas duas etapas? Supomos simplesmente que a velocidade da primeira etapa é muito mais lenta do que a da segunda etapa, isto é, $k_1 \ll k_2$. A velocidade de decomposição total é, então, completamente controlada pela velocidade da primeira etapa, que é apropriadamente denominada *etapa determinante da velocidade*, o que nos leva a escrever: velocidade $= k_1[H_2O_2][I^-]$, em que $k_1 = k$. Note que a soma das etapas 1 e 2 resulta na reação total, porque a espécie IO^- se cancela. Uma espécie como essa é chamada *intermediário* porque aparece no mecanismo da reação, mas não na equação química balanceada total. Tenha sempre em mente que um intermediário é sempre formado em etapa elementar anterior e consumido em etapa elementar posterior. Por outro lado, um catalisador (I^-, nesse caso) aparece como um reagente na etapa elementar inicial. Invariavelmente, forma um intermediário e é regenerado no final da reação. (No Capítulo 13 serão apresentados mais detalhes sobre catalisadores.)

A discussão precedente mostra que a percepção sobre uma reação vem de nosso entendimento da molecularidade, e não da ordem. Uma vez que saibamos o mecanismo e a etapa determinante da velocidade, podemos escrever a lei de velocidade para a reação, que deve concordar com a lei de velocidade determinada experimentalmente. Embora a maioria das reações seja complexa cineticamente, os mecanismos para algumas delas são suficientemente bem entendidos para serem discutidos em termos moleculares. Em geral, entretanto, provar a unicidade de um mecanismo é muito difícil ou impossível, especialmente para uma reação complexa.

Como em um tribunal, somente pedimos provas além de uma dúvida razoável.

Examinaremos três tipos diferentes de molecularidade. Diferentemente da ordem de uma reação, a molecularidade não pode ser zero ou um número fracionário.

Reações unimoleculares

Reações como isomerização *cis–trans*, decomposição térmica, abertura de anel e racemização são, em geral, *unimoleculares*, isto é, envolvem somente uma molécula de reagente na etapa elementar. Por exemplo, as seguintes etapas elementares na fase gasosa são unimoleculares:

$$N_2O_4(g) \longrightarrow 2NO_2(g)$$

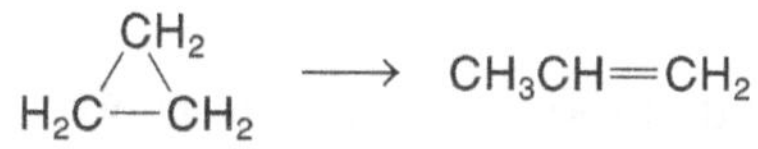

Ciclopropano Propeno

Reações unimoleculares geralmente seguem uma lei de velocidade de primeira ordem. Como essas reações presumivelmente ocorrem como resultado de uma colisão binária, por meio da qual as moléculas do reagente adquirem energia necessária para mudar de forma, esperaríamos que elas fossem processos bimoleculares e, então, reações de segunda ordem. Como podemos explicar a discrepância entre a lei de velocidade prevista e a observada? Para responder a essa questão, vamos considerar o tratamento proposto pelo químico britânico Frederick Alexander Lindemann (1886–1957) em 1922.[†] Uma vez ou outra, uma molécula de reagente, A, colide com outra molécula de A, e uma delas se torna energeticamente excitada às custas da outra:

$$A + A \xrightarrow{k_1} A + A^*$$

em que o asterisco denota uma molécula ativada. A molécula ativada pode formar o

[†]Um tratamento similar foi proposto de maneira independente e quase simultânea pelo químico holandês Jens Anton Christiansen (1888–1969). Note que a aproximação do estado estacionário nem sempre se aplica aos intermediários. Seu uso deve ser justificado ou por evidência experimental ou por considerações teóricas.

produto desejado de acordo com a etapa elementar

$$A^* \xrightarrow{k_2} \text{produto}$$

Outro processo que pode também estar acontecendo é a desativação da molécula A*:

$$A^* + A \xrightarrow{k_{-1}} A + A$$

A velocidade de formação de produto é dada por

$$\frac{d[\text{produto}]}{dt} = k_2[A^*]$$

O que resta fazer é derivar uma expressão para [A*]. Como A* é uma espécie excitada energeticamente, tem pouca estabilidade e tempo de vida curto. Sua concentração na fase gasosa não é somente baixa, mas provavelmente bem constante. Com base nessa suposição, podemos aplicar a aproximação do estado estacionário como se segue. A taxa de variação de [A*] é dada pelas etapas que levam à formação de A* menos as etapas que levam à remoção de A*. De acordo com a aproximação do estado estacionário, entretanto, essa taxa de variação deve ser zero. Matematicamente, temos

$$\frac{d[A^*]}{dt} = 0 = k_1[A]^2 - k_{-1}[A][A^*] - k_2[A^*]$$

Resolvendo para [A*], obtemos

$$[A^*] = \frac{k_1[A]^2}{k_2 + k_{-1}[A]}$$

A velocidade de formação de produto é agora dada por

$$\frac{d[\text{produto}]}{dt} = k_2[A^*] = \frac{k_1 k_2[A]^2}{k_2 + k_{-1}[A]}$$

Dois casos-limite importantes podem ser aplicados a essa equação. Para pressões altas ($\geq$ 1 atm), a maioria das moléculas de A* será desativada em vez de formar produto, e temos

$$k_{-1}[A][A^*] \gg k_2[A^*]$$

ou

$$k_{-1}[A] \gg k_2$$

A velocidade, nesse caso, é dada por

$$\frac{d[\text{produto}]}{dt} = \frac{k_1 k_2}{k_{-1}}[A]$$

e a reação é de primeira ordem em A. Por outro lado, se a reação ocorrer em pressões baixas ($\leq$ 0,5 atm), de modo que a maioria das moléculas de A* formem o produto em vez de serem desativadas, a seguinte desigualdade deverá ser verdadeira:

$$k_{-1}[A][A^*] \ll k_2[A^*]$$

ou

$$k_{-1}[A] \ll k_2$$

A velocidade agora se torna

$$\frac{d[\text{produto}]}{dt} = k_1[A]^2$$

que é de segunda ordem em A.

A teoria de Lindemann tem sido testada em grande número de sistemas e verificada como essencialmente correta. A análise para o caso intermediário (isto é, $k_{-1}[A][A^*] \approx k_2[A^*]$) é mais complexa e não será discutida aqui.

Reações bimoleculares

Qualquer etapa elementar que envolva duas moléculas de reagentes é uma *reação bimolecular*. Alguns exemplos em fase gasosa são

$$H + H_2 \rightarrow H_2 + H$$

$$NO_2 + CO \rightarrow NO + CO_2$$

$$2NOCl \rightarrow 2NO + Cl_2$$

Em solução, temos

$$2CH_3COOH \rightarrow (CH_3COOH)_2 \quad \text{(em solventes não-polares)}$$

$$Fe^{2+} + Fe^{3+} \rightarrow Fe^{3+} + Fe^{2+}$$

Reações termoleculares

Finalmente, notamos que uma etapa elementar que envolve o encontro simultâneo de três moléculas de reagentes é chamada *reação termolecular*. A probabilidade de uma colisão de três corpos é muito pequena e, em geral, somente algumas poucas reações desse tipo são conhecidas. Observe que todas elas envolvem o óxido nítrico como um dos reagentes:

$$2NO(g) + X_2(g) \rightarrow 2NOX(g)$$

em que X = Cl, Br ou I. Outro tipo de "reação" termolecular envolve recombinações atômicas na fase gasosa; por exemplo,

$$H + H + M \rightarrow H_2 + M$$

$$I + I + M \rightarrow I_2 + M$$

em que M é, em geral, algum gás inerte como N_2 ou Ar. Quando átomos se combinam para formar moléculas diatômicas, eles possuem um excesso de energia cinética, que é convertida em movimento vibracional e que resulta em dissociação da ligação. Por meio de colisões de três corpos, a espécie M pode retirar parte desse excesso de energia para evitar a quebra da molécula diatômica.

Etapas elementares com molecularidade maior do que três não são conhecidas.

12.4 Reações mais complexas

Todas as reações discutidas até aqui são simples no sentido de que somente uma reação está ocorrendo em cada caso. Infelizmente, esta condição nem sempre é satisfeita no dia-a-dia. Três exemplos de reações mais complexas serão discutidos agora.

Reações reversíveis

A maioria das reações é reversível até certo ponto, e precisamos considerar ambas as velocidades, direta e inversa. Para a reação reversível que procede em duas etapas elementares

$$A \underset{k_{-1}}{\overset{k_1}{\rightleftharpoons}} B$$

representamos a taxa líquida de variação em [A] como

$$\frac{d[A]}{dt} = -k_1[A] + k_{-1}[B]$$

No equilíbrio, não existe uma variação líquida na concentração de A com o tempo, isto é, $d[A]/dt = 0$, de modo que

$$k_1[A] = k_{-1}[B]$$

Essa expressão leva a

$$\frac{[B]}{[A]} = \frac{k_1}{k_{-1}} = K$$

em que K é a constante de equilíbrio.

A discussão da relação entre velocidades de reações e equilíbrios está enraizada em um princípio de grande importância em cinética química. O *princípio da reversibilidade microscópica* afirma que, no equilíbrio, as velocidades dos processos diretos e inversos são iguais para cada reação elementar que está ocorrendo.* Significa que o processo A → B é exatamente balanceado por B → A, de modo que o equilíbrio

* O princípio da reversibilidade microscópica é conseqüência do fato de que as equações fundamentais da dinâmica microscópica de um sistema (isto é, as leis de Newton ou a equação de Schrödinger) têm a mesma forma quando se substitui o tempo t por $-t$ e quando os sinais de todas as velocidades são invertidos. Ver MAHAN, B. H. *J. Chem. Educ.* **52**, 299, 1975.

não pode ser mantido por um processo cíclico no qual a reação direta é A → B e a reação inversa é B → C → A:

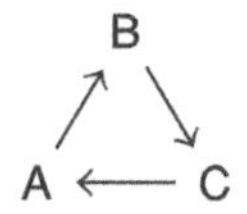

Ao contrário, para toda reação elementar precisamos escrever uma reação inversa como se segue:

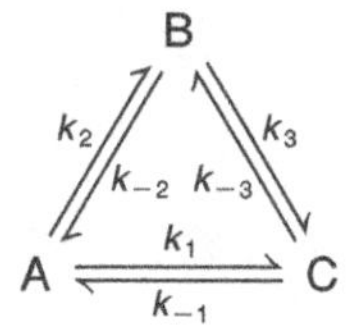

de modo que

$$k_2[\mathrm{A}] = k_{-2}[\mathrm{B}]$$
$$k_3[\mathrm{B}] = k_{-3}[\mathrm{C}]$$
$$k_1[\mathrm{A}] = k_{-1}[\mathrm{C}]$$

Essas constantes de velocidade não são todas independentes. Por simples manipulação algébrica, podemos mostrar que $k_{-1}k_2k_3 = k_1k_{-2}k_{-3}$ (ver o Problema 12.56). O princípio da reversibilidade microscópica é útil porque nos diz que o caminho de uma reação para a reação inversa no equilíbrio é exatamente o oposto do caminho para a reação direta. Portanto, os estados de transição† para as reações direta e inversa são idênticos. Considere a reação de esterificação entre ácido acético e etanol catalisada por uma base:

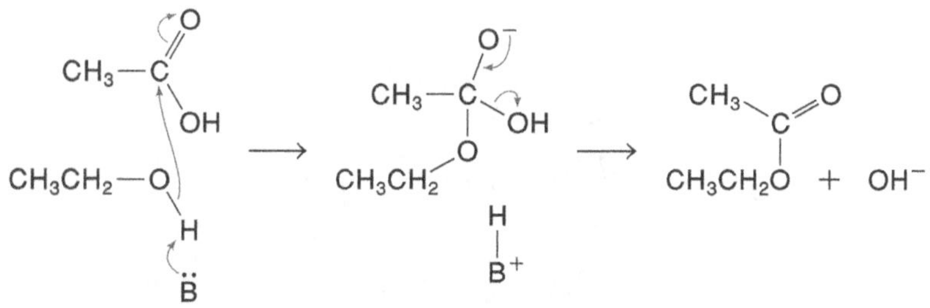

em que B é uma base (por exemplo, OH^-). A espécie formada na primeira etapa é um intermediário tetraédrico. Segundo o princípio da reversibilidade microscópica, a reação inversa, isto é, a hidrólise do acetato de etila, deve envolver a expulsão catalisada por um ácido do íon etóxido do mesmo intermediário tetraédrico:

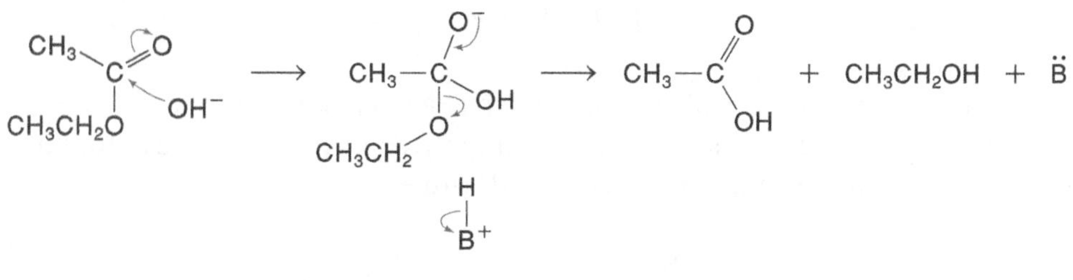

† O estado de transição de uma reação é o complexo formado entre os reagentes e os produtos ao longo da coordenada de reação (discutido mais profundamente na Seção 12.7).

Assim, quando a probabilidade de determinado mecanismo estiver sendo considerada, podemos sempre recorrer ao princípio como guia. Se o mecanismo inverso parecer implausível, as chances são de que o mecanismo proposto esteja errado e que devemos buscar outro mecanismo.

Reações consecutivas

Reação consecutiva é aquela em que o produto da primeira etapa se torna o reagente para uma segunda etapa, e assim por diante. A decomposição térmica da acetona na fase gasosa é um exemplo:

$$CH_3COCH_3 \rightarrow CH_2{=}CO + CH_4$$
$$CH_2{=}CO \rightarrow CO + \tfrac{1}{2}C_2H_4$$

Muitos decaimentos nucleares são também reações consecutivas. Por exemplo, após a captura de um nêutron, um isótopo de urânio - 238 é convertido no isótopo de urânio - 239, que então decai como se segue:

$${}^{239}_{92}U \rightarrow {}^{239}_{93}Np + {}^{0}_{-1}\beta$$
$${}^{239}_{93}Np \rightarrow {}^{239}_{94}Pu + {}^{0}_{-1}\beta$$

Para uma reação consecutiva de duas etapas, temos

$$A \xrightarrow{k_1} B \xrightarrow{k_2} C$$

Como cada etapa é de primeira ordem, as equações das leis de velocidade são

$$\frac{d[A]}{dt} = -k_1[A]$$
$$\frac{d[B]}{dt} = k_1[A] - k_2[B]$$
$$\frac{d[C]}{dt} = k_2[B]$$

Gráficos das concentrações de A, B e C em função do tempo são mostrados na Figura 12.9. Como a diminuição em A é de primeira ordem, escrevemos

$$[A] = [A]_0 e^{-k_1 t}$$

A equação de velocidade para B é bem complexa e não a discutiremos totalmente. Entretanto, o tratamento pode ser bastante simplificado, aplicando-se a aproximação do estado estacionário para o intermediário B, isto é,

$$\frac{d[B]}{dt} = 0 = k_1[A] - k_2[B]$$

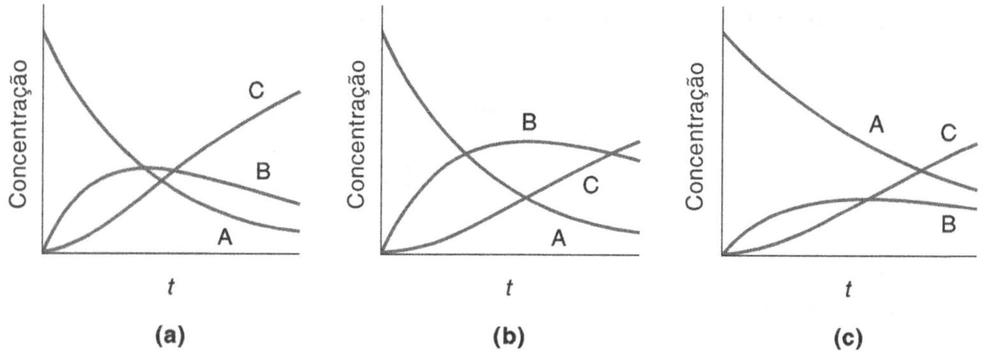

Figura 12.9
Variação com o tempo nas concentrações de A, B e C para uma reação consecutiva $A \xrightarrow{k_1} B \xrightarrow{k_2} C$. (a) $k_1 = k_2$; (b) $k_1 = 2k_2$; (c) $k_1 = 0{,}5k_2$.

ou

$$[B] = \frac{k_1}{k_2}[A] = \frac{k_1}{k_2}[A]_0 e^{-k_1 t} \tag{12.20}$$

A Equação 12.20 é válida somente se a concentração de B no estado estacionário for muito menor do que a concentração de A no tempo t.

Finalmente, temos

$$\frac{d[C]}{[B]} = k_2 dt$$

Integrando essa expressão entre $t = 0$ e $t = t$, e usando a Equação 12.20 para [B], obtemos

$$\frac{1}{[A]_0}\int_0^{[C]} d[C] = \frac{k_1}{k_2} k_2 \int_0^t e^{-k_1 t} dt$$

$$[C] = [A]_0(1 - e^{-k_1 t}) \tag{12.21}$$

A mesma condição verificada pela Equação 12.20 também se aplica à Equação 12.21.

Uma reação consecutiva mais complicada, porém comum, é a seguinte:

$$A + B \underset{k_{-1}}{\overset{k_1}{\rightleftharpoons}} C \xrightarrow{k_2} P$$

em que P denota o produto. Esse esquema envolve um *pré-equilíbrio*, no qual um intermediário está em equilíbrio com os reagentes. Um pré-equilíbrio origina-se quando as velocidades de formação do intermediário e a velocidade de sua decomposição de volta aos reagentes são muito mais rápidas do que sua velocidade de formação de produtos, isto é, quando $k_{-1} \gg k_2$. Como se supõe que A, B e C estejam em equilíbrio, podemos escrever

$$k = \frac{[C]}{[A][B]} = \frac{k_1}{k_{-1}}$$

e a velocidade de formação de P é dada por

$$\frac{d[P]}{dt} = k_2[C]$$
$$= k_2K[A][B]$$

Reações em cadeia

Uma das reações em cadeia na fase gasosa mais conhecidas envolve a formação de ácido bromídrico a partir de hidrogênio e bromo entre 230 °C e 300 °C:

$$H_2(g) + Br_2(g) \rightarrow 2HBr(g)$$

A complexidade dessa reação é indicada pela equação de velocidade

$$\frac{d[HBr]}{dt} = \frac{\alpha[H_2][Br_2]^{1/2}}{1 + \beta[HBr]/[Br2]} \qquad (12.22)$$

em que α e β são constantes. Como se pode notar, a equação não tem uma ordem de reação inteira. Foram necessários muitos experimentos e uma intuição química considerável para se chegar à Equação 12.22. Supomos que uma cadeia de reações ocorra como se segue:

$Br_2 \xrightarrow{k_1} 2Br$	iniciação da cadeia
$Br + H_2 \xrightarrow{k_2} HBr + H$	propagação da cadeia
$H + Br_2 \xrightarrow{k_3} HBr + Br$	propagação da cadeia
$H + HBr \xrightarrow{k_4} H_2 + Br$	inibição da cadeia
$Br + Br \xrightarrow{k_5} Br_2$	término da cadeia

As reações que se seguem desempenham um papel menor na determinação da velocidade:

$H_2 \rightarrow 2H$	iniciação da cadeia
$Br + HBr \rightarrow Br_2 + H$	inibição da cadeia
$H + H \rightarrow H_2$	término da cadeia
$H + Br \rightarrow HBr$	término da cadeia

Por essa razão, elas não são incluídas na análise cinética. Aplicando-se a aproximação do estado estacionário aos intermediários H e Br, podemos derivar a Equação 12.22, usando as cinco primeiras etapas elementares (ver o Problema 12.20).

12.5 O efeito da temperatura na velocidade de reação

A Figura 12.10 mostra quatro tipos de dependência com a temperatura para as constantes de velocidade de uma reação. O tipo (a) representa reações normais cujas velocidades aumentam com a elevação de temperatura. O tipo (b) mostra uma velocidade que, inicialmente, aumenta com a elevação da temperatura, alcança um máximo e, finalmente, decresce com o aumento adicional da temperatura. O tipo (c) mostra uma diminuição constante da velocidade com a temperatura. O comportamento esboçado em (b) e (c) pode ser surpreendente, porque poderíamos esperar que a velocidade de uma reação dependesse de duas quantidades: o número de colisões por segundo e a fração de colisões que ativam as moléculas para a reação. Ambas as quantidades deveriam aumentar com a elevação de temperatura. A natureza complexa do mecanismo da reação explica esse comportamento ostensivamente não-usual. Por exemplo, em uma reação catalisada por enzima, a molécula de enzima deve estar em uma conformação específica para reagir com a molécula de substrato. Quando a enzima está no estado nativo, a velocidade de reação aumenta com a temperatura. Para temperaturas mais altas, a molécula pode sofrer denaturação e perder sua eficácia como catalisador. Conseqüentemente, a velocidade diminuirá com o aumento de temperatura.

O comportamento mostrado na Figura 12.10c é conhecido somente para alguns poucos sistemas. Considere a formação de dióxido de nitrogênio a partir de óxido nítrico e oxigênio:

$$2NO(g) + O_2(g) \rightleftharpoons 2NO_2(g)$$

A lei de velocidade é

$$\text{velocidade} = k[NO]^2[O_2]$$

Acredita-se que o mecanismo envolva duas etapas bimoleculares:

$$\text{Rápida:} \quad 2NO \rightleftharpoons (NO)_2 \quad K = \frac{[(NO)_2]}{[NO]^2}$$

$$\text{Lenta, determinante da velocidade:} \quad (NO)_2 + O_2 \xrightarrow{k'} 2NO_2$$

Este é um exemplo de pré-equilíbrio, discutido anteriormente.

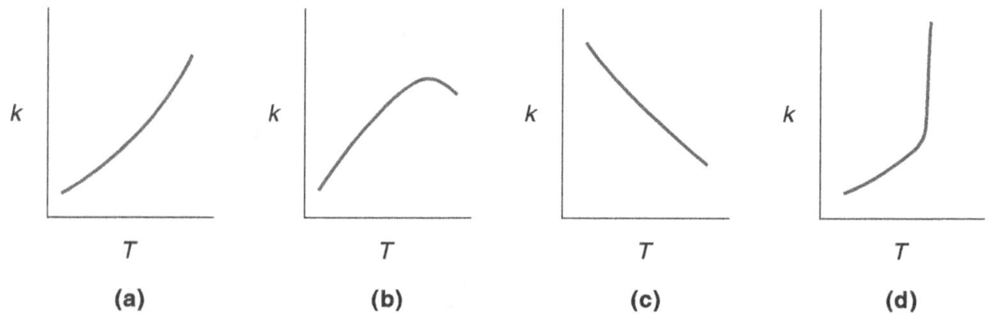

Figura 12.10
Quatro tipos de dependência com a temperatura para as constantes de velocidades. Ver o texto.

Dessa forma, a velocidade total é

$$\begin{aligned}\text{velocidade} &= k'[(NO)_2][O_2] = k'K[NO]^2[O_2] \\ &= k[NO]^2[O_2]\end{aligned}$$

em que $k = k'K$. Além disso, o equilíbrio entre 2NO e $(NO)_2$ é exotérmico da esquerda para a direita. Como a diminuição em K com a temperatura sobrepuja o aumento em k' com a temperatura, a velocidade total diminui com o aumento de temperatura dentro de determinado intervalo de temperatura.

Finalmente, salientamos que o comportamento mostrado na Figura 12.10d corresponde a uma reação em cadeia. No começo, a velocidade aumenta gradualmente com a temperatura. Em uma temperatura determinada, as reações de propagação em cadeia tornam-se significativas e a reação é literalmente explosiva.

A equação de Arrhenius

Em 1889, Arrhenius descobriu que a dependência com a temperatura de muitas reações poderia ser explicada pela seguinte equação:

$$k = Ae^{-E_a/RT} \tag{12.23}$$

em que k é a constante de velocidade, A é o fator de freqüência ou fator pré-exponencial, E_a é a energia de ativação (kJ mol^{-1}), R é a constante dos gases e T é a temperatura absoluta. A *energia de ativação* é a quantidade de energia mínima necessária para começar a reação química. O fator de freqüência, A, representa a freqüência de colisões entre as moléculas de reagentes. O fator $\exp(-E_a/RT)$ é semelhante à lei de distribuição de Boltzmann (ver a Equação 3.28); representa a fração de colisões moleculares que têm energia igual ou maior que a energia de ativação, E_a (Figura 12.11). Como o termo exponencial é um número, as unidades de A são as mesmas da constante de velocidade (s^{-1} para constantes de velocidade de primeira ordem; M^{-1} s^{-1} para constantes de velocidade de segunda ordem, e assim por diante).

Como veremos mais adiante, o fator de freqüência A, por estar relacionado às colisões moleculares, é dependente da temperatura. Para um intervalo limitado ($\leq$ 50 K), entretanto, a variação predominante de temperatura é abrangida pelo termo exponencial. Tomando-se o logaritmo natural da Equação 12.23, obtemos

$$\ln k = \ln A - \frac{E_a}{RT} \tag{12.24}$$

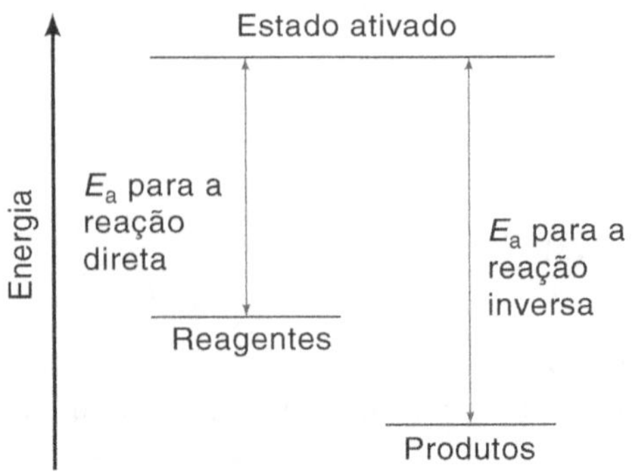

Figura 12.11
Diagrama esquemático da energia de ativação para uma reação exotérmica.

Assim, um gráfico de ln k em função de $1/T$ resulta em uma linha reta cujo coeficiente angular é negativo e igual a $-E_a/R$ (Figura 12.12). Note-se que, na Equação 12.24, k e A são tratados como quantidades adimensionais.

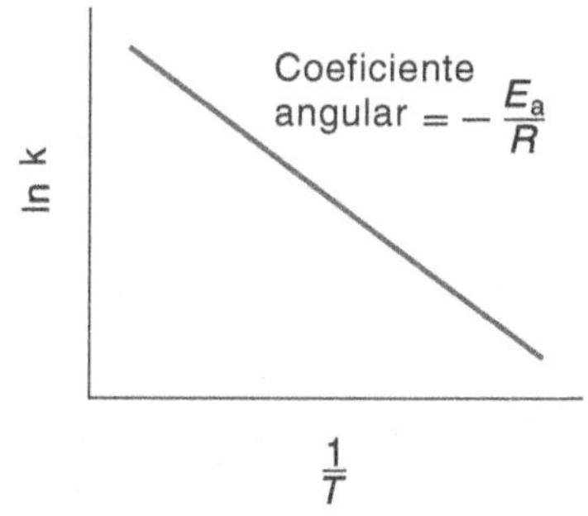

Figura 12.12
Gráfico de ln k em função de $1/T$. O coeficiente angular da linha reta é igual a $-E_a/R$.

Alternativamente, se conhecemos as constantes de velocidade k_1 e k_2 a T_1 e T_2, da Equação 12.24 temos

$$\ln k_1 = \ln A - \frac{E_a}{RT_1}$$

$$\ln k_2 = \ln A - \frac{E_a}{RT_2}$$

Fazendo a diferença entre essas duas equações, obtemos

$$\ln \frac{k_2}{k_1} = -\frac{E_a}{R}\left(\frac{1}{T_2} - \frac{1}{T_1}\right) \quad (12.25)$$

A Equação 12.25 permite calcular a constante de velocidade a uma temperatura diferente se E_a for conhecida.

Do ponto de vista da equação de velocidade de Arrhenius, uma compreensão completa dos fatores que determinam a constante de velocidade de uma reação exige que sejamos capazes de calcular os valores de A e E_a. Como veremos a seguir, um esforço considerável tem sido dedicado a esse problema.

12.6 Superfícies de energia potencial

Para discutir a energia de ativação com mais detalhes, precisamos aprender um pouco sobre os aspectos energéticos de uma reação. Uma das reações mais simples é a combinação de dois átomos para formar uma molécula diatômica, como $H + H \rightarrow H_2$. Basicamente, gostaríamos de descrever reações mais complexas nos termos de uma curva de energia potencial como aquela mostrada na Figura 4.11. Entretanto, diagramas de energia potencial são proibitivamente complexos para todos os sistemas, exceto os mais simples. Um dos sistemas mais estudados e mais simples é a reação de troca entre o átomo de hidrogênio e a molécula de hidrogênio:

$$H + H_2 \rightarrow H_2 + H$$

Mesmo para um sistema de três átomos como esse, precisamos de um gráfico tetradimensional, que descreva três comprimentos de ligação, ou dois comprimentos de ligação e um ângulo de ligação, *em função da* energia. O problema pode ser bastante simplificado se assumirmos que a configuração de energia mínima é linear, de modo que somente dois comprimentos de ligação precisam ser especificados. Conseqüentemente, apenas um gráfico tridimensional é necessário (Figura 12.13). Rotulando os átomos de A, B e C, podemos representar a reação como

$$H_A + H_B{-}H_C \rightarrow \underset{\text{complexo ativado}}{[H_A \cdots H_B \cdots H_C]} \rightarrow H_A{-}H_B + H_C$$

O gráfico, chamado de *superfície de energia potencial*, é um mapa de contorno das energias potenciais correspondentes a diferentes valores de r_{AB} e r_{BC}, que são as dis-

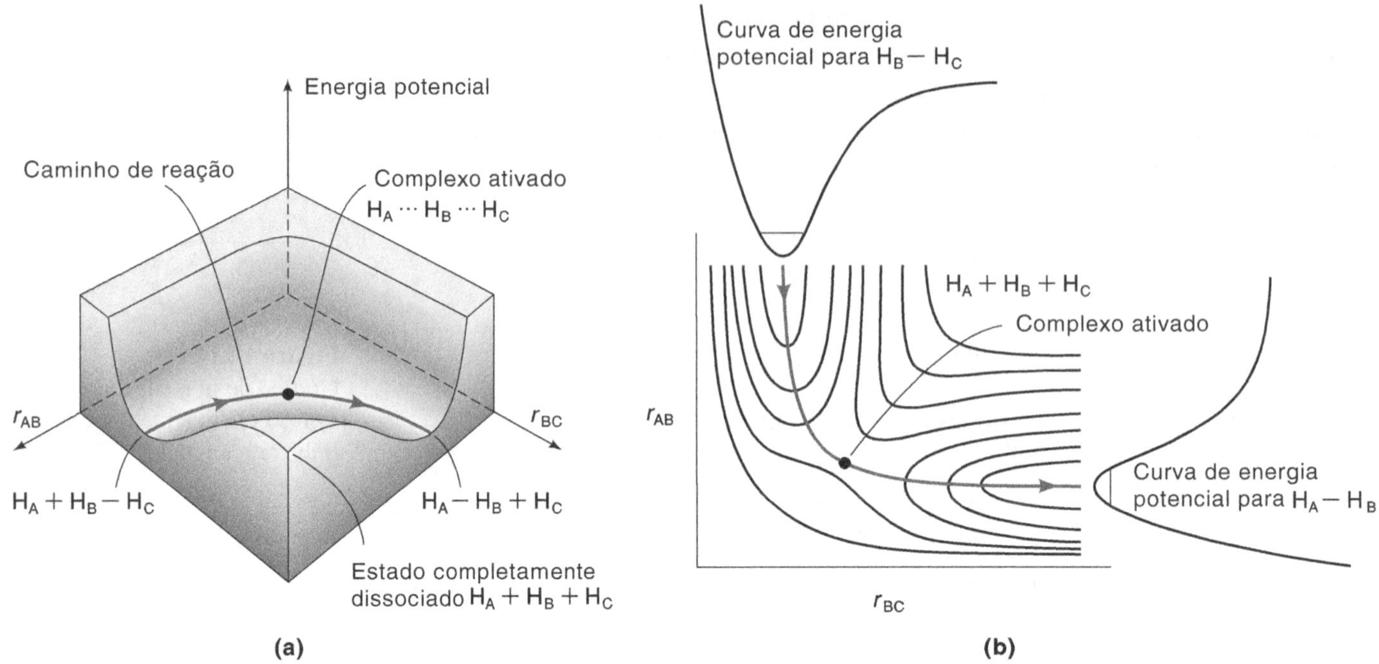

Figura 12.13
A reação $H + H_2 \rightarrow H_2 + H$. (a) Superfície de energia potencial. (b) Diagrama de contorno da superfície de energia potencial.

tâncias entre os átomos. Embora a reação possa proceder ao longo de qualquer trajetória, aquela que necessita da menor quantidade de energia é mostrada pela linha vermelha. O sistema segue ao longo desse caminho, passando pelo primeiro vale e sobre o ponto de sela, que é a localização do complexo ativado, e depois se move abaixo pelo segundo vale. Representamos esse caminho em um gráfico da energia potencial em função da coordenada de reação, que descreve as posições dos átomos durante o curso da reação. A Figura 12.14a mostra o gráfico para a reação $H + H_2$. Os gráficos mostrados nas Figuras 12.14b e 12.14c são habitualmente empregados para reações em geral em que os produtos diferem dos reagentes. É preciso entender

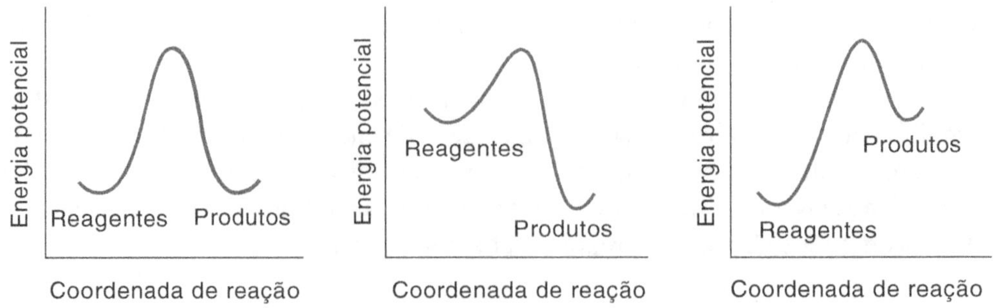

Figura 12.14
Perfil da energia potencial ao longo do caminho de energia mínima para (a) a reação $H + H_2$, (b) uma reação exotérmica e (c) uma reação endotérmica.

que esses gráficos fornecem somente uma descrição qualitativa do caminho de reação por causa das complexidades envolvidas no caso de moléculas grandes.

Muito esforço tem sido despendido no cálculo da energia de ativação para a reação $H + H_2$. A correspondência mais próxima entre os valores calculado e medido de E_a (36,8 kJ mol^{-1}) dá suporte à validade do modelo (isto é, um complexo ativado linear).* Uma observação interessante para se destacar também é que, se a reação tomasse o caminho que envolve a dissociação da molécula de hidrogênio seguida de recombinação, a energia de ativação requerida seria de 432 kJ mol^{-1}.

12.7 Teorias de velocidades de reação

Nesse ponto, estamos prontos para considerar duas teorias importantes de velocidades de reação: a teoria de colisão e a teoria do estado de transição. Essas teorias fornecem um discernimento maior em relação aos aspectos energéticos e mecanísticos de reações.

Teoria de colisão

A teoria de colisão de velocidades de reação baseia-se na teoria cinética dos gases, discutida no Capítulo 3. Na forma mais simples, aplica-se somente a reações bimoleculares em fase gasosa. Considere a reação elementar bimolecular

$$A + A \rightarrow \text{produto}$$

Da Equação 3.17, o número de colisões binárias por metro cúbico por segundo entre moléculas de A, supostas como "esferas rígidas", é dado por

$$Z_{AA} = \frac{\sqrt{2}}{2}\pi d^2 \bar{c}\left(\frac{N_A}{V}\right)^2$$
$$= \frac{\sqrt{2}}{2}\pi d^2 \bar{c} N_A^2$$

Fazemos $V = 1$ m^3, de modo que N_A é agora o número de moléculas em 1 m^3.

De acordo com a Equação 3.14,

$$\bar{c} = \sqrt{\frac{8k_BT}{\pi m}}$$

de modo que

$$Z_{AA} = 2N_A^2 d^2 \sqrt{\frac{\pi k_B T}{m_A}} \tag{12.26}$$

Para uma reação bimolecular do tipo

$$A + B \rightarrow \text{produto}$$

* Uma análise teórica recente mostra que a energia de ativação para essa reação é de 40,21 kJ mol^{-1}. O cálculo para essa reação simples exigiu 80 dias de tempo de computação! Ver DIEDRICH, D. D.; ANDERSON, J. B. *Science* **258**, 786, 1992.

o número de colisões binárias é

$$Z_{AB} = N_A N_B d_{AB}^2 \sqrt{\frac{8\pi k_B T}{\mu}} \tag{12.27}$$

em que d_{AB} é o diâmetro de colisão entre A e B, e μ, a *massa reduzida*, é dada por

$$\mu = \frac{m_A m_B}{m_A + m_B} \tag{12.28}$$

(A Equação 12.28 permite tratar um sistema de dois corpos como se ele contivesse somente uma partícula de massa μ, daí o termo "massa reduzida.") Contudo, se as colisões fossem 100% efetivas, isto é, um produto formado como resultado de cada colisão binária, a velocidade da reação seria igual ou a Z_{AA} ou a Z_{AB}. O que não é o caso. Em um gás à pressão de 1 atm, o número de colisões é cerca de 10^{31} L^{-1} s^{-1} a 298 K. Se cada colisão levasse à formação de um produto, todas as reações em fase gasosa estariam completas em aproximadamente 10^{-9} s, o que contraria a nossa experiência. O fator adicional necessário nas Equações 12.26 e 12.27 é, obviamente, o termo que contém a energia de ativação. Para a reação A + B → produto, escrevemos

$$\begin{aligned} \text{velocidade} &= Z_{AB} e^{-E_a/RT} \\ &= N_A N_B d_{AB}^2 \sqrt{\frac{8\pi k_B T}{\mu}} e^{-E_a/RT} \end{aligned} \tag{12.29}$$

A divisão da velocidade por $N_A N_B$ fornece a constante de velocidade em unidades moleculares (unidade SI: m^3 molécula^{-1} s^{-1})*

$$k = \frac{\text{velocidade}}{N_A N_B} = z_{AB} e^{-E_a/RT} \tag{12.30}$$

em que

$$z_{AB} = d_{AB}^2 \sqrt{\frac{8\pi k_B T}{\mu}}$$

Comparando as Equações 12.23 e 12.30, obtemos

$$A = z_{AB} = d_{AB}^2 \sqrt{\frac{8\pi k_B T}{\mu}}$$

Desse modo, o fator de freqüência, A, é dependente da temperatura. Na prática, no cálculo de valores de E_a, geralmente o tratamos como se fosse uma quantidade independente da temperatura. Entretanto, assim fazendo, não introduzimos nenhum erro sério porque o termo exponencial [isto é, $\exp(-E_a/RT)$] depende muito mais da temperatura do que o termo que envolve a raiz quadrada.

* A Equação 12.30 pode ser expressa em unidades molares (M^{-1} s^{-1}) multiplicando-a pelo fator [6,022 × 10^{23} moléculas $mol^{-1}/(10^{-3}\ m^3\ L^{-1})$].

A teoria de colisão (Equação 12.30) prevê o valor da constante de velocidade com bastante exatidão para reações que envolvam espécies atômicas ou moléculas simples, se a energia de ativação for conhecida. Desvios significativos são encontrados, entretanto, para reações que envolvem moléculas complexas. Para essas reações, as constantes de velocidade tendem a ser menores do que as previstas pela Equação 12.30, algumas vezes por um fator de 10^6 ou mais. Isso porque a teoria cinética simples conta cada colisão suficientemente energética como uma colisão efetiva. Na realidade, as moléculas podem não se aproximar umas das outras da forma correta para que a reação ocorra, mesmo que muita energia esteja disponível. Para corrigir as discrepâncias observadas, modificamos a Equação 12.30 como se segue:

$$k = Pze^{-E_a/RT} \tag{12.31}$$

Omitimos os subscritos em z para o caso geral.

em que P, chamado de *fator de probabilidade*, ou *fator estérico*, leva em conta o fato de que em uma colisão complexa as moléculas devem estar apropriadamente orientadas para que ocorra a reação. Esta modificação é uma melhoria, mas o cálculo de P é muito difícil. Comparando as Equações 12.31 e 12.23, temos que $A = Pz$.

Teoria do estado de transição

Embora seja intuitivamente atraente e não envolva uma matemática muito complicada, a teoria de colisão sofre de alguns inconvenientes sérios. Como se baseia na teoria cinética dos gases, supõe que as espécies reagentes sejam esferas rígidas e ignora totalmente a estrutura das moléculas. Por essa razão, não pode explicar satisfatoriamente o fator de probabilidade em nível molecular. Além disso, sem a mecânica quântica, não podemos usar a teoria de colisão para calcular a energia de ativação. Uma abordagem diferente, chamada teoria do estado de transição (também conhecida como teoria do complexo ativado), foi desenvolvida pelo químico americano Henry Eyring (1901–1981) e outros na década de 1930, com o propósito de proporcionar maior discernimento dos detalhes de uma reação na escala molecular. Essa teoria permite calcular a constante de velocidade com considerável exatidão.

O ponto de partida da teoria do estado de transição é semelhante ao da teoria de colisão. Em uma colisão bimolecular, é formado um complexo ativado (também chamado complexo do estado de transição) de energia relativamente alta. Considere a reação elementar

$$\mathrm{A} + \mathrm{B} \rightleftharpoons \mathrm{X}^{\ddagger} \xrightarrow{k} \mathrm{C} + \mathrm{D}$$

em que A e B são reagentes e $X^{\ddagger}$ representa um complexo ativado. Uma suposição fundamental da teoria do estado de transição (uma que a diferencia da teoria de colisão) é que os reagentes estão sempre em equilíbrio com $X^{\ddagger}$. O complexo ativado não deve ser pensado como um intermediário isolável, estável, porque se supõe que sempre esteja no processo de decomposição. De fato, ele não é nem estável, nem isolável.* Assim, o equilíbrio entre os reagentes e o complexo ativado não é do tipo convencional. Apesar disso, podemos escrever a constante de equilíbrio como

$$K^{\ddagger} = \frac{[\mathrm{X}^{\ddagger}]}{[\mathrm{A}][\mathrm{B}]} \tag{12.32}$$

* Essa afirmação não é universalmente verdadeira. Usando lasers rápidos os químicos, em anos recentes, obtiveram evidência espectroscópica de um complexo ativado. Ver ZEWAIL, A. H. Science. **242**, 1645, 1988 e *Sci. Am.*, dez. 1990.

A velocidade da reação é igual à concentração do complexo ativado no topo da barreira de energia, multiplicada pela freqüência, ν, de cruzamento da barreira. Assim,

$$\begin{aligned}\text{velocidade} &= \text{número de complexos ativados que se decompõem para formar produtos}\\ &= \nu[\mathrm{X}^\ddagger]\\ &= \nu[\mathrm{A}][\mathrm{B}]\,K^\ddagger\end{aligned}$$

Visto que a velocidade também pode ser escrita como

$$\text{velocidade} = k[\mathrm{A}][\mathrm{B}]$$

em que k é a constante de velocidade, segue-se que

$$k = \nu K^\ddagger$$

em que ν é a freqüência de vibração do complexo ativado no grau de liberdade que leva à formação dos produtos; ela tem a unidade s^{-1}. O cálculo do valor de k depende agora de nossa capacidade de determinar ν e $K^\ddagger$. Usando a termodinâmica estatística (ver o Capítulo 23), podemos mostrar que $\nu = k_B T/h$,[§] em que h é a constante de Planck, de modo que

$$k = \frac{k_B T}{h} K^\ddagger (M^{1-m}) \tag{12.33}$$

Note-se que para tornar as unidades iguais nos dois lados da Equação 12.33, adicionamos o termo (M^{1-m}), em que M é a molaridade e m é a molecularidade da reação. Para uma reação unimolecular, $m = 1$ e $(M^{1-1}) = 1$; portanto, a constante de velocidade de primeira ordem, k, tem a mesma unidade que $k_B T/h$. (A 298 K, $k_B T/h = 6{,}21 \times 10^{12}\ s^{-1}$.) Para reações bimoleculares, $m = 2$, e as unidades no lado direito são $M^{-1}\ s^{-1}$, que são consistentes com as de uma constante de velocidade de segunda ordem. A constante de equilíbrio $K^\ddagger$ também pode ser calculada a partir de propriedades físico-químicas fundamentais, como o comprimento de ligação, as massas atômicas e as freqüências vibracionais dos reagentes. Essa abordagem também tem sido chamada de teoria de velocidade absoluta porque permite calcular o valor de k a partir de propriedades moleculares absolutas ou fundamentais.

Formulação termodinâmica da teoria do estado de transição

A constante de velocidade expressa pela Equação 12.33 pode ser relacionada às propriedades termodinâmicas de uma reação. Da termodinâmica, sabemos que

$$\Delta G^{\circ\ddagger} = -RT \ln K^\ddagger$$

Assim,

$$K^\ddagger = e^{-\Delta G^{\circ\ddagger}/RT} \tag{12.34}$$

§ Quando a energia térmica ($k_B T$) é comparável à energia vibracional ($h\nu$), o complexo ativado se dissocia em produtos.

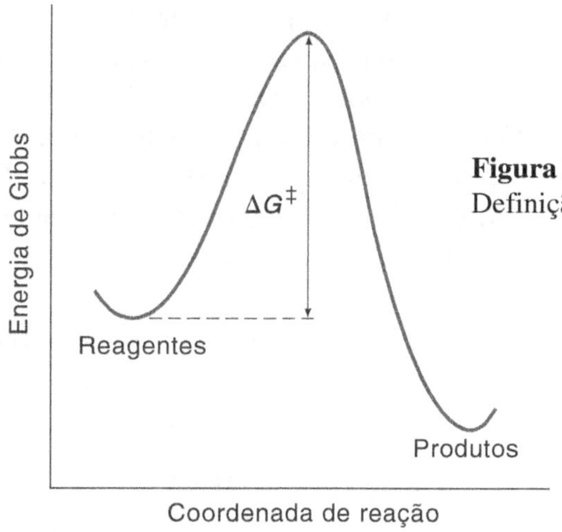

Figura 12.15
Definição de $\Delta G^{\ddagger}$ para uma reação.

em que $\Delta G^{\circ\ddagger}$, a energia de Gibbs molar-padrão de ativação (Figura 12.15) é dada por

$$\Delta G^{\circ\ddagger} = G^{\circ}(\text{complexo ativado}) - G^{\circ}(\text{reagentes})$$

A constante de velocidade pode ser escrita como

$$k = \frac{k_B T}{h} e^{-\Delta G^{\circ\ddagger}/RT} (M^{1-m}) \tag{12.35}$$

Como $k_B T/h$ independe da natureza de A e B, a velocidade de qualquer reação em uma dada temperatura é determinada por $\Delta G^{\circ\ddagger}$. Além do mais, como

$$\Delta G^{\circ\ddagger} = \Delta H^{\circ\ddagger} - T\Delta S^{\circ\ddagger}$$

a Equação 12.35 se torna

$$k = \frac{k_B T}{h} e^{\Delta S^{\circ\ddagger}/R} e^{-\Delta H^{\circ\ddagger}/RT} (M^{1-m}) \tag{12.36}$$

em que $\Delta S^{\circ\ddagger}$ e $\Delta H^{\circ\ddagger}$ são a entropia molar-padrão e a entalpia molar-padrão de ativação, respectivamente. A Equação 12.36 é a formulação termodinâmica da teoria do estado de transição. Uma abordagem mais rigorosa inclui um fator conhecido como coeficiente de transmissão no lado direito da Equação 12.36, mas esse fator é em geral próximo da unidade e pode ser ignorado.

É instrutivo comparar as três expressões para as constantes de velocidade discutidas até este ponto:

$$k = Ae^{-E_a/RT}$$

$$k = PZe^{-E_a/RT}$$

$$k = \frac{k_B T}{h} e^{\Delta S^{\circ\ddagger}/R} e^{-\Delta H^{\circ\ddagger}/RT} (M^{1-m})$$

A primeira equação (Equação 12.23) é empírica; tanto A como E_a devem ser determinados experimentalmente. A segunda equação (Equação 12.31) baseia-se em parte na teoria da colisão; o valor de Z pode ser calculado da teoria cinética dos gases. Por outro lado, é muito difícil em geral estimar a magnitude de P com exatidão. A última equação (Equação 12.36) baseia-se na teoria do estado de transição. Essa equação proporciona uma formulação termodinâmica da constante de velocidade da reação e é a mais confiável das três abordagens. Das três equações, é também a mais difícil de aplicar.

Qual é o significado de $\Delta S^{\circ\ddagger}$ e $\Delta H^{\circ\ddagger}$? Comparando-se as Equações 12.36 e 12.31 e supondo que $\Delta H^{\circ\ddagger} = E_a$, obtemos

$$A = PZ = \frac{k_B T}{h} e^{\Delta S^{\circ\ddagger}/R} \tag{12.37}$$

Essa equação permite interpretar o fator de probabilidade nos termos da entropia molar-padrão de ativação. Se os reagentes são átomos ou moléculas simples, relativamente pouca energia é redistribuída entre os vários graus de liberdade no complexo ativado. Conseqüentemente, $\Delta S^{\circ\ddagger}$ será um número pequeno positivo ou negativo, de modo que $\exp(\Delta S^{\circ\ddagger}/R)$ — ou P — será próximo da unidade. Contudo, se moléculas complexas estiverem envolvidas em uma reação, $\Delta S^{\circ\ddagger}$ será um número grande positivo ou negativo. No primeiro caso, a reação prosseguirá de maneira muito mais rápida que a prevista pela teoria da colisão; no último caso, será observada uma velocidade muito mais lenta.

A entalpia molar-padrão de ativação, $\Delta H^{\circ\ddagger}$, está muito intimamente relacionada à facilidade de quebra e formação de ligação na geração do complexo ativado. Quanto mais baixo o valor de $\Delta H^{\circ\ddagger}$, mais rápida a velocidade. Se compararmos os coeficientes de $1/T$ nas Equações (12.36) e (12.31), obtemos $E_a = \Delta H^{\circ\ddagger}$. Entretanto, um tratamento mais rigoroso (ver o Apêndice 12.2) mostra que

$$E_a = \Delta U^{\circ\ddagger} + RT \tag{12.38}$$

em que $\Delta U^{\circ\ddagger}$ é a energia interna molar-padrão de ativação. Em pressão constante, temos

$$\Delta H^{\circ\ddagger} = \Delta U^{\circ\ddagger} + P\Delta V^{\circ\ddagger}$$

A quantidade $\Delta V^{\circ\ddagger}$ é conhecida como o volume molar-padrão de ativação. A Equação (12.38) pode agora ser escrita como

$$E_a = \Delta H^{\circ\ddagger} - P\Delta V^{\circ\ddagger} + RT \tag{12.39}$$

Para reações que ocorrem em solução, o termo $P\Delta V^{\circ\ddagger}$ é bem pequeno comparado com $\Delta H^{\circ\ddagger}$ e, em geral, pode ser desprezado, de modo que $\Delta H^{\circ\ddagger} \approx E_a - RT$, e a Equação 12.36 pode ser escrita como

$$\begin{aligned} k &= \frac{k_B T}{h} e^{\Delta S^{\circ\ddagger}/R} e^{-(E_a - RT)/RT} (M^{1-m}) \\ &= e \frac{k_B T}{h} e^{\Delta S^{\circ\ddagger}/R} e^{-E_a/RT} (M^{1-m}) \quad \text{em solução} \end{aligned} \tag{12.40}$$

Para reações na fase gasosa, usamos a relação $P\Delta V^{\circ\ddagger} = \Delta n^{\ddagger}RT$ na Equação 12.39 para obter

$$E_a = \Delta H^{\circ\ddagger} - \Delta n^{\ddagger}RT + RT \tag{12.41}$$

Para uma reação unimolecular, $\Delta n^{\ddagger} = 0$, e a Equação 12.36 se torna

$$k = e\frac{k_BT}{h}e^{\Delta S^{\circ\ddagger}/R}e^{-E_a/RT}(M^{1-m}) \text{ unimolecular, fase gasosa} \tag{12.42}$$

que é a mesma da Equação 12.40. Para uma reação bimolecular, $\Delta n^{\ddagger} = -1$, de modo que $E_a = \Delta H^{\circ\ddagger} + 2RT$ e a Equação 12.36 toma a forma

$$k = e^2\frac{k_BT}{h}e^{\Delta S^{\circ\ddagger}/R}e^{-E_a/RT}(M^{1-m}) \text{ bimolecular, fase gasosa} \tag{12.43}$$

EXEMPLO 12.2

O fator pré-exponencial e a energia de ativação para a reação unimolecular

$$CH_3NC(g) \rightarrow CH_3CN(g)$$

são $4{,}0 \times 10^{13}$ s^{-1} e 272 kJ mol^{-1}, respectivamente. Calcule os valores de $\Delta H^{\circ\ddagger}$, $\Delta S^{\circ\ddagger}$ e $\Delta G^{\circ\ddagger}$ a 300 K.

RESPOSTA

Igualando o fator pré-exponencial na Equação 12.42 ao dado experimental, temos

$$e\frac{k_BT}{h}e^{\Delta S^{\circ\ddagger}/R} = 4{,}0 \times 10^{13} \text{ s}^{-1}$$

portanto

$$e^{\Delta S^{\circ\ddagger}/R} = \frac{(4{,}0 \times 10^{13} \text{ s}^{-1})h}{ek_BT}$$

$$= \frac{(4{,}0 \times 10^{13} \text{ s}^{-1})(6{,}626 \times 10^{-34} \text{ J s})}{(2{,}718)(1{,}381 \times 10^{-23} \text{ J K}^{-1})(300 \text{ K})} = 2{,}354$$

$$\Delta S^{\circ\ddagger} = 7{,}12 \text{ J K}^{-1} \text{ mol}^{-1}$$

Da Equação 12.41, notando que $\Delta n^{\ddagger} = 0$, escrevemos

$$\Delta H^{\circ\ddagger} = E_a - RT$$

$$= 272 \text{ kJ mol}^{-1} - \left[\frac{8{,}314}{1000}\text{kJ K}^{-1} \text{ mol}^{-1}(300 \text{ K})\right]$$

$$= 270 \text{ kJ mol}^{-1}$$

Finalmente,

$$\begin{aligned}\Delta G^{\circ\ddagger} &= \Delta H^{\circ\ddagger} - T\Delta S^{\circ\ddagger}\\ &= 270 \text{ kJ mol}^{-1} - (300 \text{ K})\left(\frac{7{,}12}{1\,000}\text{ kJ K}^{-1}\text{ mol}^{-1}\right)\\ &= 268 \text{ kJ mol}^{-1}\end{aligned}$$

COMENTÁRIO

Para reações unimoleculares, $\Delta S^{\circ\ddagger}$ é uma quantidade pequena positiva ou negativa; portanto esse processo é controlado pela entalpia. ($\Delta S^{\circ\ddagger}$ será uma quantidade negativa para reações bimoleculares em fase gasosa porque duas moléculas se combinam para formar uma única entidade: o complexo ativado.) Em geral, independentemente da molecularidade das reações, $\Delta H^{\circ\ddagger}$ é aproximadamente igual a E_a.

12.8 Efeitos isotópicos em reações químicas

Quando um átomo em uma molécula de reagente é substituído por um de seus isótopos, tanto a constante de equilíbrio da reação como as constantes de velocidade podem variar. O termo *efeitos isotópicos de equilíbrio* refere-se às mudanças nas constantes de equilíbrio que resultam de substituição isotópica. Mudanças na velocidade causadas por essa troca são conhecidas como *efeitos isotópicos cinéticos.* O estudo de efeitos isotópicos fornece informações sobre mecanismos de reações que têm aplicações em várias áreas da química. A teoria subjacente é complexa e exige conhecimentos da mecânica quântica e da mecânica estatística; portanto, somente uma descrição qualitativa será dada aqui.

A substituição isotópica em uma molécula não resulta em mudança da estrutura eletrônica da molécula ou na superfície de energia potencial para qualquer reação que a molécula possa sofrer; mesmo assim, a velocidade da reação pode ser profundamente afetada pela substituição. Para ver por que, vamos considerar as moléculas H_2, HD e D_2, cujas energias do ponto-zero, isto é, as energias vibracionais do estado fundamental são 26,5 kJ mol^{-1}, 21,6 kJ mol^{-1} e 17,9 kJ mol^{-1}, respectivamente.* Como D_2 tem a energia do ponto-zero mais baixa (em virtude de que ela tem a maior massa reduzida), mais energia será necessária para dissociar essa molécula do que para quebrar H_2 ou HD (Figura 12.6a). Conseqüentemente, a velocidade de reação para $D_2 \rightarrow 2D$ será a mais lenta comparada com as duas outras dissociações correspondentes. Como estimativa grosseira, podemos calcular as razões das constantes de velocidades para a dissociação de H_2 e D_2, k_H/k_D, como se segue. De acordo com a Figura 12.16b, as energias de ativação para esses dois processos, E_H e E_D, são dadas por

$$E_H = E_{estiramento} - E_H^0$$

$$E_D = E_{estiramento} - E_D^0$$

* A energia do ponto-zero é dada por $E_{vib} = \frac{1}{2}h\nu$, em que ν é a freqüência fundamental de vibração. Essa freqüência é dada por $\nu = (1/2\pi)\sqrt{k/\mu}$, em que k é a constante de força da ligação e μ é a massa reduzida, dada por $m_1m_2/(m_1 + m_2)$. Como D_2 tem o maior valor de μ, ela possui a menor freqüência de vibração e, portanto, de E_{vib}. O inverso também é verdadeiro para o H_2. Sobre vibração molecular serão apresentados mais detalhes no Capítulo 17.

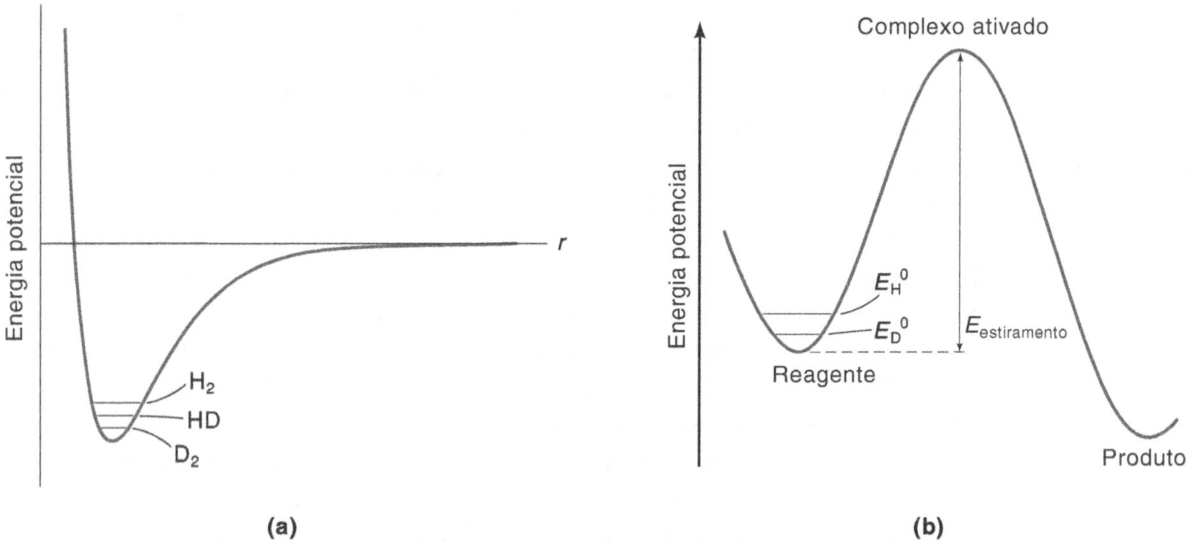

Figura 12.16
(a) Níveis de energia do ponto-zero para H_2, HD e D_2. A distância internuclear é *r*.
(b) Energias de ativação para a quebra da ligação em H_2 e D_2 (ver o texto).

em que E_H^0 e E_D^0 são as energias do ponto-zero e $E_{estiramento}$ é a diferença entre a energia potencial mais baixa possível e a energia potencial do complexo ativado. Usando a expressão de Arrhenius (Equação 12.23), escrevemos

$$\begin{aligned}\frac{k_H}{k_D} &= \frac{Ae^{-(E_{estiramento}-E_H^0)/RT}}{Ae^{-(E_{estiramento}-E_D^0)/RT}} \\ &= e^{(E_H^0-E_D^0)/RT} \\ &= e^{(26,5-17,9)\times 1\,000 \text{ J mol}^{-1}/(8,314 \text{ J K}^{-1}\text{ mol}^{-1})(300 \text{ K})} \\ &\approx 31\end{aligned}$$

que é um número muito grande.

O exemplo acima dramatiza a diferença entre as constantes de velocidade de D_2 e de H_2. Na prática, entretanto, estamos mais preocupados com a quebra de uma ligação entre o hidrogênio e algum outro átomo, como o carbono. Considere, por exemplo, as seguintes reações:

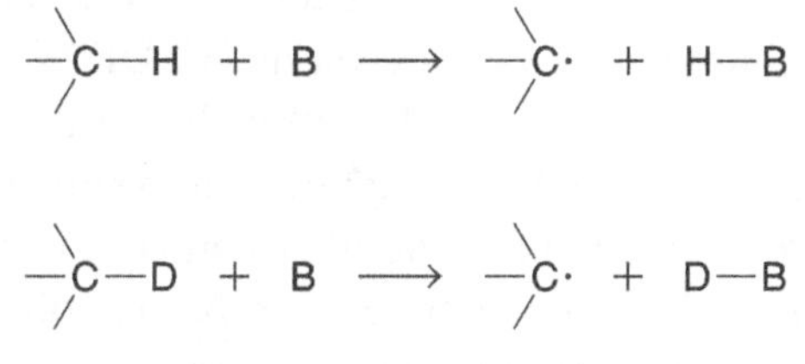

em que B é algum grupo que possa retirar um átomo de hidrogênio. Novamente, preveríamos um efeito isotópico cinético, porque as freqüências fundamentais de vibração são diferentes para as ligações C–H e C–D. Contudo, a diferença não é tão grande como aquela entre H_2 e D_2, porque as massas reduzidas estão mais próximas uma da outra nesse caso (ver o Problema 12.39). Ainda assim, a razão k_{C-H}/k_{C-D} pode ser apreciável, da ordem de 5 ou próximo disso.

Supomos que esse processo de quebra de ligação seja também o passo determinante da velocidade.

Efeitos isotópicos que refletem a substituição isotópica de um átomo envolvido em um processo de quebra de ligação são chamados de efeitos isotópicos cinéticos primários. Obviamente, esses efeitos são mais pronunciados para átomos leves como H, D e T. Reações que envolvem isótopos de mercúrio (^{199}Hg e ^{201}Hg), por exemplo, teriam diferenças de velocidade dificilmente detectáveis. Um efeito isotópico cinético secundário ocorre quando o isótopo não está diretamente envolvido na ruptura da ligação. Nesse caso esperaríamos uma pequena variação na velocidade da reação. De fato, essa previsão tem sido confirmada experimentalmente.

Efeitos isotópicos cinéticos estão se tornando cada vez mais importantes na elucidação dos segredos de processos orgânicos e biológicos. Em geral, os efeitos isotópicos cinéticos primários para os elementos leves (até aproximadamente o cloro) são suficientemente grandes, de modo que muitas velocidades podem ser medidas de forma conveniente e com precisão. O efeito isotópico cinético primário é aplicado, por exemplo, na elucidação dos mecanismos de enzimas. A álcool-desidrogenase é uma enzima que oxida uma ampla gama de álcoois alifáticos e aromáticos para seus correspondentes aldeídos e cetonas usando NAD^+ como uma coenzima. A enzima é encontrada em várias fontes, incluindo leveduras, cavalos e humanos. A reação é representada por

$$CH_3CH_2OH + NAD^+ \rightarrow CH_3CHO + NADH + H^+$$

A questão colocada pelos químicos era: A reação de oxidação de etanol catalisada pela álcool-desidrogenase procede via transferência direta de hidrogênio do álcool para o NAD^+? A resposta foi dada pelo seguinte experimento. A oxidação do CH_3CD_2OH foi realizada em água, o que resultou no NAD^+ reduzido, NADH:

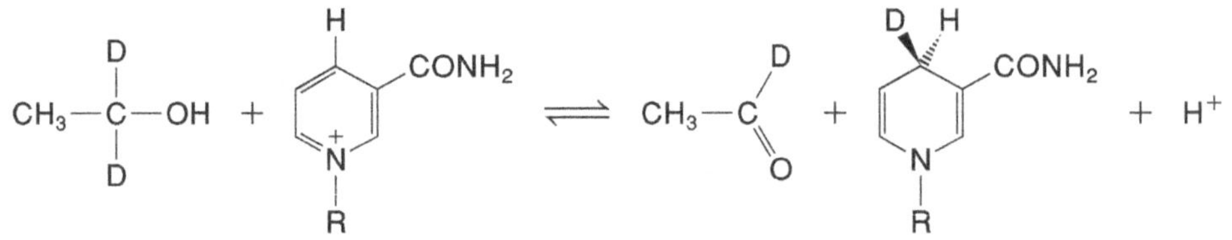

As posições ocupadas pelos dois átomos de hidrogênio em C–4 no NADH não são equivalentes.

No NADH formado encontrou-se um átomo de deutério por molécula. (Note-se que o NADH tem um átomo de deutério, D, proveniente do etanol deuterado, além do átomo de hidrogênio, H, originalmente presente na posição C–4 no NAD^+. Portanto, ele é representado como NADD.) Quando essa reação foi realizada com etanol não-deuterado em D_2O, nenhum deutério apareceu no NADH. Esses experimentos mostraram que a oxidação do etanol pelo NAD^+ procede por uma transferência "direta" de hidrogênio; isto é, não há troca de hidrogênio com o solvente. Quando se reagiu o produto, NADD, com a enzima e o aldeído não-marcado, CH_3CHO, todo o deutério foi transferido de volta ao aldeído. Assim, podemos concluir que o deutério ou o hidrogênio é transferido estereoespecificamente para um lado do NAD^+ (na oxidação de etanol) e transferido de volta do mesmo lado (na redução de aldeído). Uma transferência não-específica a ambos os lados levaria a uma transferência de 50% do deutério de volta ao acetaldeído (ou bem menos que 50% por causa do efeito isotópico cinético). O efeito isotópico cinético medido (k_H/k_D) de cerca de 5 mostra que a transferência do próton é na realidade a etapa determinante da velocidade.

Como o efeito isotópico muda um processo de equilíbrio? Embora as reações direta e inversa de um processo de equilíbrio devam traçar o mesmo caminho de reação, o efeito isotópico nas duas constantes de velocidade não precisa ser o mesmo. Conseqüentemente, pode haver um efeito isotópico na constante de equilíbrio. Como simples exemplo, vamos considerar a dissociação de um ácido monoprótico, como o ácido acético, em H_2O e D_2O. As dissociações são:

$$CH_3COOH \rightleftharpoons CH_3COO^- + H^+ \quad K_H = \frac{[H^+][CH_3COO^-]}{[CH_3COOH]}$$

$$CH_3COOD \rightleftharpoons CH_3COO^- + D^+ \quad K_D = \frac{[D^+][CH_3COO^-]}{[CH_3COOD]}$$

(Em D_2O, todos os prótons ionizáveis são substituídos por dêuterons.) Experimentalmente, achamos que $K_H/K_D = 3{,}3$. A maior força ácida do CH_3COOH relativamente ao CH_3COOD pode ser explicada notando-se que a molécula não-deuterada tem uma energia vibracional do ponto-zero maior (para a ligação O–H) e menos energia é necessária para dissociar o átomo de hidrogênio do que o do deutério no CH_3COOD. Uma regra geral útil com relação ao efeito isotópico no equilíbrio é que a substituição com um isótopo mais pesado favorecerá a formação de uma ligação mais forte. No caso do ácido acético, quando substituímos H por D, a ligação O–D torna-se mais forte e a molécula resultante tem uma tendência menor de se dissociar.

12.9 Reações em solução

A diferença principal entre reações em fase gasosa e reações em solução está no papel do solvente. Em muitos casos, o solvente desempenha um papel secundário, e as velocidades não diferem muito nas duas fases. Nos termos de uma teoria cinética simples, a freqüência de colisões entre as moléculas reagentes depende somente das concentrações dos reagentes; ela não é afetada pelas moléculas do solvente. Entretanto, existe uma diferença no resultado do encontro entre moléculas reagentes em solução comparada com a colisão de moléculas na fase gasosa. Se duas moléculas colidem na fase gasosa e não reagem, normalmente se afastarão uma da outra. Existe muito pouca probabilidade de que esse mesmo par venha a colidir novamente. Em contraste, quando duas moléculas de soluto difundem juntas em uma solução, não podem afastar-se novamente de forma rápida depois de um encontro inicial porque estão cercadas de perto por moléculas de solvente. Nesse caso, os reagentes estão temporariamente presos em uma "gaiola" de solvente (Figura 12.17). Na realidade, a gaiola não é rígida, pois as moléculas do solvente estão constantemente em movimento e trocando de posição. Apesar disso, o efeito de gaiola faz com que as moléculas dos reagentes permaneçam juntas por um tempo maior do que ficariam na fase gasosa, e poderão colidir uma com a outra centenas de vezes antes de acabarem se afastando.* Para reações que têm energias de ativação relativamente baixas, o efeito

* Falamos de colisões moleculares na fase gasosa e de encontros moleculares em solução. A diferença é que, depois de cada encontro em solução, as moléculas podem colidir muitas vezes antes de se afastarem umas das outras.

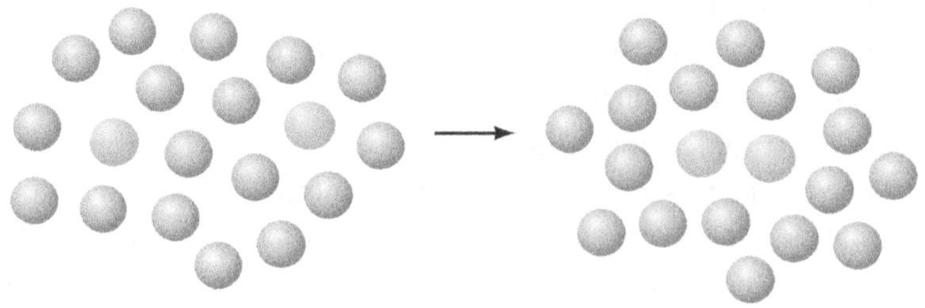

Figura 12.17
Moléculas de soluto (esferas vermelhas) difundem em uma "gaiola" de solvente e se encontram. Centenas de colisões entre moléculas de soluto ocorrem antes que a gaiola seja destruída.

gaiola praticamente garante a reação durante cada encontro; o fator estérico não desempenha mais um papel importante, porque mais cedo ou mais tarde as moléculas reagentes se orientarão adequadamente para a reação durante as colisões. Sob essas condições, a velocidade da reação está limitada somente à rapidez com que os reagentes podem difundir juntos. Voltaremos a esse tipo de reação na seção seguinte.

A situação é bastante diferente se os reagentes são espécies carregadas. A solvatação de íons pode ser um fator apreciável na determinação do sinal e da magnitude de $\Delta S^{\ddagger}$. Em casos que envolvem espécies carregadas, o valor de $\Delta S^{\ddagger}$ depende da carga líquida relativa do complexo ativado. Se o complexo ativado tiver uma carga maior do que a dos reagentes, esperaríamos que $\Delta S^{\ddagger}$ fosse negativo por causa do aumento na solvatação em torno do complexo:

$$(C_2H_5)_3N + C_2H_5I \rightarrow (C_2H_5)_4N^+I^- \quad \Delta S^{\ddagger} = -172 \text{ J K}^{-1}\text{mol}^{-1}$$

Por outro lado, se um complexo ativado carregar uma carga líquida menor do que a dos reagentes, poderíamos prever um valor positivo de $\Delta S^{\ddagger}$:

$$Co(NH_3)_5Br^{2+} + OH^- \rightarrow Co(NH_3)_4Br(OH)^+ + NH_3$$
$$\Delta S^{\ddagger} = 83{,}7 \text{ J K}^{-1}\text{mol}^{-1}$$

Devemos ter em mente que fatores estéricos e outros mais também contribuem para variações grandes na entropia.

Como seria de esperar, a velocidade de uma reação que envolve íons depende fortemente da força iônica da solução. Essa dependência é conhecida como *efeito salino cinético*. O efeito da força iônica na constante de velocidade é dado por*

$$\log \frac{k}{k_0} = z_A z_B B\sqrt{I} \tag{12.44}$$

em que B é uma constante que depende somente da temperatura e da natureza do solvente; k e k_0 são as constantes de velocidade na força iônica I (de um sal inerte) e na concentração infinitamente diluída ($I = 0$), respectivamente; z_A e z_B são as cargas iônicas dos reagentes A e B. A Equação 12.44 prevê que: (1) se A e B têm as mesmas cargas, $z_A z_B$ será positivo e a constante de velocidade k aumentará com $\sqrt{I}$; (2) se A

* A Equação 12.44 é derivada da lei-limite de Debye–Hückel e, portanto, aplica-se somente a soluções diluídas.

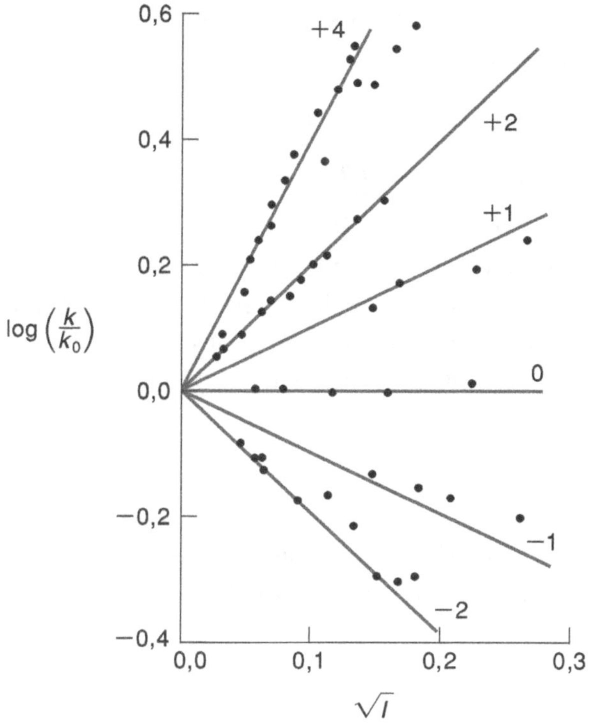

Figura 12.18
Efeito da força iônica na velocidade da reação entre dois íons. As reações são:

$+4$: $Co(NH_3)_5Br^{2+} + Hg^{2+}$;

$+2$: $S_2O_8^{2-} + I^-$;

$+1$: $[NO_2NCO_2C_2H_5]^- + OH^-$;

0: $CH_3CO_2C_2H_5 + OH^-$;

-1: $H_2O_2 + H^+ + Br^-$;

-2: $Co(NH_3)_5Br^{2+} + OH^-$.

Os coeficientes angulares são determinados por z_Az_B.
Os coeficientes angulares são determinados por z_Az_B. [De LAMER, V. K. *Chem. Rev.* **10**, 179, 1932. Usado com permissão de Williams & Wilkins, Baltimore.)

e B têm cargas de sinais opostos, z_Az_B será negativo e k diminuirá com $\sqrt{I}$; e (3) se A ou B não tiverem carga, $z_Az_B = 0$ e k será independente da força iônica da solução. A Figura 12.18 confirma essas previsões.

12.10 Reações rápidas em solução

De maneira aproximada, podemos dizer que reações de primeira e segunda ordem que têm constantes de velocidade entre 10 e 10^9 podem ser descritas como reações rápidas. Exemplos de reações rápidas são a recombinação de espécies reativas na fase gasosa e em solução, a neutralização ácido–base e as reações de troca de elétrons e de prótons. Essas reações têm gerado um interesse considerável por causa de sua importância na química e na biologia e de um desejo geral de projetar experimentos para medir processos cujas meias-vidas são da ordem de segundos ou mais curtas.

Com que rapidez pode ocorrer uma reação em solução? O limite é estabelecido pela velocidade de aproximação das moléculas reagentes, que, por sua vez, é governada pela velocidade de difusão. Assim, a reação mais rápida é a *reação controlada por difusão* na qual uma reação ocorre em cada encontro de moléculas reagentes. Suponha que tenhamos uma solução de dois tipos de moléculas de reagentes B e C não-carregadas com raios r_B e r_C. O físico polonês-americano Roman Smoluckowski (1910–1996) mostrou que a constante de velocidade k_D da reação elementar controlada por difusão elementar B + C → produto é dada por

$$k_D = 4\pi N_A(r_B + r_C)(D_B + D_C)$$

em que N_A é a constante de Avogadro e D_B e D_C são os coeficientes de difusão.

A equação para o coeficiente de difusão é derivada na Seção 21.4.

Se assumirmos que $D_B = D_C = D$, $r_B = r_C = r$ e usarmos a expressão $D = k_B T/6\pi\eta r$, em que η é a viscosidade da solução, então

$$\begin{aligned} k_D &= 4\pi N_A(2D)(2r) \\ &= \frac{16\pi N_A k_B T r}{6\pi\eta r} = \frac{8}{3}\frac{RT}{\eta} \end{aligned} \tag{12.45}$$

Uma reação verdadeiramente controlada por difusão tem duas características: (1) tem uma energia de ativação igual a zero [note a ausência do termo $\exp(-E_a/RT)$ na Equação 12.45]; (2) a velocidade é inversamente proporcional à viscosidade do meio. A dependência com a viscosidade é interessante pelo fato de que a própria η depende da temperatura como se segue:

$$\eta = Be^{E_a/RT}$$

em que E_a é a "energia de ativação" da viscosidade (note que η decresce com o aumento de temperatura) e B é uma constante característica do solvente. Assim, a Equação 12.45 pode agora ser escrita como

$$k_D = \frac{8RT}{3B}e^{-E_a/RT} \tag{12.46}$$

A Equação 12.46 tem a forma de uma equação de Arrhenius.

EXEMPLO 12.3

Estime a constante de velocidade para uma reação controlada por difusão em água a 298 K, dado que a viscosidade da água é $8{,}9 \times 10^{-4}$ N s m^{-2}.

RESPOSTA

Como 1 J = 1 N m, as unidades de viscosidade podem também ser expressas como J s m^{-3}. Da Equação 12.45,

$$\begin{aligned} k_D &= \frac{8(8{,}314 \text{ J K}^{-1}\text{ mol}^{-1})(298 \text{ K})}{3(8{,}9 \times 10^{-4} \text{ J s m}^{-3})} \\ &= 7{,}4 \times 10^6 \text{ m}^3\text{ mol}^{-1}\text{ s}^{-1} \\ &= 7{,}4 \times 10^9\ M^{-1}\text{ s}^{-1} \end{aligned}$$

COMENTÁRIO

Segundo a Tabela 12.1, a meia-vida para um processo controlado por difusão, supondo que os reagentes iniciais são idênticos e que suas concentrações são iguais a 1 M, é

$$t_{1/2} = \frac{1}{1\,M \times 7{,}4 \times 10^9\ M^{-1}\text{ s}^{-1}} = 1{,}4 \times 10^{-10}\text{ s}$$

que é um número muito pequeno.

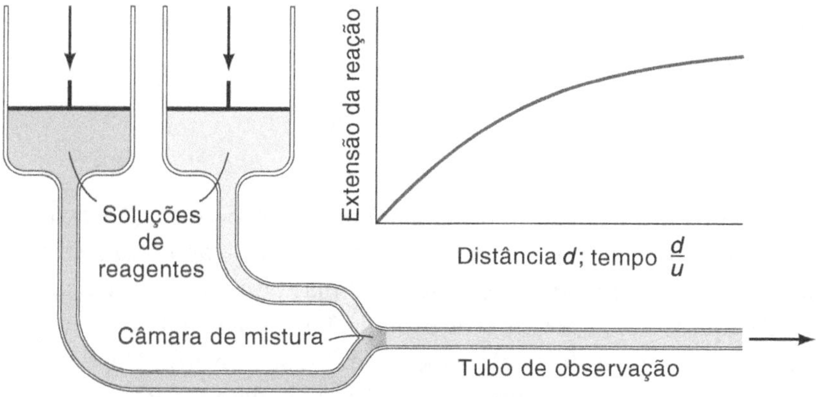

Figura 12.19
Diagrama esquemático para um experimento de fluxo contínuo. A velocidade da solução misturada é u. Medidas são feitas ao longo do comprimento do tubo. (De CALDIN, E. F. *Fast Reactions in Solution*. Nova York: John Wiley & Sons, 1964. Usado com permissão da Blackwell Scientific Publications, Oxford, Inglaterra.)

Muitos métodos engenhosos têm sido concebidos para se estudar reações rápidas. Dois exemplos serão discutidos de forma breve.

O método de fluxo

Existem dois tipos de aparelhagem de fluxo. Na aparelhagem de fluxo contínuo, primeiro, duas soluções de reagentes são colocadas em contato em uma câmara de mistura e a solução misturada é, então, passada ao longo de um tubo de observação. Monitorando espectrofotometricamente as concentrações ou do reagente ou do produto em pontos diferentes ao longo do tubo (isto é, medindo a absorção de luz ou pelo reagente ou pelo produto), podemos fazer um gráfico da extensão da reação em função do tempo (Figura 12.19). O fator limitante aqui é o tempo exigido para a mistura, que pode ter a curta duração de 0,001 s. Essa técnica usa grandes quantidades de soluções para cada corrida, uma grande desvantagem.

A Figura 12.20 mostra uma aparelhagem de fluxo interrompido*. A vantagem da técnica do fluxo interrompido é que somente pequenas amostras de reagentes são

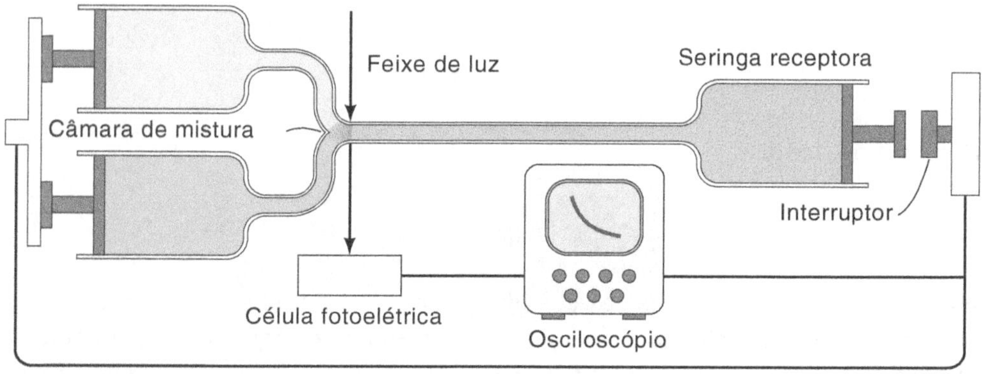

Figura 12.20
Diagrama esquemático para um experimento de fluxo interrompido. Como em um aparelho de fluxo contínuo, duas soluções com reagentes diferentes são injetadas em uma câmara de mistura, geralmente com seringas hipodérmicas mecanicamente acopladas. Outra seringa na direita recebe a solução de efluente e está disposta de tal modo que, quando a parte externa do êmbolo atinge uma barreira, o fluxo é abruptamente interrompido. No mesmo instante, um osciloscópio é acionado para estabelecer o tempo zero. A escala de tempo é fornecida pela freqüência de varredura do osciloscópio, que mostra um gráfico da intensidade de luz transmitida em função do tempo. Nessa disposição, a distância entre a região de mistura e o ponto de observação (isto é, o ponto em que a absorção de luz é monitorada) é pequena.

*Apesar de não ser ainda um termo de uso corrente em português, essa tem sido uma alternativa adotada por alguns pesquisadores brasileiros para o termo equivalente em inglês "*stopped-flow*". (N.T.)

necessárias; portanto, é particularmente adequada para processos bioquímicos como reações catalisadas por enzimas.

O método da relaxação

Um sistema inicialmente em equilíbrio é sujeito a uma perturbação externa, como uma variação na temperatura ou na pressão. Se a variação é aplicada de repente, vai haver um tempo de espera até que o sistema atinja (ou relaxe na direção de) uma nova posição de equilíbrio. Esse tempo de espera, chamado *tempo de relaxação*, pode ser relacionado com as constantes de velocidade direta e inversa. Dependendo dos sistemas, as reações com meias-vidas entre 1s e 10^{-10} s podem ser estudadas com a técnica de relaxação.

Qualquer propriedade (X) que varie linearmente com a extensão da reação (por exemplo, condutância elétrica ou absorção espectroscópica) é medida em função do tempo após a perturbação

$$X_t = X_0 e^{-t/\tau}$$

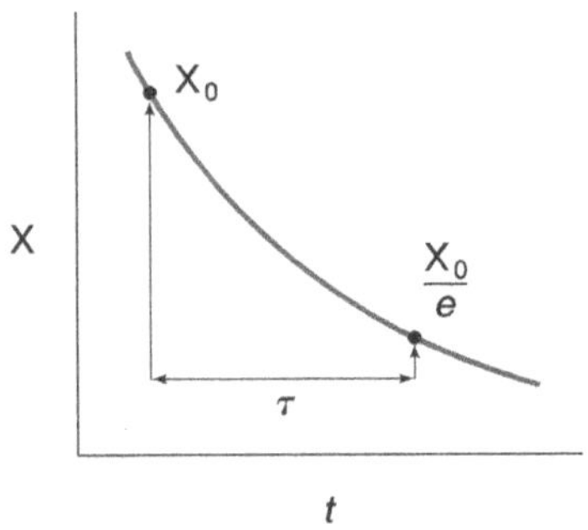

Figura 12.21 Definição do tempo de relaxação τ.

em que X_t e X_0 são os valores da propriedade no tempo $t = t$ e $t = 0$, respectivamente, e τ é o tempo de relaxação. Quando $\tau = t$,

$$X_t = \frac{X_0}{e} = \frac{X_0}{2{,}718}$$

Assim, medindo o tempo que leva para X_0 decrescer a $X_0/2{,}718$, podemos determinar o tempo de relaxação (Figura 12.21).

Podemos derivar uma relação entre τ e a constante de velocidade usando um sistema em equilíbrio químico em solução em determinada temperatura:

$$\mathrm{A + B} \underset{k_i'}{\overset{k_d'}{\rightleftharpoons}} \mathrm{C}$$

No equilíbrio, temos

$$\frac{d[\mathrm{C}]}{dt} = k_d'[\mathrm{A}][\mathrm{B}] - k_i'[\mathrm{C}] = 0$$

onde k_d' e k_i' são as constantes de velocidade para as etapas direta e inversa. Em um experimento com um salto na temperatura, a temperatura da solução pode ser aumentada de aproximadamente 5 K em um tempo curto, como 10^{-6} s, ou descarregando um capacitor através da solução, ou aplicando um pulso de laser potente e curto. Depois que o salto de temperatura ocorreu, as concentrações de A, B e C variarão à medida que o sistema for "relaxando" em direção a um novo equilíbrio na temperatura (mais) elevada, com constantes de velocidade alteradas k_d e k_i. Seja x a variável dependente do tempo do progresso da reação expressa como uma concentração. Segundo a estequiometria da reação, em qualquer tempo t após o salto de temperatura, temos

$$[\mathrm{A}] = [\mathrm{A}]_{eq} + x$$

$$[\mathrm{B}] = [\mathrm{B}]_{eq} + x$$

$$[\mathrm{C}] = [\mathrm{C}]_{eq} - x$$

em que o eq subscrito denota a nova concentração de equilíbrio. Note que x pode ser positivo ou negativo, dependendo da direção na qual o equilíbrio é deslocado. A taxa de variação de [C] é agora dada por

$$\frac{d[\mathrm{C}]}{dt} = \frac{d\{[\mathrm{C}]_{\mathrm{eq}} - x\}}{dt} = -\frac{dx}{dt} = k_{\mathrm{d}}([\mathrm{A}]_{\mathrm{eq}} + x)([\mathrm{B}]_{\mathrm{eq}} + x) - k_{\mathrm{i}}([\mathrm{C}]_{\mathrm{eq}} - x)$$

$$= \underbrace{k_{\mathrm{d}}[\mathrm{A}]_{\mathrm{eq}}[\mathrm{B}]_{\mathrm{eq}} - k_{\mathrm{i}}[\mathrm{C}]_{\mathrm{eq}}}_{\text{primeiro termo}} + \underbrace{\{k_{\mathrm{d}}[\mathrm{A}]_{\mathrm{eq}} + k_{\mathrm{i}}[\mathrm{B}]_{\mathrm{eq}} + k_{\mathrm{i}}\}x}_{\text{segundo termo}} + \underbrace{k_{\mathrm{d}}x^2}_{\text{terceiro termo}}$$

O primeiro termo é igual a zero porque no equilíbrio as velocidades direta e inversa são iguais; o terceiro termo pode ser desprezado porque x é um número pequeno (em razão do pequeno aumento na temperatura) de modo que $k_{\mathrm{d}}x^2 \ll k_{\mathrm{d}}[\mathrm{A}]_{\mathrm{eq}}x$ (ou $k_{\mathrm{d}}[\mathrm{B}]_{\mathrm{eq}}x$). Portanto

$$\frac{dx}{dt} = -\{k_{\mathrm{d}}[\mathrm{A}]_{\mathrm{eq}} + k_{\mathrm{d}}[\mathrm{B}]_{\mathrm{eq}} + k_{\mathrm{i}}\}x = -\frac{x}{\tau}$$

em que τ é dado por

$$\tau = \frac{1}{k_{\mathrm{d}}([\mathrm{A}]_{\mathrm{eq}} + [\mathrm{B}]_{\mathrm{eq}}) + k_{\mathrm{i}}} \tag{12.47}$$

Como $[\mathrm{A}]_{\mathrm{eq}}$ e $[\mathrm{B}]_{\mathrm{eq}}$ podem ser determinados em experimentos separados, τ pode ser medido monitorando-se a variação nas concentrações durante o tempo subseqüente ao salto na temperatura (ver a Figura 12.21). Juntamente com a constante de equilíbrio ($K = k_{\mathrm{d}}/k_{\mathrm{i}}$) da reação na temperatura mais alta, esses valores permitem determinar ambos os valores de k_{d} e k_{i} (duas equações para duas incógnitas).

EXEMPLO 12.4

Uma amostra de água pura foi sujeita a um salto de temperatura. O tempo de relaxação para o sistema (água) alcançar um novo equilíbrio a 25 °C foi de 36 μs (36×10^{-6} s). Calcule os valores de k_{d} e k_{i} para as seguintes reações:

$$\mathrm{H^+} + \mathrm{OH^-} \underset{k_{\mathrm{i}}}{\overset{k_{\mathrm{d}}}{\rightleftharpoons}} \mathrm{H_2O}$$

RESPOSTA

Da Equação 12.47,

$$\tau = \frac{1}{k_{\mathrm{d}}([\mathrm{H^+}]_{\mathrm{eq}} + [\mathrm{OH^-}]_{\mathrm{eq}}) + k_{\mathrm{i}}}$$

A condição de equilíbrio é

$$k_{\mathrm{d}}[\mathrm{H^+}]_{\mathrm{eq}}[\mathrm{OH^-}]_{\mathrm{eq}} = k_{\mathrm{i}}[\mathrm{H_2O}]_{\mathrm{eq}}$$

Substituindo $k_i = k_d[H^+]_{eq}[OH^-]_{eq}/[H_2O]_{eq}$ e usando $[H^+]_{eq} = [OH^-]_{eq}$, obtemos

$$\tau = \frac{1}{k_d(2[H^+]_{eq}) + k_d[H^+]_{eq}^2/[H_2O]_{eq}}$$

$$= \frac{1}{k_d(2[H^+]_{eq} + [H^+]_{eq}^2/[H_2O]_{eq})}$$

Usando $[H^+]_{eq} = 1{,}0 \times 10^{-7}\ M$ e $[H_2O]_{eq} = 55{,}5\ M$, escrevemos

$$36 \times 10^{-6}\ \text{s} = \frac{1}{k_d[2(1{,}0 \times 10^{-7}\ M) + (1{,}0 \times 10^{-7}\ M)^2/55{,}5\ M]}$$

ou

$$k_d = 1{,}4 \times 10^{11}\ M^{-1}\ \text{s}^{-1}$$

Para calcular o valor de k_i, precisamos primeiro calcular a constante de equilíbrio K, dada por

$$K = \frac{k_i}{k_d} = \frac{[H^+]_{eq}[OH^-]_{eq}}{[H_2O]_{eq}} = \frac{(1{,}0 \times 10^{-7}\ M)(1{,}0 \times 10^{-7}\ M)}{(55{,}5\ M)} = 1{,}8 \times 10^{-16}\ M$$

Portanto,

$$k_i = Kk_d = (1{,}8 \times 10^{-16}\ M)(1{,}4 \times 10^{11}\ M^{-1}\ \text{s}^{-1})$$
$$k_i = 2{,}5 \times 10^{-5}\ \text{s}^{-1}$$

COMENTÁRIOS

(1) Note que a constante de equilíbrio, K, está relacionada ao produto iônico (K_w) por $K = K_w/[H_2O]_{eq}$. Cuidado com as unidades: k_d é uma constante de velocidade de segunda ordem ($M^{-1}\ s^{-1}$), ao passo que k_i é uma constante de velocidade de primeira ordem (s^{-1}). O valor muito grande de k_d mostra que a combinação dos íons H^+ e OH^- em solução é controlada por difusão. (2) K é normalmente tratada como uma quantidade adimensional, mas, para se calcular as constantes de velocidade, a ela é atribuída uma unidade M, nesse caso. Ver LAIDLER, K. J. *J. Chem. Educ.* **67**, 88, 1990.

As reações raramente são simples como a descrita. Freqüentemente, uma reação pode ter muitos tempos de relaxação, e a análise pode ser muito complexa. Apesar disso, os métodos de relaxação estão entre as técnicas mais úteis e versáteis no estudo de processos químicos e bioquímicos rápidos.

12.11 Reações oscilantes

As reações químicas normalmente procedem até que os reagentes tenham sido consumidos ou até que um estado de equilíbrio seja atingido. Para certas reações complicadas, entretanto, as concentrações dos intermediários podem oscilar. Embora essas *reações oscilantes* sejam conhecidas desde o final do século XIX, por muito tempo foram descartadas pela maioria dos químicos como fenômenos não-reprodutíveis ou artefatos em razão de impurezas. De acordo com a segunda lei da termodinâmica, em um sistema fechado a temperatura e pressão constantes, a energia de Gibbs, G, de uma mistura reagente deve decrescer continuamente conforme a reação se aproxima do equilíbrio. Uma reação oscilante parecia violar a segunda lei.

A reação oscilante que finalmente convenceu os cépticos foi descoberta pelo químico russo B. P. Belousov, em 1958, e mais tarde estudada em detalhes pelo químico russo A. M. Zhabotinsky. A reação de Belousov–Zhabotinsky, ou reação BZ, como é comumente chamada, ocorre quando ácido malônico [$CH_2(COOH)_2$] e ácido sulfúrico são dissolvidos em água juntamente com bromato de potássio ($KBrO_3$) e um sal de cério (com o íon cérico, Ce^{4+}). A reação total é representada por

$$2H^+ + 2BrO_3^- + 3CH_2(COOH)_2 \rightarrow 2BrCH(COOH)_2 + 3CO_2 + 4H_2O$$

O mecanismo dessa reação tem sido investigado extensivamente desde a década de 1970 e se acredita que ela envolva 18 etapas elementares e 20 espécies químicas diferentes! Durante a reação, a cor da solução varia periodicamente de amarelo pálido (Ce^{4+}) a incolor (Ce^{3+}). A Figura 12.22 mostra as oscilações em [Br^-] e [Ce^{4+}]/[Ce^{3+}].

A explicação termodinâmica das reações oscilantes foi dada pelo químico belga Ilya Prigogine (1917–2003)*. Reações em um sistema fechado não podem oscilar

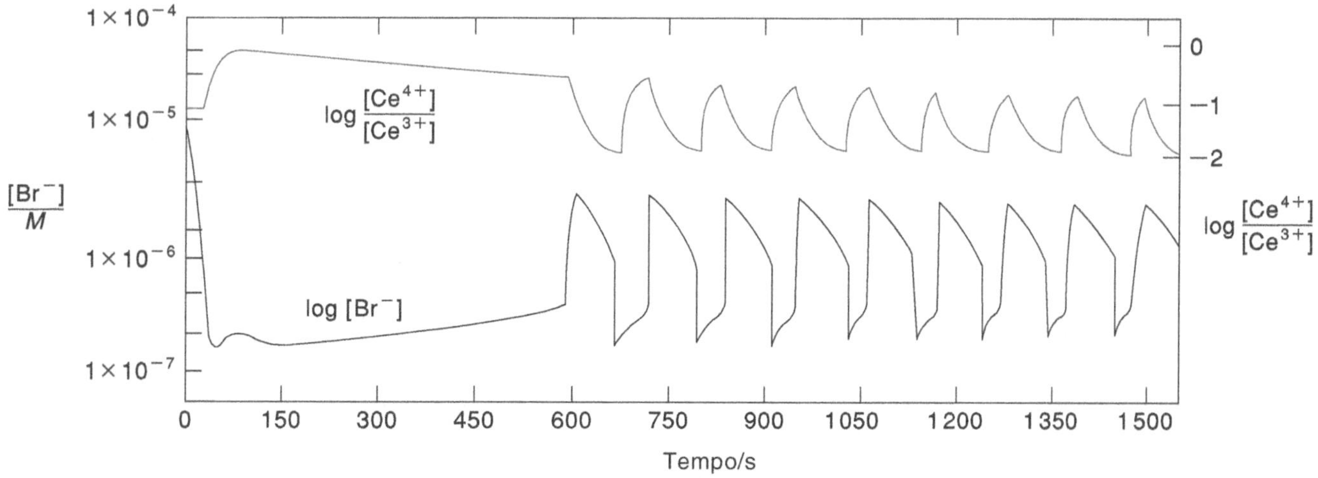

Figura 12.22
Oscilação em log[Br^-] e log([Ce^{4+}]/[Ce^{3+}] na reação BZ. Note que Br^-, Ce^{4+} e Ce^{3+} não são reagentes ou produtos na reação total. [Reproduzido com permissão de FIELD, R. J.; KÖRÖS, E.; NOYES, R. M. *J. Am. Chem. Soc.* **94**, 8649, 1972. Copyright 1972 American Chemical Society.]

* Ilya Prigogine recebeu o Prêmio Nobel de Química em 1977 por suas contribuições à termodinâmica de não-equilíbrio. (N.T.)

em torno de seus estados de equilíbrio porque esse comportamento é proibido pelo princípio da reversibilidade microscópica (ver p. 464). Segundo Prigogine, entretanto, se um sistema se encontra longe do equilíbrio, poderão ocorrer oscilações periódicas nas concentrações das espécies intermediárias em uma reação química. No final, essas oscilações acabam conforme o sistema se aproxima de seu estado de equilíbrio. Os reagentes iniciais e os produtos finais não podem participar na oscilação porque não são intermediários. Entretanto, em sistemas abertos, nos quais são permitidas trocas tanto de energia como de massa com a vizinhança, existe um estado estacionário em vez de um estado de equilíbrio; portanto, as oscilações podem ocorrer e durar indefinidamente.

O estudo de reações oscilantes veio dar uma nova dimensão à cinética química e é uma das áreas da química que tem crescido mais rapidamente. Ela tem gerado idéias úteis em dinâmica química e em mecanismos de reações. Essas reações podem ser de considerável importância em sistemas biológicos. O batimento periódico do coração é um exemplo. O comportamento oscilatório tem sido também detectado na glicólise.* A atmosfera é outro sistema aberto que mostra oscilações nas concentrações de vários constituintes gasosos (ver o Capítulo 19 – volume 2).

---

* GOSH, A.; CHANCE, B. *Biochem. Biophys. Res. Commun.* **16**, 174, 1964.

Equações principais

$[A] = [A]_0 - kt$	(Lei de velocidade para reação de ordem zero)	(12.4)
$\ln\frac{[A]}{[A]_0} = -kt$	(Lei de velocidade para reação de primeira ordem)	(12.6)
$[A] = [A]_0 e^{-kt}$	(Lei de velocidade para reação de primeira ordem)	(12.7)
$t_{1/2} = \frac{\ln 2}{k}$	(Meia-vida de uma reação de primeira ordem)	(12.8)
$t_{1/2} \propto \frac{1}{[A]_0^{n-1}}$	(Expressão geral para a meia-vida)	(12.9)
$\frac{1}{[A]} = kt + \frac{1}{[A]_0}$	(Lei de velocidade para reação de segunda ordem)	(12.11)
$k = Ae^{-E_a/RT}$	(Equação de Arrhenius)	(12.23)
$\ln k = \ln A - \frac{E_a}{RT}$	(Equação de Arrhenius)	(12.24)
$\ln\frac{k_2}{k_1} = -\frac{E_a}{R}\left(\frac{1}{T_2} - \frac{1}{T_1}\right)$	(Equação de Arrhenius)	(12.25)
$\mu = \frac{m_A m_B}{m_A + m_B}$	(Massa reduzida)	(12.28)
$k = Pze^{-E_a/RT}$	(Equação modificada de Arrhenius)	(12.31)
$k = \frac{k_B T}{h} e^{\Delta S^{\circ\ddagger}/R} e^{-\Delta H^{\circ\ddagger}/RT} (M^{1-m})$	(Formulação termodinâmica da constante de velocidade)	(12.36)
$\log\frac{k}{k_0} = z_A z_B B\sqrt{I}$	(Efeito salino cinético)	(12.44)
$k_D = \frac{8}{3}\frac{RT}{\eta}$	(Constante de velocidade controlada por difusão)	(12.45)

APÊNDICE 12.1

Derivação da Equação 12.9

Considere a reação

$$\text{A} \longrightarrow \text{produto}$$

A velocidade é dada por

$$-\frac{d[\text{A}]}{dt} = k[\text{A}]^n \tag{1}$$

em que n é a ordem da reação. Por ora, vamos supor que $n \neq 1$, de modo que podemos integrar a Equação 1 como se segue

$$-\int \frac{d[\text{A}]}{[\text{A}]^n} = \int kdt$$

$$-\frac{[\text{A}]^{1-n}}{1-n} = kt + C \tag{2}$$

em que C é a constante de integração. Em $t = 0$, $[\text{A}] = [\text{A}]_0$, de modo que

$$C = -\frac{[\text{A}]_0^{1-n}}{1-n} \tag{3}$$

A Equação 2 pode agora ser expressa como

$$\begin{aligned} kt &= -\frac{[\text{A}]^{1-n}}{1-n} - C \\ &= -\frac{[\text{A}]^{1-n}}{1-n} + \frac{[\text{A}]_0^{1-n}}{1-n} \end{aligned}$$

Para $t = t_{1/2}$, $[\text{A}] = [\text{A}]_0/2$ e temos

$$\begin{aligned} kt_{1/2} &= -\frac{([\text{A}]_0/2)^{1-n}}{1-n} + \frac{[\text{A}]_0^{1-n}}{1-n} \\ &= -\frac{2^{n-1}[\text{A}]_0^{1-n}}{1-n} + \frac{[\text{A}]_0^{1-n}}{1-n} \\ &= \frac{1-2^{n-1}}{1-n}[\text{A}]_0^{1-n} \end{aligned}$$

ou

$$t_{1/2} = \frac{2^{n-1} - 1}{k(n-1)} \frac{1}{[A]_0^{n-1}} \qquad (4)$$

Como o primeiro termo do lado direito da Equação 4 é uma constante, segue-se que

$$t_{1/2} \propto \frac{1}{[A]_0^{n-1}}$$

A Equação 4 foi derivada, supondo-se que $n \neq 1$. Entretanto, anteriormente mostramos que para $n = 1$ (ver a Equação 12.8),

$$t_{1/2} = \frac{\ln 2}{k}$$

e não há dependência de $[A]_0$. Assim, para qualquer ordem, incluindo a primeira ordem, temos

$$t_{1/2} \propto \frac{1}{[A]_0^{n-1}} \qquad (5)$$

que é a Equação 12.9.

APÊNDICE **12.2**

Derivação da Equação 12.38

Começamos tomando o logaritmo natural da Equação 12.36

$$\ln k = \ln \frac{k_B T}{h} + \frac{\Delta S^{\circ\ddagger}}{R} - \frac{\Delta H^{\circ\ddagger}}{RT} \tag{1}$$

Supondo um comportamento de gás ideal, a entalpia de ativação a pressão constante é dada por

$$\begin{aligned}\Delta H^{\circ\ddagger} &= \Delta U^{\circ\ddagger} + P\Delta V^{\circ\ddagger} \\ &= \Delta U^{\circ\ddagger} + RT\Delta n^{\ddagger}\end{aligned} \tag{2}$$

Como para qualquer reação gasosa,

$$\begin{aligned}\Delta n^{\ddagger} &= \text{número de mols do complexo ativado} - \text{número de mols dos reagentes} \\ &= 1 - m\end{aligned} \tag{3}$$

em que m é a molecularidade da reação. Por exemplo, para uma reação unimolecular, $m = 1$, e, portanto, $\Delta n^{\ddagger} = 1 - 1 = 0$, e assim por diante. Dessa forma, a Equação 2 se torna

$$\Delta H^{\circ\ddagger} = \Delta U^{\circ\ddagger} + (1 - m)RT \tag{4}$$

Podemos agora diferenciar a Equação 1 com relação a T:

$$\frac{d\ln k}{dT} = \frac{1}{T} + \frac{\Delta H^{\circ\ddagger}}{RT^2} - \frac{1}{RT}\frac{d\Delta H^{\circ\ddagger}}{dT} \tag{5}$$

Substituindo a Equação 4 na Equação 5, obtemos

$$\begin{aligned}\frac{d\ln k}{dT} &= \frac{1}{T} + \frac{\Delta H^{\circ\ddagger}}{RT^2} - \frac{1}{RT}\frac{d[\Delta U^{\circ\ddagger} + (1-m)RT]}{dT} \\ &= \frac{1}{T} + \frac{\Delta H^{\circ\ddagger}}{RT^2} - \frac{1}{RT}(1-m)R \\ &= \frac{\Delta H^{\circ\ddagger} + mRT}{RT^2}\end{aligned} \tag{6}$$

Note que, ao derivar a Equação 6, estamos supondo que tanto $\Delta U^{\circ\ddagger}$ como $\Delta S^{\circ\ddagger}$ são independentes da temperatura (freqüentemente uma aproximação bastante boa).

Em seguida, diferenciamos a Equação 12.24 com relação a T (supondo que A seja independente da temperatura)

$$\frac{d \ln k}{dT} = \frac{E_a}{RT^2} \tag{7}$$

Comparando os coeficientes do termo $(1/RT^2)$ nas equações 6 e 7 resulta em

$$E_a = \Delta H^{\circ\ddagger} + mRT \tag{8}$$

Substituindo a Equação 4 na Equação 8, temos

$$\begin{aligned} E_a &= \Delta U^{\circ\ddagger} + (1 - m)RT + mRT \\ &= \Delta U^{\circ\ddagger} + RT \end{aligned} \tag{9}$$

que é a Equação 12.38.

Sugestões de leitura para aprofundamento

LIVROS

BROUARD, M. *Reaction dynamics*. Nova York: Oxford University Press, 1998.

ESPENSON, J. H. *Chemical kinetics and reaction mechanism*. 2. ed. Nova York: WCB/McGraw-Hill, 1995.

HAGUE, D. N. *Fast reactions*. Nova York: Wiley-Interscience, 1971.

HAMMES, G. G. *Principles of chemical kinetics*. Nova York: Academic Press, 1978.

LAIDLER, K. J. *Chemical kinetics*. 3. ed. Nova York: Harper & Row, 1987.

MOORE, J. W.; PEARSON, R. G. *Kinetics and mechanisms*. Nova York: John Wiley & Sons, 1981.

NICHOLAS, J. *Chemical kinetics*. Nova York: John Wiley & Sons, 1976.

PILLING, M. J.; SEAKINS, P. W. *Reaction kinetics*. Nova York: Oxford University Press, 1995.

SCOTT, S. K. *Oscillations, waves, and chaos in chemical kinetics*. Nova York: Oxford University Press, 1994.

STEINFELD, J. I.; FRANCISCO, J. S.; HASE, W. L. *Chemical kinetics and dynamics*. 2. ed. Englewood Cliffs, NJ: Prentice-Hall, 1999.

ARTIGOS

Gerais

ALEXANDER, A. J.; ZARE, R. N. Anatomy of elementary chemical reactions. *J. Chem. Educ.* **75**, 1105, 1998.

BENFEY, O. T. Concept of time in chemistry. *J. Chem. Educ.* **40**, 574, 1963.

BIRK, J. P. Mechanistic ambiguities of rate laws. *J. Chem. Educ.* **47**, 805, 1970.

BOYD, R. K. Some common oversimplifications in teaching chemical kinetics. *J. Chem. Educ.* **55**, 84, 1978.

CARPENTER, B. Reaction dynamics in organic chemistry. *Am. Sci.* **85**, 138, 1997.

CARR, R. W. Chemical kinetics. *Encyclopedia of Applied Physics.* In*:* TRIGG, G. L. (Ed.). New York: VCH Publishers, v. 3, p. 345, 1992.

DACK, M. R. J. The influence of solvents on chemical reactivity. *J. Chem. Educ.* **51**, 231, 1974.

DRYSDALE, D. D.; LLOYD, A. C. Tables of conversion factors for reaction rate constants. *J. Chem. Educ.* **46**, 54, 1969.

EBERHARDT, G.; LEVIN, E. A simplified integration technique for reaction rate laws of integral order in several substances. *J. Chem. Educ.* **72**, 193, 1995.

ESKELSON, C. D. Drinking too fast can cause sudden death. *J. Chem. Educ.* **50**, 365, 1973.

GOLDANSKII, V. I. Quantum chemical reactions in the deep cold. *Sci. Am.* Fev. 1986.

LAIDLER, K. J. Just what is a transition state? *J. Chem. Educ.* **65**, 540, 1988.

______. Rate-controlling step: a necessary and useful concept? *J. Chem. Educ.* **65**, 250, 1988.

______. Unconventional applications of Arrhenius's law. *J. Chem. Educ.* **49**, 343, 1972.

LOGAN, R. The meaning and significance of "the activation energy" of a chemical reaction. *Educ. Chem.* **23**, 148, 1986.

LOGAN, S. R. The origin and status of the Arrhenius equation. *J. Chem. Educ.* **59**, 279, 1982.

MASKILL, H. The Arrhenius equation. *Educ. Chem.* **27**, 111, 1990.

______. The extent of reaction and chemical kinetics. *Educ. Chem.* **21**, 122, 1984.

McIVER, Jr., R. T. Chemical reactions without solvation. *Sci. Am.* Nov. 1980.

MURDOCH, J. R. What is the rate-determining step of a multistep reaction? *J. Chem. Educ.* **58**, 32, 1981.

PERLMUTTER-HAYMAN, B. Unimolecular gas reactions at low pressures. *J. Chem. Educ.* **44**, 605, 1967.

RAINES, R. T.; Hansen, D. E. An intuitive approach to steady-state kinetics. *J. Chem. Educ.* **65**, 757, 1988.

REEVE, C. Some provocative opinions on the terminology of chemical kinetics. *J. Chem. Educ.* **68**, 728, 1991.

SCOTT, R. A. MAUK, A. G.; GRAY, H. B. Experimental approaches to studying biological electron transfer. *J. Chem. Educ.* **62**, 932, 1985.

SHEEHAN, W. F. Along the reaction coordinate. *J. Chem. Educ.* **47**, 853, 1970.

SWIEGERS, G. F. Applying the principles of chemical kinetics to population growth problems. *J. Chem. Educ.* **70**, 364, 1993.

TARDY, D. C.; CATER, D. C. The steady state and equilibrium assumptions in chemical kinetics. *J. Chem. Educ.* **60**, 109, 1983.

THE TRANSITION state. *J. Chem. Educ.* **64**, 208, 1987.

VOLK, L.; RICHARDSON, W.; LAU, K. H.; HALL, M.; LIN, S. H. Steady state and equilibrium approximations in reaction kinetics. *J. Chem. Educ.* **54**, 95, 1977.

WILLIAMS, R. J. P. Electron transfer in biology. *Molec. Phys.* **68**, 1, 1989.

ZEWAIL, A. H. The birth of molecules. *Sci. Am.* dez. 1990.

ZIMMERMAN, H. K. Method for determining order of a reaction. *J. Chem. Educ.* **40**, 356, 1963.

Efeito Isotópico Cinético

CHANG, R. Primary kinetic isotope effect – A lecture demonstration. *Chem. Educator.* 1997, 2(3): S1430-4171 (97) 03121-X. Avail. URL: http://journals.springerny.com/chedr.

GOLD, V. Application of isotope effects. *Chem. Brit.* **6**, 292, 1970.

KREEVOY, M. M. The exposition of isotope effects on rates and equilibria. *J. Chem. Educ.* **41,** 636, 1964.

ROUHI, A. M. The world of isotope effects. *Chem. Eng. News.* Dez. **22**, 1997.

Catálise

FRIEND, C. M. Catalysis on surfaces. *Sci. Am.* abr. 1993.

HAIM, A. Catalysis: new reaction pathways, not just a lowering of activation energy. *J. Chem. Educ.* **66**, 935, 1989.

HALLER, G. L. Catalysis. *Encyclopedia of Applied Physics.* In: TRIGG, G. L. (Ed.). New York: VCH Publishers, v. 3, p. 67, 1991.

Cinética de Relaxação

CALDIN, E. Temperature-jump techniques. *Chem. Brit.* **11**, 4, 1975.

FALLER, L. Relaxation methods in chemistry. *Sci. Am.* maio 1969.

FINHOLT, J. E. The temperature-jump method for the study of fast reactions. *J. Chem. Educ.* **45**, 394, 1968.

SWINEHART, J. H. Relaxation kinetics. *J. Chem. Educ.* **44**, 524, 1967.

Reações Oscilantes

BENINI, O.; CERVELLAT, R.; FETTO, P. The BZ reaction: experimental and model studies in the physical chemistry laboratory. *J. Chem. Educ.* **73**, 865, 1996.

EPSTEIN, I. R.; KUSTIN, K.; DE KEPPER, P.; ORBÁN, M. Oscillating chemical reactions. *Sci. Am.* mar. 1983.

FIELD, R. J.; SCHNEIDER, F. W. Oscillating chemical reactions and nonlinear dynamics. *J. Chem. Educ.* **66**, 195, 1989.

JAHNKE, W.; WINFREE, A. T. Recipes for Belousov-Zhabotinsky reagents. *J. Chem. Educ.* **68**, 320, 1991.

MADONE, B. F.; FREEDMAN, W. L. Self-organizing structures. *Am. Sci.* **75**, 252, 1987.

MELKA, R. F.; OLSEN, G.; BEAVERS, L.; DRAEGER, J. A. The kinetics of oscillating reactions. *J. Chem. Educ.* **69**, 596, 1992.

NOYES, R. M. Some models of chemical oscillators. *J. Chem. Educ.* **66**, 190, 1989.

WEIMER, J. J. An oscillating reaction as a demonstration of principles applied in chemistry and chemical engineering. *J. Chem. Educ.* **71**, 325, 1994.

WINFREE, A. T. Rotating chemical reactions. *Sci. Am.* jun. 1974.

Problemas

Ordem de reação, lei de velocidade

12.1 Escreva as velocidades para as seguintes reações como desaparecimento de reagentes e aparecimento de produtos:

(a) $3O_2 \rightarrow 2O_3$

(b) $C_2H_6 \rightarrow C_2H_4 + H_2$

(c) $ClO^- + Br^- \rightarrow BrO^- + Cl^-$

(d) $(CH_3)_3CCl + H_2O \rightarrow (CH_3)_3COH + H^+ + Cl^-$

(e) $2AsH_3 \rightarrow 2As + 3H_2$

12.2 A lei de velocidade para a reação

$$NH_4^+(aq) + NO_2^-(aq) \rightarrow N_2(g) + 2H_2O(l)$$

é dada por: velocidade = $k[NH_4^+][NO_2^-]$. A 25 °C, a constante de velocidade é $3{,}0 \times 10^{-4}$ M^{-1} s^{-1}. Calcule a velocidade da reação a essa temperatura se $[NH_4^+] = 0{,}26\ M$ e $[NO_2^-] = 0{,}080\ M$.

12.3 Quais são as unidades da constante de velocidade para uma reação de terceira ordem?

12.4 Determinou-se que a reação seguinte é de primeira ordem em A:

$$A \rightarrow B + C$$

Se metade da quantidade inicial de A for utilizada depois de 56 s, calcule a fração que será utilizada depois de 6,0 min.

12.5 Para uma dada reação de primeira ordem a 298 K, verificou-se que, depois de 49 min, 34,5% da reação já havia ocorrido. Qual é sua constante de velocidade?

12.6 **(a)** A meia-vida do decaimento de primeira ordem do ^{14}C radioativo é cerca de 5 720 anos. Calcule a constante de velocidade para a reação. **(b)** A abundância natural do isótopo ^{14}C é $1{,}1 \times 10^{-13}$ mol % na matéria viva. A análise radioquímica de um objeto obtido em uma escavação arqueológica mostrou que o conteúdo de isótopo ^{14}C é $0{,}89 \times 10^{-14}$ mol %. Calcule a idade do objeto. Explicite suas suposições.

12.7 A constante de velocidade de primeira ordem para a decomposição em fase gasosa do éter dimetílico,

$$(CH_3)_2O \rightarrow CH_4 + H_2 + CO$$

é $3{,}2 \times 10^{-4}\ s^{-1}$ a 450 °C. A reação é realizada em um recipiente a volume constante. Inicialmente, somente o éter dimetílico está presente, e a pressão é 0,350 atm. Qual é a pressão do sistema depois de 8 min? Suponha um comportamento de gás ideal.

12.8 Quando a concentração de A na reação A → B mudou de 1,20 *M* para 0,60 *M*, a meia-vida aumentou de 2,0 min para 4,0 min a 25 °C. Calcule a ordem da reação e a constante de velocidade.

12.9 O progresso de uma reação na fase gasosa foi monitorado pela absorbância de um reagente em tempos diversos:

Tempo/s	0	54	171	390	720	1 010	1 190
Absorbância	1,67	1,51	1,24	0,847	0,478	0,301	0,216

Determine a ordem da reação e a constante de velocidade.

12.10 O ciclobutano se decompõe em etileno segundo a equação

$$C_4H_8(g) \longrightarrow 2C_2H_4(g)$$

Determine a ordem da reação e a constante de velocidade com base nas seguintes pressões, que foram registradas quando a reação foi realizada a 430 °C em um recipiente a volume constante:

Tempo/s	$P_{C_4H_8}$/mmHg
0	400
2000	316
4000	248
6000	196
8000	155
10000	122

12.11 Qual é a meia-vida de um composto se 75% de determinada amostra do composto se decompõe em 60 min? Suponha uma cinética de primeira ordem.

12.12 A constante de velocidade para uma reação de segunda ordem

$$2NO_2(g) \longrightarrow 2NO(g) + O_2(g)$$

é 0,54 M^{-1} s^{-1} a 300 °C. Quanto tempo (em segundos) levaria para a concentração de NO_2 diminuir de 0,62 *M* para 0,28 *M*?

12.13 A decomposição de N_2O para N_2 e O_2 é uma reação de primeira ordem. A 730 °C, a meia-vida da reação é $3{,}58 \times 10^3$ min. Se a pressão inicial de N_2O for 2,10 atm a 730 °C, calcule a pressão total do gás depois de uma meia-vida. Suponha que o volume permaneça constante.

12.14 A lei de velocidade integrada para uma reação de ordem zero A → B é $[A] = [A]_0 - kt$. (**a**) Esquematize os seguintes gráficos: (**i**) velocidade em função de [A]; (**ii**) [A] em função de *t*. (**b**) Derive uma expressão para a meia-vida da reação. (**c**) Calcule o tempo em meias-vidas para a situação em que a lei de velocidade integrada não seja mais válida, isto é, quando [A] = 0.

12.15 Na indústria nuclear, os trabalhadores usam a regra prática que diz que a radioatividade de qualquer amostra será relativamente inofensiva depois de 10 meias-vidas. Calcule a fração de uma amostra radioativa que permanece depois desse período. (*Dica*: Decaimentos radioativos obedecem a uma cinética de primeira ordem.)

12.16 Muitas reações que envolvem catálise heterogênea são de ordem zero; isto é, velocidade = *k*. Um exemplo é a decomposição da fosfina (PH_3) sobre tungstênio (W):

$$4PH_3(g) \longrightarrow P_4(g) + 6H_2(g)$$

A velocidade para essa reação é independente da $[PH_3]$ desde que a pressão da fosfina seja suficientemente alta (≥ 1 atm). Explique.

12.17 Se a primeira meia-vida de uma reação de ordem zero é 200 s, qual será a duração da próxima meia-vida?

12.18 Considere o seguinte decaimento nuclear

$$^{64}\text{Cu} \longrightarrow {}^{64}\text{Zn} + {}^{\;0}_{-1}\beta \quad t_{1/2} = 12{,}8 \text{ horas}$$

Começando com um mol de ^{64}Cu, calcule o número de gramas de ^{64}Zn formado depois de 25,6 horas.

Mecanismos de reação

12.19 A reação

$$S_2O_8^{2-} + 2I^- \rightarrow 2SO_4^{2-} + I_2$$

ocorre vagarosamente em solução aquosa, mas pode ser catalisada pelo íon Fe^{3+}. Dado que o Fe^{3+} pode oxidar o I^- e o Fe^{2+} pode reduzir o $S_2O_8^{2-}$, escreva um mecanismo de duas etapas plausível para essa reação. Explique por que a reação não catalisada é lenta.

12.20 Derive a Equação 12.22 usando a aproximação do estado estacionário para os átomos de H e Br.

12.21 Na atmosfera, uma molécula excitada de ozônio, O_3^*, pode sofrer uma das seguintes reações:

$$O_3^* \xrightarrow{k_1} O_3 \qquad (1)\ \text{fluorescência}$$

$$O_3^* \xrightarrow{k_2} O + O_2 \qquad (2)\ \text{decomposição}$$

$$O_3^* + M \xrightarrow{k_3} O_3 + M \qquad (3)\ \text{desativação}$$

em que M é uma molécula inerte. Calcule a fração de moléculas de ozônio que sofre decomposição com uma razão entre suas constantes de velocidade.

12.22 Os seguintes dados foram coletados para a reação entre hidrogênio e óxido nítrico a 700 °C:

$$2H_2(g) + 2NO(g) \rightarrow 2H_2O(g) + N_2(g)$$

Experimento	$[H_2]/M$	$[NO]/M$	Velocidade inicial/$M \cdot s^{-1}$
1	0,010	0,025	$2,4 \times 10^{-6}$
2	0,0050	0,025	$1,2 \times 10^{-6}$
3	0,010	0,0125	$0,60 \times 10^{-6}$

(**a**) Qual é a lei de velocidade para a reação? (**b**) Calcule a constante de velocidade para a reação. (**c**) Sugira um mecanismo de reação plausível que seja consistente com a lei de velocidade. (*Dica*: Suponha que o átomo de oxigênio seja o intermediário.) (**d**) Estudos mais cuidadosos da reação mostraram que a lei de velocidade em um intervalo bem amplo das concentrações dos reagentes deveria ser

$$\text{velocidade} = \frac{k_1[NO]^2[H_2]}{1 + k_2[H_2]}$$

O que acontecerá à lei de velocidade a concentrações muito altas e muito baixas de hidrogênio?

12.23 A lei de velocidade para a decomposição do ozônio a oxigênio molecular

$$2O_3(g) \rightarrow 3O_2(g)$$

é

$$\text{velocidade} = k\frac{[O_3]^2}{[O_2]}$$

O mecanismo proposto para esse processo é

$$O_3 \underset{k_{-1}}{\overset{k_1}{\rightleftharpoons}} O + O_2$$

$$O + O_3 \xrightarrow{k_2} 2O_2$$

Derive a lei de velocidade a partir dessas etapas elementares. Escreva claramente quais foram as suposições que você usou na derivação. Explique por que a velocidade decresce com o aumento na concentração de O_2.

12.24 A reação em fase gasosa entre H_2 e I_2 para formar HI envolve um mecanismo de duas etapas:

$$I_2 \rightleftharpoons 2I$$

$$H_2 + 2I \rightarrow 2HI$$

A velocidade de formação do HI aumenta com a intensidade de luz visível. (**a**) Explique por que esse fato dá suporte ao mecanismo de duas etapas fornecido. (*Dica*: A cor do vapor de I_2 é púrpura.) (**b**) Explique por que a luz visível não tem nenhum efeito na formação de átomos de H.

12.25 Em anos recentes, o ozônio na estratosfera tem sido destruído a uma velocidade altamente alarmante pelos clorofluorocarbonos (CFCs). Uma molécula CFC como o $CFCl_3$ é decomposta primeiro por radiação UV:

$$CFCl_3 \rightarrow CFCl_2 + Cl$$

O radical cloro, então, reage com o ozônio como se segue:

$$Cl + O_3 \rightarrow ClO + O_2$$

$$ClO + O \rightarrow Cl + O_2$$

(**a**) Escreva a reação total para as duas últimas etapas. (**b**) Quais são os papéis do Cl e do ClO? (**c**) Por que o radical flúor não é importante nesse mecanismo? (**d**) Uma sugestão para reduzir a concentração de radicais de cloro é adicionar hidrocarbonetos como o etano (C_2H_6) à estratosfera. Como pode funcionar essa abordagem? (**e**) Desenhe diagramas de energia potencial em função do progresso da reação para a destruição de ozônio não catalisada e a catalisada (por Cl): $O_3 + O \rightarrow 2O_2$. Use os dados termodinâmicos do Apêndice B para determinar se a reação é exotérmica ou endotérmica.

Energia de ativação

12.26 Use a Equação 12.23 para calcular a constante de velocidade a 300 K para $E_a = 0$, 2 e 50 kJ mol^{-1}. Suponha que $A = 10^{11}$ s^{-1} em cada caso.

12.27 Muitas reações duplicam suas velocidades para cada aumento de 10° na temperatura. Suponha que uma reação desse tipo ocorra a 305 K e a 315 K. Qual deve ser a energia de ativação para a afirmação ser verdadeira?

12.28 Em um intervalo de cerca de ±3 °C da temperatura corporal normal, a velocidade metabólica, M_T, é dada por $M_T = M_{37}(1{,}1)^{\Delta T}$, em que M_T é a velocidade normal e ΔT é a variação em T. Discuta essa equação usando uma possível interpretação molecular. [Fonte: CAMPBELL, J. A. Eco-Chem, *J. Chem. Educ.* **52**, 327, 1975.]

12.29 A velocidade de hidrólise bacteriana de músculo de peixe é duas vezes maior a 2,2 °C do que a −1,1 °C. Estime um valor de ΔE_a para essa reação. Há alguma relação com o problema de se armazenar peixe como alimento? [Fonte: CAMPBELL, J. A. Eco-Chem, *J. Chem. Educ.* **52**, 390, 1975.]

12.30 As constantes de velocidade para a decomposição de primeira ordem de um composto orgânico em solução foram medidas a várias temperaturas:

k/s^{-1}	$4{,}92 \times 10^{-3}$	0,0216	0,0950	0,326	1,15
t/°C	5,0	15	25	35	45

Determine graficamente o fator pré-exponencial e a energia de ativação para a reação.

12.31 A energia de ativação para a reação $2HI \rightarrow H_2 + I_2$ é 180 kJ mol^{-1} a 556 K. Calcule a constante de velocidade usando a Equação 12.23. O diâmetro de colisão para o HI é $3{,}5 \times 10^{-8}$ cm. Suponha que a pressão seja 1 atm.

12.32 A constante de velocidade de uma reação de primeira ordem é $4{,}60 \times 10^{-4}$ s^{-1} a 350 °C. Se a energia de ativação for 104 kJ mol^{-1}, calcule a temperatura na qual sua velocidade será $8{,}80 \times 10^{-4}$ s^{-1}.

12.33 A velocidade com que grilos de árvores cricrilam é $2{,}0 \times 10^2$ por minuto a 27 °C, mas somente 39,6 por minuto a 5 °C. A partir desses dados, calcule a "energia de ativação" para o cricrilar dos grilos. (*Dica*: A razão das velocidades é igual à razão das constantes de velocidade.) Encontre a velocidade do cricrilar a 15 °C.

12.34 Considere as seguintes reações paralelas

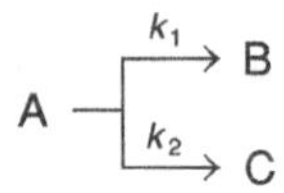

As energias de ativação são 45,3 kJ mol^{-1} para k_1 e 69,8 kJ mol^{-1} para k_2. Se as constantes de velocidade são iguais a 320 K, a que temperatura $k_1/k_2 = 2{,}00$?

Formulação termodinâmica da teoria do estado de transição

12.35 A isomerização térmica do ciclopropano para propeno na fase gasosa tem uma constante de velocidade de $5{,}95 \times 10^{-4}$ s^{-1} a 500 °C. Calcule o valor de $\Delta G^{\circ\ddagger}$ para a reação.

12.36 A velocidade da reação de troca de elétrons entre o naftaleno ($C_{10}H_8$) e seu ânion radical ($C_{10}H_8^-$) é controlada por difusão:

$$C_{10}H_8^- + C_{10}H_8 \rightleftharpoons C_{10}H_8 + C_{10}H_8^-$$

A reação é bimolecular e de segunda ordem. As constantes de velocidade são

T/K	307	299	289	273
$k/10^9\, M^{-1} \cdot \text{s}^{-1}$	2,71	2,40	1,96	1,43

Calcule os valores de E_a, $\Delta H^{\circ\ddagger}$, $\Delta S^{\circ\ddagger}$ e $\Delta G^{\circ\ddagger}$ a 307 K para a reação. [*Dica*: Rearrange a Equação 12.36 e faça o gráfico de $\ln(k/T)$ em função de $1/T$.]

12.37 (**a**) O fator pré-exponencial e a energia de ativação para a hidrólise de cloreto de *t*-butila são $2{,}1 \times 10^{16}$ s^{-1} e 102 kJ mol^{-1}, respectivamente. Calcule os valores de $\Delta S^{\circ\ddagger}$ e $\Delta H^{\circ\ddagger}$ a 286 K para a reação. (**b**) O fator pré-exponencial e a energia de ativação para a reação de cicloadição em fase gasosa de anidrido maléico e ciclopentadieno são $5{,}9 \times 10^7$ M^{-1} s^{-1} e 51 kJ mol^{-1}, respectivamente. Calcule os valores de $\Delta S^{\circ\ddagger}$ e $\Delta H^{\circ\ddagger}$ a 293 K para a reação.

Efeito isotópico cinético

12.38 Uma pessoa pode morrer depois de beber D_2O em vez de H_2O por um período prolongado (da ordem de alguns dias). Explique. Como D_2O tem praticamente as mesmas propriedades de H_2O, como você testaria a presença de grandes quantidades de D_2O no corpo da vítima?

12.39 O passo determinante da velocidade de bromação da acetona envolve quebrar uma ligação carbono–hidrogênio. Estime a razão das constantes de velocidade k_{C-H}/k_{C-D} para a reação a 300 K. As freqüências de vibração para essas ligações em particular são $\tilde{\nu}_{C-H} \approx 3\,000\ \text{cm}^{-1}$ e $\tilde{\nu}_{C-D} \approx 2\,100\ \text{cm}^{-1}$. O número de onda ($\tilde{\nu}$) é dado por ν/c, em que ν é a freqüência e c é a velocidade da luz.

12.40 Óleos lubrificantes para relógios e outros objetos mecânicos são feitos de hidrocarbonetos de cadeias longas. Em períodos longos de tempo, eles sofrem auto-oxidação, formando polímeros sólidos. O passo inicial nesse processo envolve a abstração de hidrogênio. Sugira um meio químico de prolongar a vida desses óleos.

Problemas adicionais

12.41 Um frasco contém uma mistura dos compostos A e B. Ambos os compostos se decompõem de acordo com uma cinética de primeira ordem. A meia-vida do composto A é de 50,0 min e a do composto B é de 18,0 min. Se as concentrações de A e B forem iguais inicialmente, quanto tempo levará para que a concentração de A seja quatro vezes maior que a de B?

12.42 O termo *reversível* é utilizado tanto na termodinâmica (Capítulo 4) como neste capítulo. Ele transmite o mesmo significado nos dois casos?

12.43 A recombinação de átomos de iodo em um solvente orgânico, como o tetracloreto de carbono, é um processo controlado por difusão:

$$\mathrm{I} + \mathrm{I} \rightarrow \mathrm{I_2}$$

Dado que a viscosidade do CCl_4 é $9{,}69 \times 10^{-4}$ N s m^{-2} a 20 °C, calcule a velocidade de recombinação nessa temperatura.

12.44 O equilíbrio entre o CO_2 dissolvido e o ácido carbônico pode ser representado por

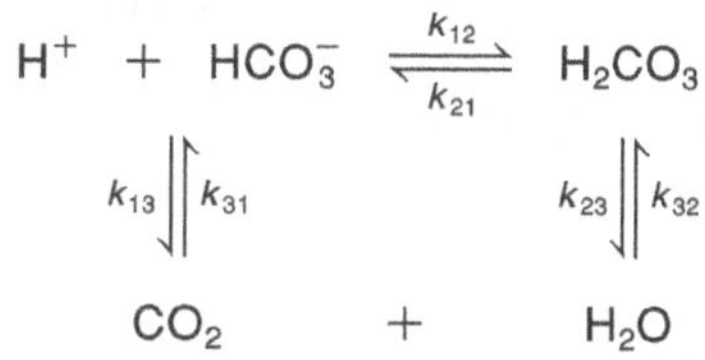

Mostre que

$$-\frac{d[\mathrm{CO_2}]}{dt} = (k_{31} + k_{32})[\mathrm{CO_2}] - \left(k_{13} + \frac{k_{23}}{K}\right)[\mathrm{H^+}][\mathrm{HCO_3^-}]$$

em que $K = [\mathrm{H^+}][\mathrm{HCO_3^-}]/[\mathrm{H_2CO_3}]$.

12.45 O polietileno é utilizado em muitos produtos, incluindo canos para água, garrafas, isolantes elétricos, brinquedos e envelopes para correio. É um *polímero*, uma molécula com massa molar muito grande feita pela junção de muitas moléculas de etileno (a unidade básica é chamada monômero). A etapa de iniciação é

$$\mathrm{R_2} \xrightarrow{k_i} 2\mathrm{R\cdot} \quad \text{iniciação}$$

A espécie R• (chamada de radical) reage com uma molécula de etileno (M) para gerar outro radical

$$\mathrm{R\cdot} + \mathrm{M} \rightarrow \mathrm{M_1\cdot}$$

A reação de M_1• com outro monômero leva ao crescimento ou à propagação da cadeia de polímero:

$$\mathrm{M_1\cdot} + \mathrm{M} \xrightarrow{k_p} \mathrm{M_2\cdot} \quad \text{propagação}$$

Esse passo pode ser repetido com centenas de unidades do monômero. A propagação termina quando os dois radicais se combinam

$$\mathrm{M'\cdot} + \mathrm{M''\cdot} \xrightarrow{k_t} \mathrm{M'} - \mathrm{M''} \quad \text{terminação}$$

O iniciador mais comum na polimerização do etileno é o peróxido de benzoíla ($[C_6H_5COO)_2]$):

$$[\mathrm{C_6H_5COO)_2}] \rightarrow 2\mathrm{C_6H_5COO\cdot}$$

Essa é uma reação de primeira ordem. A meia-vida do peróxido de benzoíla a 100 °C é 19,8 min. (**a**) Calcule a constante de velocidade (em min^{-1}) da reação. (**b**) Se a meia-vida do peróxido de benzoíla for 7,30 h ou 438 min, a 70 °C, qual será a energia de ativação (em kJ mol^{-1}) para a decomposição do peróxido de benzoíla? (**c**) Escreva as leis de velocidade para as etapas elementares no processo de polimerização anterior e identifique o reagente, o produto e os intermediários. (**d**) Qual condição favoreceria o crescimento de polietilenos longos com altos valores de massa molar?

12.46 Em determinado processo industrial que envolve um catalisador heterogêneo, o volume do catalisador (na forma de uma esfera) é 10,0 cm^3. (**a**) Calcule a área superficial do catalisador. (**b**) Se a esfera for quebrada em oito esferas, cada uma com volume de 1,25 cm^3, qual será a área da superfície total das esferas? (**c**) Qual das duas configurações geométricas é um catalisador mais efetivo? (*Dica*: A área superficial da esfera é $4\pi r^2$, em que r é o raio da esfera.)

12.47 Explique por que a poeira de grãos* em elevadores de armazenagem pode ser explosiva.

12.48 A uma dada temperatura elevada, a amônia se decompõe na superfície de tungstênio metálico da seguinte forma:

$$NH_3 \rightarrow \tfrac{1}{2}N_2 + \tfrac{3}{2}H_2$$

Os dados cinéticos são expressos como a variação da meia-vida com a pressão inicial de NH_3:

P/torr	264	130	59	16
$t_{1/2}$/s	456	228	102	60

(**a**) Determine a ordem da reação. (**b**) Como a ordem depende da pressão inicial? (**c**) Como o mecanismo da reação varia com a pressão?

12.49 A *atividade* de uma amostra radioativa é o número de desintegrações nucleares por segundo, que é igual à constante de velocidade de primeira ordem multiplicada pelo número de núcleos radioativos presentes. A unidade fundamental de radioatividade é o *curie* (Ci), em que 1 Ci é exatamente igual a $3{,}70 \times 10^{10}$ desintegrações por segundo. Essa taxa de decaimento é equivalente à de 1 g de rádio-226. Calcule a constante de velocidade e a meia-vida para o decaimento do rádio. Começando com uma amostra de 1,0 g de rádio, qual será sua atividade depois de 500 anos? A massa molar do Ra-226 é 226,03 g mol^{-1}.

12.50 A reação X → Y tem entalpia de −64 kJ mol^{-1} e energia de ativação de 22 kJ mol^{-1}. Qual será a energia de ativação para o processo inverso Y → X?

12.51 Considere as seguintes reações paralelas de primeira ordem:

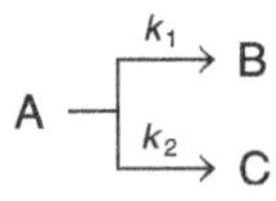

(**a**) Escreva a expressão para $d[B]/dt$ no tempo t, dado que $[A]_0$ é a concentração de A em $t = 0$. (**b**) Qual é a razão de [B]/[C] após o término das reações?

12.52 Como resultado de sua exposição à radiação que vazou durante o acidente nuclear de Chernobyl, uma pessoa teve um nível de iodo-131 no corpo igual a 7,4 mCi (1 mCi = 1×10^{-3} Ci). Calcule o número de átomos de I-131 a que essa radioatividade corresponde. Por que as pessoas que moravam próximas ao local do reator nuclear foram incitadas a ingerir grandes quantidades de iodeto de potássio depois do acidente?

12.53 Determinada molécula de proteína, P, de massa molar $\mathcal{M}$ dimeriza-se quando deixada em repouso em uma solução à temperatura ambiente. Um mecanismo plausível é que a molécula de proteína é primeiro denaturada antes de se dimerizar.

$$P \xrightarrow{k} P^* \text{ (denaturada)} \qquad \text{lento}$$

$$2P^* \longrightarrow P_2 \qquad \text{rápido}$$

---

* Poeira de grãos refere-se ao termo inglês "grain dust", que tem um sentido bem específico. Nesse contexto, o termo grãos abrange cereais como milho, trigo e cevada, os quais durante o transporte (por elevadores, esteiras, etc.) e a armazenagem produzem pequenas partículas (poeira) que podem ficar suspensas no ar ou se acumular em camadas em um ambiente fechado. (N. T.)

O progresso dessa reação pode ser acompanhado fazendo-se medidas de viscosidade da massa molar média, $\overline{\mathcal{M}}$. Obtenha uma expressão para $\overline{\mathcal{M}}$ nos termos da concentração inicial, $[P]_0$, da concentração no tempo *t*, [P] e de $\mathcal{M}$. Escreva uma equação de velocidade consistente com esse esquema.

12.54 A bromação da acetona é catalisada por ácido

$$CH_3COCH_3 + Br_2 \xrightarrow{H^+} CH_3COCH_2Br + H^+ + Br^-$$

A velocidade de desaparecimento do bromo foi medida para várias concentrações diferentes de acetona, bromo e de íons H^+ em determinada temperatura:

	$[CH_3COCH_3]/M$	$[Br_2]/M$	$[H^+]/M$	Velocidade de desaparecimento de $Br_2/M \cdot s^{-1}$
(1)	0,30	0,050	0,050	$5{,}7 \times 10^{-5}$
(2)	0,30	0,10	0,050	$5{,}7 \times 10^{-5}$
(3)	0,30	0,050	0,10	$1{,}2 \times 10^{-4}$
(4)	0,40	0,050	0,20	$3{,}1 \times 10^{-4}$
(5)	0,40	0,050	0,050	$7{,}6 \times 10^{-5}$

(**a**) Qual é a lei de velocidade para a reação? (**b**) Determine a constante de velocidade. (**c**) O mecanismo seguinte foi proposto para a reação:

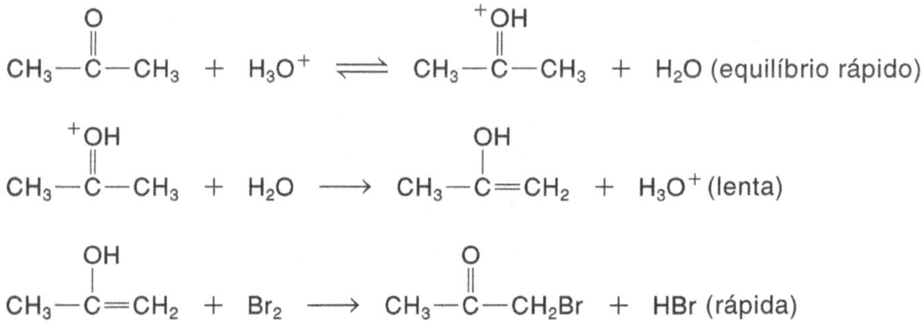

Mostre que a lei de velocidade deduzida do mecanismo é consistente com a obtida em (**a**).

12.55 A lei de velocidade para a reação $2NO_2(g) \rightarrow N_2O_4(g)$ é: velocidade $= k[NO_2]^2$. Quais das seguintes mudanças vão afetar o valor de *k*? (**a**) A pressão de NO_2 é duplicada. (**b**) A reação é realizada em um solvente orgânico. (**c**) O volume do recipiente é duplicado. (**d**) A temperatura é diminuída. (**e**) Um catalisador é adicionado ao recipiente.

12.56 Para as reações cíclicas mostradas na página 465, mostre que $k_{-1}k_2k_3 = k_1k_{-2}k_{-3}$.

12.57 O oxigênio necessário para o metabolismo é retirado pela hemoglobina (Hb), que se transforma na oxiemoglobina (HbO_2) segundo a reação simplificada

$$Hb(aq) + O_2(aq) \xrightarrow{k} HbO_2(aq)$$

em que a constante de velocidade de segunda ordem é $2{,}1 \times 10^6\ M^{-1}\ s^{-1}$ a 37 °C. Para um adulto médio, as concentrações de Hb e O_2 no sangue nos pulmões são $8{,}0 \times 10^{-6}\ M$ e $1{,}5 \times 10^{-6}\ M$, respectivamente. (**a**) Calcule a velocidade de formação de HbO_2. (**b**) Calcule a velocidade de consumo de O_2. (**c**) Para suprir a demanda de uma velocidade metabólica maior durante o exercício, a velocidade de formação de HbO_2 aumenta para $1{,}4 \times 10^{-4}\ M\ s^{-1}$. Supondo que a concentração de Hb permaneça a mesma, que concentração de oxigênio é necessária para manter essa velocidade de formação de HbO_2?

12.58 A sacarose ($C_{12}H_{22}O_{11}$), comumente chamada de açúcar refinado, sofre hidrólise (reação com a água) para produzir a frutose ($C_6H_{12}O_6$) e a glicose ($C_6H_{12}O_6$):

$$\underset{}{C_{12}H_{22}O_{11}} + H_2O \rightarrow \underset{\text{frutose}}{C_6H_{12}O_6} + \underset{\text{glicose}}{C_6H_{12}O_6}$$

Esta reação tem um significado especial na indústria de balas. Primeiro, a frutose é mais doce do que a sacarose. Segundo, uma mistura de frutose e glicose, chamada de açúcar *invertido*, não se cristaliza; portanto, a bala feita com essa combinação é mais fácil de mastigar e não quebradiça como a de sacarose cristalizada. A sacarose é dextrorrotatória (+), ao passo que a mistura de glicose e frutose resultante da inversão é levorrotatória (–). Assim, uma diminuição na concentração de sacarose será acompanhada por uma diminuição proporcional na rotação óptica. (**a**) Dos seguintes dados cinéticos, mostre que a reação é de primeira ordem e determine a constante de velocidade:

tempo/min	0	7,20	18,0	27,0	∞
rotação óptica (α)	+24,08°	+21,40°	+17,73°	+15,01°	–10,73°

(**b**) Explique por que a lei de velocidade não inclui $[H_2O]$, mesmo sendo a água um reagente.

12.59 Em solução, o tálio (I) é oxidado pelo cério (IV) como se segue:

$$Tl^+ + 2Ce^{4+} \rightarrow Tl^{3+} + 2Ce^{3+}$$

As etapas elementares, na presença de Mn(II), são as seguintes:

$$Ce^{4+} + Mn^{2+} \rightarrow Ce^{3+} + Mn^{3+}$$
$$Ce^{4+} + Mn^{3+} \rightarrow Ce^{3+} + Mn^{4+}$$
$$Tl^{+} + Mn^{4+} \rightarrow Tl^{3+} + Mn^{2+}$$

(**a**) Identifique o catalisador, os intermediários e a etapa determinante da velocidade se a lei de velocidade for: velocidade = $k\,[Ce^{4+}][Mn^{2+}]$. (**b**) Explique por que a reação é lenta sem o catalisador. (**c**) Classifique o tipo de catálise (homogênea ou heterogênea).

12.60 Sob certas condições, a decomposição em fase gasosa do ozônio é de segunda ordem em O_3 e inibida por oxigênio molecular. Aplique a aproximação do estado estacionário ao seguinte mecanismo e mostre que a lei de velocidade é consistente com a observação experimental:

$$O_3 \underset{k_{-1}}{\overset{k_1}{\rightleftharpoons}} O_2 + O$$
$$O + O_3 \xrightarrow{k_2} 2O_2$$

Explicite qualquer suposição feita nessa derivação.

12.61 As constantes de velocidade para a reação

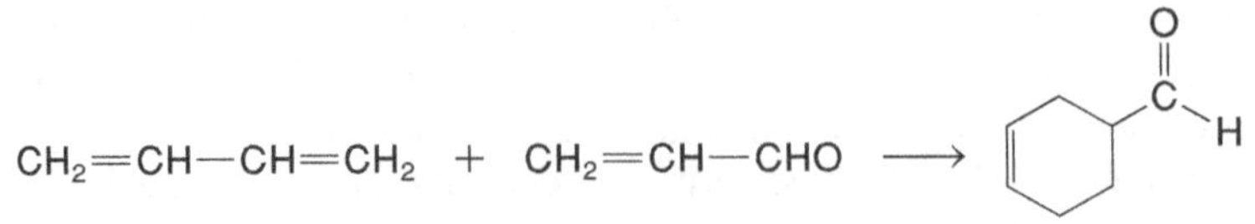

foram medidas a várias temperaturas:

$10^3\, k/M^{-1} \cdot s^{-1}$	0,138	1,63	7,2	36,8	81
$t/°C$	155,3	208,3	246,5	295,8	330,8

Calcule os valores do fator pré-exponencial, de E_a, de $\Delta S^{\circ\ddagger}$ e de $\Delta H^{\circ\ddagger}$ para a reação. Use 516 K como a temperatura média para seus cálculos. [Dados obtidos de KISTIAKOWSKY G. B.; LACHER, J. R. *J. Am. Chem. Soc.* **58**, 123, 1936.]

CAPÍTULO 13

Cinética enzimática

Em anos recentes tem havido alguma controvérsia a respeito de como as enzimas conseguem catalisar reações químicas tão rapidamente. No entanto, o que esses argumentos não levam em conta é o fato de que o fator realmente limitante da velocidade de uma reação enzimática raramente pode ser atribuído à reação química propriamente dita.

—W. W. Cleland*

Uma das áreas de estudo mais fascinantes em cinética química é a catálise enzimática. O fenômeno da catálise enzimática geralmente resulta em um grande aumento na velocidade de reação (da ordem de 10^6 a 10^{18}) e alta especificidade. Por especificidade, entendemos que uma molécula de enzima é capaz de catalisar seletivamente certos reagentes, chamados *substratos*, ao mesmo tempo que discrimina outras moléculas.

Este capítulo apresenta o tratamento matemático básico da cinética enzimática e discute os tópicos da inibição enzimática, o alosterismo e o efeito do pH na cinética enzimática.

13.1 Princípios gerais da catálise

O catalisador é uma substância que aumenta a velocidade de uma reação sem ser ele próprio consumido pelo processo. A reação em que um catalisador está envolvido é chamada *reação catalisada*, e o processo é chamado *catálise*. Ao estudar catálise, deve-se ter em mente as seguintes características:

1. O catalisador diminui a energia de ativação de Gibbs, fornecendo um mecanismo diferente para a reação (Figura 13.1). Esse mecanismo aumenta a velocidade e se aplica a *ambas* as direções da reação, direta e inversa.
2. O catalisador forma um intermediário com o(s) reagente(s) na etapa inicial do mecanismo e é liberado na etapa de formação do produto. O catalisador não aparece na reação total.
3. Independentemente do mecanismo e da energética da reação, o catalisador não pode afetar as entalpias ou as energias de Gibbs dos reagentes e produtos. Desse modo, a catálise aumenta a velocidade de aproximação ao equilíbrio, porém não pode alterar a constante de equilíbrio termodinâmico.

Por milhares de anos, catalisadores têm sido usados pelo ser humano na preparação de alimentos e na produção de vinho. Industrialmente, centenas de bilhões de

* De CLELAND, W. W. What limits the rate of an enzyme-catalyzed reaction? *Acc. Chem. Res.* **8**, 145, 1975. Copyright © 1975 pela American Chemical Society. Usado com permissão.

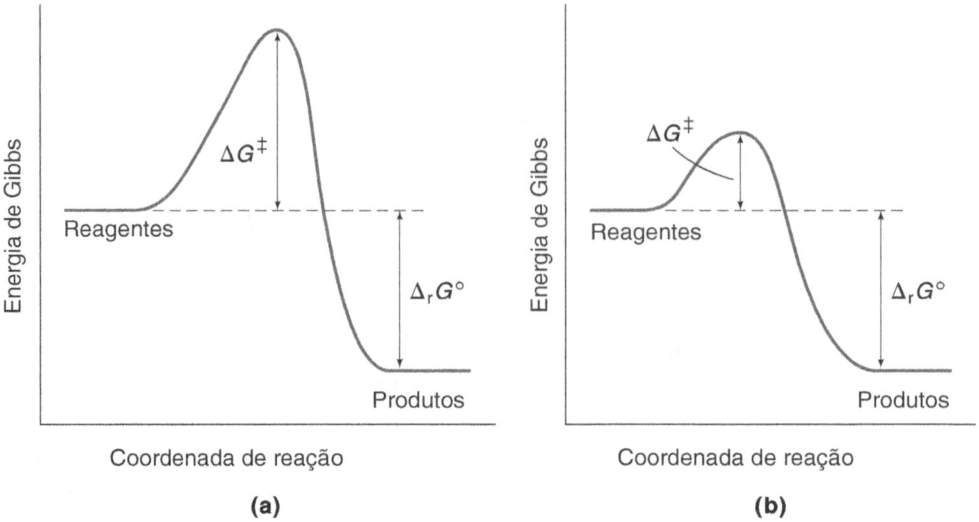

Figura 13.1
Variação da energia de Gibbs para **(a)** uma reação não-catalisada e **(b)** uma reação catalisada. A reação catalisada deve envolver a formação de pelo menos um intermediário (entre o reagente e o catalisador). O valor de $\Delta_r G°$ é o mesmo em ambos os casos.

dólares são despendidos anualmente na produção de reagentes químicos com a ajuda de catalisadores. Há três tipos de catálise: heterogênea, homogênea e enzimática. Em uma reação heterogeneamente catalisada, os reagentes e o catalisador estão em diferentes fases (geralmente gás/sólido ou líquido/sólido). Exemplos bem conhecidos são a síntese de Haber da amônia e a produção de ácido nítrico pelo método de Ostwald. A bromação da acetona, catalisada por ácidos,

$$CH_3COCH_3 + Br_2 \xrightarrow{H^+} CH_2BrCOCH_3 + HBr$$

é um exemplo de catálise homogênea porque os reagentes e o catalisador (H^+) estão todos presentes no meio aquoso. A catálise enzimática é também homogênea em natureza. Entretanto, devido à sua origem biológica e ao fato de ser a mais complexa dentre os três tipos de catálise, é tratada como uma categoria separada. Com seus mecanismos de ação bem ou mal compreendidos, as enzimas têm sido usadas amplamente na produção de alimentos e bebidas, assim como na manufatura de fármacos e outros reagentes químicos.

Catálise enzimática

Desde 1926, quando o bioquímico americano James Summer (1887–1955) cristalizou a urease (uma enzima que catalisa a clivagem da uréia em amônia e dióxido de carbono), ficou-se sabendo que a maior parte das enzimas são proteínas.* Uma enzima geralmente contém um ou mais *sítios ativos*, em que as reações com substratos ocorrem. Um sítio ativo pode compreender somente alguns poucos resíduos de aminoácidos; o restante da proteína é necessário para a manutenção da integridade tridimensional da rede. A especificidade das enzimas por substratos varia de molécula para molécula. Muitas enzimas exibem especificidade estereoquímica, isto é, cata-

* No início da década de 1980, os químicos descobriram que certas moléculas de RNA, chamadas ribossomos, também possuem propriedades catalíticas.

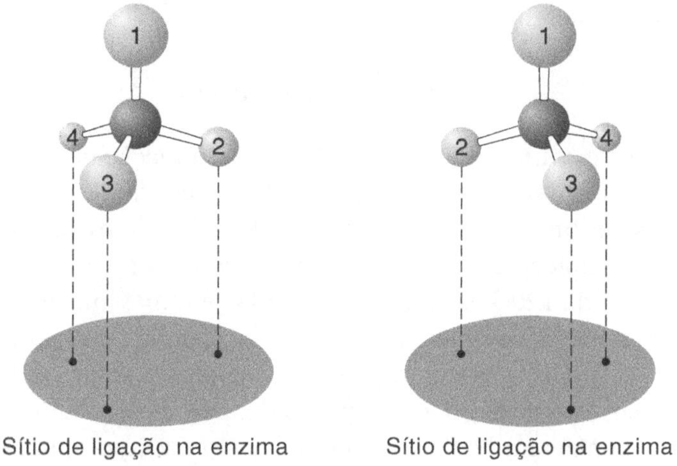

Figura 13.2
Diagrama que mostra como dois enantiômeros ligam-se de formas diferentes a uma enzima. Como a geometria de um sítio ativo de uma enzima é normalmente fixa (isto é, pode ter apenas um de dois arranjos), a reação ocorre apenas para um dos dois enantiômeros. A especificidade requer um mínimo de três pontos de contato entre o substrato e a enzima.

lisam as reações de uma configuração, mas não da outra (Figura 13.2). Por exemplo, as enzimas proteolíticas catalisam somente a hidrólise de peptídeos feitos de L-aminoácidos. Algumas enzimas são cataliticamente inativas na ausência de certos íons metálicos.

Na década de 1890, o químico alemão Emil Fischer (1852–1919) propôs uma teoria de chave-e-fechadura para descrever a especificidade enzimática. De acordo com Fischer, podemos considerar que o sítio ativo tem uma estrutura rígida, semelhante a uma fechadura. A molécula de substrato tem, então, uma estrutura complementar e funciona como uma chave. Embora atraente em certos aspectos, essa teoria foi modificada para levar em conta a flexibilidade das proteínas em solução e para explicar o fenômeno da cooperatividade. *Cooperatividade* significa que a ligação de um substrato a uma enzima com múltiplos sítios de ligação pode alterar a afinidade do substrato para a ligação com a enzima em seus outros sítios.

Enzimas, assim como outros catalisadores, aumentam a velocidade de uma reação. Uma compreensão da eficiência das enzimas pode ser obtida examinando-se a Equação 12.36:

$$\begin{aligned} k &= \frac{k_B T}{h} e^{-\Delta G^{\circ\ddagger}/RT} (M^{1-m}) \\ &= \frac{k_B T}{h} e^{\Delta S^{\ddagger}/R} e^{-\Delta H^{\ddagger}/RT} (M^{1-m}) \end{aligned}$$

Há duas contribuições à constante de velocidade: $\Delta H^{\circ\ddagger}$ e $\Delta S^{\circ\ddagger}$. A entalpia de ativação é aproximadamente igual à energia de ativação (E_a) na equação de Arrhenius (ver Equação 12.23). Certamente uma redução em E_a pela ação de um catalisador aumentaria a constante de velocidade. De fato, essa é geralmente a explicação de como um catalisador funciona, mas isso nem sempre é verdadeiro para a catálise enzimática. A entropia de ativação, $\Delta S^{\circ\ddagger}$, pode também ser um fator importante na determinação da eficiência da catálise enzimática.

Considere a reação bimolecular

$$A + B \rightarrow AB^{\ddagger} \rightarrow \text{produto}$$

em que A e B são moléculas não-lineares. Antes da formação do complexo ativado, cada molécula A ou B tem três graus de liberdade translacional, três de liberdade rotacional e três de liberdade vibracional. Todos esses movimentos contribuem para a entropia da molécula.* A 25 °C, a maior contribuição vem do movimento translacional (cerca de 120 J K^{-1} mol^{-1}), seguida pelo movimento rotacional (cerca de 80 J K^{-1} mol^{-1}). O movimento vibracional responde pela menor contribuição (cerca de 15 J K^{-1} mol^{-1}). As entropias translacional e rotacional do complexo ativado são apenas levemente maiores que as de uma molécula individual A ou B (essas entropias aumentam lentamente com o tamanho); portanto, há uma perda líquida na entropia de cerca de 200 J K^{-1} mol^{-1} quando o complexo ativado é formado. Essa perda em entropia é compensada em uma pequena extensão por novos modos de rotação e vibração internos no complexo ativado. Para reações unimoleculares, tais como a isomerização *cis-trans* de alcenos, entretanto, há muito pouca variação de entropia porque o complexo ativado é formado a partir de uma única espécie molecular. Uma comparação teórica de uma reação unimolecular com uma bimolecular mostra uma diferença de 3×10^{10} no termo $e^{\Delta S^{\circ\ddagger}/R}$, favorecendo a reação unimolecular.

Considere uma reação simples catalisada por enzima em que um substrato (S) é transformado em um produto (P). A reação procede como se segue:

$$E + S \rightleftharpoons ES \rightleftharpoons ES^{\ddagger} \rightleftharpoons EP \rightleftharpoons E + P$$

Nesse esquema, a enzima e o substrato devem primeiro encontrar-se um com o outro em solução para formar o intermediário enzima–substrato, ES. Essa é uma reação reversível, porém quando [S] é alta, a formação de ES é favorecida. Quando o substrato se liga, forças dentro do sítio ativo podem alinhar o substrato e os grupos reativos da enzima em uma orientação apropriada, levando à formação do complexo ativado. A reação ocorre nessa entidade única, que é o intermediário enzima–substrato, para formar o complexo ativado enzima-substrato ($ES^{\ddagger}$), como em uma reação unimolecular, de modo que a perda em entropia será muito menor. Em outras palavras, a perda das entropias translacional e rotacional ocorreu durante a formação do ES e não durante a etapa $ES \rightarrow ES^{\ddagger}$. (Essa perda de entropia é amplamente compensada pela energia de ligação do substrato.) Uma vez formado, o $ES^{\ddagger}$ prossegue com diminuição de energia ladeira abaixo em direção ao intermediário enzima–produto e, finalmente, ao produto com a regeneração da enzima. A Figura 13.3 resume as etapas em um diagrama de energia de Gibbs em função da coordenada de reação.

13.2 As equações da cinética enzimática

Em cinética enzimática, é usual medir a *velocidade inicial* (v_0) de uma reação para minimizar reações reversíveis e a inibição de enzimas pelos produtos. Além disso, a velocidade inicial corresponde a uma concentração de substrato fixa conhecida. Com o passar do tempo, a concentração do substrato diminui.

* A relação entre movimento molecular e funções termodinâmicas será discutida no Capítulo 23.

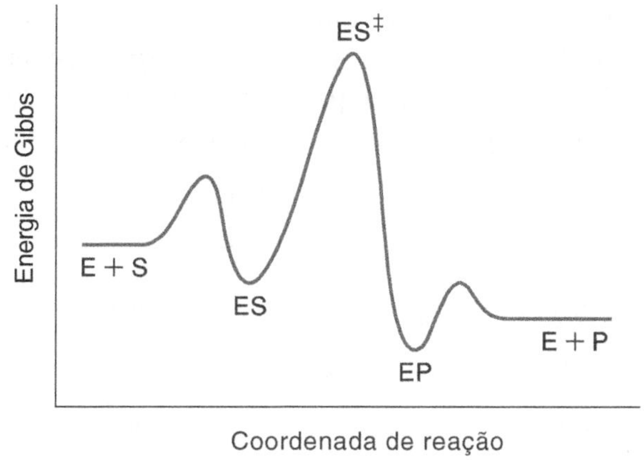

Figura 13.3
Gráfico da energia de Gibbs em função da coordenada de reação para uma reação catalisada por enzima.

A Figura 13.4 mostra a variação da velocidade inicial (v_0) de uma reação catalisada por enzima com a concentração do substrato [S], em que o zero subscrito denota o valor inicial. A velocidade aumenta rápida e linearmente com [S] em concentrações baixas do substrato, porém gradualmente se estabiliza em um valor-limite em altas concentrações do substrato. Nessa região, todas as moléculas de enzima estão ligadas às moléculas do substrato, e a velocidade torna-se de ordem zero em relação à concentração do substrato. A análise matemática mostra que a relação entre v_0 e [S] pode ser representada por uma equação de uma hipérbole retangular:

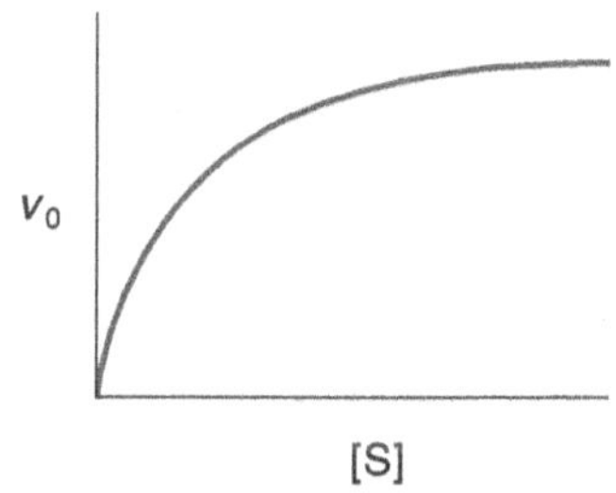

Figura 13.4
Gráfico da velocidade inicial (v_0) de uma reação catalisada por enzima em função da concentração do substrato [S].

$$v_0 = \frac{a[\mathrm{S}]}{b + [\mathrm{S}]} \tag{13.1}$$

em que a e b são constantes. Nosso próximo passo é desenvolver as equações necessárias para dar suporte aos dados experimentais.

Cinética de Michaelis–Menten

Em 1913, a bioquímica alemã Leonor Michaelis (1875–1949) e o bioquímico canadense Maud L. Menten (1879–1960), trabalhando sobre as idéias do químico francês Victor Henri (1872–1940), propuseram um mecanismo para explicar a dependência da velocidade inicial de reações catalisadas por enzimas com a concentração. Eles consideraram o seguinte esquema, no qual ES é o complexo enzima–substrato:

$$\mathrm{E} + \mathrm{S} \underset{k_{-1}}{\overset{k_1}{\rightleftharpoons}} \mathrm{ES} \xrightarrow{k_2} \mathrm{P} + \mathrm{E}$$

A velocidade inicial de formação do produto, v_0, é dada por

$$v_0 = \left(\frac{d[\mathrm{P}]}{dt}\right)_0 = k_2[\mathrm{ES}] \tag{13.2}$$

Esse passo corresponde ao caso de pré-equilíbrio discutido na p. 467.

Para derivar uma expressão para a velocidade em função da concentração do substrato, que é mais facilmente mensurável, Michaelis e Menten consideraram que $k_{-1} \gg k_2$ de modo que a primeira etapa (formação de ES) pode ser tratada como um processo de equilíbrio rápido. A constante de dissociação, K_S, é dada por

$$K_S = \frac{k_{-1}}{k_1} = \frac{[E][S]}{[ES]}$$

A concentração total da enzima logo após o início da reação é

$$[E]_0 = [E] + [ES]$$

de modo que

$$K_S = \frac{([E]_0 - [ES])[S]}{[ES]} \tag{13.3}$$

Resolvendo essa equação para [ES], obtemos

$$[ES] = \frac{[E]_0[S]}{K_S + [S]} \tag{13.4}$$

Substituindo a Equação 13.4 na Equação 13.2, obtém-se

$$v_0 = \left(\frac{d[P]}{dt}\right)_0 = \frac{k_2[E]_0[S]}{K_S + [S]} \tag{13.5}$$

Assim, a velocidade é sempre proporcional à concentração total da enzima.

A Equação 13.5 tem a mesma forma da Equação 13.1, em que $a = k_2[E]_0$ e $b = K_S$. Em baixas concentrações de substrato, $[S] \ll K_S$, de modo que a Equação 13.5 se torna $v_0 = (k_2/K_S)[E]_0[S]$; isto é, é uma reação de segunda ordem (primeira ordem em $[E]_0$ e primeira ordem em [S]). Essa lei de velocidade corresponde à porção linear inicial do gráfico na Figura 13.4. Em concentrações altas do substrato, $[S] \gg K_S$, de modo que a Equação 13.5 pode ser escrita como

$$v_0 = \left(\frac{d[P]}{dt}\right)_0 = k_2[E]_0$$

Sob essas condições, todas as moléculas de enzima estão na forma de complexo enzima–substrato; isto é, o sistema reacional está saturado com S. Conseqüentemente, a velocidade inicial é de ordem zero em [S]. Essa lei de velocidade corresponde à porção horizontal do gráfico. A porção curva na Figura 13.4 representa a transição de concentrações baixas para concentrações altas de substrato.

Quando todas as moléculas de enzima estiverem complexadas com o substrato como ES, a velocidade inicial medida deverá estar em seu valor máximo ($V_{máx}$), de modo que

$$V_{máx} = k_2[E]_0 \tag{13.6}$$

em que $V_{máx}$ é chamada *velocidade máxima*. Agora, considere o que acontece quando $[S] = K_S$. Da Equação 13.5, descobrimos que essa condição leva a $v_0 = V_{máx}/2$, de

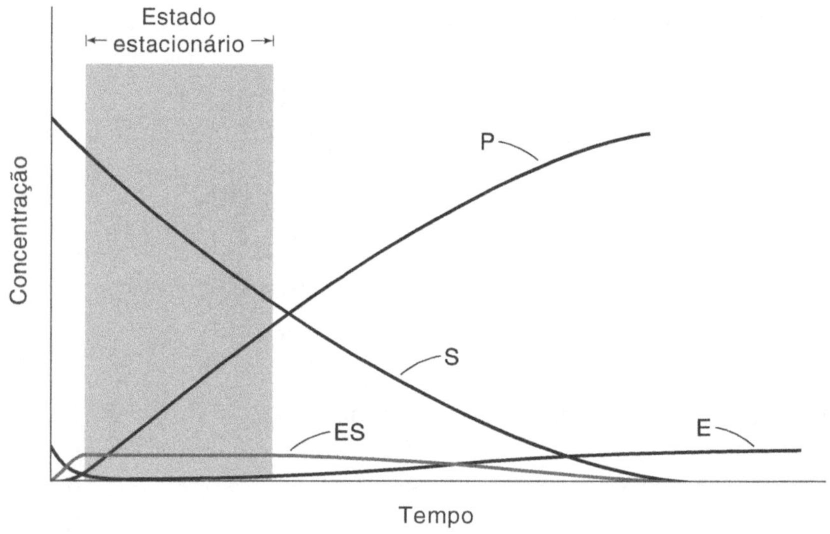

Figura 13.5
Gráfico das concentrações de várias espécies em uma reação catalisada por enzima $E + S \rightleftharpoons ES \rightarrow P + E$ em função do tempo. Supomos que a concentração inicial de substrato é muito maior que a concentração da enzima e que as constantes de velocidade k_1, k_{-1} e k_2 (ver o texto) são de magnitudes comparáveis.

modo que K_S se iguala à concentração de S quando a velocidade inicial é metade de seu valor máximo.

Cinética de estado estacionário

Os biólogos britânicos George Briggs (1893–1978) e John Haldane (1892–1964) mostraram em 1925 que é desnecessário supor que a enzima e o substrato estão em equilíbrio termodinâmico com o complexo enzima–substrato para derivar a Equação 13.5. Eles postularam que logo após a enzima e o substrato terem sido misturados, a concentração do complexo enzima–substrato alcançará um valor constante, de modo que podemos aplicar a aproximação de estado estacionário como se segue (Figura 13.5):*

$$\frac{d[\mathrm{ES}]}{dt} = 0 = k_1[\mathrm{E}][\mathrm{S}] - k_{-1}[\mathrm{ES}] - k_2[\mathrm{ES}]$$

$$= k_1([\mathrm{E}]_0 - [\mathrm{ES}])[\mathrm{S}] - (k_{-1} + k_2)[\mathrm{ES}]$$

Resolvendo para [ES], obtemos

$$[\mathrm{ES}] = \frac{k_1[\mathrm{E}]_0[\mathrm{S}]}{k_1[\mathrm{S}] + k_{-1} + k_2} \tag{13.7}$$

* Os químicos estão também interessados na *cinética de estado pré-estacionário*, isto é, o período anterior ao estado estacionário ter sido atingido. A cinética de estado pré-estacionário é mais difícil de estudar, mas fornece informação útil a respeito do mecanismo da catálise enzimática. A cinética de estado estacionário, porém, é mais importante para a compreensão do metabolismo porque mede as velocidades das reações catalisadas por enzimas nas condições de estado estacionário que existem na célula.

Substituindo a Equação 13.7 na Equação 13.2, obtém-se

$$v_0 = \left(\frac{d[\mathrm{P}]}{dt}\right)_0 = k_2[\mathrm{ES}] = \frac{k_1k_2[\mathrm{E}]_0[\mathrm{S}]}{k_1[\mathrm{S}] + k_{-1} + k_2}$$

$$= \frac{k_2[\mathrm{E}]_0[\mathrm{S}]}{[(k_{-1} + k_2)/k_1] + [\mathrm{S}]}$$

$$= \frac{k_2[\mathrm{E}]_0[\mathrm{S}]}{K_\mathrm{M} + [\mathrm{S}]} \tag{13.8}$$

em que K_M, a *constante de Michaelis*, é definida como

$$K_\mathrm{M} = \frac{k_{-1} + k_2}{k_1} \tag{13.9}$$

Comparando a Equação 13.8 com a Equação 13.5, vemos que elas têm uma dependência similar com a concentração do substrato; entretanto, em geral, $K_\mathrm{M} \neq K_\mathrm{S}$, exceto quando $k_{-1} \gg k_2$.

O tratamento de Briggs–Haldane define a velocidade máxima exatamente como a Equação 13.6. Visto que $[\mathrm{E}]_0 = V_{\text{máx}}/k_2$, a Equação 13.8 pode também ser escrita como

$$v_0 = \frac{V_{\text{máx}}[\mathrm{S}]}{K_\mathrm{M} + [\mathrm{S}]} \tag{13.10}$$

A Equação 13.10 é uma equação fundamental da cinética enzimática e freqüentemente vamos nos referir a ela. Quando a velocidade inicial é igual à metade da velocidade máxima, a Equação 13.10 torna-se

$$\frac{V_{\text{máx}}}{2} = \frac{V_{\text{máx}}[\mathrm{S}]}{K_\mathrm{M} + [\mathrm{S}]}$$

ou

$$K_\mathrm{M} = [\mathrm{S}]$$

Assim, tanto $V_{\text{máx}}$ como K_M podem ser determinados, ao menos em princípio, a partir de um gráfico como o apresentado na Figura 13.6. Na prática, entretanto, descobrimos que

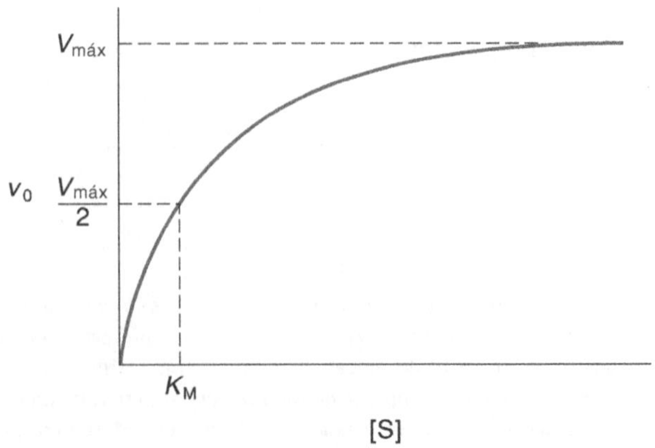

Figura 13.6
Determinação gráfica de $V_{\text{máx}}$ e K_M.

o gráfico de v_0 em função de [S] não é muito útil para determinar o valor de $V_{máx}$, porque é muitas vezes difícil localizar o valor assintótico de $V_{máx}$ em concentrações muito altas do substrato. Uma abordagem mais satisfatória, sugerida pelos químicos americanos Hans Lineweaver e Dean Burk, é empregar o gráfico duplo-recíproco de $1/v_0$ em função de $1/[S]$. Da Equação 13.10, escrevemos

$$\frac{1}{v_0} = \frac{K_M}{V_{máx}[S]} + \frac{1}{V_{máx}} \tag{13.11}$$

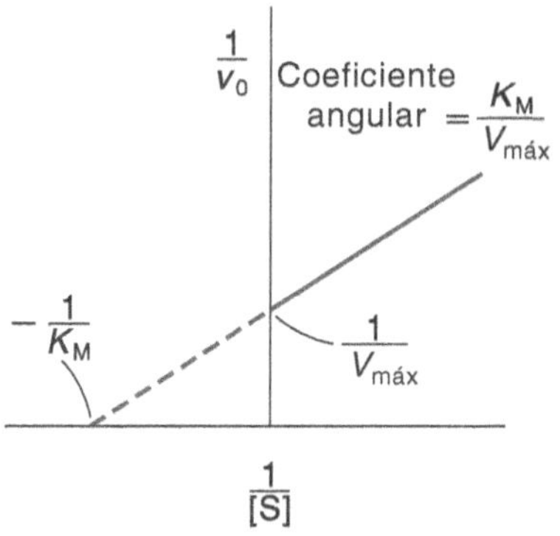

Figura 13.7
Gráfico de Lineweaver-Burk para uma reação catalisada por enzima, obedecendo à cinética de Michaelis–Menten.

Como mostra a Figura 13.7, tanto K_M como $V_{máx}$ podem ser obtidos do coeficiente angular e da interseção da linha reta com os eixos das abscissas e das ordenadas, respectivamente.

Embora útil e amplamente empregado em estudos de cinética enzimática, o gráfico de Lineweaver–Burk tem a desvantagem de comprimir os pontos experimentais referentes a concentrações altas de substrato em uma região pequena e enfatizar os pontos em concentrações baixas de substrato, que, em geral, são os menos precisos. Dos muitos outros modos de apresentar graficamente os dados cinéticos, mencionamos o gráfico de Eadie–Hofstee. Multiplicando ambos os lados da Equação 13.11 por $v_0 V_{máx}$, obtemos

$$V_{máx} = v_0 + \frac{v_0 K_M}{[S]}$$

Rearranjando, temos

$$v_0 = V_{máx} - \frac{v_0 K_M}{[S]} \tag{13.12}$$

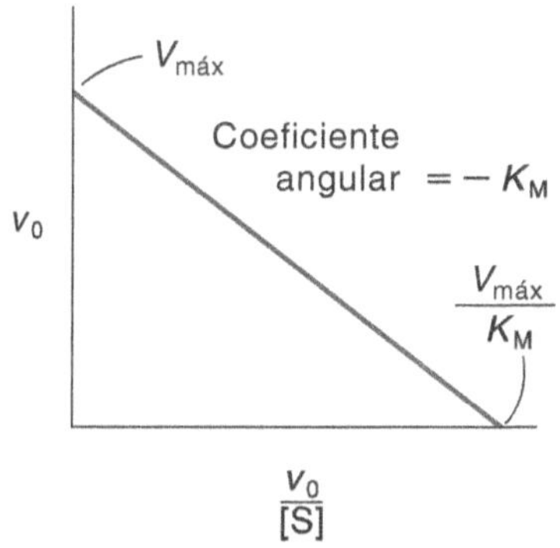

Figura 13.8
Gráfico de Eadie–Hofstee para a reação mostrada em gráfico na Figura 13.6.

Essa equação mostra que um gráfico de v_0 em função de $v_0/[S]$, o assim chamado gráfico de Eadie–Hofstee, produz uma linha reta com coeficiente angular igual a $-K_M$ e interseções iguais a $V_{máx}$ no eixo v_0 e $V_{máx}/K_M$ no eixo $v_0/[S]$ (Figura 13.8).

O significado de K_M e $V_{máx}$

A constante de Michaelis, K_M, varia consideravelmente de uma enzima para outra e também com diferentes substratos para a mesma enzima. Por definição, é igual à concentração do substrato na metade de sua velocidade máxima. Em outras palavras, K_M representa a concentração do substrato em que metade dos sítios ativos da enzima está preenchida por moléculas do substrato. O valor de K_M é algumas vezes considerado igual à constante de dissociação do complexo enzima–substrato, ES (quanto maior o K_M, mais fraca a ligação). Como se pode ver na Equação 13.9, entretanto, isso é verdade somente quando $k_2 \ll k_{-1}$, de modo que $K_M = k_{-1}/k_1$. Em geral, K_M deve ser expresso em função das três constantes de velocidade. No entanto, K_M (em unidades de molaridade) costuma ser fornecido juntamente com outros parâmetros cinéticos para reações catalisadas enzimaticamente. Para começar, é uma quantidade que pode ser medida fácil e diretamente. Além disso, K_M depende da temperatura, da natureza do substrato, do pH, da força iônica e de outras condições da reação; portanto, seu valor serve para caracterizar um sistema enzima–substrato particular sob condições específicas. Qualquer variação no K_M (para a mesma enzima e substrato) é em geral uma indicação da presença de um inibidor ou ativador. Informações úteis sobre a evolução podem também ser obtidas comparando valores de K_M de uma enzima similar de espécies diferentes. Para a maioria das enzimas, o K_M varia entre 10^{-1} *M* e 10^{-7} *M*.

A velocidade máxima, $V_{máx}$, tem um significado bem definido, tanto teoricamente como empiricamente. Ela representa a velocidade máxima atingível; isto é, é a velocidade em que a concentração total de enzima está presente como o complexo enzima–substrato. De acordo com a Equação 13.6, se $[E]_0$ for conhecido, o valor de k_2 pode ser determinado a partir do valor de $V_{máx}$ medido por um dos gráficos mencionados anteriormente. Repare que k_2 é uma constante de velocidade de primeira ordem e tem por unidade tempo (s^{-1} ou min^{-1}). É chamada de *número de renovação** (também referido como k_{cat}, a *constante catalítica*). O número de renovação de uma enzima é o número de moléculas de substrato (ou mols de substrato) que é convertido a produto por unidade de tempo quando a enzima está totalmente saturada com o substrato. Para a maioria das enzimas, o número de renovação varia entre 1 e 10^5 s^{-1}, sob condições fisiológicas. A anidrase carbônica, enzima que catalisa a hidratação do dióxido de carbono e a desidratação do ácido carbônico,

$$CO_2 + H_2O \rightleftharpoons H_2CO_3$$

tem um dos maiores números de renovação conhecidos ($k_2 = 1 \times 10^6$ s^{-1}) a 25 °C. Assim, uma solução de enzima 1×10^{-6} *M* pode catalisar a formação de H_2CO_3 1 *M* a partir de CO_2 (produzido pelo metabolismo) e H_2O por segundo; isto é,

$$\begin{aligned} V_{máx} &= (1 \times 10^6 \text{ s}^{-1})(1 \times 10^{-6}\ M) \\ &= 1\ M \text{ s}^{-1} \end{aligned}$$

Sem a enzima, a constante de velocidade de pseudo-primeira ordem é de somente 0,03 s^{-1}. [Note que, se a pureza da enzima ou o número de sítios ativos por molécula for desconhecido, não podemos calcular o número de renovação. Nesse caso, a atividade da enzima pode ser dada como *unidades de atividade por miligrama de proteína* (chamada *atividade específica*). Uma *unidade internacional* é a quantidade de enzima que produz um micromol (1 μmol) de produto por minuto.]

Conforme indicado, podemos determinar o número de renovação medindo a velocidade sob condições de saturação de substrato; isto é, quando $[S] \gg K_M$ (ver a Equação 13.8). Sob condições fisiológicas, a razão $[S]/K_M$ raramente é maior que um; de fato, ela é geralmente muito menor que um. Quando $[S] \ll K_M$, a Equação 13.8 se torna

$$\begin{aligned} v_0 &= \frac{k_2}{K_M}[E]_0[S] \\ &= \frac{k_{cat}}{K_M}[E]_0[S] \end{aligned} \qquad (13.13)$$

Note que a Equação 13.13 expressa a lei de velocidade de uma reação de segunda ordem. É interessante que a razão k_{cat}/K_M (que tem as unidades M^{-1} s^{-1}) seja uma medida da eficiência catalítica de uma enzima. Uma razão grande favorece a formação do produto. O inverso se aplica a uma razão pequena.

Finalmente, fazemos a pergunta: Qual é o limite superior da eficiência catalítica de uma enzima? Da Equação 13.9, encontramos

$$\frac{k_{cat}}{K_M} = \frac{k_2}{K_M} = \frac{k_1 k_2}{k_{-1} + k_2}$$

* NT: conforme uso corrente por vários grupos bioquímicos, empregamos o termo *renovação* como tradução de *turnover.*

Essa razão é máxima quando $k_2 \gg k_{-1}$; isto é, k_1 é determinante da velocidade e a enzima gera um produto tão logo um complexo ES é formado. Entretanto, k_1 não pode ser maior que a freqüência de encontro entre a enzima e a molécula de substrato, que é controlada pela velocidade de difusão em solução.* A constante de velocidade de uma reação controlada por difusão é da ordem de $10^8\ M^{-1}\ s^{-1}$. Portanto, enzimas com esses valores de k_{cat}/K_M devem catalisar uma reação quase a cada vez que colidem com uma molécula de substrato. A Tabela 13.1 mostra que a acetilcolinesterase, a catalase, a fumarase e, talvez, a anidrase carbônica atingiram esse estado de perfeição catalítica.

Tabela 13.1
Valores de K_M, k_{cat} e k_{cat}/K_M para algumas enzimas e substratos

Enzima	Substrato	K_M/M	k_{cat}/s^{-1}	$(k_{cat}/K_M)/M^{-1} \cdot s^{-1}$
Acetilcolinesterase	Acetilcolina	$9,5 \times 10^{-5}$	$1,4 \times 10^4$	$1,5 \times 10^8$
Catalase	H_2O_2	$2,5 \times 10^{-2}$	$1,0 \times 10^7$	$4,0 \times 10^8$
Anidrase carbônica	CO_2	0,012	$1,0 \times 10^6$	$8,3 \times 10^7$
Quimotripsina	Éster etílico da *N*-acetilglicina	0,44	$5,1 \times 10^{-2}$	0,12
Fumarase	Fumarato	$5,0 \times 10^{-6}$	$8,0 \times 10^2$	$1,6 \times 10^8$
Urease	Uréia	$2,5 \times 10^{-2}$	$1,0 \times 10^4$	$4,0 \times 10^5$

13.3 Quimotripsina: um estudo de caso

Tendo desenvolvido as equações básicas da cinética enzimática, vamos agora considerar algumas reações catalisadas pela quimotripsina, uma enzima digestiva. Além de seu importante papel na digestão, a catálise por quimotripsina é significativa por ser o sistema cujo estudo forneceu a primeira prova da existência geral de complexos enzima–substrato covalentes.

A quimotripsina é uma das serino-proteases, uma família de enzimas que quebram proteínas e que inclui a tripsina, a elastase e a subtilisina. Tem massa molar de 24 800 daltons, 246 resíduos de aminoácidos e um sítio ativo (que contém o resíduo serina) por molécula. A quimotripsina é produzida no pâncreas de mamíferos, em que ela toma a forma de um precursor inativo, o quimotripsinogênio. Uma vez que esse precursor entra no intestino, é ativado por outra enzima, a tripsina, para tornar-se quimotripsina. Dessa forma, evita sua autodestruição antes que possa digerir o alimento. A enzima pode ser preparada em forma altamente purificada por cristalização.

Em 1953, os químicos britânicos B. S. Hartley e B. A. Kilby estudaram a hidrólise do acetato de *p*-nitrofenila (PNPA), catalisada pela quimotripsina, para produzir

* As velocidades de algumas reações catalisadas por enzimas realmente excedem o limite controlado por difusão. Quando enzimas estão associadas com estruturas organizadas (por exemplo, nas membranas celulares), o produto de uma enzima é canalizado para a próxima enzima, como em uma linha de montagem. Em tais casos, a velocidade de catálise não é limitada pela velocidade de difusão em solução.

o íon *p*-nitrofenolato e o íon acetato assim:

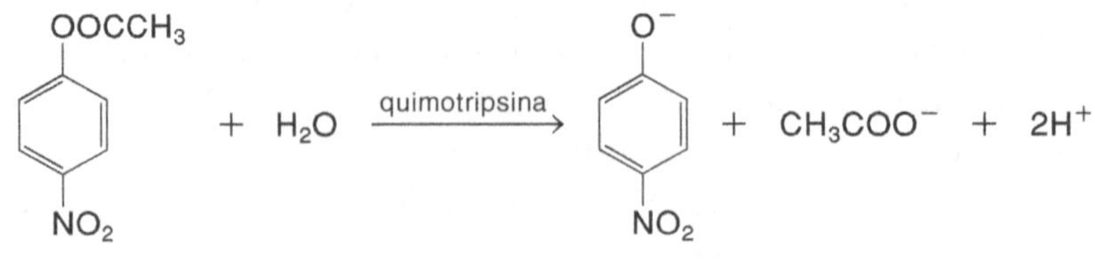

Essa reação pode ser monitorada espectrofotometricamente, porque o acetato de *p*-nitrofenila é incolor, enquanto o *p*-nitrofenolato é amarelo brilhante, com uma absorbância máxima a 400 nm. Hartley e Kilby descobriram que, na presença de um grande excesso de acetato de *p*-nitrofenila*, a liberação de *p*-nitrofenolato era linear com o tempo. Entretanto, quando eles extrapolaram a absorbância a 400 nm de volta para o tempo zero, descobriram que não convergia para absorbância zero (Figura 13.9). Medidas cinéticas mostraram que a reação procedia com uma grande eclosão inicial de *p*-nitrofenolato, seguida pela liberação usual de ordem zero de *p*-nitrofenolato, decorrente da capacidade catalítica da enzima quando ela atinge o limite de estado estacionário. A eclosão inicial observada corresponde a um mol de *p*-nitrofenolato para cada mol da enzima, sugerindo que ela é o resultado de uma reação química entre o acetato de *p*-nitrofenila e a quimotripsina.

O estudo da quimotripsina demonstrou claramente que a reação é *bifásica* (procede em duas fases): a reação rápida do substrato com a enzima, que produz uma quantidade estequiométrica de *p*-nitrofenolato, seguida por uma reação mais lenta, de estado estacionário, que produz o íon acetato. O seguinte esquema cinético é consistente com as observações de Hartley e Kilby:

$$E + S \underset{k_{-1}}{\overset{k_1}{\rightleftharpoons}} ES \xrightarrow{k_2} ES' + P_1 \xrightarrow{k_3} E + P_2$$

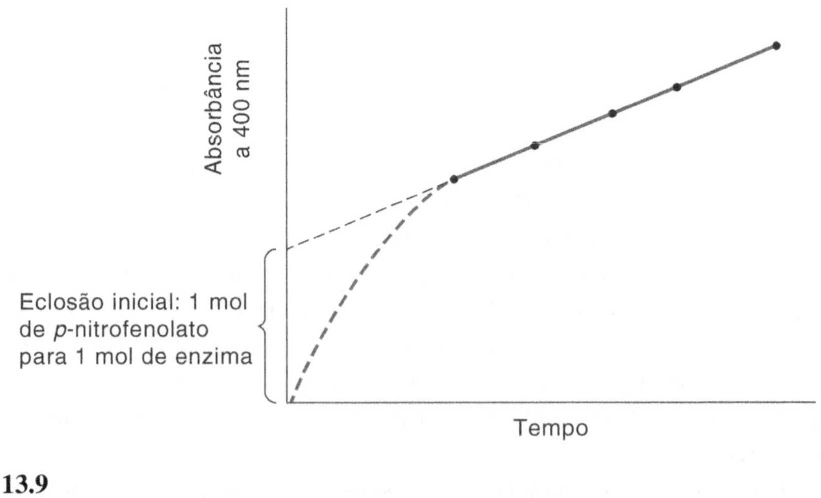

Figura 13.9
Hidrólise catalisada por quimotripsina do acetato de *p*-nitrofenila. A reação mostra uma eclosão inicial de *p*-nitrofenolato. A extrapolação da absorbância para tempo zero mostra uma estequiometria 1:1 entre o *p*-nitrofenolato produzido e a quantidade de enzima utilizada.

---

* Uma quantidade excessiva de acetato de *p*-nitrofenila foi usada no estudo porque a enzima tem valor de K_M muito alto.

em que P_1 é o *p*-nitrofenolato e P_2 é o acetato. Além disso, k_3 é a etapa determinante da velocidade da reação de hidrólise. O mecanismo da reação é

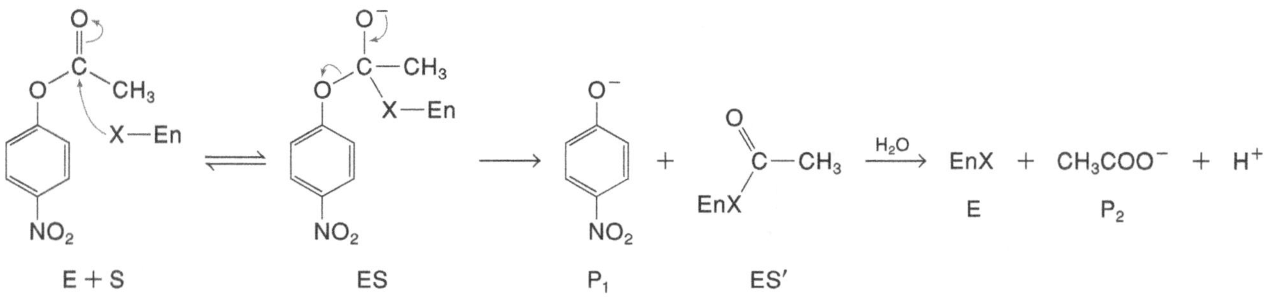

em que X representa o grupo nucleofílico da enzima (En), que é o grupo hidroxila do resíduo de serina no sítio ativo. A primeira etapa é a rápida acilação de X pelo acetato de *p*-nitrofenol, com a liberação de um equivalente de *p*-nitrofenolato na eclosão.* Em seguida, vem a lenta hidrólise desse intermediário acil-enzima (ES′), seguida da rápida reacilação da enzima livre pelo acetato de *p*-nitrofenol, que responde pela baixa taxa de produção do *p*-nitrofenolato.

A hidrólise, catalisada pela quimotripsina, do acetato de *p*-nitrofenol e de compostos relacionados é um exemplo de *hidrólise covalente*, um caminho no qual parte do substrato forma uma ligação covalente com a enzima resultando em uma espécie química intermediária. Em uma segunda etapa, o intermediário sofre outra reação para formar o produto e regenerar a enzima livre. A fase inicial da reação catalítica com o acetato de *p*-nitrofenol é tão rápida que um aparelho de fluxo interrompido (*stopped-flow*) deve ser empregado para medir o progresso da reação. Entretanto, a hidrólise catalisada pela quimotripsina do trimetilacetato de *p*-nitrofenila a *p*-nitrofenolato e trimetilacetato tem as mesmas características da hidrólise do acetato de *p*-nitrofenila, mas procede muito mais lentamente porque os grupos metila constituem uma barreira estérica. Conseqüentemente, essa reação pode ser estudada convenientemente por meio de um espectrômetro convencional. A Figura 13.10 mostra um gráfico da absorbância do *p*-nitrofenolato em função do tempo com o trimetilacetato de *p*-nitrofenila como substrato.

A análise cinética dessa reação, isto é, o ajuste teórico para a curva na Figura 13.10 começa com as seguintes equações:

$$[\mathrm{E}]_0 = [\mathrm{E}] + [\mathrm{ES}] + [\mathrm{ES}']$$

$$\frac{d[\mathrm{P}_1]}{dt} = k_2[\mathrm{ES}]$$

$$\frac{d[\mathrm{P}_2]}{dt} = k_3[\mathrm{ES}']$$

$$\frac{d[\mathrm{ES}']}{dt} = k_2[\mathrm{ES}] - k_3[\mathrm{ES}']$$

* Na formação do complexo ES, o próton do grupo hidroxila é transferido para um resíduo de histidina próximo na quimotripsina.

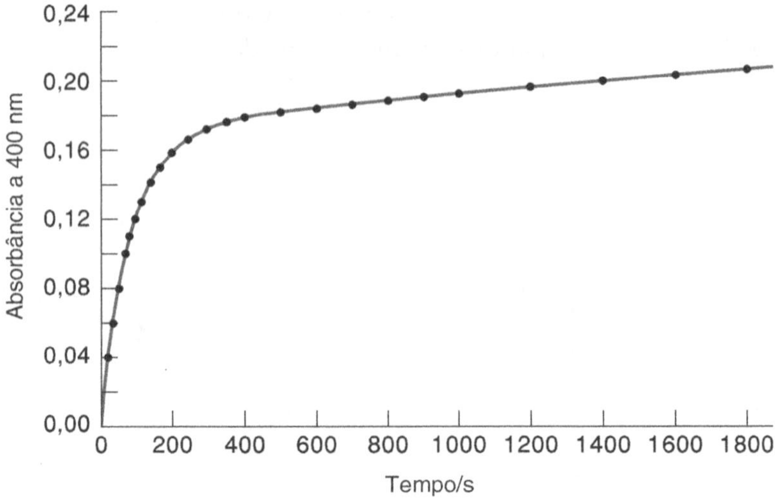

Figura 13.10
Hidrólise do trimetilacetato de *p*-nitrofenila catalisada por α-quimotripsina a 298 K. [De BENDER, M. L.; KÉZDY, F. J.; WEDLER, F. C. *J. Chem. Educ.* **44**, 84, 1967].

Como há cinco incógnitas (k_2, k_3, $[E]_0$ e duas das três quantidades seguintes: [E], [ES] e [ES′]) e apenas quatro equações, precisamos de mais uma equação. Para essa equação, supomos que a primeira etapa é um equilíbrio rápido, isto é,

$$E + S \underset{k_{-1}}{\overset{k_1}{\rightleftharpoons}} ES$$

e escrevemos

$$K_S = \frac{k_{-1}}{k_1} = \frac{[E][S]}{[ES]}$$

A partir dessas equações, podemos ajustar a curva mostrada na Figura 13.10 e determinar os valores das constantes cinéticas pertinentes (ver o Apêndice 13.1). A Tabela 13.2 mostra os resultados. Para esse mecanismo, a quantidade k_{cat} (constante de velocidade catalítica) é definida por

$$k_{cat} = \frac{k_2 k_3}{k_2 + k_3}$$

Para a hidrólise do éster, $k_2 \gg k_3$, de modo que k_{cat} é essencialmente igual a k_3.

13.4 Sistemas multissubstratos

Até este ponto, consideramos a catálise enzimática que envolve somente um substrato, porém, em muitos casos, o processo envolve dois ou mais substratos. Por exemplo, a reação

$$C_2H_5OH + NAD^+ \rightleftharpoons CH_3CHO + NADH + H^+$$

Tabela 13.2
Constantes cinéticas da hidrólise do trimetilacetato de *p*-nitrofenila catalisada por α-quimotripsina a pH 8,2[a,b]

k_2	$0{,}37 \pm 0{,}11\ s^{-1}$
k_3	$(1{,}3 \pm 0{,}03) \times 10^{-4}\ s^{-1}$
K_s	$(1{,}6 \pm 0{,}5) \times 10^{-3}\ M$
k_{cat}	$1{,}3 \times 10^{-4}\ s^{-1}$
K_M	$5{,}6 \times 10^{-7}\ M^{-1}$

[a] De BENDER, M. L.; KÉZDY, F. J.; WEDLER, F. C. *J. Chem. Educ.* **44**, 84, 1967.

[b] Tampão tris-HCl 0,01 *M*, força iônica 0,06, 25,6 ± 0,1 °C, acetonitrila-água 1,8% (v/v).

é catalisada pela enzima álcool desidrogenase, que liga tanto o NAD^+ como o substrato que vai ser oxidado. Muitos dos princípios desenvolvidos para um sistema de substrato único podem ser estendidos a sistemas multissubstratos. Ignorando detalhes matemáticos, vamos examinar brevemente os diferentes tipos de reações de bissubstrato, isto é, reações que envolvem dois substratos.

O quadro geral de uma reação de bissubstrato pode ser representado por

$$A + B \rightleftharpoons P + Q$$

em que A e B são os substratos e P e Q, os produtos. Na maioria dos casos, essas reações envolvem a transferência de um grupo funcional específico de um substrato (A) para outro (B). A ligação de A e B com a enzima pode ocorrer de modos diferentes, que podem ser categorizados como mecanismos seqüenciais ou não-seqüenciais.

O mecanismo seqüencial

Em algumas reações, a ligação de ambos os substratos deve ocorrer antes da liberação dos produtos. Um processo seqüencial pode ser subclassificado como se segue.

Mecanismo seqüencial ordenado. Nesse mecanismo, um substrato deve se ligar antes que um segundo substrato possa se ligar.

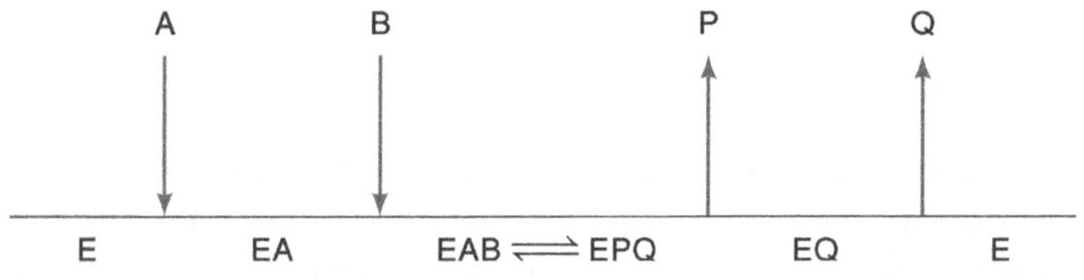

A enzima e os complexos enzima–substrato são representados por linhas horizontais, e as adições sucessivas de substratos e a liberação de produtos são denotadas por flechas verticais. Cada flecha vertical na verdade representa a reação direta e a inversa.

Esse mecanismo é freqüentemente observado na oxidação de substratos pelo NAD^+.

Mecanismo seqüencial aleatório. O caso em que a ligação de substratos e a liberação de produtos não seguem uma ordem obrigatória definida é conhecido como mecanismo seqüencial aleatório. O caminho geral é o seguinte:

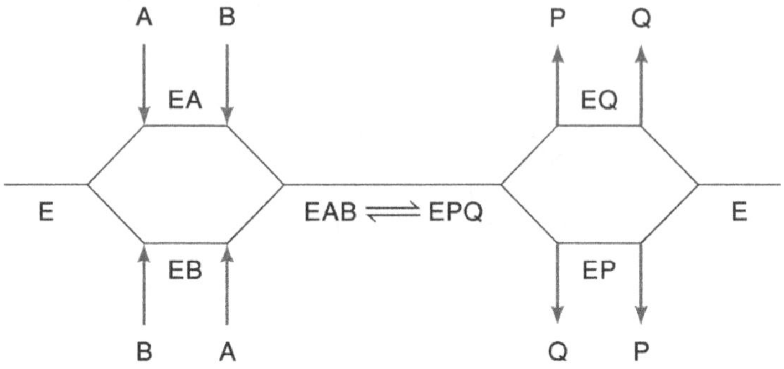

A fosforilação da glicose por ATP para formar glicose 6-fosfato, em que a hexoquinase é a enzima na primeira etapa da glicólise, parece seguir tal mecanismo.

O mecanismo não-seqüencial ou "pingue-pongue"

Nesse mecanismo, um substrato se liga e um produto é liberado. Então, um segundo substrato se liga e um segundo produto é liberado.

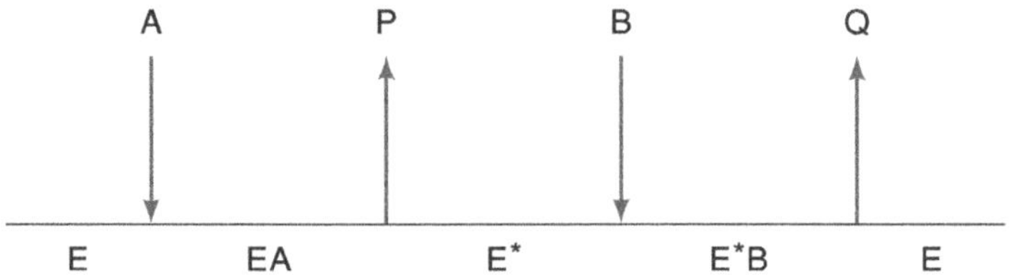

Este processo é chamado "mecanismo pingue-pongue", para enfatizar a oscilação da enzima entre dois estados E e E^*, em que E^* é um estado modificado de E, que freqüentemente carrega um fragmento de A. Um exemplo do mecanismo pingue-pongue é a ação pela quimotripsina (discutido na p. 521).

13.5 Inibição enzimática

Inibidores são compostos que diminuem a velocidade de uma reação catalisada por enzima. O estudo da inibição enzimática aumentou nosso conhecimento da especificidade e da natureza dos grupos funcionais no sítio ativo. A atividade de certas enzimas é regulada por um mecanismo de retroalimentação, de modo que um produto final inibe a função da enzima em um estágio inicial de uma seqüência de reações (Figura 13.11). A via glicolítica é um exemplo desse mecanismo de retroalimentação. De fato, a inibição enzimática controla a quantidade de produtos formados.

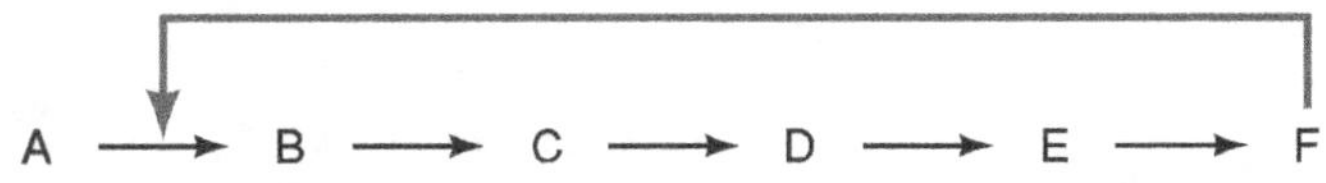

Figura 13.11
O controle de enzimas regulatórias freqüentemente envolve mecanismos de retroalimentação. Nessa seqüência de reações catalisadas por enzimas, a primeira enzima na série é inibida pelo produto F. Nos primeiros estágios da reação, a concentração de F é baixa e seu efeito inibitório é mínimo. Conforme a concentração de F atinge certo nível, pode levar à inibição total da primeira enzima e, assim, fechar sua fonte de produção. Essa ação é análoga a um termostato que fecha uma fonte de calor quando a temperatura ambiente atinge o nível pré-estabelecido.

A ação de um inibidor ou de uma enzima pode ser descrita como reversível ou irreversível. Na *inibição reversível*, existe um equilíbrio entre a enzima e o inibidor. Nas *inibições irreversíveis*, a inibição aumenta progressivamente com o tempo. Se a concentração de um inibidor irreversível exceder a da enzima, a inibição será completa.

Inibição reversível

Há três tipos importantes de inibição reversível: inibição competitiva, inibição não-competitiva e inibição acompetitiva. Vamos discutir um tipo de cada vez.

Inibição competitiva. Nesse caso, tanto o substrato S como o inibidor I competem pelo mesmo sítio ativo (Figura 13.12a). As reações são

$$\begin{array}{l} \mathrm{E} + \mathrm{S} \underset{k_{-1}}{\overset{k_1}{\rightleftharpoons}} \mathrm{ES} \xrightarrow{k_2} \mathrm{P} + \mathrm{E} \\ + \\ \mathrm{I} \\ K_\mathrm{I} \Big\updownarrow \\ \mathrm{EI} \end{array}$$

em que

$$K_\mathrm{I} = \frac{[\mathrm{E}][\mathrm{I}]}{[\mathrm{EI}]} \tag{13.16}$$

Note que o complexo EI não reage com S para formar produtos. Aplicando a aproximação de estado estacionário para ES (ver o Apêndice 13.2), obtemos

$$v_0 = \frac{V_{\text{máx}}[\mathrm{S}]}{K_\mathrm{M}\left(1 + \dfrac{[\mathrm{I}]}{K_\mathrm{I}}\right) + [\mathrm{S}]} \tag{13.17}$$

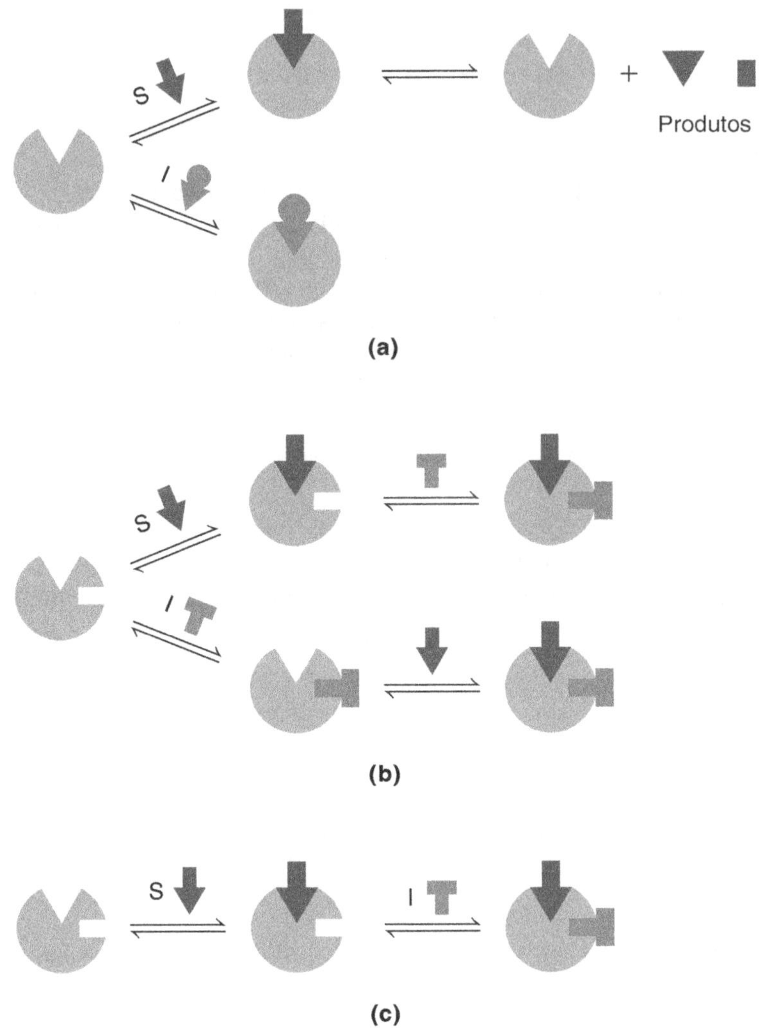

Figura 13.12
Três tipos de inibição reversível. (a) Inibição competitiva. Tanto o substrato (S) como o inibidor (I) competem pelo mesmo sítio ativo. Somente o complexo ES leva à formação do produto. (b) Inibição não-competitiva. O inibidor liga-se a um sítio diferente do sítio ativo. O complexo ESI não leva à formação do produto. (c) Inibição acompetitiva. O inibidor liga-se somente ao complexo ES. O complexo ESI não leva à formação do produto.

A Equação 13.17 tem a mesma forma da Equação 13.10, exceto o termo K_M, que foi modificado por $(1+[I]/K_I)$, reduzindo, portanto, v_0. A equação de Lineweaver–Burk é dada por

$$\frac{1}{v_0} = \frac{K_M}{V_{máx}}\left(1 + \frac{[I]}{K_I}\right)\frac{1}{[S]} + \frac{1}{V_{máx}} \qquad (13.18)$$

Assim, uma linha reta resulta quando $1/v_0$ é colocado em gráfico em função de $1/[S]$ a [I] constante (Figura 13.13a). A diferença entre as Equações 13.18 e 13.11 é que, na primeira, o coeficiente angular é intensificado pelo fator $(1+[I]/K_I)$. A interseção no eixo $1/v_0$ é a mesma para as Figuras 13.12a e 13.7 porque $V_{máx}$ não muda.

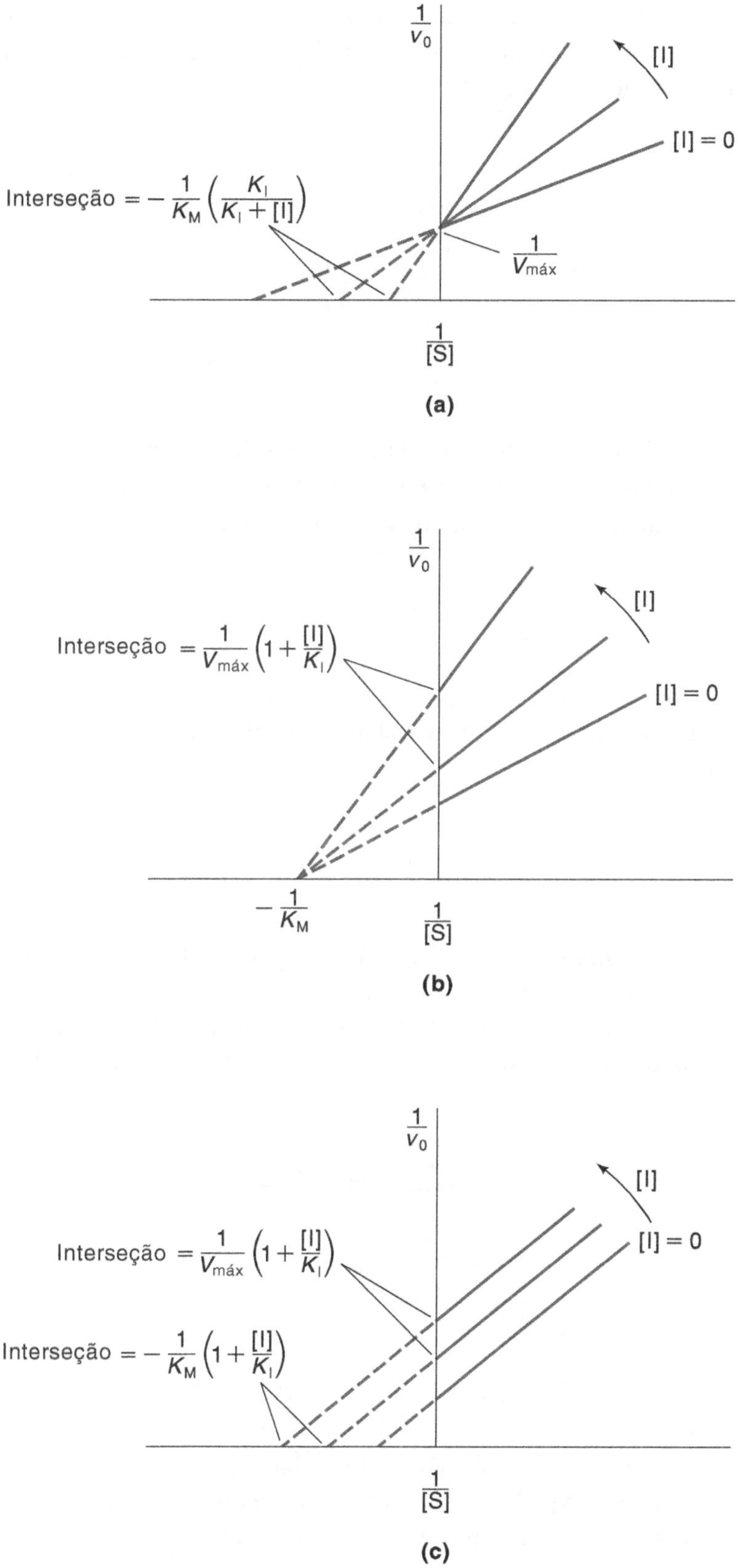

Figura 13.13
Gráficos de Lineweaver–Burk: (a) inibição competitiva; (b) inibição não-competitiva; (c) inibição acompetitiva.

Um exemplo bem conhecido de inibidor competitivo é o ácido malônico, $CH_2(COOH)_2$, que compete com o ácido succínico na reação de desidrogenação catalisada pela desidrogenase succínica:

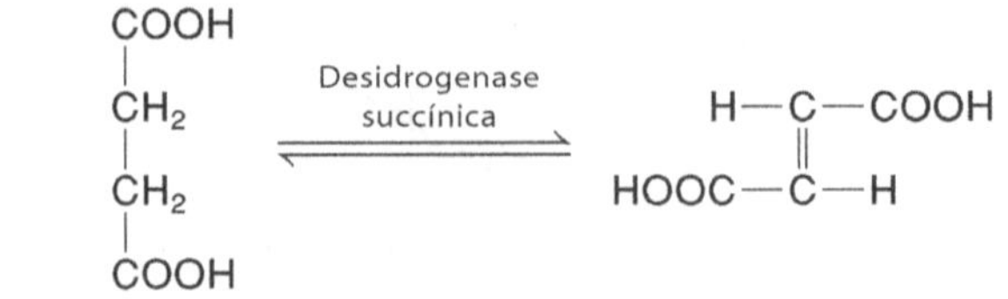

Ácido succínico   Ácido fumárico

Como o ácido malônico se parece com o ácido succínico em estrutura, pode combinar com a enzima, embora nenhum produto seja formado nessa reação.

Dividindo a Equação 13.10 pela Equação 13.17, obtemos

$$\frac{v_0}{(v_0)_{\text{inibição}}} = 1 + \frac{K_M[1]}{K_M K_I + [S]K_I}$$

Para superar a inibição competitiva, precisamos aumentar a concentração do substrato em relação à do inibidor, isto é, em altas concentrações de substrato, $[S]K_I \gg K_M K_I$, de modo que

$$\frac{v_0}{(v_0)_{\text{inibição}}} \approx 1 + \frac{K_M[I]}{[S]K_I} \approx 1$$

Inibição não-competitiva. Um inibidor não-competitivo liga-se à enzima em um sítio diferente do sítio de ligação do substrato; portanto, pode ligar-se tanto à enzima livre como ao complexo enzima–substrato (ver a Figura 13.12b). A ligação do inibidor não tem nenhum efeito na ligação do substrato e vice-versa. As reações são

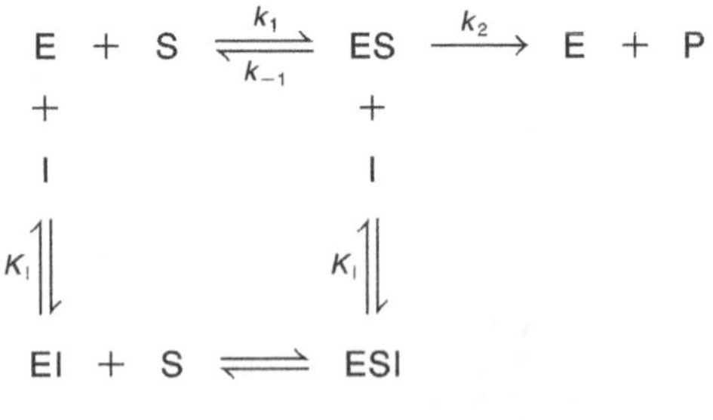

Nem EI nem ESI formam produtos. Como I não interfere na formação de ES, a inibição não-competitiva não pode ser revertida pelo aumento da concentração do substrato. A velocidade inicial é dada por (ver o Apêndice 13.2)

$$v_0 = \frac{\dfrac{V_{\text{máx}}}{\left(1 + \dfrac{[I]}{K_I}\right)}[S]}{K_M + [S]} \qquad (13.19)$$

Comparando a Equação 13.19 com a Equação 13.10, vemos que $V_{máx}$ foi reduzida pelo fator $(1 + [I]/K_I)$, mas K_M não se altera. A equação de Lineweaver-Burk torna-se

$$\frac{1}{v_0} = \frac{K_M}{V_{máx}}\left(1 + \frac{[I]}{K_I}\right)\frac{1}{[S]} + \frac{1}{V_{máx}}\left(1 + \frac{[I]}{K_I}\right) \tag{13.20}$$

Da Figura 13.13b, vemos que um gráfico de $1/v_0$ em função de $1/[S]$ resulta em uma linha reta com um aumento no coeficiente angular e na interseção no eixo $1/v_0$ comparado com o da Figura 13.7. Dividindo a Equação 13.10 pela Equação 13.19, obtemos

$$\frac{v_0}{(v_0)_{inibição}} = 1 + \frac{[I]}{K_I}$$

Esse resultado confirma nosso enunciado anterior de que a extensão da inibição não-competitiva é independente de [S] e depende somente de [I] e de K_I.

A inibição não-competitiva é muito comum com enzimas multissubstrato. Outros exemplos são as reações reversíveis entre os grupos sulfidrila dos resíduos de cisteína em enzimas com íons de metais pesados:

$$2\text{–SH} + Hg^{2+} \rightleftharpoons \text{–S–Hg–S–} + 2H^+$$

$$\text{–SH} + Ag^{+} \rightleftharpoons \text{–S–Ag} + H^+$$

Inibição acompetitiva. Um inibidor acompetitivo não se liga à enzima livre; em vez disso, liga-se reversivelmente ao complexo enzima–substrato para gerar um complexo ESI inativo (ver a Figura 13.12c). As reações são

$$\begin{array}{ccccc} E + S & \underset{k_{-1}}{\overset{k_1}{\rightleftharpoons}} & ES & \xrightarrow{k_2} & E + P \\ & & + & & \\ & & I & & \\ & & K_I \Updownarrow & & \\ & & ESI & & \end{array}$$

em que

$$K_I = \frac{[ES][I]}{[ESI]} \tag{13.21}$$

O complexo ESI não forma um produto. De novo, como I não interfere na formação de ES, a inibição acompetitiva não pode ser revertida pelo aumento da concentração do substrato. A velocidade inicial é dada por (ver o Problema 13.16)

$$v_0 = \frac{\dfrac{V_{máx}}{\left(1 + \dfrac{[I]}{K_I}\right)}[S]}{\dfrac{K_M}{\left(1 + \dfrac{[I]}{K_I}\right)} + [S]} \tag{13.22}$$

A comparação da Equação 13.22 com a Equação 13.10 mostra que tanto $V_{máx}$ como K_M foram reduzidos pelo fator $(1 + [I]/K_I)$. A equação de Lineweaver–Burk é dada por

$$\frac{1}{v_0} = \frac{K_M}{V_{máx}}\frac{1}{[S]} + \frac{1}{V_{máx}}\left(1 + \frac{[I]}{K_I}\right) \qquad (13.23)$$

Assim, um linha reta é obtida colocando em gráfico $1/v_0$ em função de $1/[S]$ a [I] constante (ver a Figura 13.13c). A diferença entre as Equações 13.23 e 13.11 é a interseção no eixo $1/v_0$, que é alterada pelo fator $(1 + [I]/K_I)$, porém o coeficiente angular permanece o mesmo. Dividindo a Equação 13.10 pela Equação 13.22, obtemos

$$\frac{v_0}{(v_0)_{inibição}} = \frac{K_M + [S](1 + [I]/K_I)}{K_M + [S]}$$

Se as condições forem tais que $[S] \gg K_M$, então a equação acima se torna

$$\frac{v_0}{(v_0)_{inibição}} = \frac{[S] + [S][I]/K_I}{[S]} = 1 + \frac{[I]}{K_I}$$

Novamente, vemos que não se consegue superar o efeito de I na inibição acompetitiva pelo aumento na concentração do substrato, como no caso da inibição não-competitiva.

A inibição acompetitiva raramente é observada em sistemas de um substrato. Enzimas multissubstrato, entretanto, freqüentemente dão gráficos de linhas paralelas com inibidores.

EXEMPLO 13.1

Um químico mediu a velocidade inicial de uma reação catalisada por enzima na ausência e na presença do inibidor A e, em procedimento separado, do inibidor B. Em cada caso, a concentração do inibidor foi 8,0 mM ($8{,}0 \times 10^{-3}$ M). Os dados são mostrados abaixo:

$[S]/M$	$v_0/M \cdot s^{-1}$ Sem inibidor	$v_0/M \cdot s^{-1}$ Inibidor A	$v_0/M \cdot s^{-1}$ Inibidor B
$5{,}0 \times 10^{-4}$	$1{,}25 \times 10^{-6}$	$5{,}8 \times 10^{-7}$	$3{,}8 \times 10^{-7}$
$1{,}0 \times 10^{-3}$	$2{,}0 \times 10^{-6}$	$1{,}04 \times 10^{-6}$	$6{,}3 \times 10^{-7}$
$2{,}5 \times 10^{-3}$	$3{,}13 \times 10^{-6}$	$2{,}00 \times 10^{-6}$	$1{,}00 \times 10^{-6}$
$5{,}0 \times 10^{-3}$	$3{,}85 \times 10^{-6}$	$2{,}78 \times 10^{-6}$	$1{,}25 \times 10^{-6}$
$1{,}0 \times 10^{-2}$	$4{,}55 \times 10^{-6}$	$3{,}57 \times 10^{-6}$	$1{,}43 \times 10^{-6}$

(a) Determine os valores de K_M e de $V_{máx}$ da enzima. (b) Determine o tipo de inibição imposta pelos inibidores A e B e calcule o valor de K_I em cada caso.

RESPOSTA

Nosso primeiro passo é converter os dados para $1/[S]$ e $1/v_0$:

$(1/[S])/M^{-1}$	$(1/v_0)/M^{-1} \cdot s$ Sem inibidor	$(1/v_0)/M^{-1} \cdot s$ Inibidor A	$(1/v_0)/M^{-1} \cdot s$ Inibidor B
$2{,}0 \times 10^3$	$8{,}0 \times 10^5$	$1{,}72 \times 10^6$	$2{,}63 \times 10^6$
$1{,}0 \times 10^3$	$5{,}0 \times 10^5$	$9{,}6 \times 10^5$	$1{,}60 \times 10^6$
$4{,}0 \times 10^2$	$3{,}2 \times 10^5$	$5{,}0 \times 10^5$	$1{,}00 \times 10^5$
$2{,}0 \times 10^2$	$2{,}6 \times 10^5$	$3{,}6 \times 10^5$	$8{,}0 \times 10^5$
$1{,}0 \times 10^2$	$2{,}2 \times 10^5$	$2{,}8 \times 10^5$	$7{,}0 \times 10^5$

Em seguida, traçamos os gráficos de Lineweaver–Burk para esses três conjuntos de dados cinéticos, como mostrado na Figura 13.14. Comparando a Figura 13.14 com as Figuras 13.13a, 13.13b e 13.13c, vemos que A é um inibidor competitivo e B é um inibidor não-competitivo.

(a) O ajuste linear computacional para ausência de inibição é

$$\frac{1}{v_0} = 302{,}6\frac{1}{[S]} + 1{,}96 \times 10^5$$

Da Equação 13.11, obtemos

$$\frac{1}{V_{\text{máx}}} = 1{,}96 \times 10^5\ M^{-1}\ \text{s}$$

ou

$$V_{\text{máx}} = 5{,}1 \times 10^{-6} M\ \text{s}^{-1}$$

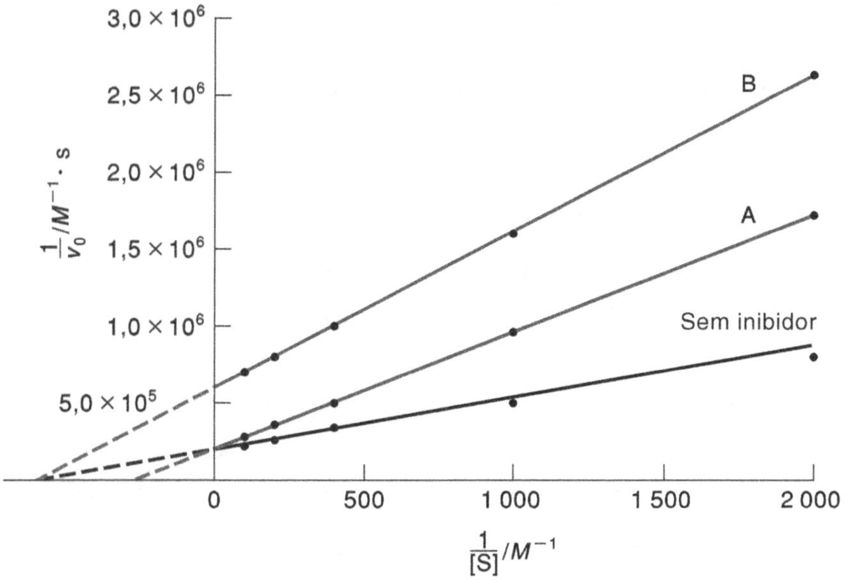

Figura 13.14
Gráficos de Lineweaver–Burk para determinar os parâmetros cinéticos e tipos de inibição para o Exemplo 13.1.

Da inclinação da reta,

$$302{,}6 \text{ s} = \frac{K_M}{V_{máx}}$$

de modo que

$$\begin{aligned} K_M &= (302{,}6 \text{ s})(5{,}1 \times 10^{-6}\ M \text{ s}^{-1}) \\ &= 1{,}5 \times 10^{-3}\ M \end{aligned}$$

(b) O ajuste linear computacional para o inibidor A é

$$\frac{1}{v_0} = 757{,}8 \frac{1}{[S]} + 2{,}03 \times 10^5$$

[Note que a pequena diferença no valor de $1/V_{máx}$ ($2{,}03 \times 10^5$) comparada com $1{,}96 \times 10^5$ para o gráfico de não-inibição deve-se à incerteza experimental.] Da Equação 13.8, a inclinação é equacionada como se segue

$$\begin{aligned} 757{,}8 \text{ s} &= \frac{K_M}{V_{máx}}\left(1 + \frac{[I]}{K_I}\right) \\ &= \frac{1{,}5 \times 10^{-3}\ M}{5{,}1 \times 10^{-6}\ M \text{ s}^{-1}}\left(1 + \frac{[I]}{K_I}\right) \end{aligned}$$

Como $[I] = 8{,}0 \times 10^{-3}\ M$,

$$K_I = 5{,}1 \times 10^{-3}\ M$$

(c) O ajuste linear computacional para o inibidor B é

$$\frac{1}{v_0} = 1\,015{,}3 \frac{1}{[S]} + 5{,}95 \times 10^5$$

Da Equação 13.20, expressamos o coeficiente angular como

$$\begin{aligned} 1\,015{,}3 \text{ s} &= \frac{K_M}{V_{máx}}\left(1 + \frac{[I]}{K_I}\right) \\ &= \frac{1{,}5 \times 10^{-3}\ M}{5{,}1 \times 10^{-6}\ M \text{ s}^{-1}}\left(1 + \frac{[I]}{K_I}\right) \end{aligned}$$

Como $[I] = 8{,}0 \times 10^{-3}\ M$,

$$K_I = 3{,}3 \times 10^{-3}\ M$$

Inibição irreversível

A cinética de Michaelis–Menten não pode ser aplicada à inibição irreversível. O inibidor forma uma ligação covalente com a molécula da enzima e não pode ser removido. A eficácia de um inibidor irreversível é determinada não pela constante de equilíbrio, mas pela velocidade com que a ligação ocorre. Iodoacetamidas e maleimidas agem como inibidores irreversíveis dos grupos sulfidrila:

$$-SH + ICH_2CONH_2 \rightarrow -S-CH_2CONH_2 + HI$$

Outro exemplo é a ação do fluorofosfato de diisopropila (um gás asfixiante) sobre a enzima acetilcolinesterase. Quando um nervo faz uma célula muscular se contrair, dá à célula uma pequena esguichada de moléculas de acetilcolina. A acetilcolina é chamada de neurotransmissor porque age como um mensageiro entre o nervo e sua destinação final (nesse caso, a célula muscular). Depois de ter realizado sua função apropriada, as moléculas de acetilcolina devem ser destruídas; de outro modo, o excesso resultante dessa substância hiperestimularia as glândulas e o músculo, produzindo convulsões, engasgos e outros sintomas desagradáveis. Muitas vítimas de exposição a esse gás asfixiante sofrem paralisia ou mesmo morte. A remoção efetiva do excesso de acetilcolina se dá por meio de uma reação de hidrólise (ver a Seção 10.9):

$$\underset{\text{Acetilcolina}}{CH_3COOCH_2CH_2-\overset{+}{N}(CH_3)_3} + H_2O \rightarrow \underset{\text{Colina}}{HOCH_2CH_2-\overset{+}{N}(CH_3)_3} + CH_3COOH$$

O catalisador para essa reação é a acetilcolinesterase. A inibição irreversível dessa enzima ocorre via formação de uma ligação covalente entre o átomo de fósforo e o oxigênio da hidroxila do resíduo serina na enzima (Figura 13.15). O complexo formado é tão estável que, para todos os propósitos práticos, a restauração da função normal do nervo tem de aguardar a formação de novas moléculas de enzima pelo corpo da pessoa exposta ao inibidor.

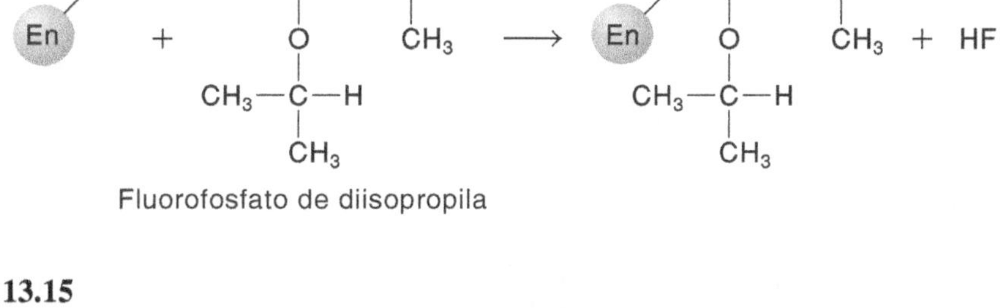

Figura 13.15
Um exemplo de inibição irreversível. O gás asfixiante fluorofosfato de diisopropila forma uma ligação covalente forte com o grupo hidroxila do resíduo de serina no sítio ativo da acetilcolinesterase.

13.6 Interações alostéricas

Há uma classe de enzimas que apresenta uma cinética que não obedece à descrição de Michaelis–Menten. Em vez da curva hiperbólica usual (ver Figura 13.4), as equações de velocidade dessas enzimas produzem uma curva sigmoidal, ou em forma de S. Esse comportamento é exibido tipicamente por enzimas que possuem múltiplos sítios de ligação e cuja atividade é regulada pela ligação de inibidores ou ativadores. Curvas sigmoidais são características de cooperatividade positiva, o que significa que a ligação de um grupo ligante em um sítio aumenta a afinidade da enzima por outro grupo ligante em um sítio diferente. Enzimas que apresentam cooperatividade são chamadas *alostéricas* (das palavras gregas *allos*, diferente, e *steros*, espaço ou sólido, o que significa conformação na nossa discussão). O termo *efetor* descreve o grupo ligante que pode afetar a ligação em um sítio diferente na enzima. Há quatro tipos de interações alostéricas, que dependem do fato de os grupos ligantes serem do mesmo tipo (efeito *homotrópico*) ou de tipo diferente (*efeito heterotrópico*): efeito homotrópico positivo ou negativo e efeito heterotrópico positivo ou negativo. As palavras *positivo* e *negativo* aqui descrevem a afinidade da enzima por outros grupos ligantes como resultado da ligação ao efetor.

Ligação do oxigênio à mioglobina e à hemoglobina

A hemoglobina é algumas vezes citada como a enzima honorária.

O fenômeno da cooperatividade foi primeiro observado para o sistema oxigênio–hemoglobina. Embora a hemoglobina não seja uma enzima, seu modo de ligação com o oxigênio é análogo à ligação por enzimas alostéricas. A Figura 13.16 mostra as curvas de saturação percentual para a hemoglobina e para a mioglobina. A molécula da hemoglobina é constituída de quatro cadeias polipeptídicas, duas cadeias α de 141 resíduos de aminoácidos cada e duas cadeias β de 146 resíduos de aminoácidos cada. Cada cadeia contém um grupo heme. O átomo de ferro no grupo heme tem geometria octaédrica; ele está ligado aos quatro átomos de nitrogênio do grupo heme e ao átomo de nitrogênio do resíduo de histidina, deixando um sexto sítio de coordenação aberto para ligação com um grupo ligante (água ou oxigênio molecular). As quatro cadeias se enovelam para formar estruturas tridimensionais semelhantes. Em uma molécula de hemoglobina intacta, essas quatro cadeias, ou *subunidades*, estão ligadas formando um tetrâmero. A molécula menos complexa, a mioglobina, possui

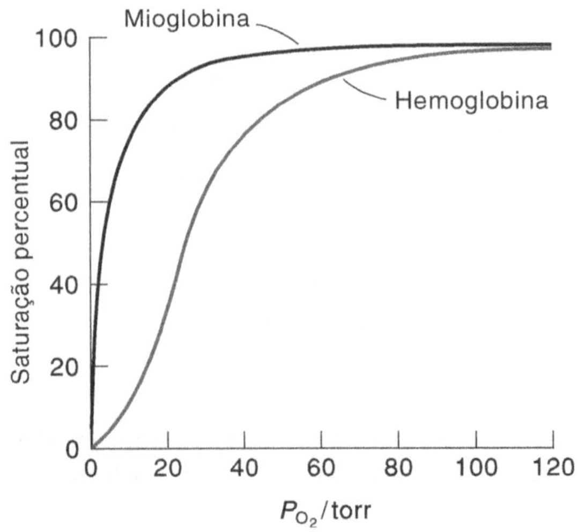

Figura 13.16
Curvas de saturação de oxigênio para a mioglobina e a hemoglobina.

somente um polipeptídeo de 153 resíduos de aminoácidos. Contém um grupo heme e é estruturalmente semelhante à cadeia β da hemoglobina. Como podemos ver na Figura 13.16, a curva para a mioglobina é hiperbólica, indicando que ela se liga de modo não-cooperativo ao oxigênio. Essa observação é consistente com o fato de haver somente um grupo heme e, portanto, somente um sítio de ligação. Por outro lado, a curva para a hemoglobina é sigmoidal, indicando que sua afinidade pelo oxigênio aumenta com a ligação do oxigênio.

Devido ao importante significado fisiológico da ligação do oxigênio à hemoglobina, precisamos examinar o processo em maior detalhe. A afinidade do oxigênio pela hemoglobina depende da concentração de várias espécies nas células vermelhas do sangue: prótons, dióxido de carbono, íons cloreto e 2,3-bisfosfoglicerato (BPG) [anteriormente conhecido como 2,3-difosfoglicerato (DPG)],

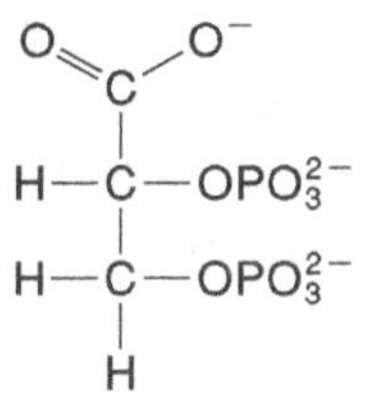

Um aumento na concentração de quaisquer dessas espécies desloca a curva de ligação do oxigênio (ver Figura 13.16) para a direita, o que indica um decréscimo na afinidade por oxigênio. Assim, todos esses ligantes agem como efetores heterotrópicos negativos. Nos tecidos, em que a pressão parcial de dióxido de carbono e a concentração de íons H^+ são altas, as moléculas de oxiemoglobina têm maior tendência de se dissociar em hemoglobina e oxigênio, e este último é capturado pela mioglobina para processos metabólicos. Cerca de dois prótons são capturados pela molécula de hemoglobina para cada quatro moléculas de oxigênio liberadas. O efeito inverso ocorre nos capilares alveolares dos pulmões. A alta concentração de oxigênio nos pulmões expulsa os prótons e o dióxido de carbono ligados à deoxiemoglobina. Essa ação recíproca, conhecida como *efeito Bohr*, foi primeiro relatada pelo fisiologista dinamarquês Christian Bohr (1855–1911), em 1904. A Figura 13.17a mostra o efeito do pH na afinidade da hemoglobina pelo oxigênio.

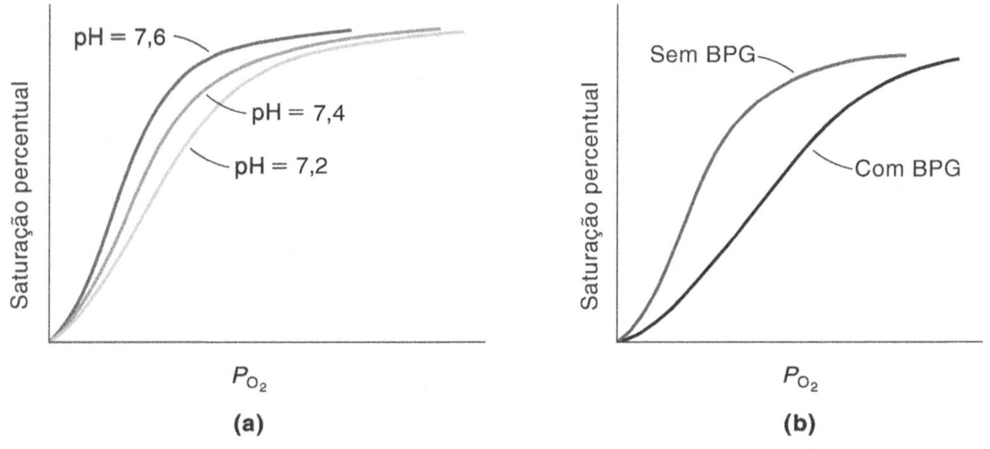

Figura 13.17
(a) O efeito Bohr. Uma diminuição no pH leva a um abaixamento da afinidade do oxigênio pela hemoglobina. (b) A presença de BPG faz diminuir a afinidade do oxigênio pela hemoglobina.

O efeito do BPG na afinidade do oxigênio pela hemoglobina foi descrito pelos bioquímicos americanos Reinhold Benesch (1919–1986) e Ruth Benesch (1925–2000), em 1967. Eles descobriram que o BPG liga-se somente à deoxiemoglobina e não à oxiemoglobina, e que o BPG reduz a afinidade do oxigênio por um fator de cerca de 25 (Figura 13.17b). O número de moléculas de BPG na célula vermelha do sangue é aproximadamente o mesmo que o número de moléculas de hemoglobina (280 milhões), porém, a falta de oxigênio deflagra um aumento de BPG, o qual promove a liberação de oxigênio. É interessante observar que, quando uma pessoa se desloca rapidamente do nível do mar para uma região de grande altitude, em que a pressão de oxigênio é baixa, o nível de BPG em suas células vermelhas sanguíneas aumenta. Esse aumento diminui a afinidade do oxigênio pela hemoglobina e ajuda a manter uma alta concentração de oxigênio livre. O feto humano tem um tipo próprio de hemoglobina, chamada hemoglobina F, que consiste de duas cadeias α e duas cadeias γ. Essa hemoglobina difere da hemoglobina adulta A, que consiste de duas cadeias α e duas cadeias β. Sob condições fisiológicas normais, a hemoglobina F tem maior afinidade por oxigênio do que a hemoglobina A. Essa diferença em afinidade promove a transferência do oxigênio da circulação materna para a circulação fetal. A maior afinidade do oxigênio pela hemoglobina F deve-se ao fato de que essa molécula se liga ao BPG menos fortemente do que a hemoglobina A. A comparação entre esses sistemas também mostra que o BPG liga-se somente às cadeias β na hemoglobina A e somente às cadeias γ na hemoglobina F.

Finalmente, notamos que a ligação do oxigênio à mioglobina não é afetada por nenhum desses fatores. Ela varia, naturalmente, com a temperatura. A afinidade pelo oxigênio de ambas, mioglobina e hemoglobina, decresce com o aumento da temperatura.

A equação de Hill

Apresentamos agora uma descrição fenomenológica para a ligação do oxigênio à mioglobina e à hemoglobina. Consideremos, primeiro, a ligação do oxigênio à mioglobina (Mb), porque é um sistema mais simples. A reação é

$$\mathrm{Mb} + \mathrm{O_2} \rightleftharpoons \mathrm{MbO_2}$$

A constante de dissociação é dada por

$$K_\mathrm{d} = \frac{[\mathrm{Mb}][\mathrm{O_2}]}{[\mathrm{MbO_2}]} \tag{13.24}$$

Definimos uma quantidade Y, a saturação fracional, como se segue (ver a p. 319):

$$Y = \frac{[\mathrm{MbO_2}]}{[\mathrm{MbO_2}] + [\mathrm{Mb}]} \tag{13.25}$$

Das Equações 13.24 e 13.25,

$$Y = \frac{[\mathrm{O_2}]}{[\mathrm{O_2}] + K_\mathrm{d}} \tag{13.26}$$

Como o O_2 é um gás, é mais conveniente expressar sua concentração nos termos de sua pressão parcial. Além disso, se representarmos a afinidade do oxigênio pela mioglobina como P_{50}, que é a pressão parcial de oxigênio quando a metade, ou 50%, dos sítios de ligação está preenchida, isto é, quando $[\mathrm{Mb}] = [\mathrm{MbO_2}]$, segue-se que

$$K_d = \frac{[\text{Mb}]P_{O_2}}{[\text{MbO}_2]} = P_{O_2} = P_{50}$$

e a Equação 13.26 se torna

$$Y = \frac{P_{O_2}}{P_{O_2} + P_{50}} \tag{13.27}$$

Rearranjando, temos

$$\frac{Y}{1-Y} = \frac{P_{O_2}}{P_{50}}$$

Tomando o logaritmo de ambos os lados da equação acima, obtemos

$$\log\frac{Y}{1-Y} = \log P_{O_2} - \log P_{50} \tag{13.28}$$

Assim, um gráfico de log $[Y/(1 - Y)]$ em função de log P_{O_2} fornece uma linha reta com um coeficiente angular unitário (Figura 13.18).

A Equação 13.28 descreve muito bem a ligação da mioglobina com o oxigênio, porém, não se aplica à hemoglobina. Em vez disso, deve ser modificada como se segue:

$$\log\frac{Y}{1-Y} = n\log P_{O_2} - n\log P_{50} \tag{13.29}$$

Um gráfico similar nesse caso produz uma linha reta com um coeficiente angular de 2,8 (isto é, $n = 2{,}8$), também mostrado na Figura 13.18. O fato de o coeficiente angular ser maior que a unidade indica que a ligação da hemoglobina com o oxigênio é cooperativa. Note que não podemos explicar o fenômeno de ligação nesse caso supondo que ele seja uma reação de ordem superior, porque n não é um inteiro e não é idêntico ao número de sítios. (Se todos os quatro sítios fossem equivalentes e independentes uns dos outros, analisaríamos a curva de ligação usando a Equação 9.30.) Além disso, o fato de que o coeficiente angular da reta a pressões parciais de oxigênio muito baixas ou muito altas tende à unidade é inconsistente com um mecanismo

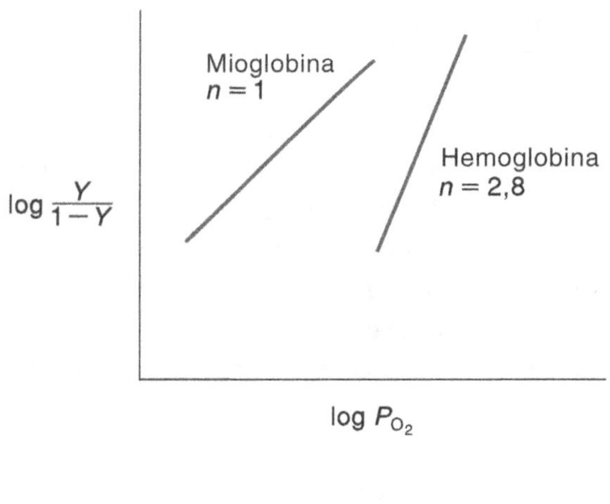

Figura 13.18
Gráficos de log $[Y/(1 - Y)]$ em função de log P_{O_2} para a hemoglobina e a mioglobina.

de ordem superior, que prevê um coeficiente angular constante em todas as pressões parciais de oxigênio. A Equação 13.29 é freqüentemente mencionada como a *equação de Hill* (em homenagem ao bioquímico britânico Archibald Vivian Hill, 1886–1977) e n é conhecido como o *coeficiente de Hill.* O coeficiente de Hill é uma medida de cooperatividade — quanto maior n, maior a cooperatividade. Se $n = 1$, não há cooperatividade; se $n < 1$, há cooperatividade negativa. O limite superior de n é o número de sítios de ligação, que é 4 para a hemoglobina.

Qual o significado da cooperatividade? Em essência, ela permite que a hemoglobina seja um transportador de oxigênio mais eficiente que a mioglobina. A pressão parcial de oxigênio é cerca de 100 torr nos pulmões, comparada com cerca de 20 torr nos capilares do músculo. Além disso, a pressão parcial para 50% de saturação da hemoglobina é aproximadamente 26 torr (ver Figura 13.16). Da Equação 13.29,

$$\frac{Y}{1-Y} = \left(\frac{P_{O_2}}{P_{50}}\right)^n$$

Nos pulmões,

$$\frac{Y_{\text{pulmão}}}{1-Y_{\text{pulmão}}} = \left(\frac{100}{26}\right)^{2,8}$$

ou

$$Y_{\text{pulmão}} = 0{,}98$$

Nos músculos,

$$\frac{Y_{\text{músculo}}}{1-Y_{\text{músculo}}} = \left(\frac{20}{26}\right)^{2,8}$$

$$Y_{\text{músculo}} = 0{,}32$$

A quantidade de oxigênio liberada é proporcional a ΔY, dada por

$$\Delta Y = Y_{\text{pulmão}} - Y_{\text{músculo}} = 0{,}66$$

O que aconteceria se a ligação entre a hemoglobina e o oxigênio não fosse cooperativa? Nesse caso, $n = 1$ e, da Equação 13.27, temos,

$$Y_{\text{pulmão}} = \frac{100}{100+26} = 0{,}79$$

Nos músculos,

$$Y_{\text{músculo}} = \frac{20}{20+26} = 0{,}43$$

de modo que $\Delta Y = 0{,}36$. Claramente, portanto, quase duas vezes mais oxigênio é liberado para os tecidos quando a ligação da hemoglobina com o oxigênio é cooperativa.

A Equação 13.29 é uma abordagem empírica da cooperatividade; não diz nada sobre o mecanismo envolvido. Nos últimos 60 anos, várias teorias foram propostas para explicar a cooperatividade. Em seguida, vamos discutir brevemente duas teorias que têm desempenhado papéis importantes em nossa compreensão das interações alostéricas.

O modelo concertado*

Em 1965, Monod, Wyman e Changeaux propuseram uma teoria, chamada de *modelo concertado*, para explicar a cooperatividade.† A teoria deles faz as seguintes suposições: (1) Proteínas são oligômeros, isto é, contêm duas ou mais subunidades. (2) Cada molécula de proteína pode existir em um de dois estados, chamados T (tenso) e R (relaxado), que estão em equilíbrio. (3) Na ausência das moléculas de substrato, o estado T é favorecido. Quando as moléculas de substrato são ligadas à enzima, o equilíbrio gradualmente se desloca para o estado R, que tem afinidade maior pelo ligante. (4) Todos os sítios de ligação em cada estado são equivalentes e têm idênticas constantes de dissociação para a ligação dos grupos ligantes (K_T para o estado T e K_R para o estado R). A Figura 13.19 mostra o modelo concertado para a ligação do oxigênio com a hemoglobina.

A constante de equilíbrio, L_0, para os dois estados na ausência de oxigênio (indicado pelo zero subscrito) é dada por

$$L_0 = \frac{[T_0]}{[R_0]} \tag{13.30}$$

Como o estado T é favorecido na ausência de O_2, L_0 tem um valor alto e somente quantidades desprezíveis do estado R estão presentes. Quando o oxigênio está presente, o equilíbrio se desloca gradualmente para o estado R, que tem uma maior afinidade pelo oxigênio. Quando quatro moléculas do grupo ligante estão ligadas, praticamente todas as moléculas de hemoglobina estarão no estado R, que corresponde à conformação da oxiemoglobina. Nesse contexto, definimos c como a razão entre as constantes de dissociação:

$$c = \frac{K_R}{K_T} \tag{13.31}$$

Como o estado R tem maior afinidade pelo O_2, c deve ser menor que 1. A afinidade de uma subunidade pelo grupo ligante depende somente do fato de ele estar no estado T ou no estado R e não depende de os sítios nas unidades vizinhas estarem ocupados; assim, K_R e K_T são os mesmos para todos os estágios de saturação. Quando um grupo ligante se liga, a razão $[T]/[R]$ varia por um fator c; quando dois grupos ligantes se ligam, a razão $[T]/[R]$ varia com c^2 e assim por diante. Podemos representar a ligação sucessiva dos grupos ligantes, mostrada na Figura 13.19, com as equações seguintes (ver o Problema 13.28):

$$\begin{aligned} K_1 &= cL_0 \\ K_2 &= cK_1 = c^2L_0 \\ K_3 &= cK_2 = c^3L_0 \\ K_4 &= cK_3 = c^4L_0 \end{aligned}$$

Vemos que o equilíbrio entre T e R desloca-se para a forma R conforme mais moléculas de O_2 são ligadas.

---

* NT: Traduzido do original em inglês "Concerted model" significando um modelo orquestrado, que ocorre como em um concerto. A forma "Modelo concertado" é a de uso corrente em Bioquímica em textos em português.

† MONOD, J.; WYMAN, J.; CHANGEAUX, P. P. *J. Mol. Biol.* **12**, 88, 1965.

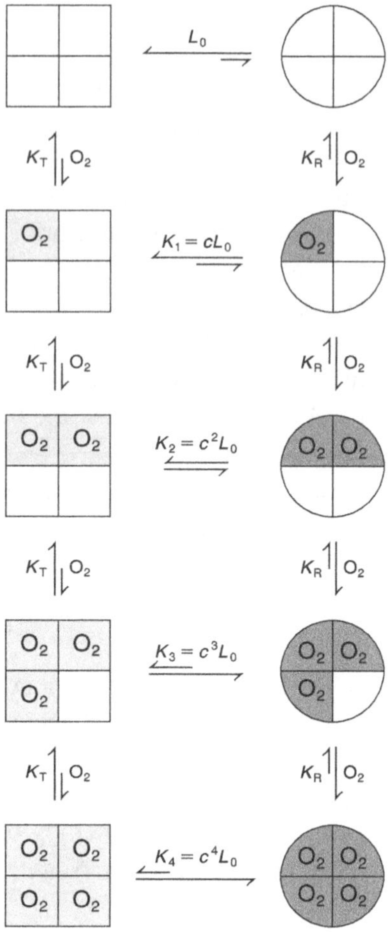

Figura 13.19
O modelo concertado para a ligação do oxigênio com a hemoglobina. Os quadrados representam o estado tenso; os quadrantes dos círculos representam o estado relaxado.

Note que, se a hemoglobina estivesse sempre inteiramente no estado T, sua ligação ao oxigênio, embora fraca, seria completamente não-cooperativa e caracterizada somente por K_T. Por outro lado, se a hemoglobina estivesse sempre no estado R, sua ligação ao oxigênio, embora forte, seria também completamente não-cooperativa e caracterizada apenas por K_R. Essa não-cooperatividade é atribuível ao fato de que, dada uma molécula de hemoglobina qualquer, todas as quatro subunidades devem estar ou no estado R (R_4) ou no estado T (T_4). Formas mistas, tais como R_3T ou R_2T_2, são consideradas não-existentes. Por essa razão, o modelo é chamado "concertado", "tudo-ou-nada", ou "de simetria conservada". Ajustando a curva de saturação do

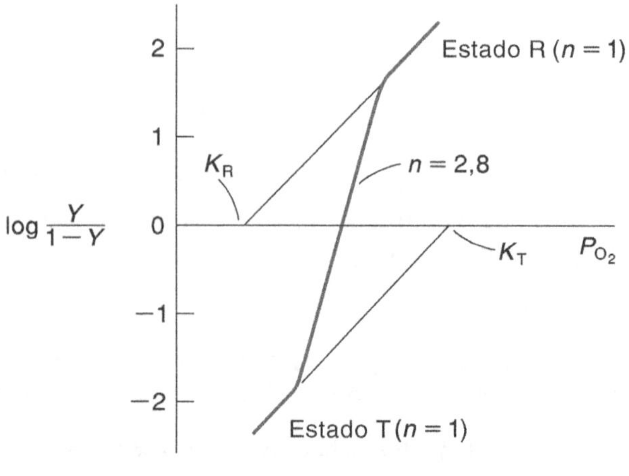

Figura 13.20
Gráfico de log $[Y/1 - Y]$ em função de P_{O_2} para a hemoglobina.

oxigênio (Figura 13.20), descobrimos que $L_0 = 9\,000$ e $c = 0{,}014$. Assim, na ausência de oxigênio, o equilíbrio favorece bastante o estado T por um fator de 9 000. Por outro lado, o valor de c mostra que a ligação de oxigênio a um sítio no estado R é 1/0,014, ou 71 vezes mais forte do que a um sítio no estado T. Como as equações anteriores mostram, a ligação progressiva do oxigênio muda a razão [T]/[R] de 9 000 (nenhum O_2 ligado) para 126 (um O_2 ligado), 1,76 (dois O_2 ligados), 0,25 (3 O_2 ligados) e 0,00035 (4 O_2 ligados).

O modelo concertado não explica a cooperatividade homotrópica negativa. (Cooperatividade negativa significa que o segundo ligante se ligará *menos* prontamente como resultado da ligação do primeiro ligante. A gliceraldeído-3-fosfato desidrogenase, uma enzima importante na glicólise, exibe esse comportamento.) No entanto, é notável que o comportamento alostérico da hemoglobina (e de enzimas) possa ser descrito por somente três constantes de equilíbrio (c, K_R e K_T).

O modelo seqüencial

Um modelo alternativo de cooperatividade sugerido por Koshland, Némethy e Filmer* considera que a afinidade de sítios vazios para um grupo ligante particular muda progressivamente conforme os sítios vão sendo preenchidos. No que se refere à ligação do oxigênio à hemoglobina, significa que, quando uma molécula de oxigênio se liga a um sítio vago em uma das quatro subunidades, a interação faz com que o sítio mude sua conformação, o que, por sua vez, afeta as constantes de ligação dos três sítios que ainda estão vazios (Figura 13.21). Por essa razão, esse modelo é chamado *modelo seqüencial*. Diferentemente do modelo concertado, o modelo seqüencial pode ter tetrâmeros, que consistem de subunidades tanto no estado R como no estado T, tais como R_2T_2 ou R_3T. Essa abordagem também prediz uma curva sigmoidal. A afinidade por moléculas de O_2 aumenta da esquerda para a direita na Figura 13.21.

Atualmente, tanto o modelo concertado como o seqüencial são empregados por bioquímicos no estudo de enzimas. Para a hemoglobina, o mecanismo verdadeiro parece mais complexo, e ambos os modelos provavelmente devem ser tratados como casos-limite. Em alguns casos, o modelo seqüencial tem uma vantagem sobre o modelo concertado pelo fato de que ele também pode explicar a cooperatividade homotrópica negativa. Acima de tudo, esses dois modelos permitiram aos bioquímicos um discernimento mais profundo sobre a estrutura e a função de muitas enzimas.

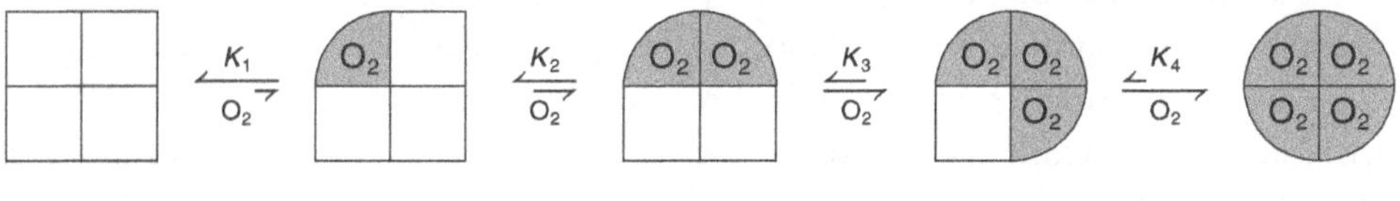

Figura 13.21
O modelo seqüencial para a ligação de oxigênio com a hemoglobina. Os quadrados representam o estado tenso; os quadrantes de círculo representam o estado relaxado. A ligação de um grupo ligante a uma subunidade muda a conformação daquela subunidade (de T para R). Essa transição aumenta a afinidade das subunidades remanescentes pelo ligante. As constantes de dissociação diminuem de K_1 para K_4.

---

* KOSHLAND JR., D. E. ; NÉMETHY, G.; FILMER, D. *Biochemistry*. **5**, 365, 1996.

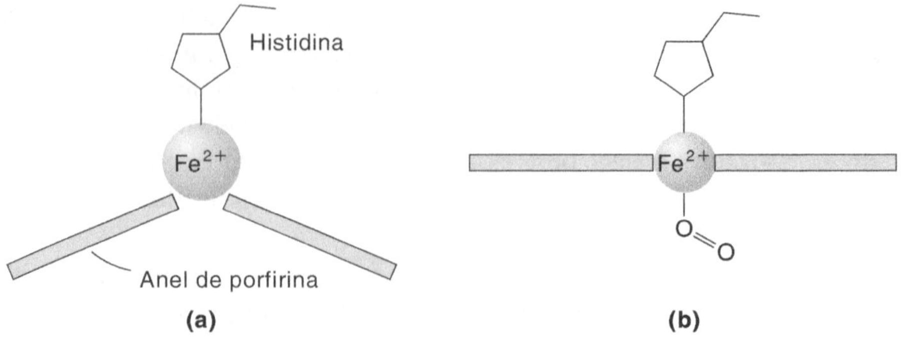

Figura 13.22
Diagrama esquemático que mostra as alterações que ocorrem quando o grupo heme na hemoglobina se liga a uma molécula de oxigênio. (a) O grupo heme na deoxiemoglobina. O raio do íon Fe^{2+} de *spin* alto é muito grande para se ajustar ao anel porfirínico. (b) Quando o O_2 se liga ao Fe^{2+}, entretanto, o íon se encolhe um pouco de modo a se ajustar ao plano do anel. Esse movimento puxa o resíduo de histidina em direção ao anel e inicia uma seqüência de mudanças estruturais, sinalizando assim a presença de uma molécula de oxigênio naquele grupo heme. As mudanças estruturais também afetam drasticamente a afinidade dos grupos heme remanescentes pelas moléculas de oxigênio.

Mudanças conformacionais na hemoglobina induzidas pela ligação com o oxigênio

Finalmente, fazemos a seguinte pergunta: se os quatro grupos heme estão bem separados uns dos outros na molécula de hemoglobina (a distância mais próxima entre quaisquer dois átomos de Fe é de aproximadamente 25 Å), então como eles são capazes de transmitir informação relativa à ligação de oxigênio? Podemos supor com razão que a comunicação entre os grupos heme, chamada "interação heme–heme", ocorra por meio de algum tipo de mudança conformacional na molécula. Sabe-se que a deoxiemoglobina e a oxiemoglobina formam cristais diferentes. Estudos de cristalografia de raios X mostram que há de fato diferenças estruturais entre moléculas de hemoglobina completamente oxigenadas e completamente desoxigenadas. Atualmente, um esforço intenso de pesquisa está em curso a fim de se entender como a ligação de O_2 a um grupo heme pode deflagrar mudanças estruturais tão amplas de uma subunidade para outra. A natureza aparentemente concebeu um mecanismo muito engenhoso para a cooperatividade na hemoglobina. O íon Fe^{2+} na deoxiemoglobina está no seu estado de alto *spin* ($3d^6$, com quatro elétrons desemparelhados),* e é grande demais para caber no plano do anel porfirínico do grupo heme (Figura 13.22). Conseqüentemente, o átomo de ferro se situa cerca de 0,4 Å acima de uma porfirina levemente abaulada. Depois de se ligar com o O_2, o íon Fe^{2+} torna-se de baixo *spin* e encolhe suficientemente de modo qua caiba no plano do anel porfirínico, um arranjo que é energeticamente mais favorável. (Podemos entender a mudança no tamanho reconhecendo que no estado de alto *spin*, os elétrons 3*d* estão impedidos de chegar muito próximos um do outro pelo princípio de exclusão de Pauli. Portanto, o íon no estado de alto *spin* é maior que o íon no estado de baixo *spin*.) Quando o íon Fe^{2+} se move para dentro do anel porfirínico, puxa o ligante histidina com ele e deflagra a seqüência de eventos que acaba por levar a mudanças conformacionais em

* A estrutura eletrônica do átomo de ferro no grupo heme será discutida no Capítulo 15.

outras partes da molécula. Essa seqüência é o meio através do qual a ligação do oxigênio a um sítio heme é comunicada aos outros sítios. Para testar essa idéia, os químicos substituíram a cadeia lateral da histidina por um ligante imidazólico que se parece com a histidina, mas é desconectado da cadeia polipeptídica da subunidade:*

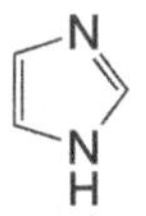

Imidazol

O movimento do imidazol quando o oxigênio é ligado ao ferro não terá nenhum efeito sobre a conformação da molécula de proteína. De fato, os resultados mostram que nesse sistema modificado, a cooperatividade é muito atenuada, mas não totalmente eliminada. Aparentemente, outras mudanças estruturais que ainda não estão perfeitamente compreendidas também contribuem para a cooperatividade.

13.7 Efeitos do pH na cinética enzimática

Uma forma útil de compreender o mecanismo enzimático é estudar a velocidade de uma reação catalisada por enzima como função do pH. As atividades de muitas enzimas variam com o pH de uma forma que freqüentemente pode ser explicada nos termos da dissociação de ácidos e bases. Isso não é muito surpreendente, porque a maioria dos sítios ativos funciona como ácidos e bases gerais em catálise. A Figura 13.23 mostra um gráfico da velocidade inicial em função do pH para a reação catalisada pela enzima fumarase. Como pode ser visto, o gráfico produz uma curva em forma de sino. O pH no máximo da curva é chamado de pH *ótimo*, que corresponde à máxima atividade da enzima; acima ou abaixo desse pH, a atividade declina. A maioria das enzimas que são ativas dentro das células tem um pH ótimo bem próximo da faixa de pH dentro da qual as células normalmente funcionam. Por exemplo, os pHs ótimos de duas enzimas digestivas, pepsina e tripsina, ocorrem ambos em torno de pH 2 e pH 8, respectivamente. As razões não são difíceis de entender. A pepsina é secretada no lúmen do estômago, em que o pH é cerca de 2. Por outro lado, a tripsina é secretada e funciona no ambiente alcalino do intestino, em que o pH é cerca de 8. Para ensaios gerais de atividade enzimática, então, a solução deveria ser tamponada no pH ótimo para a catálise. Finalmente, ao estudar a influência do pH na atividade enzimática, devemos ser cuidadosos para evitar mudanças estruturais acentuadas resultantes de grandes variações no pH, como a denaturação de proteínas.

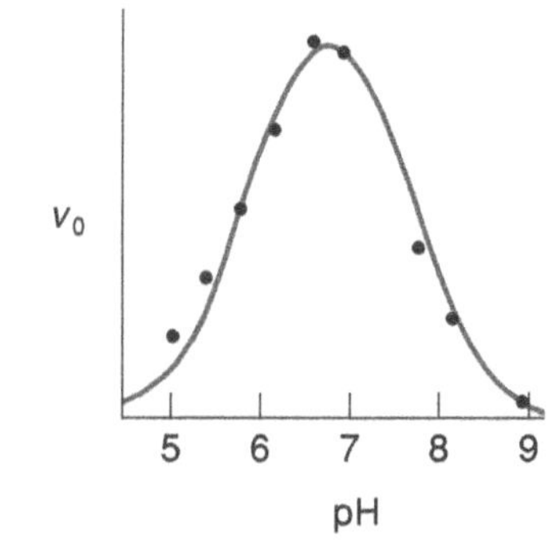

Figura 13.23
O efeito do pH na velocidade inicial da reação catalisada pela enzima fumarase. (De TANFORD, C. *Physical Chemistry of Macromolecule*. Copyright 1967 por John Wiley & Sons. Reimpresso com permissão de John Wiley & Sons, NY).

O gráfico de velocidade inicial em função do pH mostrado na Figura 13.23 produz muita informação cinética e mecanística útil sobre catálise enzimática. No caso mais simples, vamos supor que uma enzima tenha dois prótons dissociáveis (digamos, dos grupos –COOH e $-NH_3^+$) com o zwitteríon na forma ativa:

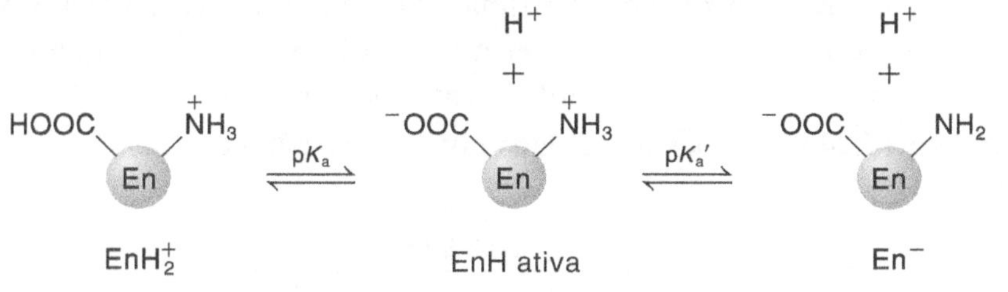

* Ver BARRICK, D.; HO, N. T.; SIMPLACEANU, V.; DAHLQUIST, F. W.; HO, C. *Nat. Struct. Biol.* **4**, 78, 1997.

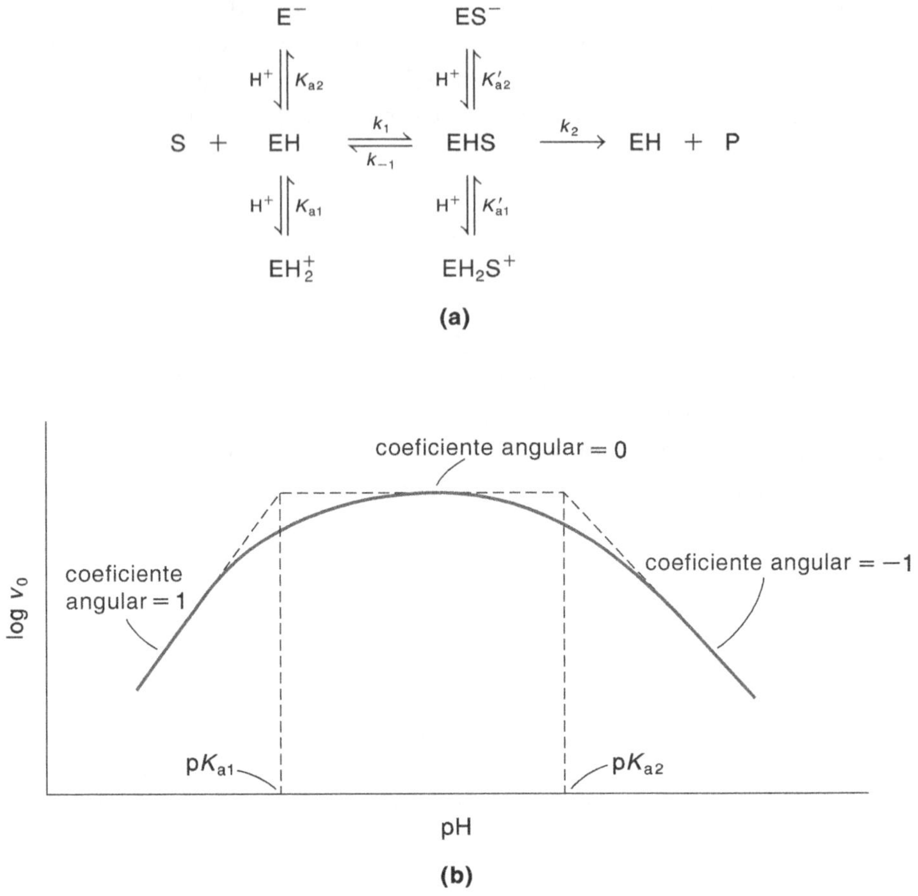

Figura 13.24

Efeito do pH na cinética enzimática. (a) Esquema de reação para a reação catalisada por enzima. (b) Gráfico de log v_0 em função do pH de acordo com as Equações 13.34, 13.35 e 13.36. Na interseção das linhas com coeficientes angulares 1 e 0, pH = pK_{a1}. De modo similar, na interseção das linhas com coeficientes angulares −1 e 0, pH = pK_{a2}.

A concentração da forma EnH passa através de um máximo conforme o pH varia, de modo que a velocidade também passa através de um máximo. O complexo enzima–substrato também pode existir em três estados de dissociação (como no caso da enzima livre), e somente a forma intermediária é capaz de dar origem aos produtos. A Figura 13.24a mostra o esquema cinético para essa reação. Para concentrações baixas de substrato, a enzima existe na maioria das vezes na forma livre; portanto, o pH é controlado pela dissociação da enzima livre. Assim, a análise da dependência experimental da velocidade inicial com o pH para baixas concentrações de substrato fornece informação sobre o pK_{a1} e o pK_{a2} da enzima livre. Por outro lado, para altas concentrações de substrato, quando a enzima está saturada com o substrato, a análise da dependência com o pH permite a determinação de pK'_{a1} e pK'_{a2}, os quais estão relacionados com a dissociação do complexo enzima–substrato.

Na Figura 13.24a, a velocidade é dada por (ver o Apêndice 13.3)

$$v_0 = \frac{k_2[\mathrm{E}]_0[\mathrm{S}]}{K_\mathrm{S}\left(1 + \dfrac{K_{a2}}{[\mathrm{H}^+]} + \dfrac{[\mathrm{H}^+]}{K_{a1}}\right) + [\mathrm{S}]\left(1 + \dfrac{K'_{a2}}{[\mathrm{H}^+]} + \dfrac{[\mathrm{H}^+]}{K'_{a1}}\right)} \qquad (13.32)$$

Para concentrações baixas (e constantes) do substrato, podemos ignorar o segundo termo no denominador da Equação 13.32, de modo que

$$v_0 = \frac{k_2[\mathrm{E}]_0[\mathrm{S}]}{K_\mathrm{S}\left(1 + \frac{K_{\mathrm{a}2}}{[\mathrm{H}^+]} + \frac{[\mathrm{H}^+]}{K_{\mathrm{a}1}}\right)} \tag{13.33}$$

Considere os três casos seguintes:

Caso 1. Em pH baixo ou alto $[\mathrm{H}^+]$, o termo $[\mathrm{H}^+]/K_{\mathrm{a}1}$ predomina no denominador da Equação 13.33 e, então, escrevemos

$$v_0 = \frac{k_2[\mathrm{E}]_0[\mathrm{S}]K_{\mathrm{a}1}}{K_\mathrm{S}[\mathrm{H}^+]}$$

ou

$$\begin{aligned}\log v_0 &= \log\frac{k_2[\mathrm{E}]_0[\mathrm{S}]K_{\mathrm{a}1}}{K_\mathrm{S}} - \log[\mathrm{H}^+]\\ &= \text{constante} + \text{pH} \qquad (13.34)\end{aligned}$$

Assim, um gráfico de log v_0 em função do pH produz uma linha reta com um coeficiente angular $+1$ a baixos valores de pH.

Caso 2. Em pH alto ou baixo $[\mathrm{H}^+]$, o termo $K_{\mathrm{a}2}/[\mathrm{H}^+]$ predomina no denominador da Equação 13.33 e temos

$$v_0 = \frac{k_2[\mathrm{E}]_0[\mathrm{S}][\mathrm{H}^+]}{K_\mathrm{S}K_{\mathrm{a}2}}$$

ou

$$\begin{aligned}\log v_0 &= \log\frac{k_2[\mathrm{E}]_0[\mathrm{S}]}{K_\mathrm{S}K_{\mathrm{a}2}} + \log[\mathrm{H}^+]\\ &= \text{constante} - \text{pH} \qquad (13.35)\end{aligned}$$

Nesse caso, um gráfico de log v_0 em função do pH dá uma linha reta com um coeficiente angular -1.

Caso 3. Em valores intermediários de pH, o primeiro termo (isto é, 1) é predominante no denominador da Equação 13.33. Portanto,

$$v_0 = \frac{k_2[\mathrm{E}]_0[\mathrm{S}]}{K_\mathrm{S}}$$

ou

$$\log v_0 = \log\frac{k_2[\mathrm{E}]_0[\mathrm{S}]}{K_\mathrm{S}} \tag{13.36}$$

Tabela 13.3
Valores de pK_a de aminoácidos

Cadeia Lateral	Estado Livre	Sítio Ativo	Enzima
Glu	3,9	6,5	Lisozima
His	6,0	5,2	Ribonuclease
Cys	8,3	4,0	Papaína
Lys	10,8	5,9	Acetoacetato decarboxilase

Como o termo da direita é uma constante, log v_0 é *independente* do pH. O gráfico na Figura 13.24b mostra essas três situações e a determinação de pK_{a1} e pK_{a2}.

Vale a pena destacar dois pontos. Primeiro, o tratamento acima é baseado na cinética de Michaelis–Menten. Na realidade, pode haver mais intermediários com constantes de dissociação adicionais, mesmo para uma reação de um substrato. Segundo, como mostra a Tabela 13.3, os valores de pK_a para os resíduos de aminoácidos no sítio ativo podem ser bastante diferentes daqueles dos aminoácidos livres correspondentes em solução (ver Tabela 11.4). Esse desvio nos valores de pK_a é o resultado de ligações de hidrogênio, interações eletrostáticas e outros tipos de interações no sítio ativo. Assim, como regra, não confiamos somente nos valores de pK_a para identificar os aminoácidos na catálise enzimática; freqüentemente, as medidas da dependência de pH são usadas em conjunto com estudos espectroscópicos e de difração de raios X para construir um quadro tridimensional do sítio ativo.

Equações principais

$$V_{\text{máx}} = k_2[\text{E}]_0$$ (Velocidade máxima) (13.6)

$$K_{\text{M}} = \frac{k_{-1} + k_2}{k_1}$$ (Constante de Michaelis) (13.9)

$$\frac{1}{v_0} = \frac{K_{\text{M}}}{V_{\text{máx}}}\frac{1}{[\text{S}]} + \frac{1}{V_{\text{máx}}}$$ (Gráfico de Lineweaver–Burk) (13.11)

$$v_0 = V_{\text{máx}} - \frac{v_0 K_{\text{M}}}{[\text{S}]}$$ (Gráfico de Eadie–Hofstee) (13.12)

$$v_0 = \frac{k_{\text{cat}}}{K_{\text{M}}}[\text{E}]_0[\text{S}]$$ (Velocidade inicial a baixa concentração de substrato)(13.13)

$$\frac{1}{v_0} = \frac{K_{\text{M}}}{V_{\text{máx}}}\left(1 + \frac{[\text{I}]}{K_{\text{I}}}\right)\frac{1}{[\text{S}]} + \frac{1}{V_{\text{máx}}}$$ (Inibição competitiva) (13.18)

$$\frac{1}{v_0} = \frac{K_{\text{M}}}{V_{\text{máx}}}\left(1 + \frac{[\text{I}]}{K_{\text{I}}}\right)\frac{1}{[\text{S}]} + \frac{1}{V_{\text{máx}}}\left(1 + \frac{[\text{I}]}{K_{\text{I}}}\right)$$ (Inibição não–competitiva) (13.20)

$$\frac{1}{v_0} = \frac{K_{\text{M}}}{V_{\text{máx}}}\frac{1}{[\text{S}]} + \frac{1}{V_{\text{máx}}}\left(1 + \frac{[\text{I}]}{K_{\text{I}}}\right)$$ (Inibição acompetitiva) (13.23)

Análise cinética da hidrólise do trimetilacetato de *p*-nitrofenila catalisada por quimotripsina

Com base no esquema cinético seguinte:

$$E + S \underset{k_{-1}}{\overset{k_1}{\rightleftharpoons}} ES \xrightarrow{k_2} ES' + P_1 \xrightarrow{k_3} E + P_2$$

derivamos uma expressão para a velocidade inicial v_0 como se segue. Começamos com a constante de dissociação

$$K_S = \frac{[E][S]}{[ES]} \tag{1}$$

e aplicamos a aproximação do estado estacionário a [ES′]:

$$\frac{d[ES']}{dt} = k_2[ES] - k_3[ES'] = 0 \tag{2}$$

Portanto,

$$[ES] = \frac{k_3}{k_2}[ES'] \tag{3}$$

A concentração total da enzima é dada por

$$[E]_0 = [E] + [ES] + [ES'] \tag{4}$$

Da Equação 1,

$$[E] = \frac{K_S[ES]}{[S]} \tag{5}$$

Substituindo as Equações 3 e 5 na Equação 4, obtemos

$$\begin{aligned}[E]_0 &= \frac{K_S[ES]}{[S]} + \frac{k_3}{k_2}[ES'] + [ES'] \\ &= \frac{k_3 K_S}{k_2[S]}[ES'] + \frac{k_3}{k_2}[ES'] + [ES'] \\ &= [ES']\left(\frac{k_3 K_S}{k_2[S]} + \frac{k_3}{k_2} + 1\right) \end{aligned} \tag{6}$$

Rearranjando a Equação 6, obtemos

$$[\mathrm{ES}'] = \frac{[\mathrm{E}]_0[\mathrm{S}]}{\dfrac{k_3K_\mathrm{S}}{k_2} + \dfrac{k_3[\mathrm{S}]}{k_2} + [\mathrm{S}]}$$

$$= \frac{\dfrac{k_2}{k_2 + k_3}[\mathrm{E}]_0[\mathrm{S}]}{\dfrac{k_3K_\mathrm{S}}{k_2 + k_3} + [\mathrm{S}]} \tag{7}$$

A velocidade da reação é dada por

$$v_0 = k_3[\mathrm{ES}']$$

$$= \frac{\dfrac{k_2k_3}{k_2 + k_3}[\mathrm{E}]_0[\mathrm{S}]}{\dfrac{k_3K_\mathrm{S}}{k_2 + k_3} + [\mathrm{S}]} \tag{8}$$

Para esse mecanismo, a quantidade k_{cat} (constante de velocidade catalítica) na Tabela 13.2 é definida por

$$k_\mathrm{cat} = \frac{k_2k_3}{k_2 + k_3} \tag{9}$$

Como $k_2 \gg k_3$, k_{cat} é essencialmente igual a k_3.

Essa análise se aplica àquelas reações em que a hidrólise do intermediário acil–enzima (ES′) é a etapa determinante da velocidade.

Derivações das Equações 13.17 e 13.19

Equação 13.17

Com base no esquema de reação à p. 527, escrevemos a concentração total da enzima como

$$[E]_0 = [E] + [EI] + [ES] \tag{1}$$

Aplicando a aproximação de estado estacionário a ES, temos

$$\frac{d[ES]}{dt} = k_1[E][S] - k_{-1}[ES] - k_2[ES] = 0 \tag{2}$$

de modo que

$$[ES](k_{-1} + k_2) = k_1[E][S]$$

$$[E] = \frac{[ES]}{[S]}\frac{k_{-1} + k_2}{k_1}$$

$$= K_M \frac{[ES]}{[S]} \tag{3}$$

Das definições de K_I (Equação 13.16) e [E] (Equação 3),

$$[EI] = \frac{[E][I]}{K_I} = \frac{K_M}{K_I}\frac{[ES][I]}{[S]} \tag{4}$$

Substituindo as Equações 3 e 4 na Equação 1, obtemos

$$[E]_0 = K_M \frac{[ES]}{[S]} + \frac{K_M}{K_I}\frac{[ES][I]}{[S]} + [ES]$$

$$= [ES]\left[\frac{K_M}{[S]}\left(1 + \frac{[I]}{K_I}\right) + 1\right] \tag{5}$$

Rearranjando, obtemos

$$[ES] = \frac{[E]_0[S]}{K_M\left(1 + \frac{[I]}{K_I}\right) + [S]} \tag{6}$$

Finalmente, a velocidade da reação é dada por

$$\begin{aligned} v_0 &= k_2[\text{ES}] \\ &= \frac{k_2[\text{E}]_0[\text{S}]}{K_\text{M}\left(1+\dfrac{[\text{I}]}{K_\text{I}}\right)+[\text{S}]} \\ &= \frac{V_{\text{máx}}[\text{S}]}{K_\text{M}\left(1+\dfrac{[\text{I}]}{K_\text{I}}\right)+[\text{S}]} \end{aligned} \tag{7}$$

que é a Equação 13.17.

Equação 13.19

Com relação ao esquema de reação à p. 530, escrevemos

$$[\text{E}]_0 = [\text{E}] + [\text{ES}] + [\text{EI}] + [\text{ESI}] \tag{8}$$

em que*

$$K_\text{I} = \frac{[\text{E}][\text{I}]}{[\text{EI}]} = \frac{[\text{ES}][\text{I}]}{[\text{ESI}]} \tag{9}$$

Usando as relações nas Equações 3 e 9, temos

$$\begin{aligned} [\text{E}]_0 &= K_\text{M}\frac{[\text{ES}]}{[\text{S}]} + [\text{ES}] + \frac{[\text{E}][\text{I}]}{K_\text{I}} + \frac{[\text{ES}][\text{I}]}{K_\text{I}} \\ &= K_\text{M}\frac{[\text{ES}]}{[\text{S}]} + [\text{ES}] + K_\text{M}\frac{[\text{ES}]}{[\text{S}]}\frac{[\text{I}]}{K_\text{I}} + \frac{[\text{ES}][\text{I}]}{K_\text{I}} \\ &= [\text{ES}]\left(\frac{K_\text{M}K_\text{I} + [\text{S}]K_\text{I} + K_\text{M}[\text{I}] + [\text{I}][\text{S}]}{[\text{S}]K_\text{I}}\right) \end{aligned} \tag{10}$$

Rearranjando, obtemos

$$[\text{ES}] = \frac{[\text{E}]_0[\text{S}]}{\left(1+\dfrac{[\text{I}]}{K_\text{I}}\right)(K_\text{M}+[\text{S}])} \tag{11}$$

A velocidade da reação é

$$\begin{aligned} v_0 &= k_2[\text{ES}] \\ &= \frac{\dfrac{V_{\text{máx}}}{\left(1+\dfrac{[\text{I}]}{K_\text{I}}\right)}[\text{S}]}{K_\text{M}+[\text{S}]} \end{aligned} \tag{12}$$

que é a Equação 13.19.

---

* Supomos que $[\text{E}][\text{I}]/[\text{EI}] = [\text{ES}][\text{I}]/[\text{ESI}] = K_\text{I}$. Essa suposição se aplica também quando se tem $\text{ESI} \rightleftharpoons \text{EI} + \text{S}$.

Derivação da Equação 13.32

Com relação à Figura 13.24a, escrevemos as seguintes constantes de dissociação:

$$K_{a1} = \frac{[EH][H^+]}{[EH_2^+]} \quad (1)$$

$$K_{a2} = \frac{[E^-][H^+]}{[EH]} \quad (2)$$

$$K'_{a1} = \frac{[EHS][H^+]}{[EH_2S^+]} \quad (3)$$

$$K'_{a2} = \frac{[ES^-][H^+]}{[EHS]} \quad (4)$$

Aplicando a cinética de Michaelis–Menten,

$$K_S = \frac{[EH][S]}{[EHS]} \quad (5)$$

A velocidade de reação é

$$v_0 = k_2[EHS] \quad (6)$$

A concentração total de enzima é dada por

$$[E]_0 = [E^-] + [EH] + [EH_2^+] + [ES^-] + [EHS] + [EH_2S^+] \quad (7)$$

Como a velocidade é dada nos termos da concentração do intermediário EHS, usamos as Equações 1–5 para expressar cada termo no lado direito da Equação 7 em função de [EHS] como se segue

$$\begin{aligned}[E]_0 &= \frac{K_{a2}[EH]}{[H^+]} + \frac{K_S[EHS]}{[S]} + \frac{[EH][H^+]}{K_{a1}} + \frac{K'_{a2}[EHS]}{[H^+]} + [EHS] + \frac{[EHS][H^+]}{K'_{a1}} \\ &= \frac{K_{a2}K_S[EHS]}{[H^+][S]} + \frac{K_S[EHS]}{[S]} + \frac{K_S[EHS][H^+]}{K_{a1}[S]} + \frac{K'_{a2}[EHS]}{[H^+]} + [EHS] + \frac{[EHS][H^+]}{K'_{a1}} \\ &= [EHS]\left(\frac{K_{a2}K_S}{[H^+][S]} + \frac{K_S}{[S]} + \frac{K_S[H^+]}{K_{a1}[S]} + \frac{K'_{a2}}{[H^+]} + 1 + \frac{[H^+]}{K'_{a1}}\right) \quad (8)\end{aligned}$$

Portanto,

$$[\text{EHS}] = \frac{[\text{E}]_0[\text{S}]}{K_\text{S}\left(1 + \frac{K_{\text{a}2}}{[\text{H}^+]} + \frac{[\text{H}^+]}{K_{\text{a}1}}\right) + [\text{S}]\left(1 + \frac{K'_{\text{a}2}}{[\text{H}^+]} + \frac{[\text{H}^+]}{K'_{\text{a}1}}\right)} \tag{9}$$

Finalmente, da Equação 6,

$$v_0 = \frac{k_2[\text{E}]_0[\text{S}]}{K_\text{S}\left(1 + \frac{K_{\text{a}2}}{[\text{H}^+]} + \frac{[\text{H}^+]}{K_{\text{a}1}}\right) + [\text{S}]\left(1 + \frac{K'_{\text{a}2}}{[\text{H}^+]} + \frac{[\text{H}^+]}{K'_{\text{a}1}}\right)} \tag{10}$$

que é a Equação 13.32.

Sugestões de leitura para aprofundamento

LIVROS

BENDER, M. L.; BRAUBACHER, L. J. *Catalysis and enzyme action*. Nova York: McGraw-Hill, 1973.

BOYER, P. D. (Ed.). *The enzymes*. Nova York: Academic Press, 1970.

COPELAND, R. A. *Enzymes*: a practical introduction to structure, mechanism, and data analysis. Nova York: VCH Publishers, 1996.

DIXON, M.; WEBB E. C. *Enzymes*. Nova York: Academic Press, 1964.

FERSHT, A. *Enzyme structure and mechanism*. 2. ed. San Francisco: W. H. Freeman, 1985.

GUTFREUND, H. *Enzymes*: physical principles. Nova York: John Wiley & Sons, 1975.

PERUTZ, M. *Mechanisms of cooperativity and allosteric regulation in proteins*. Nova York: Cambridge University Press, 1990.

SEGAL, I. H. *Enzyme kinetics*. Nova York: John Wiley & Sons, 1975.

WALSH, C. *Enzymatic reaction mechanisms*. San Francisco: W. H. Freeman, 1979.

WYMAN, J.; GILL, S. J. *Binding and linkage*: funcional chemistry of biological macromolecules. Mill Valley, CA: University Science Books, 1990.

ARTIGOS

Gerais

AULT, A. An introduction to enzyme kinetics. *J. Chem. Educ.*, **51**, 381, 1974.

BAKER, B. R. Interactions of enzymes and inhibitors. *J. Chem. Educ.*, **44**, 610, 1967.

BENDER, M. L.; KÉZEDY, F. J.; WEDLER, F. C. α-Chymotrypsin: enzyme concentration and kinetics. *J. Chem. Educ.*, **44**, 84, 1967.

BISSWANGER, H. Proteins and enzymes. *Encyclopedia of Applied Physics*. TRIGG, G. L. (Ed.), Nova York: VCH Publishers, vol. 15, p. 185, 1996.

CECH, T. R. RNA as an enzyme. *Sci. Am.*, nov. de 1986.

CLELAND, W. W. What limits the rate of an enzyme-catalyzed reaction? *Acc. Chem. Res.*, **8**, 145, 1975.

COHLBERG, J. A. K_m as an apparent dissociation constant. *J. Chem. Educ.*, **56**, 512, 1979.
DUNFORD, H. B. Collision and transition state theory approaches to acid-base catalysis. *J. Chem. Educ.*, **52**, 578, 1975.
KLOTZ, I. M. Free energy diagrams and concentration profiles for enzyme-catalyzed reactions. *J. Chem. Educ.*, **53**, 159, 1976.
KRANT, J. How do enzymes work?, *Science*, **242**, 533, 1988.
LINEHARD, G. E. Enzyme catalysis and transition-state theory. *Science*, **180**, 149, 1973.
McCORKLE, G. M.; ALTMAN, S. RNA's as catalysts. *J. Chem. Educ.*, **64**, 221, 1987.
MOE, O.; CORNELIUS, R. Enzyme kinetics. *J. Chem. Educ.*, **65**, 137, 1988.
NIGH, W. G. A kinetic investigation of an enzyme-catalyzed reaction. *J. Chem. Educ.*, **53**, 668, 1976.
NORTHROP, D. B. On the meaning of K_m and V/K in enzyme kinetics. *J. Chem. Educ.*, **75**, 1153, 1998.
OYAMA, S. T.; SOMORJAL, G. A. Homogeneous, heterogeneous, and enzymatic catalysis. *J. Chem. Educ.*, **65**, 765, 1988.
PAGE, M. I. Entropy, binding energy, and enzyme catalysis. *Angew. Chem. Int. Ed.*, **16**, 449, 1977.
QUEENEY, K. L.; MARIN, E. P.; CAMPBELL, C. M.; PEACOCK-LÓPEZ, E. Chemical oscillations in enzyme kinetics. **1996**, *l*(3): S1430-4171 (96) 03035-X. Avali. URL: http://journals. springer-ny.com/chedr.
RADDA, G. K.; WILLIAMS, R. J. P. The study of enzymes. *Chem. Brit.*, **12**, 124, 1976.
RANDO, R. R. Mechanisms of action of naturally ocurring irreversible enzyme inhibitors. *Acc. Chem. Res.*, **8**, 281, 1975.
UTECHT, R. E. A kinetic study of yeast alcohol dehydrogenase. *J. Chem. Educ.*, **71**, 436, 1994.
YAP, W. T.; HOWELL, B. F.; SCHAFFER, R. Determination of the kinetic constants in a two-substrate enzymatic reaction. *J. Chem. Educ.*, **54**, 254, 1977.

Interações alostéricas

BYERS, L. D. Probe-dependent cooperativity in Hill-plots. *J. Chem. Educ.*, **54**, 352, 1977.
CHANGEUX, J. P. The control of biochemical reactions. *Sci. Am.*, abr. de 1965.
HESS, V. L.; SZABO, A. Ligand binding to macromolecules: allosteric and sequential models of cooperativity. *J. Chem. Educ.*, **56**, 289, 1979.
KOSHLAND JR., D. E. Protein shape and biological control. *Sci. Am.*, out. de 1973.
MOFFAT, K.; DEATHERAGE, J. F.; SEYBERT, D. W. A structural model for the kinetic behavior of hemoglobin. *Science*, **206**, 1035, 1979.
PERUTZ, M. F. Hemoglobin structure and respiratory transport. *Sci. Am.*, dez. de 1978.
RAO, T. S.; DABKE, R. B.; PATIL, D. B. An alternative analogy for the dissociation of oxyhemoglobin. *J. Chem. Educ.*, **69**, 793, 1992.
SAWYER, W. H. Demonstration of allosteric behavior. *J. Chem. Educ.*, **49**, 777, 1972.
SENOZAN, N. M.; BURTON, E. Hemoglobin as a remarkable molecular pump. *J. Chem. Educ.*, **71**, 282, 1994.
SUSLICK, K. S.; REINERT, T. J. The synthetic analogs of O_2-binding heme proteins. *J. Chem. Educ.*, **62**, 974, 1985.

Problemas

Cinética de Michaelis–Menten

13.1 Explique por que um catalisador deve afetar a velocidade de uma reação em ambas as direções.

13.2 Medidas de uma dada reação catalisada por enzima fornecem $k_1 = 8 \times 10^6\ M^{-1}\ s^{-1}$, $k_{-1} = 7 \times 10^4\ s^{-1}$ e $k_2 = 3 \times 10^3\ s^{-1}$. A ligação enzima–substrato segue o esquema de equilíbrio ou de estado estacionário?

13.3 A hidrólise da acetilcolina é catalisada pela enzima acetilcolinesterase, que tem uma velocidade de renovação de 25 000 s^{-1}. Calcule quanto tempo levará para a enzima quebrar uma molécula de acetilcolina.

13.4 Derive a seguinte equação, a partir da Equação 13.10,

$$\frac{v_0}{[S]} = \frac{V_{máx}}{K_M} - \frac{v_0}{K_M}$$

e mostre como você obteria valores de K_M e de $V_{máx}$ graficamente a partir dessa equação.

13.5 Uma enzima que tem um valor de K_M de $3,9 \times 10^{-5}\ M$ é estudada em uma concentração inicial de substrato de 0,035 M. Após 1 min, descobre-se que foram produzidos 6,2 μM de produto. Calcule o valor de $V_{máx}$ e a quantidade de produto formado após 4,5 min.

13.6 A hidrólise do *N*-glutaril-L-fenilalanina-*p*-nitroanilida (GPNA) a *p*-nitroanilina e *N*-glutaril-L-fenilalanina é catalisada pela α-quimotripsina. Os seguintes dados são obtidos:

$[S]/10^{-4}\ M$	2,5	5,0	10,0	15,0
$v_0/10^{-6}\ M \cdot min^{-1}$	2,2	3,8	5,9	7,1

em que [S] = GPNA. Considerando a cinética de Michaelis–Menten, calcule os valores de $V_{máx}$, K_M e k_2 usando o gráfico de Lineweaver–Burk. Outro modo de tratar os dados é colocar em gráfico v_0 em função de $v_0/[S]$, que é o gráfico de Eadie–Hofstee. Calcule os valores de $V_{máx}$, K_M e k_2 a partir do tratamento de Eadie–Hofstee, sabendo que $[E]_0 = 4,0 \times 10^{-6}\ M$. [*Fonte*: HURLBUT, J. A.; BALL, T. N.; POUND, H. C.; GRAVES, J. L. *J. Chem. Educ.* **50**, 149, 1973].

13.7 O valor de K_M da lisozima é $6,0 \times 10^{-6}\ M$ com a hexa-*N*-acetilglucosamina como substrato. Ela é ensaiada nas seguintes concentrações de substrato: **(a)** $1,5 \times 10^{-7}\ M$, **(b)** $6,8 \times 10^{-5}\ M$, **(c)** $2,4 \times 10^{-4}\ M$, **(d)** $1,9 \times 10^{-3}\ M$ e **(e)** 0,061 M. A velocidade inicial medida a 0,061 M foi de 3,2 $\mu M\ min^{-1}$. Calcule as velocidades iniciais nas outras concentrações de substrato.

13.8 A hidrólise da uréia,

$$(NH_2)_2CO + H_2O \rightarrow 2NH_3 + CO_2$$

foi estudada por muitos pesquisadores. A 100 °C, a constante de velocidade de pseudo-primeira ordem é $4,2 \times 10^{-5}\ s^{-1}$. A reação é catalisada pela enzima urease, que a 21 °C tem uma constante de velocidade de $3 \times 10^4\ s^{-1}$. Se as entalpias de ativação para as reações não-catalisada e catalisada forem 134 kJ mol^{-1} e 43,9 kJ mol^{-1}, respectivamente, **(a)** calcule a temperatura em que a hidrólise não–enzimática da uréia procederia à mesma velocidade que a hidrólise enzimática a 21 °C; **(b)** calcule o abaixamento de $\Delta G^\ddagger$ devido à urease; e **(c)** comente sobre o sinal de $\Delta S^\ddagger$. Suponha que $\Delta H^\ddagger = E_a$ e que $\Delta H^\ddagger$ e $\Delta S^\ddagger$ sejam independentes da temperatura.

13.9 Uma enzima é inativada pela adição de uma substância a uma solução com a enzima. Sugira três modos de descobrir se a substância é um inibidor reversível ou irreversível.

13.10 Sabe-se que íons prata reagem com grupos sulfidrila de proteínas e, portanto, podem inibir a ação de certas enzimas. Em uma reação, 0,0075 g de $AgNO_3$ é necessário para inativar completamente 5 mL de uma solução de enzima. Estime a massa molar da enzima. Explique por que a massa molar obtida representa o valor mínimo. A concentração da solução da enzima é tal que 1 mL da solução contém 75 mg da enzima.

13.11 As velocidades iniciais a várias concentrações do substrato para uma reação catalisada por enzima são as seguintes:

$[S]/M$	$v_0/10^{-6}\ M \cdot min^{-1}$
$2{,}5 \times 10^{-5}$	38,0
$4{,}00 \times 10^{-5}$	53,4
$6{,}00 \times 10^{-5}$	68,6
$8{,}00 \times 10^{-5}$	80,0
$16{,}0 \times 10^{-5}$	106,8
20.0×10^{-5}	114.0

(a) Essa reação segue a cinética de Michaelis–Menten? **(b)** Calcule o valor de $V_{máx}$ da reação. **(c)** Calcule o valor de K_M da reação. **(d)** Calcule as velocidades iniciais a $[S] = 5{,}00 \times 10^{-5}\ M$ e $[S] = 3{,}00 \times 10^{-1}\ M$. **(e)** Qual é a quantidade total de produto formado durante os primeiros 3 min a $[S] = 7{,}2 \times 10^{-5}\ M$? **(f)** Como um aumento na concentração da enzima por um fator de 2 afetaria cada uma das seguintes quantidades: K_M, $V_{máx}$ e v_0 (a $[S] = 5{,}00 \times 10^{-5}\ M$)?

13.12 Uma enzima tem um valor de K_M de $2{,}8 \times 10^{-5}\ M$ e um valor de $V_{máx}$ de 53 $\mu M\ min^{-1}$. Calcule o valor de v_0 se $[S] = 3{,}7 \times 10^{-4}\ M$ e $[I] = 4{,}8 \times 10^{-4}\ M$ para **(a)** um inibidor competitivo, **(b)** um inibidor não-competitivo e **(c)** um inibidor acompetitivo. ($K_I = 1{,}7 \times 10^{-5}\ M$ para os três casos.)

13.13 O grau de inibição i é dado por $i\% = (1 - \alpha)\ 100\%$, em que $\alpha = (v_0)_{inibição}/v_0$. Calcule a inibição percentual para cada um dos três casos no Problema 13.12.

13.14 Uma reação catalisada por enzima ($K_M = 2{,}7 \times 10^{-3}\ M$) é inibida por um inibidor competitivo I ($K_I = 3{,}1 \times 10^{-5}\ M$). Suponha que a concentração do substrato seja $3{,}6 \times 10^{-4}\ M$. Quanto de inibidor é necessário para 65% de inibição? Quanto a concentração de substrato tem de ser aumentada para reduzir a inibição a 25%?

13.15 Calcule a concentração de um inibidor não-competitivo ($K_I = 2{,}9 \times 10^{-4}\ M$) necessária para se ter 90% de inibição em uma reação catalisada por enzima.

13.16 Derive a Equação 13.22.

13.17 O metabolismo do etanol em nosso corpo é catalisado pela enzima álcool desidrogenase do fígado (LADH) a acetaldeído e, finalmente, a acetato. Em contraste, o metanol é convertido em formaldeído (também catalisado pela LADH), que pode causar cegueira ou até a morte. Um antídoto para o metanol é o etanol, que age como um inibidor competitivo para a LADH. O metanol em excesso pode então ser descartado do corpo com segurança. Quanto etanol absoluto (100%) uma pessoa teria de consumir após ingerir 50 mL de metanol (uma dosagem letal) para reduzir a atividade da LADH a 3% do seu valor original? Suponha que o volume de fluido total no corpo da pessoa seja 38 litros e que as densidades do etanol e do metanol sejam 0,789 g mL^{-1} e 0,791 g mL^{-1}, respectivamente. O valor de K_M para o metanol é $1{,}0 \times 10^{-2}\ M$ e o valor de K_I para o etanol é $1{,}0 \times 10^{-3}\ M$. Indique qualquer suposição considerada.

Interações alostéricas

13.18 **(a)** Qual o significado fisiológico da ligação cooperativa do O_2 com a hemoglobina? Por que a ligação do O_2 pela mioglobina não é cooperativa? **(b)** Compare o modelo concertado (ver p. 541) com o modelo seqüencial para a ligação do oxigênio com a hemoglobina.

13.19 O resultado é em geral fatal quando mais de 50% da hemoglobina de um ser humano é complexada com monóxido de carbono. No entanto, uma pessoa cujo conteúdo de hemoglobina esteja reduzido pela anemia à metade de seu conteúdo original pode, muitas vezes, funcionar normalmente. Explique.

13.20 Inibidores competitivos, quando presentes em pequenas quantidades, freqüentemente agem como ativadores de enzimas alostéricas. Por quê?

13.21 Qual a vantagem de se ter o grupo heme em uma região hidrofóbica na molécula de mioglobina e na molécula de hemoglobina?

13.22 Qual o efeito de cada uma das seguintes ações sobre a afinidade por oxigênio da hemoglobina adulta (Hb A) *in vitro*? **(a)** Aumentar o pH; **(b)** aumentar a pressão parcial de CO_2; **(c)** diminuir a [BPG]; **(d)** dissociar o tetrâmero em monômeros; **(e)** oxidar o Fe (II) a Fe (III).

13.23 Embora seja possível realizar estudos de difração de raios X da hemoglobina totalmente desoxigenada e totalmente oxigenada, é muito mais difícil, se não impossível, obter cristais nos quais a molécula de hemoglobina esteja ligada somente a uma, duas ou três moléculas de oxigênio. Explique.

13.24 Quando os cristais de deoxiemoglobina são expostos ao oxigênio, eles se quebram. Por outro lado, os cristais de deoximioglobina não são afetados pelo oxigênio. Explique.

Problemas adicionais

13.25 Uma enzima contém um único grupo dissociável em seu sítio ativo. Para ocorrer a catálise, esse grupo deve estar na forma dissociada (isto é, na forma negativa). O substrato carrega uma carga líquida positiva. O esquema de reação pode ser representado por

$$\text{EH} \rightleftharpoons \text{H}^+ + \text{E}^-$$

$$\text{E}^- + \text{S}^+ \rightleftharpoons \text{ES} \rightarrow \text{E} + \text{P}$$

(a) Que tipo de inibidor é o H^+? **(b)** Escreva uma expressão para a velocidade inicial da reação na presença do inibidor.

13.26 A descoberta na década de 1980 de que certas moléculas de RNA (as ribozimas) podem agir como enzimas foi uma surpresa para muitos químicos. Por quê?

13.27 A energia de ativação para a decomposição de hidrogênio peróxido

$$2\text{H}_2\text{O}_2(aq) \rightarrow 2\text{H}_2\text{O}(l) + \text{O}_2(g)$$

é 42 kJ mol^{-1}, ao passo que, quando a reação é catalisada pela enzima catalase, é 7,0 kJ mol^{-1}. Calcule a temperatura que faria a catálise não–enzimática ocorrer tão rapidamente quanto a decomposição enzimaticamente catalisada a 20 °C. Considere que o fator pré-exponencial seja o mesmo nos dois casos.

13.28 Em relação ao modelo concertado discutido à p. 541, mostre que $K_1 = cL_0$.

13.29 Os seguintes dados foram obtidos para a variação de $V_{\text{máx}}$ com o pH para uma reação catalisada pela α-amilase a 24 °C. O que você pode concluir sobre os valores de pK_a dos grupos ionizáveis no sítio ativo?

pH	3,0	3,5	4,0	4,5	5,0	5,5	6,0	6,5	7,0	7,5	8,0	8,5	9,0
$V_{\text{máx}}$ (unidades arbitrárias)	200	501	1 584	1 778	3 300	5 248	5 250	5 251	2 818	2 510	1 585	398	158

13.30 **(a)** Comente sobre os seguintes dados obtidos para uma reação catalisada por enzima (não é necessário fazer nenhum cálculo):

t/°C	10	15	20	25	30	35	40	45
$V_{\text{máx}}$ (unidades arbitrárias)	1,0	1,7	2,3	2,6	3,2	4,0	2,6	0,2

(b) Em relação à Equação 13.8, sob quais condições um gráfico de Arrhenius (isto é, ln k em função de $1/T$) produzirá uma linha reta?

13.31 Os crocodilos podem ficar submersos na água por um período prolongado de tempo (até uma hora), enquanto afogam suas presas. Sabe-se que o BPG não se liga à deoxiemoglobina do crocodilo, ao contrário do íon bicarbonato. Explique como essa ação permite que os crocodilos utilizem praticamente todo o oxigênio ligado à hemoglobina.

13.32 Dê uma explicação para o gráfico de Lineweaver–Burk, mostrado abaixo, para uma dada reação enzimaticamente catalisada.

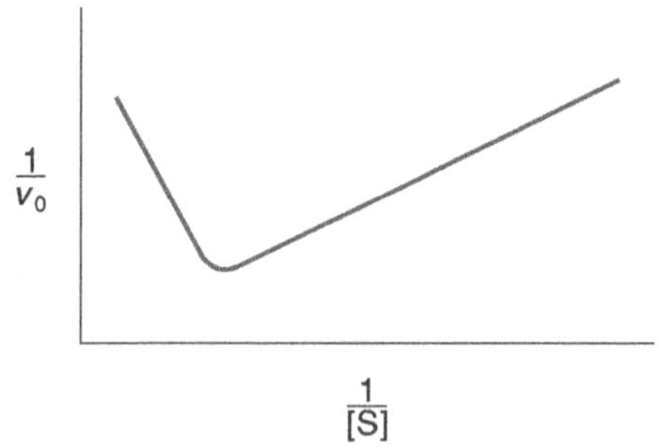

13.33 O seguinte gráfico de Arrhenius foi obtido para uma certa enzima. Explique a forma do gráfico.

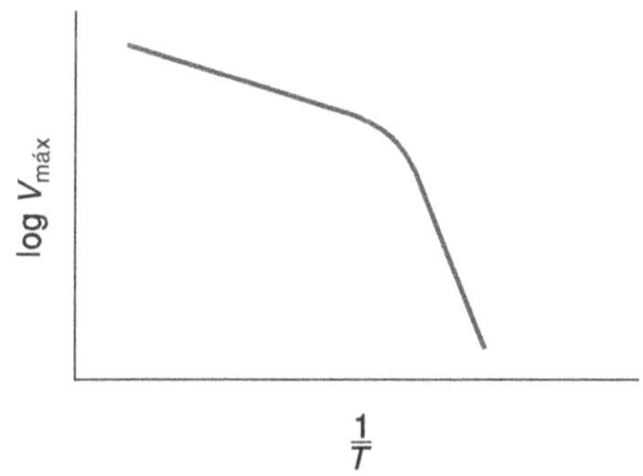

Revisão de matemática e de física

Este apêndice revisará de forma breve algumas equações e fórmulas básicas que são úteis na físico-quimica.

Matemática

Expoentes e potências

Muitos números são mais convenientemente expressos como potências de 10. Por exemplo,

$$\begin{aligned} 1 &= 10^0 \\ 0{,}1 &= 10^{-1} \\ 0{,}00023 &= 2{,}3 \times 10^{-4} \\ 100 &= 10^2 \\ 100.000 &= 10^5 \\ 3{,}1623 &= 10^{0,5} \end{aligned}$$

Em geral, escrevemos a^n, em que a é chamado de *base* e n, o *expoente*. Essa expressão é lida como "a elevado à potência de n". As seguintes relações são úteis:

Operação	Exemplo
$a^m \times a^n = a^{m+n}$	$10^{0,2} \times 10^3 = 10^{3,2}$
$(a^m)^n = a^{m \times n}$	$(10^4)^2 = 10^8$
$\dfrac{a^m}{a^n} = a^{m-n}$	$\dfrac{10^3}{10^7} = 10^{-4}$

Note que $a^0 = 1$ (a à potência de zero) é igual à unidade para todos os valores de a, exceto para $a = 0$; isto é, $0^n = 0$ (para todo n). Além disso, temos $1^n = 1$ para todos os valores de n.

Logaritmo O conceito de logaritmo é uma extensão natural de expoentes. O logaritmo em uma base a de um número x é igual ao expoente y ao qual o número da base

a deve ser elevado de modo que $x = a^y$. Assim, se

$$x = a^y$$

então,

$$y = \log_a x.$$

Por exemplo, como $3^4 = 81$, temos

$$4 = \log_3 81$$

De modo similar, para o logaritmo na base 10, escrevemos

Logaritmo	Expoente
$\log_{10} 1 = 0$	$10^0 = 1$
$\log_{10} 2 = 0{,}3010$	$10^{0{,}301} = 2$
$\log_{10} 10 = 1$	$10^1 = 10$
$\log_{10} 100 = 2$	$10^2 = 100$
$\log_{10} 0{,}1 = -1$	$10^{-1} = 0{,}1$

O logaritmo na base 10 é chamado *logaritmo comum.* Por convenção, usamos a notação log a em vez de $\log_{10} a$ para denotar o logaritmo comum de a.

Como os logaritmos de números são expoentes, têm as mesmas propriedades dos expoentes Para simplificar, expressaremos as seguintes relações usando logaritmos comuns:

Logaritmo	Expoente
$\log AB = \log A + \log B$	$10^A \times 10^B = 10^{A+B}$
$\log \frac{A}{B} = \log A - \log B$	$\frac{10^A}{10^B} = 10^{A-B}$
$\log A^n = n \log A$	

Logaritmos na base e são conhecidos como *logaritmos naturais*. A quantidade e é um número dado por

$$\begin{aligned} e &= 1 + \frac{1}{1!} + \frac{1}{2!} + \frac{1}{3!} + \cdots \\ &= 2{,}71828182845\cdots \\ &\simeq 2{,}7183 \end{aligned}$$

Em físico-química, a função exponencial $y = e^x$ é de grande importância. Tomando o logaritmo natural de ambos os lados, obtemos

$$\ln y = x \ln e = x$$

em que "ln" representa $\log_e$. A relação entre logaritmo natural e logaritmo comum é mostrada a seguir. Começamos com a equação

$$y = e^x$$

Tomando o logaritmo comum de ambos os lados, obtemos

$$\begin{aligned}\log y &= x \log e \\ &= \ln y \log e\end{aligned}$$

porque $x = \ln y$. Agora, $\log e = \log 2{,}7183 = 0{,}4343$; assim,

$$\log y = 0{,}4343 \ln y$$

ou

$$2{,}303 \log y = \ln y$$

Equações simples

Equação linear. Uma equação linear é representada por

$$y = mx + b$$

Um gráfico de y em função de x fornece uma linha reta com coeficiente angular m e uma interseção (no eixo y, isto é, em $x = 0$) b.

Equação quadrática. Uma equação quadrática toma a forma

$$y = ax^2 + bx + c$$

em que a, b e c são constantes e a $\neq 0$. Um gráfico de y em função de x fornece uma parábola.

Vamos considerar uma equação quadrática em particular,

$$y = 3x^2 - 5x + 2$$

Um gráfico de y em função de x é mostrado na Figura 1. A curva intercepta o eixo x ($y = 0$) duas vezes: uma em $x = 1$ e outra em $x = 0{,}67$. Alternativamente, podemos resolver a equação como se segue. Fazendo a equação igual a zero (isto é, $y = 0$), obtemos

$$\begin{aligned}3x^2 - 5x + 2 &= 0 \\ x &= \frac{-b \pm \sqrt{b^2 - 4ac}}{2a} \\ &= \frac{5 \pm \sqrt{25 - 4 \times 3 \times 2}}{2 \times 3} \\ &= 1{,}00, \text{ ou } 0{,}67\end{aligned}$$

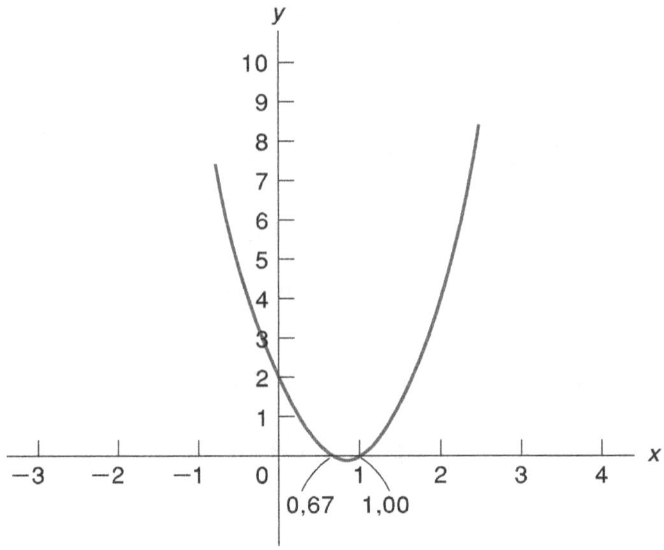

Figura 1

Valores médios

Quando repetimos a medida de um experimento, freqüentemente obtemos um valor diferente da nossa leitura anterior, e é apropriado representar o resultado como uma média desses dois números. O valor médio mais comum é a *média aritmética*. Para duas leituras a e b, a média aritmética é dada por $(a + b)/2$. Há ocasiões em que as leituras não variam de forma aleatória. Nesses casos, podemos usar a *média geométrica*. A média geométrica de dois números a e b é dada por $\sqrt{ab}$.

Séries e expansões

Séries aritméticas

$$1, 2, 3, 4, \ldots$$

ou

$$a, 2a, 3a, 4a, \ldots$$

Séries geométricas

$$1, 2, 4, 8, \ldots$$

ou

$$a, 2a, 4a, 8a, \ldots$$

Expansão binomial

$$(1+x)^n = 1 + nx + \frac{n(n-1)}{2!}x^2 + \frac{n(n-1)(n-2)}{3!}x^3 + \cdots$$

Expansão exponencial

$$e^{\pm x} = 1 \pm \frac{x}{1!} \pm \frac{x^2}{2!} \pm \frac{x^3}{3!} \pm \cdots$$

$$e^{\pm ax} = 1 \pm \frac{ax}{1!} \pm \frac{(ax)^2}{2!} \pm \frac{(ax)^3}{3!} \pm \cdots$$

Expansões trigonométricas

$$\operatorname{sen} x = x - \frac{x^3}{3!} + \frac{x^5}{5!} - \frac{x^7}{7!} + \cdots$$

$$\cos x = 1 - \frac{x^2}{2!} + \frac{x^4}{4!} - \frac{x^6}{6!} + \cdots$$

Expansão logarítmica

$$\ln(1+x) = x - \frac{x^2}{2} + \frac{x^3}{3} - \frac{x^4}{4} + \cdots$$

Ângulos e radianos

A unidade comum de medida de ângulos é o *grau*, que é definido como $\frac{1}{360}$ de um círculo completo. Freqüentemente, em físico-química, achamos mais conveniente usar outra unidade, chamada de *radiano* (rad). A relação entre grau e radiano pode ser entendida como mostrado a seguir. Considere determinada porção da circunferência de um círculo de raio r. O comprimento do arco (s) é proporcional ao ângulo θ e ao raio r, de modo que

$$s = r\theta$$

em que θ é medido em radianos. Assim, um radiano é definido como o ângulo subentendido quando o comprimento de arco, s, é exatamente igual ao raio.

Se consideramos o círculo inteiro como um arco, então,

$$s = 2\pi\, r = r\theta$$

ou

$$2\pi = \theta$$

Isso significa que $\theta = 2\pi$ radianos corresponde a $\theta = 360°$. Assim,

$$1 \text{ rad} = \frac{360°}{2\pi} \simeq \frac{360°}{2 \times 3{,}1416} = 57{,}3°$$

Por outro lado,

$$1° = \frac{2\pi}{360°} \simeq \frac{2 \times 3{,}1416}{360°} = 0{,}0175 \text{ rad}$$

Tenha em mente que, embora o radiano seja uma unidade de medida angular, não tem dimensões físicas. Por exemplo, a circunferência de um círculo de raio de 5 cm é dada por $2\pi(\text{rad}) \times 5 \text{ cm} = 31{,}42 \text{ cm}$.

Áreas e volumes

Triângulo. Considere um triângulo com lados a, b e c e altura h (com o lado a como base). O semiperímetro s é dado por

$$s = \frac{a + b + c}{2}$$

A área (A) do triângulo é

$$\begin{aligned} A &= \tfrac{1}{2}ah = \sqrt{s(s-a)(s-b)(s-c)} \\ &= \tfrac{1}{2}ab \text{ sen } C \end{aligned}$$

em que o ângulo C é oposto ao lado c. Se a, b e c são os lados de um triângulo reto, sendo c a hipotenusa, então,

$$c^2 = a^2 + b^2$$

que é o teorema de Pitágoras.

Retângulo. A área de um retângulo de lados a e b é ab.

Paralelogramo. A área de um paralelogramo de lados a e b é ah, em que h é a distância perpendicular entre os dois lados cujos comprimentos são a.

Círculo. A circunferência de um círculo é $2\pi r$ e sua área é πr^2, em que r é o raio.

Esfera. A área da superfície curva de uma esfera de raio r é $4\pi r^2$ e seu volume é $\frac{4}{3}\pi r^3$.

Cilindro. A área da superfície curva de um cilindro de raio r e altura h é $2\pi rh$ e seu volume é $\pi r^2 h$.

Cone. A área da superfície curva de um cone é πrl, em que r é o raio da base e l é a altura inclinada. O volume do cone é $\frac{1}{3}r^2 h$, em que h é a altura vertical (do vértice à base).

Operadores

Na Seção 14.7, mencionamos o uso de operadores. Operador é um símbolo matemático que diz especificamente o que fazer a um número ou a uma função. Alguns exemplos de operadores são os seguintes:

Operador	Função ou número	Forma final
log	24,1	$\log 24{,}1 = 1{,}382$
$\sqrt{\ }$	974,2	$\sqrt{974{,}2} = 31{,}21$
sen	61,9°	$\text{sen}\, 61{,}9° = 0{,}882$
cos	x	$\cos x$
$\frac{d}{dx}$	e^{kx}	$\frac{de^{kx}}{dx} = ke^{kx}$

Cálculo diferencial e integral

Funções de uma única variável. Na tabela abaixo mostramos as derivadas de algumas funções mais comuns.

$y = f(x)$	dy/dx
x^n	nx^{n-1}
e^x	e^x
e^{kx}	ke^{kx}
$\text{sen}\, x$	$\cos x$
$\text{sen}(ax+b)$	$a\cos(ax+b)$
$\cos x$	$-\text{sen}\, x$
$\cos(ax+b)$	$-a\,\text{sen}(ax+b)$
$\ln x$	$1/x$
$\ln(ax+b)$	$\frac{a}{ax+b}$

Algumas integrais úteis

$$\int x^n\,dx = \frac{1}{n+1}x^{n+1} + C \qquad \int \cos x\,dx = \text{sen}\, x + C$$

$$\int \frac{dx}{x} = \ln x + C \qquad \int \ln x\,dx = x\ln x - x + C$$

$$\int \frac{dx}{ax+b} = \frac{1}{a}\ln(ax+b) + C \qquad \int e^x\,dx = e^x + C$$

$$\int \text{sen}\, x\,dx = -\cos x + C \qquad \int e^{kx}\,dx = \frac{e^{kx}}{k} + C$$

Como todas essas integrais são indefinidas, um termo constante C deve ser adicionado aos resultados.

Física

Mecânica

Vamos agora resumir as quantidades físicas mais importantes na mecânica.

Velocidade. Velocidade (v) é definida como a taxa de variação da posição com o tempo; isto é,

$$v = \frac{\Delta x}{\Delta t}$$

Ela tem unidades de cm s^{-1} ou m s^{-1} (SI). Lembramos que o termo velocidade é uma quantidade vetorial e, como tal, tem direção e grandeza; entretanto, esse termo é muitas vezes usado somente para especificar a grandeza do vetor, como ao se afirmar que um adulto está andando a 1,7m.s^{-1}. Essa distinção no uso desse termo é também discutida no Capítulo 3.

Aceleração. Aceleração (a) é a taxa de variação da velocidade com o tempo; que é

$$a = \frac{\Delta v}{\Delta t}$$

As unidades de a são cm s^{-2} ou m s^{-2} (SI).

Momento linear. O momento linear (p) ou, simplesmente, momento de um objeto, é o produto de sua massa por sua velocidade:

$$p = mv$$

Em unidades SI, p é dado em kg m s^{-1}.

Velocidade angular e momento angular. Considere o movimento de uma partícula de massa m em torno de um círculo de raio r como mostrado na Figura 2. Se a partícula descreve um ângulo θ em um tempo t, então, a velocidade angular, ω, é dada por

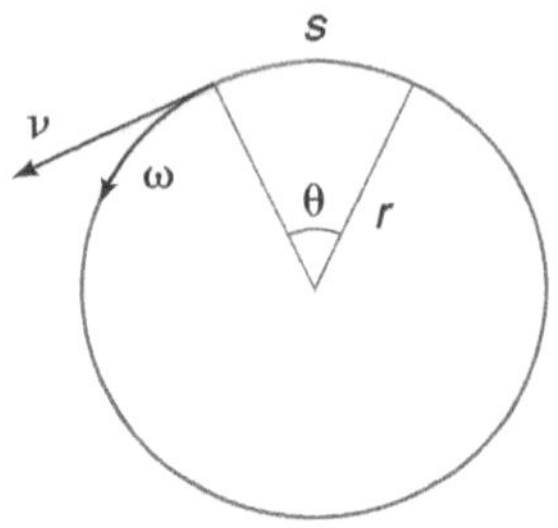

Figura 2

$$\omega = \frac{\theta}{t}$$

em que θ é dado em radianos e ω em rad s^{-1}.

Uma relação entre velocidade angular e velocidade linear pode ser obtida como se segue. A velocidade linear é a velocidade instantânea da partícula; sua direção, a cada instante, é sempre tangencial ao círculo. Da p. 565

$$s = r\theta$$

Como distância = velocidade × tempo, temos

$$s = vt$$

Assim,

$$r\theta = vt$$

ou

$$\frac{r\theta}{t} = r\omega = v$$

O momento angular da partícula é dado por $m\omega r^2$ ou mvr. Algumas vezes, é expresso como $I\omega$, em que I é o momento de inércia da partícula em torno do centro do círculo (igual a mr^2).

Em mecânica clássica, o momento angular de um sistema pode variar continuamente. Entretanto, a mecânica quântica impõe a restrição de que o momento angular de um sistema atômico ou molecular seja quantizado; isto é, pode ter somente determinados valores permitidos. Essa restrição é um dos postulados fundamentais da teoria de Bohr do átomo de hidrogênio, como discutido no Capítulo 14, volume II.

Força. A definição familiar de força (f) é a segunda lei de movimento de Newton,

$$f = ma$$

Essa equação mostra que a força que atua em um objeto é igual ao produto da massa do objeto e de sua aceleração. A unidade de força é o newton (N), em que

$$1\ \text{N} = 1\ \text{kg m s}^{-2}$$

Alternativamente, a força pode ser definida como a taxa de variação do momento. Assim,

$$f = \frac{\Delta p}{\Delta t}$$

Trabalho. Trabalho (w) é força multiplicada pela distância, isto é,

$$w = f \times s$$

As unidades de trabalho são N m ou kg $\text{m}^2\ \text{s}^{-2}$.

Lei de Newton da atração gravitacional. Segundo a lei de Newton da atração gravitacional, a força entre duas massas m_1 e m_2, separadas por uma distância r é dada por

$$f \propto -\frac{m_1 m_2}{r^2}$$

$$= -G\frac{m_1 m_2}{r^2}$$

em que G é a constante gravitacional universal, dada por $6{,}673 \times 10^{-11}$ N $\text{m}^2\ \text{kg}^{-2}$. Note que o sinal negativo indica que a força entre duas massas é *sempre* atrativa.

APÊNDICE **B**

Dados termodinâmicos

Dados termodinâmicos para elementos e compostos inorgânicos selecionados a 1 bar e 298 K[a]

Substância	$\Delta_f\overline{H}°$/kJ · mol^{-1}	$\Delta_f\overline{G}°$/kJ · mol^{-1}	$\overline{S}°$/J · K^{-1} · mol^{-1}	$\overline{C}°_P$/J · K^{-1} · mol^{-1}
$Ag(s)$	0	0	42,7	25,49
$Ag^+(aq)$	105,9	77,11	72,68	37,66
$AgBr(s)$	−99,5	−95,94	107,11	52,38
$AgCl(s)$	−127,0	−109,72	96,2	50,79
$AgI(s)$	−62,4	−66,3	114,2	54,43
$AgNO_3(s)$	−129,4	−33,41	140,9	93,05
$Al(s)$	0	0	28,32	24,34
$Al^{3+}(aq)$	−531,0	−485	−321,7	
$AlCl_3(s)$	−704,2	−628,8	110,67	91,84
$Al_2O_3(s)$	−1669,8	−1576,4	50,99	78,99
$Ar(g)$	0	0	154,8	20,79
$Ba(s)$	0	0	62,8	26,36
$Ba^{2+}(aq)$	−537,6	−560,8	10	
$BaO(s)$	−553,5	−525,1	70,3	47,45
$BaCl_2(s)$	−858,6	−810,9	123,7	75,31
$BaSO_4(s)$	−1464,4	−1353,1	132,2	101,75
$Be(s)$	0	0	9,54	17,82
$BeO(s)$	−610,9	−581,6	14,1	25,4
$Br_2(l)$	0	0	152,23	75,69
$Br^-(aq)$	−121,6	−103,96	82,4	
$HBr(g)$	−36,4	−53,45	198,7	29,12
C (grafita)	0	0	5,7	8,52
C (diamante)	1,90	2,87	2,4	6,11
$CO(g)$	−110,5	−137,3	197,9	29,14
$CO_2(g)$	−393,5	−394,4	213,6	37,1

[a] Esses dados são em sua maioria obtidos da NBS *Tables of Chemical Thermodynamic Properties* (1982). Os valores para íons em solução aquosa (1 *M*), como Li^+ (*aq*), baseiam-se na convenção de que todas as propriedades relacionadas para o H^+ (*aq*) são iguais a zero.

Substância	$\Delta_f \overline{H}°$/kJ · mol^{-1}	$\Delta_f \overline{G}°$/kJ · mol^{-1}	$\bar{S}°$/J · K^{-1} · mol^{-1}	$\overline{C}_P^{\circ}$/J · K^{-1} · mol^{-1}
$CO_2(aq)$	−413,8	−386,0	117,6	
$CO_3^{2-}(aq)$	−677,1	−527,8	−56,9	
$HCO_3^-(aq)$	−692,0	−586,8	91,2	
$H_2CO_3(aq)$	−699,65	−623,1	187,4	
$HCN(g)$	135,1	124,7	201,8	35,9
$CN^-(aq)$	151,6	172,4	94,1	
$Ca(s)$	0	0	41,42	25,31
$Ca^{2+}(aq)$	−542,8	−553,6	53,1	
$CaO(s)$	−635,6	−604,2	39,8	42,8
$Ca(OH)_2(s)$	−986,6	−896,8	83,4	84,52
$CaCl_2(s)$	−795,8	−748,1	104,6	72,63
$CaCO_3$ (calcita)	−1 206,9	−1 128,8	92,9	81,9
$Cl_2(g)$	0	0	223,0	33,93
$HCl(g)$	−92,3	−95,3	186,5	29,12
$Cl^-(aq)$	−167,2	−131,2	56,5	
$Cr(s)$	0	0	23,77	23,35
$Cr_2O_3(s)$	−1 128,4	−1 046,8	81,2	118,74
$CrO_4^{2-}(aq)$	−881,2	−727,8	50,2	
$Cr_2O_7^{2-}(aq)$	−1 490,3	−1 301,1	261,9	
$Cu(s)$	0	0	33,15	24,47
$Cu^+(aq)$	71,67	49,98	40,6	
$Cu^{2+}(aq)$	64,77	65,49	−99,6	
$Cu_2O(s)$	−168,6	−146,0	93,14	
$CuO(s)$	−157,3	−129,7	42,63	44,35
$CuS(s)$	−48,53	−48,95	66,53	47,82
$CuSO_4(s)$	−771,36	−661,8	109	100,8
$F_2(g)$	0	0	202,8	31,3
$F^-(aq)$	−329,11	−276,5	−13,8	
$HF(g)$	−271,1	−273,2	173,5	29,08
$Fe(s)$	0	0	27,2	25,23
$Fe^{2+}(aq)$	−89,1	−86,3	−137,7	
$Fe^{3+}(aq)$	−48,5	−4,7	−315,9	
$Fe_2O_3(s)$	−824,2	−742,2	90,0	104,6
$H(g)$	218,2	203,3	114,7	
$H_2(g)$	0	0	130,6	28,8
$H^+(aq)$	0	0	0	
$OH^-(aq)$	−229,6	−157,3	−10,75	

Dados termodinâmicos para elementos e compostos inorgânicos selecionados a 1 bar e 298 K. (continuação)

Substância	$\Delta_f\overline{H}°/kJ\cdot mol^{-1}$	$\Delta_f\overline{G}°/kJ\cdot mol^{-1}$	$\overline{S}°/J\cdot K^{-1}\cdot mol^{-1}$	$\overline{C}_P^{\circ}/J\cdot K^{-1}\cdot mol^{-1}$
$H_2O(g)$	−241,8	−228,6	188,7	33,6
$H_2O(l)$	−285,8	−237,2	69,9	75,3
$H_2O_2(l)$	−187,8	−120,4	109,6	89,1
$He(g)$	0	0	126,1	20,79
$Hg(l)$	0	0	77,4	27,98
$Hg^{2+}(aq)$	171,1	164,4	−32,2	
HgO(vermelho)	−90,8	−58,5	70,29	44,06
$I_2(s)$	0	0	116,13	54,44
$I^-(aq)$	55,19	51,57	111,3	
$HI(g)$	26,48	1,7	206,3	29,16
$K(s)$	0	0	64,18	29,58
$K^+(aq)$	−252,38	−283,27	102,5	
$KOH(s)$	−424,8	−379,1	78,9	
$KCl(s)$	−436,8	−409,1	82,59	51,3
$KClO_3(s)$	−391,2	−289,9	142,97	100,3
$KNO_3(s)$	−492,7	−393,1	132,9	96,3
$Kr(g)$	0	0	164,08	20,79
$Li(s)$	0	0	28,03	23,64
$Li^+(aq)$	−278,5	−293,8	14,23	
$LiOH(s)$	−487,2	−443,9	50,21	
$Mg(s)$	0	0	32,68	23,89
$Mg^{2+}(aq)$	−466,9	−454,8	−138,1	
$MgO(s)$	−601,8	−569,6	26,78	37,41
$MgCl_2(s)$	−641,3	−591,8	89,62	71,3
$N_2(g)$	0	0	191,6	29,12
$NH_3(g)$	−46,3	−16,6	192,5	35,66
$NH_4^+(aq)$	−132,5	−79,3	113,4	
$NH_4Cl(s)$	−314,4	−202,87	94,6	
$N_2H_4(l)$	50,63	149,4	121,2	139,3
$NO(g)$	90,4	86,7	210,6	29,86
$NO_2(g)$	33,9	51,84	240,5	37,9
$N_2O_4(g)$	9,7	98,29	304,3	79,1
$N_2O(g)$	81,56	103,6	220,0	38,7
$HNO_3(l)$	−174,1	−80,7	155,6	109,87
$HNO_3(aq)$	−207,6	−111,3	146,4	
$Na(s)$	0	0	51,21	28,41
$Na^+(aq)$	−240,12	−261,9	59,0	46,4

Substância	$\Delta_f \overline{H}°/kJ \cdot mol^{-1}$	$\Delta_f \overline{G}°/kJ \cdot mol^{-1}$	$\overline{S}°/J \cdot K^{-1} \cdot mol^{-1}$	$\overline{C}_P^°/J \cdot K^{-1} \cdot mol^{-1}$
$NaBr(s)$	−361,06	−348,98	86,82	52,3
$NaCl(s)$	−411,15	−384,14	72,13	50,5
$NaI(s)$	−287,78	−286,06	98,53	54,39
$Na_2CO_3(s)$	−1 130,9	−1 047,7	135,98	110,5
$NaHCO_3(s)$	−947,7	−851,9	102,1	87,6
$NaOH(s)$	−425,61	−379,49	64,46	59,54
$Ne(g)$	0	0	146,3	20,79
$O(g)$	249,4	231,73	161,0	
$O_2(g)$	0	0	205,0	29,4
$O_3(g)$	142,7	163,4	237,7	38,2
P(branco)	0	0	41,09	23,22
$PO_4^{3-}(aq)$	−1 277,4	−1 018,7	−221,8	
$P_4O_{10}(s)$	−2 984,0	−2 697,0	228,86	211,7
$PCl_3(g)$	−287,0	−267,8	311,78	71,84
$PCl_5(g)$	−374,9	−305,0	364,6	112,8
S(rômbico)	0	0	31,88	22,59
S(monoclínico)	0,30	0,10	32,55	23,64
$SO_2(g)$	−296,1	−300,1	248,5	39,79
$SO_3(g)$	−395,2	−370,4	256,2	50,63
$SO_4^{2-}(aq)$	−909,3	−744,5	20,1	
$H_2S(g)$	−20,63	−33,56	205,8	33,97
$H_2SO_4(l)$	−814,0	−690,0	156,9	
$H_2SO_4(aq)$	−909,27	−744,53	20,1	
$SF_6(g)$	−1 209	−1 105,3	291,8	97,3
$Si(s)$	0	0	18,83	19,87
$SiO_2(s)$	−910,9	−856,6	41,84	44,43
Xe	0	0	169,6	20,79
$Zn(s)$	0	0	41,63	25,06
$Zn^{2+}(aq)$	−153,9	−147,1	−112,1	
$ZnO(s)$	−348,3	−318,3	43,64	40,25
$ZnS(s)$	−202,9	−198,3	57,74	45,19
$ZnSO_4(s)$	−978,6	−871,6	124,9	117,2

Dados termodinâmicos para compostos orgânicos selecionados a 1 bar e 298 K[a]

Composto	Estado	$\Delta_f\bar{H}°/\text{kJ}\cdot\text{mol}^{-1}$	$\Delta_f\bar{G}°/\text{kJ}\cdot\text{mol}^{-1}$	$\bar{S}°/\text{J}\cdot\text{K}^{-1}\cdot\text{mol}^{-1}$
Ácido Acético (CH_3COOH)	*l*	−484,2	−389,9	159,8
	aq	−485,8	−396,5	178,7
Acetato (CH_3COO^-)	*aq*	−485,8	−369,3	86,6
Acetaldeído (CH_3CHO)	*l*	−192,3	−128,1	160,2
Acetona (CH_3COCH_3)	*l*	−248,1	−155,4	200,4
Acetileno (C_2H_2)	*g*	226,6	209,2	200.8
Benzeno (C_6H_6)	*l*	49,04	124,5	172,8
Ácido benzóico (C_6H_5COOH)	*s*	−385,1	−245,3	167,6
Etanol (C_2H_5OH)	*l*	−277,0	−174,2	161,0
Etano (C_2H_6)	*g*	−84,7	−32,9	229,5
Etileno (C_2H_4)	*g*	52,3	68,12	219,5
Ácido fórmico ($HCOOH$)	*l*	−424,7	−361,4	129,0
Formiato ($HCOO^-$)	*aq*	−410,0	−334,7	91,6
α-D-glicose ($C_6H_{12}O_6$)	*s*	−1274,5	−910,6	210,3
β-D-glicose ($C_6H_{12}O_6$)	*s*	−1268,1	−908,9	228,0
Glicina ($C_2H_5O_2N$)	*s*	−537,2	−377,7	103,5
	equil. tamponado	−523,0	−379,9	158,6
Glicilglicina ($C_4H_8O_3N_2$)	*s*	−746,0	−491,5	190,0
	equil. tamponado	−734,3	−493,1	
Ácido lático ($C_3H_6O_3$)	*s*	−694,0	−523,3	143,5
Íon lactato ($C_3H_5O_3^-$)	*aq*	−686,6	−516,7	146,4
Metano (CH_4)	*g*	−74,85	−50,79	186,2
Metanol (CH_3OH)	*l*	−238,7	−166,3	126.8
2-propanol (C_3H_7OH)	*l*	−317,9	−180,3	180,6
Ácido pirúvico ($C_3H_4O_3$)	*l*	−585,8	−463,4	179,5
Piruvato ($C_3H_3O_3^-$)	*aq*	−596,2	−472,4	171,5
Sacarose ($C_{12}H_{22}O_{11}$)	*s*	−2 221,7	−1 544,3	360,2
Uréia [$(NH_2)_2CO$]	*s*	−333,5	−197,3	104,6
	aq	−317,7	−202,7	173,9

[a] Esses dados são em sua maioria obtidos da NBS *Tables of Chemical Thermodynamic Properties* (1982). A abreviação equil. tamponado é para uma mistura em equilíbrio de espécies em uma solução tamponada a pH 7. A concentração de todas as soluções é 1 *M*.

Glossário*

A

anfoterismo Habilidade de se comportar tanto como ácido quanto como base. (11.2)

aproximação do estado estacionário Supõe que a concentração de um intermediário da reação permanece constante durante a maior parte da reação. (12.4)

atividade Concentração termodinâmica efetiva que leva em consideração desvios do comportamento ideal. (7.5)

atmosfera iônica Esfera de cargas opostas que circunda cada íon em uma solução aquosa. (8.5)

azeótropo Mistura líquida que entra em ebulição e resulta em um vapor da mesma composição. (7.6)

B

bioenergética Estudo das transformações de energia nos organismos vivos. (9.6)

C

calor Processo em que a energia é transferida de um sistema para outro como resultado de uma diferença de temperatura entre eles. (4.1)

calor específico Quantidade de energia necessária para aumentar em um grau Celsius a temperatura de um grama de substância. (3.8)

caminho livre médio (λ) Distância média percorrida por uma molécula entre colisões sucessivas. (3.5)

capacidade calorífica Quantidade de energia necessária para aumentar a temperatura de determinada quantidade de substância em um grau Celsius. (3.8)

capacidade tamponante Índice da resistência de uma solução-tampão a variações no pH como resultado da adição de um ácido ou de uma base. (11.7)

capacitância Razão da carga em um dos dois condutores de um capacitor e diferença de potencial entre os condutores. (Apêndice do Capítulo 8.1)

catalisador Substância que aumenta a velocidade de uma reação sem que ela própria seja consumida. (13.1)

ciclo de Carnot Ciclo hipotético que consiste de quatro processos reversíveis em sucessão: expansão isotérmica com a absorção de calor, expansão adiabática, compressão isotérmica com a liberação de calor e compressão adiabática. Nesse ciclo, parte do calor absorvido é transformado em trabalho. O ciclo de Carnot é utilizado para mostrar que a entropia é uma função de estado e para obter uma expressão para a eficiência termodinâmica. (5.3)

ciclo do ácido cítrico Via bioquímica que degrada o grupo acetila da acetil CoA a CO_2 e H_2O com a redução de três moléculas de NAD^+ e uma molécula de FAD. (9.6)

cinética de Michaelis–Menten Tratamento matemático que supõe que a etapa inicial na catálise de enzimas é um pré-equilíbrio entre o substrato e a enzima, seguida pela conversão do complexo enzima–substrato a produto. (13.2)

coeficiente de atividade Característica de uma quantidade que expressa o desvio de uma solução do comportamento ideal. Ele relaciona a atividade à concentração. (7.5)

coeficiente de atividade médio Quantidade que descreve o desvio da idealidade no comportamento de íons em solução. (8.4)

coeficiente de difusão (D) Coeficiente que indica quão rapidamente uma substância vai se difundir em um meio particular, a uma temperatura específica, e sob a influência de determinado gradiente de concentração. (2.4)

coeficiente de fugacidade (γ) Quantidade que relaciona a fugacidade de um gás (f) à sua pressão (P): $f = \gamma P$. (9.1)

* O número entre parênteses indica o número da seção do capítulo ou do apêndice do capítulo no qual o termo aparece pela primeira vez.

coeficiente de Hill (n) Medida da cooperatividade. (13.6)

colisão elástica Quando não há transferência de energia de um movimento translacional para os modos internos de movimento, tais como rotação e vibração. (3.1)

complexo ativado Estado energeticamente excitado, intermediário entre reagentes e produtos em uma reação química. Também chamado de estado de transição. (12.7)

componente Número mínimo de variáveis de composição necessárias para descrever todas as possíveis variações na composição do sistema. (Apêndice do Capítulo 6.2)

condutância (C) Condutância de uma solução eletrolítica é uma medida da habilidade de seus íons de transportar corrente elétrica. Para determinado meio de área A e comprimento l, ela é dada por

$$C = \frac{\kappa A}{l}$$

em que κ, a constante de proporcionalidade, é chamada de condutância específica. (8.1)

condutância equivalente Condutância equivalente de uma solução de concentração c (equivalente L^{-1}) é dada por $\Lambda = \kappa/c$, em que κ é a condutância específica. (8.1)

condutância molar (Λ_m) A condutância molar de uma solução de concentração molar c é dada por $\Lambda_m = \kappa/c$, em que κ é a condutância específica. (8.1)

constante de equilíbrio termodinâmico Expressão da constante de equilíbrio na qual os termos de concentração são expressos ou como atividades (para solutos em solução) ou como fugacidades (para gases). (9.1)

constante de Faraday (F) Carga carregada por um mol de elétrons; tem o valor de 96485 C mol^{-1}. (8.1)

constante de velocidade Constante de proporcionalidade entre a velocidade da reação e as concentrações de reagentes. (12.2)

constante de velocidade catalítica (k_{cat}) Ver *número de renovação.*

constante dielétrica (ε) Constante dielétrica de um meio é a razão entre a capacitância (C) de um capacitor, com a região entre as placas preenchida com o material, e a capacitância (C_0) do mesmo capacitor com a região entre as placas no vácuo, isto é, $\varepsilon = C/C_0$. (8.2).

constante dos gases (R) Constante universal que aparece na equação de gás ideal, a qual tem o valor de 0,08206 L atm K^{-1} mol^{-1} ou 8,314 J K^{-1} mol^{-1}. (2.6)

cooperatividade Mecanismo pelo qual a ligação de um grupo ligante a uma proteína promove a ligação de outros ligantes. (13.1)

cooperatividade negativa Mecanismo pelo qual a ligação de um grupo ligante a uma molécula de proteína diminui a probabilidade de ligação subseqüente de outro grupo ligante. (13.6)

curva de energia potencial Gráfico da energia potencial de um sistema (molécula) em função das posições de dois de seus núcleos. (4.7)

D

destilação fracionada Procedimento para separar componentes líquidos de uma solução com base somente na diferença de seus pontos de ebulição. (7.6)

diagrama de distribuição Gráfico que mostra as frações de ácidos e suas bases conjugadas presentes em solução em função do pH. (11.5)

diagrama de fases Gráfico que mostra as condições (temperatura e pressão) nas quais uma substância existe como sólido, líquido ou vapor. (6.5)

diálise Processo pelo qual solutos de baixa massa molar são adicionados e/ou removidos de uma solução por difusão através de uma membrana semipermeável. (9.5)

distribuição de velocidades de Maxwell Relação teórica que prediz o número relativo de moléculas em várias velocidades para uma amostra de gás em equilíbrio térmico em determinada temperatura. (3.4)

E

efeito Bohr Efeito do pH no equilíbrio do oxigênio da hemoglobina. Uma diminuição no pH diminui a afinidade da hemoglobina por oxigênio. (13.6)

efeito Donnan Distribuição de equilíbrio desigual de pequenos íons que se difundem nos dois lados de uma membrana, que é livremente permeável a esses íons, mas impermeável a íons macromoleculares, na presença de um eletrólito macromolecular em um dos lados da membrana. (8.6)

efeito isotópico cinético Redução na velocidade de uma reação pela substituição de um átomo por um isótopo mais pesado. O efeito decorre do abaixamento da energia do ponto-zero. (12.8)

efeito salino cinético Efeito da força iônica na velocidade de uma reação em solução. (12.9)

efeito *salting-in* Aumento na solubilidade de um eletrólito em forças iônicas altas. (8.5)

efeito *salting-out* Diminuição na solubilidade de um eletrólito em forças iônicas altas. (8.5)

efeito Wien Aumento na condutância de um eletrólito em gradientes de potencial muito altos. (8.5)

efetor Ativador de uma enzima alostérica. (13.6)

eficiência termodinâmica Razão do trabalho realizado por uma máquina térmica pelo calor absorvido pela máquina. É expresso como $1 - (T_1/T_2)$, em que T_2 é a temperatura na qual a máquina térmica absorve energia, e T_1 é a temperatura do reservatório frio que recebe o calor que não foi transformado em trabalho. (5.3)

efusão Processo pelo qual um gás sob pressão escapa de um compartimento de um recipiente para outro passando através de um pequeno orifício. (3.7)

eletrodo de hidrogênio-padrão Eletrodo que envolve a reação de eletrodo reversível

$$H^+(1\,M) + e^- \rightleftharpoons \tfrac{1}{2}H_2(g)$$

Atribui-se um valor de zero ao potencial do eletrodo quando a pressão do gás é igual a 1 bar e a concentração de íons H^+ é 1 *M* a 298 K. (10.2)

energia Capacidade de realizar trabalho ou produzir mudanças. (1.2)

energia de ativação Mínimo de energia necessária para iniciar uma reação química. (12.5)

energia de Gibbs (*G*) Quantidade termodinâmica definida pela equação $G = H - TS$, em que *H*, *T* e *S* são a entalpia, a temperatura e a entropia, respectivamente. A variação na energia de Gibbs de um sistema a temperatura e pressão constantes é dada por $\Delta G = \Delta H - T\Delta S \leq 0$, em que o sinal de igual denota equilíbrio, e o sinal "menor que" indica um processo espontâneo. (6.1)

energia de Gibbs molar-padrão de formação Variação na energia de Gibbs quando 1 mol de um composto é sintetizado a partir de seus elementos nos seus estados-padrão de 1 bar em determinada temperatura. (6.3)

energia de Helmholtz (*A*) Quantidade termodinâmica definida pela equação $A = U - TS$. A variação na energia de Helmholtz de um sistema em um processo, a temperatura e volume constantes, é dada por $\Delta A = \Delta U - T\Delta S \leq 0$, em que o sinal de igual denota o equilíbrio e o sinal "menor que" denota um processo espontâneo. (6.1)

energia interna Energia interna de um sistema é a energia total de todos os seus componentes. Consiste das energias translacional, rotacional, vibracional, eletrônica e nuclear, como também da energia resultante de interações intermoleculares. (4.2)

energia reticular Variação na entalpia para a conversão de um mol de um sólido para o estado de vapor. (8.3)

entalpia (*H*) Quantidade termodinâmica utilizada para descrever as trocas de calor que ocorrem a pressão constante. É definida pela equação $H = U + PV$, em que *U* é a energia interna, e *P* e *V* são a pressão e o volume do sistema. (4.3)

entalpia de dissociação de ligação Variação de entalpia que acompanha a quebra de uma ligação química em uma molécula diatômica. (4.7)

entalpia de ligação Variação de entalpia que acompanha a quebra de uma ligação química em uma molécula poliatômica. (4.7)

entalpia molar-padrão de formação Variação na entropia quando 1 mol de um composto é sintetizado a partir de seus elementos nos seus estados-padrão de 1 bar em determinada temperatura. (4.6)

entalpia-padrão de reação Variação na entalpia em determinada temperatura quando reagentes nos seus estados-padrão são convertidos em produtos em seus estados-padrão. (4.6)

entropia (*S*) Quantidade termodinâmica que expressa o grau de desordem ou de aleatoriedade em um sistema. Termodinamicamente, a variação de entropia é definida como $dS = dq_{rev}/T$, em que dq_{rev} é a quantidade infinitesimal de energia fornecida reversivelmente como calor ao sistema a uma temperatura T. A definição estatística de entropia é dada pela equação de Boltzmann, $S = k_B \ln W$, em que k_B é a constante de Boltzmann e W é o número de maneiras em que as moléculas do sistema podem ser arranjadas para resultar na mesma energia total. (5.2)

entropia residual Entropia maior que zero de uma substância no zero absoluto em razão da desordem molecular em um cristal. (5.7)

enzima Catalisador biológico que é uma molécula de proteína ou uma molécula de RNA. (13.1)

equação de Arrhenius Relaciona a constante de velocidade ao fator pré-exponencial (A) e à energia de ativação (E_a), $k = Ae^{-E_a/RT}$. (12.5)

equação de Clapeyron Relação entre as variações na pressão e na temperatura para duas fases em equilíbrio:

$$\frac{dP}{dT} = \frac{\Delta \bar{H}}{T\Delta \bar{V}}$$

Expressa o coeficiente angular de uma fronteira de fase em um diagrama de fases. (6.5)

equação de Clausius–Clapeyron Forma aproximada da equação de Clapeyron na qual uma fase é condensada e a outra é um gás que é tratado como ideal. (6.5)

equação de estado Para gases, fornece as relações matemáticas entre as propriedades que definem o estado do sistema, tais como n, P, T e V. (2.8)

equação de estado termodinâmica Equação que expressa a dependência da energia interna de um sistema com o volume, a temperatura constante:

$$\left(\frac{\partial U}{\partial V}\right)_T = -P + T\left(\frac{\partial S}{\partial T}\right)_V$$

em que U, T e S são a energia interna, a temperatura e a entropia. (Apêndice do Capítulo 6.1)

equação de gás ideal Expressa as relações entre pressão, volume, temperatura e quantidade de um gás ideal ($PV = nRT$), em que R é a constante dos gases). (2.6)

equação de Gibbs–Helmholtz Expressa a dependência com a temperatura da energia de Gibbs de um sistema em função de sua entalpia. (6.4)

equação de Nernst Expressa o potencial de uma célula (E) em função de potenciais de célula-padrão ($E°$) e o quociente de reação para a reação da célula:

$$E = E° - \frac{RT}{vF}\ln Q$$

em que v é o coeficiente estequiométrico, e Q é o quociente de reação. (10.3)

equação de van der Waals Equação de estado que descreve P, V, T e n de um gás real. (2.8)

equação de van't Hoff Mostra a dependência com a temperatura da constante de equilíbrio em função da entalpia da reação:

$$\left(\frac{\partial \ln K}{\partial T}\right)_P = \frac{\Delta_r H°}{RT^2} \quad (9.4)$$

equação virial de estado Equação de estado para gases reais. É expressa como uma expansão em potências do volume molar ou da pressão. (2.8)

escala de temperatura do zero absoluto Escala de temperatura que usa o zero absoluto de temperatura como a temperatura mais baixa. (2.4)

estado Condição de um sistema que é especificada tão completamente quanto possível por observações de natureza específica. Um exemplo é o estado termodinâmico, descrito por propriedades termodinâmicas como a temperatura, a pressão e a composição. (4.1)

estado de transição Ver *complexo ativado.*

estado do sistema Valores de todas as propriedades macroscópicas pertinentes (por exemplo, composição, volume, pressão e temperatura) de um sistema. (2.1)

estado-padrão Estado de referência em relação ao qual as quantidades termodinâmicas são definidas. O estado-padrão de um sólido ou líquido é a forma mais estável do sólido ou do líquido a 1 bar e a uma temperatura específica. O estado-padrão de um gás ideal é o gás puro a 1 bar e a uma temperatura específica. (4.6)

etapa elementar Reação que representa o progresso no nível molecular. (12.3)

F

fase Parte homogênea de um sistema em contato com outras partes do sistema, mas separada deles por fronteiras bem definidas. (6.5)

fase paracristalina Ver *fase mesomórfica.*

fator de compressibilidade (*Z*) Quantidade dada por $(P\bar{V}/RT)$. Desvios de Z de 1 indicam um comportamento não ideal do gás. (2.8)

fator de van't Hoff Razão entre o número verdadeiro de partículas iônicas em solução depois da dissociação e o número de unidades de fórmula inicialmente dissolvidas na solução. (8.6)

fator pré-exponencial Fator (A) que precede o termo exponencial na equação de Arrhenius. (12.7)

fluido supercrítico Estado de uma substância acima de sua temperatura crítica. (2.9)

fluorescência Emissão de radiação eletromagnética por uma substância enquanto a substância é iluminada. A fluorescência é caracterizada por um tempo de vida curto (cerca de 10^{-9} s) e pelo fato de que o estado emissivo e o estado fundamental têm a mesma multiplicidade de *spin* (em geral, estado singleto).

força De acordo com a segunda a lei de Newton de movimento, é igual à massa multiplicada pela aceleração. (1.2)

força iônica (*I*) Característica de uma solução eletrolítica definida por

$$I = \frac{1}{2}\sum_i m_i z_i^2$$

em que m_i é a molalidade do i-ésimo íon e z_i é sua carga. (8.5)

fosforilação oxidativa Síntese de ATP (fosforilação de ADP a ATP) que ocorre em conjunção com o transporte de elétrons através da membrana mitocondrial interna. (10.8)

fração molar Razão entre o número de mols de um componente de uma mistura e o número total de mols de todos os componentes na mistura. (2.7)

freqüência de colisão (Z_1) Número de colisões feitas por uma molécula por unidade de tempo. (3.5)

fugacidade (*f*) Fugacidade de um gás é sua pressão termodinâmica efetiva. (9.1)

função de estado Propriedade determinada pelo estado de um sistema. A variação em qualquer função de estado em um processo é independente do caminho. (4.1)

G

glicólise Via enzimática que converte uma molécula de glicose em duas moléculas de piruvato. Esse processo anaeróbico gera energia na forma de duas moléculas de ATP e duas moléculas de NADH. (9.6)

graus de liberdade Em teoria cinética dos gases e espectroscopia, é o número de maneiras que uma molécula pode executar seu movimento cinético (translação, vibração e rotação). (3.8) Na regra das fases, é o número de variáveis intensivas (pressão, temperatura e composição) que pode mudar independentemente sem perturbar o número de fases em equilíbrio. (6.5)

I

inibição irreversível Inibição na qual o inibidor forma uma ligação covalente com a enzima no sítio ativo. O inibidor não pode ser removido por diálise. (13.5)

inibição reversível Inibição na qual o inibidor pode ser removido por diálise. (13.5)

inibidor Substância capaz de parar ou retardar uma reação catalisada por enzima. (13.5)

interação alostérica Interação de longo alcance entre sítios de ligação de grupos ligantes espacialmente distantes, mediada pela estrutura de uma molécula de proteína. (1.1, 13.6)

intermediário Espécie que aparece no mecanismo da reação (isto é, as etapas elementares), mas não na reação balanceada total. (12.3)

íon dipolar Espécie que carrega um número igual de cargas positivas e negativas. Também chamada zwitteríon. (11.6)

ionóforo Composto que tem alta afinidade por certos íons e a capacidade de transportá-los através de membranas. (8.7)

isoterma Gráfico da pressão em função do volume de um gás a mesma temperatura. (2.1)

L

lei de Avogadro Lei que afirma que a pressão e temperatura constantes, o volume de um gás é diretamente proporcional ao número de mols do gás presente. (2.5)

lei de Boyle Lei que afirma que o volume de uma quantidade fixa de gás, mantida à temperatura constante, é inversamente proporcional à pressão do gás. (2.3)

Lei de Charles Lei que afirma que o volume de uma quantidade fixa de um gás, mantida à pressão constante, é diretamente proporcional à temperatura absoluta do gás. (2.4)

lei de Dalton das pressões parciais Lei que afirma que a pressão total de uma mistura de gases é exatamente igual à soma das pressões que cada gás exerceria se estivesse sozinho. (2.7)

lei de distribuição de Boltzmann Lei que expressa a população (número de moléculas) em um estado de energia E_i em sistema em equilíbrio térmico a uma temperatura T. É freqüentemente utilizada para calcular a razão de populações (N_2/N_1) em dois estados de energia, E_1 e E_2:

$$\frac{N_2}{N_1} = \exp\left(-\frac{E_2 - E_1}{k_B T}\right) \quad (3.8, 23.2)$$

lei de Graham de difusão Lei que afirma que a taxa de difusão de moléculas de um gás é inversamente proporcional à raiz quadrada da massa molar do gás a temperatura e pressão constantes. (3.7)

lei de Graham de efusão Lei que afirma que a taxa de efusão de moléculas de um gás por um dado orifício é inversamente proporcional à raiz quadrada da massa molar do gás a temperatura e pressão constantes. (3.7)

lei de Henry Lei que afirma que a solubilidade de um gás em um líquido é proporcional à pressão do gás sobre a solução. (7.4)

lei de Hess Lei que afirma que quando os reagentes são convertidos em produtos, a variação na entalpia é a mesma, independentemente de a reação ocorrer em uma etapa ou em várias etapas. (4.6)

lei de Kirchhoff Lei que afirma que a diferença entre as entalpias de uma reação em duas temperaturas diferentes, T_1 e T_2 ($T_2 > T_1$), é exatamente a diferença nas entalpias de aquecimento dos produtos e reagentes de T_1 a T_2. (4.6)

lei de Kohlrausch da migração independente Lei que afirma que a diluição infinita, a condutância equivalente de um eletrólito é a soma das condutâncias equivalentes iônicas de ânions e cátions. (8.1)

lei de Raoult Lei que afirma que a pressão parcial de um componente de uma solução é dada pelo produto da fração molar do componente pela pressão de vapor do componente puro. (7.4)

lei de velocidade Expressão que relaciona a velocidade de uma reação à constante de velocidade e às concentrações dos reagentes. (12.2)

lei-limite de Debye–Hückel Expressão matemática para o cálculo do coeficiente de atividade média de uma solução eletrolítica em regiões de baixa força iônica. (8.5)

lei zero da termodinâmica Lei que afirma que se um sistema A está em equilíbrio térmico com um sistema B, e o sistema B está em equilíbrio térmico com o sistema C, então o sistema C está também em equilíbrio térmico com o sistema A. (2.2)

ligação peptídica Ligação que une aminoácidos sucessivos em um peptídeo. Consiste em uma ligação amida entre o grupo α-carboxílico de um aminoácido e o grupo α-amino do aminoácido seguinte.

M

massa molar Massa (em gramas ou quilogramas) de um mol de átomos, moléculas, ou outras partículas. (1.3)

mecanismo de reação Seqüência de etapas elementares que leva à formação de produtos. (12.3)

meia-vida Tempo necessário para que a concentração de um reagente caia para a metade da sua concentração inicial. (12.2)

membrana semipermeável Membrana que permite que o solvente e as moléculas de certos solutos passem por ela, mas que bloqueia o movimento de outras moléculas de solutos. (7.7)

metais de transição Elementos que têm as subcamadas *d* incompletamente preenchidas ou que prontamente dão origem a cátions que têm as subcamadas *d* incompletamente preenchidas.

mobilidade iônica Velocidade iônica por unidade de campo elétrico. (8.1)

modelo concertado Modelo empregado para explicar a natureza cooperativa da ligação da hemoglobina ao oxigênio. Supõe que a proteína exista em dois estados em equilíbrio, chamados de estados *T* e *R*. Na ausência de oxigênio, o estado *T*, que tem afinidade baixa por oxigênio, é favorecido. Quando as moléculas de oxigênio estão ligadas à hemoglobina, o equilíbrio se desloca para o estado *R*, que tem afinidade mais alta por oxigênio. Esse modelo também pode ser aplicado às enzimas alostéricas. (13.6)

modelo seqüencial Modelo empregado para explicar a natureza cooperativa da ligação da hemoglobina ao oxigênio. Quando uma molécula de oxigênio se liga a um sítio vazio em uma das quatro subunidades, a interação faz com que o sítio mude sua conformação que, por sua vez, afeta as constantes de ligação dos três sítios ainda vazios. Esse modelo pode ser também aplicado às enzimas alostéricas. (13.6)

mol Quantidade de substância que contém tantas entidades elementares (átomos, moléculas ou outras partículas) quanto os átomos que existem em exatamente 12 gramas (ou 0,012 quilogramas) do isótopo carbono-12. (1.3)

molecularidade Número de moléculas que reagem em uma etapa elementar. (12.3)

movimento térmico Movimento molecular caótico e aleatório. Quanto mais energético o movimento térmico, mais alta é a temperatura. (3.3)

N

não-volátil Que não tem pressão de vapor mensurável. (7.7)

neurotransmissor Molécula liberada em um terminal nervoso que se liga a outras células nervosas ou musculares e as influencia. (10.9)

nível de energia Energia permitida de um sistema quantizado. O nível é chamado de degenerado se vários estados possuem a mesma energia.

número de Avogadro $6{,}022 \times 10^{23}$; número de partículas em um mol. (1.3)

número de hidratação Número de moléculas de água associadas com uma molécula de soluto ou um íon em solução aquosa. (8.2)

número de renovação Número de moléculas de substrato processadas por uma molécula de enzima por segundo quando a enzima está saturada com o substrato. Também chamado de k_{cat}, constante de velocidade catalítica. (13.2)

número quântico Número inteiro ou semi-inteiro utilizado para caracterizar um estado de um sistema quântico (em geral, átomos ou moléculas).

O

ordem de reação Soma das potências às quais estão elevadas todas as concentrações de reagentes que aparecem na lei de velocidade. (12.2)

osmose Movimento líquido de moléculas de solvente através de uma membrana semipermeável de um solvente puro ou de uma solução diluída para uma solução mais concentrada. (7.7)

osmose reversa Processo no qual um solvente é forçado a fluir de uma solução concentrada a uma mais diluída, através de uma membrana semipermeável, por uma pressão maior que a pressão osmótica. (7.7)

P

passo determinante da velocidade Etapa elementar mais lenta em uma seqüência de etapas que leva à formação de produtos. (12.3)

pH Termo utilizado para descrever a atividade dos íons de hidrogênio em solução; pH $= -\log a_{H^+}$. Em soluções diluídas, o pH é definido como $-\log [H^+]$. (11.2)

ponto eutético Ponto em um sistema de dois componentes, no qual o componente sólido funde-se a uma temperatura única e o componente líquido tem a mesma composição que o componente sólido. (7.6)

ponto isoelétrico (p*I*) pH no qual a carga líquida em uma macromolécula, tal como uma proteína, é zero. Conseqüentemente, a proteína não se move em um campo elétrico. (8.6)

potencial de ação Variação transiente no potencial elétrico na superfície de um nervo ou uma célula muscular que ocorre no momento de excitação. (10.9)

potencial de membrana Diferença de voltagem que existe através de uma membrana em razão da diferença nas concentrações de íons nos dois lados da membrana. (10.9)

potencial de redução-padrão Potencial de eletrodo de uma substância para a reação de eletrodo

$$\text{Ox} + \nu e^- \rightarrow \text{Rd}$$

em que Ox e Rd são as formas oxidada e reduzida da substância e ν é o coeficiente estequiométrico. As formas Ox e Rd estão em seus estados-padrão e o potencial medido baseia-se na escala de referência do eletrodo de hidrogênio-padrão. (10.2)

potencial químico (μ) Energia de Gibbs molar parcial. O potencial químico do *i*-ésimo componente em uma mistura é definido por

$$\mu_i = \left(\frac{\partial G}{\partial n_i}\right)_{T,P,n_j}$$

O potencial químico é utilizado para prever a direção de um processo espontâneo em uma mistura da mesma forma que a energia de Gibbs é utilizada para um componente puro. (7.2)

pressão Força aplicada por unidade de área. (1.2)

pressão de vapor de equilíbrio Pressão de vapor de um líquido em equilíbrio com seu vapor em determinada temperatura. Freqüentemente, é chamada simplesmente de pressão de vapor. (2.8)

pressão osmótica Pressão necessária para parar a osmose. (7.7)

primeira lei da termodinâmica Lei que afirma que a energia pode ser convertida de uma forma para outra, mas não pode ser criada ou destruída. Em química, a primeira lei é, em geral, expressa pela equação $\Delta U = q + w$, na qual U é a energia interna do sistema, q é o calor trocado entre o sistema e a vizinhança e w é o trabalho realizado sobre o sistema pela vizinhança ou pelo sistema sobre a vizinhança. (4.2)

princípio da reversibilidade microscópica Princípio que afirma que, no equilíbrio, as velocidades dos processos direto e reverso são iguais para cada etapa elementar. (12.4)

princípio de Le Chatelier Princípio que afirma que se uma perturbação externa é aplicada em um sistema em equilíbrio, este sistema procura se ajustar de modo que compense parcialmente a perturbação, conforme tenta restabelecer o equilíbrio. (9.4)

processo adiabático Processo no qual não existe troca de calor entre o sistema e sua vizinhança. (4.2)

processo endergônico Processo acompanhado por uma variação positiva na energia de Gibbs ($\Delta G > 0$) e, portanto, não termodinamicamente favorável. (6.1)

processo espontâneo Processo que ocorre por si só em determinado conjunto de condições. (5.1)

processo exergônico Processo acompanhado por uma variação negativa na energia de Gibbs ($\Delta G < 0$) e, portanto, termodinamicamente favorável. (6.1)

processo isotérmico Processo que ocorre a uma temperatura constante. (4.5)

processo reversível Processo no qual um sistema está sempre infinitesimamente próximo do equilíbrio. Esse processo é de interesse teórico, mas nunca pode ser realizado na prática. (4.1)

propriedade extensiva Propriedade que depende da quantidade de matéria considerada. (2.1)

propriedade intensiva Propriedade que não depende da quantidade de matéria considerada. (2.1)

propriedades coligativas Propriedades de soluções que dependem do número de partículas do soluto na solução e não da natureza das partículas do soluto. (7.7)

Q

quociente de reação Número igual à razão entre as concentrações de produtos e as concentrações de reagentes, cada uma elevada a uma potência igual a seu coeficiente estequiométrico, em um ponto outro que não o de equilíbrio. (9.1)

R

raiz quadrada da velocidade quadrática média Raiz quadrada da soma de todos os quadrados das velocidades dividida pelo número total de moléculas presentes.

razão das capacidades caloríficas (γ) Razão dada por $\overline{C}_P/\overline{C}_V$. (4.5)

reação acoplada Processo no qual uma reação endergônica é levada a prosseguir através de seu acoplamento com uma reação exergônica. Reações acopladas biológicas são, em geral, mediadas com a ajuda de enzimas. (9.6)

reação bimolecular Etapa elementar que envolve duas moléculas. (12.3)

reação controlada por difusão Reação cujo passo determinante da velocidade é a taxa de difusão das moléculas reagentes em um encontro para formar um produto. (12.10)

reação de ordem zero Reação cuja velocidade é independente da concentração dos reagentes. (12.2)

reação de primeira ordem Reação cuja velocidade depende da concentração de reagente elevada à primeira potência. (12.2)

reação de segunda ordem Reação cuja velocidade depende da concentração do reagente elevada à segunda potência, ou da concentração de dois reagentes diferentes, cada uma elevada à primeira potência. (12.2)

reação em cadeia Reação na qual um intermediário gerado em uma etapa ataca outra espécie, produzindo um novo intermediário, e assim por diante. (12.4)

reação endotérmica Reação que absorve calor da vizinhança. (4.6)

reação exotérmica Reação que libera calor para a vizinhança. (4.6)

reação oscilante Reação que mostra uma variação periódica espacial ou temporal da concentração de um ou mais intermediários. (12.10)

reação termolecular Etapa elementar que envolve três moléculas. (12.3)

reação unimolecular Etapa elementar que envolve somente uma molécula. (12.3)

reações consecutivas Reações do tipo $A \rightarrow B \rightarrow C$. (12.4).

regra das fases Relação entre o número de graus de liberdade (*f*), o número de componentes (*c*) e o número de fases (*p*) de um sistema em equilíbrio: $f = c - p + 2$. (6.5)

regra de Trouton Regra que afirma que a entropia molar de vaporização da maioria dos líquidos é aproximadamente 88 J K^{-1} mol^{-1}. (5.5)

S

segunda lei da termodinâmica Lei que afirma que a entropia de um sistema isolado aumenta em um processo irreversível e permanece inalterada em um processo reversível; ela nunca pode diminuir. A expressão matemática da segunda lei, para um processo finito, é

$$\Delta S_{univ} = \Delta S_{sis} + \Delta S_{viz} \geq 0$$

em que ΔS_{univ}, ΔS_{sis} e ΔS_{viz} são as variações nas entropias do universo, do sistema e da vizinhança, respectivamente. (5.4)

sistema Parte específica do universo que é de nosso interesse. (2.1)

sistema aberto Sistema que pode trocar massa e energia (em geral, na forma de calor) com sua vizinhança. (2.1)

sistema fechado Sistema que permite a troca de energia (em geral, na forma de calor) com a vizinhança, mas não a de massa. (2.1)

sistema internacional de unidades (SI) Escolha particular de unidades métricas adotada pela Conferência Geral de Pesos e Medidas. (1.2)

sistema isolado Não permite a transferência de massa ou energia entre o sistema e sua vizinhança. (2.1)

sistema SI Ver *sistema internacional de unidades*. (1.2)

sítio ativo Sítio em uma molécula de enzima em que o substrato se liga e a reação catalítica é facilitada. (13.1)

solução hipertônica Solução concentrada com pressão osmótica alta. (7.7)

solução hipotônica Solução diluída com pressão osmótica baixa. (7.7)

solução ideal Solução na qual tanto o solvente como o soluto obedecem à lei de Raoult. (7.4)

solução ideal diluída Solução na qual o solvente obedece à lei de Raoult e o soluto obedece à lei de Henry. (7.5)

soluções isotônicas Soluções com a mesma concentração e, conseqüentemente, a mesma pressão osmótica. (7.7)

solução-tampão Solução de (a) um ácido fraco ou uma base fraca e (b) seu sal; ambos os componentes devem estar presentes. A solução tem a capacidade de resistir a variações no pH com a adição de pequenas quantidades de ácido ou de base. (11.7)

superfície de energia potencial Gráfico da energia potencial de uma coleção de átomos em função das posições dos núcleos desses átomos. (12.6)

T

temperatura crítica Temperatura acima da qual um gás não se liquefará. (2.9)

teorema da eqüipartição de energia Teoria que afirma que a energia de uma molécula está igualmente dividida entre os vários tipos de movimento (translacional, rotacional e vibracional), ou graus de liberdade. (3.8)

teoria quimiosmótica Teoria que afirma que a síntese de ATP está acoplada a um transporte de elétrons por um gradiente eletroquímico de prótons através da membrana. (10.8)

terceira lei da termodinâmica Lei que afirma que toda substância tem uma entropia positiva finita; contudo, no zero absoluto de temperatura, a entropia pode se tornar zero e, de fato, ela é zero no caso de uma substância cristalina perfeita pura. (5.6)

termodinâmica Estudo científico da interconversão de calor e outras formas de energia. (4.1)

termoquímica Estudo das trocas de calor nas reações químicas. (4.6)

trabalho Em mecânica, é força multiplicada pela distância. Na termodinâmica, as formas mais comuns de trabalho são: a expansão (ou compressão) de um gás e o trabalho elétrico realizado em uma célula eletroquímica. (4.1)

transporte ativo Movimento de moléculas, dependente de energia, através de uma membrana contra um gradiente de concentração. (8.7)

transporte passivo Movimento de uma substância através de uma membrana por um processo de difusão normal, sem que energia seja fornecida diretamente. (8.7)

V

velocidade mais provável Velocidade possuída pelo maior número de moléculas de uma coleção de moléculas. (3.4)

velocidade máxima (V_{max}) Velocidade de uma reação catalisada por enzima quando todas as enzimas estão ligadas a moléculas de substrato.

viscosidade Medida da resistência ao fluxo de um fluido. (3.6)

vizinhança Resto do universo fora do sistema. (2.1)

volátil Termo que indica que a substância tem uma pressão de vapor mensurável. (7.7)

volume molar parcial Volume molar parcial do *i*-ésimo componente de uma mistura definido por

$$\bar{V}_i = \left(\frac{\partial V}{\partial n_i}\right)_{T,P,n_j}$$

Mede a variação no volume de uma solução após a adição de n_i mols do componente tendo constantes a temperatura, a pressão e o número de mols dos outros componentes. Essa função é necessária porque o volume de uma solução não é, em geral, a soma dos volumes de cada um dos componentes da mistura em razão das interações intermoleculares desiguais que ocorrem na mistura. (7.2)

Z

zero absoluto Teoricamente, temperatura mais baixa atingível. (2.4)

zwitteríon Ver *íon dipolar*.

Respostas aos problemas computacionais pares

Capítulo 2

2.6 32,0 g mol^{-1}

2.8 2,98 g L^{-1}

2.10 **(a)** 1,1 × 10^{-7} mol/L^{-1}, **(b)**18 ppm

2.12 **(a)** 0,85 L

2.14 **(a)** 4,9 L, **(b)** 6,0 atm, **(c)** 0,99 atm

2.16 N_2O

2.18 3,2 × 10^{7} moléculas; 2,5 × 10^{22} moléculas

2.20 O_2: 28%; N_2: 72%

2.24 N_2: 88,9%; H_2: 11,1%

2.26 13 dias

2.28 349 mmHg

2.30 0,45 g

2.32 4,8%

2.38 $P_T = 1{,}02$ atm, $P_{Ar} = 0{,}30$ atm, $P_{He} = 0{,}720$ atm, $x_{Ar} = 0{,}29$, $x_{He} = 0{,}71$

2.42 $P_c = 50{,}4$ atm, $T_c = 565$ K, $\overline{V}_c = 0{,}345$ L mol^{-1}

2.54 **(a)** 1,09 × 10^{44} moléculas; **(b)** 1,18 × 10^{22} moléculas; **(c)** 2,6 × 10^{30} moléculas; **(d)** 2,4 × 10^{-14}; 3 × 10^{8} moléculas

2.56 0,51 atm

Capítulo 3

3.4 0,29 atm

3.6 6,07 × 10^{-21} J; 3,65 × 10^{3} J mol^{-1}

3.8 460 K

3.10 42,6 K

3.14 N_2: 1,33×10^{4} m; He: 9,31×10^{4} m

3.16 $c_{rms} = 2{,}8$ m s^{-1}, $\overline{c} = 2{,}7$ m s^{-1}

3.20 $c_{rms} = 431$ m s^{-1}, $c_{mp} = 352$ m s^{-1}, $\overline{c} = 397$ m s^{-1}

3.26 3,53 × 10^{-8} m; 7,70 × 10^{31} colisões L^{-1} s^{-1}

3.28 12,0 K

3.30 A 1,0 atm: $Z_1 = 3{,}4 \times 10^{9}$ colisões s^{-1}, $Z_{11} = 4{,}0 \times 10^{34}$ colisões m^{-3} s^{-1}. A 0,10 atm: $Z_1 = 3{,}4 \times 10^{8}$ colisões s^{-1}, $Z_{11} = 4{,}0 \times 10^{32}$ colisões m^{-3} s^{-1}

3.32 466,2 m s^{-1}; 4,04 Å

3.36 4

3.38 0,43%

3.40 **(a)** 4,39 × 10^{21} moléculas s^{-1}; **(b)** 2,70 min

3.44 7,25 × 10^{-21} J para todos os casos

3.46 H_2: 20,79 J K^{-1} mol^{-1}; CO_2: 20,79 J K^{-1} mol^{-1}; SO_2: 24,94 J K^{-1} mol^{-1}

3.48 Rotacional: 0,89; vibracional: 5,4 × 10^{-6}; eletrônico: 0

3.54 **(a)** 61,3 m s^{-1}, **(b)** 4,57 × 10^{-4} s, **(c)** 328 m s^{-1}

3.56 Velocidade de escape = 1,1 × 10^{4} m s^{-1}. He: 1,15 × 10^{3} m s^{-1}; N_2: 435 m s^{-1}

3.58 16,3

Capítulo 4

4.4 **(a)** −112 J, **(b)** −230 J

4.6 −2,27 × 10^{3} J

4.10 $\Delta U = 0$, $q = -20$ J

4.14 $\Delta U = 0$, $\Delta H = 0$ para **(a)** e **(b)**

4.20 0,71 atm

4.22 50,8 °C

4.26 Linear

4.34 **(a)** 207 K; **(b)** 226 K

4.36 24,8 kJ g^{-1}; 603 kJ mol^{-1}

4.38 25,0°C

4.40 **(a)** −2905,6 kJ mol^{-1}; **(b)** 1452,8 kJ mol^{-1}; **(c)** −1276,8 kJ mol^{-1}

4.42 **(a)** −167,2 kJ mol^{-1}; **(b)** −229,6 kJ mol^{-1}

4.44 −337 kJ mol^{-1}

4.46 −23,2 kJ mol^{-1}

4.48 500 J mol^{-1}

4.50 −197 kJ mol^{-1}

4.52 1,9 kJ mol^{-1}

4.54 −238,7 kJ mol^{-1}

4.56 0

4.58 **(b)** 75,3 kJ mol^{-1}

4.60 −2758 kJ mol^{-1}; −3119,4 kJ mol^{-1}

4.66 2,8 × 10^{3} g

4.68 1,19 × 10^{4} K

4.72 **(a)** −65,2 kJ mol^{-1}; **(b)** −9,4 kJ mol^{-1}

4.74 47,8 K; 4,1 × 10^{3} g

4.76 7,60%

4.78 9,90 × 10^{8} J; 305 °C

Capítulo 5

5.6 5,52 × 10^{3} J

5.14 $\Delta U = 43{,}34$ kJ, $\Delta H = 46{,}44$ kJ, $\Delta S = 126{,}2$ J K^{-1}

5.16 4,5 J K^{-1}. O mesmo.

5.18 **(a)** 75,0 °C; **(b)** $\Delta S_A = 22{,}7$ J K^{-1}, $\Delta S_B = -20{,}79$ J K^{-1}, $\Delta S_T = 1{,}9$ J K^{-1}

5.20 0,36 J K^{-1}

5.22 **(a)** $\Delta S_{sis} = 5{,}8$ J K^{-1}, $\Delta S_{viz} = -5{,}8$ J K^{-1}, $\Delta S_{univ} = 0$; **(b)** $\Delta S_{sis} = 5{,}8$ J K^{-1}, $\Delta S_{viz} = -4{,}15$ J K^{-1}, $\Delta S_{univ} = 1{,}7$ J K^{-1}

5.24 0

5.26 **(a)** −543,8 J K^{-1} mol^{-1}; **(b)** −117,0 J K^{-1} mol^{-1}; **(c)** 284,4 J K^{-1} mol^{-1}; **(d)** 19,4 J K^{-1} mol^{-1}

5.28 **(a)** $\Delta S_{sis} = 5{,}8$ J K^{-1}, $\Delta S_{viz} = -5{,}8$ J K^{-1}, $\Delta S_{univ} = 0$; **(b)** $\Delta S_{sis} = 5{,}8$ J K^{-1}, $\Delta S_{viz} = -3{,}4$ J K^{-1}, $\Delta S_{univ} = 2{,}4$ J K^{-1}

5.30 $\Delta_r S° = 24{,}6$ J K^{-1} mol^{-1}, $\Delta S_{viz} = -607$ J K^{-1} mol^{-1}, $\Delta S_{univ} = -582$ J K^{-1} mol^{-1}

5.34 **(a)** 9,134 J K^{-1} mol^{-1} **(b)** 11,53 J K^{-1} mol^{-1} **(c)** 13,38 J K^{-1} mol^{-1}

5.40 0,20 J K^{-1}

5.42 $\Delta U = -1{,}25 \times 10^{3}$ J, $\Delta H = -2{,}08 \times 10^{3}$ J, $\Delta S = -15{,}1$ J K^{-1}

5.44 352 °C

5.48 **(a)** 35 kJ; **(b)** 202 kJ

Capítulo 6

6.2 979,1 K

6.4 2,48 kJ mol^{-1}

6.6 −75,9 kJ mol^{-1}

6.8 **(a)** $\Delta_r H° = 1{,}90$ kJ mol^{-1}, $\Delta_r S° = -3{,}3$ J K^{-1} mol^{-1}; **(b)** 1,4 × 10^{4} bar

6.10 −3198,4 kJ mol^{-1}

6.18 −2,20 K

6.26 88,9 torr

6.30 $\Delta H° = -11{,}5$ kJ mol^{-1}, $\Delta G° = 12{,}0$ kJ mol^{-1},

6.40 −6,24 × 10^{3} J

Capítulo 7

7.2 2,28 M
7.4 $5{,}0 \times 10^2\ m$; 18,3 M
7.8 10 m
7.10 **(a)** 11,53 J K^{-1}; **(b)** 50,45 J K^{-1}
7.14 $2{,}6 \times 10^{-4}$ mol kg^{-1}
7.20 0,85
7.22 $a = 0{,}9149$, $\gamma = 0{,}994$
7.26 **(b)** 67,2 mmHg; **(c)** $x^v_{\text{etanol}} = 0{,}64$, $x^v_{\text{propanol}} = 0{,}36$
7.28 0,9261 M
7.36 $P^*_A = 1{,}9 \times 10^2$ mmHg, $P^*_B = 4{,}1 \times 10^2$ mmHg
7.38 **(a)** $x_A = 0{,}524$, $x_B = 0{,}476$; **(b)** $P_A = 50$ mmHg, $P_B = 20$ mmHg; **(c)** $x_A = 0{,}71$, $x_B = 0{,}29$, $P_A = 68$ mmHg, $P_B = 12$ mmHg
7.42 3,5 atm
7.56 $7{,}2 \times 10^5$ g mol^{-1}
7.58 −14 kJ

Capítulo 8

8.2 $1{,}5 \times 10^2\ \Omega^{-1}$ $equiv^{-1}$ cm^2
8.4 390,71 Ω^{-1} $equiv^{-1}$ cm^2
8.6 2,8 Ω^{-1} mol^{-1} m^2
8.8 **(b)** $3{,}9 \times 10^{-4}$ g L^{-1}
8.10 $5{,}6 \times 10^4$ J mol^{-1}
8.12 **(a)** $5{,}1 \times 10^{-5}\ M$; **(b)** $[Oxa^{2-}] = 3{,}0 \times 10^{-7}\ M$, $[Ca^{2+}] = 0{,}010\ M$
8.14 **(a)** 0,10 m; 0,69; **(b)** 0,030 m; 0,67; **(c)** 1,0 m; $9{,}1 \times 10^{-3}$
8.16 $m_\pm = 0{,}32\ m$, $a_\pm = 0{,}041$, $a = 7{,}0 \times 10^{-5}$
8.18 24,8 Å
8.20 4%
8.22 0,30 M; −0,55°C
8.24 **(a)** 0,150 atm; **(b)** 0,072 atm
8.26 12 kJ mol^{-1}
8.30 **(a)** 0,68, **(b)** $\gamma_+ = 0{,}88$, $\gamma_- = 0{,}32$

Capítulo 9

9.2 **(a)** 0,49; **(b)** 0,23; **(c)** 0,036; **(d)** > 0,036 mol
9.4 **(b)(i)** $1{,}4 \times 10^5$, **(ii)** CH_4: 2 atm; H_2O: 2 atm; CO: 13 atm; H_2: 38 atm
9.6 **(a)** $K_c = 1{,}07 \times 10^{-7}$, $K_P = 2{,}67 \times 10^{-6}$; **(b)** 22 mg m^{-3}
9.8 $1{,}74 \times 10^5$ J mol^{-1}
9.10 $2{,}59 \times 10^4$ J mol^{-1}
9.12 $\Delta_r G°$/kJ · mol^{-1}: 23, 11, 0, −11, −23
9.14 $K_P = 0{,}116$, $\Delta_r G° = 5{,}33 \times 10^3$ J mol^{-1}
9.16 1 108 K
9.20 NO_2: 0,96 bar; N_2O_4: 0,21 bar
9.28 $1{,}1 \times 10^{-5}$
9.30 −29,2 kJ mol^{-1}
9.32 29,5 kJ mol^{-1}
9.34 $\Delta_r H° = -3{,}9 \times 10^4$ J mol^{-1}; $\Delta_r S° = -1{,}3 \times 10^2$ J K^{-1} mol^{-1}
9.36 **(a)** $1{,}59 \times 10^{-4}$; **(b)** $4{,}00 \times 10^{-5}$
9.38 9,1 kJ mol^{-1}
9.40 $-7{,}3 \times 10^3$ J mol^{-1}
9.42 Isobutano: 70%; butano: 30%

Capítulo 10

10.2 1,125 V; 1,115 V
10.6 0,531 V
10.8 **(a)** $E° = 0{,}913$ V, $\Delta_r G° = -1{,}76 \times 10^5$ J mol^{-1}; $K = 7{,}34 \times 10^{30}$; **(b)** 0,824 V, $-1{,}59 \times 10^5$ J mol^{-1}, $7{,}12 \times 10^{27}$; **(c)** 0,736 V, $-3{,}55 \times 10^5$ J mol^{-1}; $1{,}60 \times 10^{62}$
10.10 0,50 bar
10.12 2,55; $-2{,}32 \times 10^3$ J mol^{-1}
10.14 0,010 V
10.16 −0,142 V
10.18 $1{,}45 \times 10^4$
10.20 117 mol
10.22 $2{,}97 \times 10^4$ J mol^{-1}; $6{,}17 \times 10^{-6}$
10.24 **(a)** −0,197 V; **(b)** −0,241 V
10.26 1,4 mol ATP
10.28 −18 mV
10.30 $4{,}81 \times 10^{-13}$
10.32 1,68 V
10.36 Hg_2^{2+}
10.38 $1{,}19 \times 10^4$ J mol^{-1}; $8{,}30 \times 10^{-3}$
10.40 **(b)** $2{,}92 \times 10^{16}$; **(c)** 0,428 V
10.44 Na: −2,71 V; F_2: 2,87 V
10.46 **(a)** 0,222 V; **(b)** 0,781

Capítulo 11

11.6 $8{,}4 \times 10^{-4}$
11.8 **(a)** 0,32; **(b)** 0,34
11.12 $[HSO_4^-] = 0{,}16\ M$, $[H^+] = 4{,}5 \times 10^{-2}\ M$, $[SO_4^{2-}] = 4{,}5 \times 10^{-2}\ M$
11.14 **(c)**
11.16 $2{,}7 \times 10^{-3}$ g
11.18 $2{,}8 \times 10^{-2}$
11.24 5,13
11.28 5,70
11.30 1,3 M
11.32 **(a)** 12,6; **(b)** $8{,}8 \times 10^{-6}\ M$
11.36 9,25; 9,18
11.38 6,8
11.40 **(a)** $H_2PO_4^-/HPO_4^{2-}$; **(b)** 6,76
11.44 10,5
11.48 13 mL
11.54 Lisina: 9,74; valina: 5,97
11.58 52 kJ mol^{-1}
11.62 3,783
11.64 38 kJ mol^{-1}
11.68 21,4 kJ mol^{-1}
11.70 1×10^{-4}
11.74 **(b)** $5{,}2 \times 10^3$; **(c)** 7,93

Capítulo 12

12.2 $6{,}2 \times 10^{-6}\ M\ s^{-1}$
12.4 0,99
12.6 **(a)** $1{,}21 \times 10^{-4}$ ano^{-1}; **(b)** $2{,}1 \times 10^4$ ano
12.8 Segunda ordem. $k = 0{,}42$ M^{-1} min^{-1}
12.10 $1{,}19 \times 10^{-4}\ s^{-1}$
12.12 3,6 s
12.18 47,95 g
12.22 **(a)** Velocidade = $k\,[NO]^2[H_2]$; **(b)** 0,38 $M^{-2}\ s^{-1}$
12.26 $10^{11}\ s^{-1}$; $4{,}5 \times 10^{10}\ s^{-1}$; $2{,}0 \times 10^2\ s^{-1}$
12.30 $A = 3{,}38 \times 10^{16}\ s^{-1}$, $E_a = 100$ kJ mol^{-1}
12.32 371 °C
12.34 298 K
12.36 $E_a = 13{,}4$ kJ mol^{-1}, $\Delta H^{°\ddagger} = 10{,}8$ kJ mol^{-1}, $\Delta S^{°\ddagger} = -29{,}3$ J K^{-1} mol^{-1}, $\Delta G^{°\ddagger} = 19{,}8$ kJ mol^{-1}
12.46 **(a)** 22,5 cm^2; **(b)** 44,9 cm^2
12.48 Primeira ordem
12.50 86 kJ mol^{-1}
12.52 $2{,}7 \times 10^{14}$
12.54 **(b)** $3{,}8 \times 10^{-3}\ M^{-1}\ s^{-1}$
12.58 **(a)** $1{,}11 \times 10^{-2}\ min^{-1}$

Capítulo 13

13.6 $V_{máx} = 1{,}3 \times 10^{-5}\ M\ min^{-1}$, $K_M = 1{,}2 \times 10^{-3}\ M$, $k_2 = 3{,}3\ min^{-1}$. Ambos os gráficos fornecem os mesmos valores.
13.8 **(a)** 898 K; **(b)** 76,4 kJ mol^{-1}
13.10 $8{,}5 \times 10^3$ g mol^{-1} (massa molar mínima)
13.12 **(a)** 16 $\mu M\ min^{-1}$; **(b)** 1,7 $\mu M\ min^{-1}$; **(c)** 1,8 $\mu M\ min^{-1}$
13.14 $[I] = 6{,}5 \times 10^{-5} M$; $[S] = 1{,}4 \times 10^{-2} M$

Índice

Tabela periódica de elementos

1 1A	2 2A	3 3B	4 4B	5 5B	6 6B	7 7B	8	9 8B	10	11 1B	12 2B	13 3A	14 4A	15 5A	16 6A	17 7A	18 8A
1 H 1.008																	2 He 4.003
3 Li 6.941	4 Be 9.012											5 B 10.81	6 C 12.01	7 N 14.01	8 O 15.999	9 F 19,00	10 Ne 20.18
11 Na 22.99	12 Mg 24.31											13 Al 26.98	14 Si 28.09	15 P 30.97	16 S 32.07	17 Cl 35.45	18 Ar 39.95
19 K 39.10	20 Ca 40.08	21 Sc 44.96	22 Ti 47.88	23 V 50.94	24 Cr 52.00	25 Mn 54.94	26 Fe 55.85	27 Co 58.93	28 Ni 58.69	29 Cu 63.55	30 Zn 65.39	31 Ga 69.72	32 Ge 72.59	33 As 74.92	34 Se 78.96	35 Br 79.90	36 Kr 83.80
37 Rb 85.47	38 Sr 87.62	39 Y 88.91	40 Zr 91.22	41 Nb 92.91	42 Mo 95.94	43 Tc (98)	44 Ru 101.1	45 Rh 102.9	46 Pd 106.4	47 Ag 107.9	48 Cd 112.4	49 In 114.8	50 Sn 118.7	51 Sb 121.8	52 Te 127.6	53 I 126.90	54 Xe 131.3
55 Cs 132.9	56 Ba 137.3	57 La 138,9	72 Hf 178.5	73 Ta 180.9	74 W 183.9	75 Re 186.21	76 Os 190.2	77 Ir 192.2	78 Pt 195.1	79 Au 197.0	80 Hg 200.6	81 Tl 204.4	82 Pb 207.2	83 Bi 209,0	84 Po (210)	85 At (210)	86 Rn (222)
87 Fr (223)	88 Ra (226)	89 Ac (227)	104 Rf (257)	105 Db (260)	106 Sg (263)	107 Bh (262)	108 Hs (265)	109 Mt (266)	110	111	112						

58 Ce 140.1	59 Pr 140.9	60 Nd 144.2	61 Pm (147)	62 Sm 150.4	63 Eu 152.0	64 Gd 157.3	65 Tb 158.9	66 Dy 162.5	67 Ho 164.9	68 Er 167.3	69 Tm 168.9	70 Yb 173.0	71 Lu 175.0
90 Th 232.0	91 Pa (231)	92 U 238.0	93 Np (237)	94 Pu (242)	95 Am (243)	96 Cm (247)	97 Bk (247)	98 Cf (249)	99 Es (254)	100 Fm (253)	101 Md (256)	102 No (254)	103 Lr (257)

A designação 1 a 18 dos grupos foi recomendada pela União Internacional de Química Pura e Aplicada (IUPAC).
Nenhum nome foi atribuído aos elementos 110 a 112.

Unidades base do Sistema Internacional (SI)

Quantidade base	Nome da unidade	Símbolo
Comprimento	metro	m
Massa	quilograma	kg
Tempo	segundo	s
Corrente elétrica	ampere	A
Temperatura	kelvin	K
Quantidade de substância	mol	mol
Intensidade luminosa	candela	cd

Unidades derivadas no Sistema Internacional (SI)

Quantidade física	Nome	Símbolo	Unidades
Energia	Joule	J	$kg\ m^2\ s^{-2}$
Força	Newton	N	$kg\ m\ s^{-2}$
Potência	Watt	W	$kg\ m^2\ s^{-3}$
Carga elétrica	Coulomb	C	$A\ s$
Resistência elétrica	Ohm	Ω	$kg\ m^2\ s^{-3}\ A^{-2}$
Diferença de energia potencial	Volt	V	$kg\ m^2\ s^{-3}\ A^{-1}$
Capacidade elétrica	Farad	F	$A^2\ s^4\ kg^{-1}\ m^{-2}$
Freqüência	Hertz	Hz	s^{-1}

Algumas unidades não-SI geralmente usadas

Unidade	Quantidade	Símbolo	Fator de conversão
Ångström	Comprimento	Å	$1\ Å = 10^{-10}\ m = 100\ pm$
Caloria	Energia	cal	$1\ cal = 4{,}184\ J$
Debye	Momento dipolar	D	$1\ D = 3{,}3356 \times 10^{-30}\ C\ m$
Gauss	Campo magnético	G	$1\ G = 10^{-4}\ T$
Litro	Volume	L	$1\ L = 10^{-3}\ m^3$

Prefixos usados com as unidades SI

Prefixo	Símbolo	Significado
Tera-	T	1.000.000.000.000 ou 10^{12}
Giga-	G	1.000.000.000 ou 10^9
Mega-	M	1.000.000 ou 10^6
Quilo-	k	1.000 ou 10^3
Deci-	d	1/10 ou 10^{-1}
Centi-	c	1/100 ou 10^{-2}
Mili-	m	1/1.000 ou 10^{-3}
Micro-	μ	1/1.000.000 ou 10^{-6}
Nano-	n	1/1.000.000.000 ou 10^{-9}
Pico-	p	1/1.000.000.000.000 ou 10^{-12}

Valores de algumas constantes fundamentais

Constante	Valor
Constante de Avogadro (N_A)	$6{,}0221367 \times 10^{23}$ mol^{-1}
Raio de Bohr (a_o)	$5{,}29177249 \times 10^{-11}$ m
Constante de Boltzmann (k_B)	$1{,}380658 \times 10^{-23}$ J K^{-1}
Carga do elétron (e)	$1{,}602177 \times 10^{-19}$ C
Massa do elétron (m_e)	$9{,}1093897 \times 10^{-31}$ kg
Constante de Faraday (F)	96485,309 C mol^{-1}
Constante dos gases (R)	8,314510 J K^{-1} mol^{-1}
Massa do nêutron (m_N)	$1{,}674928 \times 10^{-27}$ kg
Permissividade do vácuo (ε_0)	$8{,}845 \times 10^{-12}$ C^2 N^{-1} m^{-2}
Constante de Planck (h)	$6{,}626075 \times 10^{-34}$ J s
Massa do próton (m_P)	$1{,}672623 \times 10^{-27}$ kg
Constante de Rydberg (R_H)	109737,31534 cm^{-1}
Velocidade da luz no vácuo (c)	299792458 m s^{-1}

Pressão de vapor da água a várias temperaturas

Temperatura/°C	Pressão de vapor da água/mmHg
0	4,58
5	6,54
10	9,21
15	12,79
20	17,54
25	23,76
30	31,82
35	42,18
40	55,32
45	71,88
50	92,51
55	118,04
60	149,38
65	187,54
70	233,7
75	289,1
80	355,1
85	433,6
90	525,76
95	633,90
100	760,00

Fatores de conversão úteis

$1\ \text{Å} = 10^{-8}\ \text{cm} = 10^{-10}\ \text{m} = 0{,}1\ \text{nm}$

$1\ \text{atm} = 760\ \text{torr} = 1{,}01325 \times 10^5\ \text{Pa} = 101{,}325\ \text{kPa}$

$1\ \text{bar} = 1 \times 10^5\ \text{Pa} = 100\ \text{kPa} = 0{,}986923\ \text{atm}$

$1\ \text{cal} = 4{,}184\ \text{J}$

$1\ \text{eV} = 1{,}602 \times 10^{-19}\ \text{J} = 96{,}4853\ \text{kJ mol}^{-1}$

$1\ \text{R} = 8{,}314\ \text{J K}^{-1}\ \text{mol}^{-1} = 0{,}08206\ \text{L atm K}^{-1}\ \text{mol}^{-1}$

$1\ \text{L atm} = 101{,}34\ \text{J}$

Índice de figuras e tabelas importantes

O alfabeto grego

Α	α	alfa
Β	β	beta
Γ	γ	gama
Δ	δ	delta
Ε	ε	épsilon
Ζ	ζ	zeta
Η	η	eta
Θ	θ	teta
Ι	ι	iota
Κ	κ	capa
Λ	λ	lambda
Μ	μ	mi
Ν	ν	ni
Ξ	ξ	csi
Ο	ο	ômicron
Π	π	pi
Ρ	ρ	rô
Σ	σ	sigma
Τ	τ	tau
Υ	υ	épsilon
Φ	φ	fi
Χ	χ	qui
Ψ	ψ	psi
Ω	ω	ômega